臨床脳波学

第6版

大熊輝雄
元 大熊クリニック院長/国立精神・神経医療研究センター名誉総長/東北大学名誉教授

松岡洋夫
東北大学大学院医学系研究科教授・精神神経学

上埜高志
東北大学大学院教育学研究科教授・臨床心理学

齋藤秀光
東北大学大学院医学系研究科教授・精神看護学

医学書院

臨床脳波学

発　行	1963 年 11 月 15 日	第 1 版第 1 刷
	1969 年 3 月 10 日	第 1 版第 4 刷
	1970 年 11 月 15 日	第 2 版第 1 刷
	1980 年 12 月 1 日	第 2 版第 6 刷
	1983 年 2 月 1 日	第 3 版第 1 刷
	1990 年 9 月 15 日	第 3 版第 6 刷
	1991 年 11 月 15 日	第 4 版第 1 刷
	1999 年 11 月 1 日	第 5 版第 1 刷
	2011 年 1 月 6 日	第 5 版第 4 刷
	2016 年 11 月 1 日	第 6 版第 1 刷Ⓒ

著　者　大熊輝雄・松岡洋夫・上埜高志・齋藤秀光
　　　　（おおくまてるお）（まつおかひろお）（うえのたかし）（さいとうひでみつ）

発行者　株式会社　医学書院
　　　　代表取締役　金原　優
　　　　〒113-8719　東京都文京区本郷 1-28-23
　　　　電話　03-3817-5600（社内案内）

印刷・製本　三美印刷

本書の複製権・翻訳権・上映権・譲渡権・公衆送信権（送信可能化権を含む）は株式会社医学書院が保有します．

ISBN978-4-260-01449-6

本書を無断で複製する行為（複写，スキャン，デジタルデータ化など）は，「私的使用のための複製」など著作権法上の限られた例外を除き禁じられています．大学，病院，診療所，企業などにおいて，業務上使用する目的（診療，研究活動を含む）で上記の行為を行うことは，その使用範囲が内部的であっても，私的使用には該当せず，違法です．また私的使用に該当する場合であっても，代行業者等の第三者に依頼して上記の行為を行うことは違法となります．

JCOPY　〈出版者著作権管理機構　委託出版物〉
本書の無断複製は著作権法上での例外を除き禁じられています．複製される場合は，そのつど事前に，出版者著作権管理機構（電話 03-3513-6969，FAX 03-3513-6979，info@jcopy.or.jp）の許諾を得てください．

第6版の序

　本書の第5版が出版されたのが1999年(平成11年)11月ですから，17年という長い期間が経過しようとしています．20世紀から21世紀へと新しい世紀になっただけでなく，2000年(平成12年)1月には日本脳波・筋電図学会が日本臨床神経生理学会へ名称変更されるなど，臨床脳波学を取り巻く環境も大きく変わってきました．

　本書の編成については，わかりやすくするため，臨床編・基礎編の2編25章を，総論・疾患編・応用編・基礎編の4編24章に再編しました．できるだけ，古い内容のものは削除し，新しい知見を加えました．

　デジタル脳波計が普及しつつあるので，リモンタージュなど，その特徴などについて，加筆しました．近年，進歩の著しいMRI，PET，SPECT，NIRSなどの脳画像についても，若干の解説を加えました．

　脳波に関する用語については，「日本臨床神経生理学会用語集2005」(日本臨床神経生理学会)，「用語集」(国際臨床神経生理学会連合IFCN，1999)にできるかぎり準拠しました．

　統合失調症，認知症，知的障害など，名称変更された疾患名については，原則として新しいものに統一するようにしました．付録の資料は，ウェブ上で容易に閲覧できるものはその検索先を明示し，できるかぎり簡略化しました．

　本書の改訂については，2005年秋ころ，恩師である原著者の大熊輝雄先生から依頼されて，松岡，上埜，齋藤の3名が分担して改訂をすることとし，それぞれ作業を開始しました．なにぶんも700ページを超える大著であり，臨床脳波学および関連領域の進歩も速いため，時間を要してしまいました．2010年(平成22年)9月15日，大熊先生が逝去され，翌年2011年(平成23年)3月11日，東日本大震災に見舞われ，さらに滞ることとなってしまいました．

　ここに改訂の完成をみることのなかった大熊先生のご霊前に本書第6版を捧げ，生前のご指導に感謝するとともに，ご冥福をお祈りいたします．

　医学書院医学書籍編集部の大野智志氏には，遅れがちな作業について辛抱強く待たれるなど，ご配慮をいただくことがなければ，この改訂が完成することはありませんでした．ここに感謝いたします．

　本書が従来版と同様，読者諸賢のお役に立つことを願うとともに，ご批判ご教示いただければ幸いです．

　2016年(平成28年)9月15日，大熊輝雄先生の7回忌

東北大学にて
松岡洋夫，上埜高志，齋藤秀光

序

　大熊君が数年がかりでその専門である脳波の本を書いていることは知っていたが，ようやくその努力がみのっていま上梓されることになって大変よろこばしい．この本を一読したが，著者が多年にわたって集めた豊富な資料がよく整理され，多数の脳波記録図が活用されて明快な記述とあいまって臨床脳波学の今日の知見を集大成した力作である．基礎編の一部を除いてすべて著者の筆によるものだから全体がよく統一され，著者らしいきびきびした筆致の故もあって大変に読み易い．多忙な教室生活のうちからたゆまぬ努力をつづけてこの大作を完成した著者の労を多としたい．

　脳波，つまり脳の電気活動を記録する方法が，いまは東独に入っているイエーナの精神医学者Hans Berger教授によってはじめて発見されたのは1929年のことだから，その歴史はまだ大変に新しい．しかし，短い間に技術上の進歩はもとより，それによって拓かれた精神医学，神経学をはじめとする臨床医学の新しい知見には劃期的なものがあったし，さらにこれからの進展が期待される．脳波記録法は，いうまでもなくひとり臨床医学の領域にとどまらず，およそ中枢神経系の機能を対象とする学問一般にとって不可欠の研究手段であり，とくに神経生理学，神経薬理学，心理学などの基礎医学や隣接科学の領域で大きな寄与をもたらしていることは云うまでもないが，この技術がたちむかう脳の電気活動は，無限の可能性をひめた脳のはたらきのいわば鏡のようなもので，これによってわたしたちは神秘のベールに包まれた脳のはたらきの仕くみをときほぐす方法を獲得したともいえるのである．脳波学が短い年月の間に大きく発展し，さらにこれから一層その内容を豊富にしてゆくことが予想されるのはこのような理由によるのである．

　この本は，脳波を実際にてがけ，臨床や研究に応用しようとする場合の親切な伴侶であるとともに，脳波とは何かを知ろうとする一般読者にとっても有用である．この本は単に脳波技術の解説書であるにとどまらず，また脳のはたらきやその異常を脳波を通じて理解するのに役だつすぐれた神経学の本でもあるからである．脳波というアラジンのランプの正体をときあかすこの本が，わが国の脳波学の進歩に一つの拍車となることを期待したい．

1963年10月

東京大学教授　秋元　波留夫

第5版の序

　本書の第4版を出版したのが，平成3年であるから，それ以来すでに8年が経過したことになる．この間にも，脳波学は技術面でも科学的内容においても，著しい進歩を遂げている．
　まず技術面では，デジタル型脳波計の開発が進み，いったん一定の方式で脳波を記録し保存しておくと，その記録について後から新しいモンタージュを組むなど，さまざまな形でデータ処理を行えるようになった．記録用紙にインク書きするのでなく，ブラウン管などのスクリーン上に表示するペーパレス脳波計も登場している．古くから問題になっていた脳波資料の保存も，光ディスクなどの利用で容易になってきた．本書ではこの方面の記述を一新した．
　脳波学の内容についても，各方面で進歩がみられるので，今回の改版に当たってその一部を加筆した．たとえば人口の高齢化に伴って，老年性痴呆疾患の重要性が高まり，脳波学でもこの方面の研究が増加しているが，とくに老人脳波の異常や抗痴呆薬の作用を脳波分析によって定量的に判定する研究が多く行われているので，その一部を紹介した．同じく，精神神経作用薬物の作用を自動分析脳波によって研究するいわゆる定量的薬物脳波学も引き続き発展している．最近テレビゲームのプレイ，テレビアニメーション番組の視聴などに伴ってけいれんや不快感が誘発される現象が，社会的に問題になっており，わが国でこの方面について脳波を中心とする体系的な研究が行われているので，これについても加筆した．そのほか特別な名称が付けられているいくつかの特殊脳波パタンについても加筆した．事象関連電位についての研究も，当初のP300の研究から発展して，現在では各種の認知機能に対応する事象関連電位成分が発見されてきているので，新しい知見の一部を追加した．
　頭皮上から記録される種々の脳波について，その電源の脳内局在部位を推定する作業は，脳波判読の大きな部分であるが，近年わが国でこれを電算機を用いた逆問題解によって行う双極子追跡法が開発されているので，その概略を紹介した．また最近発展しつつある脳磁図についても，脳波と対照しながら記述を行い，とくにてんかんにおける応用について概略を述べた．脳波の成因については，まだ必ずしも解明されてはおらず，とくにアルファ波のそれはよくわかっていないが，紡錘波，デルタ波，速波などの成因については，最近引用されることの多いSteriadeらの所説を紹介した．
　現代の社会における著しい変化といえば，やはりパソコンの普及とインターネットによる情報伝達の一般化であろう．脳波に関連する情報のインターネットによる伝達も，いずれは臨床的にも実用化されるであろう．
　なお，第25章「脳波計と周辺機器」は日本光電工業株式会社脳神経機器ビジネスグループの野中幸夫氏に執筆していただいた．
　本書が従来の版と同様に読者諸賢のお役に立つことを願うとともに，ご批判やご教示をいただければ幸いである．

1999年9月

国立精神・神経センター名誉総長
東北大学名誉教授
大熊輝雄

第4版の序

　本書の初版が世に出たのは1963年(昭和38年)であるから，今年で28年になる．この30年間をふり返ってみると，初版のころには，臨床脳波学の研究や実践のための機器としては，インク書き脳波計とアナログ型周波数分析器がある程度だった．しかし，その後コンピュータ技術の飛躍的発展に伴い，臨床脳波学の領域でも誘発電位加算装置などが広く普及し，最近では誘発電位の研究が内外の脳波・臨床神経生理学会の演題の半数近くを占めるにいたっている．

　ところで，本書は前回の第3版(1982年)でかなり大幅な改訂を行ったが，その後すでに9年を経過し，この間に臨床脳波学をめぐる諸領域は着実に発展しつつあるので，三たび改訂を行うことが必要になった．たとえば，誘発電位の研究では，最近とくに短潜時誘発電位と事象関連電位の研究の発展がめざましい．また各種脳波分析法の進歩を基礎にした脳波トポグラフィが一般に普及し，脳波・誘発電位がより実態的に把握できるようになってきている．脳波自動分析も最近臨床面にも応用されてきており，小児・老人の脳波の研究，薬物が脳波に及ぼす影響の研究(定量的薬物脳波学)などに用いられ，従来の肉眼的判読による知見の定量化，標準化に貢献している．

　いっぽう，臨床脳波学の検査手技，用語などを国際的に標準化しようとの趨勢にしたがい，日本脳波・筋電図学会でも臨床脳波検査用標準モンタージュ(1985年)，臨床脳波検査基準(1988年)，誘発電位測定指針(1985年)などが定められ，わが国の臨床脳波学，臨床神経生理学のレベル向上と標準化がはかられつつある．

　そのほか，臨床脳波学のトピックスとしては，新生児脳波学の進歩，新しい脳波導出法としての発生源導出法(source derivation)，てんかんの脳神経外科的治療の発展とこれに関連した皮質・深部脳波の再登場などもある．

　今回の第4版では，上記のような第3版以降の諸発展をできるだけもりこみ，本書が臨床脳波学のupdatedの書物であり続けるように努めた．とくに誘発電位の項は，最近の知見の概略を伝えるために大幅に書き改めた．

　文献は，古いものを思い切って削除し，新しいものにさしかえた．また，従来の版と同様に，重要な事項については本書内の他の部分での記載頁をたんねんに記して相互に参照できるようにし，本書の内容をできるだけ有効に利用できるように努めた．なお，第25章「脳波計と周辺機器」の執筆については日本光電富岡株式会社鎗田　勝氏の御協力をいただいた．

　本書が従来の版と同様に読者諸賢のお役に立つことを願うとともに，御批判や御教示をいただければ幸いである．

1991年9月

国立精神・神経センター武蔵病院にて

大熊輝雄

第3版の序

　本書の改訂第2版が刊行されてからすでに13年を経過した．この間臨床脳波学は着実に発展を続けているので，この進歩に対応するためこのたび再度大幅な改訂を行うことにした．

　近年CTスキャン，positron emission tomography(PET)，脳局所血流検査法など，脳の形態および機能を非観血的に検索する新しい技法が急速に開発され，脳研究の将来に明るい光を投げかけている．しかし時々刻々の脳活動の変動を連続的に観察できるという点で，脳波にかわりうるものは現在のところ見当たらない．むしろ上記の新しい技法による観察を脳波所見と照合することによって，脳波から得られる情報はさらに豊富なものになることが期待される．

　今回の改訂にあたっては，おもに次の諸点に留意した．まず脳波学の臨床，基礎諸領域の発展に対応するために，新しく図表や記述を加え，とくに小児脳波や誘発電位関係の記述の充実を期した．参考文献については，初版以来できるだけ多くの文献を網羅して紹介しようとしてきたが，近年脳波関係の文献は厖大な数にのぼっているので，今回は古い文献は主要なもの以外は削除し，新しい文献を優先させるようにした．用語については，日本語の術語は最近選定された日本脳波・筋電図学会用語集(1979年)に従った．外国語(おもに英語)の術語は，原則として国際脳波・臨床神経生理学会連合の用語委員会案のうちもっとも新しいもの(1974年)によった．たとえば棘・徐波複合に対応する英語としては，国際用語委員会案のspike-and-slow-wave complexを採用した．しかし従来慣用されてきたspike and wave complexを用いてもよいことは言うまでもない．

　ところで，今後臨床脳波学の実地において必要なことのひとつは，基準電極の問題やモンタージュなどを含む脳波記録方法の標準化であろう．モンタージュ標準化については，最近アメリカ脳波学会で標準案(1980年)が発表されたので，本書でもこれを紹介しておいたが，各検査室のモンタージュのなかに標準モンタージュが含まれるようになることは，臨床脳波学の発展のために望ましいことであろう．

　著者は初版以来，本書が脳波判読法の教科書としてだけでなく，脳波を通して神経疾患や精神疾患の病態生理を動態的に理解していくうえにも役だつことを目ざしてきた．本書はこのような目標からはまだほど遠いと思われるが，本書がこのような意味も含めて，読者の方々のお役にたつことを願うしだいである．

1982年12月

東北大学医学部精神医学教室にて

大熊輝雄

第2版の序

　本書の初版が刊行されてからすでに満7年を経過したが，この間に人類最初の月着陸がおこなわれるなど，最近の学問進歩の速度にはめざましいものがある．

　臨床脳波学あるいは臨床神経生理学の発展の速さはさほどではないにしても，最近誘発電位加算法が臨床脳波学領域での新しい方法として実用化されつつあることは，方法論のうえからみると画期的な前進といえよう．臨床脳波学そのものについては，とくに飛躍的な発展はみられてはいないが，各領域における知見がそれぞれ精細化されてきており，また脳波学の基礎をなす神経生理学も着実な発展をとげている．

　このような脳波学の発展に対応してゆくために，機会あるごとに本書を改めてゆくことは，著者のかねてからの念願であったが，このたびおくればせながらはじめて改訂の筆をとるにいたったしだいである．

　今回の改訂にあたっては，まず，最近急速に発展したヒトの誘発電位加算法についての項などをあらたに付け加えたほか，主として各項目について初版刊行以後今日までに発表された主な業績を網羅して，本書の記載を充実させることに力を注いだ．用語は，原則として日本生理学会の統一用語案に従い，たとえば従来多少まぎらわしかった reference (indifferent) electrode の訳語には基準電極という用語をあてた．付図における脳波導出部位の表示は，従来の LF，RO といった表示をやめ，国際脳波学会連合標準電極配置法の表示法にあらためた．また，あらたに巻末に脳波技術者資格試験の問題集とその解答をつけ加えたが，これは本書を読まれる脳波技術者の方々のためだけではなく，この試験問題集が臨床脳波学に関係する人たちすべてに要求される脳波学の基礎知識の一部を示していると考えたからである．

　今後の臨床脳波学のもっとも大きな主題のひとつは，おそらく電子計算機による脳波判読の自動化であろう．その技術がいつ，どのような形で完成されるか，そのとき私は本書をどのように書きなおしたらよいだろうか，それは私がいま抱いている楽しい夢である．

　最後に，初版につづいてこのたびも本書の校正を手伝っていただいた神経研究所林秋男博士，ならびに本書の刊行に力をつくされた医学書院の方々に，あつく御礼を申しあげたい．

1970年 秋

鳥取大学医学部神経精神医学教室にて

大熊輝雄

第1版の序

　Hans Berger によって脳波学の基礎が確立されてから三十有余年の歳月がすぎ，比較的若い学問であると考えられていた脳波学も，基礎的研究および臨床的応用の両面に急速な進歩と発展をしめしている．しかし，心電図や筋電図とちがって，脳波の本態はまだよくわかっていないため，臨床診断における脳波所見の意味づけはすくなくとも現在のところおもに経験的なものに頼らざるをえない．このような困難さのゆえにときおりおこる脳波所見の偏重や軽視を避け，脳波をもっとも有効に活用するためには，臨床における脳波学の役割と限界とをつねにただしく認識していなければならない．

　わたくしたちは数年前，脳波学の入門書として R.S. Schwab 著「臨床脳波学」(1951 年発行) を邦訳出版したが，今回これにかわり本邦の資料にもとづいた臨床脳波学の本を執筆するようにとのすすめをうけた．従来脳波学の専門書としては，海外では数冊が刊行されているが，邦書はいまだ二，三を数えるにすぎない現状であり，またわたくしにとっても身近にある資料を自分の体験と考えかたにもとづいてまとめてみることは大きな魅力であったので，菲才をかえりみずあえて筆をとるにいたった次第である．

　わたくしは，本書を多少とも特色あるものにするため，とくにつぎのような諸点に力をそそいだつもりである．

　まず，はじめて脳波を学ぼうとするひとたちが，できるだけ具体的な例にもとづいて脳波を知り，脳波の読みかたを体得してゆくことができるように意を用いた．脳波を知るもっともよい方法は，一人でも二人でも自分で電極をつけて脳波をとってみることである．そして，記録紙の上の静止した脳波ではなく，記録紙とともに流れてゆく動的な脳波を感じとることである．そのために本書では，実地に必要な脳波記録の具体的な方法から記述をはじめ，基礎的事項は一応の臨床的知識をえたあとで読んでいただくようにした．また，脳波を読むさいのコツや，おかしやすい誤りなどについては，具体的な例があるごとに反復して述べて注意をうながすようにした．

　つぎに本書では，脳波を判読する場で脳波図譜にちかい形で利用できるように，類似の脳波像をしめす疾患についてもなるべく各疾患別に脳波所見を記載し，また相互の引用を密接におこなって，関連した事項について総合的な知識がえられるようにした．さらに，各事項についての文献を蒐集して，脳波を研究面に応用する場合や専門家が特定の問題について詳しい知識を得たい場合の索引的な役割を果たせるようにした．

　脳波学が現在臨床医学および基礎科学の諸方面に大きな貢献をしていることはいうまでもないが，脳波とくに頭皮上導出脳波には限界があることもあきらかである．わたくしは本書で，頭皮上脳波をできるだけヒトの直接導出深部脳波や実験動物についての神経生理学的所見との関連において観察し，この臨床脳波学の限界に対処する途を探ろうとした．このような意図が本書において実現されているとはまだ到底いえないが，わたくしは今後とも本書を脳波学の進展にそって書きかえてゆきたいと願っている．

第1版の序

　本書を刊行するにあたって，わたくしが東京大学医学部精神医学教室に入局して以来たえずあたたかい御指導をいただいた内村祐之名誉教授，現在教室主任として直接御指導をうけ，また本書に序文をいただいた秋元波留夫教授に，こころから感謝の意を表する．またかつて東京大学医学部脳研究室において脳波学のいろはから教えを受け，現在までたえず御指導をいただいている現順天堂大学医学部長懸田克躬教授，東京大学笠松　章教授，金沢大学島薗安雄教授に，あらためてお礼を申しあげる．

　さらに，資料の蒐集に助力をいただいた東京大学医学部分院神経科平井富雄講師，順天堂大学直居卓講師，校正を手伝っていただいた東京大学医学部神経科藤森正大氏，松沢病院林　秋男氏，本書の刊行に力をつくされた医学書院の方々にあつく御礼を申しあげる．

　なお，本書のうち，「23.脳波の神経生理学的基礎」は多年の共同研究者である東京大学医学部精神医学教室斎藤陽一，吉田充男の両氏，「22.脳波の分析」は畏友群馬大学医学部生理学教室平尾武久助教授，「24.脳波計と電気の基礎知識」は三栄測器株式会社研究部大田善久氏の筆になるものであり，臨床編と基礎編の残りはわたくしが執筆した．

　本書が多少とも脳波学の発展に役だつことをねがうとともに，読者諸賢の御批判をいただければさいわいである．

　1963年　秋

東京大学医学部精神医学教室脳波研究室にて

大熊輝雄

目次

第Ⅰ編　総論	第10章　頭痛の脳波	第Ⅲ編　応用編
第1章　脳波研究の歴史	第11章　睡眠障害の脳波	第19章　直接導出脳波
第2章　脳波検査法	第12章　脳腫瘍の脳波	第20章　脳波分析，脳磁図，脳画像
第3章　脳波の分類と記載	第13章　脳血管障害・循環障害の脳波	第21章　誘発電位，事象関連電位
第4章　正常脳波	第14章　脳炎症性疾患の脳波	
第5章　異常脳波	第15章　頭部外傷の脳波	第Ⅳ編　基礎編
第6章　脳波所見	第16章　脳器質性疾患の脳波	第22章　脳波の神経生理学的基礎
第7章　臨床脳波検査室	第17章　内分泌障害・代謝障害の脳波	第23章　生理学的変化と脳波
第Ⅱ編　疾患編	第18章　精神疾患の脳波	第24章　薬物と脳波
第8章　てんかんの脳波		
第9章　小児疾患の脳波		

第Ⅰ編　総論 ──────────────────────── 1

第1章　脳波研究の歴史 …………… 3

1　電気生理学の草創期　3
2　Bergerによるヒトの脳波発見と脳波学のあけぼの　4
3　脳波学の開花　5
4　第二次世界大戦後の発展　6
5　臨床脳波学の最近の動向　7
6　脳波学に関する国際的学会活動など　8
7　日本における脳波学の歴史　8
　日本の脳波学研究のあけぼの／日本脳波学会，日本臨床神経生理学会の学会発表内容の変遷／脳波の記録装置，認定医，臨床神経生理検査技術者など

第2章　脳波検査法 …………… 13

1　脳波記録の技術面 …………… 13

1　脳波記録装置─脳波計　14
　① 増幅器と記録器　14
　② 脳波計の特性　14
　③ 多用途型装置，脳波専用装置と脳波計のチャネル数　14
2　電極箱　15
3　電極　16
　① 頭皮上脳波用電極　16
　　円板電極(disc electrode)／針電極
　② 特殊電極　19
　　咽頭電極／鼓膜電極／頭蓋底針電極(basal needle electrodes)／国際電極配置法(10-20システム)以外の頭皮上電極
4　脳波検査室について　21
　① 脳波検査室の場所の選定　21
　② 脳波検査室の設計　21
　　脳波検査室の配線／遮蔽室を用いない場合の検査法／遮蔽室の設計／脳波検査室全体の遮蔽／脳波検査室内部の配置

③ 脳波におけるアーチファクト―とくに
　検査室に関係のある外部雑音について　23
　　内部雑音／外部雑音の種類とその対策

2 脳波記録法の原理 …………………… 25

1 脳波記録（導出）法の種類　25
① 基準電極導出法あるいは単極導出法　26
② 特殊な基準電極導出法　28
　　耳朶以外の部位においた基準電極／平衡型
　　頭部外基準（電極），胸骨・脊椎基準（電極）／
　　平均電位基準（電極）
③ 発生源導出法，ソースデリベーション法
　　　　　　　　　　　　　　　　　　28
④ 各種の基準電極を用いて導出した
　　脳波の特徴　29
⑤ 双極導出法　30
⑥ 連結双極導出法　31
⑦ ボディ・アースの問題　34

2 局在づけの方法　34
① 基準電極導出法による局在づけ　35
　　特定の脳波の局在性出現／局在性の振幅低
　　下
② 双極導出法による局在づけ　36
　　独立双極導出法／連結双極導出法／三角双
　　極モンタージュ／Aird 法

3 電極配置法と脳波導出のモンタージュ …40

1 電極の配置法　40
① 国際臨床神経生理学会連合
　　標準電極配置法　40
② 小児における電極配置法および
　　小児脳波検査の注意事項　42
③ アメリカ脳波学会の 10% 電極配置法
　　（10% electrode positions）　42

2 脳波導出の方式　43
① 各種のモンタージュについて　43
② モンタージュ作製の原理　44
③ 日本脳波・筋電図学会の臨床脳波検査用
　　標準モンタージュ作製の基本方針　45
④ 小児の標準モンタージュについて　46
⑤ 各モンタージュの名称・記号の説明　46

3 モンタージュの実例　46
① 16 チャネル用モンタージュ　46
② 12 チャネル用モンタージュ　47
③ 8 チャネル用モンタージュ　47
④ 新生児用，未熟児用モンタージュ　47
⑤ 22 チャネル用モンタージュ　47
⑥ デジタル脳波計によるリモンタージュ法
　　　　　　　　　　　　　　　　　　48

⑦ アメリカ脳波学会標準モンタージュ　48
⑧ 高解像度脳波　48

4 脳波の賦活法 ……………………………50

1 開閉眼試験　50

2 過呼吸　51
① 突発性異常波の出現　51
② 非突発性徐波の出現あるいは増強，
　　いわゆる"build up"　52

3 光刺激賦活法（photic stimulation）　55
① 光刺激の方法　55
　　閃光刺激法／図形刺激法
② 光刺激による脳波の変化　56
　　光駆動〔反応〕／突発異常波の賦活

4 睡眠賦活法　59
① 自然睡眠　59
② 薬物による誘発睡眠　60
　　経口的睡眠薬／静脈麻酔薬／抗ヒスタミン
　　薬
③ 睡眠賦活法の特色　61
④ 断眠　62

5 ペンテトラゾール賦活法　62
① ペンテトラゾール賦活法の術式　62
　　漸注法／段階的漸注法
② ペンテトラゾール賦活法の意義　62
　　ペンテトラゾール突発波出現閾値の測定／
　　異常脳波の性状の観察

6 ベメグライド賦活法　64
① ベメグライド賦活法の術式　64
② 突発波賦活閾値　64

7 組み合わせ法（combined methods）　64
① 光-ペンテトラゾール賦活法　64
② 光-ベメグライド賦活法
　　（photo-bemegride activation）　64

8 その他の賦活法　65
① 神経心理学的脳波賦活　65
② 水賦活法　65
③ 低酸素賦活法（hypoxia）　65
④ 音刺激賦活法（sonic stimulation）　65

9 賦活法の選択　65

5 アーチファクトについて …………………66

1 電極の不良および電極の接着不良による
　　アーチファクト　66

2 被検者に由来するアーチファクト　66
① 体動および筋活動電位による
　　アーチファクト　66

②　瞬目あるいは眼球運動による
　　　　アーチファクト　67
　　③　発汗および皮膚電気反射による
　　　　アーチファクト　69
　　④　心臓の活動電位によるアーチファクト　69
6　脳波記録の実際……………………………72
　1　脳波計の調整と較正　72
　2　被検者に対する説明と電極装着　73
　3　脳波の記録　74
　　①　各モンタージュによる記録　74
　　　　記録時間／時定数，高域周波数特性／増幅
　　　　器の感度／記録紙の紙送り速度／記録条件
　　　　の記載
　　②　記録終了時の較正　77
　4　脳波記録終了後の処置　77
　5　脳波記録の整理　77
7　テレメータによる脳波記録………………77
　1　伝送方式　78
　2　テレメータによる脳波記録の実際　78
　3　脳波記録の実例　79
　4　ビデオカメラ技術の応用　79
8　脳波トポグラフィ，二次元脳電図………80
9　日本臨床神経生理学会
　　改訂臨床脳波検査基準 2002………………82

第3章　脳波の分類と記載　　　　89

1　概説(波-活動-複合体-背景脳波)　89
2　脳波の記載　90
　　①　周波数と周期　90
　　②　振幅　91
　　③　位相関係(phase relations)　91
　　④　量　92
　　⑤　波形　92
　　⑥　分布と局在(topology, location)　92
　　⑦　反応性　92
　　⑧　変化性　92
3　脳波の分類　92
　　①　アルファ波　93
　　②　徐波　94
　　③　速波　94
　　④　棘波と鋭波――一過性現象　94

第4章　正常脳波　　　　　　　　　97

1　健常者脳波に生理的範囲の変動を生じる
　　諸要因……………………………………97
2　健常成人の脳波……………………………99
　1　アルファ律動　99
　　①　アルファ律動の周波数　99
　　②　アルファ波の電位　100
　　③　アルファ波の分布　100
　　④　左右差　101
　　⑤　アルファ波の出現率　103
　　⑥　アルファ波の波形　104
　　⑦　漸増・漸減　105
　　⑧　刺激に対するアルファ波の変動　105
　2　速波　106
　　①　アルファ波および速波の事象関連脱同期
　　　　および事象関連同期　106
　3　トポグラフィによる脳波の分布の観察
　　　　　　　　　　　　　　　　　　107
　4　その他の特殊な脳波　107
　　①　ミュー律動(アルソー波，弓状波)　107
　　②　第3律動(The third rhythm)　110
　　③　カッパ波　110
　　④　ラムダ波　111
　　⑤　Fmθ　113
　5　全体像からみた正常脳波の分類　114
3　小児の脳波………………………………117
　1　小児の脳波の特徴　117
　2　健常小児の覚醒時脳波　117
　　①　新生児期　117
　　②　乳児期　120
　　③　幼児期(1～5歳)　120
　　④　学童前期(6～9歳)　120
　　⑤　学童後期および思春期　122
　3　健常小児覚醒時脳波の諸特性のまとめ
　　　　　　　　　　　　　　　　　　125
　　①　周波数　125
　　②　振幅と分布　125
　　③　左右差　126
　　④　後頭部にみられる徐波について　127
　　⑤　ファイ律動(ϕ, phi 波)　128
　　⑥　健常小児における突発異常波の出現　129
　4　成年以後の脳波像の変化　130
4　高齢者の脳波……………………………130

- 1 高齢者の脳波の一般的特徴 130
- 2 高齢者における異常脳波出現率 130
- 3 高齢者の脳波の特徴―横断的観察 130
  - ① アルファ波周波数 130
  - ② アルファ波出現率 131
  - ③ アルファ波の振幅，分布 131
  - ④ 徐波とくにシータ波 131
  - ⑤ 速波 132
  - ⑥ 脳波の反応性 132
- 4 高齢者脳波の年齢別所見(加齢による変化) 132
- 5 同一個体についての継時的追跡所見 133
- 6 健常高齢者の脳波 133
- 7 高齢者脳波の性差 133
- 8 無症候性脳梗塞の脳波と健常高齢者脳波 133

5 正常睡眠脳波 ……………………………… 134
- 1 睡眠脳波の重要性 134
- 2 睡眠深度と脳波像 134
- 3 ヒトの睡眠段階判定の国際基準 134
- 4 ポリソムノグラフィ的睡眠図 141
- 5 小児の睡眠脳波 141
  - ① 新生児睡眠脳波の概観 141
  - ② 受胎後期間と脳波像 143
  - ③ 睡眠周期 145
  - ④ 乳幼小児期の睡眠脳波 145
  - ⑤ 第1段階 145
  - ⑥ 第2段階 147
  - ⑦ 第3段階 147
  - ⑧ 第4段階 147
  - ⑨ REM 段階 147
- 6 正常脳波の判定基準 ……………………… 150
  - 1 成人の正常脳波の判定基準 150
  - 2 未成年者の正常脳波判定基準 150

第5章 異常脳波 …………………………… 155
- 1 脳波異常の概観 ……………………………… 155
- 2 異常脳波の分類 ……………………………… 155
  - 1 非突発性異常 157
    - ① 徐波 157
    - ② アルファ波の徐化 159
    - ③ 異常速波 159
    - ④ 正常に出現すべき脳波の振幅増大・減少あるいは欠如，または周波数や位相の変化 160
  - 2 突発性異常 160
    - ① 棘波 160
    - ② 棘・徐波複合 162
      - 局在性棘・徐波複合／広汎性棘・徐波複合／多棘・徐波複合
    - ③ 鋭波 165
    - ④ 鋭・徐波複合 165
    - ⑤ 14 & 6 Hz 陽性棘波および 6 Hz 棘・徐波複合について 168
      - 14 & 6 Hz 陽性棘波／6 Hz 棘・徐波複合
    - ⑥ その他の異常脳波 174
      - 小鋭棘波／正中線棘波／精神運動発作異型／成人潜在性律動性脳波発射
- 3 異常脳波の局在 ……………………………… 177
  - 1 異常脳波の局在と出現様式 178
    - 異常脳波の現れ方／異常脳波の具体的な記載の仕方
  - 2 対称性と非対称性，とくに一次性(原発性)両側同期と二次性両側同期 179
  - 3 局在性異常波 182
  - 4 埋没焦点 184
- 4 異常脳波出現の周期性 ……………………… 184
  - 1 周期性全般性両側同期性活動 185
    - 周期性同期発射(PSD)／両側独立性周期性一側てんかん形発射(BIPLEDs)／周期性一側てんかん形発射(PLEDs)／Burst-suppression
- 5 脳波異常判定の基準 ………………………… 187
  - 1 脳波背景活動異常の視察的判定の判定者間一致度 188
  - 2 脳波異常の判定における視察判定と自動判定 188

第6章 脳波所見 …………………………… 193
- 1 脳波検査の依頼 ……………………………… 193
- 2 脳波検査技術者の報告書 …………………… 194
- 3 脳波の判読と所見の記載 …………………… 196
  - 1 脳波所見の記載書(報告書)と記載法 196
    - 覚醒安静時の基礎律動ないし背景脳波(background activity)の性状についての記載／異常波の記載／賦活法の効果の記載／総合判定／考察
  - 2 脳波記載書の実例 197
  - 3 脳波判読のさいの臨床症状の考慮 198

  4 脳波所見記載の要領　199
  5 脳波記録の整理と保管　199

第7章　臨床脳波検査室　201

 1 構成人員の種類　201
  ① 検査技術者　201
  ② 脳波判読医あるいは臨床神経生理学者　201
 2 人員の訓練　201
  ① 検査技術者　201
  ② 脳波判読医　202
  ③ 訓練要目　202
   検査技術者と脳波判読医に共通した要目 / 検査技術者の訓練 / 脳波判読医の訓練
 3 資格試験と認定　202
 4 学会認定制度　202
 5 参考書　202

第Ⅱ編　疾患編　205

第8章　てんかんの脳波　207

 1 てんかん および てんかん発作の分類　207
  1 てんかんの概念　207
  2 てんかんおよびてんかん発作の分類　208
   ① 歴史と従来の分類　208
    Jackson の分類 / Lennox の分類 / Penfield, Jasper らの分類 / Janz らの分類
   ② 国際分類　211
 2 てんかん発作と脳波　213
  1 部分発作　213
  2 単純部分発作　213
   ① 単純部分発作の発作時脳波　214
   ② 単純部分発作の発作間欠期の脳波　214
    局在性表在性皮質焦点 / 埋没焦点と二次性両側同期 / 広汎てんかん原領域 / 各皮質領域に見出される焦点の特性 / 自律性発作の脳波 / 笑い発作と視床下部過誤腫
  3 複雑部分発作　224
   複雑部分発作の概説 / 複雑部分発作と精神運動発作, 側頭葉発作 / 国際てんかん分類における側頭葉てんかんの脳波 / 複雑部分発作の発作間欠期にみられる突発性異常波 / 複雑部分発作の発作間欠期にみられる非突発性脳波異常 / 特殊導出法による側頭部焦点の局在づけ / 複雑部分発作の発作時脳波 / 部分発作の発作後の徐波焦点 / 局在関連てんかんと睡眠の関係
  4 全般発作　235
   ① 欠神発作　235
    欠神発作の概説 / 非定型欠神発作の概説 / 定型欠神発作について / 定型欠神発作の発作時脳波 / 欠神発作の意識障害と脳波との関係 / 欠神発作の突発波と賦活 / 欠神発作の間欠期の脳波 / いわゆる小発作-大発作てんかん(petit mal-grand mal epilepsy)あるいは大発作を合併する小発作(petit mal combined with grand mal) / 欠神発作重積状態と spike-wave stupor
   ② ミオクロニー発作　246
   ③ 強直発作　248
   ④ 強直間代発作, 大発作　248
    強直間代発作の概説 / 強直間代発作の発作間欠期の脳波一般について / 強直間代発作の発作間欠期の非突発性異常脳波―基礎律動の異常 / 強直間代発作の発作間欠期に出現する突発性異常脳波 / 全般強直間代発作の発作時脳波
   ⑤ 脱力発作, 失立発作　255
  5 乳幼児・小児期にみられるてんかん　255
   概説 / ウエスト症候群の発作間欠期の脳波 / ウエスト症候群の発作時脳波 / 乳児早期てんかん性脳症
  6 レンノックス-ガストー症候群　259
   レンノックス-ガストー症候群の概説 / レンノックス-ガストー症候群の発作時脳波 / レンノックス-ガストー症候群の長期経過と脳波
 3 年齢(小児期)と突発波―棘波出現率と年齢(小児期)の関係　262
 4 てんかんの経過, 予後と脳波　262
 5 てんかんの素因規定性, 外因規定性と脳波―てんかん近親者・双生児の脳波　264
  1 てんかん患者の近親者の脳波　264
  2 てんかん双生児の脳波　265
 6 てんかんに伴う精神障害と脳波　268
  1 てんかん発作としての精神障害　268

2 挿間性精神障害，
　　　精神病性挿間症（psychotic episode）　268
　　3 慢性持続性精神障害　269
　7 反射てんかん…………………………………270
　8 徐波睡眠期に持続性棘・徐波を示す
　　てんかん……………………………………273
　9 熱性けいれん………………………………274
　　1 熱性けいれんの概説　274
　　2 熱性けいれんと脳波異常　274
　10 てんかん脳波の新しい解析………………276
　　1 自動モニタリング　276
　　2 焦点部位，発作波起始部位の特定　277
　　3 脳波と機能的MRIの同時記録
　　　（EEG-fMRI）　277

第9章　小児疾患の脳波 …………………287
　1 小児の異常脳波の特異性…………………287
　2 正期産新生児および早期産児の
　　異常脳波……………………………………288
　　1 概説　288
　　2 正期（満期）産新生児の異常脳波　288
　　3 早期産児の異常脳波　290
　　4 新生児脳波にみられる突発異常波の特徴
　　　　　　　　　　　　　　　　　　　291
　　　正常新生児にみられる棘波または鋭波／発
　　　作間欠期の突発波／発作時脳波
　3 脳性麻痺…………………………………291
　　1 脳性麻痺における異常波出現率　292
　　2 異常脳波の種類　292
　　　①脳性麻痺の病型，麻痺部位と脳波所見
　　　　　　　　　　　　　　　　　　　294
　4 脳奇形……………………………………294
　　①水頭症　294
　　②水頭無脳症　294
　　③小頭症　295
　　④単脳室前脳症　295
　　⑤孔脳症　295
　　⑥脳梁欠損症　295
　　⑦滑沢脳　295
　　⑧透明中隔欠損，透明中隔嚢胞　295
　5 急性小児片麻痺症候群……………………296
　6 小児期の頭部外傷後脳波の特徴…………297
　7 小児期の脳腫瘍時の脳波の特徴…………297

　8 知的障害（精神遅滞）の脳波………………298
　　1 素因（正常変異性）知的障害の脳波　298
　　2 外因知的障害の脳波　299
　　　①ダウン症候群　301
　　　②結節硬化症　303
　　　③その他の母斑症　303
　　　④GM₂ガングリオシドーシス
　　　　（amaurotic familial idiocy）　304
　　　⑤アンジェルマン症候群　304
　　3 先天代謝異常による知的障害の脳波　304
　　　①フェニールケトン尿症，フェニール焦性
　　　　ブドウ酸性知的障害　304
　9 神経発達障害の脳波………………………305
　　1 小児自閉症　305
　　2 注意欠如／多動性障害　306

第10章　頭痛の脳波 ……………………311
　1 頭痛について……………………………311
　2 頭痛患者における脳波異常………………312
　　1 各種の頭痛と脳波異常　312
　　2 片頭痛と脳波　312
　　　①片頭痛における脳波異常出現率　312
　　　②特殊な片頭痛の脳波　314
　　　　脳底動脈片頭痛／家族性片麻痺性片頭痛
　　3 片頭痛と突発性脳波異常，てんかん　314
　　4 頭痛患者における脳波とCT　315

第11章　睡眠障害の脳波 ………………317
　1 睡眠障害の分類…………………………317
　2 睡眠関連呼吸障害………………………317
　　1 閉塞型睡眠時無呼吸症候群の発生機序と
　　　臨床症状　318
　　2 睡眠時無呼吸症候群の睡眠ポリグラフィ
　　　　　　　　　　　　　　　　　　　318
　3 眠気の計測――反復睡眠潜時検査
　　（MSLT）…………………………………319
　4 中枢性過眠症……………………………319
　　1 ナルコレプシー　319
　　　①ナルコレプシーの脳波　320
　　　②ナルコレプシーの入眠時REM段階　321
　　2 特発性過眠症　322
　　3 反復性過眠症　323

4 通常 REM 睡眠に伴う睡眠時随伴症
            —REM 睡眠行動障害　324
        5 睡眠関連運動障害　324
            1 むずむず脚症候群　324
            2 周期性四肢運動障害　324
            3 睡眠関連下肢けいれん　324
    5 パラソムニア……………………………325
        1 睡眠時遊行症　325
        2 ねぼけ，夜驚，悪夢，ねごと　326
        3 夜尿　326

第12章　脳腫瘍の脳波 …………… 329

1 脳腫瘍における脳波の診断的価値 ……… 329
2 脳腫瘍における脳波異常の発生機序 …… 329
3 脳腫瘍にみられる脳波異常とその局在 … 330
    1 局在性脳波異常　330
        1 デルタ波焦点　330
        2 基礎律動の非対称　331
            覚醒時のアルファ波，速波の振幅，周波数
            の非対称/睡眠時の紡錘波，速波，K複合
            などの非対称，いわゆる lazy activity
        3 遠隔性異常波あるいは伝達性徐波　334
            単律動デルタ波/単律動シータ波/突発波
            （棘波，棘・徐波）
    2 広汎性脳波異常　338
4 脳腫瘍の種類による脳波異常の差異 …… 338
5 脳腫瘍における CT 像と脳波所見 ……… 340
6 脳腫瘍の経過と脳波 ……………………… 340
7 脳膿瘍 ……………………………………… 342

第13章　脳血管障害・循環障害の脳波 …………………………… 345

1 脳血管障害—脳出血，脳梗塞 …………… 345
    1 急性期の脳波異常　345
    2 慢性期の脳波異常　347
    3 間脳・脳幹部の血管障害　348
        1 椎骨脳底動脈循環不全症　348
        2 急性脳幹部梗塞ないし循環不全　348
        3 急性脳幹出血　349
    4 くも膜下出血　351
    5 モヤモヤ病　352
2 高血圧症 ………………………………… 354

    1 脳動脈硬化症　355
3 急性脳血行障害 ………………………… 355
    1 アダムス-ストークス症候群　356
    2 失神発作　357
        1 血圧下降性失神，循環虚脱，起立性発作　357
        2 頸動脈洞症候群，頸動脈洞性失神　357
4 慢性低酸素血症 ………………………… 359

第14章　脳炎症性疾患の脳波 …… 363

1 急性脳炎 ………………………………… 363
    1 脳炎一般の経過と脳波　363
        1 急性期　363
        2 亜急性期　365
        3 急性後期（回復期）　365
        4 脳炎後遺症　365
        5 脳炎症状を示さないウイルス感染症の
            脳波異常　366
    2 各種の脳炎における脳波　366
        1 日本脳炎　366
        2 ヘルペス脳炎　366
        3 HIV 感染症における脳波　367
2 亜急性硬化性全脳脳炎 ………………… 367
3 髄膜炎 …………………………………… 369
    1 概説　369
    2 結核性髄膜炎　370
    3 ウイルス性髄膜炎　370
4 神経梅毒とくに進行麻痺 ……………… 371

第15章　頭部外傷の脳波 ………… 375

1 頭部外傷概説 …………………………… 375
    1 頭部外傷の分類と症状　375
    2 脳波検査の役割　375
    3 脳波異常出現率　376
    4 記録，判読上の注意　376
    5 頭部外傷の脳波と年齢　376
2 頭部外傷の類型と脳波 ………………… 376
    1 脳振盪　376
    2 脳挫傷　377
        1 脳挫傷急性期の脳波　377
            局在性異常/全般性異常/昏睡状態と脳波

②　脳挫傷慢性期の脳波像　380
　　　局在性および全般性異常波の時間的変遷 / 広汎アルファ波型 / Lazy activity / 賦活（過呼吸，開閉眼など）に対する反応 / 低電圧脳波 / 脳波所見と臨床症状の対応 / 狭義の頭部外傷後遺症
③　開放性頭部外傷　382
④　むち打ち症　383
2　頭蓋内血腫　383
①　急性硬膜外血腫　383
②　急性硬膜下血腫，急性脳内血腫　384
③　慢性硬膜下血腫　384
3　外傷てんかん……………………………385
1　概　説　385
2　てんかん性脳波異常の発達　385
3　外傷てんかんの脳波　385
4　小児で外傷後に記録される突発性異常脳波　385
4　頭部外傷例に対する賦活法の効果………388
5　ボクサーの脳波……………………………389

第16章　脳器質性疾患の脳波　393

1　初老期および老年期の認知症の脳波……393
1　認知症と脳波　393
2　老年性認知症疾患の脳波研究　393
3　アルツハイマー型認知症，血管性認知症の脳波　395
4　認知症の程度・経過と脳波異常　397
5　X線CT，PET，SPECT所見と脳波異常の関係　398
6　老年性認知症疾患の脳波コヒーレンス　398
7　アルツハイマー型認知症（早発型）の脳波　399
8　レビー小体型認知症　400
9　ピック病の脳波　401
2　パーキンソン症候群………………………402
3　クロイツフェルト-ヤコブ病………………404
4　ハンチントン舞踏病………………………406
5　脊髄小脳変性症……………………………406
6　筋萎縮性側索硬化症………………………406
7　神経・筋疾患—進行性ジストロフィーと筋緊張性ジストロフィー………………407
8　ミトコンドリア脳筋症……………………408
9　脱髄疾患……………………………………409
10　先天代謝異常………………………………411
1　アミノ酸代謝異常　411
2　脂質代謝異常　411
　　　GM_2ガングリオシドーシス；テイ-ザックス病 / セロイドリポフスチノーシス / 幼児型異染性白質ジストロフィー
3　ガーゴイリスム　412
11　スタージ-ウェーバー病……………………412
12　失外套症候群，慢性植物状態……………412
13　無動無言症…………………………………413
14　脳死と脳波…………………………………414

第17章　内分泌障害・代謝障害の脳波　423

1　低血糖………………………………………423
1　人為的低血糖の脳波に及ぼす影響　423
2　ランゲルハンス島の機能亢進による低血糖　423
2　糖尿病………………………………………425
3　甲状腺機能障害……………………………425
1　甲状腺機能亢進　425
①　チロキシン中毒　425
②　甲状腺機能亢進症　425
2　甲状腺機能低下　427
①　粘液水腫　427
②　頭蓋骨過増殖症　427
4　副甲状腺疾患………………………………428
1　甲状腺摘出後テタニー（副甲状腺摘出後テタニー）　428
2　脳性テタニー　428
3　自発性テタニー　429
5　副腎皮質機能障害…………………………429
1　慢性副腎皮質機能不全　429
2　慢性副腎皮質機能亢進　430
6　視床下部下垂体性内分泌障害……………430
1　脂肪生殖器症候群　430
2　尿崩症　430
3　先端巨大症　430
4　クッシング病　431
5　汎下垂体機能不全症　431
7　性周期………………………………………432
1　月　経　432
2　妊　娠　433

3　妊娠高血圧症候群　433
8　肝性脳症 ……………………………………… 433
　　1　肝性脳症，主に肝脳疾患特殊型について
　　　　　　　　　　　　　　　　　　　　433
　　　①　意識障害と脳波像の推移　433
　　　②　三相波について　434
　　　③　血中アンモニア量と脳波異常の関係　436
　　　④　ウイルソン病の脳波　436
9　尿毒症および人工透析 ……………………… 437
　　1　尿毒症性脳症　437
　　2　人工透析時の脳波変化　437
10　肺性脳症 ……………………………………… 438
11　その他の疾患 ………………………………… 439
　　1　周期性麻痺　439
　　2　いわゆる心身症—気管支喘息と胃潰瘍
　　　　　　　　　　　　　　　　　　　　439
　　3　緑内障　439
　　4　皮膚疾患　439
　　5　貧血とくに悪性貧血　439

第18章　精神疾患の脳波　　　　　　………… 445

1　人格と脳波 …………………………………… 445
2　神経症性障害（精神神経症） ……………… 447
　　1　感情的緊張状態　447
　　2　神経症性障害，心身症　447
　　3　強迫性障害（強迫神経症）　450
3　パーソナリティ障害 ………………………… 450

4　統合失調症，気分障害 ……………………… 451
　　1　統合失調症　451
　　　①　統合失調症における脳波異常概観　451
　　　②　統合失調症の脳波の基礎律動，
　　　　　主に定量脳波について　452
　　　③　統合失調症の脳波研究と健常対照群　455
　　　④　統合失調症における脳波コヒーレンス
　　　　　　　　　　　　　　　　　　　　456
　　　⑤　統合失調症脳波の反応性　456
　　　⑥　統合失調症脳波の変動性　457
　　2　小児統合失調症　458
　　　①　高罹患危険児　458
　　3　気分障害（躁うつ病）　458
　　　①　気分障害（躁うつ病）者の脳波の特徴　458
　　　②　気分障害にみられる異常脳波　459
　　　③　脳波異常を伴ううつ状態　459
　　　④　閃光刺激に対する反応　460
　　4　非定型内因精神病　461
5　司法精神医学と脳波 ………………………… 461
6　電気けいれん療法のさいの脳波 …………… 462
7　禅，ヨーガ，催眠と脳波 …………………… 463
　　1　禅およびヨーガ　463
　　2　催眠状態（hypnotic state）　464
8　意識障害時の脳波 …………………………… 465
　　1　徐波化→平坦化　465
　　2　睡眠波形の出現　466
　　3　突発異常の出現　466
　　4　正常脳波　466

第Ⅲ編　応用編　　　　　　　　　　　　　　471

第19章　直接導出脳波　　　　　　………… 473

1　皮質電図 ……………………………………… 474
　　1　皮質電図記録の手技
　　　　—電極の種類と保持法など　474
　　2　皮質電図の特性　475
　　3　てんかんにおける皮質電図　477
　　　①　皮質電図にみられる突発波　477
　　　②　突発性律動波と後発射　481
　　　③　脳腫瘍のさいの皮質電図　482

2　深部電図（深部脳波）あるいは
　　皮質下脳波 …………………………………… 482
　　1　深部電図記録の手技　482
　　2　深部電図の特性　482
　　3　睡眠，麻酔時における皮質および
　　　　深部電図の変動　484
　　4　てんかんの深部電図　484
　　　①　てんかんの深部電図の記録方法　484
　　　②　てんかん欠神発作の深部電図　485
　　　③　深部電図に局在する異常波　487
　　　④　側頭葉てんかんにおける頭蓋内脳波　487

5 その他の精神神経疾患のさいの深部電図 490
       6 深部電図と誘発電位 491
       7 脳手術後の深部電図 492

第20章　脳波分析，脳磁図，脳画像 …………………… 497

  1 脳波分析 …………………………………… 497
     1 脳波の量的表示 497
        ① 定常性の問題 498
     2 脳波の分析法 498
        ① フーリエ解析 498
        ② 相関分析法 500
        ③ 周波数帯域フィルタによる分析 501
        ④ タコグラフによる分析 504
        ⑤ 藤森法（ヒストグラム法） 505
        ⑥ 零交差法 507
        ⑦ ウェイブレット変換 507
        ⑧ LORETA 508
        ⑨ 高密度脳波 508
        ⑩ 高周波振動 HFO，ガンマバンド 508
        ⑪ 脳波トポグラフィ，二次元脳電図 508
        ⑫ 各種分析方法 508
     3 てんかん性突発波の自動分析 509
     4 脳の直流電位 510
     5 双極子追跡法 511
        ① 双極子追跡法の開発 511
        ② 双極子追跡法 511
           頭部モデル/双極子追跡法の原理/双極子追跡法の応用
     6 BMI，BCI 514
     7 ECT 514
  2 脳磁図 ……………………………………… 514
     1 概説 514
     2 脳磁図の記録法 515
     3 脳磁図の特性，脳波との比較 515
     4 脳磁図記録の実際 517
     5 てんかんの脳磁図 517
     6 誘発脳磁図 520
        視覚誘発脳磁図/体性感覚誘発脳磁図/聴覚誘発脳磁図
     7 経頭蓋磁気刺激法 522
  3 脳画像 ……………………………………… 522
     1 概説 522

     2 PET，SPECT 523
     3 MRI，MRS 523
     4 fMRI 524
     5 NIRS 524

第21章　誘発電位，事象関連電位 …………… 531

  1 定義 ………………………………………… 531
     1 ヒトの誘発電位研究の沿革 531
     2 誘発電位の波形と記載法 532
     3 定常反応 533
  2 体性感覚誘発電位 ………………………… 533
     1 概説 533
     2 短潜時体性感覚誘発電位 534
        導出方法/記録用増幅器，加算，記録/刺激方法
        ① 上肢刺激による短潜時体性感覚誘発電位 534
           記録モンタージュ/短潜時 SEP の成分と名称/短潜時 SEP の異常判定/上肢刺激による短潜時 SEP 各成分の起源/遠隔電場電位の発生機序/上肢刺激による短潜時 SEP の臨床応用
        ② 下肢刺激による短潜時体性感覚誘発電位 537
           刺激法と記録法/健常者の基本波形とその成因/臨床応用
     3 中潜時体性感覚誘発電位および長潜時体性感覚誘発電位 538
        概説/刺激法，記録法/健常者の基本波形とその起源/臨床応用
     4 機械的刺激による体性感覚誘発電位 542
        概説/機械的刺激による SEP の記録方法/健常者における基本波形とその成因/CO_2 レーザーによる痛みの体性感覚誘発電位
  3 聴覚誘発電位 ……………………………… 543
     1 概説 543
     2 聴覚脳幹誘発電位（聴覚誘発電位短潜時成分） 544
        ① 聴覚脳幹誘発電位の記録法 544
           探査電極，基準電極と記録モンタージュ/記録用増幅器，加算回数など/聴覚刺激法
        ② 聴覚脳幹誘発電位の健常者における所見 544
        ③ 聴覚脳幹誘発電位の各成分の発生機序 545

④ 聴覚脳幹誘発電位の臨床応用　546
　　後頭蓋窩腫瘍/血管障害/脱髄疾患/頭部
　　外傷，脳死
3 聴覚誘発電位の中潜時成分　547
　① 概説　547
　② 記録法　547
　③ 正常所見と各成分の意義　548
4 聴覚誘発電位の長潜時成分　548
　① 中・長潜時AEPの臨床応用　548
　　聴覚検査(evoked potential audiometry)/精
　　神神経疾患

4 視覚誘発電位 ……………………… 549
　1 概説　549
　2 視覚誘発電位の記録法　550
　　刺激法/電極配置と記録モンタージュ
　3 健常者における視覚誘発電位所見　551
　① 閃光刺激によるtransient型
　　視覚大脳誘発電位　551
　② パタン反転刺激によるtransient型
　　視覚大脳誘発電位　552
　③ 閃光刺激によるsteady-state型
　　視覚大脳誘発電位　552
　④ パタン反転刺激によるsteady-state型
　　視覚大脳誘発電位　552
　⑤ 閃光刺激による短潜時視覚誘発電位　554
　⑥ 相貌認知と視覚誘発電位　554
　4 視覚誘発電位の臨床応用　554
　① 視覚系を中心とする疾患
　　—主に閃光刺激法による研究　554
　② 視覚系を中心とする疾患
　　—パタン反転法による研究　555
　③ 各種神経変性疾患　556
　④ てんかん　556
　⑤ 精神疾患　556
　⑥ 視力，視野測定への応用　557

5 事象関連電位(狭義) …………………… 557
　1 P300およびこれに関係する
　　事象関連電位　558
　① 概説　558
　② P300の生理学的性質　559
　　出現部位，振幅/潜時/P300の各種条件下
　　での変動/P300の心理・生理学的意義
　③ P300の発生機序　561
　2 その他の事象関連電位　561

① 頭蓋頂電位　561
② 処理陰性電位Nd　562
③ NA　563
④ ミスマッチ陰性電位　564
⑤ プレパルス抑制　564
⑥ N2b　564
⑦ 欠落刺激電位　564
⑧ N400　565
⑨ Slow wave(SW)　565
⑩ 事象関連電位の臨床応用　565
　　精神疾患/器質脳障害/薬物の影響
3 随伴陰性変動(CNV)　567
　① 概要　567
　② 記録方法　568
　　課題(paradigm)/記録電極，加算法
　③ 正常波形および起源　568
　④ CNVと心理的要因　569
　⑤ CNVの臨床応用　569
4 運動関連電位　569
　① 概説　569
　② 運動関連電位の記録法　569
　　頭皮上記録電極/運動とトリガーパルス
　③ 運動関連電位の正常波形とその起源　570
5 Go/NoGo電位　571

6 脊髄誘発電位 ……………………… 572
　1 概説　572
　2 表皮上記録による脊髄誘発電位　572
　① 刺激法　572
　② 正常波形　572
　　双極導出法/基準電極導出法
　3 硬膜外記録による脊髄誘発電位　574
　① 記録電極刺激　574
　② ヒトの正常波形　574
　③ 硬膜外導出ESCPの臨床応用　575
　④ 脊髄刺激による脊髄誘発電位　576

7 薬物による誘発電位の変化 …………… 576

8 大脳誘発電位と心理的要因 …………… 578
　① 誘発電位と注意焦中，注意散乱，慣れ
　　578

9 神経振動，事象関連脱同期，
　事象関連同期 ……………………… 579

第Ⅳ編　基礎編 —————————————— 589

第22章　脳波の神経生理学的基礎　591

1 脳電気活動のとらえ方 …………… 591
2 体積導体中で記録される電位 …… 592
  1 体積導体中の電流場　592
    ① 電流場の成立　592
    ② 点電源　592
  2 ニューロンのまわりにできる電流場　593
3 脳波の発現機序 …………………… 594
  1 脳波の電気発生—脳波の構成要素としてのニューロン活動　594
    ① ニューロンの構造，シナプスの構成と各種の電気活動　594
      静止膜電位と活動電位/シナプス電位/インパルス伝導機序
    ② 脳波の構成要素としてのニューロンの電気活動　598
      スパイク電位/樹状突起の電位/シナプス電位
  2 誘発電位と皮質構造—新皮質の誘発電位　599
    ① 逆方向性電位　599
    ② 順方向性電位　600
      放線反応(radiation response)/脳梁反応/感覚誘発電位
  3 自発電位変動—脳波リズムの成因　601
    ① 脳波のリズムの発現機序概論　601
    ② 脳波のリズム形成に関係する脳部位　601
    ③ 睡眠紡錘波の発現機序　602
    ④ 睡眠時のデルタ波の発生機構　604
    ⑤ デルタ波よりも遅い徐波(0.1〜0.8 Hz)の発現機序　605
    ⑥ ベータ波(20〜40 Hz)の発現機序　605
    ⑦ アルファ波の発現機序　607
    ⑧ DC電位あるいは緩電位　607
4 脳波と脳の活動水準
    —覚醒系，視床広汎投射系，睡眠 …… 608
  1 網様系の構造　608
  2 上行性脳幹賦活系(ascending brainstem activating system)　609
  3 視床網様系　610
  4 脳幹網様系の機能分化　611
  5 睡眠および覚醒時の脳波とその神経機序　613
5 脳波と辺縁系 …………………… 613
  1 辺縁系の構造　613
  2 海馬の脳波　614
  3 扁桃核の脳波　614
6 発作発射 ………………………… 615
    ① 局在性散発性棘波とストリキニーネ波　615
    ② てんかんの発作間欠期および発作時の突発波の発生機序　616
    ③ てんかん準備性とキンドリング　617
  1 自己持続性強直間代型発作発射(self-sustained tonic-clonic type seizure discharge)　619
  2 発作時における抑制の問題　620
  3 突発波の変容因子—突発波と脳活動水準　620
  4 突発波と脳の個体発生　621

第23章　生理学的変化と脳波　625

1 酸塩基平衡と脳波 ……………… 625
2 無酸素症あるいは低酸素症 …… 626
  1 無酸素性無酸素症　626
  2 その他の無酸素症　627
3 低体温と脳波 …………………… 627
4 発熱時の脳波 …………………… 628
5 水分平衡と脳波 ………………… 628

第24章　薬物と脳波　631

1 麻酔と脳波 ……………………… 631
  1 エーテル　631
  2 トリクロロエチレン　632
  3 ハロタン　632
  4 酸化窒素，笑気　633

5 ケタミン　634
　　6 神経遮断鎮痛　634
　　7 バルビツール酸系薬物　634
　2 バルビツール酸系薬物と脳波…………635
　　1 バルビツール酸系薬物の急性投与　635
　　2 慢性バルビツール酸系薬物依存　636
　3 モルヒネ，アルコールと脳波…………638
　　1 モルヒネの急性作用　638
　　2 モルヒネ依存　638
　　3 アルコールと脳波　638
　　4 急性アルコール中毒　638
　　5 アルコール依存　639
　　　① 胎児性アルコール症候群　641
　4 自律神経親和性薬物と脳波……………641
　　1 交感神経親和性薬物
　　　（sympathomimetic drugs）641
　　2 副交感神経親和性薬物　641
　　　① アセチルコリン　642
　　　② メコリル　642
　　　③ アトロピン　642
　　　④ スコポラミン　642
　5 向精神薬と脳波…………………………642
　　1 抗精神病薬，神経遮断薬　642

　　2 情動調整剤　644
　　3 精神刺激薬　644
　　4 抗不安薬　644
　　5 抗てんかん薬　645
　6 幻覚薬（hallucinogenic drugs）と脳波……645
　　1 メスカリン　645
　　2 LSD　645
　7 薬物の脳波に及ぼす影響の分析
　　―定量薬物脳波学…………………………646
　8 抗認知症薬と脳波………………………650
　9 その他の医薬品と脳波…………………651
　　1 インターフェロン　651
　　2 亜硝酸アミル　652
　　3 その他の薬物　652
　10 その他の中毒と脳波……………………652
　　1 一酸化炭素中毒　652
　　2 有機水銀中毒（水俣病）　652
　　3 二硫化炭素中毒　652
　　4 農薬中毒　652
　　5 有機溶剤中毒　653
　　6 水中毒　653

参考図書　………………………………………………………………………………………………659

付録1　**参考資料（URL）一覧**　………………………………………………………………………661

付録2　**用語集〔国際臨床神経生理学会連合（IFCN）1999年〕**　…………………………663

索引　……………………………………………………………………………………………………679

第Ⅰ編

総論

第1章 脳波研究の歴史 …………………………… 3
第2章 脳波検査法 ………………………………… 13
第3章 脳波の分類と記載 ………………………… 89
第4章 正常脳波 …………………………………… 97
第5章 異常脳波 …………………………………… 155
第6章 脳波所見 …………………………………… 193
第7章 臨床脳波検査室 …………………………… 201

第 1 章

脳波研究の歴史

1 電気生理学の草創期

　脳は，人間の思考，行動を支配するのみならず，その情動面や自律機能をも統御する最高の中枢であるが，時々刻々と進行する脳機能の変化をreal timeで客観的にとらえる方法は，脳波の発見以前にはほとんど存在しなかった．すなわち，それまでは，中枢の機能状態を知るためには，主に刺激に対する反応を末梢で観察する方法が用いられるにすぎなかった．ところがGalvani[17] (1791)が，電流による刺激によって筋が収縮することを観察して以来，脳が活動するときにも電気的変化が生じるであろうと考えられるようになった．しかし当時は電気現象の観察には特性の低い電流計galvanometerしか使用できず，持続的電流やその変化は観察できたが，脳波のような急速な電気現象を観察することは不可能であった．

　最初に動物の脳から電気活動を記録したのは，英国のCaton[6] (1875)であるといわれている．彼は露出した家兎およびサルの大脳皮質から直流電位とおもわれる電気活動を記録し，それが脳機能に関係があると考えた．しかし当時は，脳の電気現象の観察には性能の低い電流計しか使用できなかったので，Catonの報告を含めて，以下の諸観察には多分にアーチファクトが混入していたと考えられる．ついでBeck[3] (1890)は，イヌの視覚領皮質が光刺激を与えると大きな電位変動を示すことを観察し発表し，また同じ頃Fleischl von Marxow[13] (1890)も同様な事実を観察し，さらにこの種の電位変動は，硬膜上あるいは頭蓋上からも記録できることを報告している．その後Gotch & Horsley[19] (1892)，Beck & Cybulski (1892)，Danilewsky[10] (1891)，Larionow[28] (1898)，Tribus[48] (1900)などが，動物の大脳皮質の電気活動や，それが末梢刺激に対して示す反応などについて発表しているが，いずれも当時の技術的制約のために，みるべき成果をあげるにはいたらなかった．

　ところが，Einthovenが1899年に発明した弦電流計は，従来の記録装置に比べるとはるかに感度がよく，写真撮影も可能であったので，これによって心電図の研究および臨床応用が急速に進歩した．しかし，心筋の収縮によって生じる電位は1mV以上で，増幅しなくても弦電流計を作動させることができたが，脳の電気活動はこれよりもはるかに電位が低いマイクロボルト(μV)単位の現象であったので，増幅器なしでは弦電流計を動かすのに十分な強さの電流を得ることができなかった．したがって脳波の研究に弦電流計が用いられるようになったのは，真空管増幅器が実用に供されるようになってからであった．

　弦電流計を最初に脳の電気活動の研究に使用したのは，Pravicz-Neminski[37] (1913)であるといわれる．彼はイヌの脳，硬膜上，頭蓋上から電気活動を記録し，正常時には12～14Hzの律動が現れ，窒息時にはこれが遅くなり，坐骨神経刺激時には速くなることを観察した．これは動物脳波の最初の記録

であるとされている．Pravicz-Neminski[38]（1925）はこの脳電気活動をelectrocerebrogramと呼び，これには，10〜15 Hzの第1段階の波と，20〜32 Hzの第2段階の波とがあることを記載した．これは，後にBerger[4]（1929）がヒトの脳波について記載したアルファ波，ベータ波に対応するものといえよう．この用語については後にBergerが，これはギリシャ語のelectroとラテン語のcerebroを混用していて言語学的に不正確なので，ギリシャ語で統一してelectroencephalogramと呼ぶべきであるとしている．そのほか，Cybulski & Macieszyna[9]（1919）も，弦電流計を用いてBeckらの仕事を追試，確認した．

2　Bergerによるヒトの脳波発見と脳波学のあけぼの

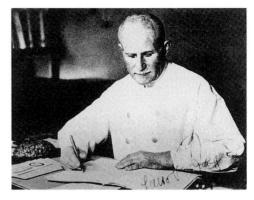

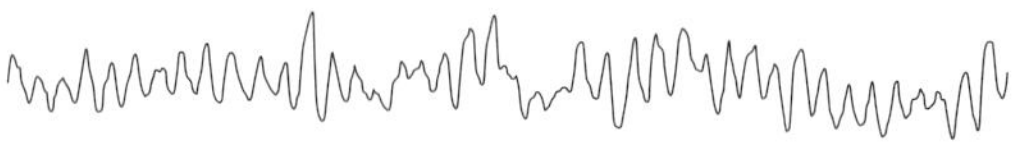

図1-1　Hans Berger

図1-2　アルファ（α）波

　ヒトの脳電気活動を最初に記録し，正確に記載したのは，ドイツのJena大学の精神科教授Hans Bergerである（図1-1）．彼は，精神医学の根本問題の1つである精神機能の生物学的基礎の解明に興味をもち，1924年（大正13年），ヒトの脳の電気活動の研究に着手した．彼は2本の白金針電極を患者の頭蓋骨欠損部から大脳皮質に向けて挿入し，ヒトの脳から規則正しい電気活動を記録することに成功した．ついで彼は，このような電気活動が，電極を脳に挿入しなくても，頭皮上に装着した電極からも同様に記録できることを確かめた．

　彼はまず，正常人の安静閉眼時に，主に後頭部，頭頂部にみられる10 Hz，振幅50 μV前後の規則正しい波をアルファ（α）波と命名した（図1-2）．また被検者が眼を開いて物を注視すると，アルファ波が消失し，これにかわって18〜20 Hz，20〜30 μVの波が出現するのを認め，これをベータ（β）波と名づけた．そして，このような脳の電気活動を総称して，脳電図，あるいは脳波Elektrenkephalogramm（ドイツ語）と命名した．

　Bergerは，1924年から1929年の間に，ヒトの脳波についての自己の所見を確認することにつとめ，1929年にはじめて，「ヒトの脳波について（Über das Elektrenkephalogramm des Menschen）」という論文に，この画期的な研究業績を発表した．彼はその後1938年までの間に，同じ題名で14の論文を発表し，そのなかで正常人の脳波，てんかん，脳腫瘍，その他の精神神経疾患の脳波など，現在臨床脳波学でとりあつかわれている問題の大部分について，広範な観察と記録を行っている[4]．

　しかし，彼の論文が最初に発表された頃には，ヒトの脳波についての彼の業績は，多くの生理学者や神経学者によって懐疑の目をもって迎えられた．それは，当時の生理学者は主に末梢神経線維の電気活動の研究に忙殺され，中枢神経系の電気活動の研究にたずさわる生理学者は数少なかったためもあったが，また脳波という現象の特異性にも原因があった．すなわち，脳があまり活動していない閉眼安静時には振幅の大きいアルファ波が記録され，開眼によって脳が活動状態になるとアルファ波がかえって抑制されてしまうというBergerの所見は，神経や筋の生理学において電気活動と機能が量的並行関係にあると考える当時の生理学の常識に真向から対立するものであったからである．したがって彼の発見した脳波は，被検者の体の動き，増幅器の雑音や空中で生じた妨害電流など脳に直接関係のないアーチファクトではないかとも考えられ，当時生理学や神経学にたずさわる若い研究者たちの間では，「君はBerger波を信ずるか？」というような問答がよくとり交わされていたという（Schwab[42], 1951）．

　しかし，1933年に，英国の優れた生理学者でノーベル賞受賞者でもあるAdrian[1,2]が，Bergerの

所見を追試，確認してからは，事態は一変した．Adrian は，当時としては最も優秀な設備を備えていた Cambridge 大学の生理学研究室において，Matthews BHC とともに脳波の研究を始め，Berger がアルファ波およびベータ波について行った記録が正しかったことを確認した．しかし当時の逸話によると，Adrian 自身はきれいなアルファ波をもち開眼によってブロックされるので，脳波を説明するために自分の脳波を周囲の人々に見せていたが，共同研究者 Matthews の脳波は低振幅波形でアルファ波は全然なく，そのうえ，たまたま Adrian が実験に使用していたゲンゴロウ（water beetle）の神経節から Adrian の脳波と区別できないような 10 Hz 前後の律動波が出現し，これが光刺激によって抑制されたので，Adrian は脳波の説明に困惑したとのことである．

Adrian はヒトの脳電気活動のうち，とくにアルファ波を発見者に敬意を表して「Berger rhythm」と呼ぶことを提唱した．しかし，Berger は，人名を冠する呼称が科学的術語としては不適当であるとの理由で，謙譲な態度でこの申し出を辞退したという．宮内による Berger の業績・人物像などに関する詳しい総説がある．

3 脳波学の開花

Berger の脳波についての研究結果が Adrian によって確認されて以後，脳波の研究は急速に全世界に広がり，1934 年に，ドイツでは Kornmüller ら[27]が，米国では Davis ら[11]や Jasper[25]らが脳波の研究を始め，とくに北米における発展は華々しかった．ボストンの Harvard 大学では，Davis H, Davis P らが脳波研究を始め，ボルチモアの Johns Hopkins 大学にいた Gibb F が Harvard 大学グループに加わり，プロビデンスの Brown 大学で Jasper HH も脳波研究を始めた．Gibbs F は妻の Gibbs E とともに，著名なてんかん学者であった Lennox WG とともに，ボストン市立病院でてんかんの脳波研究を始め，臨床脳波学の飛躍的発展の契機になった大発見，すなわちてんかん小発作 petit mal（欠神 absence）の発作中に 3 Hz spike and wave が出現することなどを発見した（Gibbs[18] 1935）．

当時の臨床脳波研究の飛躍的発展を支えたのは，優れたインク書き脳波計の開発であった．1935 年夏 Gibbs 夫妻はドイツの Berlin-Buch 研究所で Toennies JF の脳波装置 Polyneurograph や，英国の Matthews 研究室の研究設備を見学し，帰国後 Massachusetts 工科大学（MIT）にいた Grass A に 3 チャネル前置増幅器の製作を依頼した．同年，その後のインク書き脳波計の原型となった Grass Model I 脳波計（3 チャネルの増幅器とインク書き記録計，ロール記録紙使用）が完成し，これはまもなく 6 チャネルになり，Gibbs 夫妻，Lennox らのてんかん脳波研究は主にこの脳波計によって行われた．

Davis, Lennox ら Harvard 学派が，てんかん小発作患者が発作時に 3 Hz spike and wave を示すことを発見したことは，臨床像に対応する特異な脳波所見が存在しうるという期待を一般の研究者に与え，脳波の研究とくにてんかんの脳波研究にいっそうの拍車をかけた．

また当時の重要な発見として，英国の Walter[49]（1936）は，脳腫瘍のさいには脳波に徐波（デルタ波）が出現するので，徐波の出現部位を決定すれば，開頭しなくても脳腫瘍の局在をかなり正確に推定できることを見出し，脳波の臨床診断への応用面を広げた．

この間に脳波記録の手技や装置にも改良が加えられていった．脳波装置も，最初は一定の規格がなく，各研究室で煤紙，電磁オシログラフ，ペン書きその他の種々の方法で 1〜2 チャネルの記録が行われていたが，1939 年頃から 6 チャネルのインク書き装置ができ，1948 年頃には実用的で移動も容易な 8 チャネルの脳波計が Grass 社を中心に世界各国で製造されるようになった．その後さらにチャネル数の多い 12, 15, 16, 21, 32 などのチャネル数をもつ脳波計が製造され，真空管増幅器のかわりにトランジスタ増幅器が使用されるようになった．

これに伴って，臨床における脳波検査の体制も確立していった．脳波が，研究面だけでなく，てんかん，脳腫瘍その他精神神経疾患の診断の有力な手段として役立つことがわかって以来，脳波検査は X 線検査や心電図検査と同様に，重要な臨床検査の一つとして行われるようになった．米国では，1934 年 Gibbs 夫妻がボストン市立病院に脳波検査室を開設し，Schwab[42]（1951）は 1937 年マサチューセッツ総合病院に 2 チャネルの脳波装置を備え，その装置を維持するために患者から料金をとって脳波検査を行ったという．その後，この種の脳波検査室は多

4 第二次世界大戦後の発展

脳波の研究と応用がようやく盛んになろうとしていた頃(1939年)，世界は第二次大戦に突入した．戦争中は，脳波は飛行機搭乗者の選択，戦傷による頭部外傷の診断と治療，戦争神経症やてんかんの診断と鑑別などに広く利用され，その方面での進歩はあったが，脳波計の発達は軍事目的の器械の需要のために遅滞を余儀なくされた．しかし戦争中に発達した電子工学技術によって，戦後，脳波計は急速な進歩を遂げ，臨床応用もてんかん，脳腫瘍，脳外傷，小児発達障害などの重要神経疾患の診断だけでなく，睡眠，意識障害などの研究にも広く応用されるようになった．

米国では，Gibbs夫妻はシカゴ大学に移って脳波研究を続け，精神運動発作(複雑部分発作)のある患者は発作間欠期脳波で側頭前部に棘波焦点を示すことを見出し，側頭葉てんかんの概念が確立された．また，この棘波は睡眠時にだけに出現することが多いところから，脳波検査では必ず睡眠脳波検査を含めた長時間の記録を行うという検査法の改革が行われた．この頃Gibbs夫妻は多くの症例を集大成して脳波アトラス(Atlas of Electroencephalography)を刊行し，臨床脳波学の普及に貢献した．また，てんかんのうちには光刺激によって突発性脳波や，臨床発作が誘発されるものが少なくないので，routineの脳波検査に光刺激賦活法が含められるようになった(Gastaut, 1948)．

脳波の発見は，てんかんについての考え方に大きな革命をもたらした．脳波の発見以前は，てんかんは大発作とてんかん代理症に分けられ，代理症の中にさまざまな非定型的病態が含まれていた．脳波に基づいた研究によって初めて，大発作，小発作(欠神発作)，精神運動発作(側頭葉発作)という代表的な発作型が確認され，現在のてんかん発作分類の基礎ができた．

てんかん発作の発現機序については，脳波が発見されていない時代から，英国の神経学者Jackson H (1864)が神経学的観察に基づいて，「てんかんとは脳の灰白質にときどき突発的に起こる過剰で急速で限局性の発射(discharge)である」と定義し，発射の発現部位や神経系内の広がり方によってさまざまな臨床発作形態が出現すると考えていた．このJacksonの考えは脳波の発見によって支持され，Gibbs, Lennoxらは脳波の観察に基づいて，てんかんとは突発性脳律動異常(paroxysmal cerebral dysrhythmia)として表現される脳障害であると総括した．

JasperはモントリオールのMcGill大学神経学研究所に移って，多くのてんかん外科経験をもつPenfield Wとともにてんかんの脳波研究を行った．てんかん患者の多くは皮質の一部に局在したてんかん原焦点(epileptogenic focus)をもち，この部位に焦点性異常波(棘波)がみられ，発作のさいにはこの部位から突発波が他の脳部位に拡がっていくことを実証し，Jacksonの考えを裏づけた．彼らはこのような発作を焦点発作とし，てんかん原焦点がはっきりしない欠神発作や大発作では脳の中心部(中心脳)に焦点があるものと仮定し，これを中心脳発作と呼んだ．このような考え方は，てんかんを部分発作(焦点発作)，全般発作に分ける現在のてんかん発作国際分類(1981)の基礎になっている．

この中心脳という考え方については，形態学的基礎がはっきりしないという批判があるが，これには1940年代に行われた視床非特殊系に関する研究が基礎になっている(Dempsey & Morison 1942)．すなわち，視床には特殊系核(感覚中継核)と非特殊系核があり，非特殊系核を低頻度(6 Hz前後)で電気刺激すると大脳皮質の広汎な領域に紡錘波に似た反応波が現れるので，これは広汎性投射系と呼ばれ，意識，注意などの機能や脳波のspindle出現機序に関係するものと推定されていた．そこで，てんかん欠神発作における両側性・広汎性のspike and waveの出現と，これに伴う意識障害は広汎性投射系の機能障害として説明でき，中心脳概念にも一致すると考えられたのである．

また，1940~50年代には米国のカリフォルニア大学ロサンゼルス校(UCLA)で，Magoun HW, Moruzzi Gらによって脳幹網様体，上行性網様賦活系に関する神経生理学的研究が活発に行われた．脳波，意識，覚醒，睡眠などの神経生理学に大きく寄与し，UCLAは当時脳研究のメッカと呼ばれた．

そのほか，Davis H ら Harvard 学派によって脳波を利用した睡眠の神経生理学的研究が始められ(Loomis ら，1935, 1937)，睡眠は最初 A〜E の 5 段階に分けられた．その後シカゴ大学の Aserinsky E, Kleitman N によって急速眼球運動を伴う REM 睡眠が発見され(1953)，現在の睡眠段階国際分類が確立された(Rechtschaffen, 1968)．REM 睡眠の発見は，睡眠学だけでなく神経生理学においても大きな発見であった．夢という精神現象に神経生理学から接近する契機を与えた点で画期的であり，現在はREM 行動障害など臨床でも大きな役割を果たしている．

5 臨床脳波学の最近の動向

　以上，脳波研究の歴史を 1950 年代にまで書き進めたが，これから後は現在に繋がるので，歴史としての記載はこのあたりでとどめ，脳波学の最近の進歩を紹介して歴史の記載を終えることにする．
　最近の脳波学の発展は，なんといってもコンピュータの進歩に伴う各種の脳波分析法の開発である．高速フーリエ解析はじめ脳波周波数の自動分析法が開発され，頭皮上における脳波周波数の分布を通して頭皮上脳波の二次元表示(脳波トポグラム)が可能になり，さらにその時間的変動を含めた三次元表示も可能になった．
　1958 年頃からデジタル型の誘発電位加算装置が製作され，それまではヒトの頭皮上脳波では検知できなかった各種の感覚誘発電位を頭皮上電極で観察できるようになった．これは脳波によっていっそう脳機能に近づけるようになったという点で，脳波学の歴史のうえで画期的な進歩であった．1960 年以降誘発電位研究が急速に発展し，最初は視覚，聴覚，体性感覚などの刺激によって誘発される大脳誘発電位が中心であったが，1970 年代以後は，一方では脳幹誘発電位など潜時数ミリセカンドの短潜時誘発電位，他方では精神活動に関係する潜時の長い事象関連電位 event-related potentials (ERP) の研究が加わり，最近では脳波関係の学会発表の半数近くが誘発電位で占められるようになっている．
　デジタル脳波計の開発も，最近の脳波学における最大の発展の 1 つである．その臨床脳波判読上の利点は，前頭中央部など一定の部位に基準電極を装着して記録しておけば，後で自由にモンタージュを組んで脳波を観察できること，記録後に off-line で各種の分析を行うことができることなどである．またインク書き記録とは異なり電子的に観察・記録するので，これまでは記録ペンの周波数特性による制限で 60 Hz 以上は記録できなかったものが，さらに周波数が高いガンマ波領域の現象も観察できるようになっている．もう 1 つの利点は，脳波データを電子的に伝送できることで，データネットワークを構築して施設内外で脳波資料をやりとりすることもできるようになった．
　脳波資料の保管も，インク書きでは記録紙の量が膨大になりその保存が大きな問題であったが，電子的保存により保管も取り出しもきわめて容易になった．またてんかんの発作や発作波を検出するためのモニタリングも，記録紙の心配なしに長時間の電子的記録を行うことができる．
　脳波学を取り巻く近年の大きな変化は，X 線 CT，磁気共鳴画像(MRI)，機能的 MRI(fMRI)，ポジトロン CT(PET)，SPECT など神経画像技術が進歩し，脳の解剖学的構造の異常や脳局所の血流，代謝などを非侵襲的に描き出せるようになったことである．そのため，これまで脳波に期待されていた脳腫瘍など脳器質障害の局在づけは神経画像法にその地位を譲り，脳器質疾患の診断に際してはまず画像検査が行われるようになった．しかし脳の生理学的機能を real time で継時的に観察できる脳波の役割は画像で置き換えることはできないものであり，今後は脳波と神経画像とがいかに相おぎなっていくかが問題になる．
　たとえば，統合失調症に対し，最近発達してきた MRI の統計的処理法(voxel based morphometry, VBM, SPM)によって脳の形態の異常部位を検出し，誘発電位を同時に記録して，相互の関連を調べる研究などが行われている(笠井，2007)．また脳の磁気的現象を捉える脳磁図と神経活動を観察する脳波との相関の研究も，相互の理解を深める重要な領域である．大脳皮質の血流を非侵襲的に連続記録できる近赤外線スペクトロスコピー(NIRS)は脳波に近い 0.1 秒前後の早い時間分解能をもつので，脳波と並行して観察するのに好都合であり，これによって脳波の背景にある脳の代謝面を知ることができる．
　そのほか，臨床脳波領域の特殊な課題としては，脳深部の焦点部位近傍からの直接導出がてんかんの

外科的手術に不可欠であることが再確認され，その手技向上の努力がなされている．またテレビゲームやテレビアニメ視聴のさいの極端な色光刺激によって光過敏性てんかん発作が誘発され，テレビの影響する範囲が広範であることから，1つの社会問題として注目された．

近年心電図の自動判読は実用レベルに達しているが，脳波の自動判読はまだ実用にほど遠い状態である．その理由は，現在脳波の自動分析は主に周波数領域に限られており，これに対して脳波の判読過程は極めて複雑で，そのすべてを自動化することは不可能に近いためである．したがって周波数分析など自動化できる部分を利用して，総合的判読の助けにするという程度の部分的自動化を試みることがさしあたり実際的であろう．てんかん棘波の検出は視察的にも容易でない場合が少なくなく，自動検出もまだ実用化には至っていない．

臨床脳波学の今後の発展のためには，多くの先人の努力によって蓄積されてきた貴重な臨床脳波学の知識が確実に受け継がれ，病む人たちの診断，治療に引き続き役立てられることであり，そのためにはこれからの人たちに対する脳波判読の教育が最も大切である．

6 脳波学に関する国際的学会活動など

脳波関係の国際学会としては，1947年に第1回国際脳波学会がロンドンで開催され，パリで行われた第2回国際学会において，国際脳波学会連合が組織され，これはその後筋電図そのほか関連領域を含めて国際脳波・臨床神経生理学会連合に発展し，1990年からは国際臨床神経生理学会連合(International Federation of Clinical Neurophysiology: IFCN)となっている．これによって，各国脳波学会の間の横の連絡が組織された．IFCNの果たしている役割としては，脳波および臨床神経生理学の研究業績の発表だけではなく，脳波学，臨床神経生理学の研究や臨床を行ううえで重要な問題について，多くの勧告を行い，これはこの方面の研究や実践の共通基盤形成として大きな貢献をしている．すなわち，従来まちまちであった脳波記録手技の統一，すなわち脳波計の規格の決定，脳波検査法や電極配置の標準化[40]，脳波判読者および技術員の訓練と資格付与[41,46]，脳波学用語の統一(Brazierら[5], 1961; Storm van Leeuwenら[47] 1966)，脳波トポグラフィ・脳波周波数分析(Nuwer[35], 1994)，てんかん患者の長時間モニタリング(Engel[12], 1993)，外科手術中の神経モニタリング(Nuwer[36], 1993)，昏睡患者・無反応状態の電気生理学的モニタリング(Chatrian[8], 1996)，網膜電図・視覚誘発電位(Celesia[7], 1994)などに関する勧告がある．また国際脳波・臨床神経生理学会連合によって，国際脳波・臨床神経生理学雑誌 Electroencephalography and Clinical Neurophysiology (The EEG Journal)が1949年に創刊され，最初は季刊であったが1961年からは隔月刊行されるようになった．また1984年からは，The EEG Journalに evoked potentialsの特別号が定期的に刊行されるようになった．

1990年，学会名改称に伴い，1999年には学会誌も"Clinical Neurophysiology"へ改称した．

7 日本における脳波学の歴史

1. 日本の脳波学研究のあけぼの

日本における脳波学の発展の歴史をみると[14~16,26,33,43~45]，まず1935年に山極[2,50]が英国でAdrianとともにアルファ波の後頭部焦点説を発表したのは有名である．日本の国内での脳波についての発表としては，長崎医専薬理学教室のHasama[20,21] (1934, 1935)がウサギの大脳皮質表面や海馬などから電位変動を記録して報告している．また東北大学生理学教室で藤田のもとで動物およびヒトの脳波の体系的研究が始められ，Ito & Kaketa[22] (1937)の報告をはじめとしていくつかの研究が発表された[22~24]．わが国におけるヒトの脳波についての発表は，伊藤と笠原による報告[23] (1939)が最初である．ついで本川[32,33] (1941, 1942)が脳波の基礎的研究を始め，脳波の蓋然律，統計的分析に関する優れた業績を発表したが，その頃には各大学の精神科や生理学教室で臨床的および基礎的な研究がかなり活発に行われるようになった．

第二次世界大戦中の1942年(昭和17年)になって，脳波に関する研究を組織し促進するために学術

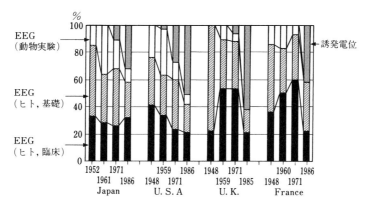

図 1-3　日米欧の脳波学会における一般演題の主題の分類

振興会に脳波委員会が誕生し，終戦直後の 1946 年からは，文部省学術研究会議第 9 部に「脳波班」が結成され，第 1 回の班会議が東北大学で開催された．Electroencephalogram という術語に対する脳波という訳語は，当時名古屋大学内科教授であった勝沼によって提唱されたもので，現在も脳電図よりも脳波という用語が一般に用いられている．1952 年（昭和 27 年）には，脳波班会議が発展的に解散し，これが母体となって日本脳波学会が設立され，第 1 回の学会が東京大学で清水健太郎会長のもとで開催された．国際脳波学会連合には，これより前 1950 年脳波班会議の時代に加入している．このようなわが国の脳波学の草創期の事情については，1961 年第 10 回日本脳波学会における勝沼の特別講演「日本脳波研究の回顧[26]」，1976 年の日本脳波・筋電図学会の「日本脳波・筋電図学会の沿革」と題する記録[34]，その他に紹介されている．そのほか日本脳波学会の歴史についての報告としては，「わが国における臨床脳波学」（大熊[39]，1989），「日本臨床神経生理学会のあゆみ」（大田原，2006）などがある．日本脳波学会は 1971 年（昭和 46 年）時実利彦会長のもとに日本筋電図学会と合同し，日本脳波・筋電図学会となり，1972 年から機関誌「脳波と筋電図」（Jpn. J. EEG EMG）が発行されてきた．その後，2000 年（平成 12 年）から，国際学会にならって，名称を日本臨床神経生理学会に変更し，機関誌も「脳波と筋電図」から「臨床神経生理学」となった．

わが国の脳波学，臨床神経生理学領域の研究の充実とともに，わが国で国際学会が開催されることも多くなった．すなわち 1981 年には京都で第 10 回国際脳波・筋電図学会が，1995 年には京都で第 10 回国際筋電図・臨床神経生理学会が開催され，2010 年には神戸で第 29 回国際臨床神経生理学会（International Congress of Clinical Neurophysiology）が開催された．

2. 日本脳波学会，日本臨床神経生理学会の学会発表内容の変遷

日本脳波学会から現在の日本臨床神経生理学会に至る間の年次学術大会での一般演題数は，第 1 回（1952）には 48 題であったが，日本臨床神経生理学会になってからの比較的最近の演題数は，2001 年（第 31 回）356 題，2005 年（第 35 回）365 題であった．

また一般演題の内容の変遷をみると，第 1 回（1952）学会では臨床脳波 33%，ヒトの脳波の基礎研究 52%，動物実験 15% で，その後誘発電位加算法が登場するまでの脳波学会では，臨床脳波，ヒトの脳波の基礎研究，動物実験の 3 者がほぼ同等の比重で発表されていた．ところが，誘発電位加算法が登場して以後は，誘発電位に関する演題の比率がしだいに増加し，1968 年には 14% で，とくに短潜時誘発電位（7% 前後）や P300 などの事象関連電位（10% 前後）が登場してからは，1987 年には誘発電位関係が 35% に達し，全演題の約 1/3 を占めるに至っている．すなわち，最近のわが国の学会での一般演題内容はおよそ臨床脳波 35%，脳波の基礎研究 25%，誘発電位 30〜35%，動物実験 5〜10% である．

2013 年の一般演題の内訳をみると，脳波一般 16，事象関連電位 13，聴覚誘発反応 6，体性感覚誘発反応 9，脳磁図 13，f-MRI 9，NIRS 12，神経伝導検査

28,てんかん22,神経内科疾患27,整形外科疾患8,リハビリテーション17,磁気刺激26などであった.シンポジウムなどのとりあげられたテーマのキーワードとしては,ニューロパチーの電気診断,NIRS,ニューロリハビリテーション,頭蓋内電極,脊髄モニタリング,脳卒中リハビリテーション,精神生理学,発達障害,てんかん,睡眠,ボツリヌス療法,注意欠如/多動性障害,下肢末梢神経,磁気刺激法,術中神経生理モニタリング,精神障害,ニューロモデュレーションなどがあり,多彩な研究が展開されていることがうかがえる.このようなわが国の脳波学会における演題の変遷は米国,英国,フランス,ドイツなどの海外でもほぼ同様にみられている(図1-3).

3. 脳波の記録装置,認定医,臨床神経生理検査技術者など

米国では戦前の1935年にすでにGrass社のインク書き脳波計が発売されていたが,日本では戦後しばらくは脳波研究に電池式の特性の悪い増幅器,電磁オシログラフとブロマイドによる描記法などしか使用できず,国産のインク書き脳波計が開発されたのは1949年頃からで,約15年の遅れをとっていた.しかしわが国でも,1949年頃からやっとインク書き脳波計が製造されるようになり,現在ではデジタル脳波計を含め,優秀な国産の脳波計や各種の分析・記録装置やデータ保存装置などが市販されている.最近では,全国の主要な総合病院,精神神経科病院,その他神経学関係の診療施設のほとんどすべてに脳波計が設備され,とくに大病院では中央診療施設の一部として臨床脳波検査室が設置されている.米国ではすでに1949年から学会専門医制度が発足しているが,日本でも2006年度から日本臨床神経生理学会認定医制度が制定されている.

また,脳波検査の普及に伴って,脳波検査技術者の数が増加し,検査技術者の組織として1961年(昭和36年)に北日本脳波技術者会が発足し,その後全国各地に技術者会がつくられた.1965年(昭和40年)には全国組織として日本電気生理技術者会(1971年から日本医用エレクトロニクス技術者会)が設立されて活動を続けてきたが,これは1989年に解散した.しかし現在も,日本臨床神経生理学会の前2日間に技術講習会が開催されている.同会の機関誌として1966年から「検査技術」が刊行されてきた.

現在わが国の脳波研究は,臨床医学者,心理学者,生理学者,薬理学者,電気工学者,脳波検査技術者などの協力のもとに,着実に進められているといえよう.

以上が,日本における脳波研究発展史の概略である.さらに詳しい具体的な歴史は,以下本書における脳波学の総論および各論の諸記述の中で,おのずから語られるであろう.

文献

1) Adrian ED, Matthews BHC: The Berger rhythm; Potential changes from the occipital lobes in man. Brain 57: 355-385, 1934
2) Adrian ED, Yamagiwa K: The origin of the Berger rhythm. Brain 58: 323-351, 1935
3) Beck A: Die Bestimmung der Lokalisation der Gehirn- und Rückenmarksfunktionen vermittelst der elektrischen Erscheinungen. Zentralbl Physiol 4: 473-476, 1890
4) Berger H: Über das Elektrenkephalogramm des Menschen (I-XIV Mitteilungen). Arch Psychiatr 1929-1938
5) Brazier MAB, Cobb WA, Fischgold H, et al: Preliminary proposal for an EEG terminology by the terminology committee of the International Federation for Electroencephalography and Clinical Neurophysiology. Electroencephalogr Clin Neurophysiol 13: 646-650, 1961
6) Caton R: The electric currents of the brain. Brit Med J 2: 278, 1875; Zentralbl Physiol 4: 785, 1890
7) Celesia GG (Chairman): Recommended standards for electroretinography and visual evoked potentials. Report of an IFCN Committee. Electroencephalogr Clin Neurophysiol 87: 421-436, 1994
8) Chatrian G-E (Chairman): IFCN recommended standards for electrophysiologic monitoring in comatose and other unresponsive states. Report of an IFCN Committee. Electroencephalogr Clin Neurophysiol 99: 103-122, 1996
9) Cybulski N, Macieszyna: Aktionsstrome der Grosshirnrinde. Bull. intern. de l'acad. des sciences de cracovie, 1941, Cl. math. -nat., serie B, pp776. Abstracted by Zentralbl Physiol 33: 406-407, 1919
10) Danilewsky B: Zur Frage über die elektromotorischen Vorgänge im Gehirn als Ausdruck seines Tätigkeitszustandes. Zentralbl Physiol 5: 1-4, 1891
11) Davis H, Davis PA: Action potentials of the brain in normal persons and in normal states of cerebral activity. Arch Neurol Psychiatry 36: 1214-1224,

12) Engel J Jr (Chairman) : Long-term monitoring for epilepsy. Report of an IFCN Committee. Electroencephalogr Clin Neurophysiol 87 : 437-458, 1993
13) Fleischl von Marxow E : Mitteilung betreffend die Physiologie der Hirnrinde. Zentralbl Physiol 4 : 537-540, 1890
14) 藤森聞一：脳波研究会の印象．日本医事新報 1390 : 3381-3383, 1950
15) 藤森聞一：脳波研究会の印象．日本医事新報 1442 : 3489-3492, 1951
16) 藤森聞一：日本脳波学会印象記．日本医事新報 1519 : 2153-2158, 1953
17) Galvani L : De viribus electricitatis in motu musculari commentarius. Memoirs of the Institute of Sciences, Bologna, Italy, 1791
18) Gibbs FA, Davis H, Lennox WG : The electroencephalogram in epilepsy and in conditions of impaired consciousness. Arch Neurol Psychiatry 34 : 1133-1148, 1935
19) Gotch F, Horsley V : On the mammalian nervous system, its functions and their localisation determined by an electrical method. VI. Philos Trans R Soc London, 182 : 267-526, 1892
20) Hasama B : Über die elektrischen Begleiterscheinungen an der Riechsphäre bei der Geruchsempfindung. Pflugers Arch Ges Physiol 234 : 748-755, 1934
21) Hasama B : Hirnrindenerregung durch Reizung des peripheren Geschmacksorgans im Aktionsstrombild. Pflugers Arch Ges Physiol 236 : 36-43, 1935
22) Ito G, Kaketa K : Zur Frage der Lokalization des Gehirnaktionsstromes. Tohoku J Exp Med 30 : 546-560, 1937
23) Ito G, Kasahara M : Über das Grundproblem der spontanen Schwankungen des Grosshirnstromes. Tohoku Psychol Folia 7 : 11-12, 1939
24) 伊藤儀助，喜多村潔：大脳働作流の研究．日本生理学雑誌 2 : 247, 1937
25) Jasper HH, Andrews HL : Human brain rhythm ; 1. Recording techniques and preliminary results. J Gen Psychol 14 : 98-126, 1936
26) 勝沼精蔵：日本脳波研究の回顧．脳と神経 13 : 583-585, 1961
27) Kornmüller AE : Die bioelektrischen Erscheinungen der Hirnrindenfelder. Georg Thieme, Leipzig, 1937
28) Larionow VE : Cortical Centers of Hearing. Dissertation, p 372, St. Petersburg, 1898
29) 宮内哲：Hans Bergerの夢—How did EEG become the EEG?—その1．臨床神経生理学 44 : 20-27, 2016
30) 宮内哲：Hans Bergerの夢—How did EEG become the EEG?—その2．臨床神経生理学 44 : 60-70, 2016
31) 宮内哲：Hans Bergerの夢—How did EEG become the EEG?—その3．臨床神経生理学 44 : 106-114, 2016
32) 本川弘一：脳波．南条書店，1947
33) Motokawa K, Mita S : Das Wahrscheinlichkeitsprinzip über die gehirnelektrischen Erscheinungen des Menschen. Jpn J Med Sci III-Biophysics 8 : 63, 1942
34) 日本脳波・筋電図学会：日本脳波・筋電図学会の沿革．脳波と筋電図 4 : 1-5, 1976
35) Nuwer MR (Chairman) : IFCN guidelines for topographic and frequency analysis of EEGs and EEPs. Report of and IFCN Committee. Electroencephalogr Clin Neurophysiol 91 : 1-5, 1994
36) Nuwer MR (Chairman) : Neuromonitoring during surgery. Report of an IFCN Committee. Electroencephalogr Clin Neurophysiol 87 : 263-276, 1993
37) Pravicz-Neminski WW : Ein Versuch der Registrierung der elektrischen Gehirnerscheinungen. Zentralbl Physiol 27 : 951-960, 1913
38) Pravicz-Neminski WW : Zur Kenntnis der elektrischen und der Innervations-vorgänge in den funktionellen und Geweben des tierischen Organismus, Elektrocerebrogramm der Säugetiere. Pflugers Arch Ges Physiol 209 : 362-382, 1925
39) 大熊輝雄：わが国における臨床脳波学．脳波と筋電図 17 : 104-112, 1989
40) Report of the committee on methods of clinical examination in electroencephalography. Electroencephalogr Clin Neurophysiol 10 : 370-371, 1958
41) Report of the committee on the status, recruitment and training of students in electroencephalography and clinical neurophysiolology. Electroencephalogr Clin Neurophysiol 10 : 376-378, 1958
42) Schwab RS : Electroencephalography in Clinical Practice. W. B. Saunders, Philadelphia, 1951
43) 島薗安雄：脳波学の歴史—わが国における歩みを中心に．脳波アトラス I（島薗安雄，喜多村孝一，大友英一編），pp1-5，文光堂，1974
44) 下田又季雄：臨床脳波学概説（1）．臨床脳波 8 : 249-255, 1966
45) 下田又季雄：脳波事始，1．欧米編，2．国内編．臨床検査 24 : 319-324 ; 434-440, 1980
46) Storm van Leeuwen W : ヨーロッパにおける脳波技術者の現況．臨床脳波 10 : 214-215, 1968
47) Storm van Leeuwen W, Bickford R, Brazier M, et al : Proposal for an EEG terminology by the terminology committee of the International Federation for Electroencephalography and Clinical Neurophysiology. Electroencephalogr Clin Neurophysiol 20 : 306-310, 1966
48) Tribus SA : Action Currents in the Cortex of the Brain under the Influence of Peripheral Stimulation.

p 148, St. Petersburg, 1900

49) Walter WG : The localization of cerebral tumours by electroencephalography. Lancet 2 : 305-308, 1936

50) 山極一三：Berger リズム．科学 6 : 391, 1941

第 2 章

脳波検査法

第 1 節　脳波記録の技術面

　脳波記録法の原理は，要約すると図2-1に示すとおりである．すなわち脳の電気活動は，頭皮上に装着された電極とその導出線(誘導線，リード線)を通して電極箱に導かれ，さらに電極箱から脳波計へと導かれる．脳波計は，増幅部分と記録器とからなり，脳から発生したマイクロボルト(μV)単位の微弱な電位変動を，増幅器によって100万倍ないし200万倍に増幅し，記録器のインク書きガルバノメータの記録用ペンを振れさせ，一定速度で流れる紙の上に脳波を記録するわけである．このようなアナログ脳波計に対して，1990年代にデジタル脳波計が開発されている．デジタル脳波計では，システムレファレンスを基準電極として差動増幅された脳波信号がA/D変換器でコンピュータに取り込まれる．コンピュータでは，モンタージュ処理，低域遮断フィルタ処理，高域遮断フィルタ処理，ACフィルタ処理，感度切換処理をすべてデジタル信号処理で行い，処理された脳波データは光磁気ディスクなどの電子媒体に記録・保存される．デジタル脳波計には，紙記録を同時に行うことができるハイブリッド脳波計(A/D変換器とアナログ記録器を備える)と記録器のないペーパレス脳波計がある．わが国で市販されているのはハイブリッド脳波計が主流であるが，ペーパレスでの運用が主流になりつつある．市販と運用上での差異の理由としては，医療機関での電子化が不十分だと紙記録の併用が必要であること，脳死判定には法律上紙記録が求められていることなどがあげられている．

　本章では，このような脳波記録の技術的な面について概略を説明する．

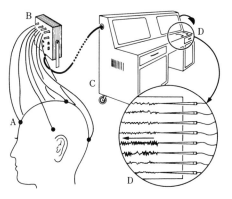

図2-1　脳波の記録方法
A：頭部においた電極，B：電極箱，C：脳波計，D：記録器および拡大図(ペンにより脳波が記録されるところ)

1 脳波記録装置 —— 脳波計

わが国における脳波計(electroencephalograph)が満たすべき規格については規定があるから、市販されている製品は、少なくともその規格には合致している。

1 増幅器と記録器

脳波計は、脳波のように比較的周波数の遅い現象を増幅するかなり複雑な装置であるが、ここではインク書き製品の構造を模式図的に示しておく。すなわち図2-2の模式図のように、増幅部分には前置増幅器と主増幅器があり、前置増幅器と主増幅器の前段は脳波の電圧の増幅を行い、主増幅器の最終段は、電力増幅を行って、記録器のインク書きガルバノメータを働かせる。前置増幅器はCR結合であるが、主増幅器はCR結合を採用しているものと、CR-DC増幅器を連結して、過渡特性をよくしているものがある。後者は、心電図、皮膚電気反射、呼吸など経過の遅い現象を記録するのに便利である。脳波計は、すべてを100Vの交流でまかない、電源のスイッチを入れるだけで作動させることができる。

2 脳波計の特性

脳波は、1Hz以下という遅い部分から、100Hz以上という速い部分まで、周波数がかなり広い範囲にわたっているから、脳波計は、一定の周波数範囲の現象をなるべく忠実に記録できる特性をもっていなければならない。

周波数の遅い部分の記録は脳波計の**時定数**(time constant)(74頁)によって決定され、時定数が大きいほど、遅い現象の記録が可能である。ふつう脳波記録には時定数0.3を用い、ときに必要に応じて0.1を用いる。ちなみにインク書き脳波計で記録する場合の時定数は、筋電図に0.01～0.05、心電図には1.5、皮膚電気反射、呼吸などには、それよりも大きい時定数を用い、必要に応じてはDC stage(時定数無限大)を使用できるようになっている。

インク書き製品では、脳波のうちの速い部分の記録は、増幅器の特性よりも、インク書きガルバノメータの特性によって制限される。

3 多用途型装置、脳波専用装置と脳波計のチャネル数

現在市販されているデジタル脳波計に、多用途型(万能型)装置と脳波専用型装置の区別はない。コンピュータ処理によるプログラム上で行うため、脳波専用型として使用する場合には、ACC(all channel control)を用いることによって、同時にすべてのチャネル(素子)を同じ条件で行うことができる。また、心電図、呼吸曲線、皮膚電気反射、眼球運動、胃腸運動、血圧などのような脳波よりも遅い現象の記録だけでなく、筋電図や誘発電位のような速い現象の記録も可能である。その場合、チャネル数が多いほど、脳波記録以外の現象を同時記録することができる。

必要なチャネルの数についていえば、てんかんや脳腫瘍などの異常脳波の局在づけを行うためには、少なくとも8～12チャネルは必要である。最近では、チャネル数のさらに多い16チャネル、21チャネル、あるいはそれ以上の多チャネルの脳波計も製造販売されている。わが国の現状では14チャネルないし18チャネルの脳波計が最も使いやすいと思われる*。

病室などのベッドサイドで記録するためには、小

---

* 現在わが国では、ビデオや解析ソフトなどを除いた金額で、14チャネル脳波計は600万円、18チャネル脳波計は750万円、24チャネル脳波計は1,200万円前後である。

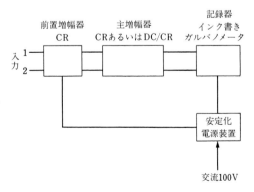

図2-2 脳波記録用の増幅-記録系の模式図

型化され移動が容易なポータブル脳波計も製造されている．脳波計は湿度が高い部屋におくことは避けたほうがよい．

2　電極箱

　脳波記録のさいには，被検者に装着した電極からの導出線を，直接に脳波計の入力には入れず，いったん電極箱（electrode box）に接続し，そこから遮蔽した導線によって脳波計に導く．

　電極箱には接地された平たい金属箱の1面あるいは両面に，電極の導出線のチップを挿入する多数の挿入孔があり，その番号は脳波計の電極選択用ダイヤルの番号に対応している（図2-3）．

　電極箱の種類によっては，その1面に頭部の模図を描き，電極装着部位に相当する部位に挿入孔を設けて臨床脳波検査のさいに電極装着に便利なようにし，そのほかに，同じ面または他の面に挿入孔を番号順に配列して一般的に使用できるように工夫したものもある．電極箱に2種類の挿入孔があると，ある1つの電極からの脳波を脳波計で記録すると同時に，もう1つの挿入孔から取り出して他の記録系たとえば陰極線オシログラフによる記録系などに導くことができて便利である．

　さらに第3の面などに，任意の数の接点をもつソケットの受口をつけておけば，電極番号順位の固定した電極系たとえば脳手術用の皮質電極保持器や多導出深部電極などをそのまま電極箱に接続することができる．

　電極箱から脳波計までの間は，電極箱の挿入孔の数だけの導線を1束にした太い遮蔽線によって連結されている．この遮蔽線の長さは短いほうがよいが，離れた部屋にいる被検者の脳波を記録する必要がある場合には，特別に長い遮蔽線を用いることがあり，それでもふつうあまり雑音なしに記録を行うことができる．

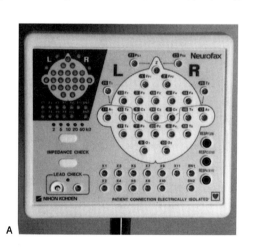

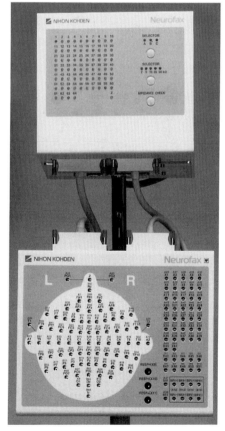

図2-3　電極箱

A．標準型電極接続箱（10-20電極配置）
　前面の右側は，頭皮上の各電極位置に相当する電極導出線のチップ挿入孔，最下列のX1〜X11は予備の挿入孔，BNは平衡型頭部外基準電極用の挿入孔．左側は電極インピーダンス測定部で，あらかじめ設定した基準値を超えた電極が検出できる．

B．10-10電極配置法（42頁）に使用できる特殊な電極箱
　上は増幅器が入ったボックス．下は10-10電極配置法による頭皮上電極に相当する挿入孔をそなえた電極箱．マトリックス配置電極箱とあわせて合計192チャネルの記録が可能．

3 電極

臨床脳波検査に使用する電極(electrode)には，頭皮上脳波を記録するために頭皮上に装着する電極と，頭皮以外の部位に装着するように工夫された特殊電極とがある．

1 頭皮上脳波用電極

頭皮上の脳波記録用電極は，大別すると円板電極と針電極とに分けられる．

円板電極，針電極とも，電極には種々の金属が使用されるが，電極の材質を選ぶときには電極に起こる分極によるアーチファクトが問題になる．円板電極には，銀，金，サンプラチナ，金メッキ，ハンダ，針電極にはステンレススチールなどが使用されているが，理論的には銀を塩化した銀(塩化銀)電極が最も分極が少ないとされている．しかし皮膚そのものの分極がかなり大きいため，電極の分極はあまり問題にならず，実際問題としては上記の金属のいずれを用いても，頭皮上脳波の記録には差し支えない．

1. 円板電極(disc electrode)

これは現在，最もふつうに用いられている電極である．

(1) 銀板電極，皿電極　ふつうの銀板を直径1cm以下の円形に切り抜いたもの(図2-4A)でもよいが，多くは浅いくぼみをもった皿状(盃状 cup)になっている(図2-4B)．これを，電極糊を皿の部分に入れたり，飽和食塩水をひたしたガーゼ片を巻きつけたりして，頭皮に装着する．電極糊は，心電図用電極糊として市販されているチューブ入りのものを用いるのが最も簡単であるが，検査室でつくるときには，ショーフ糊または澱粉糊に適量の食塩を混じたもの(本川氏処方：食塩18g，ショーフ20g，石炭酸1g)で十分役に立つ．

電極糊をつけて使用した電極は，使用後に表面に塩化物の薄い被膜ができて曇ってみえるが，かえってこのほうが分極が起こりにくいので，みがいて曇りを除く必要はない．新品の電極は，使用前にあらかじめ飽和食塩水または電極糊のなかに1時間くらい入れて慣らしておいた後に使用すると，分極が起こりにくい．

多くの電極を短時間で装着できる電極キャップが市販されている(図2-5)．初心者でも一定の位置に電極を配置できるが，そのためにはボディハーネスや顎ひもでキャップを固定する必要がある．電極の位置については，メーカーにより帽子の内側に固定するキャップと外側に固定するキャップがあるが，電極の位置を自分で変更できるようなキャップもある．また，電極キャップには伸縮性のあるものと少ないものがあり，伸縮性の少ないキャップではいくつかの種類のキャップを備える必要がある．伸縮性のあるキャップではあまり種類を必要としないが，キャップが緩い場合には接触不良を起こしやすくなる．また，1つずつ電極を取り付ける場合に比べて，電極キャップでは接触抵抗が概して高くなることに留意する必要がある．

これらのすべての円板電極には，ふつうビニールで被覆された細くて軽い導出線(リード線)がハンダ付けされ，導出線の他端には電極箱にさしこむための端子(チップ tip)がつけてある．なお，最近の脳波計に対応する皿電極は，感電による医療事故防止のために，凸型端子(オス端子)から凹型端子(メス端子)になっている(図2-4B)．

(2) 電極の装着と保持　皿電極を頭皮上に装着することは，とくに毛髪の多い被検者の場合にはかなり厄介な仕事である．頭髪のない部分あるいは，頭髪の薄い人の場合には困難はないが，頭髪の濃い場所では，まず電極をあてる部分の頭髪をよく分けて，皮膚がよく見えるようにする．差し支えないときには小部分の毛髪を切りとるとよい．ついで電極をつける部位をアルコールまたはベンジン，アセト

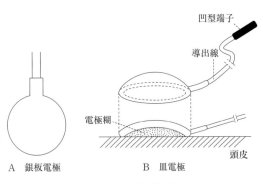

図2-4　各種の皿電極

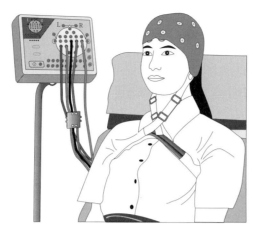

図2-5　電極キャップ

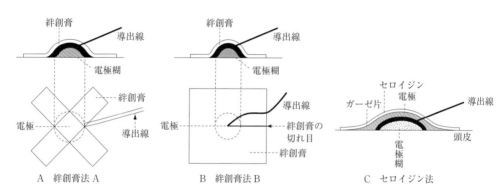

A　絆創膏法A　　　B　絆創膏法B　　　C　セロイジン法

図2-6　円板電極の保持法

ンでよく拭いて脂肪分をとりさり，その部分の皮膚に電極糊をよくすりこむ．ついで，その部位に電極糊をつけた電極をおき，これを種々の方法で保持する．

電極の保持法には次のようないくつかの方法がある．

① **絆創膏法**：脳波検査では，この方法が一般的に行われている．頭髪を分けて，電極糊をつけた電極の上から，2～3 cmの長さに切った絆創膏を十文字のようにはりつける（図2-6A）．あるいは絆創膏をあらかじめ25 mm×25 mmの正方形に切り，その一辺から中央まで切れ目を入れて，これを皿電極の背面にはりつけて導出線を切れ目の中央から出しておき，皿電極に電極糊を満たして，あらかじめ電極糊を少量つけておいた頭皮上に装着する（図2-6B）．

② **セロイジン法**：セロイジンで電極と皮膚を覆い，電極を保持する方法で，やや煩雑であるが，最も確実な方法である（図2-6C）．

実際に電極を装着固定する方法は，Gibbs & Gibbs[16]（1950）によれば次のとおりである．セロイジンをエーテル・アルコール等量溶液に溶かして蜂蜜程度の濃度とし，滴瓶にたくわえておく．最初に頭髪を分けて装着部位の皮膚をできるだけ広く露出し，少量の電極糊をすりこんで抵抗を低くする．ついで片面に電極糊をつけた電極を左手に持って頭皮にあて，左手の示指で電極の上面の一部を強くおさえ，電極上面の半分以上が指に覆われずに残っているようにする．ここで滴瓶からセロイジンを1滴電極の指に覆われていない部分にたらし，セロイジンが電極上面および周囲の皮膚に広がったら，右手に持った丈夫な金属の消息子で電極をおさえ，電極がはずれないように注意しながら左手を電極から離し，左手指で覆われていた部分にもセロイジンを滴

下する．セロイジンの量は，電極背面およびその周囲約4mmの範囲にセロイジンの薄膜ができる程度で，多すぎてはならない．Gibbsらは，圧搾空気の管の先端に上述の消息子をつけ，消息子で電極を圧迫しながら，空気を送ってセロイジンを乾燥させる方法をとっているが，圧搾空気のないところでは，市販のヘア・ドライヤーあるいはゴム球手動による空気噴出器を用いてもよい．セロイジンがほとんど乾燥したら，ふたたび左手指で電極をおさえ，その間に消息子をとりさる．少し慣れれば，約1分間で1つの電極をつけることができる．

Montreal Neurological Instituteでは，電極の位置を計測し色鉛筆で印をつけると，その部位の頭髪を径1cmくらい切りとる．そこをアセトンで拭いて脱脂した後，電極糊をつけた電極をその部位にあて，その上に約3cm四方の目のあらいガーゼ片をおいてセロイジンを滴下し，圧搾空気を吹きつけて乾燥させる．電極が固着したら，電極中央部にある穴から注射器で電極糊を注入し，電極抵抗が5kΩ以下になるようにする．この方法によると，比較的長時間電極をうまく固定することができ，全身けいれん発作を惹起しても，電極がはずれることはほとんどない．

記録がすんだら，エーテル・アルコール等量溶液を用いて，セロイジンを十分に溶かしてから電極をとりはずす．

ごく最近，直径2～3mmの電極が開発された．絆創膏やキャップなどでの固定の必要がなく，被検者は電極固定による違和感がほとんどなく，脳波記録時においても現在使用されている電極とほとんどかわらないとし，Brain-Computer Interface (BCI)の有用性についても報告されている（Nikulinら[36]，2010）．現在BCIがリハビリテーション医療や脳科学研究において注目されており，このような小型化された電極が実用化された場合には，臨床脳波記録だけでなく，脳波計がBCIとして使用される場合の有用性も高いと思われる．

2．針電極

これは長さ1～2cmの細いステンレススチール製の針に導出線をハンダ付けし，その接合部をプラスチックあるいはセメントで覆ったものである（図2-7）．

針電極は，脳波計製造業者によって市販されてい

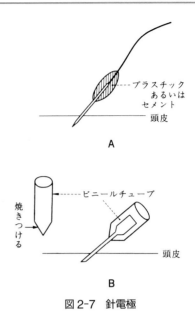

図2-7　針電極

るが，図2-7Aのように，鍼治療用の銀製あんま針（太さ0.18mm前後）を1～2cmの長さに切断してこれに導出線をハンダ付けするか，あるいは，図2-7Bのように，1/4ないし1/5の細いステンレススチール製注射針そのまま，あるいは重い注射筒との接合部を切除したものに導出線をハンダ付けすることにより，簡単に製作することができる．後者の場合には，ハンダ付けの部分はプラスチック，あるいはセメントで覆うか，ビニールチューブを図のように切って，切断面をハンダ用電気こてで加熱して接着したもので被覆する．この電極を装着するには，頭皮をアルコールなどで清拭した後，針電極そのものも十分消毒して，これを頭皮内に斜めに5～10mm程度さしこむ．このさい，頭髪の毛根部に針電極を刺入すると疼痛が少ないという．

針電極は，装着がきわめて容易で，短時間のうちに多数の電極をつけることができるし，よく被検者に説明しておけば針の刺入にもあまり苦痛を訴えることはない．しかし小児に使用することは無理であり，成人でも神経質な人はこれを嫌うことがある．また，体の動きやけいれんのさいにははずれやすい欠点もある．とくに最近では同じ針電極を反復使用するとウイルス性肝炎などが伝染するおそれがあるとされ，針電極は必要な場合以外は使用しないほうがよい．

Grass[19]（1950）の研究によれば，ステンレスス

チール製の針電極は，周波数が比較的高い波の振幅を減じるというが，臨床脳波の実地のうえではそれほど問題にならないと考えられる．

②特殊電極

頭皮上電極は，大脳皮質のうち頭蓋内面に接するいわゆる半球面の異常脳波を検索するには適しているが，脳の内側面や基底面から距離的に遠いので，この部位に異常波が出現していても探知できないことがある．このような頭皮上電極の欠点を補い，大脳基底部の脳波異常を記録する目的で，いくつかの頭蓋底電極(基底部電極 basal electrodes)が工夫されている．

頭蓋底電極には，①咽頭電極，②鼓膜電極，③頭蓋底針電極(ala magna needle electrodes, Penfield & Jasper[42], 1954；sphenoidal needle electrode, Jones[32], 1951；l'électrode sphénoptérygoïdienne, Pertuisset & Capdevielle-Arfel[43], 1952；深頭蓋誘導，佐野と喜多村[46], 1954)などがある．ここでは主に電極の形態とその装着法を述べる．

1. 咽頭電極

鼻孔から電極を鼻咽腔の奥に挿入し，脳基底部からの脳波を導出する試みは，最初 Grinker & Serota[21](1938)によって行われたが，彼らの電極は鼻咽腔後部の粘膜に挿入するものであったため，感染などの合併症が多くあまり使用されなかった．

現在用いられているのは，比較的重い銀の管あるいは消息子の外側をビニール管などで被覆し，先端を丸くして粘膜を傷つけず，しかも接触をよくするように工夫した咽頭電極(pharyngeal electrodes)である(MacLean[37], 1949；Roubick & Hill[44], 1948)．この電極は図2-8のように，鼻咽腔の形に合うように上・外方に彎曲しており，これに少量の鉱物油などをぬって滑りをよくすれば，鼻粘膜をコカイン麻酔しなくても簡単に挿入できる．電極を両側の鼻孔に挿入し，先端を鼻咽腔後壁にあてた後に，鼻孔外に出ている部分を絆創膏で皮膚に固定し，その後にクリップ付き導出線を接続すれば，動揺によるアーチファクトなしに記録することができる．

ふつうは2本の咽頭電極を両側の鼻咽腔の奥に挿入する．咽頭電極の頭蓋基底部における位置は，おおよそ蝶形骨基底部にあり，側頭葉尖端部，鉤，前

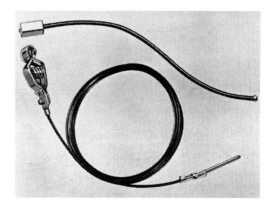

図2-8 鼻咽頭電極(MacLean)とその導出線
(Gibbsら, 1951)

頭葉眼窩面後部，脳幹部などを含む広い範囲の電位変動を記録するとおもわれる．同時に記録した他の部位の頭皮上導出脳波と対比しながら観察すれば，側頭葉深部に焦点をもつてんかんの焦点決定にかなり役立つといわれる(MacLean & Arellano[38], 1950；柴崎ら[48], 1978)．

2. 鼓膜電極

鼓膜電極(tympanic electrodes)は同じく側頭葉下部からの電位変動を記録するよう工夫された電極で，図2-9のように太い銅線あるいは銀線をエナメルで被覆し，その先端にフェルトの球あるいは綿球をつけ，これを食塩水にひたして外耳孔に挿入し，鼓膜の表面にあてる[6,7]．この電極は，側頭葉皮質とくに岩様錐体の上にある部分の電位を記録するが，多くの場合耳朶につけた電極でも鼓膜電極と同様な脳波を記録できるから，この電極の必要性は，あまり大きくはない．

3. 頭蓋底針電極(basal needle electrodes)

先端を除いて被覆絶縁した針電極を経皮的に頭蓋底部に挿入して，頭蓋底脳波を導出しようとする試みはいくつかあり，いずれも大同小異である．Penfield & Jasper[42](1954)の ala magna needle electrode は，局所麻酔のもとに下顎切痕の間を通して針電極を挿入し，先端を蝶形骨の大翼(ala magna)の上で卵円孔の直上部におく方法であり，l'électrode sphénoptérygoïdiene (Pertuiset et Capdevielle-Arfel[43], 1952)は，同じ方法で電極の先端をさらに蝶形骨の翼状突起基部にまで到達させるも

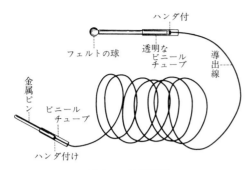

図2-9 鼓膜電極
Arellanoによって考案された鼓膜電極．エナメルで被覆した太い銅線の先端にフェルトの球がついており，これに電解液をひたして鼓膜表面にあたるように挿入する．

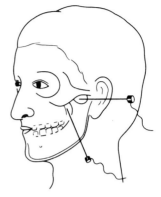

図2-10 頭蓋底針電極の1例—深頭蓋誘導電極
（佐野ら，1954）

のである．

また蝶形骨針電極（sphenoidal needle electrodes）（Jones[32]，1951）は，頬骨弓と下顎切痕の間から針電極を刺入し，先端を卵円孔の外側部の頭蓋底に到達させる方法で，いくつかの変法も提唱されている[45]．原法では電極を挿入するときにはその先端から局所麻酔薬を少量ずつ注射しながら針を進めていくとされているが，無麻酔のほうが三叉神経枝を損傷する危険が少ないとの意見もある．

標準的方法ではblindで針電極を挿入するが，fluoroscopic guidanceのもとに電極先端を卵円孔の直下に位置させると，標準法よりも異常波の検出率が高くなる（Kannerら[33]，1995；Kanner & Jones[34]，1997）．

蝶形骨電極は国際的に最も広く用いられている頭蓋底電極であり，他の基底部導出や頭皮上電極よりも発作間欠期の突発性異常波を検出するのに優れているとされている（Binnieら[9]，1989；Goodinら[18]，1990）．

蝶形骨電極が複雑部分発作の発作時脳波を検出する感度を側頭部電極と比較するために，テフロンで被覆した銀線でできた蝶形骨電極を留置し（Ives & Gloor[29]，1978），42名の患者で74回の発作のambulatory monitoringを行った成績によると，蝶形骨電極を含む導出では発作時脳波の95%が検出されたが，頭皮上の側頭部導出では75%であり，発作開始時点も70%の発作では蝶形骨電極が早く，差は平均5.2秒で，30%では頭皮上電極が早く，発作時脳波の検出にも蝶形骨導出がすぐれていた（Ives

ら[30]，1996）．

深頭蓋誘導（佐野と喜多村[46]，1954）には，前側頭下誘導（anterior infratemporal lead）と内側頭下誘導（medial infratemporal lead）とがある（図2-10）．記録は抱水クロラール内服あるいはバルビツール酸系剤静脈麻酔による睡眠時に行う．記録の実例は229頁（図8-18）に示した．

なお，てんかんの外科的療法などのさいには，先に述べたように外套針を用いて頭蓋底に電線の電極を留置し，長時間の記録を行うこともある（488頁）．

4．国際電極配置法（10-20システム）以外の頭皮上電極

いわゆる10-20電極配置法は，複雑部分発作の側頭前部棘波を記録するのに必ずしも十分ではないので以上のような各種の特殊電極が工夫されてきたわけであるが，頭皮上電極としても，頬骨電極（zygomatic electrode）（Sindrupら[50]，1981），下顎電極（mandibular electrode），T1/T2，AT9/AT10（Morrisら[39]，1986），頬電極（cheek electrode）（Kraussら[35]，1992）など，耳介前部に電極を配置する方法が工夫されてきた．

またアメリカ脳波学会では新しい10%命名法（nomenclature）（アメリカ脳波学会[5]，1992）を提唱している（44頁，図2-37参照）．これは10-20法の20部分にさらに1個の電極をおき10-10法としたもので，電極間隔が密になるだけでなく，10-20法の電極の外側・下方にさらに1～2周の電極が配置されることになり側頭葉てんかんの焦点決定などに

役立つ．

複雑部分発作の発作時の脳波記録能力を頬電極と蝶形骨電極とで比較した研究では，蝶形骨導出で発作波の振幅が10〜20％高く，信号/雑音(S/N)比が16.5％大きい以外は，両者の波形，起始などにほとんど差がなかったという（Kraussら[35]，1992）．

4 脳波検査室について

脳波の検査は，被検者にとって快適でしかも電気的雑音が少ない場所で行う必要がある．

① 脳波検査室の場所の選定

脳波検査室を設置するさいには，できるだけ各種の雑音が少ない場所を選ぶ．すなわち次のような場所が好ましい．
① 静かな場所
② 機械的振動の少ない場所
③ 湿度の低い場所
④ 電気的雑音発生源の少ない場所．付近にX線室，超音波治療室，エレベーター，変電所，モーターおよび電力変圧器などの設置されている場所はなるべく避けること

② 脳波検査室の設計

脳波検査室には，その場所とともに内部の構造と配置が大切であることはいうまでもない．とくに重要なのは，室内の配線と，遮蔽室の設置であるが，そのほかにも遮蔽室を用いないときの脳波記録方法や，内部における脳波計，その他の器具，机，戸棚などの配置方法も十分に考慮する必要がある．

1．脳波検査室の配線

脳波検査室の電気系統の配線は，すべて金属パイプ詰めとし，これをなるべく増幅器の接地から離れた場所で接地する．電源スイッチは，絶縁のよい両切スイッチを用いる．

2．遮蔽室を用いない場合の検査法

最近の脳波計を使用するさいには，条件のよい部屋を選べば，遮蔽室なしでもほとんど妨害雑音なしに脳波記録を行うことができる．遮蔽室を用いない場合には，被検者用のベッドを電源ソケットや交流線からなるべく離れた部位におき，まず床からの漏洩電流(23頁)を防ぐため，ベッドあるいは椅子の脚の下に金属板をおき，これを短絡して接地し，患者の体の一部を別に接地する．これでも交流妨害が入り，しかも以下のような配線上の処置がされていないときには，検査室にある交流電源線をすべて金属パイプに入れてこれを接地し，電燈も金網で包んで接地する．また記録のさいには，不要な電源線は絶縁のよい両切スイッチで遮蔽する．これでも交流妨害が入るときは，遮蔽室を必要とする．

3．遮蔽室の設計

脳波検査は遮蔽室(shield room, faradic cage)なしでも行うことができるが，各種の雑音の混入を避け，常に安定した記録を行うためには，遮蔽室を使用するほうが便利である．遮蔽室は，検査室の一部に設置するのがふつうであるが，検査室を新築するさいには，最初から遮蔽した検査室をつくることもできる．

遮蔽室の広さは，検査用ベッドあるいは椅子をおき，そのなかで検者が電極の装着や注射などを行える程度の大きさがよく，とくに防音を考慮するときには，大きすぎないほうがよい．

図2-11は遮蔽室の模式図で，設計上の要点を示している[1]．遮蔽室と検査室の床との接触部位は，錆びにくい金属の下駄をはかせてこれを短絡・接地するか，丈夫な大型の碍子をつけて絶縁するかし

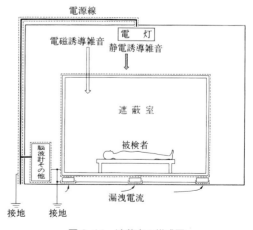

図2-11　遮蔽室の模式図

て，床からの漏洩電流を防止する．遮蔽室の壁に用いる金網は銅製がよいが，ふつうの鉄網でもよい．遮蔽室の壁と壁との間で金網が接触する部分は十分に重ね合わせ，できるだけ多くの箇所でハンダ付けを行う．ドアも同じく金網で覆い，これと壁面の金網とを接続するほか，ドアを閉めたときの壁との接触面は金属板で相互に覆って十分に接触するようにする．遮蔽室そのものの床は金網か金属板でよく，その上にリノリウム，板などをはるのがよい．

遮蔽室の照明は，電球でも蛍光灯でもよいが，ふつうは金網の外側に設置し，必要なら遮蔽して室の内部におく．脳波記録中には，被検者の動きを観察できる程度の明るさがあれば十分であるから，室内はできれば間接照明などを用いて，光が直接被検者の目に入らぬように注意する．

遮蔽とともに防音効果を得ようとするときには，壁やドアの金網をはさんで両側にテックスなどをはる．しかし完全な防音室をつくることはきわめて困難で，しかも多額の費用を必要とする．金網だけのときには，記録しながら被検者を観察できるが，壁にテックスや板をはるときには，適当な場所に観察窓を設ける．窓には強いて金網入りガラスを用いなくても実用上の障害はない．

被検者の状態を外部から観察するために，カメラを使用する場合が多くなり，暗室でも赤外線カメラを用いれば患者の状態を観察できる．モニター用画面に映して観察するだけでもよいが，必要に応じて脳波信号とともに画像を同時に光磁気ディスクなどに記録・保存する．

てんかんの臨床脳波検査では，脳波と被検者の状態を同一画面に録画して，脳波とてんかん発作症状との関係を詳細に観察する脳波・行動監視装置が一般的となっている．

そのほか，遮蔽室内部の適当な部位に棚を設けて，電極装着関係の必要品を整理すると便利である．また電極箱から脳波計にいく遮蔽線その他を通す小孔を遮蔽室の一部に設けておくとよい．必要があれば，遮蔽室の壁の一部に換気扇，空調装置，冷暖房器などをとりつけることができる．

検査室内の遮蔽室の位置は検査室の構造によって異なるが，重症患者の検査の場合を考慮して，患者運搬車がそのまま遮蔽室に入れるような位置を選ぶほうがよい．遮蔽室の出入口は患者運搬車がそのまま入れる程度の大きさにしておく．

検査室の室温調節も重要である．室温が下がると被検者が緊張したりふるえたりして，筋活動のアーチファクトが入りやすく，また夏季などに暑すぎると，発汗によるアーチファクトが入ることが多い．

4. 脳波検査室全体の遮蔽

遮蔽室は，雑音の少ない脳波記録を得るために大切であるが，ときには被検者に檻にいれて調べられるといった不快な心理的影響を与えることがある．また外観のうえからいっても，不愉快な金網が見えないように検査室全体を遮蔽することができれば好都合である．とくに脳波検査室を新設するときには，この配慮が望ましい．

鉄筋コンクリート建築の場合には，床および壁，天井に鉄板や金網を埋めこみこれを接地する方法や，壁，天井などにコンクリートの上からトタン板や金網をはり，これに塗料をぬったり布やテックスをはったりする方法がある．しかし鉄板をコンクリートに埋める場合には，鉄板の腐蝕が問題となる．

ふつうの木造の部屋でも，部屋の床の上に金属板の下駄をはかせた床をもう一段つくって床からの漏洩電流を防ぎ，壁と天井を内面から金属板あるいは金網で覆えば，簡単に部屋全体の遮蔽ができる．出入口や窓の対策は，遮蔽室の場合と同様である．照明用電球や蛍光灯は金網で遮蔽し，外部からの導入線もシールド線を用いるなどしてすべて遮蔽する．遮蔽室内のコンセントは金属の蓋がついているものを用い，使用しないときは蓋をして静電遮蔽ができるようにするとよい．

5. 脳波検査室内部の配置

脳波検査室内部における遮蔽室，脳波計その他の配置は，被検者の出入りや検者の記録に便利なように配慮する必要がある．脳波計は，遮蔽室内の被検者の状態をよく観察できる位置におく．検査室には，脳波記録の整理や判読を行うための事務用机，電極の修理などを行う工作台，検査後被検者の頭部を清拭するための流し，整理棚などが必要である．図2-12に脳波検査室の内部構造の1例を示した．

臨床脳波検査の件数が多い検査室では，2台以上の脳波計を使用し，それぞれの脳波計について独立した脳波検査室や遮蔽室をもっていて，いくつかの検査が並行して行えるようになっている．このよう

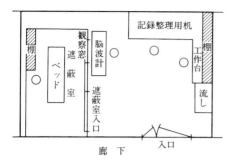

図2-12 脳波検査室の1例

な場合には，各検査室間の連絡や全体としてのまとまりを考慮して，能率的な配置を行う必要がある．

最近では，脳波だけでなく，誘発電位，筋電図といった脳神経系の生理機能検査データをデータベース管理し，データの検索，再生，判読，編集および各種帳票出力などの検査業務の省力化を図るシステムが開発され（脳神経生理データネットワークシステム，日本光電），検査業務機能，予約スケジュール管理機能，検査データ管理機能，検査報告書作成機能，Webデータ作成管理機能などを備えている．また，このシステムは院内システムとの連携が可能であり，オーダ情報システムとの接続や電子カルテシステムとの接続など，より高度な検査業務支援が可能になっている．

いずれの場合にも，検査室に近接して，被検者の待合室や，賦活を行った被検者のための休憩室を設けておくと便利である．

3 脳波におけるアーチファクト ── とくに検査室に関係のある外部雑音について

雑音（artifacts）には，増幅器そのものから発生する内部雑音と，外部から増幅器に入る外部雑音とがある．

1. 内部雑音

内部雑音は，脳波計の各部位から発生しうるが，増幅器の初段の回路で発生するものが多い．それには，半導体集積回路，抵抗などから生じる本質的に不可避なものと，部品の不良，配線の接触不良などに起因する除去可能なものとがある．ある雑音が内部雑音か外部雑音かを見分けるには，増幅器の入力端子の間（脳波計では電極箱の任意の番号の端子間）を短絡し，それでなお出現するものはだいたい内部雑音と考えてよい．

2. 外部雑音の種類とその対策

臨床脳波検査の実地において問題になるのは，内部雑音よりも，外部から増幅器に入る雑音である．外部雑音には，阿部[1]（1955）の分類によると，次のような種類がある．

（1）漏洩電流雑音　これは電源線などから漏洩した交流が，床面や壁を流れベッドの脚を伝って被検者に入力するものである．これを防ぐためには，ベッドの脚あるいは遮蔽室の床に接する支台に碍子などの絶縁物を挿入する方法，ベッドの脚や遮蔽室の支台の下に金属板をおくか，脚に金属製の下駄をはかせ，これを銅線により短絡し接地する方法があり，阿部はとくに後者を推賞している．また漏洩電流そのものを減少させるために，検査室の電源線をすべて金属製パイプに入れて，パイプを接地するのもよいし，不要な交流電源を絶縁のよい両切スイッチで遮断できるようにしておくことも大切である．

（2）静電誘導による雑音　各種の交流電源から静電誘導作用によって，被検者体や増幅器の入力端導出線などに入るものであって，これを防ぐためには，よく知られているように被検者体を適当な金属板で包めばよい．これを静電遮蔽というが，実際問題としては，金属板のかわりに金属網で囲った遮蔽室をつくり，そのなかに被検者をおいて検査する．

金網の目の細かさと遮蔽効果との関係をみると，市販の1分目，2分目，5分目の金網による電界強度減衰の割合は，金属と被検者の距離が10 cmのときには表2-1のようである．およその見当としては，被検者につけられた電極と交流電源との距離が1 m以上であれば，5分目の金網でよく，10 cm程度なら2分目のを用いなければならないが，通常の遮蔽室をつくる場合には5分目のもので十分であろう．

やむをえないとき，たとえば手術室における記録の場合などには手術台の脚を金属板にのせて接地し，被検者の頭部を接地された金網の籠で覆うだけでもかなり遮蔽の目的を達する．

（3）電磁誘導による雑音　これは電流による磁力線または磁束に起因し，遮蔽室では防げないから，これを減少させるためには，電流の流れている

表 2-1 被検体から 10 cm 離れた点における各種金網の遮蔽効果(阿部, 1950)

金網	1分目	2分目	5分目
効果率(E)	1/2,600	1/1,000	1/85

導体を増幅器の入力端から遠ざけること，被検者上の2電極とこれを増幅器入力端子に結ぶ導出線の包む面積を小さくするために，入力端の線を一束にして被検者までもってゆくことなどが必要である．

(4) 変調高周波による雑音 これはラジオなどの変調高周波や，超短波治療器(ジアテルミー)などの発生する不正電流のために生じるものである．これは，人間の脳波検査の場合には，遮蔽室によっても完全に遮蔽することは困難であるが，変調高周波は脳波の周波数よりもはるかに高いから，適当な濾波器を増幅器の入力側に用いるのがよい．しかしまず第一に，超短波治療室の近くで脳波検査を行うのを避けることが大切である．

(5) マイクロフォニック雑音 音波や増幅器支持台の振動などの機械的振動によって，増幅器が振動するために生じるものである．これは，故意に外部から振動を与えるとこの雑音が著しく強調されることによって識別できる．

(6) 接地不良による雑音 接地箇所はできるだけ1点にすることが大切で，これを1点接地という．たとえば遮蔽室の金属網の2点を接地すると，金属網などに生じた雑音起電力によって，この接地2端子を通じて循環電流を生じ，このために接地端子などに存在する接触抵抗に微小な起電力を生じ，これが増幅器に入力して障害を及ぼすことがある(阿部)．

(7) 電極の接触不良による雑音 電極の接触が不良であると，増幅器側からみた被検者側のインピーダンスはきわめて高くなるので，増幅器の入力インピーダンスと関連して，差動増幅器の総合弁別比を低下させるばかりでなく，静電誘導作用による50サイクルの妨害雑音などが著しく増加する．

電極の接触状態を知るには，2電極間の直流抵抗をはかり，その抵抗値が 20 kΩ 以下であればよいとされる(Gibbs ら)が，5 kΩ 以下が最もよい．2つの電極間の接触抵抗値について，改訂臨床脳波検査基準 2002 では，「30 kΩ 以下であれば実用上問題は少ないが，できれば 10 kΩ 以下にすることが望ましい」とされている〔日本臨床神経生理学会ホームページ(http://jscn.umin.ac.jp)参照〕．ふつうの脳波計には，脳波計の本体あるいは電極箱に電極間抵抗を測定する装置が設けられているから(図 2-3, 15頁)，電極の装着を終わったら脳波記録を開始するまえにかならず電極間抵抗の測定を行う必要がある．

(8) 各種雑音の入力経路の識別法 各種雑音の識別法は，それぞれの雑音の説明のさいに述べたが，実際の記録の場合に簡単に行えるおおよその識別法は，次のとおりである．内部雑音——入力端子を短絡しても残存するものは内部雑音と考えてよい．静電誘導雑音——2つの電極の間に頭のインピーダンスとほぼ等しい 20 kΩ の抵抗を接続し，これをベッドの上に，ベッドから絶縁した状態でおいたときに入る雑音は，静電誘導雑音または電磁誘導雑音と考えられる．このような目的で使用するための抵抗は，替玉患者(dummy patient)と呼ばれるが，脳波検査室にはあらかじめこのような抵抗を備えておくと便利である．この状態で雑音が消失するならば，漏洩電流雑音あるいは電極接触不良を考えて，その処置を施す．

第2節　脳波記録法の原理

1　脳波記録（導出）法の種類

　脳波を記録するためには，少なくとも2つの電極が必要である．その一方を脳波計の入力端子1（グリッド1，G_1）に，他方を入力端子2（グリッド2，G_2）に入れることにより，両電極が示す電位の差として脳波が記録される．したがって，記録される脳波は，G_1の電位からG_2の電位を引き算したものと考えてよい．これを模図的に示すとG_1，G_2の入力の一方が零である場合〔図2-13(1)～(4)〕，両者が等しい場合〔図2-13(5)～(6)〕，それぞれがゼロではなく電位に差がある場合〔図2-13(7)～(10)〕などに，図に示すように脳波が記録されることになる（平賀[23]，1980）．ちなみに，ふつうの脳波計では，G_1の入力がG_2の入力に対して電気的に陰性であるとき，記録器のペンが上向きに振れるようになっている．

　身体の一部に電位的にゼロである点があって，ここに一方の電極をおくことができれば，他方の電極の示す電位変化が，ゼロとの差として，すなわち絶対値として記録できる．理論的にはこのようなゼロ電位の点は，生体を伝導性のよい電解質液中につけたさい，その電解質内の無限遠の点であるとされるが，実際問題としては，このような点を利用することはできない．したがって，われわれが使用できるのは，脳からなるべく離れた身体上の1点ということになるが，躯幹や四肢に電極をつけると，脳波の1,000倍も大きい心電図が混入して脳波が判読できなくなるので，ふつうは耳朶（正確には耳垂），鼻尖や乳様突起がこの目的に使われる．このように脳の電位に対して電位がゼロに近い点においた電極を**基準電極**(reference electrode)，**不関電極**(indifferent electrode)あるいは**不活性電極**(inactive electrode)と呼ぶ．これに対して脳波そのものを記録するために頭皮上などに配置した電極を**探査電極**(exploring electrode)あるいは**活性電極**(active electrode)と呼ぶ．ある1つのモンタージュにおいて，すべての導

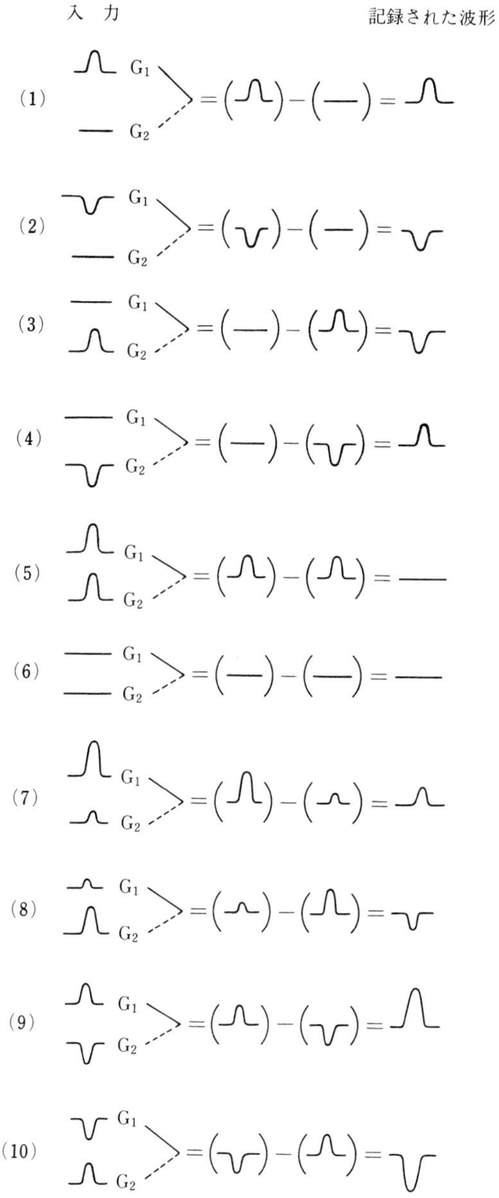

図2-13　導出法の原理（平賀，1980）
G_1：グリッド1，G_2：グリッド2．脳波はG_1とG_2に入れられた電位の差（引き算）として記録される．(1)～(10)はG_1，G_2に種々の電位が入れられたときに記録される波形を模図的に示す．

出で基準電極が共通である場合には，共通基準電極(common reference electrode)と呼び，common referenceあるいはRと略記することがある．脳波の導出法は，基準電極を使用する基準電極導出法(単極導出法)と，基準電極を使用せず，探査電極のみを使用する双極導出法の2種類に大別できる．

1 基準電極導出法あるいは単極導出法

これは頭皮上においた探査電極と，耳朶(耳垂)あるいは乳様突起の上においた基準電極との間で脳波を記録する方法である．脳波記録は，単一の電極では行えないから，単極導出法(monopolar recording, MP; unipolar recording)という呼称は不適当であり，基準電極導出法(referential derivation)と呼ぶほうがよいと国際脳波学会連合(当時)では提唱している(Brazierら[11]，1961)．ふつうは図2-14のように，探査電極をグリッド1に，基準電極をグリッド2に入れ，探査電極における陰性の電位変化が，ペンの上向きの振れとして記録されるようにする．

基準電極はふつう両側の耳朶におき，左側半球上の探査電極には左側耳朶を，右側半球上の電極には右側の耳朶をそれぞれ基準電極として用いる(図2-14A)．Gibbsらは，両側耳朶の電極を結び，これを接地したものを基準電極として用いることを提唱しているが(図2-14B)，最初に一側の耳朶のみを基準電極として用い，次に他側に変えるというふうに，両側の耳朶電極を独立に基準電極として用いる方法もある(Jasper; Jung)．著者らは両側耳朶をそれぞれ同側半球の探査電極に対する基準電極として用い，必要に応じて(一側耳朶電極が活性化している場合など)一側の(活性化していない)耳朶電極のみを用いる方法を併用している．

基準電極を使用する導出法の利点は，探査電極の下にある脳の電位変動の絶対値に近いものを記録できることである．しかし，頭皮上におかれた電極と大脳皮質の表面との間には，脳軟膜，髄液，硬膜，頭蓋骨，頭皮などがあって，電極は皮質表面からかなり隔てられているため，探査電極はその下にあるかなり広い範囲，およそ電極の下にある直径3〜4cmの範囲の電気活動が平均されたものを記録することになる(図19-1，473頁)．したがって，小さな電位変動がごく限局した小部分に発生したとしても，周囲の脳組織の電気活動に覆われて見失われてしまう可能性がある．

基準電極導出法の最大の短所は，耳朶あるいは乳様突起が決して電位的にゼロではないことである．すなわち，振幅の大きい異常波が側頭部にあるときには，耳朶電極はその近くにあるから，側頭部の頭皮上電極と同程度，まれにはそれよりもかえって大きな異常波を記録することがある．このような場合には，「基準電極の活性化(active reference electrode)」といい，てんかんの複雑部分発作(精神運動発作)のように側頭葉付近に病巣をもつ症例の場合にしばしばみられる．

すなわち，てんかん原焦点(epileptogenic focus)の近くの電極からは，ふつうは陰性棘波が出現するが，これは基準電極導出法では上向きの尖った波として記録される．そこで，たとえば図2-15のように，右側の耳朶が，付近にある側頭葉のてんかん原焦点から発生する陰性棘波の影響を受けて，それよりもやや振幅が小さい陰性棘波を示すとすると，図に示した模式的な引き算により，側頭葉の棘波の振幅は実際よりも小さく記録されるだけでなく，異常波がまったく発生していないほかの部位(頭頂部，後頭部など)にも，あたかも陽性の棘波が発生しているかのような脳波記録が得られる．この場合左側の耳朶を基準電極として導出を行うと，左側の耳朶

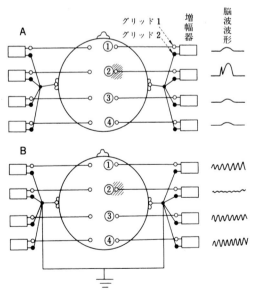

図2-14 基準電極導出法
斜線部分は，A．てんかん原焦点，B．血管性障害などによる低電位を模式図的に示す．

は"活性化"していないから，実際に異常がある右側頭部だけから陰性の棘波が出現し，いままでほかの部位にみられた陽性の棘波は消失する．このさい陽性棘波は，耳朶がひろっている異常波の"影"のようなものである．このような実例の1つを図2-16に示し，これを模式図的に表したものを図2-17に示す．

　一般に，基準電極導出法で，一側あるいは両側の

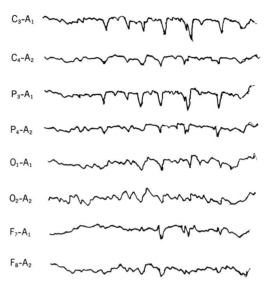

図2-17　てんかん複雑部分発作で側頭前部棘波が存在するときの定型的な脳波像の模式図
左耳朶基準電極活性化による矩形波（C_3, P_3など）と左側頭前部（F_7）の小陰性棘波

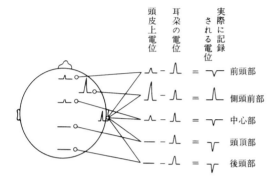

図2-15　耳朶の基準電極の活性化を示す模式図

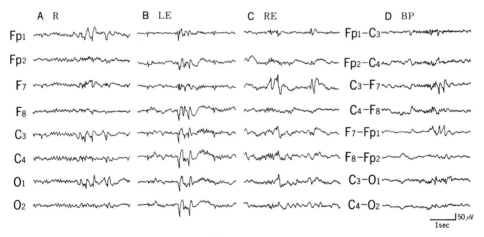

図2-16　基準電極活性化を示す図

41歳，男性．複雑部分発作．2～3日に1度自動症の発作があるが，けいれん発作はない．脳波では，左側頭前部に棘波の焦点があるが，本図は基準電極導出法における基準電極（耳朶電極）の活性化を示す．すなわち，左端のAは標準の基準電極検査（R：基準電極として同側の耳朶を使用）で，左側の基準電極を使用している左前頭極，左中心，左後頭部に陽性棘波が出現，左側頭前部には振幅の小さい陰性棘波がみられる．

Bは，両側の頭皮上電極を左耳朶〔LE(A_1)〕につないだ基準電極導出で，左耳朶記録が活性化しているため全領域にみかけ上の陽性棘波が出現．

Cは全電極を活性化していない右耳朶〔RE(A_2)〕に結んだ基準電極導出で，左側頭前部に陰性棘波，徐波，sharp-and-slow-wave complexが局在性に出現し，みかけ上の陽性棘波は消失する．

右端のDは双極導出（BP）で，前頭極部 → 中心部 → 前頭前部 → 前頭極部の三角法で，左側頭前部（F_7）に棘波の位相逆転がみられ，焦点が確認できることを示す．

全導出部位に棘波などの異常波が記録されるとき，とくに陽性の棘波が広い領域から記録されるときには，かならず最初一側だけ，次に他側の耳朶電極だけを基準電極として記録を行い，あるいは平均電位基準（電極）法，頭部外基準（電極）法，ソースデリベーション法，基準電極を使用しない双極導出記録を行うなどして，その異常波が実際に広範な部位から記録されるのか，基準電極が活性化しているためなのかを検討する必要がある．

② 特殊な基準電極導出法

1. 耳朶以外の部位においた基準電極

基準電極は，耳朶，乳様突起のほか，鼻尖，頤部，頸部などにつけてもよいが，鼻尖は発汗しやすいため，発汗のためのアーチファクトとしての基線の動揺が起こりやすい．

2. 平衡型頭部外基準（電極），胸骨・脊椎基準（電極）

Stephenson & Gibbs[51]（1951）は，図2-18のように第7頸椎の棘状突起上の皮膚と，右側の胸骨鎖骨間関節付近とにそれぞれ電極をおき，それらを20 kΩの可変抵抗を通して結合し抵抗を加減することによって心電図を打ち消したものを基準電極として使用する方法を考案し，**平衡型頭部外基準（電極）**（balanced non-cephalic reference：BN）〔用語集では胸骨・脊椎基準（電極）（sterno-spinal reference）〕と呼んだ．この方法は，理論的には優れているが，この方法を用いても心電図の混入を完全には除去できないことも多い．しかし脳波の波形や極性を知るためには有用な方法である．これについては改良法も提案されている（石山ら[25,26]，1978）．

3. 平均電位基準（電極）

この種の基準電極としては，頭皮上の多くの活性電極を，1.5メガオーム（MΩ）の抵抗を通して1本の基準電極に結合したものを**平均電位基準（電極）**[40]（average potential reference：AV）（Goldman[17]，1949）として用いる方法がある．

③ 発生源導出法，ソースデリベーション法

先に述べたように，基準電極導出法では脳の電気活動の影響がない理想的基準電極を見出すことは困難である．双極導出法は1対の電極間の電位差を求めるもので，各電極部位の電位は検出できない．また，頭皮上に一定間隔で電極を配置する場合には，ある電極の直下にある電位発生源（双極子 dipole）の電位は，その直上の電極から導出されるだけでなく，いわゆる広がり効果によって隣接する電極からも多少とも導出される．

ソースデリベーション法（source derivation法：SDV法）は，スウェーデンのHjorth[24]（1975）が提唱した新しい脳波導出法で，ある電極から導出される電位のうち，この電極をとり囲む周囲のほかの部位から波及する電位成分を相殺することにより，その電極直下の成分だけを的確にS/N比よく検出しようとする方法である（石山ら[27,28]，1984，1986）．実際には，大脳皮質あるいはその近くに点電源がある場合，頭皮上では頭蓋骨などの影響をうけてガウス曲線状の広がりを示す事実を応用し，種々の数値計算に基づいて隣接する周囲の電極群からの電位を重みづけをして加算したものを基準電極（電位）として，これと所定の電極からの電位との差を測定し，これを所定の電極下の発生源（source）の電位として記録する．

詳しい数値計算法や回路は他の文献に譲るが，図2-19AはSDV法の1例で，たとえば電極C_3からF_7に向かう外向きの矢印（→）とそこにつけられた

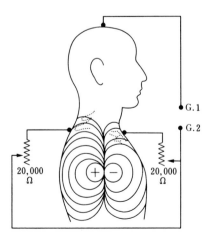

図2-18 Balanced non-cephalic reference electrodeの模式図（Stephenson & Gibbs, 1951）
説明は本文参照．

第2節 脳波記録法の原理

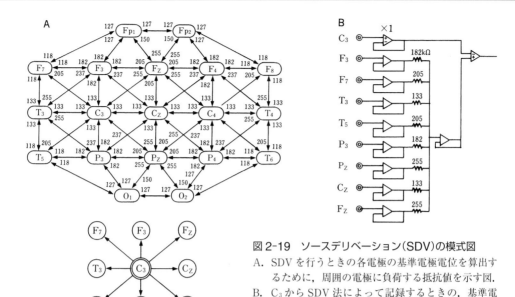

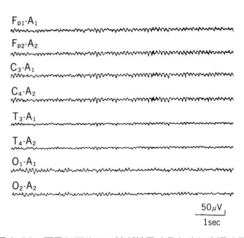

図2-19 ソースデリベーション(SDV)の模式図
A. SDVを行うときの各電極の基準電極電位を算出するために，周囲の電極に負荷する抵抗値を示す図．
B. C_3からSDV法によって記録するときの，基準電極電位形成の配電図．

数値(kΩ)は，C_3からの電位を記録する場合にF_7電極に負荷する抵抗値を示し，C_3からの記録の場合このように抵抗を負荷したF_7などの電位を一定の方式で加算したものを基準電極(値)として用いる(図2-19B).

SDV法によると，平均基準電極法(AV)よりも他電極部位からの波及をよく打ち消すことができるので，局在した脳波変化を明確に検出，記録できること，双極導出よりも1つの発電体の波形を正確に検出できるという利点があるが，基準電極に関し仮説や重みづけなど人為的要素が加わるため，記録されたものの生理学的意味づけが難しいなどの批判もある．

④各種の基準電極を用いて導出した脳波の特徴

耳朶を基準にした導出は最も標準的なものであるが，耳朶に側頭部の脳波が波及しやすい．背景活動については，耳朶にアルファ波が波及すると，アルファ波があまり出現していない前頭部に後頭部のアルファ波と逆位相のアルファ波が出現しているようにみえる[47]（図2-20).側頭部付近に突発波が出現する場合の基準電極活性化についてはすでに述べた（図2-15, 16).

平衡型頭部外基準(電極)(BN)は理論的には最も

図2-20 耳朶にアルファ波が波及するために出現する前頭部，中心部などのみかけ上のアルファ波
（柴崎，1983）

32歳，健康男性．前頭極部，中心部のアルファ波は後頭部のそれとまったく逆位相で，耳朶の活性化(後頭部，側頭後部のアルファ波の波及)を考えさせる．事実，双極導出を行うと，アルファ波は後頭部，側頭後部に限局していて，前頭部の双極導出は平坦に近い．

優れているが，記録された背景脳波は各部位とも振幅が高く，部位による特徴が少ない（図2-21〜24のBN).耳朶の基準電極が活性化しているような症例では，異常波の局在を決定するのに役立つ(図2-23).しかし心電図を完全に除外することはかならずしも容易ではなく，体動や筋電図が混入しやすい

29

第2章 脳波検査法

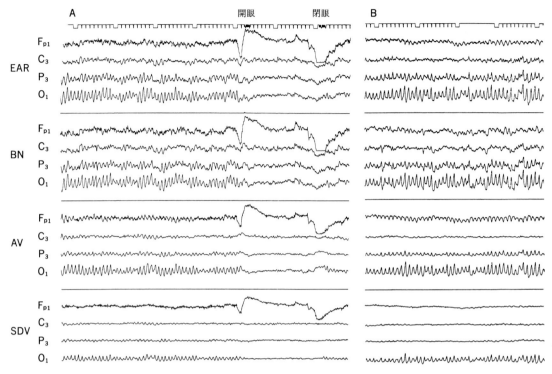

図 2-21　各種基準電極導出による同時記録脳波の比較
A, B はそれぞれ健常成人被検者. EAR：同側耳朶基準, BN：平衡型頭部外基準, AV：平均電位基準, SDV：発生源導出 (source derivation). 説明は本文参照.

という欠点もある.

一般に背景脳波の振幅は後頭部から中心部を経て前頭部に向けてしだいに低くなるので, 基準値である全電極から導出した脳波電位の平均値は中心部導出脳波のそれに近くなる. したがって, 平均電位基準 (電極) (AV) で, この平均値を基準電極電位値として記録すると, 全体に脳波が低振幅になる. とくに中心部の脳波は相殺されて最も低振幅になり, 前頭部では実際の脳波の振幅が低くても, AV では中心部よりも高振幅に記録される (図 2-21 の AV). また, どれか1つの電極に大きなアーチファクト (まばたき, 体動など) が入ると, 全導出に影響する. しかし脳波異常の局在を比較的明確に示しうること, 活性化しやすい耳朶電極を使用しなくてすむという利点がある.

発生源導出法 (SDV) では AV 法よりもさらに背景脳波の振幅が低くなり, 耳朶を基準に導出した後頭部のアルファ波の振幅と比較すると, AV では 80～90%, SDV では 40～50% になる (図 2-21 の SDV). しかし, AV 法と異なり, SDV 法では基準電位が各電極の近傍の電極の電位の平均値になるので, 狭い範囲に局在する脳波所見の検出には最も優れており (図 2-22), また眼球運動 (網膜電位) などのアーチファクトも他部位には波及しにくい (図 2-21).

5 双極導出法

双極導出法 (bipolar recording：BP) は基準電極を用いず, 頭皮上においた2つの探査電極を, それぞれ脳波計のグリッド1とグリッド2につないで記録する方法である. この導出法によると, 両方の電極の下にある脳の電位変動の差が記録される. したがって, もし2つの電極が基準電極導出法ではまったく同じ電位変動を示すならば, 双極導出法では両者の差として平坦な線しか記録できない.

一般に脳波には, 脳の限局した領域に発生する要素と, 比較的広い範囲から同じように記録される要

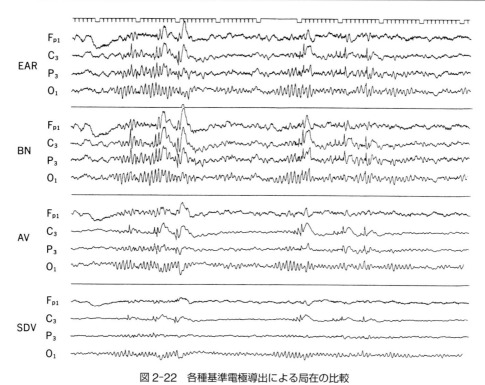

図2-22 各種基準電極導出による局在の比較
通常の基準電極導出(EAR)，平衡型頭部外基準導出(BN)ではFp1，C3，P3などに棘・徐波複合が出現し，局在が明らかではないが，平均電位基準導出(AV)ではC3，P3により限局し，発生源導出法(SDV)では棘波がC3に局在していることがわかる．

素とがあり，双極導出の2つの探査電極の電極間隔が狭い場合には，脳の広い範囲から同じように記録される要素は，両方の電極にほぼ同じように記録されるから，相殺されてほとんど脳波記録には現れなくなる．これに対して，2つの電極がおかれている部位の付近に局在し，しかもどちらかの電極により近接して出現する電位変動は，両電極に共通な部分が差し引かれるので，基準電極導出の場合よりもはっきりと記録されることが多い．双極導出法のさいの2つの電極の間の距離は通常4〜6 cmである．

基準電極導出法と双極導出法との脳波波形の相違を模式的に図2-25に示す．双極導出法によって記録される波形は，図のグリッド1の波形からグリッド2の波形を引き算したものと考えてよい．

このように双極導出法は，脳波の正確な波形や電位変動の絶対値を記録するには適さないが，局在性の脳波異常を記録する目的には適している．また基準電極導出法の場合のように基準電極の活性化による誤りをおかす危険はない．図2-25A，Bのように，脳波計の各チャネルのG_1，G_2にそれぞれ別個の電極をつなぎ，各チャネルで独立した双極導出を行う方法は，独立双極導出あるいは単純双極導出法と呼ぶ．この方法は位相逆転がみられても，その部位を決定しにくいのであまり用いられず，次に述べる連結双極導出法が主に使用される．

6 連結双極導出法

連結双極導出法(bipolar derivation with linked amplifiers)は，図2-25Cに示すように，数個の電極を等間隔に1列に並べ，電極①と②を脳波計の1つのチャネルのグリッド1とグリッド2に入れ，ついで先のチャネルのグリッド2に入れた電極②を次のチャネルのグリッド1に，次の電極③を同じチャネルのグリッド2に結ぶというように，数個の増幅器を連結して記録する一種の双極導出法である．

この方法によれば，ある波の振幅が最も大きい部位(C)あるいは最も小さい部位(D)の電極で，脳波

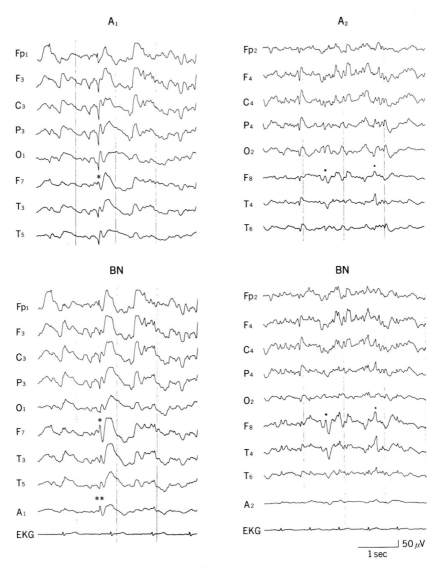

図 2-23 平衡型頭部外基準（胸骨・脊椎基準；BN）と耳朶基準電極の比較（東北大学神経精神科佐々木による）

図左は左半球脳波で，上半は左耳朶基準電極（A_1）を用い，下半は BN を用いて，同時に記録したもの．図右は同様に，右半球脳波を右耳朶（A_2）および BN を用いて同時記録したもの．左側頭前部（F_7）に陰性棘波の焦点があり，左耳朶基準電極が活性化しているので，図左の A_1 による基準電極導出では F_7 の棘波は振幅が小さく，BN では振幅が大きく記録され（*），BN でみると図左最下部の A_1（左耳朶）が活性化し陰性棘波が出現しているのがわかる（**）．図右では，A_2 の活性化はなく，F_8 に鏡像焦点とおもわれる低振幅で持続の長い棘波がみられる（黒丸印）．

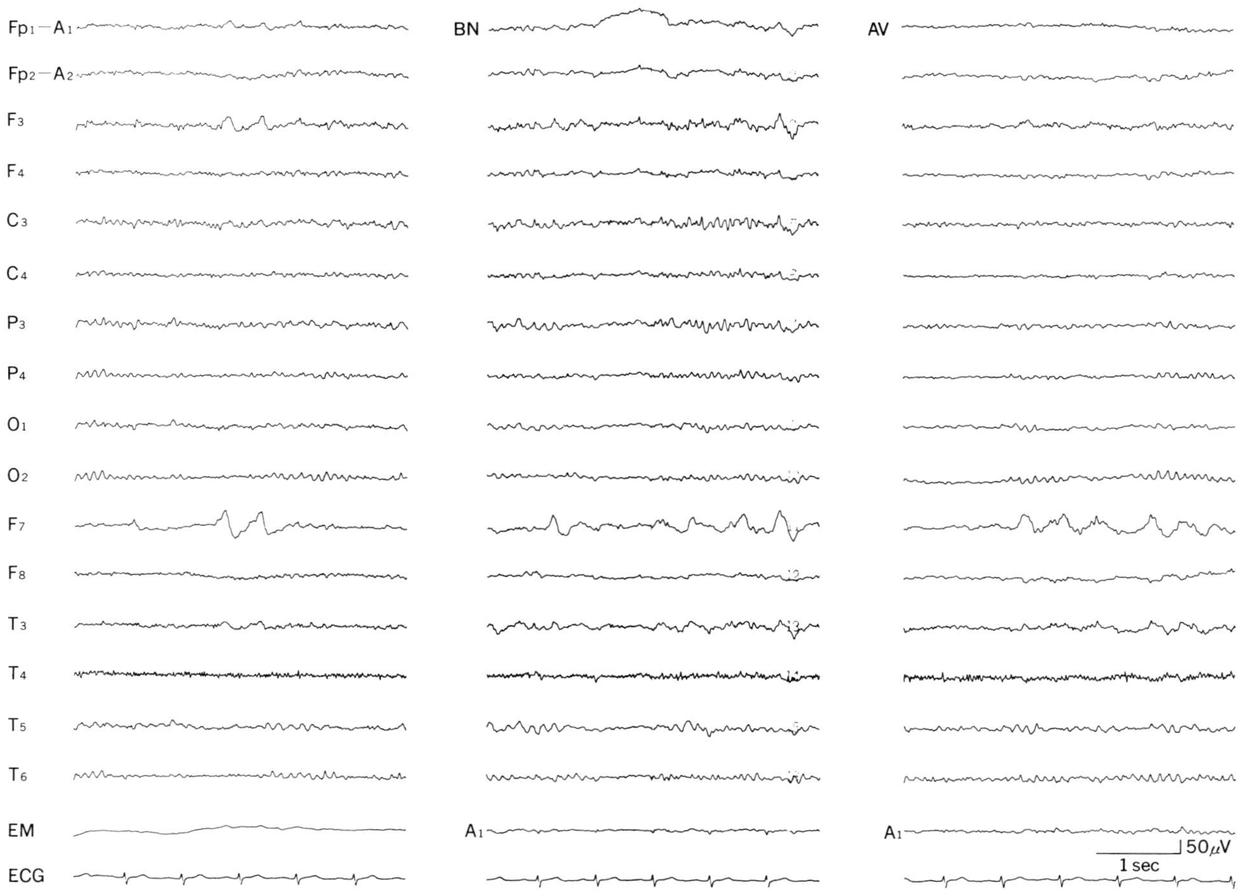

図 2-24 平均電位基準法（AV）および平衡型頭部外基準法（胸骨・脊椎基準電極；BN）による記録例（東北大学神経精神科佐々木による）

左は同側耳朶を基準電極とする基準導出，中は BN，右は AV を用いた記録．この例では各導出法による記録にあまり差はない．

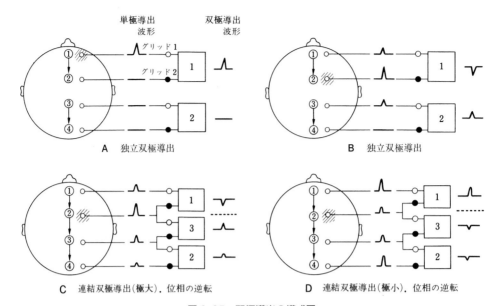

図2-25 双極導出の模式図

の位相が逆転し波の向きが逆方向になるので,振幅最大あるいは最小の部位を決定するのに便利である.

7 ボディ・アースの問題

遮蔽室がないか,不十分なときには,身体の一部を接地して脳波記録を行うことが多く,これはボディ・アースと呼ばれる.ボディ・アースは脳波の導出に使用している探査電極や基準電極とは関係のない部位,たとえば額などにとるとよい.基準電極導出のさいに,耳朶の基準電極を接地すると,平衡型増幅器の片側の入力を短絡したことになり(図2-26),いわゆるシングルの増幅器と同じことになって著しく弁別比が低下し,アーチファクトとして交流が混入するおそれがある(平賀[23], 1980).

アースに関して,橋本と瀬川[22](2005)は,電気回路において基準電位を与える部位としてのアースをシグナルアースと呼び,シグナルアースが地面と接続されている接地型シグナルアースと地面と接続されていない浮遊型シグナルアースに分けている(図2-27).いずれのタイプでも,ボディ・アースをとるときはシグナルアースと人体を接続するが,接地型シグナルアースの場合には,増幅器の不調によって増幅器からの漏洩電流があると人体を電流が流れる危険性があるのに対して,浮遊型シグナルアース

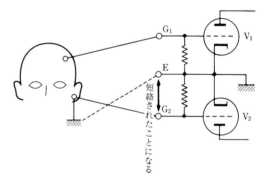

図2-26 ボディ・アースの位置(平賀,1980)
耳朶の基準電極をアースすると,平衡型増幅器の片側の入力を短絡したことになり,弁別比が低下する.説明は本文参照.

の場合には直接には接続されていないために安全性が高いとしている.そして,従来の脳波計は接地型シグナルアースが採用されていたが,最近の脳波計のほとんどは浮遊型シグナルアースが採用されていると,最近の脳波計の有用性を説明している.

2 局在づけの方法

ある特定の脳波が,どの電極に最も近い部位に発

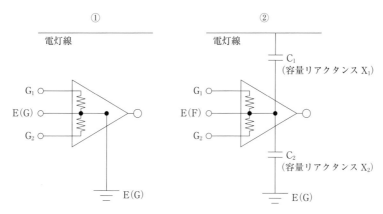

図 2-27 ①接地型シグナルアースの差動増幅器と②浮遊型シグナルアースの差動増幅器の電気的等価回路（橋本と瀬川，2005）
E(G)は接地されたシグナルアースを，E(F)は浮遊されたシグナルアースを示す．

生しているかを決定することを「局在あるいは局在づけ（localization）」という．これは，

(1) 特定の脳波（たとえば棘波，徐波など）の出現部位の決定
(2) 正常に出現すべき脳波（アルファ波，棘波など）の振幅の増大，低下あるいは脳波の欠如の部位決定

とに要約される．

局在づけは，基準電極導出法でもできるが，双極導出法とくに連結双極導出による位相逆転法がよく用いられ，そのほか三角法，四角法，特殊な方法として Aird 法などがある．次に便宜上基準電極導出法の場合と双極導出法の場合とに分けて述べる．

1 基準電極導出法による局在づけ

1．特定の脳波の局在性出現

基準電極導出法により，特定の脳波がある特定の電極に局在して最も著明に出現するときには，その波がその電極付近の脳組織から出現していると考えることができる．たとえば図 2-14A のように，特定の電極にだけ異常波が出現するときには，その異常脳波の局在づけは容易である．

大脳皮質付近にてんかんの焦点がある場合には，基準電極導出法により，焦点に最も近い電極から陰性棘波が記録されることが多い．図 2-28 にその 1 例を示す．Gibbs ら（1948）によると，基準電極導出法で記録した場合には，陰性波が記録されるときは電極がその電源の近くにあり，電源から遠く離れたところで記録すると，この電極部位が容積導体中における電流の吹き出し口（source）となるので，陽性波が記録されるという．これは Gibbs の法則と呼ばれているが，これに対しては批判（Bishop[10]，1950）も多い．

2．局在性の振幅低下

ある特定の異常波の出現と並んで，正常に出現すべき脳波が出現せずに平坦に近い波形になったり，脳波の振幅が他側の対称部位に比べて著しく小さい場合には，その電極の付近に脳の機能低下が存在するものと推測できる（図 2-14B）．このような振幅低下（voltage depression）は，脳腫瘍や脳膿瘍が大脳皮質あるいはその近くにあって，正常な皮質の機能が障害されているときや片側性の脳出血，脳梗塞などのさい，あるいは硬膜下血腫で血塊によって電極と大脳皮質との間の距離が健側におけるよりも遠くなる場合などにみられる．脳腫瘍の場合には，正常に出現すべき脳波が欠如したり振幅低下を示すと同時に，異常波としての徐波がその部位に出現することが多く，その徐波の振幅が大きいため，全体としての振幅が健側よりも大きくみえることもある．

このような局在性の脳波の振幅低下あるいは欠如は，覚醒時の脳波だけでなく，睡眠時の脳波にもみられる．すなわち，睡眠時の脳波に出現する頭蓋頂鋭波（瘤波），紡錘波（spindle burst）や K 複合が，

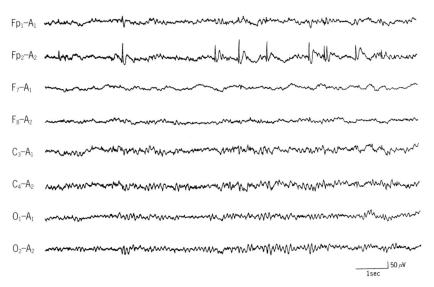

図 2-28 局在性散発性棘波
72歳，女性．全般性けいれん発作．60歳以来月1回程度の強直間代発作と不全発作とがあるが，焦点けいれんの有無は不明．安静時基礎律動はやや不規則であるが徐波化は著明ではない．右前頭部に局在した振幅の大きい陰性棘波がみられ，左側の前頭部にはときにmirror focus とおもわれる小棘波がみられる．

患側において欠如するのである（図 5-5，図 12-6）．このような正常な自然睡眠中あるいは誘発睡眠中に左右対称的に出現すべき紡錘波や速波などが出現しなくなる現象[15,20,31]は怠慢現象 lazy activity と呼ばれ，その部位が働くのをさぼっているというような意味で，lazy wave（清水）あるいは lazy phenomenon とも呼ばれている．

いずれにせよ，局在性の異常脳波出現や，局在性の振幅低下を観察するためには，左右の対称部位（homologous regions）の脳波の振幅や周波数，波形などを詳しく比較する必要がある．また正確な比較を可能にするためには，各増幅器の利得（gain）を正確にそろえておかなければならない．

基準電極導出法による局在づけの特徴は，次の点に要約できよう．

第1は，基準電極導出の場合には基準電極の電位がゼロに近いから，頭皮上の探査電極の付近の脳電気活動は，その部位に局在したものも，比較的広い範囲に共通に広がっているものも，ともによく記録される．したがって，たとえば皮質下部の腫瘍によって発生する徐波のように，比較的広い皮質領域に広がっている電気活動は，いくつかの電極から記録されるため，異常の存在を発見しやすいという利点があるが，反面どの電極が最も異常部位に近いかという局在づけは困難な場合もある．多くの場合，局在決定の基準になるのは，異常波の振幅が最も大きい部位が電源に最も近いという原理であるが，振幅だけではなく波の極性や波形を考慮しなければならない場合もある．

第2の特徴，あるいは短所は，先に述べたように，ときに耳朵の基準電極の"活性化"が起こることである．この場合みかけ上の異常波を鑑別する方法についてはすでに述べた（26頁）．

2 双極導出法による局在づけ

1. 独立双極導出法

独立双極導出法（bipolar recording），すなわち，1対ずつの探査電極を用いて脳波を記録するさいにも，特定の脳波がある1対の電極だけから出現する場合（図 2-25A）には，その波がその対の電極の付近から発生していると考えられる．しかしこの場合，2つの電極のうちどちらか一方の部位からその特定の脳波が出現しているのか，1対の電極の両方から出現しているのかは，この導出法だけではわからない．

また図 2-25B の場合のように，特定の波がいくつかの電極(電極①，②，③)にわたって出現し，そのうちのある 1 つの電極たとえば電極②において振幅が最大であるときには，基準電極導出によるそれぞれの部位の波の振幅の差し引きにより，①，②の対と③，④の対による双極導出の脳波の間で**位相の逆転**(phase reversal)が起こる．しかし，ふつうの双極導出法では，電極②と③のうちどちらに位相の逆転を起こす波の電源があるのかわからない．したがって，現在では，1 対ずつの電極を別個に使用する双極導出法による局在づけは実際にはほとんど使用されず，もっぱら次に述べる連結双極導出法が用いられる．

2. 連結双極導出法

これは Walter[52] (1936) 以来広く脳波の局在法として用いられている方法である．

連結双極導出法(bipolar recording with linked amplifiers, linked bipolar recording)(狭義の位相逆転法 phase reversal technique)では，図 2-25C に示すように，ふつうの双極導出法で使用する増幅器(1)，(2)の間に 1 個ずつ第 3 の増幅器(3)が挿入された形になる．

この方法で記録すると，ある特定の波が最大の振幅を示すところで，波の位相が逆転するから，どの電極の部位が最大の振幅を示すかを正確に知ることができる．ふつうの(独立)双極導出法では図 2-25B の電極②と③のいずれで位相が逆転するのか不明であるが，連結双極導出法を行うとそれが電極②であることが明らかになる．また，異常波の焦点が電極列の一方に偏っているときには，連結双極導出による異常波の位相関係は図 2-29 に示すようになる．したがって連結双極導出の場合には，記録された脳波の極性，位相関係などから，このような等電位図を描いてみるのがよい．

しかし，図 2-25D の基準電極導出脳波を順次差し引いてみるとわかるように，位相の逆転は脳波の振幅が最小のところでも起こるから，振幅の最大，最小の判定は，基準電極導出所見を参照して行う必要がある．

ところで連結双極導出のさいには，1 列の電極列を使用するだけでは十分な局在づけはできない．というのは，図 2-30 に示すように，もし任意の連結双極導出の電極列 I が，ある特定の脳波の電源 S

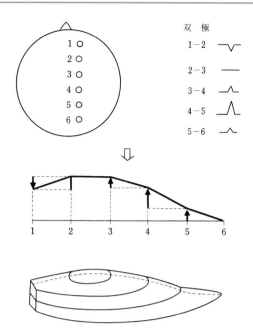

図 2-29 連結双極導出における局在づけ(平賀，1980)
最大電位点が電極列の一方に偏っている場合の模式図．

の中心を通らずにその傍を通る場合には，電極列 I の電源(3)はこの列のうちでは最大の振幅を示すから，ここで位相の逆転が起こる．しかし，電極(3)の部位が，その脳波の真の電源であるかどうかは，位相逆転を示す電極(3)を通り電極列 I に直角に交わる第 2 の電極列 II を設け，この電極列 II について同様に連結双極導出を行わねばならない．これを「十字法」と呼ぶ．もし第 2 の電極列においても，前と同じ電極(3)の部位に位相の逆転が起これば，この電極(3)が電源に最も近いことになるが，図 2-29 の模式図に示すように，電極列 II の他の電極，たとえば電極(c)で位相の逆転が起これば，電極(c)は電極(3)よりもさらに真の電源に近いことがわかる．電源からの電位の広がりが，図 2-30 のように同心円状であるならば，2 つの電極列を直交させることによって電源の位置を決定することができるが，電位の広がりが正確な同心円ではなく，同心楕円形あるいはその他の不規則な形をとるときには，理論的には，直交する 2 本の電極列だけでは不十分である．これは，いろいろの場合の模式図を書いてみればわかるが，実際問題としては，直交する 2 つの電極列を用いればおおよその局在づけには十分である．図 2-31 には，十字法によって局在づけを

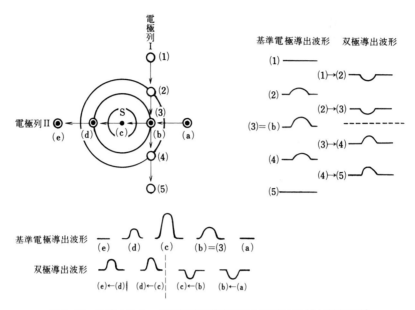

図2-30 直交する2つの連続双極導出法による局在づけ(十字導出法)

行った脳腫瘍の1例を示した.

連結双極導出の場合にも,位相逆転だけではなく,正常に出現すべき脳波の局在性振幅低下あるいは欠損を判定することもできる.

双極導出による脳波が平坦であることは,かならずしもその電極対の下にある脳組織の電位変動が零であることを意味しない.なぜなら,双極導出法によって記録されるのは,1対の電極のそれぞれが示す電位変動の差であるから,2つの電極がまったく等しい電位変動を示すときには,その差としての脳波は平坦になるわけである.実際問題としては,2つの電極が数cm以上離れていれば,2つの電極が正常でしかもまったく等しい脳波を示すことはないから,双極導出脳波が平坦あるいはそれに近い場合には,その部位の電気活動の振幅が実際に低下しているか,あるいはその部位に徐波のように比較的広い範囲にわたって同様な波形を示す異常波が出現していて,2つの電極が電源に対して等電位線上にあるかの2つの可能性がある.この鑑別のためには,基準電極導出脳波を観察することが必要となる.

3. 三角双極モンタージュ

三角双極モンタージュ(triangular bipolar montage, triangulation)は,原理的に連結双極導出法の一種で,電源を1列に並べるかわりに,図2-32に示すように,3つの電極を三角形になるように結合する.そして連結双極導出と同じく,最初の増幅器のグリッド1と2に電極①と②を,次の増幅器のグリッド1と2に電極②と③を,その次の増幅器のグリッド1と2に電極③と①を結合し,増幅器を連結した形で記録する.すると,もし3つの電極のうちの1つ(図2-32の列では電極③)だけに異常波が出現する場合には,その電極が関与する導出すなわち②→③と③→①だけにその異常波が現れ,①→②には異常波は出現しない.また,基準電極導出波形の引き算でわかるように,②→③,③→①の記録の間で,その異常波の位相が逆転するから,その波の振幅が電極③付近で最大であることがわかる.

三角双極モンタージュの原理は,電極数が3つ以上の場合にも応用できる.すなわち4個の電極を順次四角形に結んで記録する四角法,5個の電極による五角法などである.また3個の電極が,三角形を形成せず直線上にあっても,三角双極モンタージュと同じ順序に電極を順次結合してゆけば,同様な原理によって,そのうち1つの電極から発生する異常波を局在づけることができる(直線三点法)(図2-33).

位相逆転によって局在を判定するさいに,実際の手技のうえで注意を要することは,まずすべてのペンの位置をそろえて,その先端が常に一直線上にあ

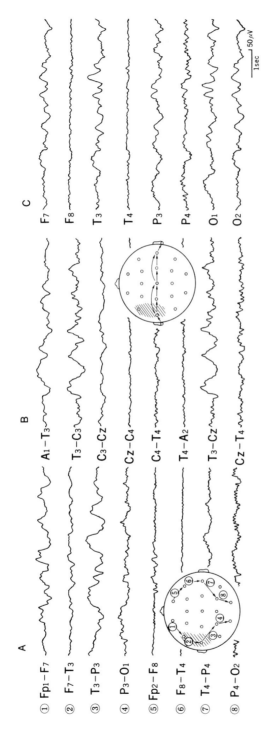

図 2-31 連結双極導出法による異常波(徐波)の局在づけ

13歳，女子．右上肢に限局するる間代性けいれん発作と発作後右上肢の不全麻痺，頭痛，嘔吐があり，脳腫瘍の疑いで脳波検査を行う．脳波所見(A)は，縦方向の連結双極導出で，F_7-T_3，T_3-C_3 の導出が等電位線上にあるためかデルタ波の振幅が小さく，その上下の導出に位相の逆転がみられる．

Bは，横方向の連結双極導出で，A_1-T_3，T_3-C_3 の間でデルタ波の位相逆転がみられる．

Cは基準電極導出で，左側の各導出部位にデルタ波が出現しているが，T_3 においてデルタ波の振幅が最大である．以上の所見を総合すると，左側頭中央部付近にデルタ波の焦点が存在するものと思われる．

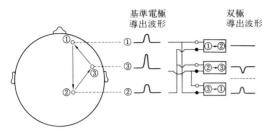

図2-32 三角双極モンタージュ

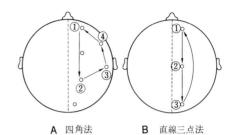

図2-33 四角法と直線三点法による局在づけ

るように調整しておくことである．なぜなら，ペンの先端の位置が不揃いであると，同位相の波があたかも逆位相であるかのようにみえることもあるからである．位相関係を判定するには，紙おくり速度は標準の3cm/秒を用い，必要に応じてそれよりも速い速度を用いれば，判定がいっそう容易になる．3cm/秒以下の遅い速度では，正確な位相関係を判定できないことが多い．

4. Aird 法（Aird[2,3]，1951，1952）

これは，左右の対称部位の脳波の振幅の差を系統的に比較することによって異常部位を局在づけようとする一種の双極導出法である．実際には，一側半球上のある1つの電極を，同じ側の他のすべての電極と結合して記録し，得られた双極導出脳波を反対側の対称部位の記録と比較して，主にその振幅の大小を比較するのである．

実地に行うさいには，一定のモンタージュに従って左右の対称部位の双極導出脳波を比較しながら記録していき，頭部の模式図の上に，振幅の大きい側の電極を結ぶ線を引いていく．彼らによると，患側のほうが振幅が大きいのは，脳腫瘍，外傷性あるいは感染性原因による脳瘢痕でけいれん性障害を伴う場合であり，患側が低振幅を示すのは中枢神経系の変性疾患の場合が多いという[3]．脳波の振幅の左右差の問題は，正常脳波の章（101頁）で詳しくふれる．この種のモンタージュの1例は，図2-36の12BP-2（43頁）に示しておいた．

第3節　電極配置法と脳波導出のモンタージュ

1 電極の配置法

1 国際臨床神経生理学会連合標準電極配置法

電極配置のさいの計測法は次のとおりである．国際電極配置法（ten-twenty electrode system）（図2-34）では，電極の位置は記号でF_3，P_4などとだけ記されているが，本書ではわかりやすいように，日本語名を同時に記載しながら説明する．ちなみに数字のうち奇数は左側，偶数は右側を示す．図2-35に示すように，まず前方―後方の計測のために，正中線上に鼻根（N, nasion），頭蓋頂（V, vertex）と後頭極（I, inion）を通る線を考え，その上に5つの点を決める．すなわち，第1の前頭極正中部（Fpz, frontal pole midline point）は鼻根・後頭極間の距離の10％だけ鼻根の上部の点，第2の前頭正中部（Fz, frontal midline point）はこの距離の20％だけFpzから後方，第3は頭蓋頂でこれは中心正中部（Cz, central midline point）に一致しFzから20％だけ後方，次の頭頂正中部（Pz, parietal midline point）はCzの20％後方，最後の後頭中央部（Oz, occipital midline point）はPzから20％後方で後頭極の10％前方ということになる．このように10％，20％というように計測していくので，10-20 systemと呼ばれている．

外側部の計測は，中心部の冠状線（coronal line）

を基準にして行う．まず左右の耳介前点（preauricular point）を定める．これは耳珠（tragus）のすぐ前方で頬骨の根部に触れる陥凹部である．この点が選ばれたのは，外耳孔よりも正確に決めやすいからである．左右の耳介前点と中心正中部を通る冠状線上に，左右耳介前点間距離の10%だけ耳介前点から上部に左側頭中部（T_3, left mid-temporal）と右側頭中部（T_4, right mid-temporal）を決める．側頭中部（T_3, T_4）の20%上部に左右の中心部（C_3, left central；C_4, right central）を定める．

電極の側頭葉上の前方-後方列は，前頭極正中部（Fp midline point）から左右の側頭中部（T_3, T_4）を通って後頭正中部（Oz）に至る周線をそれぞれ100%として，左右の前頭極（Fp_1, left frontal pole；Fp_2, right frontal pole）は前頭極正中部から10%後方，後頭部（O_1, left occipital；O_2, right occipital）は後頭正中部（Oz）から10%前方，側頭前部（F_7, left anterior temporal；F_8, right anterior temporal）は前頭極（Fp_1, Fp_2）から20%後方，側頭後部（T_5, left posterior temporal；T_6, right posterior temporal）は後頭部（O_1, O_2）から20%前方に定める．

最後に，FzとF_7，FzとF_8を通る前頭部の冠状線の上で，FzとF_7から等距離のところに左前頭部（F_3, left frontal；国際電極配置法ではmid-frontal），FzとF_8から等距離のところに右前頭部（F_4, right frontal）を，同様に頭頂部の冠状線上にPzとT_5から等距離の点に左頭頂部（P_3, left parietal；国際電極配置法ではmid-parietal），PzとT_6から等距離の点に右頭頂部（P_4, right parietal）を定める．これらのうちで，Fpz，Ozには電極をつけないので，両側の耳朶（耳垂）の基準電極を含めて合計21個の電極を装着することになる．

ここで問題になるのは，このten-twenty systemにおいて，複雑部分発作などにみられる側頭前部棘波が，どの電極に最もよく記録されるかである．Silverman[49]（1960）は，耳介前点と眼窩外縁を結ぶ線上の後1/3の点を側頭前部電極としてT_1, T_2と名づけ，これとF_7, F_8；T_3, T_4の脳波を比較した結果，F_7, F_8がT_1, T_2に近似のものとして使用できることを証明した．

これらの電極と大脳皮質との位置関係は，おおよそC_3, C_4が中心溝（sulcus centralis）の上に，F_7, F_8がシルビウス溝（fissura cerebri〔sylvii〕）の近くになるが，最近頭皮上の電極位置に印をつけて

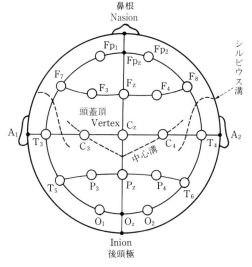

図2-34　Ten-twenty electrode systemの原理

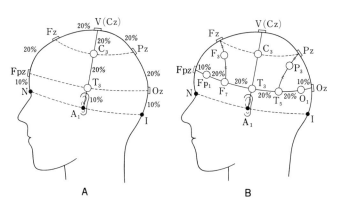

図2-35　Ten-twenty electrode systemの電極装着の順序

MRIを記録し，国際電極配置法による電極位置と大脳皮質との関係を詳しく観察する研究も行われている．各電極は，上記のような文字のかわりに，数字の番号で表示されることもある(図2-38，45頁)．

② 小児における電極配置法および小児脳波検査の注意事項

学齢期以後の小児は成人と同様に電極を装着することができる．小児の頭蓋は成人のそれよりもはるかに小さいが，小児についても10-20電極配置の使用が原則とされている．ただし，頭囲が極端に小さい場合(新生児，低出生体重児など)には，10-20法の電極の一部を使う「電極数を減じた配置」をとることが必要な場合もある．この場合には，10-20法の電極配置のうち，Fp_1, Fp_2, C_3, C_4, O_1, O_2, T_3, T_4, C_z などを配置して用いる．それらの電極を用いた新生児(未熟児)用特別標準モンタージュが日本脳波・筋電図学会(1985)によって提唱されている(図2-36)．また，新生児・低出生体重児の脳波検査の場合には，覚醒，睡眠など被検者の状態を知るために，脳波以外のパラメータ，とくに呼吸(腹・胸部および鼻部の2現象)と眼球運動はかならず記録し，さらに頤部筋電図，心電図の同時記録を行うことが必要である．

記載の都合上，ここにまとめて小児脳波検査についての注意事項を述べると，まず，電極の固定法は，なるべく短時間に苦痛や不快を与えないで装着ができる方法として，ベントナイト電極糊のなかに円板電極を埋め，上から十字形にした絆創膏あるいはガーゼ片をはりつけて固定する方法，あるいは，円板電極に電極糊をつけて頭皮に接着させ，その上から約 $2cm^2$ の布絆創膏をはりつける方法(大田原[41]，1967)が，ゴムバンドなどによる固定法よりも優れている．また乳幼児専用の電極も工夫されており，たとえば吸引力をもって皮膚に吸いつく型の電極を乳幼児に使用しているところもある[12]．

脳波導出モンタージュの原理は，成人の場合と同様で，基準電極(単極)導出法と双極導出法の両方を用いるのがよい．

そのほか小児の脳波検査を行うときには，とくに検査室の雰囲気が被検者に不安や恐怖を与えぬよう留意することが大切である．検査室の色彩や明るさを適度にし，必要に応じて付添者を同室させ，玩具やミルク，飴などを与え，音楽を聴かせるなどして機嫌をとりながら検査を行う．ときには母親に抱かせたまま，あるいは哺乳しながら記録することもある．

小児においては，覚醒安静時の脳波を記録することは困難であるが，脳波の徐波化や不規則性の判定が診断にとって重要な場合(脳腫瘍，脳炎，髄膜炎，疫痢その他)も多い．このような場合には，上に述べたような対策を講じながら根気よく記録を行えば，とくに3歳以上で健常な小児の場合には，判読可能な安静時脳波を記録できることが案外多い．覚醒時記録を早くから諦めてただちに薬物による睡眠時記録に移ることは，脳波の診断価値を著しく減殺する理由で賛成できない．

③ アメリカ脳波学会の10%電極配置法 (10% electrode positions)

国際電極配置法(10-20電極配置法)は広く世界的に使用されているが，てんかんの脳外科的治療法のための脳波的焦点の決定や，誘発電位の局在決定などのためには，21個の電極数では不十分な場合が多くなってきた．そこで，アメリカ脳波学会では，およそ国際法による10-20法の20%間隔の部分に10%間隔で電極を補充したような形のmodified, combinationalな電極システム，いわゆる10% electrode systemを提案し，学会としての電極命名法の指針を発表している．

これは図2-37のような電極配置で，電極の位置はアルファベットと数字の組み合わせによる座標で命名される．矢状方向(縦方向)の電極列には原則として同一の数字を使用し，たとえば左側では正中線から外側に向かって1，3，5，7，9が，右側では外側に向かって2，4，6，8，10が使用される．アルファベットは脳の領域を表し，冠状方向の電極列は，原則として同一のアルファベットを使用する．たとえば前から3番目の冠状列は F_9, F_7, F_5, F_3, F_1, F_z……となっている．この原則に合わせるために，10-20法での電極名のうち，T_3, T_4 を T_7, T_8 に変え，T_5, T_6 を P_7, P_8 に変更することを提案している．10%法では，頭蓋表面の電極配置が密になるだけでなく，10-20法の電極配置の外側，下方にさらに1～2周の電極が配置されることになり，とくに側頭葉てんかんの焦点決定などには威力を発揮するものと思われる．

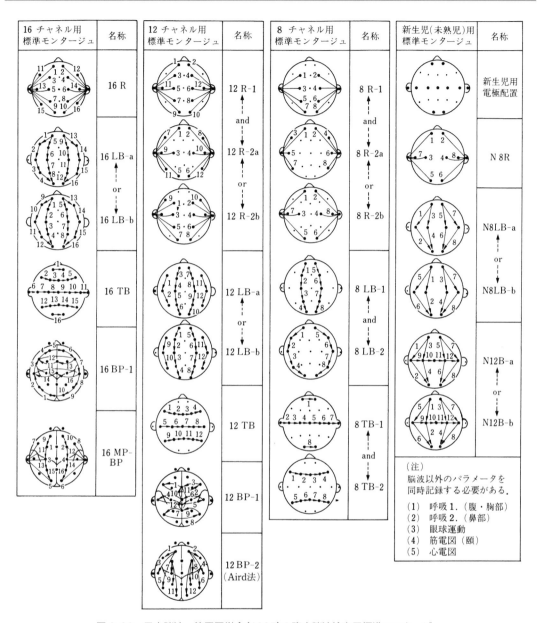

図2-36　日本脳波・筋電図学会(1985)の臨床脳波検査用標準モンタージュ

2　脳波導出の方式

1 各種のモンタージュについて

以上に述べた基準電極導出法，双極導出法の原理や局在づけの方法を応用して，実際の脳波記録を行うのであるが，そのさいこれらの諸原理を組み合わせて，短時間のうちに最も有用な所見を得るように系統だった記録を行う必要がある．そこで，脳波計のチャネル数に応じて電極の組み合わせ方と記録の順序をあらかじめ定めておき，どの症例についてもそれに従って記録し，最小限度の基本的な脳波所見が得られるように工夫しておくと便利である．この

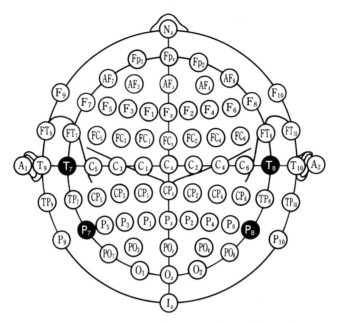

図 2-37　アメリカ脳波学会の 10％ 電極配置法（1991）

ような電極の組み合わせ方と記録の順序を定めた方式をモンタージュ（montage）という．モンタージュとは，モンタージュ写真というときのそれと同じで，組み立て，構成といった意味である．

　基準電極導出法と双極導出法のどちらを重視し，多用するかは，脳波そのものに対する考え方によって異なり，たとえば Gibbs らは基準電極導出をとくに重んじている．しかし現在世界各国の多くの脳波検査室では，基準電極導出法と双極導出法の両者が併用されており，両者を併せ用いて，その長所を生かし短所を補うのが最も妥当な方法である．現在のところ国際的に統一されたものはなく，各脳波検査室ではそれぞれ独自のモンタージュが使用されているが，最近アメリカ脳波学会およびわが国の日本脳波・筋電図学会では国内で共通に使用する標準的モンタージュの提案を行っている．

　モンタージュは，使用する脳波計が何チャネルであるかによって多少異なる．チャネル数が少なくても，何回も電極の組み合わせを変えれば多チャネルの場合と同じ数の導出を行うことができるが，チャネル数が少ない場合には，あまり重要でないところは省略し，その症例にとくに必要な組み合わせがあれば，あとで任意に追加すればよい．

　モンタージュの決定には，脳波についての深い知識と経験を必要とするが，基本的なモンタージュは学会の基準案に従うほうが，他の施設と脳波所見を比較するうえでも便利である．これに必要に応じて各検査室で独自のモンタージュを付け加えるとよいが，そのさいには他の検査室で行われている方式を参照し，また経験者の意見をきいて十分に工夫すべきである．

2 モンタージュ作製の原理

　国際脳波・臨床生理学会連合の臨床脳波検査法勧告案のうちのモンタージュに関係した部分には，次のように記されている．

　「双極導出法と基準電極導出法とはそれぞれ利点があるので，ルーチンの検査には，両方を用いるべきである．双極導出法にはかならず前後方向および冠状方向に電極を 1 列に順次に連結していくモンタージュを含み，この際，電極間隔の小さい導出と電極間隔の大きい導出を併用することが望ましい．基準電極使用に伴う誤診の危険*については絶えず注意していなければならない．記録においては，右側半球の脳波を左側のものより順位を先にし，冠状

---

* 基準電極活性化など．

の横断記録の場合は右から左の順に並ぶようにする**．前後方向の記録では，右，右，右，右……，左，左，左，左というように並べるほうが，右左を交互に並べるよりもよい．」

この勧告案を参照しながら，モンタージュ作製上の注意事項を述べると次のようになる．
① 基準電極導出と双極導出の両方を用いる必要がある．過呼吸賦活，光賦活などルーチンに行う賦活は，ふつうは基準電極導出で行う．
② ある1つのモンタージュは，たとえ頭部のある局所の観察に重点をおくとしても，同時に全体像も観察できるようにしておく．頭の前部，後部，内側部，外周部などのどこかががら空きになるようなことがないようにする．
③ 双極導出モンタージュについては，勧告案に記されているように，電極を1列に順次連結していく連結双極導出を主とするのがよい．これには縦方向，横方向の導出が必要で，できれば縦・横の電極列が交差する十字導出法が含まれるようにする．連結双極導出では，ふつうは連結の順序に記録を並べていくが，場合によって左右の対称部位の双極導出記録を隣接して並べてもよく，とくに背景脳波の振幅の左右差をみるには後者もよい．
④ 双極導出では，電極間距離が小さい導出と大きい導出の両方が必要である．電極間距離が小さいと異常を局在づける精度は高くなるが，1対の電極がほぼ等電位の異常波を拾うと，差し引き零になって異常波が見逃されるおそれがある．電極間距離が大きくなると異常を局在づける効率は低くなるが，振幅の小さい異常波を見逃すおそれが少なくなり，また基準電極導出に近い性質をもつようになるので，基礎律動の観察に有利である．
⑤ 国際電極配置法によるときには，正中線上の電極を十分に利用すべきである．
⑥ ルーチンの脳波検査では，基準電極導出2～3種類，双極導出3～4種類が必要であり，それ以上は必要に応じて特殊モンタージュを用意しておく．ルーチンにあまり多数のモンタージュを用い，各モンタージュの記録時間が短い「こま切れ」の脳波記録になるのは得策ではない．
⑦ 左右を並べる順序として，勧告案では右を先にす

** 後述のようにわが国では左側を右側よりも先にするのがふつうである．

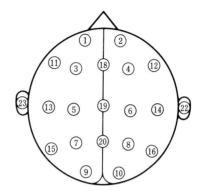

図2-38　国際法による電極の位置と番号

るようすすめているが，これはわが国でも海外でもあまり守られていない．わが国では最初にGibbs夫妻のアトラスなどを通して脳波学が導入されたためもあり，左側を先にするのが慣行になっている．モンタージュによって左と右を入れ替えれば脳波計の各チャネルの特性の差による左右差が相殺されるという考えもあるが，煩雑で判読しにくくなるおそれもあり，あまりすすめられない．

以下，まず日本脳波・筋電図学会の「臨床脳波検査用標準モンタージュ」(1985)を記載し，ついでその他のモンタージュについても補足的に紹介しておく．なお各電極は図2-38のような番号で示す．

③ 日本脳波・筋電図学会の臨床脳波検査用標準モンタージュ作製の基本方針(図2-36)

① 電極配置は10-20法を原則とした．
② 一組の，すなわち16チャネル用，12チャネル用，8チャネル用などの「標準モンタージュ」には基準電極(単極)導出法と，縦・横2方向の連結双極導出法が含まれるものとし，全体として10-20法のすべての電極が少なくとも1回は使われるようにした．1個のモンタージュでカバーできないときには複数のモンタージュを併用する．双極導出法については，左右対称部位の比較には左右交互型双極導出法も利点があるが，連結双極導出法の長所を考えて，標準モンタージュには連結法を採用した．
③ 各導出の並び順は，解剖学的関連の深い部分が離

ればなれにならぬように考慮した．
④左・右の配列順序は，国内・外での実績を考慮して，1957年の国際学会勧告案とは逆であるが，左側が先行するようにした．
⑤基準電極導出法では，左右対称部の導出を隣接したチャネルに並置することにし，前方から後方に，傍正中部（内側）から側頭部（外側）へと並べた．
⑥双極導出法では，一連の連結双極導出を列としてまとめて並べ，これを分断して配置することを避けた．縦連結双極導出については，(a)左側頭部から始めて左外，左内，右内，右外と並べる方法と，(b)傍正中部から始めて左内，右内，左外，右外と並べる方法の両者を併設して，そのいずれを採用するかは使用者の選択に任せた．

横連結双極導出については，左から右へと連結した列を，前から後へと並べた．

④ 小児の標準モンタージュについて

小児についても，10-20電極配置の使用を原則とする．

ただし，頭囲が極端に小さい場合（新生児，低出生体重児など）には，10-20法の電極の一部を使う「電極数を減じた配置」をとることも必要な場合があるので，そのための「新生児（未熟児）用特別標準モンタージュ」も作製した．この新生児用モンタージュを使用する場合，図に示した脳波以外のパラメータを同時記録する必要がある．とくに，呼吸（腹・胸部および鼻部の2現象）と眼球運動はかならず記録し，さらに頤部筋電図，心電図の同時記録を行うことが要請される．

⑤ 各モンタージュの名称・記号の説明

たとえば，12R-2aなどについて
①最初の数字は脳波導出用のチャネル数を表す．
②英字は，R(referentialの略)：基準電極（単極）導出，LB(longitudinal bipolarの略)：縦双極導出，TB(transverse bipolarの略)：横双極導出を表す．
③末尾に-1, -2 などの数字がついているときは，その導出法に複数のモンタージュがあり，それらを併用する必要があることを示す（図には"and"と表示）．
④末尾に-a, -b などの英小文字がついているときは，そのうちの1つを使用者が選択すればよいことを示す（図には"or"と表示）．

したがって，16チャネル用では3個，12チャネル用では4個，8チャネル用では6個のモンタージュが最終的に選ばれることになる．

3 モンタージュの実例

① 16チャネル用モンタージュ

16〜17チャネルの脳波計を用いると，基準電極導出ではほとんどすべての電極部位からの脳波を一度で記録できるので，モンタージュの数を減らすことができる．日本脳波・筋電図学会の標準モンタージュ(1985)では，基準電極導出(16R：Rは前述のようにreferential derivation基準電極導出を表す)には正中線上の電極以外はすべての電極からの導出記録が含まれている（図2-36）．16Rでは，必要な場合に平衡型頭部外基準電極(BN：balanced non-cephalic)あるいは平均電位基準電極(AV：average)を用いて同様の基準電極導出を行うことができる．このモンタージュでは，基準電極導出では左右の対称部位を対にして順次並べてあるが，同側を1列に並べる方法もある．過呼吸賦活，光刺激などはふつう基準電極導出で行う．縦方向の連結双極導出16LB(longitudinal bipolar)のうち，16LB-aは縦双極導出列を左外，左内，右内，右外というように左側から右側に向けて並べたもので，16LB-bは左内，右内，左外，右外の順に並べたものであり，どちらかを選んで記録すればよいが，ふつうは前者が用いられる．

横方向の連結双極導出(16TB)は，横連結双極導出列を前から後に向けて並べたもので，耳朶の基準電極を含む電極列では，基準電極活性化の有無をチェックすることもできる．

なお標準モンタージュは含まれていないが，16BPは外周部の環状連結双極導出と正中・側頭前部，正中・側頭中部の三角導出を併せたもので，側頭前部，側頭中部，前頭極部などの異常波の発見や局在づけに役立つ．MP-BPは基準電極導出と内側

第3節　電極配置法と脳波導出のモンタージュ

縦双極導出とを同時に行うモンタージュの1例で，多数の被検者を対象にする脳波スクリーニングのさいなどに用いると便利である．

なお以下の各モンタージュについても同様であるが，チャネルに余裕があるときには，心電図(ECG)および水平方向眼球運動(EOG)を記録するとよい．ECGは脳波の棘波とECGアーチファクトとの鑑別に役立ち，EOGは意識状態の鋭敏な指標になる(135, 465頁)．

2 12チャネル用モンタージュ

脳波記録に12チャネルしか使用できないときには，国際電極配置法による電極のすべてから基準電極導出で記録するには，少なくとも二度に分ける必要がある．12R-1は内側の電極のすべてと側頭中部から，12R-2aは外側の電極のすべてと内側の前頭極，中心，後頭からの記録で，"and"はこの両者を行うことを示す．12R-2bは12R-2aの変形で，脳波診断上重要と思われる前頭，頭頂を補充し側頭後部を除いたもので，12R-2aか12R-2bのどちらかを選べばよい("or"で示す)．過呼吸賦活，光刺激などは12R-1か12R-2bで行えばよい．

12LB-aは縦連結双極導出で，電極列を左外，左内，右内，右外の順に並べたもの，12LB-bは同じ電極列を左内，右内，左外，右外に並べたもので，どちらか一方を選ぶ("or")．12TBは横連結導出で，前頭極，後頭極の双極導出は診断上それほど重要でないので，横連結双極導出モンタージュは1種類だけにしてある．

また，学会の標準モンタージュではないが，12BP-1は側頭部と正中線上の電極を用いた三角法導出で，電極間隔の短い導出と長い導出を含み，側頭部あるいは正中部の焦点の局在づけに利用しうる．12BP-2はAird法による双極導出で，左右対称部位の短間隔および長間隔の双極導出を並べて，振幅の左右差をみることを主目的としたものである．

3 8チャネル用モンタージュ

8チャネルで国際電極配置法によるすべての電極から基準電極導出を行うには，少なくとも3つのモンタージュが必要であるが，学会の標準モンタージュでは中央線上の電極からの記録は省略し，内側部からの導出8R-1と外側部からの導出8R-2aとを併用("and")している．8R-2bは内側部，外側部の主要な部位からの導出から構成され，8R-2aとのどちらかを使用する("or")ようになっているが，過呼吸賦活，光刺激などは8R-2bで行ってもよい．

双極導出は，縦方向双極導出としては8LB-1(内側電極列)，8LB-2(外側電極列)の両方を併用し("and")，横方向双極導出でも8TB-1と8TB-2を併用して("and")頭蓋のほぼ全体をカバーする．

4 新生児用，未熟児用モンタージュ

乳幼児でも多くの場合は国際法(10-20法)による電極装着が可能で，成人と同じモンタージュを用いることができる．しかし，新生児や低出生体重児で頭蓋が小さく国際法による電極の装着が困難な場合には，左右の前頭極，中心部，後頭部，側頭中部，中心中央部(C_z)に計11個の電極を装着して記録を行う．学会の標準モンタージュでは，8チャネルの場合には基準電極導出としてN8R(Nはnewborn新生児)，双極導出としてN8LB-aあるいはN8LB-b，12チャネルの場合には双極導出でN12B-aあるいはN12B-bが示されている．経験的に新生児では基準電極導出ではアーチファクトが入りやすいので，双極導出が主になる．

なお新生児では脳波だけでは覚醒・睡眠の区別が容易ではないので，呼吸(腹・胸部，鼻部)，眼球運動，筋電図(頤)，心電図などの同時記録が必要である．

5 22チャネル用モンタージュ (図2-39参照)

22チャネルの脳波計を用いると，すべての電極部位からの脳波を記録できる．図2-39の22Rは耳朶を基準にした基準電極導出(この場合は，21チャネルで全電極から記録)，22R-BNは平衡型頭部外基準電極を用いた基準電極導出の例である．22LBは縦方向の導出例，22TBは横方向の導出例，BPは環状連結導出と三角導出を組み合わせた導出例である．これらは全電極からの記録が常に可能なので，モンタージュを網羅的に使用するのではなく，目的に合わせていくつかのモンタージュを重点的に

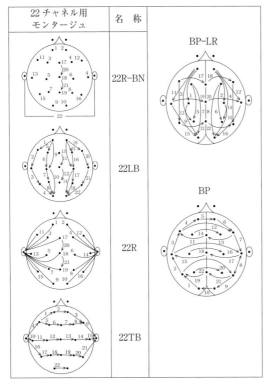

図2-39　22チャネル用モンタージュ

用いるのが望ましい．

⑥デジタル脳波計によるリモンタージュ法

デジタル脳波計では，各電極からの信号に対して，システムリファレンス(system reference：SR)を基準電極として，A/D変換されてデータ保存される．A_1およびA_2の電極からの信号も同様に保存されているので，その保存されたデータごとの演算により種々の組み合わせのモンタージュを導出することができる．そのような機能をリモンタージュ機能という．なお，わが国で市販されている脳波計の多くは，C_3とC_4の平均電位をSRとしている．頭皮上のC_3やP_3，A_1，SRの電位をV_{C3}，V_{P3}，V_{A1}，V_{SR}とすると，基準電極導出，双極導出では下記のようになる．

基準電極導出
$$(V_{C3} - V_{SR}) - (V_{A1} - V_{SR}) = (V_{C3} - V_{A1})$$

双極導出
$$(V_{C3} - V_{SR}) - (V_{P3} - V_{SR}) = (V_{C3} - V_{P3})$$

このリモンタージュ機能により，保存された脳波データを用い，記録時と異なった電極の組み合わせで脳波波形を再現する操作をモンタージュリフォーマッティングという．このモンタージュリフォーマッティングにより，焦点性の棘波や徐波の局在づけが可能である(図2-40)．

⑦アメリカ脳波学会標準モンタージュ

アメリカ脳波学会でも脳波記録の指針(Guidelines in EEG)を作成するための委員会をつくり，指針の1980年度版をまとまった冊子として発刊したが[4]，そのなかで，臨床脳波検査室で使用する標準モンタージュを提唱している．これは脳波計のチャネル数により，18チャネル用，16チャネル用，10チャネル用，8チャネル用に分かれ，それぞれに縦双極モンタージュ(longitudinal bipolar：LB)，横双極モンタージュ(transverse bipolar：TB)，基準電極モンタージュ(referential：R)があり，LB-18，TB-16などと表される．そして，たとえばLB-18のなかには，構成される電極対は同じでもその並べ方の原理を変えたalternative setsが3個以内用意されていて(たとえばLB-18.1，LB-18.2，LB-18.3)，検査技術者の主義や好みによってそのどれか1つを選べるようになっている．

アメリカ脳波学会の標準案はすべて，わが国の学会標準モンタージュと同様に，双極導出の電極間距離が等しくなるよう組み合わせており，電極間隔が長い組み合わせが欠けているが，いずれにしてもこのようなモンタージュ統一の試みは，国際的にも行われるべきであろう．

最近，アメリカ臨床神経生理学会(ACNS)の指針(2006)で，臨床脳波で使用すべき標準モンタージュが提唱されている[13]．この指針では，16チャネル用，18チャネル用，20チャネル用に分かれ，それぞれにLB，TB，Rがあり，alternative setはLBとRでは3個，TBでは2個用意されており，基本的な原理は従来と同様である．

⑧高解像度脳波

国際標準電極配置法における頭皮上電極の数は耳

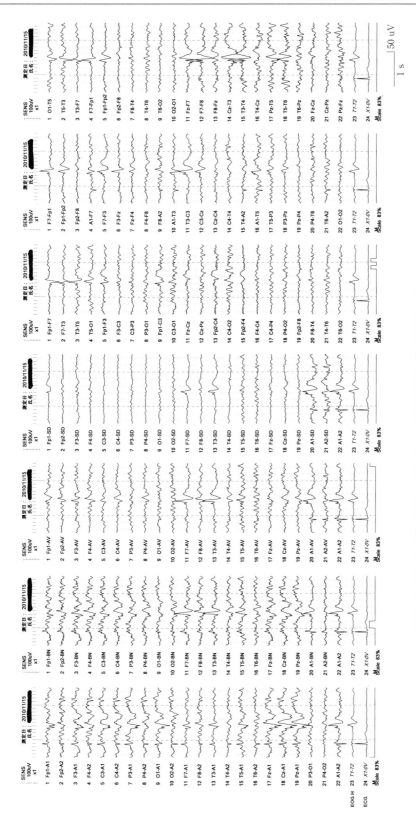

図 2-40 モンタージュリフォーマッティング（東北大学病院精神科佐々木氏のご厚意による）

F7, T3の焦点性鋭波（基準電極導出，頭部外基準電極導出，AV法，ソースデリベーション法，縦方向および横方向の双極導出，三角導出，なお心電図の混入あり）

染の基準電極を入れると21個であり，電極間隔は成人では約6cmであり，十分な空間的情報が得られるとはいえず，電極数を増して電極間隔をせまくすれば，空間的解像度を増すことができる．Gevinsら[14]（1994）はMRIによって各被検者の3次元頭部モデルを作り，それに対応して頭皮上に124個の電極を装着（平均電極間隔2.25cm）し，64チャンネル脳波計2台を使用して128チャンネルの脳波記録を行い，空間的解像度を高める操作（spatial de-blurring technique）を使用して脳波を3次元トポグラムとして表示する方法を開発した．この方法により大脳誘発電位などの局在を従来の方法よりも空間的に精細に表示することができるので，これを機能的神経画像法として確立することを目指している．この方法には改良法も提案されている（Babiloniら[8]，1997）．

第4節 脳波の賦活法

脳波の記録は，被検者が安静に閉眼している状態で行うのが原則であるが，ある種の患者では，安静時にはまったく異常がないか，ごく軽度の異常しか示さず，特定の生理的，生化学的な内外環境の変化が起こったときに初めて異常を示したり，異常の程度が増強したりする場合がある．たとえば，てんかん患者では，発作間欠期には安静時脳波にほとんど異常を示さず，過呼吸を行わせると異常波が出現する場合も多い．

このように，安静時の記録では不明であるか軽度にしか存在しない脳波異常を，発現させあるいは顕著に出現させるための操作を脳波の賦活法（methods of activation）と呼ぶ．脳波の賦活法には，いくつかの方法があるが，現在広く行われているのは，①開閉眼賦活法，②過呼吸賦活法，③光賦活法，④睡眠賦活法，⑤ペンテトラゾール（pentetrazol）賦活法およびベメグライド（bemegride）賦活法，⑥光-ペンテトラゾール（あるいはベメグライド）併用賦活法などである．

1 開閉眼試験

厳密には開閉瞼というべきであろうが，慣用に従って開閉眼という用語を使用しておく．開閉眼試験は，異常脳波賦活のためというよりも，むしろその他のいくつかの目的のために行われる．方法は，脳波記録中に被検者に口頭で指示を与えて開眼させ，10秒前後経過したあと閉眼させる．開閉眼はきわめて施行が容易であるから，基準電極導出，双極導出の主なモンタージュについてかならず行う．

開閉眼試験は次のような役割を果たす．
① 健常者では開眼により，アルファ波減衰が生じるので，アルファ波減衰が不十分だったり，顕著な左右差があったりする場合には，両側性あるいは一側性の異常が想定される．
② 開眼によって背景脳波のアルファ波が減衰すると，背景脳波に埋もれて不明瞭だった異常波（徐波，棘波など）が明瞭にみられるようになることがある．突発異常波のうちでは，皮質の局在性棘波などは開眼でも抑制されにくいが，全般性（いわゆる中心脳性）突発波は開眼で抑制されやすいので，両者の鑑別に役立つ．ミュー律動（107頁）は開眼によって抑制されないので，ミュー律動の有無はまず開眼時の記録について判定するとよい．
③ 開閉眼でてんかん性の突発異常波が誘発されることがある．とくに閉眼直後に広汎性棘・徐波，高振幅徐波などが誘発されやすい．光過敏てんかん（270頁）では開閉眼で異常波が賦活されやすい（図2-41）．
④ 脳波が低振幅パタンを示すとき，これがこの被検者の覚醒時脳波であるのか，眠気による睡眠第1段階パタン（135頁）であるのかは，開閉眼が随所に行われていれば，容易に鑑別できる．少なくとも開閉眼直後には被検者は覚醒しているはずであるから，眠気があるときには開閉眼を数回繰り返し，最後の閉眼直後の脳波を覚醒時脳波として判読する．ナルコレプシーでは開眼によってかえってアルファ波が増強される逆説的アルファ波ブロック（paradoxical α blocking）がみられる（321頁）．

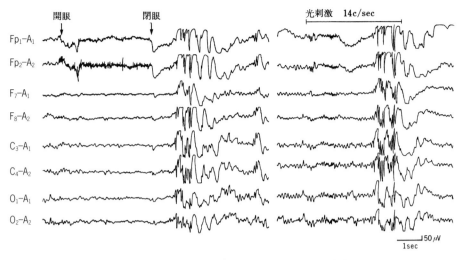

図 2-41　開閉眼および光刺激による突発波の賦活
14歳，男子．全般性強直間代発作．とくに光刺激により臨床発作が誘発されることは気づかれていない．安静時脳波には，軽度の全般性徐化のほか異常はみられないが，開眼したあと閉眼した直後に広汎性不規則性棘・徐波複合，多棘・徐波複合が出現することが多い．同様な突発波は，閃光刺激によっても誘発される．

2　過呼吸

　最も簡単で広く用いられている賦活法である．被検者に，軽く閉眼したまま1分間20～30回の割合で3分間過呼吸を行わせる．

　過呼吸(hyperventilation：HV)の速度は，毎分50回もの速い速度をすすめる人(Gibbs)もあるが，ふつうは自然の速度すなわち毎分20～25回でよく，深さは，なるべく深くと指示する程度にして，被検者が力みすぎて筋活動や体の動きによる雑音(アーチファクト)が入らないようにする．たとえば「これからあまり体に力を入れないで，なるべく深く深呼吸をしてください．約3分間(あるいは100回)やります．では，ヒトツ，フタツ……」というふうに，指示とともに過呼吸のおおよその速度を最初に示すのもよい．

　小児では，自発的に過呼吸を行うことが困難な場合には，検者が適当な大きさの紙片を持ち，これを被検者の口の前にもってきて「この紙を目をつぶったまま，プープーと吹いてごらん」と指示すると，過呼吸を行わせることができる．

　過呼吸によって起こる賦活効果には，

①突発性異常波の出現あるいは増強
②非突発性徐波(広汎性あるいは局在性)の出現あるいは増強
の2種類がある．

1 突発性異常波の出現

　過呼吸によって突発性異常波とくに棘波を含む突発波が出現するときには，明らかに異常と判定することができる．過呼吸による賦活法が最も役立つのは，てんかん欠神発作の場合であり(Gibbsら[4]，1935)，ほとんどすべての欠神発作患者は，過呼吸によって定型的な 3 Hz spike-and-slow-waves を示すとともに，多くは臨床的にも意識消失発作を起こす(図 2-42)．臨床的に欠神発作が疑われる症例であるのに，3分間の過呼吸では発作波がみられない場合に，さらに2～3分過呼吸を続けるとはじめて発作波が出現することもある．全般強直間代発作や複雑部分発作(精神運動発作)の臨床発作が，過呼吸だけによって誘発されることはきわめてまれである．また複雑部分発作に特徴的な側頭部棘波が，過呼吸によってはじめて出現することも少ない．

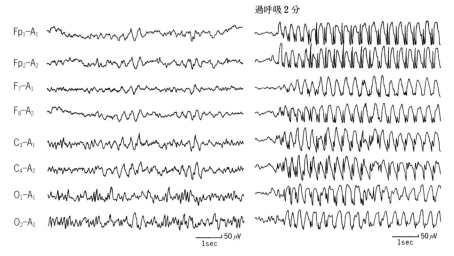

図 2-42　欠神発作における過呼吸賦活法の効果

12歳，男子．欠神発作．7歳頃から1日数回の欠神発作があり，発作中ときおり咀嚼運動がある．脳波の左図は安静時脳波で，発作間欠時に出現する3Hzの律動性徐波を示し，右図は臨床発作時の3Hz spike-and-slow-wave rhythmを示す．

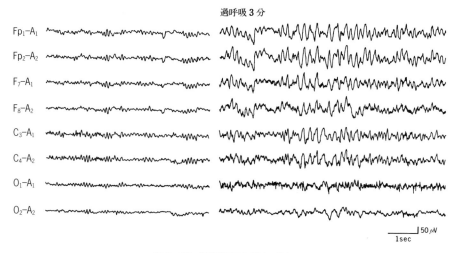

図 2-43　過呼吸による build up

44歳，男性．1カ月前，交通事故で後頭部を強打，20分間意識不明となる．以後，頭重感，めまい感があるが，神経学的には異常なし．脳波は安静時に著変はないが，過呼吸に過敏で，著明な広汎性の徐波化を示す．

2)非突発性徐波の出現あるいは増強，いわゆる"build up"

過呼吸を2～3分間行うと，健常者においても，小児の大多数，成人の一部は，脳波の徐波化と，振幅の増大を示す．このような過呼吸による脳波の徐波化と振幅の増大を"build up"と呼ぶ（図2-43，44）．

過呼吸による徐波の出現は，一般に種々の型のてんかんや，脳に器質的疾患がある場合に顕著であり，成人で過呼吸3分以内に振幅の大きい徐波が顕

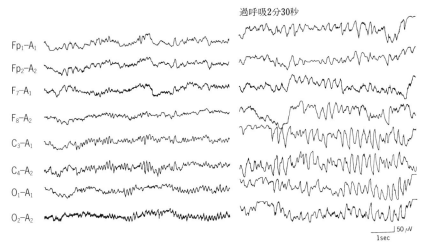

図2-44　健常小児にみられる過呼吸によるbuild up
5歳10カ月，健常男児．過呼吸2分頃から3～5Hzの徐波群発が広汎性にほとんど連続性に出現する．

著に出現する場合には一応異常と考えることができる．しかし，小児，とくに10歳以下の小児は，健常者でも過呼吸に対して過敏で，著しい徐波化を示すのがふつうであるから，過呼吸による賦活所見の判定には，年齢を考慮することが大切である（図2-45）．健常群とてんかん患者群の各年齢層について，顕著な徐波化（big build up）が現れる比率をグラフで示すと[5,6]図2-45のようである．すなわち3～5歳の小児では，てんかん患者の97%，健常者の70%が著明なbuild upを示すが，20歳以後では，big build upを示すものが健常者では10%以下であるのに，てんかん患者では40%以上の高い比率を示す．高年齢層になると，てんかん患者でも徐波化を示すものの比率が減少する．

過呼吸による徐波の出現について注意すべきことは，過呼吸中止後のbuild upの持続時間である．健常成人では，たとえ過呼吸で多少徐波が出現しても，中止後は急速に徐波が消失し，30秒以内には過呼吸前の波形に戻るのがふつうである．しかし，てんかん患者などでは，過呼吸中止後にもかなり長い時間，1分以上，ときに数分にわたって，賦活された徐波や突発波が持続することがある．したがって，build upが過呼吸中止後30秒以上も持続するときは，一応異常と考えてよかろう．

過呼吸施行中に出現した徐波がいったん消失したあとに，徐波がふたたび出現する現象をre-build

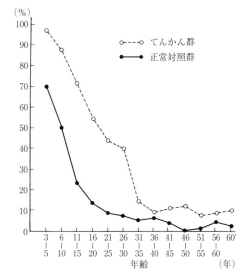

図2-45　各年齢層におけるてんかんと健常対照者に過呼吸によりbig build upが起こる頻度
（Gibbsら，1951）
健常群でも若年者にはbuild upが出現する頻度が高いことに注意．

upと呼び，これはモヤモヤ病のさいに比較的特徴的にみられる（352頁）．Re-build upが起こる機序は，過呼吸によって$PaCO_2$（動脈血CO_2圧）が低下するため過呼吸終了後に生理的呼吸抑制（ときには無呼吸にいたる）が起こり，その結果PaO_2（動脈血

O_2圧)が低下することに関係があるとされている.すなわち,モヤモヤ病自体によりすでに低灌流状態になっている領域において,過呼吸による脳動脈収縮によってさらに血流が低下し,これにさらに上記の過呼吸終了後のPaO_2低下が加わってデルタ波が出現する.これはre-build upがモヤモヤ病で血流低下が著明な前頭・側頭部に生じ,患側に一致して出現する場合が多いこととも符合する(大山ら[16,17], 1985, 1986).

過呼吸による徐波出現は,一般に前頭部,頭頂部などに著明で,後頭部では比較的目立たない.徐波に顕著な左右差や局在性出現があるときには,広汎性に出現しているときに比べて,その徐波が異常波である可能性が多い.

過呼吸賦活法によって突発波や徐波が出現する機序については,Lennoxらをはじめ多くの研究があるが,あまりはっきりしたことはわかっていない.最初は,過呼吸によって血液中の炭酸ガス濃度の低下(acapnia)が起こり,その結果血液がアルカローシスに傾くことが脳のホメオスタシス機序の障害を起こすためではないかと考えられてきたが,現在一般に支持されているのは,徐波化は過呼吸による低炭酸ガス血症(acapnia)により血管収縮が起こり,これが脳の断血性無酸素症(ischemic anoxia)を生じるために起こるとの説であり,この説は徐波化がhyperoxiaによって回復することにより支持されている(Davis & Wallace[2,3], 1942, 1972; Meyer & Gotoh[12], 1960; Gotohら[8], 1965; Sugioka & Davis[24], 1960; Reivichら[19], 1966).しかし,脳波の徐波化は過呼吸時の吸気中のO_2濃度(16%, 21%, 100%)によって影響されないとの報告もあり(Kennealyら[10], 1980),徐波化の機序は単純ではないようである(625頁).そのほか,低血糖,低酸素,高体温,高気温などがbuild upを促進するといわれる.

過呼吸賦活法は一般に広く使用されている割には標準化されていないので,build upが起こってもその臨床的意味づけは容易ではない.そこで,過呼吸賦活を標準化しようとの試みも以前から行われている(Bickford[1], 1949).佐々木ら[21](1981)は明らかなbuild upを示す被検者では脳波変化はとくに換気量と関係が深く,換気量が安静時の8倍以上になると脳波上に高振幅徐波が起こる可能性を示唆した.また堺[20](1982)は,流量用フォトセンサとコンピュータを用いて呼気量を連続的に測定してその情報を被検者にフィードバックする過呼吸モニター装置を製作し,換気倍数(過呼吸時と安静時の換気量の比)が6.2〜6.6倍程度になるように過呼吸を調節すると,build upは正常成人ではきわめて少なく,てんかん患者ではほとんどの症例に認められることから,過呼吸賦活の標準化の有用性を強調している.Zwienerら[26](1998)は,呼気終末のPCO_2を一定にした標準化法を提唱している.健常成人を対象にして標準化した過呼吸を行い,呼気終末のPCO_2を2 kPa(15 mmHg)に維持することによって,著明なデルタおよびシータ周波数帯域の増強による脳波の徐波化がみられ,標準化されない過呼吸では認められなかったとしている.しかし,この方法では健常成人でbuild upがみられているため,健常成人でbuild upが目立たない程度に呼気終末のPCO_2を調整する必要がある.また,標準化した過呼吸賦活を日常の脳波検査で行うためには,簡便であることも必要とある.

最近では,デジタル脳波計の普及に伴い,過呼吸中のbuild upの変化を観察できる"HVモニタ"も開発されている(末永と大木[22], 1999;末永ら[23], 2006).そのソフトにより,過呼吸前の最もbuild upが出現するF_3とF_4の10秒間での2〜7 Hzのパワ・スペクトル量を対照にして,過呼吸開始から10秒ごとに比較した折れ線グラフにより,build upの程度を知ることができる.

過呼吸と呼吸停止(apnea)による無酸素症を併用する賦活法も工夫されており[13,14,18],また両者の効果についての比較研究の報告もある.たとえば約5分間過呼吸を行った後に,被検者に随意的にできるだけ長時間呼吸を停止させると,脳波はいったん正常に戻った後,高振幅の徐波が出現し,ときにspike-and-slow-wave complexなどの異常波が誘発できるという[11].過呼吸賦活の有用性を高めるために,過呼吸を反復する方法もなされている(吉井ら[25], 2007).1回目の過呼吸賦活後に90秒間の安静呼吸時間を挿入して,脳CO_2が低下している間に2回目の過呼吸賦活を行うと,壮年者や老年者にも賦活効果を示すものが相当数みられたという.

てんかん患者に運動を負荷すると,過呼吸に近い状態になるので,脳波異常が増悪しそうに考えられるが,実際には膝の屈伸運動(Götzeら[7], 1967),水泳(中川ら[15], 1978),ランニング(一ノ渡ら[9], 1991)とも,既存のてんかん性突発波に対して減少,抑制方向の影響を及ぼす.

3 光刺激賦活法
（photic stimulation）

強い光，たとえばストロボスコープの閃光を，被検者の眼前で点滅させると，健常者では突発性異常波を示すことはほとんどないが，てんかん患者のうちのあるものでは，脳波に突発異常波が賦活され，さらには臨床発作を惹起することもあり[1,2,4～6,9]，このようなてんかん患者は光過敏てんかん（photosensitive epilepsy）あるいは光原てんかん（photogenic epilepsy）と呼ばれる（270頁）．この事実を最初に臨床的に異常脳波の賦活に応用したのはWalter（1947），ついでGastaut[4]（1949）であるが，光刺激単独で賦活効果があるのはてんかんの4％前後であり，少数の症例に限られている[7,10,12]．最近では白色の閃光刺激だけでなく，各種の色光刺激，図形による視覚刺激などの異常波賦活効果も研究されている．

1 光刺激の方法

1. 閃光刺激法

光刺激には，ふつうストロボスコープの閃光が用いられ，現在では多くの製品が光刺激装置として市販されている．閃光はふつう青白色で，1回の閃光の持続は0.1～10 msec，その強さは10万燭光前後（8万～15万燭光）である．ふつうは反射傘のついたストロボスコープのバルブを閉眼した被検者の眼前15～30 cmの距離に固定して，被検者の全視野を強く照射する．閃光刺激の記号は，ふつうは光刺激装置から直接に脳波計に入れ，タイマーペンで記録して，刺激頻度や刺激と異常波出現との時間的関係を正確に判定できるようにするが，光電池（photocell）を被検者の頭のそばにおいて，それからの出力を脳波計のチャネルの1つに入れれば最も確実である．閃光の色は橙色，赤色が最も有効であるといわれるが[1]，ふつうは白色光が使用される．閃光刺激の頻度は，毎秒1～50回の間が用いられるが，10～20 Hzとくに15 Hz前後が最も有効である．とくに患者のもつ固有の突発波の周波数と調和関係にある頻度の刺激が有効であるといわれ，たとえば欠神発作患者などでは突発波が3 Hzであるから，3の倍数である12，15，18 Hzなどが有効であるということになる．

幼小児においては，有効な光刺激の周波数が成人より低く，小児では3～8 Hz，思春期には成人近く13～20 Hzとなるという[11]．

閃光刺激を与える方法は，ある任意の頻度の閃光を5～10秒間与え，刺激中止後10秒間ほど脳波および臨床像の変化を観察し，ついで次の頻度に移るようにする．ふつうは低頻度からしだいに高頻度に及ぶ．また，低頻度から高頻度に頻度を移行的に上げていく方法を用いることもある．

ストロボスコープによる閃光刺激は閉眼・開眼下で行うのが一般的であるが，Takahashiら[15]（1999）はテレビ画面に近似した低輝度視覚刺激（low-luminance visual stimulation：LLVS）を用いて開眼下で行うと，光突発応答（photoparoxysmal response：PPR）の検出率が高くなると報告している．

2. 図形刺激法

図形を凝視することによって発作が誘発されるてんかんがあることは，図形過敏てんかん（pattern-sensitive epilepsy）として知られている（270頁）．

脳波異常あるいは臨床発作を誘発するのに有効な視覚刺激としての図形には，縞模様，水玉模様，格子縞（市松模様，チェッカー）などがある．図形刺激の与え方には，図形を一定時間凝視させる方法と，閃光刺激の場合と同様に，図形を点滅させる方法がある．あるいは格子縞模様では，テレビのスクリーンを用いて格子の白黒の部分を律動的に交互に反転させる方法もある（視覚誘発電位の項549頁）．図形点滅あるいは格子縞反転を用いるときは，点滅あるいは反転の頻度に対応して光駆動波が誘発されるし，その頻度に一致して加算を行えば，視覚誘発電位を記録できる．

高橋ら（1974，1980）は，色光刺激，図形刺激あるいは色・図形組み合わせ刺激などを体系的に行うことができる視覚刺激装置を製作し，視覚刺激として白色光点滅，赤色光点滅，図形A（水玉模様）点滅，図形B（縞模様）点滅（図2-46），赤・図形A点滅，赤・図形B点滅などを順次行うことを推奨している．このような色・図形刺激は，特殊な装置を使わなくても，ふつうのストロボスコープに色フィルタ，図形フィルタあるいは両者を重ねて装着すれば，容易に行うことができる．一般に，図形刺激は

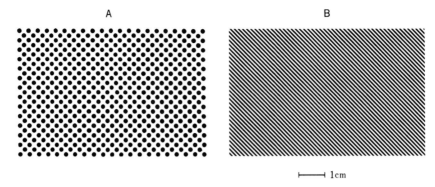

図2-46　視覚刺激用図形A，B（高橋，1974）

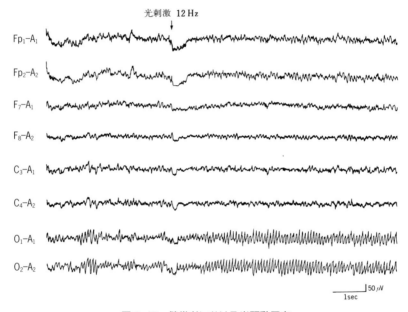

図2-47　健常者における光駆動反応
22歳男性．12Hzの閃光刺激により，後頭部のアルファ波に著明なdrivingがみられる．

後頭部に駆動波を生じやすく，後頭部起始の突発波を誘発しやすく，赤色刺激は全般性の突発波を誘発しやすいという（高橋ら，1980）．

2 光刺激による脳波の変化

1．光駆動〔反応〕

健常者に反復閃光刺激を与えると，頭頂・後頭部の脳波にそれと同じ周波数あるいはそれと調和関係にある周波数の波が出現し，これは光駆動〔反応〕(photic driving〔response〕)と呼ばれている（図2-47）．一般に駆動(driving)とは，律動的刺激によ り，刺激と一定の位相関係にある波が出現することであり，ただ律動的な波が出現しただけでは駆動とは呼ばない．

光駆動は，アルファ波の周波数，あるいはこれと調和関係にある頻度の光刺激で生じやすく，たとえば10Hzの光刺激によって10Hzの波が出現するものを基本同調駆動反応(fundamental driving)，20～30Hzの波が出現するものを高次同調駆動反応(harmonic driving)，5Hzの波が出現するものを低次同調駆動反応(subharmonic driving)と呼ぶ．Drivingを起こす有効な刺激頻度は，背景脳波において優勢な波の周波数に近い頻度であり，したがっ

第4節 脳波の賦活法

て年齢にかなり左右される．すなわち，小児では10Hz以下で，有効頻度の幅が広く，成年に近づくにつれて有効頻度は10～20Hzとなり，頻度の幅が狭くなる(Laget & Humbert[11]，1954)．また被検者の脳活動水準が低下すると光駆動による高調波が出にくくなり[8]，基礎律動に徐波化がみられるてんかん患者でも高調波が駆動されにくいという[16]．なお光刺激の基礎的研究は，Walterらの業績に詳しい．

光駆動反応は被検者の視覚系に機能障害があるかどうかの診断にも役立つ．たとえば，生理的現象であるアルファ波の光駆動の現象には，健常者でもある程度の左右差があるが[17]，光駆動波が一側の後頭部にだけに出現し，他側にまったくみられないときには，視束交叉から後のいずれかの部位の機能障害の存在が推測される．また一側の眼に閃光刺激を与えて駆動波が出現するのに他側の眼の刺激では駆動が起こらない場合には，その側の眼の視力障害を推測することができる．しかしこれとは反対に，光刺激によって患側だけに駆動波が著明に現れたり，患側の側頭・後頭部だけに局在して異常波が出現することもある[13,19]．

2. 突発異常波の賦活

ある種のてんかん患者，とくに欠神発作やミオクロニー発作をもつ患者では，光刺激によって，後頭部に局在性棘波が誘発されたり，高振幅の突発波が両側性に誘発されることがある(図2-41)．このような症例では，欠神発作やミオクロニー発作などの臨床発作が誘発されることもあり，さらに閃光刺激を続けると，全般性強直間代発作にいたることもある．このように光刺激によって脳波上に棘・徐波複合を主とする突発波が出現するものを光突発応答(反応)(photo-paroxysmal response：PPR)あるいは光けいれん反応(photo-convulsive response)という．

閃光刺激によって誘発される異常波は，多棘・徐波(multiple spike-and-slow-wave complex)あるいは棘・徐波複合が最も多く，大多数の場合には左右対称的，同期的であり，前頭・中心部に出現する(図2-41)．場合によっては，突発波に左右差がみられたり，局在性の異常波が誘発されたりすることもある(図2-48)が，比較的まれである．

これに対して，反復光刺激によって脳波上には明瞭な突発波は出現しないが，顔面・四肢などに光刺

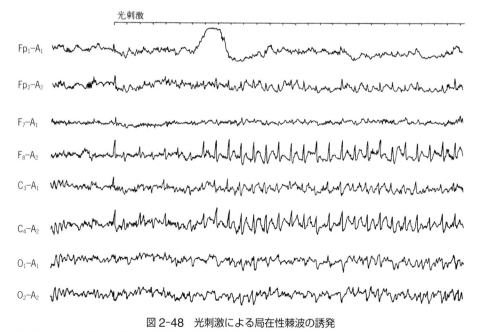

図2-48 光刺激による局在性棘波の誘発
11歳，女児．7歳から夜間に全般性強直間代発作．最近はよだれをたらし，軽い強直間代けいれんが数回，半年に一度起こる．脳波には安静時から，右側頭前部を中心に，多発性の棘波焦点を示すが，1～4Hzの閃光刺激によって右側頭部，右頭頂部に，刺激に対応して棘波が誘発される．

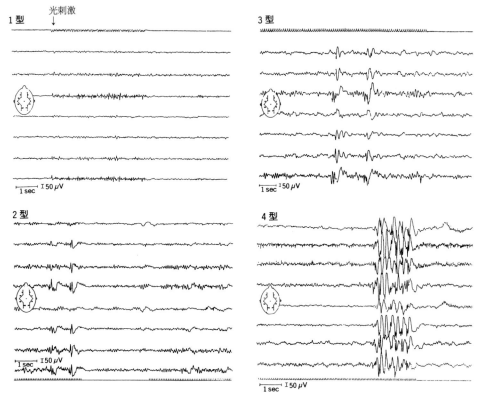

図 2-49 光突発応答（photo-paroxysmal response, PPR）の 4 型（Waltz ら，1992）
1 型　後頭部の律動のなかに棘波が混入する．
2 型　二相性徐波を伴う頭頂・後頭部棘波
3 型　二相性徐波を伴う頭頂・後頭部棘波が前頭部まで広がる．
4 型　全般性棘・徐波

激に一致したミオクロニーけいれんが起こることがあり，これを光筋原応答（反応）（photo-myogenic response），あるいは光ミオクロニー反応（photo-myoclonic response）という（270 頁）．この場合，脳波にミオクロニーの筋活動による高振幅の棘・徐波様のアーチファクトが混入し，真の棘・徐波複合と鑑別が容易でないことがある．鑑別の要点は，光突発応答は棘波がかならずしも光刺激と 1 対 1 の対応を示さないこと，光刺激が中止された後にも刺激に一致して終止せず，自己持続性（self-sustained）に多少とも尾をひいて出現すること（図 2-41）などである．

光突発応答 PPR は，定型的な場合には全般性棘・徐波複合の形を示すが，不完全な波形を示す場合もある．Doose ら（1969）は頭頂・後頭部に局在していても明瞭な棘波か鋭波が記録されれば PPR と認めており，どこまでを PPR と認めるか問題になる場合が少なくない．Waltz ら[18]（1992）はこの問題を遺伝学的に検討するために，間欠性光刺激（4〜20 Hz）によって誘発される突発波（PPR）を次の 4 型に分けた．

1 型：後頭部脳波のなかに棘波が出現するもの．
2 型：頭頂・後頭部棘波で 1 個の二相性徐波を伴うもの．
3 型：頭頂・後頭部棘波で 1 個の二相性徐波を伴い，前頭部に広がるもの．
4 型：全般性棘・徐波あるいは多棘・徐波（図 2-49）．

これらの PPR をもつ症例のうちてんかん発作をもつ 65 名（A 群）とその近親者 218 名，てんかん発作をもたない 70 名（B 群）とその近親者 153 名について，この 4 つの型の出現様式を観察したところ，

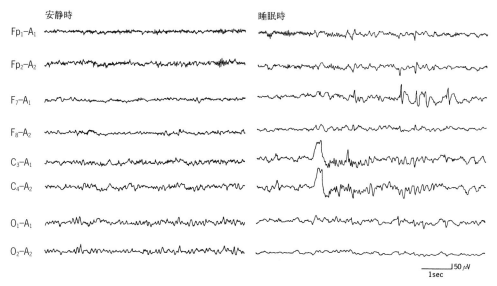

図 2-50 睡眠賦活法の効果
10歳，男児．複雑部分発作＋強直間代発作．覚醒安静時(左)には突発波はみられないが，自然睡眠時(右)には，左側頭前部導出に陰性棘波，および棘・徐波複合が散発性に出現する．

発端者が3,4型の場合には同胞にPPRが出現する率は約40%，発端者が1,2型の場合は20%前後であった．臨床発作をもつA群ではもたないB群よりも4型の出現頻度が高く，A群とB群の同胞の間でも同様の差がみられた．PPR 3型，4型はA群，B群とも10歳以下の年齢層に多かった．以上の結果から，PPRの4つの型は同一の遺伝素因がレベルを異にして表現されたものであり，PPRの現象表現型は年齢および他のてんかん素因によって修飾されるものと考えられる．

図2-41のように，開閉眼賦活と光刺激賦活がともに陽性のこともある．光刺激中に開閉眼試験を行うと異常波賦活率が高くなるという[14]．

4 睡眠賦活法

自然睡眠，あるいは薬物による誘発睡眠のさいに，てんかん形発射(epileptiform discharge)が出現しやすいことは，最初Gibbs & Gibbs(1946)によって注目された．ついでGibbs夫妻らがFusterとともに[2,3]，複雑部分発作をもつてんかん患者は，睡眠中に側頭部付近に局在性棘波の焦点を示す場合が多いことを報告して以来，睡眠時の脳波記録は，重要で不可欠な賦活法の1つとして，広く用いられるようになった[4~6,12](図2-50)．

睡眠賦活法(sleep activation)には，自然睡眠による方法と，薬物による誘発睡眠による方法とがある．

1 自然睡眠

自然睡眠の記録を行うには，被検者を静かな部屋に仰臥せしめて自然に入眠するのを待つ．また被検者は，記録を開始してしばらくたち，とくに過呼吸が終了した後などに，自然に睡気をもよおすことが多い．これは脳波を記録しているとよくわかるから，その睡気を妨げぬようにしていれば，自然睡眠に入ることがある．

自然睡眠記録をぜひ行いたいときには，検査日前夜の睡眠時間を短縮しておく．被検者を早朝たとえば午前4～5時に覚醒させ，午後に検査を行えば自然睡眠を誘発しやすい．また，患者を早朝に覚醒させると睡眠時間が短縮するので，部分的断眠の効果によっててんかん性異常波が積極的に賦活される可能性がある(62頁)．

②薬物による誘発睡眠

自然睡眠を待つ方法は，不確実で時間を空費するおそれがあるから，短時間のうちに睡眠記録を行うためには，ふつう薬物による誘発睡眠を用いる．誘発睡眠用の薬物は，経口投与，皮下あるいは静脈注射，肛門坐薬などの方法によって使用されるが，経口投与は自然睡眠に似た入眠時脳波を記録できるので最も望ましい．

1．経口的睡眠薬

睡眠賦活で重要な安定した睡眠第1，第2段階を得るには，自然睡眠を行うのが望ましい．自然睡眠が得られず，薬物を使用する場合でも，静脈麻酔薬では特に安定した睡眠第1，第2段階を得ることが困難なために，経口ないし座薬の睡眠薬を使用すべきである．睡眠賦活には，トリクロホスマトリウム（トリクロリールシロップ®）は保険適用がある．

通常成人1回1〜2gを経口投与し，幼少児は年齢により適宜減量する．20〜80mg/kgを標準とし，総量が2gを超えないようにする．他に，ペントバルビタール（ラボナ®）や抱水クロラールが使用されており，抱水クロラールは座薬（エスクレ®座剤）と使用されることが多い．なお，ペントバルビタールや抱水クロラールは保険適用外なので慎重に投与する．

2．静脈麻酔薬

静脈注射用としては，チオペンタール（ラボナール®），ヘキソバルビタール（チクロパン®など）が使用され，被検者が入眠するまであまり急速すぎない速度で静脈内に注射する．静脈内注射法は，効果が急速でしかも確実であるが，麻酔の初期には振幅の大きい徐波やバルビツール酸誘導体特有の速波が前景に出て，最も異常波が出現しやすい自然睡眠の入眠期にあたる時期の脳波が記録できない欠点がある．しかし静脈注射後しばらく（10分前後）待てば，しだいに振幅の大きい徐波や速波が消失し，自然睡眠の第2段階（紡錘波期 spindle phase）に類似した脳波に移行するから，この時期に十分な検討を行えば異常波を見逃すことは少ない．

なお Lombroso & Erba[9]（1970）は，少量のチオペンタール（0.5〜1 mg/kg）を反復静注して，脳波上に barbiturate fast activity が出現しやすい状態を維持しながら，速波の出現様式を観察した．その結果，てんかん患者では，一次両側同期を示すものは両側性に速波がよく出現するが，一側半球に焦点をもつ二次両側同期の例では患側に速波が出現しにくく，両側性に広範な脳損傷を有する症例では両側とも速波が出現しにくいことから，この方法がてんかんの病態の診断に役立つとしている．

3．抗ヒスタミン薬

一般に抗ヒスタミン薬と呼ばれる薬剤のうち，ジフェンヒドラミン（レスタミン®など）は睡眠を誘発する作用をもっている．ふつうは50〜100 mgを用いるが[1]，内服では効果が不確実なので，筋肉内注射，あるいは静脈内注射によって投与する．ジフェンヒドラミンは1.5%水溶液を用い，体重1kgにつき1mg，すなわち成人で50〜60 mgを，1分間30 mgの割合で静注するのが最も効果が確実である（小泉[8]，1959）．本薬物はバルビツール酸誘導体に比して，睡眠を誘発する効果はやや不確実であるが，入眠期波形，すなわち低振幅のシータ波あるいは速波が出現する時期を比較的安定して長く持続させるという特徴がある（図2-51）．しかし，この時期のあと，頭蓋頂鋭波，紡錘波の時期まで睡眠が進行することは比較的少ないから，狭義の睡眠賦活薬として優れているとはいえない．またこの薬物は，てんかん性発作を積極的に賦活するもの（active activator）としての作用をもつといわれるから，自然睡眠賦活とまったく同義とはいえないことに一応注意すべきである．下田らによれば，本剤はとくに14 & 6 Hz 陽性棘波の賦活に有効であるという．またピリベンザミンも同様の目的に用いうるという[7]．

なお幼小児で，安静時の記録が不可能な場合には，やむをえず睡眠薬の内服，注射あるいは注腸による睡眠中の記録だけで満足せねばならない．

睡眠薬の薬量は，成人にはふつうの薬用量（頓用1回分）を与えればよいので問題はない．幼小児の場合にはこれよりも適宜に減量して与え，あまり厳密に量を規定するには及ばないが，参考のため2，3の用例をあげておく．

  Gibbs〔Seconal〕：成人，1 1/2 gr (0.1 g)；8〜14歳，3/4 gr (0.05 g)；5〜7歳，1/2 gr (0.03 g)；

第4節 脳波の賦活法

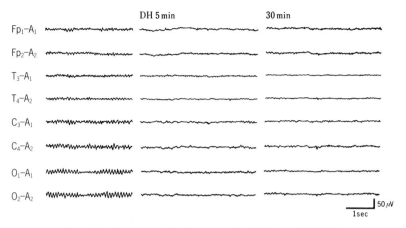

図2-51 ジフェンヒドラミン1mg/kg 静注による脳波賦活
左：注射前の覚醒安静時脳波．注射後まもなくアルファ波は消失し，低振幅シータ波，低振幅速波などを主とする浅眠期波形となり，これが注射後5分(中)，同30分(右)の記録にみられるようにかなり安定して長時間持続する．

3～4歳，1/4 gr (0.015 g)
Lennox〔Seconal〕：9～12歳，1.5～2 gr (0.1～0.13 g)；6～9歳，1.5 gr (0.1 g)；3～6歳，1～1.5 gr (0.07～0.1 g)；1～3歳，1 gr (0.07 g)
和田[14]〔ラボナ®〕：成人，2～3錠(0.1～0.15 g)；6～12歳，1～2錠(0.05～0.1 g)；2～3歳，2/3～1錠(0.03～0.05 g)；1～2歳，1/2～2/3錠(0.02～0.03 g)；6～12月，1/4～1/2錠(0.01～0.02 g)；0～6月，1/4錠(0.01 g)
注：1錠＝0.05 g，gr＝grains，g＝grams

3 睡眠賦活法の特色

睡眠賦活は，局在性のてんかん性異常波，とくに複雑部分発作（精神運動発作）の側頭部棘波を発見するためには不可欠の方法である（図2-50）．また夜間発作(nocturnal attack)の症例でも異常波が賦活されることが多い．

複雑部分発作にかぎらず，一般にてんかん患者の示す異常波のうち，棘波あるいはこれを含む棘・徐波などの突発異常波は，安静時にははっきりせず，睡眠によってはじめて明瞭に出現することが多い．Gibbs らによれば，覚醒時に36％の異常波出現率が，睡眠時には82％に達するという．

このような異常波は，一般に睡眠の初期，すなわち，脳波上ではアルファ波が消失して，振幅の小さいシータ波や速波，頭蓋頂鋭波が出現する時期（睡眠第1段階）から，紡錘波期にいたる間に最も出現しやすく，睡眠がさらに深くなって振幅の大きい徐波が優勢になる時期や，REM 段階(140頁)には，かえって少なくなる．

睡眠賦活法は，患者になんらかの苦痛を与えることなく，筋活動などによるアーチファクトが混入することも少ないので，てんかん性突発波の賦活，とくに複雑部分発作の焦点の賦活や 14 & 6 Hz positive spikes の賦活などに便利である．しかし Penfield & Jasper[10] (1954)のいうように，長い時間を要し，しかもペンテトラゾール賦活法のように臨床発作と脳波所見を対比することができないという欠点もある．

また，睡眠賦活法では，棘波を含む異常波はよく賦活されるが，睡眠時には正常者でも背景脳波に徐波が増加するから，覚醒時に異常波として存在していた背景活動の徐波がかえって不明瞭になる．局在性徐波のうちでは，表在性の病変による多形デルタ波は睡眠時にもあまり変わらないが，深在性病変による伝達性徐波（図12-7）は入眠時には一過性に顕著になることもあるが，睡眠が深くなると消失するのがふつうである．

突発波の賦活と同時に，睡眠脳波記録においては，局在性の項(35頁)や異常脳波の項(160頁)で述べたように，紡錘波や速波の左右差や一側における欠如などのいわゆる lazy activity を同時に観察すべきことはいうまでもない．

睡眠時にてんかん性突発波が賦活されるのは，一

種の解放現象(release phenomenon)によるものと考えられている．すなわち，睡眠あるいは麻酔によって中脳網様体を中心とする上行性賦活系(ascending activating system)(609頁)の機能が低下するために，上位にある大脳皮質や複雑部分発作に関係の深い辺縁系(limbic system)などがその支配から解放され，突発波の発生に好適な条件になるものと考えられる(620頁)．

4 断眠

　検査の前夜完全に断眠(sleep deprivation)[11]するか，それほどにしなくても早朝に覚醒させて平常よりも2～4時間睡眠時間を短縮する(部分的断眠)と，ある種のてんかん患者ではてんかん性異常波あるいはてんかん発作が出現しやすくなる．これは本態性てんかん患者は徹夜，睡眠不足などの後に発作を起こしやすいという臨床的観察に一致する．

　したがって，てんかん患者に脳波検査を行うときには，とくに自然睡眠が起こりにくい午前中に検査するときには，検査当日に早朝に覚醒させ部分断眠を行っておくと，睡眠賦活を行いやすくするとともに断眠賦活の効果も期待できる．

5　ペンテトラゾール賦活法

　ペンテトラゾール(pentetrazol)はメトラゾール®などの製品名をもつ．これは大量を急速に静注すると全般性強直間代発作を起こすが，けいれん発作を起こさない程度の少量をゆっくりと投与し，脳波上にだけ異常を誘発して脳波診断に役立てようという試みは，最初Kaufmanら(1947)，Cureら[3](1948)によって発表されて以来その有用性が認められ，広く一般に行われるようになった[1,2,4～7,9]．しかし，この賦活法は被検者にかなり強い不快感を与えること，強直間代発作を誘発することが少なくないことなどの理由で，最近では睡眠賦活法が優先され，ペンテトラゾール賦活はてんかんの脳外科的手術のための焦点決定，その他とくに必要な場合にだけ施行されるのでここでは詳しく述べない．

1 ペンテトラゾール賦活法の術式

　ペンテトラゾール賦活法には，いくつかの方法があるが，ふつうは漸注法と段階的漸注法が用いられる．

1．漸注法

　2～10%のペンテトラゾール溶液を，毎分50～100mgの割合で，一定の速度で持続的に静脈内に注射する方法である．

　大熊ら[8]は，2%溶液を，毎分50mg(2.5ml)の速度で漸注し，突発波が発現するまで，あるいは突発波が出現しない場合には総量が400mgに達するまで継続する方法を用いたが，毎分100mgずつ注射する方法を用いる検査室も多い．

2．段階的漸注法

　これは，毎分の注射量はほぼ「1．漸注法」と同様であるが，その量をふつう毎30秒ごとに段階的に急速静注する方法である．

2 ペンテトラゾール賦活法の意義

1．ペンテトラゾール突発波出現閾値の測定

　ペンテトラゾールは，大量を静注すれば健常者でも脳波に突発波が誘発され，さらに注射量が増せば臨床的にけいれん発作が起こる．しかし，てんかんなど特定の疾患のさいには，健常者よりもはるかに少量で突発性異常脳波あるいはけいれん発作が誘発される．そこでまず，健常者で異常波が出現する閾値を定めるか，あるいは健常者ではほとんど脳波に変化が起こらない量を対照群について定めておけば，その範囲内の注射量で異常脳波が誘発されるときには，ペンテトラゾールに対する突発波出現閾値が低いということができる．そして，このような場合には，脳になんらかの機能的あるいは器質的異常が存在し，けいれん準備性が健常者よりも高くなっていると考えられる．

　したがって，この方法は，てんかんあるいはその近縁疾患であるか否か，脳に器質的異常があるかどうかの診断や，心因性疾患との鑑別などに役立つ．

　そのほか，精神神経疾患の成因を探求するうえで，背景をなす脳の機能状態について1つの資料を与える．たとえば，非定型的病像をもつ統合失調症

患者のうちには脳波異常を示すものがあり，とくにペンテトラゾールに対して低閾値を示す一群がてんかん境界領域疾患として注目されており，このような症例の診断に本賦活法は重要な役割を果たす．

一般にペンテトラゾールを緩速静注すると，図2-52 に示すように，まず最初は脳波像に軽い非同期化(desynchronization)が起こり，アルファ波の振幅は減じ，低振幅の速波が多くなる．これはペンテトラゾールの脳に対する直接の賦活作用によるとともに，薬物によって起こる自律神経作用や不快感による二次的な影響も含まれているのであろう．ついで脳波は全体的に振幅を増し，周波数が遅くなり，振幅の小さいシータ波が出現しはじめる．さらに注入を続けると，徐波がしだいに振幅を増し，両側同期性のシータ波やデルタ波の群発となり，ついには棘波あるいは棘・徐波複合が出現する．棘・徐波複合は 3 Hz の前後のこともあるが，4～5 Hz の不規則性のことも多い．その後，棘・徐波複合に筋攣搐を伴うようになり，全般性強直間代発作に移行する．動悸，悪心その他不快な自律神経症状の出現にはかなり個体差があり，ふつうは脳波にシータ波が出現する時期の前後から強く現れる．

ペンテトラゾール突発波出現閾値の判定にどのような脳波所見を指標とするかは，重要な問題である．一般には，棘波あるいは棘・徐波複合の出現時を突発波出現閾値とし，高振幅のシータ波あるいはデルタ波の突発性群発の出現(図2-52)をこれに準じるものとする方法が用いられている．著者らは，このような突発性異常波がペンテトラゾール 400 mg 以内で出現する場合を低閾値としている．

ペンテトラゾール賦活閾値の記載は，異常波賦活に要したペンテトラゾール量で表現してもよいが，これを体重 1 kg あたりに換算した量(mg/kg)をもって表現するほうが比較的便利である．各種疾患時の突発波賦活閾値は，2% 溶液 50 mg/sec，総量 400 mg まで注射という条件では，健常者ではほとんど突発波が出現しないので測定不能，てんかん 4.8 mg/kg，頭部外傷 4.6 mg/kg などである(藤谷，1959)．沢ら[10] (1958) によれば，毎分 100 mg 漸注法による健常成人の異常波賦活閾値は 8.1 mg/kg，てんかん群では 5.7 mg/kg で，てんかん群では明らかに低閾値であるという．

2. 異常脳波の性状の観察

ペンテトラゾールは，広汎性棘・徐波複合を出現させる以前に皮質の興奮性を高めるから(大熊)，てんかん原焦点がペンテトラゾールによって興奮してまず局在性の発作波が現れ，さらに量を増すと，その焦点に始まる固有の臨床発作(habitual seizure)が発現することがある．したがって，部分運動発作，側頭葉に焦点をもつ複雑部分発作などのさいには，最初に脳波上の焦点性異常を観察し，必要に応じてさらにペンテトラゾールの注入を続ければ，けいれん発作あるいは複雑部分発作を誘発して，その臨床像を観察でき，発作型の診断や脳外科的手術の焦点切除部位の決定などに役立つ．

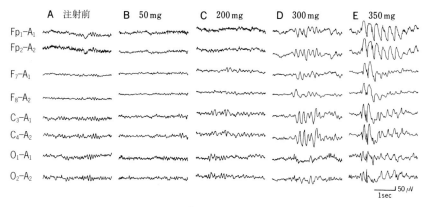

図 2-52　ペンテトラゾール賦活のさいの脳波変化の 1 例
静注開始後まもなく，脳波はむしろ低振幅となり，アルファ波の出現率も低下し，一種の賦活波形を示す．ついでシータ波が散発性，あるいは短い train をなし出現，さらに注射を続けると高振幅の徐波の群発が現れ，ついには広汎性の irregular spike-and-slow-waves が出現する．

左右対称で同期的な突発波を示すてんかん，とくに欠神発作はペンテトラゾールに対して過敏であり[3,8]，少量の注射で，ほとんど全例に脳波上の突発波およびそれに伴う臨床発作が発現する（243頁）．

6 ベメグライド賦活法

ベメグライド（Megimide, Antibarbi）は，Delayら（1956），Drossopoulo ら[1]（1956）によって脳波賦活に応用されて以来，ペンテトラゾール賦活とならぶ異常脳波賦活薬として用いられていた[2~6]が，現在ではペンテトラゾール同様にほとんど使用されない．

1 ベメグライド賦活法の術式

ベメグライド（bemegride）賦活には次のような方法がある．
① 0.5％溶液を用い，最初に体重 10 kg あたり 1 ml（5 mg）を急速に静注し，以後 1 分間に 4 ml（20 mg）あるいは 15 秒ごとに 1 ml（5 mg）の速度で段階的に緩徐に静注する方法（Delay らの原法）．
② はじめから，1 分間 4 ml（20 mg）あるいは 15 秒ごとに 1 ml（5 mg）の速度で段階的に静注する方法．

いずれの方法でも，ペンテトラゾール賦活の場合と同様に，突発波（とくに棘波，棘・徐波複合）が出現したらただちに注入を中止し，発作波が出現しない場合には総量 150 mg までで中止する．

2 突発波賦活閾値

賦活に要するベメグライドの量は，一般にペンテトラゾールの 1/5~1/2 で足りる．ペンテトラゾールの場合と同様に，突発波賦活閾値には，脳波に棘波あるいは棘・徐波複合，あるいは高振幅徐波群発が出現する時点をとる．ベメグライドの健常対照群における賦活閾値についての資料はいまだ十分とはいえないが，突発波賦活に 120~130 mg[2]あるいは 150~200 mg を要するという報告があり，0.2 mg/kg/30 秒の方法での健常者の閾値は 2.5 ± 0.1 mg/kg である[7]．

これに対して，臨床的にけいれん発作を有する症例の賦活閾値は，平均 70~90 mg，賦活閾値の幅は 0.4~3.4 mg/kg[2,3]あるいはそれ以下の場合が多く，0.9 mg/kg，約 50 mg という報告もある．臨床診断上の低閾値の判断は，かなり慎重に考えても賦活閾値 50 mg 以下の場合には低閾値としてよかろう．

7 組み合わせ法（combined methods）

1 光-ペンテトラゾール賦活法

ペンテトラゾール賦活法は，異常脳波賦活閾値とけいれん発作誘発閾値との幅が狭い症例ではけいれん発作を惹起することがある．一方，閃光刺激賦活法は，単独ではごく特殊な型のてんかん以外には賦活効果がない．Gastaut[2,3]（1950）はこの両者を組み合わせることにより，ペンテトラゾール単独の場合よりも少量の薬量で突発異常波が賦活され，けいれん発作誘発の危険を減少できることを発見し，これを combined photic and Metrazol activation と呼んだ．

光-ペンテトラゾール賦活（photo-pentetrazol activation, photo-Metrazol activation, phomac）の手技は，Gastaut の原法によると，5％ペンテトラゾール溶液を 30 秒ごとに 1 ml（50 mg）ずつ段階的に静注する．そして，毎回 1 ml の注入が終了して 2~3 秒後に，3~10 秒間の閃光刺激を与える．閃光頻度は 15 Hz 前後でよいが，1 回の刺激の間にも 10~20 Hz の間で持続的に頻度を変え，その間に短時間のあいだ被検者に開眼させて，効果の変化をみるのもよい．

光-ペンテトラゾール賦活の場合にも，photo-paroxysmal response が出現するときと，photo-myogenic response がみられるときとがある（57 頁）．

突発波出現の閾値は，てんかん患者では非てんかん対照群に比較してかなり低い．またてんかんのうちでも，ミオクロニー発作，欠神発作その他両側同期性の異常波を示すような群では閾値が低く，これに対して大脳皮質に焦点をもつ部分運動発作や複雑部分発作の多くはかなり高い閾値を示す．

2 光-ベメグライド賦活法
（photo-bemegride activation）

前に述べた光-ペンテトラゾール賦活法と同様に，閃光刺激賦活とベメグライド賦活法とを組み合わせたもので，その目的も同様に異常脳波賦活に要するベメグライドの量を減じ，全般性強直間代発作の誘発を予防しようというものである．

組み合わせ法は，一般に各個の単独賦活法よりも副

作用が少なく，突発波の誘発において優れている．しかし，突発波誘発に関係する要因が薬物と感覚刺激の両者となり，条件が複雑になるという欠点がある．

いずれにしても，組み合わせ法，けいれん薬単独注射法とも，現在ではほとんど行われず，歴史的なものとなっている．

8 その他の賦活法

脳波の賦活法としては，上に述べたもののほか次のようなものがあるが，一般にはあまり行われない．

1 神経心理学的脳波賦活

感覚刺激で誘発されるてんかん発作を主徴とするてんかんを反射てんかん(270頁)と呼ぶ．感覚刺激には視覚，聴覚，体性感覚など種々のものがあるが，読書，書字，計算などの精神的作業の負荷により発作が誘発されるものも少なくない．そこで各種の簡単な精神作業を体系的に負荷して，ルーチンの脳波検査時にこのような症例のスクリーニングを行う方法が最近工夫され，神経心理学的賦活と呼ばれている(長谷川ら[4]，1981；松岡ら[5,6]，1981)．これは脳波検査時に坐位で①黙読，②音読，③自発語，④書字(書取り)，⑤筆算，⑥暗算，⑦構成行為(描画，マッチ棒構成)などを順次行わせるもので，所要時間は約5分間である．この簡易テストで異常所見がみられた症例には，さらに詳しい本試験を行う．てんかん患者416例に行った成績では23例(5.5%)に突発異常波が賦活されたという(松岡ら[6]，1981)．脳波検査が覚醒・安静・閉眼といった特殊な状態だけでなく，神経心理賦活のような日常生活場面に近い状態でも行われるようになることは，おおいに望ましいことと思われる．

2 水賦活法

多量の水分が身体内に貯留するとてんかん発作が発現しやすいことは古くから知られており，これを異常脳波の賦活に応用する試みもいくつか行われていた[9]．水賦活法(hydration)には，まず脳下垂体ホルモンの一種である pitressin を投与して，水分の排泄を抑制し，ついで大量の水を飲用させる．しかし，この方法は時間がかかるうえに効果が不確実であり，実際にはあまり行われなかった．

3 低酸素賦活法(hypoxia)

患者にできるだけ長い時間随意的に呼吸を停止させ，それによって起こる低酸素症の場合の脳波異常を観察する方法もある．一定時間過呼吸を行った直後に呼吸停止を行うと，てんかん性異常波の賦活にかなり有効であるという報告もある(54頁)．

4 音刺激賦活法(sonic stimulation)

てんかん患者のうちには，特定の周波数の音をきくと発作を起こすものがあり，特定周波数の持続的な音や，持続の短いクリック音による刺激が，脳波上に突発波を誘発する例もまれにある[1,8]．一般に音刺激は光刺激に比べると，異常賦活効果がはるかに少ない．

9 賦活法の選択

患者にどの賦活法を行うかを決定するには，患者の臨床症状をよく把握し，その患者について知りたいこと，および各賦活法が与えてくれる知見とその限界を考え合わせればよい．

ここでは賦活法の選択について注意すべき事項に2,3ふれておく．

①開閉眼試験，過呼吸賦活は，可能なかぎりすべての場合にルーチンに行う．

②光刺激賦活法も施行が容易であるから，ルーチンに行う．

③睡眠賦活法は安全で被検者に対する負担が少ないので，上記の賦活法についで選択され，ほぼルーチンに行われる．てんかん，とくに複雑部分発作の側頭部棘波その他皮質の焦点性突発波の局在を決定するには，まず睡眠賦活を行うのがよい[7]．ペンテトラゾール賦活でも皮質焦点性異常波を賦活できる場合があるが，すでに存在していた焦点性発作波がペンテトラゾールによる脳波の非同期化のために不明瞭になったり，最初から両側同期性の棘・徐波複合が出現してしまったりして，脳波異常の局在づけが困難になる場合もある．

④幼小児では，安静時記録すら不穏のために不可能なことがあり，このような場合を含めて，必然的に自然睡眠時，あるいは薬物による誘発睡眠時の記録を行わねばならない．

⑤脳腫瘍，脳軟化，脳膿瘍などによる一側半球の脳機能低下状態を詳しくみるためには，睡眠賦活時の左右差や lazy activity の観察が，安全かつ有効な方法である．

第5節 アーチファクトについて

　脳波を記録し判読するさいに，最も注意を要するのは，脳波記録に混入する脳波以外の現象すなわちアーチファクト（artifacts；雑音，妨害，人工産物）と脳波との識別である．アーチファクトは，雑音，妨害，人工産物などと訳されているが，これはかならずしも適当な訳語ではないので，本書ではアーチファクトという言葉をそのまま使用することにする．アーチファクトには，一見してそれとわかるものも多いが，ときにはただ記録をみただけでは，脳の電気活動に由来するものかアーチファクトであるかの区別が困難な場合もある．脳波判読にあたってはアーチファクトについて十分な知識をもっている必要がある．また脳波を記録するさいにはアーチファクトの少ない記録を得るように努力しなければならない．

　アーチファクトには，検査室あるいはその周辺の電気的条件が脳波検査に不適当であるために起こるもの，脳波計に由来するもの，電極によるもの，被検者自身に由来するものなどがある．検査室の電気的条件や脳波計そのものによるアーチファクトとその対策については，検査室の項（23頁）でふれたので，ここではそれ以外のアーチファクトのうち日常しばしば遭遇するものについて述べる．

1 電極の不良および電極の接着不良によるアーチファクト

　電極そのものの故障のうち最も多いのは，電極と導出線との接合部の腐食による接触不良あるいは切断のためのアーチファクトである（図2-53A，B）．完全に切断している場合にはそのチャネルに交流が出現し，接触不良のときには交流が断続して現れたり，大きな基線の動揺が出現したりする．

　電極そのものの故障を防ぐには，電極を定期的に点検するのがよい．テスターで点検するときには，導出線と電極との接続部を動かしてみるのがよい．

導出線を軽く引っぱってみて，切れるようならハンダ付けをしなおす．

　電極の頭皮への接着が不良の場合にも，その電極が関係する記録に交流，大きな基線の動揺などが出現する．このような場合には，電極の抵抗を測定すれば，他の電極よりも著しく抵抗値が高くかつ変動しやすいから，容易に電極の接着不良を判別できる．電極の接着不良が起こると，その電極をつけなおしたりするのに時間を浪費するので，最初に時間をかけても十分確実に電極を装着しておくことが結局時間の経済性の向上になる．

　電極の接着は良好でも，人がそばを通ったり，風が起こったりして，導出線が揺れると，それに一致して脳波に大きな基線の動揺が起こる（図2-53C）．導出線の動揺のほかに，被検者のそばで検者が動くとき，その検者が帯電しているとやはり大きな基線の動揺を起こすことがある．

2 被検者に由来するアーチファクト

1 体動および筋活動電位によるアーチファクト

　被検者が，小児，意識障害のある患者，振戦などの不随意運動をもつ患者（403頁）などであって，安静状態を保ち難い場合には，被検者の身体の動き，とくに頭部や顔面の動きに伴って，電極および導出線が動揺し，また筋の活動電位も発生するために，アーチファクトの多い記録となる（図16-6，403頁）．同様なアーチファクトは，被検者が咳をしたり（図2-54A），唾をのみこんだりしたとき（図2-54B）にも生ずる．被検者が協力的であっても，脳波検査に対して不安をいだいている場合には，身体を緊張させており，とくに歯を咬みしめていること

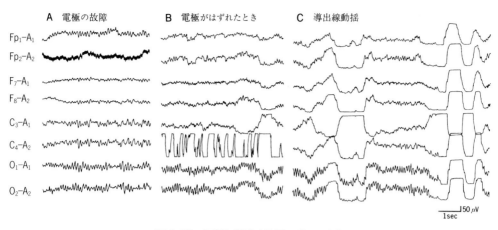

図2-53　電極に関連するアーチファクト
A．電極の故障によるアーチファクト：図の第2チャネルには，電極の故障による交流のアーチファクトが入っている．
B．電極（本図では右中心部）がはずれたために，不規則な高振幅の徐波をおもわせるアーチファクトがこのチャネルに局在して出現している．他の部位の脳波にはまったく変化がないから，これがアーチファクトであると判断するのは容易である．
C．導出線動揺によるアーチファクト：被検者の体動，風，その他によって電極の導出線が動揺すると，ほとんど全チャネルに大きな基線の動揺が入る．

が多いので，全領域とくに側頭部に筋の活動電位が大きく記録され，脳波の判読の妨げになる（図2-55A）．検査室の気温が低すぎるときにも，筋緊張によるアーチファクトを生じやすい．筋の活動電位は，棘波と紛らわしいことがあるが，脳波の棘波よりもさらに持続が短く，群をなして出現すること，被検者の緊張を解くことにより消失することなどから，慣れれば容易に区別できる．

しかし，筋の活動電位のうち，筋攣搐のさいのものは棘波との鑑別が最も困難である．すなわち，自発的に，あるいは光刺激やペンテトラゾール賦活によって筋攣搐が起こるとき，棘波に似た大きな筋活動電位とそれに続く体動の結果，spike-and-slow-wave complex によく似たアーチファクトを生じ，これがアーチファクトなのか，同時に脳波の突発波も出現しているのかの判断に迷うことがある（図2-55B）．眼球運動に関係する外直筋の筋発射によって，側頭前部棘波と見まちがえるような波が出現することもある[1]．このような場合も，筋活動電位は脳波の棘波よりも鋭く持続が短いこと，脳波の棘・徐波複合の場合には筋攣搐を伴わない脳波上だけの棘・徐波複合も同時にみられることなどから区別できる．

このような体動や筋活動電位によるアーチファクトの発生を防ぐためには，検査開始前に脳波検査が安全で苦痛を伴わないこと，よい記録を得るには心身の安静が必要であることなどをよく説明することがまず必要で，側頭部や前頭部に筋活動電位が出現するときには，「口を軽く開くように」と指示すると筋活動電位が消失することが多い（図2-55A）．

② 瞬目あるいは眼球運動によるアーチファクト

これもしばしばみられるアーチファクトの1つである．基準電極導出で記録すると開眼のさいには陰性の，閉眼のさいには陽性の電位変動として記録される（図2-56A，B）．これは角膜表面には陽性，網膜には陰性の電位があり，眼瞼を閉じているときには眼球が上転しており，開眼によって眼球が水平位に戻り，角膜の陽性電位が前頭極部の電極から遠ざかるので，陰性電位変動として上向きの眼球運動電位（アーチファクト）が記録されるのである．眼瞼の開閉を行わなくても，眼球の運動だけでも同様な電位変動が記録される．眼振（nystagmus）があるときには，このような電位変動が律動的に連続して記録

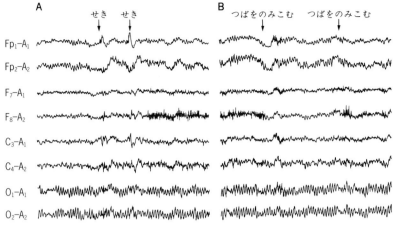

図2-54 せき，嚥下運動に伴うアーチファクト

A.「せき」によるアーチファクト：側頭部，中心部その他に筋活動によるアーチファクトを伴った棘波に似た波形として出現．てんかん性突発波と誤認しないように注意を要する．

B. 嚥下運動によるアーチファクト：側頭部導出その他に筋活動によるアーチファクトとしてみられる．

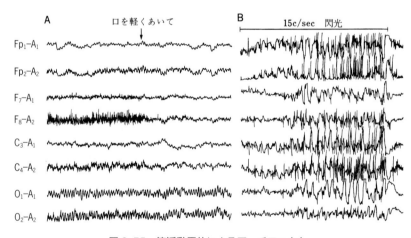

図2-55 筋活動電位によるアーチファクト

A. 被検者が緊張しているときには，側頭筋，咬筋などの活動電位が脳波に混入することが多い．本図では右側頭前部導出に最も著明であり．口を軽く開かせると，図のように筋活動電位によるアーチファクトを除くことができる．

B. 棘波に似た筋活動電位（光筋原応答）：15 Hz 閃光刺激によって，頭部のミオクロニーけいれんが起こり，脳波には振幅の大きい棘・徐波様の波形がみられるが，これは筋活動電位によるアーチファクトである．光筋原応答は光刺激終了と同時に消失するが，光突発波応答は光刺激終了後も持続することが多いので鑑別できる．

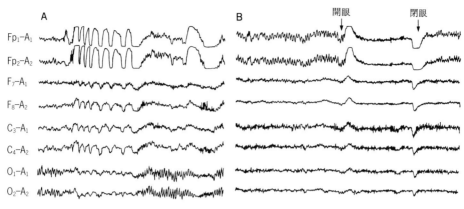

図2-56 眼瞼の動きに関連するアーチファクト
A. まばたき(瞬目)のアーチファクト：前頭部に最も著明．この間後頭部のアルファ波が抑制されている．
B. 眼瞼の振戦によるアーチファクト：54歳，女性．心気症．脳波には主に中心部に 20～50 Hz，30～50 μV の速波が著明に出現し，これは開眼によってもあまり抑制されない．この速波は鎮静薬として服用中のアモバルビタールによるものとおもわれる．また両側前頭極部にみられる 9～10 Hz の律動は眼瞼の細かい振戦によるアーチファクトである．

される．瞬目によるアーチファクトは前頭部の電極に最も著明で，その他頭蓋の前方にある電極(中心部，側頭前部など)からも記録されるが，前頭部にとくに大きく記録されることとその波形とから，判別は容易である．

眼瞼の振戦[3]も，著明な場合には前頭部にアルファ波あるいはシータ波に似た波として記録され，ときには脳波と見誤ることがある(図2-56A)．このような場合には，後頭部よりも前頭部の振幅が大きく，いわゆる前頭優位の脳波に似た像を呈すること，瞬目の大きなアーチファクトに関連して消失すること，被検者に眼瞼振戦がみられて，眼瞼を軽く圧迫すると消失することなどから識別できる．

③発汗および皮膚電気反射によるアーチファクト

精神的に緊張しているときや，夏季で検査室内が暑いときなどには，発汗による汗腺の活動電位のアーチファクトが，ゆるやかな基線の動揺として記録される(図2-57)．ふつうは前頭部，側頭部など発汗しやすい部位に生じるが，基準電極の部位(たとえば鼻尖など)に発汗が起こると，それに関係した導出のすべてに基線の動揺が起こる．とくに夏期には，この種の基線の動揺があるときにはまず発汗の有無に注意する必要がある．

同様に，音響その他の刺激に対する反応として，あるいは精神的緊張などのために，皮膚電気反射が脳波に混入し，1～数秒の経過をもつ一相性あるいは多相性のゆるやかな基線の動揺として現れることがある．これも汗腺の活動電位であり，その波形や刺激との時間的関係などから識別は困難ではない．

④心臓の活動電位によるアーチファクト

電極の接着が不良なときや，肥満した人で心臓が横位をとるとき，湿度の高い季節などに，心電図のR成分に相当する波が脳波上に出現し，脳波の棘波と紛らわしいことがある(図2-58, 59)．

比較的振幅の小さい棘波に似た波が，いくつかの導出部位に一定の間隔において律動的に出現しているときには，心臓の活動電位によるアーチファクトを疑う必要がある．心電図はとくに左側耳朶の基準電極に入りやすい．このような場合によくみると，耳朶の基準電極が心拍動に一致して動揺していることがある．

鑑別のためには，脳波計の1チャネルを用いて心電図を脳波と同時に描記すれば最も確実である．心臓の活動電位によるアーチファクトは一般に基準電

第2章　脳波検査法

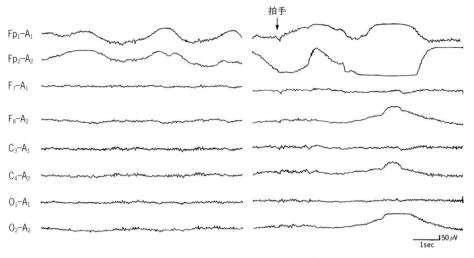

図2-57　発汗によるアーチファクト
図の前頭部にみられるゆるやかな基線の動揺は，発汗による汗腺の活動電位によるアーチファクトである．右図では拍手によって皮膚電位反射としての同様なアーチファクトが誘発されている．

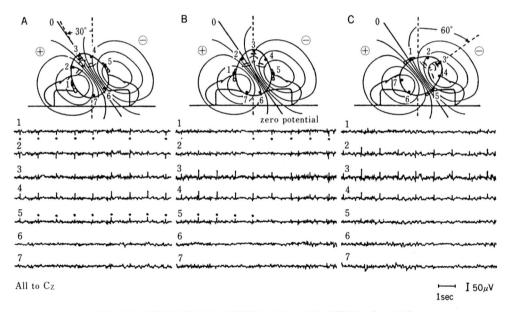

図2-58　頭部の回転による心電図アーチファクトの除去(一条, 1982)
両耳朶や下顎部におけるQRS波の変化をみたものである．QRS波の零電位面はおよそ30度くらい左方に傾いていると想定されるので，頭部を図Aのように左方30度回転させると，左耳(1)などでは陽性電位(下向き)が，右耳(5)では陰性電位(上向き)が増大する(点印は両耳におけるQRS波を示す)．一方，両耳を結ぶ線がこの零電位面に合うように右方60度回転させると(C)，左耳(1)や右耳(5)のQRS電位の振幅が小さくなり，この状態の耳朶を基準にして脳波を導出するとアーチファクトが減少することになる．

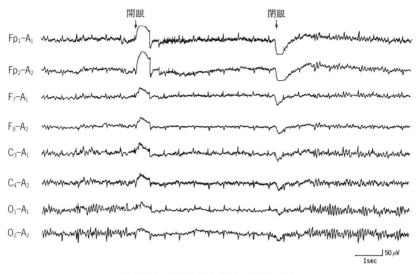

図 2-59　ECG によるアーチファクト
40 歳，男性．心気症．首が短く肥満型体格である．脳波には心電図のアーチファクトが混入し，これは開眼によって背景脳波の振幅が減少するといっそう目立つ．このような心電図の混入によるアーチファクトは双極導出法にすると多くの場合消失する．

極導出で出現しやすく，基準電極に心電図が波及しているために生じることが多いので，基準電極のつけかえなどを行っても取り除きにくいときには，双極導出で記録すれば除去できることが多い．

基準電極導出の脳波に心電図の QRS 成分がアーチファクトとして入りやすい理由は次のように考えられる(一条[4]，1982)．心電図電位は胸部から身体末端(頭部)に向かうにつれ減衰するが，耳朶の基準電極と頭皮上の探索電極は体の長軸方向に縦に並んでいるので，その間に電位勾配が生じる．心電図 QRS は，左半身では陽性電位($+$)，右半身では陰性電位($-$)が広がっており，同様に左耳朶(A_1)には($+$)，右耳朶(A_2)には($-$)が波及している(図2-58)．したがって，左耳朶(A_1)を基準にする記録では($+$)とは逆方向の陰性(上向き)の QRS が，右耳朶(A_2)を基準にする記録では陽性(下向き)の QRS がアーチファクトとして混入する(図 2-59)．また，左半身の陽性電位と右半身の陰性電位の境界の電位ゼロの線(zero potential)は左前から右後に向けて走っているので，図 2-58 右のように頭部だけを右に約 60 度回転して両耳朶を結ぶ線が零線に一致するようにすると，耳朶に波及する心電図電位が小さくなり，心電図アーチファクトを小さくすることができる．

心臓の周期に関連した脳活動の変動を観察するために，心電図の R 頂点をトリガーにして脳波を加算平均する研究が行われているが，このさいに心電図の電場によるアーチファクトも加算されるので，問題になる．したがって脳波記録における心電図アーチファクトを加算してその頭皮上の分布や頭部を回転したさいの変化を定量的に計測する研究も行われている(Dirlich ら[2]，1997)．

第6節　脳波記録の実際

脳波の記録法については日本臨床神経生理学会の「改訂臨床脳波検査基準2002」にかなり詳しく記載されているが，実際に検査室で脳波を記録するさいには，次のような一連の操作を順序に従って実施するのがふつうである．なお，これについては，日本臨床神経生理学会の改訂臨床脳波検査基準2002〔日本臨床神経生理学会ホームページ（http://jscn.umin.ac.jp）参照〕を参照されたい．

1　脳波計の調整と較正

脳波検査を行う前に，まず脳波計を最良の状態に調整しておく．記録開始の少なくとも20～30分前に，各脳波計について指定されている順序で脳波計のスイッチを入れ，記録を開始するときには脳波計の増幅器が十分に安定しているようにする．

また記録ペンの描記状態を調整し，インク壺にインクを十分に補充し，記録紙の量を点検しておき，記録を開始してからペンの接触不良の調節や，インク，記録紙の補充だけに時間を空費しないようにする．

記録ペンを中立的な位置にとりつける機械的センタリングのためには，記録用のスイッチを切って，ペンがガルバノメータの振れの中央に位置するようにとりつける．ペンは記録紙に対するペン圧が適当になるような位置にしっかりととりつける．このさい各チャネルのペンが1線にそろっていなければならない．

次に記録用スイッチを入れ，ペンが上下に動いたら，ペンのゼロ調節のつまみを動かしてペンをもとの位置に戻す（電気的センタリング）．

その次に脳波計の各チャネルが一定の電位変動に対して一定の等しい振れを示すように，感度を調整する目的で較正（calibration）を行う．較正には，脳波計の各チャネルの入力に一定の直流電圧をかけ，それによる記録ペンの振れの大きさを増幅器の増幅度を変えることによって調整する．ふつうは10 μVで記録ペンが1 mm振れるように，すなわち実際には100 μVの電圧を入れて10 mm振れるように各チャネルの感度を調節しておく．しかしそのほか5 μVで7 mm振れるように調節する方式も従来かなり広く用いられており，100 μV，10 mmでは増幅度が小さすぎて不便であるとの意見もある[6]．しかし国際脳波学会の臨床脳波検査法についての勧告案では100 μV，10 mmが採用されているので，これに従うのがよい．

較正を実際に行うには，最初紙送り速度を遅くしておいて，脳波計の較正電圧ダイヤルを50 μV（あるいは100 μV）に合わせ，時定数0.3，フィルタなしの条件とし，スイッチで較正電圧を入れて，各チャネルの記録ペンの振れを正確に5 mm（あるいは10 mm）にそろえていく．一応各チャネルの増幅度がそろったら，毎秒3 cmの標準速度で較正電圧を記録する．

較正の場合に，同時に注意を要するのはダンピング（damping；弱める，振動を止めるという意味）である．記録ペンを含む記録装置は，質量をもっているから，ある力によって一定の方向に動かされると，その力がなくなっても慣性でその方向に動こうとする性質がある．しかし脳波記録のためには，ペンを動かすもとになるある過程が消失すると同時に，記録ペンも停止して次の運動に移るようになっていなければ，正確な波形を記録することはできない．この目的には一種の摩擦のような力が必要であって，これをダンピングという．

ダンピングは，適当な抵抗とインピーダンスを記録器と直列あるいは並列につなぐことによって電気的につくりだされ，この調節は脳波計の電気的機構の問題である．しかし記録ペンと記録紙の間の摩擦によってもダンピングが起こり，その接触が不十分であると，摩擦が少なくなるからダンピング不足（under-damped）になり，記録ペンの記録紙に対する圧力が強すぎるとダンピング過剰（over-damped）になる．

脳波計自体の電気的原因にせよ，記録ペンの機械的原因にせよ，アンダーダンピングのときには，速い現象を記録するときに慣性が復旧力よりも強くな

オーバーダンピング，アンダーダンピングは 20 μV 程度の電圧をかけ，小さい較正波形を速く描かせてみてもよくわかる（図 2-60H）．

2 被検者に対する説明と電極装着

脳波計の調整が一応すんだら，被検者を検査室に入れて，電極を装着する．

ふつう脳波検査を行う被検者は，直接診療を受けている医師から，脳波検査について一応の説明を受けているはずであるが，脳波検査を行う検査者は，被検者に電極を装着する前に，脳波検査の原理と価値についてごく簡単な説明を行い，被検者の協力を求めるとともに，この検査が苦痛や危険をまったく伴わないことを十分説明しておくのがよい．たとえば，脳波検査は X 線検査や心電図検査と同じように，そこにあるものを記録するのであって，電気をかけたりするのではないというふうに，例をひいて説明するのも一法である．

電極の装着は，遮蔽室内で，電極の導出線を電極箱につないだまま行ってもよいし，遮蔽室外で装着してから被検者を遮蔽室に入れて，電極の導出線を電極箱に接続してもよい．いずれの場合にも，電極の装着には臥位よりも坐位のほうが便利である．

電極の装着は，アーチファクトの少ないよい脳波記録を得るための第一歩であるから，多少時間をかけても，1 つひとつ確実に行うことが大切である．電極装着が終わったら，電極間抵抗を測定し，これが前に述べた（24 頁）ように 30 kΩ 以下，できれば 10 kΩ 以下であることを確かめる．

ここで注意を要することは，針電極を用いるときには，記録前には接着抵抗の測定を行わないことである．針電極は頭皮との接触面積が小さいので，電流を通すと分極が強く起こり，なかなかもとに戻らないからである．

電極の装着を終わったら，被検者を検査できる姿勢におく．このさい被検者は，ベッドに仰臥させてもよいし，ゆったりと寄りかかれるソファや，歯科治療用の椅子に腰かけさせてもよい．椅子の場合には，後に寄りかかれるようにしないと，頸部の筋肉が緊張するため，後頭部に筋の活動電位によるアーチファクトが混入しやすい．ふつうの脳波検査には

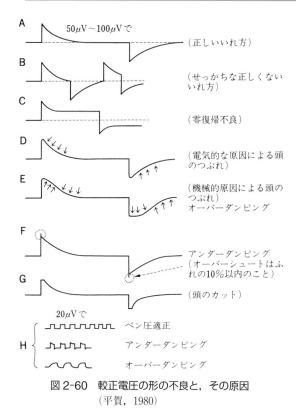

図 2-60　較正電圧の形の不良と，その原因
（平賀，1980）

るため振幅が大きく記録され，オーバーダンピングのときには抵抗が大きいため速い現象の振幅が低下する．これを直角電流による較正でみると，アンダーダンピングのときには，ペンの振れが所定の振幅よりもはみだし，オーバーダンピングのときには，波形の角が丸くなる（図 2-60）．

較正に関する種々の問題点を模式図的に示すと，図 2-60 のようになる（平賀）．ペンが基線に戻らないときには（図 2-60C），ペンのとりつけがゆるいことが多い．較正電圧波形の頭が円くなっているときや，図 2-60D のように下降曲線がなめらかなときには，主に電気的原因，たとえば内部故障がある場合あるいは高域フィルタがかけられている場合である．機械的原因（ペン圧）によるオーバーダンピングのときには，図 2-60E のようにまず凸ついで凹になる．較正波形の頭が尖りすぎていたり，いきすぎている（オーバーシュート）ときには（図 2-60F），アンダーダンピングであり，ペン圧が小さすぎる場合である．ペンの振れが小さいのに，較正波形の頭が切れているときには（図 2-60G），ペン・モーター内部に原因がある．

椅子，ベッドのどちらでもよいが，睡眠賦活を行う場合には，ベッドのほうが便利である．冬季には，保温のため被検者に軽い毛布などを使用することがある．幼児や小児の検査の場合には，必要に応じて母親に抱かれたままで脳波検査を行ってもよい．

3 脳波の記録

較正，電極の装着を終わったら，もう一度較正電圧を入れて記録する．

ついで，全チャネルに同じ導出の脳波，たとえば左後頭部の脳波を入れて記録し，各チャネルが実際の脳波の記録においても同一の脳波を等しい振幅と波形で記録することを確かめるとよい（図2-61）．これは，較正電圧による調整の誤差は実際の脳波を入れてみたほうがわかりやすいためと，各チャネルの増幅器の特性の差をチェックする目的で行う．

1 各モンタージュによる記録

1．記録時間

上述のように較正を行ったあと，デジタル脳波計では，電極ごとの増幅器の点検のために，必ずシステムレファレンス電極を基準とした誘導を頭皮上の全電極部位で少なくとも10秒間以上記録する．そ

の後に各モンタージュによる脳波記録に移るが，各モンタージュの記録時間は，少なくとも2分程度は必要で，とくに基本的な組み合わせについては，3〜4分の記録を行うのがふつうである．

各モンタージュ記録の間の所定の時点でルーチンとして過呼吸賦活を行い，できれば光刺激賦活も行う．ルーチンの臨床脳波検査においては，上記の賦活を含めて，少なくとも合計15〜30分程度の記録を行う必要がある．

以上のルーチンの記録の結果，必要な場合には，さらに睡眠賦活法などを行う．

最も望ましいのは，最初から原則として自然睡眠賦活を行うことに決めて記録を開始することである．そして，記録開始後まもなく被検者が眠気を示すときには，そのまま入眠させて各種のモンタージュで記録し，その後被検者を覚醒させて，覚醒時記録，過呼吸賦活，光賦活などを行う．記録中途で自然睡眠が出現したときも同様である．覚醒時記録中に自然睡眠が起こらなければ，覚醒時記録終了後に自然睡眠を待つか，睡眠薬を使用して睡眠を誘発する．

2．時定数，高域周波数特性

脳波記録はふつう時定数（time constant）0.3で記録する．時定数については，脳波装置の項（14頁）で説明したのでここでは省略するが，較正電圧を入

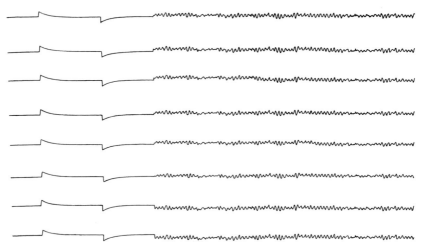

図2-61　各チャネルの特性の確認

各チャネルの特性がそろっていることを確かめるため，直流電流による較正のあと，全チャネルに同一の脳波，ここでは左後頭部の脳波を記録させている．

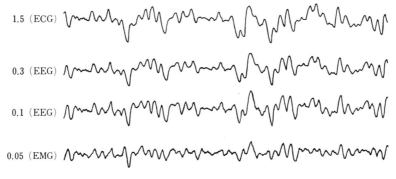

図2-62 同一の脳波を時定数(time constant)を変えて比較記録したもの
時定数0.05では，徐波成分がかなり減少して記録されている．

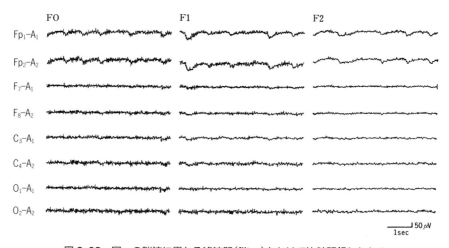

図2-63 同一の脳波に異なる濾波器(filter)をかけて比較記録したもの
FO：フィルタなし(70Hzまで減衰量10%以内で平坦)，F1は25Hzの周波数に対して10%減衰，F2は15Hzに対して10%減衰のフィルタをかけた記録．F2では速波成分がかなり減少して記録されている．

れたときその振幅が37%に下がるまでに要する時間(秒)をいい，時定数が小さいほど経過の遅い現象がカットされる．臨床脳波検査でも，被検者が安静状態を保てないために基線の動揺などのアーチファクトが多い場合や，比較的速い波だけを注目して観察する目的には，時定数0.1あるいは0.05(筋電図用)で記録してもよいが，この場合には脳波の徐波成分は実際よりもはるかに振幅を減少しているから，徐波についての正確な評価はできない(図2-62)．

記録時の脳波計の高域周波数特性についても，できるだけ高域減衰用濾波器(filter)を用いずに記録することが望ましい．電極の接触不良などによる交流の混入を，電極を装着しなおす手数をはぶいて，濾波器を用いて打ち消すことは，脳波の速波成分が同時にカットされてしまうから感心できない(図2-63)．

3. 増幅器の感度

脳波計の増幅器の感度は，前述のようにふつうは$50\mu V/5mm$，あるいは$50\mu V/7mm$に調節しておくが，その被検者にとっては感度が高すぎて脳波の振幅が大きすぎる場合や，反対に振幅が小さすぎるときには，増幅度を増減することができる．感度が高すぎると脳波波形の頂や谷の部分がつぶれて平坦になるから，その波の振幅や波形を正確に観察できなくなる(図2-64A)．感度の増減を行うさいには，

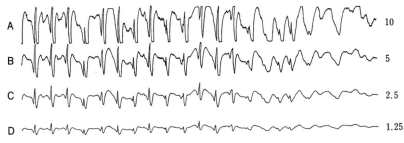

図2-64 脳波計の増幅器の増幅度(利得)の使いわけかた
背景脳波の観察にはふつうの増幅度を使い，高振幅の突発波の波形を正確に観察するためには利得を低くして記録する．

脳波計の全チャネルを同時に2倍，あるいは1/2に切り換えるのがよく，あるチャネルだけ感度を変更するのは特別の場合にかぎる．

振幅の大きい突発波が散発性に出現するときには，ふつうの感度で突発波の波形の記録を犠牲にして基礎律動を観察し，ついで感度を下げて突発波の波形を忠実に記録するというふうにそれぞれの目的に応じて，適当な感度を使いわけるとよい（図2-64）．あまり頻繁に感度を変えると判読のさいに紛らわしいから，変更は必要な最小限度にとどめる．

感度を高める必要があるのは，低振幅波形のときや，振幅のあまり大きくない速波を観察しようとするときであるが，ここで注意を要するのは，感度を上げると，とくにアルファ波に乏しい低振幅脳波の場合に，標準感度では目立たなかったシータ波がかなり目立つようになることである．このようなシータ波は健常者にもみられるもので，異常な徐波と誤ってはならない．

4. 記録紙の紙送り速度

ふつう毎秒3cmの標準紙送り速度で記録を行うが，睡眠賦活法で入眠を待つときなどのように細かい観察の必要がないときには，1.5cmあるいは1cmで記録してもよい．速波を詳細に観察したり，脳波の位相関係を測定するときには，一時的に毎秒6cmの速度を用いると便利である．

5. 記録条件の記載

脳波描記中には，記録条件の変更はもちろん，そのほか開眼，閉眼，体動，意識状態など被検者の状態の変化，被検者に与えた種々の刺激や賦活法の施行，音響その他周囲に起こった不測の刺激などをなるべく詳しく記録用紙に直接記入しておく．記入には，のちに脳波記録を写真などにとって供覧するときに字を消しやすいように，軟らかい黒鉛筆を使用し，インク，ボールペン，色鉛筆などは使用しないほうがよい．

記入すべき記録条件としては，次のようなものがある．

① 記録感度を，各モンタージュの最初および感度を変更するごとに，μV/mmすなわち1mmあたりのμVで記録するか，50μV/5mmというふうに記載しておく．記録の最中に詳しい記入をする暇がないときには，gain 2倍あるいは1/2とだけ記入し，記録終了後脳波記録を整理するときにあらためて記入する．時定数もTC(time constant)0.3というふうに記載する．

② 記録紙送り速度の変化はcm/secで記入する．

③ 各モンタージュの記録のはじめに，各チャネルが導出する電極の組み合わせを記入する．各電極を番号で表すときには，記録のはじめに電極の番号と位置を示す模図を描くか，それを示すゴム印を押しておく．ルーチンに用いる各モンタージュについては，電極の位置を示す模図と電極の組み合わせを示すゴム印をつくっておき，モンタージュ変更のたびに記録ペンを持ち上げて空白なスペースをつくって，当該のスタンプを押していくとよい．あるいは記録時にはモンタージュを番号や符号で記入しておいて，記録の整理を行うときにゴム印を押す．

最近の脳波計では，あらかじめ組み込んであるモンタージュについては，それが記録されるときにはシグナル用ペン，あるいはタイマー用ペンによりそのモンタージュを記号で表示するように

なっているので，あとで記録を整理するときに便利である．

④記録開始の前に，すべての電極の抵抗を，たとえば基準電極との間の抵抗値として記載しておくと便利である．

上記のような種々の事項の記載は，その脳波記録を，その検査技術者だけではなく，ほかの脳波判読医がみても，特定の予備知識なしにただちに判読できるような形で行われることが望ましい．

ごく最近，ペーパレス脳波の記録・判読の現状と問題点の報告がなされている（池田ら[5]，2010）．その1つに，ペーパレス脳波計となって，「記録中に条件を変更する必要がなくなり簡単になった」とリモンタージュ機能を誤解していることがあげられている．脳波記録をペーパレスで運用する場合でも，最適の表示条件で記録することが判読医の誤判読を減らすのに重要であり，さらに脳波検査技術者の検査技術向上にも有用であると思われる．

③記録終了時の較正

記録が終了したら，もう一度標準の較正電圧による較正を行うと同時に，その記録の間に用いたすべての感度，時定数，高周波特性における較正を行う．

4 脳波記録終了後の処置

通常の脳波記録の場合には，記録終了後電極をとりはずし，必要があれば電極装着部位を清拭する．

5 脳波記録の整理

脳波の記録が終了したら，記録に整理番号をつけたり，前述の記録条件の変更やモンタージュの記入などの補充を行って脳波記録を整理し，脳波記録を依頼書あるいは病歴などとそろえて，ただちに判読できるようにしておく．

また記録時の条件や被検者の状態などについて，脳波検査技術員が記入するための用紙があれば，これに簡単に記入しておく．これに続く脳波所見の記載と報告書の作成については，6章（194頁）で詳しく述べる．

第7節　テレメータによる脳波記録

以上は，被検者を脳波検査室内になかば固定しておいて，脳波を記録する方法であるが，最近では，テレメータ〔telemeter，遠隔測定装置（図2-65）[7]〕を使用し，被検者からの導出線を直接に脳波計に結びつけなくても，脳波を無線で送信し（無線テレメータ），これを受信して記録することができるようになった．テレメータ法によれば，被検者が自由に動きまわっているときの脳波記録も可能である

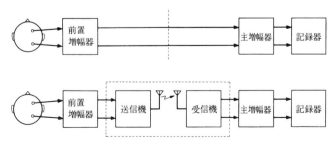

図2-65　一般の脳波記録とテレメータリングによる脳波記録（高木と小林，1966による）

1 伝送方式

　脳波をテレメータによって伝送する方式の詳細は成書に譲る．以前は，周波数変調(frequency modulation：FM)によるFM/FM方式，あるいは振幅変調(amplitude modulation：AM)とFMとを組み合わせたAM/FM方式などを用いていたが，最近では米国電気電子学会の802委員会が定めた無線LANの方式を用いている．例えば，IEEE802.11bだと，2.4 GHz帯の電波(ISMバンド)を使用し，無線で約11 Mbpsの通信を行う仕様になっている．ただし，信号変換方法は各メーカー独自の方式となっている．

2 テレメータによる脳波記録の実際

　脳波の判読には被検者の状態についての知識が不可欠であるから，被検者の状態が最終的な記録を行う者によくわかるような工夫が必要である．たとえば，比較的広い室内で被検者を自由に行動させなが

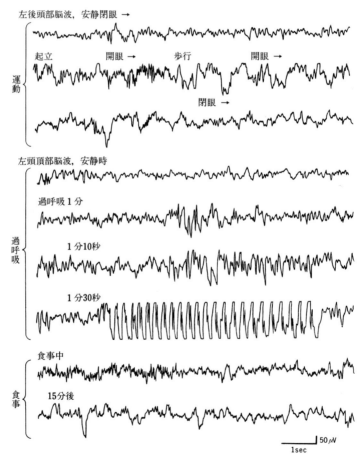

図2-66　てんかん欠神発作患者の脳波のテレメータによる記録(徳田，1967)．
1チャネルの脳波(上の3本は左後頭部脳波，ほかは左頭頂部脳波)を継時的に示したもの．過呼吸1分30秒に3 Hz棘・徐波が群発性に出現している．

らテレメータ脳波記録とビデオによる行動記録を同時に行うには，部屋に複数のカメラを設置し，どれか1つのカメラがたえず被検者を追尾して撮影するようなシステムをつくることが可能なので，この方法で脳波と行動とを同時に記録すればよい．また遠隔ではあっても，コンピュータネットワークを利用できれば，被検者の位置が比較的固定しているとき，たとえば病棟内などでも，能率よく記録できる．

記録用電極の装着法などは，ふつうの脳波検査の場合と同様であるが，テレメータ利用の場合には，被検者がアースから浮いているので，交流障害などのアーチファクトが入りにくく，遮蔽室を必要としないという利点がある．

動物実験では，無拘束動物の脳内に無線的に電気刺激を与え，テレメータを用いてその反応を記録することも行われている．

3 脳波記録の実例

テレメータを利用して記録した脳波は，ふつうの検査室内で記録したものと本質的には差異はないので，脳波像についてはあらためて述べる必要はない．ここでは，てんかん患者の突発波の出現状態を長時間にわたって観察した徳田ら[8]（1967）の資料を紹介するにとどめる（図2-66）．

テレメータ法による脳波記録は，日常生活場面における種々の生体現象を動的に把握するうえでも，また，スポーツから宇宙飛行にいたる特殊な状況における生理現象を観察するうえでも，画像記録装置との併用もあわせて，応用範囲が広まりつつある．

4 ビデオカメラ技術の応用

最近では，デジタルビデオユニットを用いた脳波

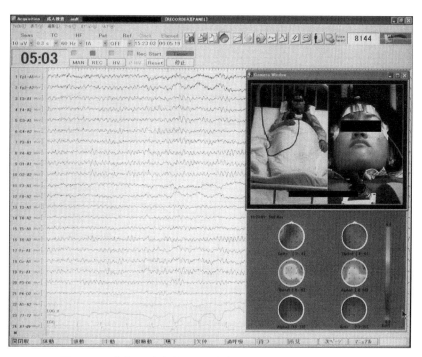

図2-67　デジタル脳波計によるビデオ・脳波モニターの健常者例
左半側画像は24チャネル基準電極導出脳波で，導出部位は左側に示している．右上段画像は脳波記録時の被検者で，右下段画像はそのときのトポグラフィを示し，アルファ帯域の脳波が後頭部優位のため，安静覚醒閉眼時の所見である．

の情報とカメラなどで，被検者の顔面，四肢，全身などを撮影した映像や音声を同期させてモニター用画面に表示できるようになっている(図2-67)．また，デジタル脳波計ではデジタル変換した脳波信号をパソコン上で処理してモニター用画面に表示しており，そのような脳波と被検者の映像や音声を併せてDVDやMOディスクにデジタル保存することが可能になっている．

第8節　脳波トポグラフィ，二次元脳電図

従来の頭皮上で記録された脳波や誘発電位は，ある特定の部位の脳電気活動の変動を時間軸に沿って記録したもので，それらの頭皮上での空間的分布は個々の記録所見を総合して判断するほかはなかった．ところが電算機を利用した画像表示法の発達により，1970年代に脳波や誘発電位を二次元的，地図的に表示する方法が開発された(上野と松岡[4]，1976；松岡ら[2]，1977；Duffyら[1]1979)．

脳電位の二次元表示法にはいろいろあるが，原理的には，頭蓋上にできるだけ多数の記録電極(探査電極)を均等に配置して，それぞれの部位の電位を記録し，電極でカバーできない部位の電位は近傍の電極における電位から数学的補間法で算出し，これを総合して頭蓋表面の脳電位の等電位図を描こうとするものである．

わが国で一般に用いられている方法の1例として，次のようなものがある．脳波記録電極を10-20法によって配置し，Fp_1，Fp_2，F_z，F_3，F_4，C_3，C_4，P_z，P_3，P_4，F_7，F_8，T_5，T_6，O_1，O_2の脳波(図2-68の黒丸)を基準電極導出法(基準電極は同側耳朶，両側耳朶連結，平均電位基準電極，頭部外基準電極，ソースデリベーションのどれでもよい)によって磁気テープに記録する．脳波記録のうちアーチファクトのない部分を選び，各電極により導出した脳波を一定時間の区画(epoque；たとえば2秒，10秒など)に区切り，各区画の脳波を高速フーリエ解析(FFT)によって周波数分析し，まず0.5Hzごとのパワ・スペクトルを求め，これをデルタ波(2〜3.5Hz)，シータ波(4〜7.5Hz)，アルファ波(8〜12.5Hz)〔α_1(8〜9.5Hz)，α_2(10〜12.5Hz)〕，ベータ波(13〜29.5Hz)〔β_1(13〜19.5Hz)，β_2(20〜29.5Hz)〕などの周波数帯域にまとめて平均パワ値を求め，パワ値の平方根すなわち等価的電位(振幅値)を計算する．

ついで図2-68の5×5の格子位置のうち，電極が装着されていない白丸の部位の電位を，その周囲にある電極の電位から一定の数式を用いて推定する．次に5×5格子位置の電極の電位値に基づいて，これらの電極の周囲の合計50×50点の電位を，一定の補間式を用いて設定する．そして，最終的にはこれら50×50点の電位値を0〜10の11段階に分け，等電位図としてカラーディスプレイあるいはプリンターで表示する(上野と松岡[4]，1976)．電位値の11段階への段階づけのしかた，すなわち1段階をどの程度の電位差にするかという感度は，症例や対象とするアルファ波，ベータ波などの周波数帯域によって適宜設定することができる(図2-69)(上野と松岡[4]，1976)．

脳波トポグラフィ(EEG topography)は，脳波背景活動の各周波数成分の振幅や分布，左右差の有無の観察，脳腫瘍などのさいの徐波の局在，てんかんの棘波の表示など，多方面に応用されている．

各種の感覚誘発電位についても，各成分の頭皮上における局在を明確に表示することができる．これ

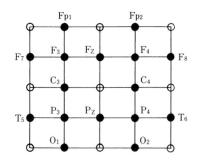

図2-68　脳波トポグラフィにおける電極配置の1例
10-20法により16個の電極を配置し(黒丸)，5×5格子位置のうち電極が装着されていない部位(白丸)の電位を一定の方式で推定する．このようにして得られた5×5格子位置の各電極の電位から，一定の補間式を用いて50×50点の位置の電位を設定し，これを11段階に分けて等高線的に表示する．

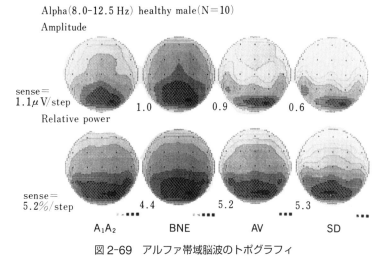

図2-69 アルファ帯域脳波のトポグラフィ
正常男子10名の平均値．上列(amplitude)はFFTによるパワ値の平方根すなわち振幅絶対値(μV)．下列(relative power)は相対パワ値(%)．各図左下の数は11段階(本文参照)の各段階の電位差．A_1A_2：同側耳朶基準，BNE：平衡型頭部外基準，AV：平均電位基準，SD：発生源導出(source derivation)．各導出法ともアルファ波は後頭部優位で，前方に向け振幅の漸減を示すが，振幅減衰の傾斜は異なる．ほぼ左右対称であるが，後頭部では右側優位の傾向がある．

によって，各成分の生理学的意義や，電源(dipole)の局在部位の推定，脳の器質的，機能的疾患のさいの誘発電位の局所的異常の検索などを行うことができる．

また誘発電位のトポグラフィ的表示の方法として，感覚刺激後各時点のトポグラムを作成して，これを連続的に表示し，誘発電位の各成分が現れ，広がり消えていく様子を動画として示すdynamic topography法も使用されている．

さらに脳各部位の脳波の変化を統計的に処理した結果を二次元的に表示する有意差確率地図(significance probability mapping：SPM)も開発されている．たとえば健常者群(10例)と統合失調症者群(10例)の安静閉眼時脳波のデルタ波，シータ波，アルファ波，ベータ波などの各成分の振幅に差があるかどうかを各電極の等価電位値について検査し，その検査値をトポグラムとして表示する場合，あるいは健常被検者10名にinactive placeboとジアゼパムを投与した場合の脳波変化に差があるかどうか統計的検討を行った結果(t値)の分布をトポグラフィ的に表示すれば，たとえばジアゼパムにより速波が増加するとしても，どの部位で有意の増加があるかが一見して理解できる(図2-70)．

最近では，low resolution brain electromagnetic tomography(LORETA)のような三次元表示法が開発されている(Pascual-Marquiら[3]，1994)．LORETAはTalairach脳標準アトラス上に神経活動の広がりを描写できるために，MRIやPETを併用して，事象関連電位のP3やMMNなどの発生源，種々の脳疾患の大脳皮質活動の検討などに用いられている．

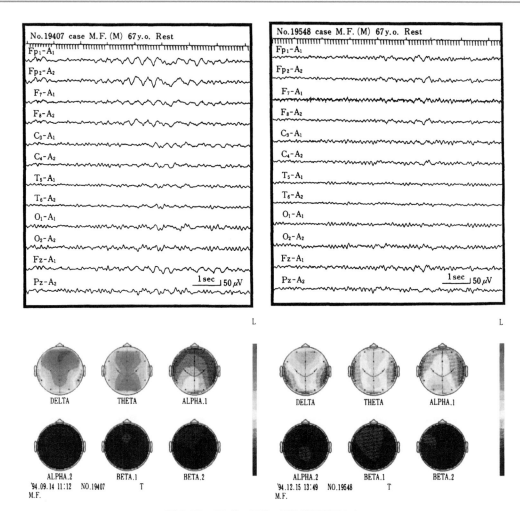

図2-70　70歳，男性，慢性脳循環不全症
安静閉瞼時脳波と二次元等電位図．Aniracetam 投与前(図左側)の背景脳波は 9 Hz アルファ活動であり，3 Hz の徐波群発が前頭部に優勢に出現している．12 週後(図右側)では，α_1 帯域での電圧値が上昇し，徐波は減少している．

第9節　日本臨床神経生理学会改訂臨床脳波検査基準 2002

　日本脳波・筋電図学会(現・日本臨床神経生理学会)では 1988 年に臨床脳波検査基準を制定した．これは国際脳波・臨床生理学会連合の基準や米国脳波学会のガイドラインなどを参照して作成したもので，臨床脳波検査にさいして要請される最低基準についての勧告である．その後，医療技術の進歩と脳波計のデジタル化による性能向上により，脳波検査の応用範囲が広がり，その検査法も多岐にわたってきたため，日本臨床神経生理学会では改訂臨床脳波検査基準 2002 を制定している〔日本臨床神経生理

学会ホームページ(http://jscn.umin.ac.jp)参照].

文献

1 脳波記録の技術面，2 脳波記録法の原理，3 電極配置法と脳波導出のモンタージュ（13-50頁）

1) 阿部善右衛門：低周波増幅器の外部雑音対策．臨床電気生理学，pp 293-321，医学書院，1955
2) Aird RB, Adams JE: The localizing value and significance of minor differences of homologous tracings as shown by serial electroencephalographic studies. Electroencephalogr Clin Neurophysiol 4: 45-60, 1952
3) Aird RB, Zealer DS: The localizing value of asymmetrical electroencephalographic tracings obtained simultaneously by homologous recording; Four hundred and six correlative studies of clinical, pathologic, pneumoencephalographic and electroencephalographic data. Electroencephalogr Clin Neurophysiol 3: 487-495, 1951
4) American Electroencephalographic Society: Guidelines in EEG. 1980
5) American Electroencephalographic Society Guidelines for Standard Electrode Position Nomenclature. J Clin Neurophysiol 8: 200-202, 1991
6) Arellano Z: A tympanic lead. Electroencephalogr Clin Neurophysiol 1: 112-113, 1949
7) Arellano ZAP, MacLean PD: The use of bilateral nasopharyngeal, tympanic and ear leads in recording the basal electroencephalogram. Electroencephalogr Clin Neurophysiol 1: 251-252, 1949
8) Babiloni F, Babiloni C, Carducci F, et al: High resolution EEG: a new model-dependent spatial deblurring method using a realistically-shaped MR-constructed subject's head model. Electroencephalogr Clin Neurophysiol 102: 69-80, 1997
9) Binnie CD, Marston CE, Polkey CE, et al: Distribution of temporal spikes in relation to the sphenoidal electrode. Electroencephalogr Clin Neurophysiol 73: 403-409, 1989
10) Bishop G: A critique of Gibbs' law, with an experimental commentary. Electroencephalogr Clin Neurophysiol 2: 91-92, 1950
11) Brazier MAB, Cobb WA, Fischgold H, et al: Preliminary proposal for an EEG terminology by the terminology committee of the International Federation for Electroencephalography and Clinical Neurophysiology. Electroencephalogr Clin Neurophysiol 13: 646-650, 1961
12) Copper R, Walter VJ: Suction cup electrodes. Electroencephalogr Clin Neurophysiol 9: 733-734, 1957
13) Epstein CM, Bej MD, Foldvary-Schaefer N, et al: Guideline 6; A Proposal for Standard Montages to Be Used in Clinical EEG J Clin Neurophysiol 23: 111-117, 2006
14) Gevins A, Le J, Martin NK, et al: High resolution EEG: 124-channel recording, spatial deblurring and MRI integration methods. Electroencephalogr Clin Neurophysiol 90: 337-358, 1994
15) Gibbs EL, Gibbs FA: Diagnostic and localizing value of electroencephalographic studies in sleep. Proc Ass Res Nerv Ment Dis 26: 366-376, 1946
16) Gibbs FA, Gibbs EL: Atlas of Electroencephalography. Vol. 1, Addison-Wesley, Cambridge, 1950
17) Goldman D: The clinical use of the "average" reference electrode in monopolar recording. Electroencephalogr Clin Neurophysiol 2: 211-214, 1950
18) Goodin DS, Aminoff MJ, Laxer, KD: Detection of epileptiform activity by different noninvasive EEG methods in complex partial epilepsy. Ann Neurol 27: 330-334, 1990
19) Grass AM: Electrical characteristics of some types of electrodes; Reported at the Central Association of Electroencephalographers Meeting, April 1948. In Gibbs FA, Gibbs EL: Atlas of Electroencephalography. Vol. 1, Addison-Wesley, Cambridge, 1950
20) Green RL, Wilson WP: Asymmetries of beta activity in epilepsy, brain tumor, and cerebrovascular disease. Electroencephalogr Clin Neurophysiol 13: 75-78, 1961
21) Grinker RR, Serota H: Studies on corticohypothalamic relations in the cat and man. J Neurophysiol 1: 573-589, 1938
22) 橋本修治，瀬川義明：脳波機器と基礎的電気知識（モノグラフ臨床脳波を基礎から学ぶ人のために，No. 2）．臨床神経生理学 33: 558-566, 2005
23) 平賀旗夫：成人の脳波とその記録法．三栄測器研修センター，1980
24) Hjorth B: An online transformation of EEG scalp potentials into orthogonal source derivation. Electroencephalogr Clin Neurophysiol 39: 526-530, 1975
25) 石山陽事，本間伊佐子，江部 充：頭部外基準電極法の記録における心電図の除去法．医用電子と生体工学，16(特別号)，論文集：143, 1978
26) 石山陽事，本間伊佐子，江部 充：臨床脳波記録における基準電極の役割．脳波と筋電図 6: 192-198, 1978
27) 石山陽事，松林賢治，本間伊佐子，他：脳波の Source Derivation 法の検討とその臨床応用．医用電子と生体工学 22(特別号)：374-375, 1984
28) 石山陽事，松林賢治，白井康之，他：脳波の SD 法の加重平均電位と電極間距離の検討．医用電子と生

体工学 24(特別号):132, 1986
29) Ives JR, Gloor P : Update : chronic sphenoidal electrodes. Electroencephalogr Clin Neurophysiol 44 : 789-790, 1978
30) Ives JR, Drislane FW, Schachter SC, et al : Comparison of coronal sphenoidal versus standard antero-posterior temporal montage in the EEG recording of temporal lobe seizures. Electroencephalogr Clin Neurophysiol 98 : 417-421, 1996
31) Jasper H : Ten-twenty electrode system of the International Federation. Electroencephalogr Clin Neurophysiol 10 : 371-375, 1958
32) Jones DP : Recording of the basal electroencephalogram with sphenoidal needle electrodes. Electroencephalogr Clin Neurophysiol 3 : 100, 1951
33) Kanner AM, Ramirez L, Jones JC : The utility of placing sphenoidal electrodes under the foramen ovale with fluoroscopic guidance. J Clin Neurophysiol 12 : 72-81, 1995
34) Kanner AM, Jones JC : When do sphenoidal electrodes yield additional data to that obtained with antero-temporal electrodes? Electroencephalogr Clin Neurophysiol 102 : 12-19, 1997
35) Krauss GL, Lesser RP, Fisher RS, et al : Anterior "cheek" electrodes are comparable to sphenoidal electrodes for the identification of ictal activity. Electroencephalogr Clin Neurophysiol 83 : 333-338, 1992
36) Nikulin VV, Kegeles J, Curio G : Miniaturized electroencephalographic scalp electrode for optimal wearing comfort. Clin Neurophysiol 121 : 1007-1014, 2010
37) MacLean PD : A new nasopharyngeal lead. Electroencephalogr Clin Neurophysiol 1 : 110-112, 1949
38) MacLean PD, Arellano ZAP : Basal lead studies in epileptic automatisms. Electroencephalogr Clin Neurophysiol 2 : 1-16, 1950
39) Morris HH, Lueders H, Lesser RL, et al : The value of closely spaced scalp electrodes in the localization of epileptiform foci : a study of 26 patients with complex partial seizures. Electroencephalogr Clin Neurophysiol 63 : 107-111, 1986
40) Offner FF : The EEG as potential mapping ; The value of the average monopolar reference. Electroencephalogr Clin Neurophysiol 2 : 215-216, 1950
41) 大田原俊輔:小児脳波,第2部,小児脳波の記録法.臨床脳波 9:72-80, 1967
42) Penfield W, Jasper H : Epilepsy and the Functional Anatomy of the Human Brain. Little, Brown, Boston, 1954
43) Pertuiset B, Capdevielle-Arfel G : Deux techniques particulières d'exploration de la base du cerveau ; Sphénoptérygoidienne et orbitaire. Electroencephalogr Clin Neurophysiol 4 : 236, 1952
44) Roubicek J, Hill D : Electroencephalography with pharyngeal electrodes. Brain 71 : 77-87, 1948
45) Rovit RL, Gloor P : Temporal lobe epilepsy ; A study using multiple basal electrodes, Ⅱ. Clinical findings. Neurochirurgia 3 : 19-34, 1960
46) 佐野圭司,喜多村孝一:精神運動発作の焦点.脳と神経 6 : 247-272, 1954
47) 柴崎 浩:耳朶基準電極のいたずら.臨床脳波 25 : 208-212, 1983
48) 柴崎 浩,堺 雄三,北村節子:鼻咽頭誘導による側頭葉てんかんの脳波.臨床脳波 20 : 369-376, 1978
49) Silverman D : The anterior temporal electrode and the ten-twenty system. Electroencephalogr Clin Neurophysiol 12 : 735-737, 1960
50) Sindrup E, Thygesen N, Kristensen O, et al : Zygomatic electrodes : their use and value in complex partial epilepsy. In Dam M, Gram I, Penry JK (eds.) : Advances in Epileptology. XIIth Epilepsy Int. Symp. pp 313-318, Raven Press, New York, 1981
51) Stephenson WA, Gibbs FA : A balanced non-cephalic reference electrode. Electroencephalogr Clin Neurophysiol 3 : 237-240, 1951
52) Walter WG : The localization of cerebral tumours by electroencephalography. Lancet 2 : 305-312, 1936
53) 楊 牀林:脳波による局在決定の研究(1).脳と神経 9 : 787-815, 1957, (2).脳と神経 10 : 57-63, 1958

4 脳波の賦活法
1 開閉眼試験,2 過呼吸(50-54頁)

1) Bickford RG : A standard ventilometer for use in routine electroencephalography. Electroencephalogr Clin Neurophysiol 1 : 522, 1949
2) Davis H, Wallace WM : Factors affecting changes produced in electroencephalogram by standardized hyperventilation. Arch Neurol Psychiatry 47 : 606-625, 1942
3) Davis H, Wallace W : Factors affecting changes produced in the electroencephalogram by standardized hyperventilation. Arch Neuropsychol 47 : 606, 1972
4) Gibbs FF, Davis H, Lennox WG : The electroencephalogram in epilepsy and in conditions of impaired consciousness. Arch Neurol Psychiatry 34 : 1133-1148, 1935
5) Gibbs FA, Gibbs EL : Atlas of Electroencephalography. Vol. 1, Addison-Wesley, Cambridge, 1950
6) Gibbs FA, Gibbs EL, Lennox WG : Electroencephalo-

graphic response to overventilation and its relation to age. J Pediatr 23:497-505, 1945
7) Götze W, Kubicki S, Munter M, et al: Effect of physical exercise on seizure threshold (investigated by electroencephalographic telemetry). Dis Nerv Syst 28:664-667, 1967
8) Gotoh F, Meyer JS, Takagi Y: Central effects of hyperventilation in man. Arch Neurol 12:410-423, 1965
9) 一ノ渡尚造, 比嘉定勇, 喜久川政春, 他：ランニングのてんかん発作閾値に及ぼす影響. 臨床脳波 33:171-175, 1991
10) Kennealy JA, Penovich PE, Moore-Nease SE: EEG and spectral analysis in acute hyperventilation. Electroencephalogr Clin Neurophysiol 63:98-106, 1986
11) Lloyd-Smith DL: The electroencephalogram during hyperventilation followed by apnoea. Electroencephalogr Clin Neurophysiol 2:289-296, 1950
12) Meyer JS, Gotoh F: Metabolic and electroencephalographic effects of hyperventilation. Arch Neurol 3:539-552, 1960
13) Meyer JS, Waltz AG: Arterial oxygen saturation and alveolar carbon dioxide during electroencephalography, I. Comparison of hyperventilation and induced hypoxia in subjects without brain disease. Arch Neurol 2:631-643, 1960
14) Meyer JS, Waltz AG: Arterial oxygen saturation and alveolar carbon dioxide during electroencephalography, II. Comparison of hyperventilation and induced hypoxia in subjects with epilepsy. Arch Neurol 2:644-656, 1960
15) 中川和子, 松本和雄, 大月則子, 他：水泳中の小児のてんかん性放電について―テレメーター脳波を用いて―. 臨床脳波 20:344-348, 1978
16) 大山秀樹, 新妻 博, 鈴木二郎, 他：小児 Moyamoya 病過呼吸時の脳波；Re-build up の発現機序. 脳神経外科 13:727-733, 1985
17) 大山秀樹, 新妻 博, 藤原 悟, 他：小児 Moyamoya 病過呼吸時の脳波―EEG topography system による徐波成分の検討. 臨床脳波 28:561-565, 1986
18) Preswick G, Revich M, Hill ID: The effects of combined hyperventilation and hypoxia in normal subjects. Electroencephalogr Clin Neurophysiol 18:56-64, 1965
19) Reivich MP, Cohen PJ, Greenbaum L: Alterations of the electroencephalogram of awake man produced by hyperventilation; Effects of 100% oxygen at 3 atmospheric pressure. Neurology 16:304, 1966
20) 堺 雄三：過呼吸による脳波賦活の標準化(続報)―過呼吸標準化装置(過呼吸モニター)の試作による. 臨床脳波 24:492-496, 1982
21) 佐々木三男, 鈴木政登, 柄沢昭秀：正常成人にみられる Build up 現象について―過呼吸負荷法の再評価の試み. 臨床脳波 23:517-523, 1981
22) 末永和栄, 大木 昇：パーソナルコンピュータを用いた過呼吸モニタの開発. 臨床検査 43:1053-1058, 1999
23) 末永和栄, 土田誠一, 秋山秀和, 他：脳波検査室のあり方(1)単科病院における脳波検査室のあり方. 臨床脳波 48:112-119, 2006
24) Sugioka K, Davis DA: Hyperventilation with oxygen; Possible cause of cerebral hypoxia. Anesthesiology 21:135-141, 1960
25) 吉井信哉, 岩淵 聡, 牛久保行男, 他：反復過呼吸 (Repeat HV)法の臨床脳波学的研究. 臨床脳波 49:438-445, 2007
26) Zwiener U, Löbel S, Rother M, et al: Quantitative topographical analysis of EEG during nonstandardized and standardized hyperventilation. J Clin Neurophysiol 15:521-528, 1998

3 光刺激賦活法(55-59頁)

1) Bickford RG: Thresholds for production of seizures by photic stimulation in man. Am J Physiol 155:427, 1948
2) Bickford RG, Daily D, Keith HM: Convulsive effects of light stimulation in children. Am J Dis Child 86:170-183, 1953
3) Doose H, Baier WK: Genetic factors in epilepsies with primarily generalized minor seizures. Neuropediatrics 18 (Suppl I):1-64, 1987
4) Gastaut H: Effects des stimulation physiques sur l'EEG de l'homme. Electroencephalogr Clin Neurophysiol Suppl. 2:69-82, 1949
5) Gastaut HJ, Bert J: EEG changes during cinematographic presentation. (Moving picture activation of the EEG). Electroencephalogr Clin Neurophysiol 6:433-444, 1954
6) Gastaut H, Roger J, Gastaut Y: Les formes expérimentales de l'épilepsie humaine; l'épilepsie induite par la stimulation lumineuse intermittente rythmée ou épilepsie photogénique. Rev Neurol 80:161-183, 1948
7) Golla FL, Winter AL: Analysis of cerebral responses to flicker in patients complaining of episodic headache. Electroencephalogr Clin Neurophysiol 11:539-549, 1959
8) 日高靖彦, 亀田英明, 宮崎 浄, 他：光駆動脳波 (Photic Driving). 臨床脳波 7:121-129, 1965
9) Klapetek J: Photogenic epileptic seizures provoked by television. Electroencephalogr Clin Neurophysiol

11:809, 1959

10) Kooi KA, Eckman HG, Thomas MH: Observations on the response to photic stimulation in organic cerebral dysfunction. Electroencephalogr Clin Neurophysiol 9:239-250, 1957
11) Laget P, Humbert R: Facteurs influencant la réponse électroencéphalographique a la photostimulation chez l'enfant. Electroencephalogr Clin Neurophysiol 6:591-597, 1954
12) Lin T, Greenblatt M, Solomon HC: Effect of flickering light on epileptic discharges; influence of medication and menstruation. Electroencephalogr Clin Neurophysiol 4:557-560, 1952
13) Naquet R, Fegersten L, Bert J: Seizure discharges localized to the posterior cerebral regions in man, provoked by intermittent photic stimulation. Electroencephalogr Clin Neurophysiol 12:305-316, 1960
14) 佐藤時治郎，一条貞雄：てんかん患者における眼開閉を併用した閃光刺激法について．臨床脳波 6:147-156, 1964
15) Takahashi T, Nakasato N, Yokoyama H, et al: Low-luminance visual stimuli compared with stroboscopic IPS in eliciting PPR in photosensitive patients. Epilepsia 40(Suppl 4):44-49, 1999
16) 寺村 卓：正常人とてんかん患者の脳波における光駆動反応の相関分析．精神神経学雑誌 68:1463-1476, 1966
17) Walter VJ, Walter WG: The central effects of rhythmic sensory stimulation. Electroencephalogr Clin Neurophysiol 1:57-86, 1949
18) Waltz S, Christen H-J, Doose H: The different patterns of the photoparoxysmal response—a genetic study. Electroencephalogr Clin Neurophysiol 83:130-137, 1992
19) Weil AA, Nosik WA: Photic stimulation in hemianopsia. Electroencephalogr Clin Neurophysiol 4:219-222, 1952

4 睡眠賦活法(59-62頁)

1) Friedlander WJ: The use of Benadryl for sleep EEG's. Electroencephalogr Clin Neurophysiol 13:285-286, 1961
2) Fuster B, Gibbs EL, Gibbs FA: Pentothal sleep as aid to diagnosis and localisation of seizure discharges of psychomotor type. Dis Nerv Sys 9:199-202, 1948
3) Gibbs EL, Fuster B, Gibbs FA: Peculiar low temporal localization of sleep-induced seizure discharges of psychomotor type. Arch Neurol Psychiatry 60:95-97, 1948
4) Gloor P, Tsai C, Haddad F: An assessment of the value of sleep-electroencephalography for the diagnosis of temporal lobe epilepsy. Electroencephalogr Clin Neurophysiol 10:633-648, 1958
5) Grossman C, Golub LM, Merlis JK: Influence of sleep on focal slow wave activity. Electroencephalogr Clin Neurophysiol 4:195-200, 1952
6) 市野義夫：脳疾患の終夜脳波による研究．脳と神経 10:35-55, 1958
7) King G, Weeks SD: Pyribenzamine activation of the electroencephalogram. Electroencephalogr Clin Neurophysiol 18:503-507, 1965
8) 小泉 章：Diphenhydramine による脳波賦活法．米子医学雑誌 10:55-57, 1959
9) Lombroso CT, Erba G: Primary and secondary bilateral synchrony in epilepsy; A clinical and electroencephalographic study. Arch Neurol 22:321-334, 1970
10) Penfield W, Jasper H: Epilepsy and the Functional Anatomy of the Human Brain. Little, Brown, Boston, 1954
11) Pratt KL, Mattson RH, Weikers NJ, et al: EEG activation of epileptics following sleep deprivation; A prospective study of 114 cases. Electroencephalogr Clin Neurophysiol 24:11-15, 1968
12) Silverman D, Morisaki A: Re-evaluation of sleep electroencephalography. Electroencephalogr Clin Neurophysiol 10:425-431, 1958
13) 渡辺 博，直居 卓：トリクロリールによる誘発睡眠の脳波．臨床脳波 6:34-39, 1964

5 ペンテトラゾール賦活法(62-64頁)

1) Ajmone-Marsan C, Ralston BL: The Epileptic Seizures. C. C. Thomas, Springfield, Ill., 1957
2) Buchthal F, Lennox M: The EEG effect of Metrazol and photic stimulation in 682 normal subjects. Electroencephalogr Clin Neurophysiol 5:545-558, 1953
3) Cure C, Rasmussen T, Jasper H: Activation of seizures and electroencephalographic disturbances in epileptic and in control subjects with "Metrazol". Arch Neurol Psychiatry 59:691-717, 1948
4) Fuglsang-Frederiksen V: Activation of EEG disturbances with Metrazol (Pentazol) in epileptics, normals and patients with syncopal attacks. Electroencephalogr Clin Neurophysiol 4:471-480, 1952
5) 藤谷 豊：ペンタメチレンテトラゾール脳波賦活法の臨床的研究．精神神経学雑誌 61:2132-2145, 1959
6) Merlis JK, Henriksen G, Grossman C: Metrazol activation of seizure discharges in epileptics with normal routine EEG. Electroencephalogr Clin Neu-

rophysiol 2 : 17-22, 1950

7) 直居 卓：脳波による電撃療法の検討—とくにペンタゾール賦活による潜在性脳機能障害の究明．精神神経学雑誌 61 : 871-894, 1959

8) 大熊輝雄，徳田良仁，遠藤俊一：てんかん小発作と大発作の関係についての脳波的研究—小発作のペンタゾール賦活を中心にして．精神神経学雑誌 60 : 555-576, 1958

9) Rodin E : Metrazol tolerance in a "normal" volunteer population. Electroencephalogr Clin Neurophysiol 10 : 433-446, 1958

10) 沢 政一，山本 武，花井諦二，他：てんかん並びに正常人に於ける Metrazol 賦活閾値．脳と神経 10 : 333-338, 1958

6　ベメグライド賦活法(64頁)

1) Drossopoulo G, Gastaut H, Verdeaux G, et al : Comparison of EEG "activation" by pentamethylentetrazol (Metrazol) and Bemegride (Megimide). Electroencephalogr Clin Neurophysiol 8 : 710, 1956

2) 藤田千尋，柄沢昭彦，遠藤四郎，他：Megimide による脳波賦活の問題点，第1報，疾患群を中心としての検討．精神医学 2 : 533-539, 1960

3) 直井 卓，桑村智久，井上令一，他：Megimide による異常波賦活の検討(第一報)．精神医学 1 : 93-101, 1959

4) Rodin E, Rutledge I, Calhoun H : Megimide and Metrazol (A comparison of their convulsant action in man and in the cat). Electroencephalogr Clin Neurophysiol 10 : 203, 1958

5) Selldén U : Repeated activation with megimide in normal subjects ; Electroencephalographic responses and threshold doses. Electroencephalogr Clin Neurophysiol 17 : 1-10, 1964

6) Werman R, Anderson PJ, Christoff N : Electroencephalographic changes with intracarotid megimide and amytal in man. Electroencephalogr Clin Neurophysiol 11 : 217-274, 1959

7) 山本順治，山田悦秀，藤木 明，他：Bemegride による脳波賦活法の再検討．脳と神経 18 : 877-885, 1966

7　組み合わせ法，8　その他の賦活法
9　賦活法の選択(64-66頁)

1) Arellano AP, Schwab RS, Cosby JU : Sonic activation. Electroencephalogr Clin Neurophysiol 2 : 215-217, 1950

2) Gastaut H : Combined photic and Metrazol activation of the brain. Electroencephalogr Clin Neurophysiol 2 : 249-261, 1950

3) Gastaut H, Hunter J : An experimental study of the mechanism of photic activation in idiopathic epilepsy. Electroencephalogr Clin Neurophysiol 2 : 263-287, 1950

4) 長谷川敬司，松岡洋夫，高橋剛夫，他：書字，筆算，構成行為で誘発されるてんかんの例—とくに神経心理学的脳波賦活について．精神神経学雑誌 83 : 199-210, 1981

5) 松岡洋夫，長谷川敬司，高橋剛夫，他：意志決定と精神的緊張が主な誘因と考えられるてんかんの一症例—神経心理学的脳波賦活による所見を中心に．精神神経学雑誌 83 : 211-221, 1981

6) 松岡洋夫，高橋剛夫，長谷川敬司，他：読書，会話，書字，計算，構成行為による脳波賦活．臨床脳波 23 : 440-444, 1981

7) Merlis JK, Grossman C, Henriksen G : Comparative effectiveness of sleep and Metrazol-activated electroencephalography. Electroencephalogr Clin Neurophysiol 3 : 71-78, 1951

8) Prechtl HFR : Provocation of electroencephalographic changes in the temporal region by intermittent acoustic stimuli. Electroencephalogr Clin Neurophysiol 11 : 511-519, 1959

9) Wikler A : Effects of pitressin hydration on the electroencephalogram. Arch Neurol Psychiatry 57 : 78-83, 1947

5　アーチファクトについて，6　脳波記録の実際
7　テレメータによる脳波記録(66-80頁)

1) Blinn KA : Focal anterior temporal spikes from external rectus muscle. Electroencephalogr Clin Neurophysiol 7 : 299-302, 1955

2) Dirlich G, Vogl L, Plaschke M, et al : Cardiac field effects on the EEG. Electroencephalogr Clin Neurophysiol 102 : 307-315, 1997

3) Harlan WL, White PT, Bickford RG : Electric activity produced by eye flutter simulating frontal electroencephalographic rhythms. Electroencephalogr Clin Neurophysiol 10 : 164-169, 1958

4) 一条貞雄：頭部の右方回転による心電図アーチファクト除去法．臨床脳波 24 : 341-346, 1982

5) 池田昭夫，橋本修治，幸原伸夫：ペーパレス脳波の記録・判読の現状と問題点：アンケート結果から．臨床神経生理学 38 : 95-104, 2010

6) Kennard MA : The influence of amplification on the interpretation of EEG phenomena. Electroencephalogr Clin Neurophysiol 6 : 513, 1954

7) 高木健太郎，小林 守：脳波のテレメータリング．脳の電気現象の分析法とその応用(藤森，他編)，pp 321-334, 医学書院, 1966

8) 徳田良仁：長時間記録におけるてんかん脳波の特

徴.臨床脳波 9:344-352, 1967

8 脳波トポグラフィ, 二次元脳電図(80-81頁)

1) Duffy FH, Burchfiel JL, Lombroso CT: Brain electrical activity mapping(BEAM); A method for extending the clinical utility of EEG and evoked potential data. Ann Neurol 5: 309-321, 1979
2) 松岡成明, 田村 潔, 上野照剛:脳波の二次元表示とその臨床的応用.臨床検査 21:63-69, 1977
3) Pascual-Marqui RD, Michel CM, Lehmann D: Low resolution electromagnetic tomography; a new method for localizing electrical activity in the brain. Int J Psychophysiol 18: 49-65, 1994
4) 上野照剛, 松岡成明:徐波を示す異常脳波の抽出とその表示法.医用電子と生体工学 14:118-124, 1976

第 3 章

脳波の分類と記載

1 概説（波-活動-複合体-背景脳波）

　脳波は，種々の周波数や波形をもつ多くの構成要素からなっており，たとえば後頭部に高振幅のアルファ波が連続して出現している場合でも，これが振幅の低い徐波に重畳していることが多く，低振幅ではあるが速波成分も同時に存在する．また脳波は，厳密な意味では正弦波ではないから，振幅と周期だけで量的に記載することはできず，波形の観察も必要である．脳波の周波数分析（501頁）を行うと（図3-1），脳波は各種の周波数成分から構成されており，臨床脳波でわれわれが肉眼的に観察し記載するのは，これらの構成要素のうち，とくに目立っている優勢（dominant）な成分が抽出されたものであることがわかる．

　脳波における波（素波；wave）は，「脳波記録における電極対の間の電位差の変化 "any change of the

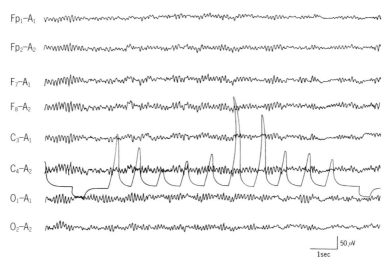

図3-1　健常成人の覚醒安静時の脳波と，そのアナログ型周波数自動分析装置による分析積分値（左後頭部脳波の分析）
　　　　積分値の記録は，左から1〜2.5；2.5〜3.5；3.5〜4.5；4.5〜5.5；5.5〜7.5；7.5〜9.5；9.5〜11.5；11.5〜13.5；13.5〜20；20〜30 Hzの各周波数帯を表す．

potential difference between pairs of electrodes in EEG recording"」と定義される[2,5]．脳波の記載には，波(wave)という語のほか，活動(activity，たとえばβ activity，α activity など)，律動(rhythm，たとえばβ rhythm，α rhythm, spike and wave rhythm など)，複合(複合波)〔complex，たとえば spike-and-slow-wave complex (spike and wave complex), sharp-and-slow-wave complex, K complex など〕という種々の用語がある．

従来α wave, α activity, α rhythm などという用語は，はっきりした区別なしに使われてきた．また，たとえばactivity という語については，記録として描記されたものをα wave，それをつくりだす脳の活動を α activity というふうに使い分ける場合もあった．国際脳波学会連合の用語委員会の提案[2,5]によると，activityとは「脳波の波あるいは波の連続 "any EEG wave or sequence of waves"」，rhythm とは "EEG activity consisting of waves of approximately constant period" と定義されているから，本書でもこの定義に従って activity, rhythm の語を用いることにする．複合(波)(complex)は，「特徴的な波形をもつか，かなり恒常的な形で反復するかし，背景活動から区別される2個あるいはそれ以上の波の連続 "a sequence of two or more waves having a characteristic form or recurring with a fairly consistent form, distinguished from background activity"」と定義される．

ここで背景活動(背景脳波；background activity)と基礎律動(基本波；basic rhythm)なる語について述べておく．背景活動とは，棘波や特定の一過性の突発波などを問題にする場合に，それ以外の背景をなす活動をいい，「ある正常あるいは異常脳波パタンが現れる場合にその背景をなし，これら特定のパタンがそれから区別されるような脳波活動 "any EEG activity representing the setting in which a given normal or abnormal pattern appears and from which such pattern is distinguished"」と定義される．基礎律動という語も，本書では背景活動と類似の意味で用い，一過性現象ではなく，持続性に出現して脳波の大部分を形成する律動をいう．これは，アルファ律動や速波などにより構成される場合が多い．国際用語委員会案の「律動」と「活動」の区別を採用すれば，基礎活動(basic activity)といったほうがよいかもしれないが，慣用に従って基礎律動という用語を使用しておく．

2 脳波の記載

脳波は厳密な意味では正弦波(sine wave)ではないが，正弦波に近い現象であるから，これを記載するためには，正弦波の場合と同様に，まず周期(頻度，周波数)，振幅，位相などの要素を明記しなければならない．さらに脳波が厳密には正弦波ではないために，周波数のほかに波の持続と波形の記載が必要な場合がある．

その他の要因を考え合わせると，脳波を記載するには，次のようないくつかの事項が必要である．

① 周波数(頻度)と周期(frequency or period)
② 振幅(amplitude)
③ 位相関係(phase relations)
④ 量(quantity)
⑤ 波形(wave form, morphology)
⑥ 分布と局在(distribution, topology)
⑦ 反応性(reactivity)
⑧ 変化性(variability；持続性〔continuous〕，散発性〔random〕，突発性〔paroxysmal〕など)

これらの各事項は，次の脳波の分類の項で具体的には問題となるから，ここではその概念について簡単な説明を加えるにとどめる．

1 周波数と周期

図3-2に示すように，正弦波は，点Pが半径rの円周上を一定速度でまわるさいの軌跡であり，点Pが360度回転すると，A_1-B_1-C_1-D_1-A_2のごとき波が描かれる．A_1A_2を正弦波の周期(period)，B_1，D_1から基線A_1A_2への距離を振幅，P'がある時点においてこの軌跡上のどこにあるかを位相という．

脳波の周期をはかる場合には，正弦波とは異なり，脳波の山と山，あるいは谷と谷の距離を持続(duration)とする(図3-3)．脳波でいう基線(base line)とは，脳波の上下への振れのおおよそ中点を結ぶ仮想の線である．周期から逆算すると，脳波の周波数(頻度；frequency)がわかる．たとえば，ア

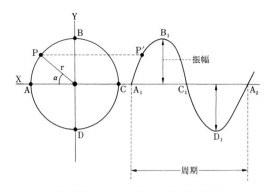

図3-2　正弦波の周期，振幅，位相

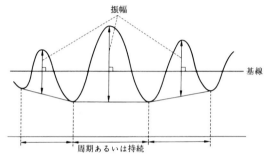

図3-3　脳波の周期，振幅，基線

ルファ波の周期はおおよそ100ミリセカンド(msec)であるから，1秒間には10サイクル（ヘルツ）ということになる．1秒間の波の数をかぞえても，おおよその周波数がわかる．

また脳波は完全な正弦波ではないから，振幅，周波数（頻度）は等しくても，波の持続が異なると，脳波はかなり違ったものになる．図3-4では，A，Bとも毎秒10回反復して出現し，振幅は50μVであるが，Bが持続100 msecの正弦波様波形であるのに対し，Aは持続20 msecでパルス様（スパイク様）波形を示していて，波の形はまったく異なっている．これからわかるように，脳波の周期という言葉は，正弦波様の波形をもつ要素についてだけ用いるべきであり，持続という表現のほうが，波形が正弦波様であるか否かにかかわらず用いうるから，より一般的である．また，周波数という用語は正弦波について使用されるものであるから，パルス様波形の脳波を考慮すると，頻度という用語（訳語）のほうが適切であると考えられるが，周波数という用語がより一般的に用いられる．

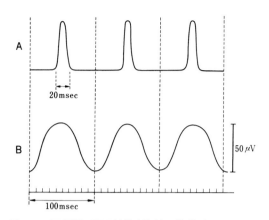

図3-4　同振幅，同周波数（頻度）で持続が異なる2種類の脳波を示す模式図（Schwab, 1951より改変）
A，Bはともに周波数は毎秒10 Hz，振幅は50μVであるが，Aは持続20 msec，Bは持続100 msecである．

なお，周波数（頻度）の表示としてはサイクル/秒（c/sec；cycle per second）のほかに，これと同義のヘルツ（Herz, Hz）がある（国際臨床神経生理学会用語集，1999)[3]．本書では主にヘルツ（Hz）を用いることにする．

2 振幅

振幅（amplitude）は，やはり図3-3に示すように，脳波の1つの波の山から基線に下ろした垂線が谷と谷を結ぶ線に至るまでの長さで表す．脳波の振幅はふつうマイクロボルト（μV）の単位で記載される．

3 位相関係（phase relations）

位相という語は，厳密にいえば，先に述べたように1つの正弦波における振幅と時間との関係をいうが，脳波については一般に，1本の記録における波の各部分の時間的関係，あるいは2つ以上の記録の波の各部分の間の時間的関係をいう．たとえば2つの場所から同時に脳波記録を行うときに，2つの持続の等しい波の山あるいは谷にずれがあるとき，これを位相差があるという．これに対して，波の山と谷がまったく一致しているときには，2つの脳波は同位相である，あるいは同期しているといい，波の持続と振幅は等しくても波の向きが逆になっているときには，逆位相あるいは180度の位相のずれがあるという（図3-5）．

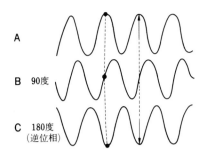

図 3-5 位相のずれを示す図
B は A と 90 度，C は A と 180 度の位相のずれを示す．A と C とは位相が逆である．

4 量

ある一定の時間内に，ある特定の波の出現する量(quantity)をいい，多くは一定時間内にその波が出現している時間の百分率で表される．しかしこの語は，波の数と振幅とについて使われることもある．

5 波形

先に述べたように，脳波は正弦波ではなく，種々の形を示す．アルファ波，速波の波形(wave form, morphology)は正弦波様(sinusoidal)であるが，棘波，鋭波はその尖鋭な波形とくに急峻な立ちあがりによって他の背景活動から区別される．

6 分布と局在(topology, location)

ある特定の脳波が，頭蓋上のどの部位に出現するか，すなわち脳のどの部位から出現するかをいう．たとえばアルファ波が後頭部に優位であるとか，棘波が左側頭部に局在するなど．

7 反応性

感覚刺激あるいは他の生理学的行為によって起こった変化に対する個々の律動あるいは脳波全体の感受性を反応性(reactivity)という．後頭部のアルファ波が開眼によって減衰する(ブロックされる)こと，低酸素状態のさいにアルファ波の周期がしだいに延長することなどはその1例である．

8 変化性

脳波の出現様式，すなわち特定の波が持続性(continuous)に出現するか，不定の間隔で反復する(random)か，突発性(paroxysmal)に突然始まり突然に終わるような形をとるかなどを，変化性(variability)という．

以上の各事項は，以下に述べる脳波の分類の項で具体的にとりあげられるが，とくに異常脳波(155頁)を記載するさいに重要である．

3 脳波の分類

脳波を記載するためには，周波数，振幅，波形，位相などいくつかの事項を記載することが必要であるが，そのうち臨床脳波学上最も重要なのは周波数(頻度)である．周波数は，アルファ波を基準にして，アルファ波よりも周波数が遅い波を徐波，アルファ波よりも周波数が速い波を速波とする．徐波と速波はさらに周波数により細分類される(表 3-1)[4]．

各周波数帯につき wave-activity-rhythm(89頁)が存在する．
一過性現象(transient)
棘波(spike)：持続 20〜70 msec で，尖鋭な波形をもち背景活動から区別される波．
鋭波(sharp wave)：持続 70〜200 msec で尖鋭な波形をもち，背景活動から区別される波．

脳波のおおよその周波数は，図 3-6 に示すような定規によって，簡単に計測することができる．これらの各周波数帯に属する波は，主に正弦波に近い波形をもっているが，脳波には，そのほか，正弦波様波形を示さず，きわめて尖鋭な波形をもつものがある．一般に，持続が 20〜70 msec すなわち 1/50〜約 1/14 秒で，尖った波形をもち，背景活動から区別される波を棘波と呼び，持続が 70〜200 msec すなわち約 1/14〜1/5 秒で，振幅が大きく尖鋭な波形を示し，背景活動から区別される波を鋭波という(図 3-7)．

3 脳波の分類

表3-1 脳波の分類

徐波 (slow wave)	一般的には 0.5〜3 Hz (4 Hz 未満) (理論的には 4 Hz より低 い周波数)	デルタ波 (δ wave) (delta wave)	
	4〜7 Hz (8 Hz 未満)	シータ波 (θ wave) (theta wave)	
アルファ波 (α wave) (alpha wave)	8〜13 Hz (14 Hz 未満)		
速波 (fast wave)	14〜40 Hz*	ベータ波 (β wave) (beta wave)	14〜17 Hz (18 Hz 未 満：中間 速波)
	40 Hz を超 える周波数	ガンマ波 (γ wave) (gamma wave)	

*従来，ベータ波については 14〜35 Hz あるいは 14〜30 Hz とすることが多い．(大熊ら，2006)

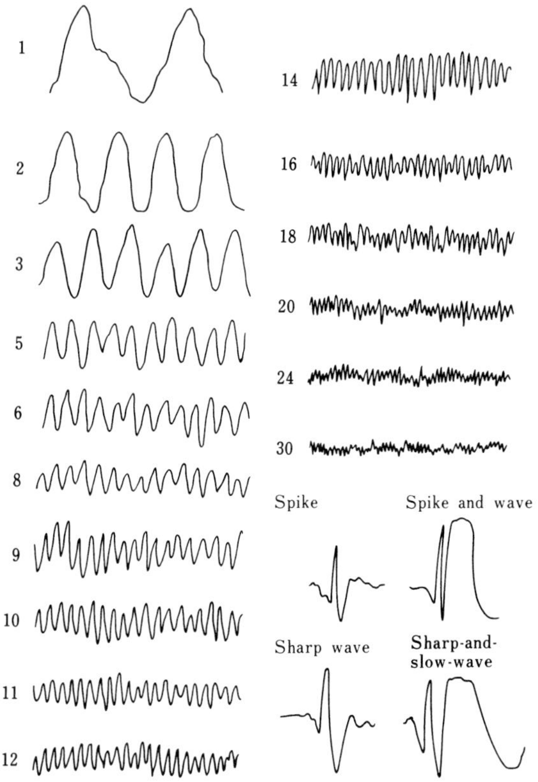

図3-7 各周波数の脳波を示す模式図
左側の数字は周波数を示す．

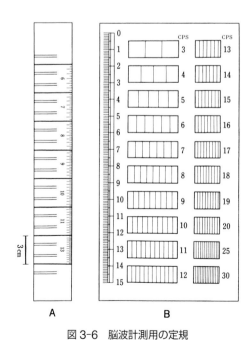

図3-6 脳波計測用の定規

1 アルファ波

アルファ波(alpha wave)は，脳波の速い遅いを定める基準となる波で，10 Hz 前後すなわち 8〜13 Hz の周波数をもち，健常成人の頭頂，後頭部に最も著明にみられる．これは，ヒトの脳波をはじめて正確に記載した Berger[1] (1929) が，最初に発見した要素なのでアルファ波と名づけられたのである．先に述べた定義に従えば，アルファ活動(α activity) はアルファ波が1つあるいはいくつか連続して出現するものでアルファ波に近い意味であり，アルファ律動(α rhythm)はほぼ一定の周波数のアルファ波が規則的なリズムを形成して連続性に出現するものを表現するわけである．しかし従来，日本語ではアルファ波という言葉で上記のアルファ波，アルファ活動，アルファ律動などのすべてを表すように用いられているので，本書でもアルファ波，アルファ活動，アルファ律動の使い分けにはあまりこだわらな

いことにした.

　健常成人が覚醒閉眼時に示すアルファ律動は, 目を開いたり精神活動を行ったりすると減衰するのが特徴である(図4-1, 98頁). たとえば同じ10Hz前後の周波数をもつ波でも, 頭蓋上における分布が著しく異なるもの, 開眼その他の刺激によって影響を受けない波, たとえばある種の麻酔のさい出現する波はアルファ律動とは呼ばず, 周波数, 振幅, 出現部位を記載して, アルファ波とは一応区別するのがふつうである.

2 徐波

　徐波(slow wave)とは, アルファ波よりも周波数が遅い波という意味で, 最も遅いデルタ波(delta wave)と, 中間徐波であるシータ波(theta wave)とに分けられる. 両者とも覚醒状態にある正常成人の閉眼安静時脳波にはほとんど出現しない. 徐波は, 生理的には, 幼小児の脳波, 睡眠時の脳波などにみられ, 病的状態としては, てんかん, 脳腫瘍, 脳の血管障害などの種々の器質脳疾患, 意識障害, 低酸素状態, 低血糖など種々の脳の機能障害のさい出現する.

　徐波のうち, デルタ波は波形が三角形にみえるのでデルタ波と名づけられた. シータ波は, Walter, W.G.によって命名されたもので, Walterが視床(thalamus)付近から出現すると考えたのでthをとってtheta波と名づけたといわれ, 上記のような幼小児の脳波や睡眠時脳波にみられるだけでなく, 計算など精神作業を負荷した場合(Fmθ)(113頁), 神経症などで情動的に不安定状態にある場合(447頁)などにも出現する.

3 速波

　速波(fast wave)は, アルファ波よりも周波数が速い波を総括したもので, Bergerは最初これを一括してベータ波と名づけた. 1999年に増補・改訂された国際臨床神経生理学会連合(IFCN)の用語集では, ベータ波(14～40Hz)とガンマ波(40Hzを超える周波数)の2つの周波数帯域に分けている[3]. 従来, ベータ波については14～30Hzあるいは14～35Hzとすることが多く, それ以上の周波数をガンマ波としている. また, ベータ波のうちで14～17Hzの波を中間速波(intermediate fast wave)と呼び, それをベータ波の一部とする分け方, あるいは中間速波とベータ波を分けて, 中間速波以上の周波数をベータ波とする分け方もある. 国際脳波学会連合の勧告案[5]では, 周波数14Hz以上の波がベータ波として一括され, ガンマ波という術語は用いないほうがよいとされていたが, 1990年代に入り, ガンマ波が注目されている. それには, 従来のアナログ脳波計からデジタル脳波計に変わり, これまで記録できなかった低周波数および高周波数帯域の記録や分析が可能となったことが大きく, 種々の帯域の高周波数成分の存在が明らかとなり, とくに研究面でその意義を問うことが可能となったためと思われる. 速波は徐波と異なり正常脳波にもアルファ波とともに出現するが, 振幅が小さいのがふつうであり(10～20μV), 振幅が異常に大きい場合(たとえば50～100μV以上)には異常とみなされる. ある程度顕著な速波が一部位に局在性に出現するときや, 顕著な左右差があるときにも異常と考えられる.

　速波は正常成人の覚醒時にみられるほか, 入眠時, ベンゾジアゼピン誘導体やバルビツール酸系薬物使用(内服, 静脈注射)時にもみられ, 病的な場合としては, 精神遅滞, 頭部外傷, 脳手術後, ある種の神経疾患の場合などにみられる.

4 棘波と鋭波
── 一過性現象

　アルファ波, 徐波, 速波は, 波形がおおよそ正弦波形であるから, 主に周波数によって分類されている. しかし波形が正弦波様でない波の場合には, 周波数(持続)だけではその波を記載することはできず, 波形を考慮しなければならない. 棘波(spike)と鋭波(sharp wave)とは, 波形が脳波記録の他の部分に比べてきわだって尖鋭であるという特徴によって分類されたもので, 便宜上持続が20～70msecの波を棘波, 70～200msecの波を鋭波と呼ぶ. 1999年の国際臨床神経生理学会連合の用語集[3]では70msecを基準として, 70msec未満を棘波, 70msec以上を鋭波としているので, 本書ではそれに準じた. なおその用語集では70msecを約1/15秒としているが, 一般には1/14秒を棘波と鋭波の基準としているので, 本書では70msecを約1/14

秒とした．いずれにせよ，持続 70 msec を境界にして棘波と鋭波を分けるのは便宜上の問題にすぎず，この境界付近の棘波と鋭波のもつ意義には根本的な差はない．

　棘波や鋭波のように，背景活動からきわだって，非連続性，一過性に出現する波を一過性現象（transient）といい，他の背景活動を形成する波や律動から区別する．

　棘波あるいは鋭波に徐波が1つ続いて複合（波）を形成したものをそれぞれ棘・徐波複合 spike-and-slow-wave complex（spike and wave complex）および鋭・徐波複合（sharp-and-slow-wave complex）と呼ぶ．一般に，複合（波）（complex）とは，2つあるいはそれ以上の波の連続で，背景活動から明瞭に区別され，特徴的な波形をもつか，かなり恒常的な波形で反復出現するものをいう．

　以上に述べた脳波の分類は，主として周波数と波形によって個々の波を分類したものであって，実際にはこれに，先に述べた振幅，位相関係，量，分布，反応性，変化性などの要因が加って，現実の脳波を形成するのである．

文献

1) Berger H : Über das Elektrenkephalogramm des Menschen. Arch Psychiatr 1929-1936
2) Brazier MAB, Cobb W, Fischgold H, et al : Preliminary proposal for an EEG terminology by the Terminology Committee of the International Federation for Electroencephalography and Clinical Neurophysiology. Electroencephalogr Clin Neurophysiol 13 : 646-650, 1961
3) Noachtar S, Binnie C, Ebersole J, et al : A glossary of terms most commonly used by clinical electroencephalographers and proposal for the report form for the EEG findings. Electroencephalogr Clin Neurophysiol Suppl 52 : 21-41, 1999
4) 大熊輝雄，松岡洋夫，上埜高志：脳波判読 step by step 入門編．第4版, p 24, 医学書院, 2006
5) Storm van Leeuwen W, Bickford R, Brazier MAB, et al : Proposal for an EEG terminology by the terminology committee of the International Federation for Electroencephalography and Clinical Neurophysiology. Electroencephalogr Clin Neurophysiol 20 : 293-320, 1966

第 4 章

正常脳波

　臨床脳波学の主な目的は，脳波による神経疾患・精神疾患・その他の診断であるが，これは換言すれば，脳波が正常か異常か，もし異常であれば，どのような性質の異常が存在するかを決定することである．このような脳波診断を可能にするためには，まず健常者の脳波の特徴を正確に把握しなければならない．なぜならば，異常脳波とは「正常でない脳波」のことだからである．

第 1 節　健常者脳波に生理的範囲の変動を生じる諸要因

　脳波は健常者の場合でも，次の諸要因によってかなりの変動を示す．
(1) 年齢：脳波は新生児ではほとんど平坦に近く，幼小児では徐波が多く，アルファ律動に相当する波の周波数も遅いが，成人に近づくにつれて，アルファ律動の周波数が増して 10 Hz に近づく．
(2) 意識状態：覚醒から深睡眠にいたる種々の意識水準に対応して，脳波は覚醒時とは異なった特徴的な像を示すから，脳波像から逆に睡眠の段階を推定することができる．
(3) 開眼，閉眼：脳波は身体内外からの知覚刺激の有無により影響を受けるが，とくに被検者が目を開いているか閉じているかにより，著しく異なった像を示す．
(4) 精神状態：被検者が安静状態にあるか，緊張，興奮，不穏などの状態にあるか，あるいは，注意集中や精神活動を行っているか，などによって，脳波はかなりの影響を受ける．
(5) 生理学的環境の変化：吸気中の酸素分圧の変化（低酸素状態，炭酸ガス分圧の変化など），血糖値（とくに低血糖），血液循環障害，発熱，基礎代謝の変動などによって，脳波は変化する（それぞれ各項目参照）．
(6) 個体差：健常者でも，アルファ律動の出現率の高いものもあれば，ほとんどみられないものもあり，またアルファ律動の電位の大きい場合や小さい場合があり，また速波の多寡にも差があって，全体的脳波像は生理的範囲内ではあるが，かなりの個体差を示す．
(7) 薬物：脳波は種々の薬物によって影響を受ける．

　一方脳波は，①人種，民族，②性，などによって著しい相違を示さず，また③同一個体における時間による差異も少ない．
　したがって，以上の諸条件を一定にしなければ，

第4章　正常脳波

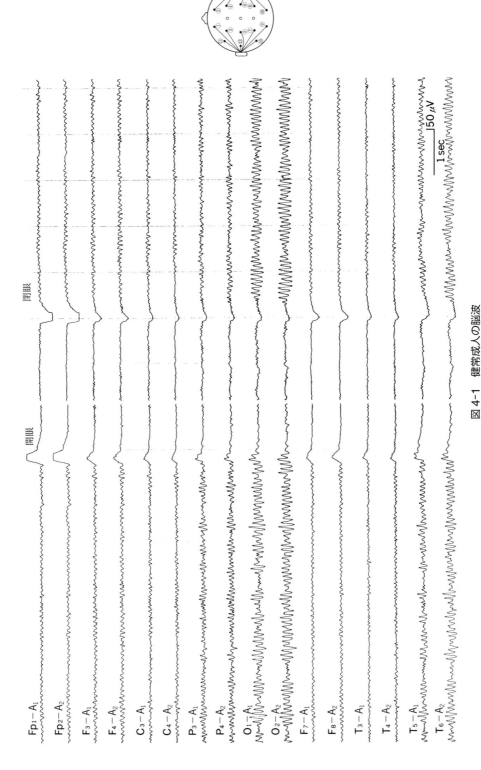

図 4-1　健常成人の脳波

32歳，男性．同側耳朶を基準電極とする基準電極導出（単極導出）．後頭部（O_1, O_2），側頭後部（T_5, T_6）を中心に 10 Hz 前後の波が連続性よく出現．アルファ律動は開眼によって減衰し，低振幅パターンとなる．アルファ律動は多少電位の周期的増減（いわゆる waxing and waning）の傾向を示す．

脳波の正常・異常を判定したり，異なった人の脳波を比較したりすることはできない．ここではまず，臨床脳波学において最も重要な基準となる健常成人の脳波について記載し，ついで上記の諸要因によって脳波がどのように変動するかを述べる．

第2節　健常成人の脳波

健常成人の脳波は，前述のように視察的にみると徐波をほとんど含まず，主にアルファ律動(alpha rhythm)と速波とから成り立っている．そこで，以下にこれらの波を中心にして，正常脳波の特性を述べていく．

1　アルファ律動

健常成人が，覚醒，安静状態にあって眼を閉じているときの脳波には，図4-1に示すように，10 Hz前後で，電位50 μV(マイクロボルト)前後のアルファ波が連続して後頭部優勢に出現しており，このアルファ波に，電位10～20 μVの速波が混在しているのがふつうである．

1 アルファ律動の周波数

アルファ律動の周波数は8～13 Hzと規定されているが，成人の場合にはふつう10 Hz前後で，8 Hz前後のときには slow alpha activity と呼んで，なんらかの脳機能障害の存在を予想する．12～13 Hzのアルファ律動を示す者は，健常者のうちにもかなりあるが，10～11 Hzのアルファ律動に比べると，その出現頻度ははるかに低い．また同一人でアルファ帯域のなかに9～10 Hzと11～12 Hzなど2つの周波数帯域の頂点を示すこともある．アルファ律動の周波数は記録部位によって多少異なり，一般に前頭部のアルファ律動は後頭部のそれよりも遅く，その差が1 Hzにも及ぶ場合もある．

視察判読に近い波形認識法による脳波自動分析法により，306名の20～40歳の健常男女被検者の脳波の自動分析を行い，優勢周波数(1分間の記録時間のうちで出現個数が最も多い波の周波数)の出現率をみると，優勢周波数9.5 Hzの被検者が最も多かった(山本[68]，1977)(図4-2)．優勢周波数の平均値は，左後頭部9.8±1.0 Hz，左中心部9.6±0.9 Hz，左前頭部9.7±2.4 Hzで，後頭部が最も速く，中心部と後頭部の間に有意差($p<0.01$)がみられた．なお1分間に計測されたすべての波の平均周波数は，左後頭部10.3±1.0 Hz，左中心部10.3±1.1 Hz，左前頭部10.1±1.2 Hzで，前頭部と中心部，前頭部と後頭部の間に有意差($p<0.05$)がみられた．

アルファ律動の周波数は脳の活動水準によって8～13 Hzの範囲内でもかなり変動するので，これをさらに2, 3に分割して検討する場合が少なくない．たとえば日中の覚醒水準の変動から9.5 Hzの上下で2帯域に分ける方法(Matousek & Petersén[49]，1983)，入眠時の変動からα_1(8.0～9.0 Hz)，α_2(9.0～11.5 Hz)，α_3(11.5～13.0 Hz)(大久保ら[58]，1985)，あるいは8 Hz，9～10 Hz，11～12 Hz(堀[31]，1979)に3分する方法などがある．いずれも周波数が11 Hz以上の fast alpha 成分は脳の活動水準上昇に対応し，8 Hz前後の周波数が低い slow alpha 成分は脳活動水準の低い状態に対応し，slow alpha は6～7 Hzのシータ帯域と連動してベー

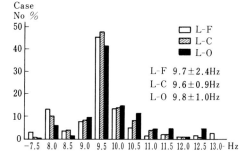

図4-2　脳波自動分析(波形認識法)による健常成人306名の脳波の優勢周波数(山本，1977)

L-F：左前頭部，L-C：左中心部，L-O：左後頭部．各部位とも優勢周波数が9.5 Hzの例が最も多いことを示す．

第4章　正常脳波

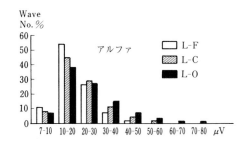

図4-3　脳波自動分析（波形認識法）による健常成人306名のアルファ波の電位分布（山本，1977）
L-F：左前頭部，L-C：左中心部，L-O：左後頭部．各部位とも電位10～20μVのアルファ波の出現率が最も高い．

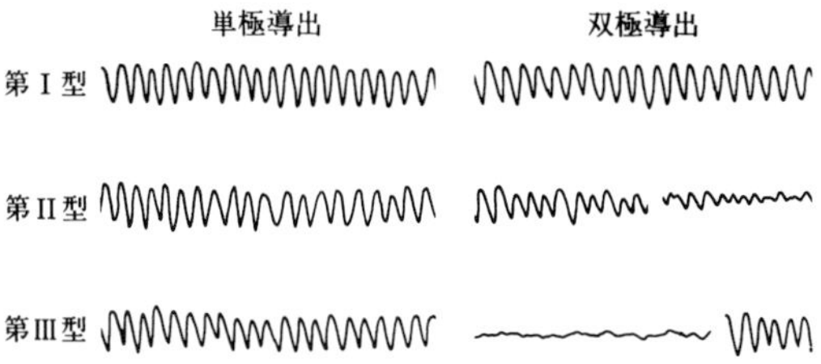

図4-4　Diffuse alpha patternの3型（堀，1965）
第Ⅰ型は，単極導出（基準電極導出），双極導出ともにdiffuse alpha patternを示すもの．第Ⅱ型は，双極導出において部位差がある正常なパタンを示すもの．第Ⅲ型は，双極導出で後頭部を除きほとんど平坦になるもの．

タ帯域とは逆方向の変動を示すものとされている．このようにアルファ帯域を細分化して観察することにより，種々の精神状態における脳波の変動をより精細に観察することができ，たとえば恒暗環境下に被検者を置くと覚醒時のアルファ帯域周波数がしだいにslow alphaに移行する（森川ら[53]，1990）．

2 アルファ波の電位

アルファ波の電位は導出法によっても異なり，かなり個人差もあるが，およそ20～50μVとされており，後頭部の振幅が最も大きく，頭部の前方に向かうにつれて小さくなる．

先に引用した波形認識法による脳波自動分析の結果によると（山本[68]，1977），被検者ごとのアルファ波の平均電位は，左後頭部21.7±8.7μV，左中心部19.1±6.1μV，左前頭部16.5±4.6μVで，後頭部＞中心部＞前頭部であり，それぞれ有意差（$p<0.001$）がみられた．個々のアルファ波の電位計測値の分布をみると，最も頻度の高いアルファ波は10～20μVのもので，20～30μV，30～40μVのものがこれについでいた（図4-3）．

3 アルファ波の分布

アルファ波は，ふつう頭頂部，後頭部に優勢に出現し，とくに後頭部において振幅も大きく，出現頻度も高い．Adrianら[2,3]（1934，1935）は，アルファ波が頭頂・後頭部において振幅が大きく，また頭頂・後頭部付近で位相を逆転することから，アルファ波の発生源が後頭葉にあるものと推定した．ア

ルファ波がこの部位に優勢に出現する理由はまだはっきりと解明されてはいないが，速波が前頭部，中心部に多いこととともに，大脳皮質の細胞構築学的構造の相違や，皮質下諸核との機能的結合関係などが関係しているのであろう．アルファ波や速波の分布については，皮質表面から直接に導出した皮質電図の項も参照されたい（図19-8，477頁）．

後頭部以外の部位，たとえば中心部，前頭部などに記録されるアルファ帯域の波が，後頭部のアルファ波の物理的伝導によるものか，あるいはそれぞれの部位のニューロン活動によって発生しているのかについては，おそらく両方の機序が関与しているのであろう．たとえば一部の被検者で中心部付近に優勢に出現するミュー律動は，アルファ帯域の波であるが，波形や刺激に対する反応性などからみて，アルファ波とは異なった発生機序をもつものとおもわれるが，中心部，前頭部などに出現するアルファ帯域の波の成因はかならずしも明らかではない．この関係を各部位の脳波のパワ・スペクトル，クロス・スペクトル，コヒーレンスなどから検討すると，前頭部のアルファ帯域波は後頭部アルファ波のたんなる伝導性媒質内の物理的伝導によるのではなく，生理学的な伝達と相互作用によって発生するものと考えられるという（501頁）（鈴木[65]，1972）．

アルファ波の分布における正常な部位差が減少して，アルファ波が後頭部だけでなく，前頭部，中心部，頭頂部，側頭部など頭皮上の全導出部位から持続的に出現する場合があり（図13-10，355頁），これは広汎アルファ波型（diffuse alpha pattern）と呼ばれている（堀[28,29]，1965，1968）．広汎アルファ波型は，主として基準電極導出で観察されるが，堀

は，図4-4のように双極導出でも広汎アルファ波型がみられるものを第Ⅰ型，双極導出では部位差がある正常なパタンを示すものを第Ⅱ型，双極導出ではほとんど全導出が平坦な波形となるものを第Ⅲ型とし，第Ⅱ型は正常であり，第Ⅰ型と第Ⅲ型は病的であると考えている．

広汎アルファ波型の場合には，アルファ波の分布が一様になるだけではなく，アルファ波の出現率が高く持続性(continuous)に出現すること，アルファ波の電位や周波数の変動が少なく単律動性(monorhythmic)であること，多くの場合，周波数が8 Hz前後の遅いアルファ波(slow alpha activity)であることなどの特徴がみられる．

以上あげた，いわゆる広汎アルファ波型の特徴をまとめると，①アルファ波の分布が広汎性であること，②アルファ波の出現率が高く，持続性に出現すること，③電位変動(waxing and waning)が少ないこと，④アルファ波の周波数が遅いこと(8 Hz前後)などとなるが，④を伴わない場合は病的所見として意味づけることは困難であり，境界程度の所見として記載しておくにとどめるのがよいだろう．広汎アルファ波型は，脳の全般性の軽度の機能低下が存在するとおもわれる頭部外傷後遺症，脳血管障害(脳動脈硬化症など)，フェニトイン長期投与てんかん患者などに出現する．

健常成人でも，アルファ波の電位や頭皮上の広がりには個体差があり，アルファ波が中心部，前頭部にかなりの電位をもって出現することはまれではない．後頭部と同じ(多少の位相の差はあっても)アルファ波が前頭部に出現する機序としては，後頭部のアルファ波が広い電場をもっていて前頭部電極からも記録される，視床のpacemakerを介して後頭部のアルファ波が前頭部にも出現する，大脳半球の後頭と前頭を連絡する縦走神経線維を介して後頭部のアルファ波が前頭部に伝播されるなどの機序が考えられるが，そのいずれであるかは明らかではない．前頭部のアルファ波の波形や位相が後頭部のそれと著しく異なったり，開閉眼などにさいして後頭部のアルファ波とは異なった態度を示すときには，後頭部のアルファ波とは別個に前頭部に出現した波であると考えられ，広汎アルファ波型には含めない．

なお，後頭部のアルファ波の振幅が高いときには，これが耳朶の基準電極に波及して耳朶が活性化するので，この活性化した基準電極を使って記録すると前頭部にアルファ波が出現していなくても，みかけ上アルファ波が記録されるので注意を要する．この場合は，前頭部のアルファ波が後頭部のアルファ波と完全に逆位相であること(図2-20, 29頁)，双極導出では前頭部にアルファ波がみられないことなどで鑑別できる．

また，基準電極導出で記録した後頭部，頭頂部，中心部，前頭部などのアルファ波の振幅にあまり差がなく，縦方向連結双極導出でそれらの電極の間で代数的引き算をすればあまり差がないはずなのに，実際には頭頂・後頭部のアルファ波の電位が前頭部のそれよりも著しく大きく記録されることが多い(図4-5A, B)[33]．これは，後頭部と頭頂部のアルファ波に多少の位相差があるために，これらの脳波(正弦波)をベクトルにおきかえて考えると，双極導出で基準電極導出電位の代数差よりも電位が大きな波が記録されるというふうに説明できるという(一條, 1974)(図4-6)．

④左右差

アルファ波および速波は，左右大脳半球の相同部位(homologous areas)ではほぼ左右対称的で，その周波数，電位，出現率，位相などが等しい場合が多い．しかし，正常者でも脳波に左右差を示す場合があり，アルファ波については右側の振幅が大きいとの報告が多い．

たとえば，Aird & Gastaut[4] (1959)は健常成人の16.6%では後頭部アルファ波に電位の左右差があり，12.4%では右側の電位が左側より大きかったが，左側が大きいものも4.2%にみられたという．Cornil, Gastautら(1947)は右利き者の58%が右側優位にアルファ活動を示すとし，Walter(1963)，Kooiら(1964)もアルファ活動は右優位，シータ活動は左優位の傾向がみられるとしており，Morganら(1974)も後頭部のアルファ波の右優位を観察している．

Autretら(1985)は周波数分析によって左右差を検討し，閉眼安静時に16名の被検者の1/3が後頭部や側頭部のパワ値で右半球優位を示したと報告している．柏原(1986)は男女計20名の被検者について閉眼安静時のアルファ波トポグラフィの各電極部位の電位をもとに，分散分析で左右差をみたところ，右半球優位な有意差を認めた．そこで部位差をみるためにアルファ・ラテラリティ比(L－R/L＋R：L：左側の平均パワ値，R：右側の平均パワ値)を算出したところ，全体として右半球優位であるが，統計的有意差はむしろ中心部から前頭部にかけてみられた．頭蓋後半部のアルファ波は，左右差がないか，右半球優位を示すものが多かったが，頭蓋

第4章 正常脳波

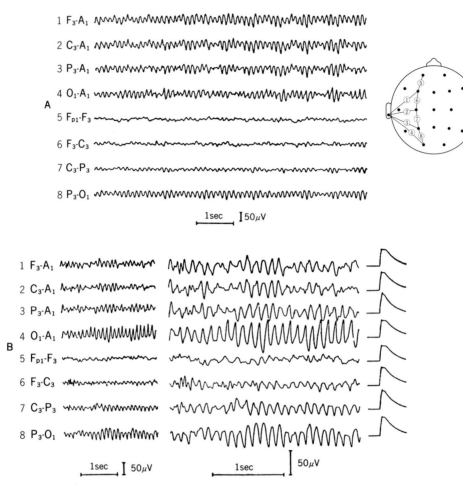

図4-5 広汎アルファ波型の基準電極導出と双極導出の比較(一條，1974)

A. 図の上4チャネルの同側耳朶基準電極による記録では，F_3，C_3，P_3，O_1の電位にあまり差はないのに，それらの間の連結双極導出ではP_3-O_1だけが電位が大きい．

B. 図の左では，F_3，C_3，P_3の基準電極導出脳波の電位はほぼ等しいが，C_3-P_3がF_3-C_3より電位が大きい．紙送り速度を2倍にしてみると，各基準電極脳波の位相は，F_3，C_3ではほぼ同位相であるが，C_3，P_3，O_1の間にはそれぞれ位相のずれがあることがわかる．

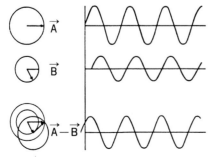

図4-6 双極導出の場合の電位は，各部位の基準電極導出脳波の電位の差だけでなく，位相のずれによっても影響を受けることを示す図 (一條，1974)

脳波(正弦波)をベクトルにおきかえてみると三角形 $\vec{A}$，$\vec{B}$，$\vec{A}-\vec{B}$ が双極導出脳波の電位と位相になる．

の後方部では左右差の有意性が低く，これは個人差が大きいためであろうという．全体的にみると，脳波には恒常的な左右差はみられないとの報告も少なくない．すなわち，後頭部脳波には左右差はなく脳波と側性（laterality；半球優位性）との間には関係はない（Granvilleら，1955；Giannitrapani, 1971），中心・頭頂部，頭頂・後頭部の脳波に左右差はなく側性とも関係はない（Butlerら，1974）などの報告があり，Grabowら（1979）も分析脳波のパワ値に左右差を認めていない．

他方，脳波の電位が左側優位であるとする報告としては，Mossら（1985）は米国在住で2カ国語を話す日本人女性と西欧人女性の各12名の側頭部（T_3, T_4），と頭頂部（P_3, P_4）の脳波を頭蓋頂（C_z）を基準にして導出し，日本人女性では頭頂部のアルファ波に左優位の左右差がみられ，これに対して西欧人では右優位の左右差がみられたとし，これを文化の差によるものと推論している．

脳波の左右差を論じるときに注意を要することは，記録を行うときの被検者の精神状態である．一般に脳のある部位が活動状態になると，その部位のアルファ波の電位は低下すると考えられる．たとえば，言語性処理を行うときには左半球のアルファ波の電位が低下し，空間的処理を行うときには右半球アルファ波の電位が低下すると考えられる．覚醒安静時脳波を記録するときには，ふつうは「何も考えない」ようにとの教示を行うが，何も考えない状態を保つことは不可能なので，こういった検査時の思考内容による影響を除外するためには，時間を隔てて検査を反復したときの左右差の恒常性を確認する必要があろう．

脳波の左右差と，幼小児期の脳波の年齢的発達との関連を視覚的に観察すると，デルタ帯域は9～15歳で右優位が多く，シータ帯域は各年齢群とも左右差に乏しく，α_1帯域（8～9.5 Hz）は6～15歳で右優位，α_2帯域（10～12.5 Hz）は3～6歳では左優位，6～12歳では右優位が多く認められるという（吉田，1984）．Walter（1963）も8歳および10歳でアルファ波は右優位であると述べている．脳波のFFTによる等価的電位（パワ値の平方根：振幅値）について，左右対称部位のアルファ・ラテラリティ比（L－R/L＋R）値を求めて年齢との関係をみると，前頭部では各帯域とも各年齢群を通じ左右差がほとんどなく，中心部では3～9歳でα_1帯域が左優位になったが，後頭部では各帯域とも6歳以後は右優位の傾向が認められた（吉田，1984）．小児で6歳以降にアルファ帯域の右優位性が著明になるのは，言語機能の獲得と関係がある，すなわち言語活動で左半球が賦活され，左半球のアルファ波が低電位になるためではないかと推測されるという．

脳波の左右差の許容範囲について考えると，一般に健常者のアルファ波の振幅や出現量の左右差は，頭蓋前半部では小さく，頭蓋後半部で大きくなる．したがって，健常者でも左右差がみられやすい後方部のアルファ波の振幅や出現率の左右差の許容範囲は，なるべく大きくとるべきである（松浦ら，1978）．Kilohら（1981）は劣位半球の振幅が大きいことを前提に，左右のアルファ波の電位比が2対3程度までは正常としてよいとしており，Strobos（1960）は後頭部脳波の左右差は健常者にもみられるので，頭部前半部のアルファ波に左右差があるとき，はじめて病的意義があると述べている．

とくに小児期には，後頭部の基礎波の電位の左右差は，50％まで許容されるものとされてきた（大田原，1967）．小児の脳波を分析して得た等価的電位について左右対称部位のアルファ・ラテラリティ比を算出し，正常範囲を平均値±2標準偏差（M±2SD）とすると，前頭部ではいずれの帯域成分でも正常範囲は平均値の約±0.1（左右差20％）であったが，後頭部ではα_1帯域成分は－0.20～＋0.16，α_2帯域成分については－0.20～＋0.20で，約±0.2（左右差40％）となり，これは経験的に用いられてきた左右差許容範囲50％とほぼ一致するという（吉田，1984）．健常成人での左右差は小児よりも小さいので，20～30％を許容範囲とするのが妥当であろう．一方，脳波の基礎律動のうちの優勢な成分すなわちアルファ波の周波数の左右差については，10％ないし1 Hzが許容範囲とされている（本川，1947；松浦，1978；Kilohら，1981）．

5 アルファ波の出現率

アルファ波の出現率あるいは量，すなわち一定時間の脳波記録にアルファ波がどの程度含まれているかには，かなりの個体差がある．ある人ではアルファ波がほとんど連続して出現するが，他の被検者ではアルファ波が出現する時期と出現しない時期があり，また他の例では肉眼的にはアルファ波範囲の波がほとんどみられないこともある（図4-7）．

このようなアルファ波出現率の差を量的に表現するために，Davisら（1936）は，アルファ指数（α index）あるいはアルファ波百分率（percent time alpha）を提唱した．これはある一定の時間の脳波記録のうちでアルファ波が出現している時間を測定し

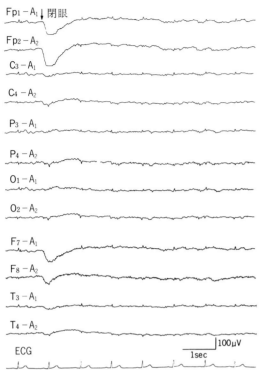

図4-7 健常者の低電位脳波

28歳,男性,医師.頭部外傷などの既往はない.開閉眼直後で最もアルファ波が出現しやすい時期の記録であるが,全導出部位ともアルファ波はほとんど出現せず,ほぼ平坦に近い脳波で,10μV以下の速波がわずかに出現.心電図のアーチファクトがみられる.この被検者は過呼吸時にもほぼ同様の低電位脳波を示した.

て,全体の記録時間に対する百分率で表したものである.実測にさいしては,どの程度の振幅以上のものをアルファ波としてとりあげるかが問題となり,ふつうは振幅10μV以上の波を計測するが,Davisらは連続する3個のアルファ波が7μV以上である場合をアルファ波出現とみなして測定している.

Davisらは,アルファ波出現率によって健常成人の脳波を4型に分け,アルファ波出現百分率が75%以上をアルファ波優位型(被検者の約20%),50〜75%のものをアルファ波準優位型(35%),25〜50%のものを混合アルファ波型(20%),0〜25%のものをアルファ波劣勢型(25%)とし,これと被検者の性格との関係を論じた.アルファ波出現様式により,M型(minus type;閉眼時にもアルファ波に乏しいもの),R型(reactive type;開眼時や注意の集中によってアルファ波がふつうの反応を示すもの),P型(persistent type;視覚的あるいは精神的緊張によってアルファ波がほとんど減衰しないもの)各型に分けたGolla(1943)らの分類もある.山本[68](1977)は波型認識法による脳波自動分析法を用い,306名の20〜49歳の男女健常成人について1分間の脳波のなかで7μV以上のアルファ波が出現している時間の割合を%time αとして計測した.その結果,%time αは左後頭部63.9±14.2,左中心部60.0±13.5,左前頭部55.5±14.1で,後頭部が最も高かった.後頭部では%time αが60〜80%のものが最も多く全例の52.5%を占め,50%台,40%台,80%台がこれにつぎ,40%以下のものは5.4%,90%を超すものは0.7%であった[68](図4-8).

このようなアルファ波出現率の機能的意義はいまだ不明であり,これと性格との間にも正確な相関関係の存在はいまだ実証されていない.

アルファ波の出現率がきわめて低く,肉眼的観察ではほとんど振幅の小さい速波からなっているようにみえる脳波は,低電圧脳波(low voltage record)あるいは低電圧速波波型(low voltage fast record)と呼ばれる(図4-7).これは,正確にいえば,10μV以上の律動的脳波は出現せず,また20μV以上の活動がみられない記録と定義される.低電圧型は,健常成人の約10%にみられるが[1],病的な場合としては,頭部外傷後遺症のさいなどに出現する[44].

6 アルファ波の波形

アルファ波は,多くの場合正弦波様の波形を示す(図4-9E).ときには同図A,Bのように陽性あるいは陰性の向きに尖った波形を示すことがあるが,これらは正常範囲に属する.

Slow alpha variant rhythm(徐アルファ異型律動)は,図4-9Dに示すように,3〜6Hz,大部分は4〜5Hzの特徴的な律動で,周波数は多くの場合アルファ波と調和関係にあり(アルファ波の1/2の周波数),アルファ波と交代性に出現するかアルファ波と混合して出現する.アルファ波と同様に,頭の後方領域に優勢に出現し,視覚性注意や精神緊張によってブロックされるか減衰する.この律動は20〜60歳に出現し,青少年期に現れる後頭部徐波(127頁)とは区別される(表4-3,128頁).一応正常範囲内のものと考えられるが,頭部外傷の既往が約1/6に認められるという.

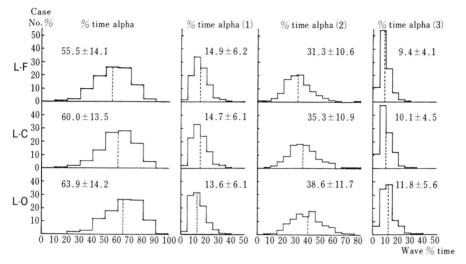

図4-8 アルファ波の出現量(%time α)の部位別百分率(山本, 1977)
点線は%time αの平均値(M)を示す．左端1列の%time αは全アルファ波帯域(8～13Hz)のもの，その右の3列はα_1(8～9Hz)，α_2(9～11.5Hz)，α_3(11.5～13.0Hz)の各帯域波の%timeの分布を示す．

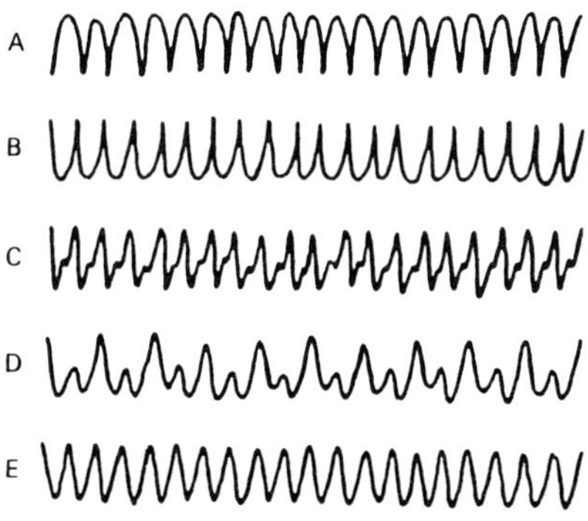

図4-9 アルファ波の波形の各種(Gibbs & Gibbs, 1950)
A, Bはアーチ形，Cは切れ目(notch)のあるアルファ波，Dはslow alpha variant rhythm，Eは正弦波様波形．

7 漸増・漸減

アルファ波の振幅は常に一定ではなく，多くの場合1秒ないし数秒の周期で漸増漸減を繰り返す．この現象は月が満ち(wax)たり欠け(wane)たりするのにたとえられ，waxing and waningと呼ばれる(図4-1)．このような周期的変動は，生体における生理現象の1つの特徴であるが，脳波のwaxing and waningの周期は，呼吸，脈拍などとは直接の関係はない．このようなアルファ波の振幅の変動が

ほとんどなく，きわめて単調な波形を示すときには，脳に全般性の機能障害が存在することがあるからwaxing and waningの存在には，常に注意を払う必要がある．

8 刺激に対するアルファ波の変動

アルファ波の最も特徴的な性質の1つは，開眼によって抑制されることである(図4-1)．これをアルファ波ブロック(blocking, alpha blockade)と呼ぶ．1966年の国際脳波学会連合の勧告案では，blockingという言葉のかわりに減衰(attenuation)という術語を用いるように提唱されたが，1974年の同連合の用語集では，とくにどちらを推奨するとのことわり書きなしにblockingとattenuationがとりあげられている．これはblockingが広く使用されている現状を容認したものとおもわれる．アルファ波の減衰には，光刺激が最も有効であるが，他の知覚刺激たとえば音刺激，触刺激によっても出現する．しかし，アルファ波の減衰を起こすのは光刺激そのものではなくて，なにものかをみるということである．たとえば，模様のない白色光線をみているだけでは，アルファ波は最初に減衰するだけでまもなく回復し，図形をみると完全なアルファ波の減衰が起こる(Adrianら, 1934)．また完全な暗室のなかで

も，被検者がなにかをみようとすると，アルファ波の減衰が起こる(Loomisら，1936)．アルファ波減衰は視覚像を想起することによっても起こり[64]，視覚残像との関係としては，被検者が残像に注意を向けるときに最も明瞭なアルファ波減衰が起こる[16]という．要するに生体にとって意味のある刺激がアルファ波の減衰を起こすのである．アルファ波の減衰は，外界からの刺激だけではなく，精神内界における活動たとえば暗算[40]などによっても起こる．

アルファ波の光刺激などによる減衰は，後頭部のアルファ波において最も著明であるが，ふつうは全導出部位のアルファ波についてみられる．

中心部あるいは側頭部に出現する 10 Hz 前後の脳波が光刺激によっては減衰せず，触刺激や反対側四肢の随意運動によって減衰する場合がある．このような現象については，ミュー律動(弓状波)の項(107 頁)を参照されたい．

開眼によるアルファ波の減衰が不十分であったり欠如している場合には，脳機能とくに覚醒系の機能障害が予想され，脳波診断上重要である．

脳波のデルタ波，シータ波，アルファ波帯域のパワや 1～25 Hz の広帯域パワに 90 分前後の周期のウルトラディアン変動があり，これは日中の覚醒度や眠気，精神作業能力の変動と関連していることが知られている (Manseau & Broughton[48]，1984；Okawa ら[57]，1984；林ら[27]，1987)．このウルトラディアン周期には個人内でも日によって 10～30 分の日間変動がある (Okawa ら[57]，1984；堀ら[32]，1988)．したがって脳波の周波数やパワを論じるときにはこの種の変動も考慮に入れる必要がある．

2 速波

速波はアルファ波よりも速い波，すなわち 13 Hz 以上の波で，ベータ波と同義である．ペン書き脳波計では 75 Hz 以上の正確な記録は困難であるので，ふつうは 13～50 Hz 程度までの波を扱う．速波はアルファ波とは異なり，主に中心部，前頭部，側頭部などに優勢に認められる[54]．この関係はヒトの大脳皮質の表面から直接に脳波を導出してみるといっそうよくわかる．Jasper & Penfield[39]は，このような速波の分布状態から考え，速波は細胞構築学的に無顆粒皮質(agranular cortex)から記録されるものと想定した(476 頁)．ヒトの運動領皮質(中心前回)から記録される速波は，アルファ波が視覚刺激によって抑制されるように，その皮質部位に対応する末梢の四肢を動かそうとするときに一時抑制される．たとえば，右側中心前回の手に関係する部位の速波は，左手を握りしめることによって一過性に抑制される(図 19-9，477 頁)．

速波は 13 Hz 以上の波とされるが，これを 13 Hz 以上 20 Hz 未満の β_1 と 20 Hz 以上 30 Hz 未満の β_2 に分ける場合もある．

速波は，覚醒時だけでなく，入眠時にも出現する(136 頁)．また，ある種の薬剤(バルビツール酸誘導体：ベンゾジアゼピン系抗不安薬や睡眠薬など)を使用すると，きわめて著明に出現するので，検査時の服薬の有無や種類について注意を要する(635，645 頁)．速波はアルファ波と同様に，健常者ではその振幅や周波数は左右半球の対称部位ではほぼ対称的であるから，もし速波が一側だけに欠如したり，振幅に著しい左右差がある場合には，病変の局在決定に役立つことがある(35，57 頁)．たとえば，速波は脳血管性障害の場合には患側で振幅低下を示すが，てんかんおよび脳腫瘍例では患側のほうが高振幅を示すものが多いという報告もある[25]．

1 アルファ波および速波の事象関連脱同期および事象関連同期

アルファ波やベータ波が感覚刺激や精神作業によって電位減衰あるいは脱同期(desynchronization)を示すことはよく知られているが，最近脳波の定量的分析を行い，関心領域に多数の記録電極を配置してトポグラムを記録し，刺激呈示あるいは運動の前後の定量脳波の時間的変動を継時的に分析して，脳波の空間的・時間的変動を定量的に評価する研究が行われている．このような事象に関連して生じるある周波数帯の電位減衰は事象関連脱同期(event-related desynchronization：ERD)，振幅増大は事象関連同期(event-related synchronization：ERS)と呼ばれる (Pfurtscheller ら[60,61]，1977，1997)．たとえば語を記憶する作業のさいには課題が困難で注意のレベルが高いほどアルファ波帯域の減衰の領域および持続時間が長くなる(Dujardin[14]，1993)．手指の急速な随意運動のさいには，運動時に一致して 20 Hz 前後の速波帯の ERD が起こるが

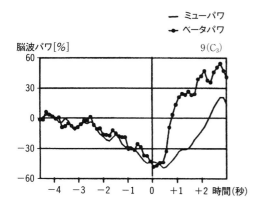

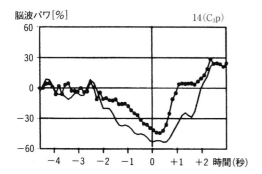

図4-10 右手指の急速な随意屈伸運動の前後に生じるベータ波帯域およびミュー波帯域の脳波パワ値の減少(事象関連脱同期,ERD)およびそれに続くパワ値増大(事象関連同期,ERS)(Pfurtschellerら,1996).

C_3p は 10-20 法による C_3 の 2.5 cm 後方の電極. C_3 は多数の電極のうち最も ERD が顕著, C_3p は ERS が最も顕著なので, この 2 つの位置が選ばれた. ベータ波は 15〜26 Hz. 横軸は時間(秒)で, 0 は運動開始点. 縦軸は脳波パワ値の変化を百分率であらわす. 運動に 2.5 秒先行して, 両帯域ともERDが起こり, 2秒後ころにERSが起こる.

急速に回復し, その後に短い ERS が起こるが, ERD および ERS は手指運動の反対側半球の中心部 (C) で最大である[62] (図4-10). またアルファ波帯域のパワ値を観察すると運動作業時には感覚・運動領に ERD が起こると同時に視覚領のアルファパワに ERS が起こり, 視覚作業時には視覚領のアルファパワに ERD が起こると同時に感覚運動領で ERS がみられる. このような事実から, ERS はその部位の抑制過程, あるいはその皮質領野が情報処理の準備をしていないアイドリング idling の状態にあるものと考えられるという (Pfurtschellerら[61], 1997).

3 トポグラフィによる脳波の分布の観察

脳波を高速フーリエ変換 (FFT) によって周波数分析すると, パワ値の平方根値は等価電位ないし振幅値を表す. そこで分析結果をアルファ波, ベータ波, シータ波, デルタ波などの周波数帯域にまとめて振幅値をトポグラフィ的に表示すると (80 頁), 各周波数帯域脳波の電位の分布を概観できる. たとえば, アルファ帯域成分の電位は後頭部で最大で, 前方に向けてしだいに低下するほぼ左右対称の分布を示すこと (図 2-69, 81 頁) (塚原ら[67], 1990), シータ帯域成分は F_z を中心に左右対称に分布すること (図4-11B), デルタ波帯域成分は前頭部に優勢な分布を示すこと (眼球運動によるアーチファクトも考慮を要する) (図4-11A), ベータ波帯域は P_z を中心に左右対称の分布を示すが相対的パワ値 (パワ百分率) で表すと C_3, C_4 に優位な分布がみられること (図4-11C) などがわかる.

4 その他の特殊な脳波

以上に述べたアルファ波と速波とは, 健常成人の脳波に一般に観察されるものであるが, これ以外にも比較的特殊な波として命名され記載されているものがいくつかあるので, それらを簡単に紹介しておく.

1 ミュー律動(アルソー波, 弓状波)

アルファ波に似た 7〜11 Hz の周波数をもち, 比較的規則正しいアーチ形の波が, 中心溝付近の頭皮上脳波および皮質脳波に出現することがある[13,19〜21] (図4-12). 沼本ら (1960) は, 209 例中 8 例にこの波を観察したが, 周波数は 10.5〜13 Hz で, 後頭部のアルファ波よりも速いのがふつうであった. この波の特徴は, アルファ波と異なり開眼や暗算などではあまり影響を受けず, 体知覚刺激や四肢の運動によって抑制されることである (図4-13). 開眼して物を注意してみるなどという強い覚醒刺激に対しては, アルファ律動と同時にミュー律動も抑制され

第4章　正常脳波

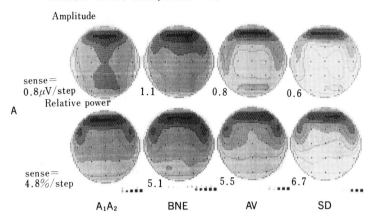

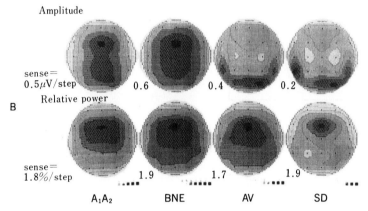

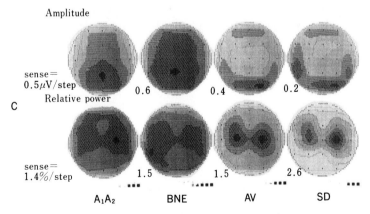

図4-11　脳波トポグラフィ(塚原, 1990)

健常男性10名の平均値. デルタ帯域, シータ帯域, ベータ帯域成分の振幅絶対値(amplitude)と相対パワ値(relative power)を示す. アルファ帯域成分のトポグラムは図2-69(81頁)に示した. 各図の左下に色の濃さ1段階の数値(感度)が示してある. A_1A_2：同側耳朶基準, BNE：平衡型頭部外基準, AV：平均電位基準, SD：発生源導出(source derivation). 各帯域成分の分布は, 導出法ごとに, また振幅値, 相対パワ値ごとに多少異なる.

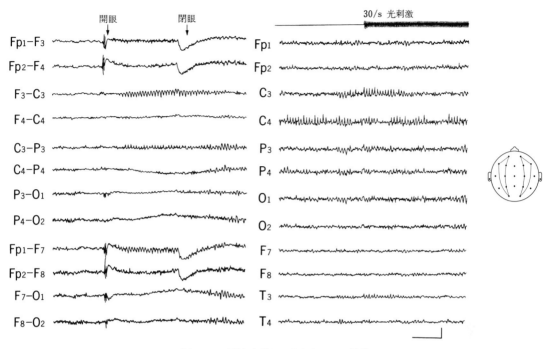

図 4-12 頭痛患者にみられたミュー律動
51歳，女性．1年来頭痛を訴えるが，原因不明．左および右中心部付近にミュー律動が出現するが，開眼によりミュー律動がかえって著明となり，光刺激によっても減衰しない．

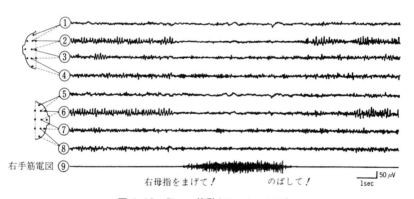

図 4-13 ミュー律動 (Chatrian, 1959)
ミュー律動が「右母指をまげて！」という命令とこれに続く屈曲運動 (右手筋電図によって示されている) によって抑制されていることを示す．

る[9]．この波の出現は一側性のことも両側性のこともあり，両側性のときには，ふつう両側半球で非同期性である (図 4-12)．

この波は，Gastaut らにより，アルソー波 (rythme en arceau)，弓状波 (wicket rhythm) と名づけられ，また波の形が μ の字に似ているので，国際脳波学会連合の用語委員会案ではミュー律動 (μ rhythm) とも呼ばれるが，それ以前にも precentral alpha rhythm (Jasper & Andrews[38]，1938)，precentral alphoid activity (Maddocks ら[47]，1951)，high voltage rolandic alpha rhythm (Schütz ら，1951) などとして記載されていたものに相当する．Chatrian ら[9] (1959) によれば，ミュー律動は 500 例中 18 例にみられたという．

ミュー律動は，同側性よりも反対側の体知覚刺激や四肢の運動によって抑制されやすく，ふつう筋活動よりもミュー律動の抑制がやや先行する．命令による自発運動や条件反射形成の場合には，最初は一般の覚醒反応として脳波全体の減衰が起こるが，これを反復することにより，減衰がしだいに当該の一側の中心部のミュー律動に限局して起こるようになる[9]．ミュー律動は，中心溝付近のアルファ波に相当する波と考えることもできるが，この律動がてんかんや脳腫瘍の手術例，骨肥大例，頭部外傷例など運動領皮質がなんらかの慢性の軽度の機能低下と刺激状態を同時に示しているときに出現しやすいとの考えもある．

従来の研究結果からみると，ミュー律動には正常範囲の脳波成分と考えられるものから，軽度の異常脳波と考えられるものまでがある(後藤と武田[23]，1973；堀と金沢[30]，1973)．千葉ら[10] (1979)はミュー律動をその形態からアルファ波様のミュー律動(A 型)，アーチ型のもの(B 型)，高振幅で尖鋭化したミュー律動(C 型)，速波を伴ったミュー律動(D 型)の 4 型に分類し，A 型はより生理的なもの，D 型は棘波への移行段階で病的なもの，その間に B，C 型が位置すると考えている．なおミュー律動には家族性に出現するものがあり，ミュー律動の本態を考えるうえで興味深い(越野と大塚[45,46]，1972，1973)．

なおミュー律動に類似しているが，これよりもやや周波数が遅く不規則な波に，ブリーチ律動 breach rhythm(breach は破れ目，裂け目の意)がある．すなわち頭部外傷や脳手術による頭蓋骨欠損部あるいはその付近から，波形はミュー律動に類似しているが周波数がやや遅い 6～11 Hz の波が出現することが観察されており(Fischgold ら[18]，1952；Cobb ら[11]，1979)，中心部付近に出現するものは手を握ることや，光以外の感覚刺激によって減衰するが，側頭中部に出現するものはどのような感覚刺激にも反応しないとされている．

ブリーチ律動は，骨再形成術を行っても消失するとは限らないので，頭皮上電極が大脳皮質に近いため，あるいは電気的抵抗が低いために生じたとは限らず，なんらかの病的過程も発生に関与しているものと考えられている．

ミュー律動は頭皮上脳波では 2.8～16% に記録されるにすぎないとされるが，硬膜下電極を用いるとほとんどすべての被検者の体性感覚領および運動領皮質上に記録される(Arroyo ら[7]，1993)．ミュー律動は，7～11 Hz で，反対側の顔面および上肢の随意運動，反対側上肢の受動的運動，同側上肢の随意運動などでブロックされる．ある身体運動はそれを支配する皮質領野のミュー律動をブロックする．運動のときにはミュー律動が出現している部位の定量脳波のパワは全周波数帯域にわたって減少するが，14～100 Hz 帯域では減少の程度が軽いので，運動のさいには速波帯パワが相対的に増大することになる．体性感覚・運動野におけるミュー律動は，視覚領である後頭葉におけるアルファ波と類似の機能的役割を果たす．

知覚に関係する皮質にはいくつかの独立した律動があり，第 1 は視覚領である後頭部のアルファ波で，これは視覚入力によってブロックされ，第 2 は上述のミュー波であり，第 3 は聴覚皮質のいわゆる第 3 律動(third rhythm)(Niedermeyer[56]，1991)である．これらはすべて覚醒安静時に出現し，類似の周波数をもち，その皮質が関連する感覚運動などの活動によりブロックされ，注意に反応を示す．これらの律動の発生には皮質と視床とが関係するものと考えられる．

② 第 3 律動(The third rhythm)

Niedermeyer[55] (1990)によってアルファ波，ミュー波につぐ第 3 の大脳皮質起源の脳波活動として記載されたもので，安静時に側頭部に記録されるアルファ波様の律動的な活動で，通常，頭皮上では記録されないが，硬膜上の直接導出では普通に記録され，頭蓋骨欠損や血管障害があるときには頭皮上からも記録されるという(図 4-14)．側頭部固有の 6～11 Hz のやや遅めのアルファ波様律動で，開閉眼では抑制されず，精神活動により抑制されることがあり，軽度・中等度の睡眠時に持続することもある．

③ カッパ波

周波数はアルファ律動に類似して 6～12 Hz であるが，後頭部のアルファ律動とは直接関係はなく，開眼によってもほとんど抑制されない波が，両側の側頭部電極間の導出で記録されることが，最初 Laugier ら(1937)によって記載された．この波は，側頭葉に由来するものと想定されたが，その後 Kennedy ら[43] (1949)は，この波が知的精神活動に従事するときにとくに著明になることを見出し，カッパ(κ)波(律動)(kappa waves)と名づけた．

カッパ波についてはその後もいくつかの研究があるが[6,8]，これが眼球運動あるいは眼振戦によるアーチファクトであるとの説もあった[26]．しかし図 4-15 に示すように，カッパ波は開眼，閉眼いずれの状態においても出現し，被検者が連続加算作業を課せられているときには振幅ならびに出現率を増大し，眼および眼球の運動を抑制してもカッパ波には直接の影響がないことなどから，やはりアーチファクトではなく，側頭葉付近に関係の深い脳波の一種であると考えられた(Armington & Chapman[6]，1959)．

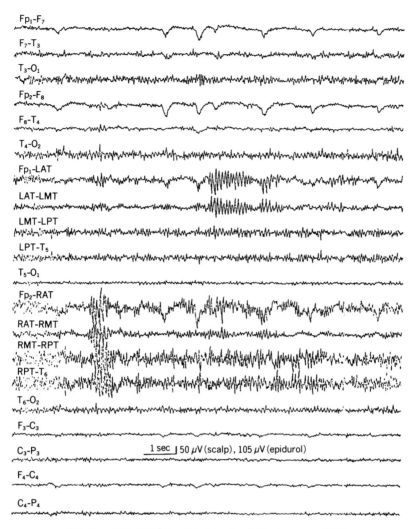

図4-14 第3律動(The third rhythm)(Niedermeyer, 1990)
左右側頭前部(LAT, RAT),側頭中部(LMT, RMT),側頭後部(LPT, RPT)の硬膜上電極から,8～12Hzの律動波が記録されるが,これに対応する頭皮上電極では記録されない.被検者は側頭葉てんかんで,側頭葉切除術の準備のため硬膜上電極を留置.健側(右側)のほうがこの律動は顕著.アルファ波(視覚野),ミュー波(体性感覚,運動野)につぐ第3の律動(聴覚野)であるという.

4 ラムダ波

後頭部の脳波においては,安静,閉眼時のアルファ波があまりにも顕著であるため,眼を開いている時期の脳波については,アルファ波が減衰するということ以外ほとんど注目されていなかった.Evans[17] (1949, 1952, 1953)は,比較的まれではあるが,開眼時に,基準電極に対して陽性の単相性,三角形の鋭波を後頭部に示す例があることを見出し,これをラムダ(λ)波(lambda wave)と命名した.

この波は,電位が大きいときには,陽性波に続いて陰性相がみられることがある.波の持続は種々で,ときに300 msecに達するが,出現様式はまったく非律動的で,場合によっては後頭部よりも中心・頭頂部に著明なこともある.ラムダ波は多くの場合両側同期性であるが,電位に左右差があることもある.この波がアーチファクトでないことは,皮質からの直接導出でも同様に記録できることによって証明できる.

ラムダ波の特徴は,明るい部屋で開眼したときに出

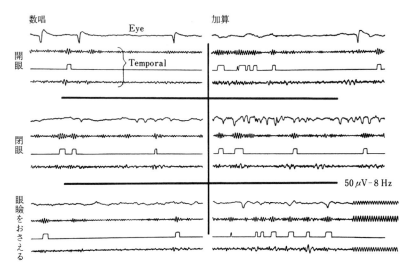

図 4-15　カッパ波(Armington ら，1959)

記録のうち，最上列は眼球運動，第2列は6〜12 Hz の濾波器を通した脳波記録，第3列は濾波された波が 20 μV を超えるとふれる記号，第4列は両側側頭部間導出脳波．図の左は1から10までを反唱中の記録，右は27を連続加算してゆく精神作業中の記録．開眼中，閉眼中，眼圧迫中のいずれの場合にも眼球運動と直接関係はなく，精神作業時(加算時)にカッパ波が増大している．

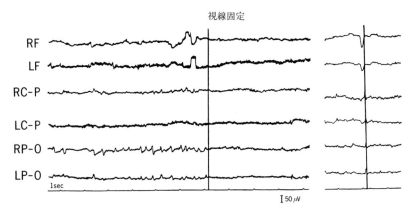

図 4-16　ラムダ波(Evans, 1953)

(左)ラムダ波に左右差があり，右後頭部のラムダ波の電位が大きいが，やはり，視線の固定によって抑制される．
(右)ラムダ波と瞬目アーチファクトとの関係．

現し，閉眼時あるいは暗室の中では消失するが，開眼時でも，一点に視線を固定したり，真白な平面など単一な視界をみていると消失し(図4-16〔左〕)，模様，図形をみるときに増加することである[24,63]．この波は瞬目に引き続いて出現することがある(図4-16〔右〕)．Evans[17](1953)によれば，ラムダ波が出現している部位は光刺激に対しても敏感で誘発反応を生じやすい．また光刺激によっててんかん性発射がこの部位から始発することが多いことから，この波の発生部位にニューロンの hyperexcitability が存在するものと考えている．

ラムダ波の臨床的意義について，Evans は，この波がてんかんや器質性脳疾患の既往あるものに多いと述べている．Gastaut[22](1951)は，この波を示した症例は，真性てんかん 23%，精神運動発作 18%，片頭痛など 20%，皮質下損傷 17%，頭部外傷後遺症 16%，

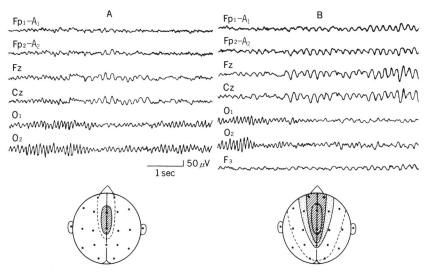

図4-17　いわゆるfrontal midline theta activity(Fmθ)(平賀による)
図AはFz, Czに出現した5~6Hzのシータ波，図BはFz, CzだけでなくFp_1, Fp_2にも広がるシータ波．下図はこのシータ波の電位分布を示す模式図．この例では後頭部アルファ波の振幅がやや減衰し脳活動水準がやや低下している時期にFmθが出現している．

精神疾患6%，錯覚・幻視48%であり，この波は錯覚，幻視に関係が深いが，これをてんかんと直接結びつけるのは誤りで，むしろ光刺激による誘発反応と同義的なものであると考えている．Cobb & Pampiglione[12](1952)も，この波と脳損傷との間には直接の関係は見出されないと述べ，Scottら[63](1967)は，健常者40名中26名にこの波を見出し，光刺激に対する反応との関係を強調している．

5 Fmθ

精神作業のさいの脳波活動についての研究はあまり多くないが，Laugier, Libersonは計算作業中に側頭部から9Hz前後の脳波が出現することを報告し，これは後にkappa rhythmと名づけられた(Kennedy[43], 1949)．またArellano & Schwab[5](1950)は問題解決のさいに頭蓋頂部(vertex)の直前にシータ波が出現することを観察し，石原[35](1968)も連続加算作業や知能検査などの精神作業中にfrontal midlineに著明なシータ律動が出現することを報告し，これをFmθ (frontal midline theta activity)と呼ぶことを提唱した(図4-17)．

前頭部，側頭部などには，覚醒閉眼時脳波でも睡眠時脳波でもシータ波帯域の脳波が出現しうるが，水木ら[50,51](1980, 1985)はFmθを「精神作業中に出現するsinusoidalなシータ律動で，F_zにおいて最大振幅を示し，その周波数は6Hz前後で，かつ持続が1秒以上のもの」と定義して，種々の研究を行っている．彼らの定義では，Fmθは開眼時にも閉眼時にも出現しうることになる．

Fmθについては，次のような特徴があるとされている．①出現するものとしないもの(約30%)があり，個体差がある．②出現率は5~7歳に低く8~11歳に最高で，以後年齢につれて低下する(石原ら[37], 1973)．③計算などの精神作業に習熟しているものに出現しやすく，学習効果が認められる(石原ら[36], 1970)；与えられた精神作業の難易度や種類，また時間的制約によって出現量が影響される；与えられた精神作業が順調に進んでいるときに出現しやすい．④フィードバック学習，自己調節が可能である．⑤上記の③，④はFmθの出現が状況要因と関係することを示し，通常の方法ではFmθが出現しないものでもジアゼパムdiazepamを投与すると出現するようになるものもある(水木ら[51], 1980)．

Fmθは研究の当初から，クレペリン連続加算テストのさいに出現しやすいことが知られていたので，Fmθの出現率はクレペリンテストによって計測されてきた．しかし，各種の心理検査の課題，た

とえば立方体数の計算，迷路テストなどのように解決にあたって単一思考が持続する課題のほうがクレペリンテストよりも Fmθ 出現率が高いこと（石原[34]，1991），コンピュータゲーム（百々と柿木[15]，1994），ビデオゲーム，テレビアニメーション視聴（山田ら，1991）のように課題への興味という心理状態が不安水準の程度よりも Fmθ 出現要因として重要であることが明らかにされている．

またFmθ の発現機序に関連して，睡眠時に出現するシータ波との関係が検索されているが，Fmθ が出現する群では出現しない群よりも睡眠時前頭・中心部シータ波が多く出現すること（水木ら[52]，1994），入眠期に前頭部に出現するシータ波は波形，周波数，分布など視察的に Fmθ と区別が困難であること（高橋ら[66]，1996）などから，両者がある程度共通の特徴をもつことが推察されている．

Fmθ と中枢神経系の神経伝達物質との関係についての研究もあり，ドパミン（DA）系，ノルアドレナリン（NA）系については，Fmθ 出現群ではこれらの神経活動を亢進させることにより，Fmθ 非出現群ではこれらを抑制することによって Fmθ を出現しやすくしている（Mizuki ら，1990）．セロトニン（5HT）系については，クロミプラミン投与により 5HT 代謝回転が抑制されることにより Fmθ 非出現群にのみ Fmθ が出現しやすくなったという（甲斐ら[42]，1990）．

大深度潜水のさいに，高圧ヘリウム酸素混合ガス環境下での Fmθ の出現を調べると，Fmθ は，出現率が高く，自覚的ならびに行動的異常を伴わず，精神作業負荷によって増強されるなどの特徴をもち，この場合の Fmθ は高圧環境のもたらす覚醒水準低下とダイバーの心理状態との相互作用で生じると推測されるという（小沢と西野[59]，1990）．

Fmθ の出現の個体差はその人の不安水準と関係があるとされている．Fmθ が出現しやすい人は不安水準の低い人が多く，Taylor の不安尺度 Manifest Anxiety Scale（MAS）は低得点で，モーズレイ人格検査 Maudsley Personality Inventory（MPI）の外向性尺度得点が高く，神経症的傾向尺度得点が低い（Mizuki ら，1984）．すなわち不安が低く外向的で神経質でない性格の人に Fmθ が出現しやすい．

Fmθ が出現しない人の場合に，Fmθ が生来的に出現しないのか，あるいはテスト場面という状況で出現しなくなっているのかを検討するために，3回の予備試験を通して Fmθ が出現しない被検者にジアゼパム（DZP）5 mg，アモバルビタール amobarbital（AMOB）80 mg，中枢刺激薬メチルフェニデート methylphenidate（MPD）15 mg，プラセボを投与してその影響をみるとプラセボは状況としての不安（state anxiety）を軽度に，アモバルビタールは中等度に，ジアゼパムは高度に低下させ，他方 Fmθ はすべての被検者に出現するようになり，Fmθ 出現量をプラセボは軽度に増加，アモバルビタールは中等度に増加，ジアゼパムは高度に増加させた．この結果から，Fmθ 出現の個体差には，生来的なものだけではなく，状況要因も大きく関与していると考えられる．このような点から，Fmθ は神経症患者の治療過程における不安の改善あるいは症状改善の指標の1つになりうるという．

Fmθ 出現の個体差の生物学的基礎を明らかにするために，Fmθ 出現群，非出現群の血漿カテコラミンとその代謝産物を測定した結果によると，Fmθ の出現あるいは不安の軽減には，ドパミン代謝の亢進またはノルアドレナリン noradrenalin 代謝の抑制が関与しているものと推定されたという（水木ら[50]，1985）．

5 全体像からみた正常脳波の分類

以上述べたように，健常成人の脳波にもアルファ波，速波の多寡や分布にかなりの変異（variation）があるので，脳波を全体像によりいくつかの型に分けておくと，記載に便利である．

先に述べたアルファ波出現百分率による Davis らの分類（103頁）もその1つであるが，Jung[41]（1953）は，正常脳波をその全体的印象から，α-EEG，β-EEG，平坦な（flaches）EEG，不規則な（unregelmässiges）EEG の4つに分けた．

(1) α-EEG（図4-18A）は，アルファ波が優位な記録で，とくに後頭部，頭頂部に優位に出現する．アルファ波の周波数の変動範囲は1 Hz 以内で，1.5 Hz になることはまれである．

(2) β-EEG（図4-18B）は，16〜25 Hz で 20〜30 μV のベータ波からなる脳波である．アルファ波は，ごく散発的に，あるいは短い群をなして出現するにすぎない．ベータ波は，全導出部位に出現するが，前頭部，中心部で振幅が大きい．

この型の脳波は，一般に低電圧速波波型（low voltage fast record）とも呼ばれるが，バルビツール酸系薬物その他の薬物による速波（635頁）と鑑別を要する．また，広範な脳血管障害，高血圧などにみられる周波数不安定脳波（frequenzlabiles EEG）とも区別を要するが，周波数不安定型脳波は，アルファ波，14～15 Hz波，ベータ波が混合し，脳波の周波数が，アルファ波からベータ波にわたる範囲で変動して，特定な優勢な周波数を決めがたいような波形であって，異常脳波に属するものであるという．

(3) 平坦な（flaches）EEG（図 4-18C）では，アルファ波は振幅も出現率もきわめて低く，ベータ波も振幅が小さく周波数を測定できないほどで

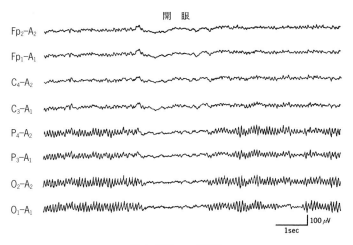

図 4-18A　α-EEG

28歳，男性．11 Hz，後頭部，頭頂部優位のアルファ波が，ほぼ全領域に出現し，開眼によりアルファ波は減衰する．

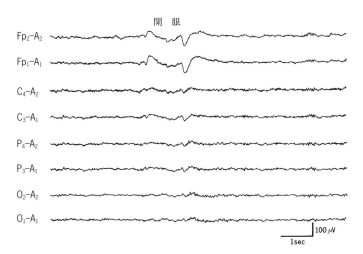

図 4-18B　β-EEG

38歳，女性．周波数が多少変動するベータ波が出現，開眼により多少減衰し，閉眼により多少振幅を増して再現する．閉眼時右後頭部にアルファ波がわずかにみられる．

図 4-18（A～D）　正常脳波の variation（Jung, 1953）

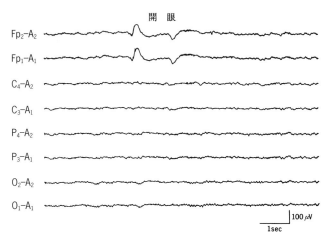

図 4-18C　平坦な(flaches)EEG
36歳，女性．全領域にわたり低振幅の脳波で，開閉眼直後に低振幅のアルファ波が出現する．

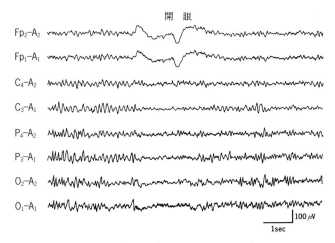

図 4-18D　不規則な(unregelmässiges)EEG
20歳，女性．後頭部ではアルファ波と種々の周波数の中間徐波（シータ波）が混在．頭頂，中心，前頭部などでは，開眼前には，周波数はより規則的である．このような脳波は，小児期には正常であり，成人でも konstitutionelle Dysrhythmie と呼ばれ，軽度の全般性異常に明確な境界なしに移行する．

図 4-18(A～D)　正常脳波の variation (Jung, 1953)

ある．閉眼直後に，アルファ波あるいはベータ波がごく短時間出現することがあり，また，振幅30μV以下のシータ波が基線の動揺のように出現することがある．これは，一般に低電圧脳波(low voltage record)と呼ばれる型の脳波である．

(4) 不規則な(unregelmässiges) EEG (図 4-18D)は，全体として前頭部で振幅が大きく，アルファ波は不規則で周波数の変動範囲が3Hzに及び，振幅の小さいシータ波を混じる．これは軽度の全般性脳波異常にはっきりした境界なしに移行するが，異常脳波の場合にはシータ波がより頻発するか，シータ波の平均電位がアルファ波の電位より大きい．

第3節 小児の脳波

1 小児の脳波の特徴

本章の冒頭で述べたように，健常者の脳波は年齢によって異なり，とくに幼小児期には脳波は年齢によって著しい差異を示す．したがって，成人では年齢をそれほど考慮しなくても脳波の判読ができるが，小児脳波についてはそれぞれの年齢における正常脳波の基準をよく知っていなければ判読できない．

一般に小児の脳波には，正常・異常を含めて，次のような特徴がある(大田原[15]，1977)．

①脳波像の年齢に伴う発達現象を認める，②内的・外的諸要因の影響を受けやすい―異常の消退も比較的急速である，③素因性波形が比較的よくみられる，④異常波にも年齢依存性が認められる―とくにてんかん波の場合，⑤異常所見の検出率が高い，⑥臨床との関連性が高い，⑦検査の特殊性―困難性．

2 健常小児の覚醒時脳波

以下に新生児期から成年にいたる各年齢層の覚醒時の正常脳波について概略を述べるが，小児の脳波発達の速さには個体差が大きいので，これらはおよその基準を示すものである．

1 新生児期

新生児期の脳波[5~7]は睡眠，覚醒などの状態によって変化を示しにくいので，その判読にあたっては眼球運動，体動(筋電図)，呼吸，脈拍などを含めたポリグラフィを行うことが望ましい(42頁)．胎児[3]，低出生体重児などの脳波については後に述べる(143~144頁)．なお，新生児では生後日数よりも受胎後期間(conceptional age, CA：最終月経の第1日から出生日までの在胎期間に生後日数を加えたもの)が脳波判読の基準になる．

覚醒している正期産新生児の脳波は，振幅がきわめて小さく，1/2~3Hz，20~50μVの不規則で非対称性の徐波がみられ，これに6~30Hzの低振幅の波が重畳している[15](図4-19)．速波は生後日数が経過するにつれて減少し，これは成熟の1つの徴候である．この時期にはまだ成人のアルファ波に相当する安定した周波数の波はみられない．強い聴覚刺激を与えても，K複合を示すことはまれで，多くは脳波の平坦化がみられる[5]．低出生体重児では，徐波の周波数は成熟児よりも遅く，波形も不規則であり[6]，受胎31週以前では脳波は非連続性で，徐波などを含む高振幅の脳波が比較的平坦な時期に隔てられて出現する(非連続脳波 tracé discontinu, 交代性脳波 tracé alternant)．後述するように，交代性脳波は健常児でも生後1カ月頃までは静睡眠期(143頁)に出現する[15](図4-20)．振幅については，出生時には頭頂部の脳波の振幅が最も大きいが，その後は後頭部の脳波の発達が先行し，乳児期の6カ月頃までには後頭部脳波の振幅が最大になる．

新生児の睡眠脳波については後に述べる(141頁)．

第4章　正常脳波

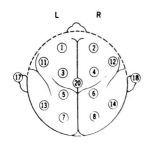

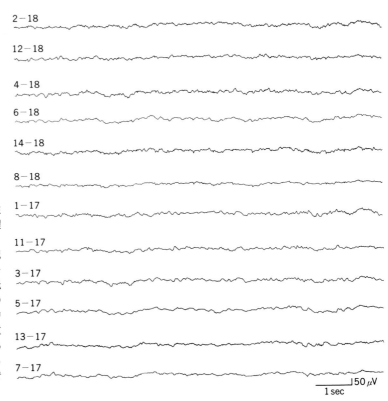

図4-19　新生児期の脳波——生後3日目女児，覚醒状態(大田原，1977)

基準電極導出，電極配置は上記の電極配置法による(図4-20～23も同じ)．脳波は全般的に低振幅．2～3 Hz の低振幅徐波のほか，各周波数の波，とくに中間速波を主とする速波成分が重畳している．左右非同期的であるが，全体として非対称はみられない．部位的優位も明らかでない．

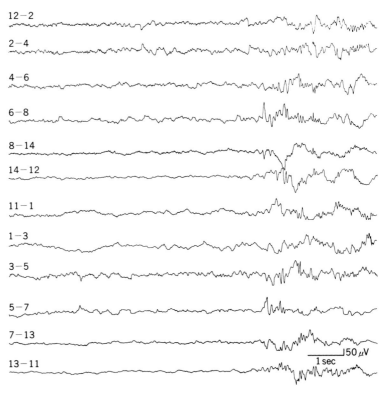

図4-20　新生児期の脳波——生後4日目，自然睡眠(大田原，1977)

双極導出．静睡眠 "quiet sleep" である．典型的な tracé alternant がみられる．Burst に 15～20 Hz の速波群が重畳している．この burst が，ほぼ9秒ごとに平坦部分と交替しつつ現れている．

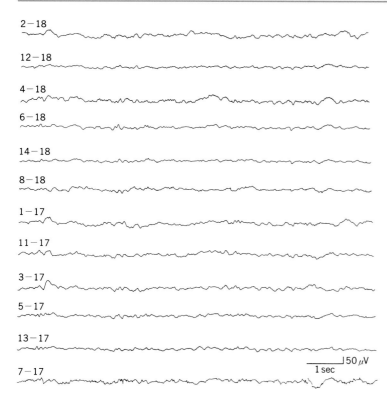

図 4-21 乳児期の脳波 ─ 男児，生後 1 カ月，覚醒状態
（大田原，1977）

基準電極導出．2〜3 Hz の不規則徐波が目立つようになる．振幅も大きくなる（ほぼ 50 μV）．速波よりも 4〜6 Hz の不規則徐波が優勢となる．左右非同期的ではあるが，全体としての左右非対称は認められない．

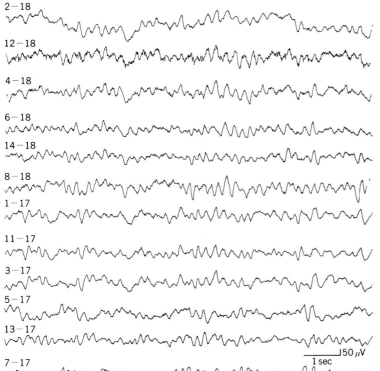

図 4-22 乳児期の脳波 ─ 生後6 カ月男児，覚醒状態
（大田原，1977）

基準電極導出．4.5〜5 Hz 律動が頭頂から後頭優位に出現している．

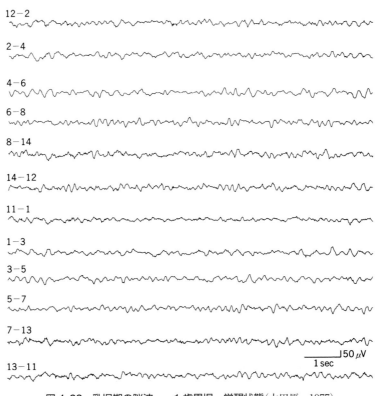

図4-23 乳児期の脳波──1歳男児,覚醒状態(大田原,1977)
双極導出.6 Hz の後頭部優位な activity を認める.3〜4 Hz の不規則徐波は減少している.4 Hz 前後の徐波群を前頭部に認める.

② 乳児期

生後1〜2カ月には,2〜3 Hz の不規則な徐波が主であるが[15](図4-21),中心部には4〜6 Hz の律動波が出現しはじめる.3カ月頃には4〜5 Hz の波が後頭部優位に出現しはじめ,脳波発達の1つの段階を示すが(大田原[15]),全体として脳波はまだ不規則で非対称である.6カ月頃には後頭部,頭頂部に4〜7 Hz,50 μV 前後の律動波が断続的に出現するようになる[15](図4-22).10〜12カ月頃になると,成人のアルファ波に似た5〜8 Hz の波が後頭部優位にかなり連続度よく出現するようになるが,しかし3 Hz 前後の不規則な徐波もまだかなり目立っている[15](図4-23).

③ 幼児期(1〜5歳)

乳児期以降,脳波の周波数は年齢とともに増加し,4歳頃には7〜9 Hz の安定した波が後頭部優位に出現するようになる(図4-24〜26).徐波成分については,デルタ波成分は3歳以降には急激に減少する(図4-27).シータ波成分も4歳以降には振幅,出現率ともにしだいに減少するが,側頭部や中心部では10歳頃までシータ波成分の不規則な混入が目立つ.また幼児期になると,開眼時に後頭部の基礎律動が減衰(attenuation)を示すようになる.

④ 学童前期(6〜9歳)

5歳頃までは,アルファ波とシータ波が混在してみられるが,6歳頃以降は8〜9 Hz のアルファ波が優位になり,とくに後頭部ではこれが基礎律動を形

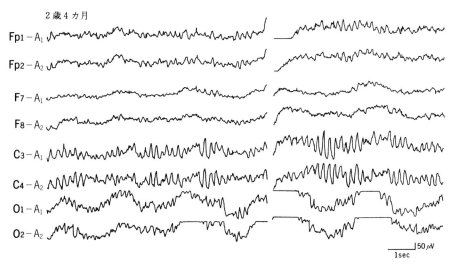

図4-24 幼児期の脳波──2歳4カ月

後頭部脳波では6〜7Hzの波が優勢であるが,連続度が悪く不規則である.頭頂部には5Hz前後,100〜300μVのシータ波の群発(hypersynchronous theta)が著明に出現する.

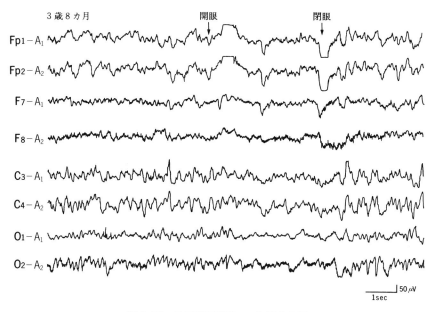

図4-25 幼児期の脳波──3歳8カ月

後頭部には7〜8Hzの波が優勢.頭頂部,前頭部では,これに4〜6Hzのシータ波がかなり混入している.

第4章　正常脳波

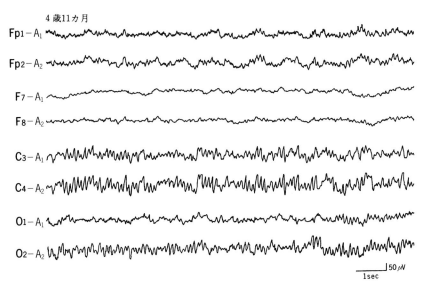

図4-26　幼児期の脳波──4歳11カ月
後頭部には8〜9 Hzのアルファ波が優勢（後頭部の左右差は，おそらく電極の位置の差によるアーチファクト）．頭頂部のアルファ波は8 Hz前後で，後頭部よりもやや遅い．全領域に4〜7 Hzのシータ波が散発性に混在する．

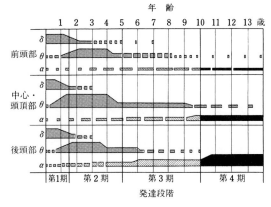

図4-27　脳各部位の脳波発達の比較（Garsche, 1954）

成し，徐波成分とくにシータ波成分は急激に減少して，脳波像全体が成人のそれに近い成熟したパタンになる（図4-28）．7〜8歳頃には後頭部のアルファ波は9 Hz前後となり，振幅も成人のそれよりもはるかに高く100 μVに達する（図4-29）．一般に小児期の脳波の特徴は，周波数が遅いことのほかに，脳波の振幅が大きいことである．9歳頃には，後頭部のアルファ波は8〜12 Hzになり，振幅はやや減少するが，後頭部への限局性が高まる（図4-29）．一般に小児では成人よりもアルファ波の振幅の左右差が大きいが，左右差がある場合には大多数の例で右側の振幅が大きい．しかし他の領域ではなおシータ波が散発性に出現する．

低電圧脳波（low voltage record）あるいは低電圧速波波型（low voltage fast record）と呼ばれる脳波は小児ではまれで，14歳以前にはほとんどみられない．

5 学童後期および思春期

14歳頃になると，アルファ波は10〜12 Hz，30〜50 μVになり，脳波像全体も成人のそれに近づくが，前頭部，頭頂部，側頭部などには低振幅のシータ波が散発的あるいは短く連続して出現することがある（図4-30, 31）．18〜19歳頃にも，まだシータ波が多くやや高振幅の未成熟な脳波がみられることが少なくないが，20歳頃になると，脳波はほぼ成人の標準（150頁）に近づく．

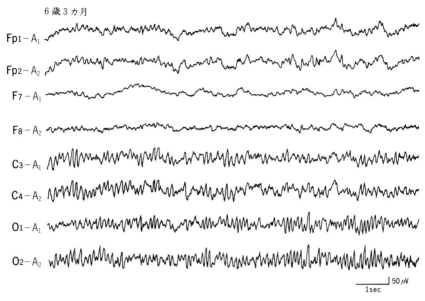

図 4-28　児童期の脳波 —— 6 歳 3 カ月

後頭部には 9 Hz 前後，100～150 μV のアルファ波，中心部では 8 Hz 前後のアルファ波が優勢であり，これに 4～7 Hz のシータ波が散発性に混在する．前頭部脳波は振幅がやや低くシータ波が多い．

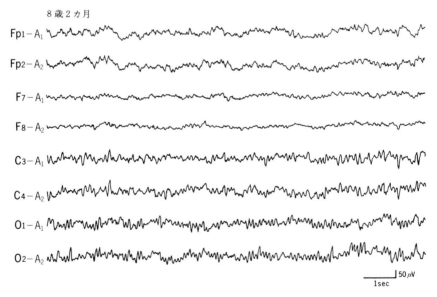

図 4-29　児童期の脳波 —— 8 歳 2 カ月

後頭部には 10 Hz 前後のアルファ波が出現するが，徐波が混在して不規則．中心部には，6 Hz 前後のシータ波がかなり優勢である．この年齢としては，正常範囲の記録である．

第4章　正常脳波

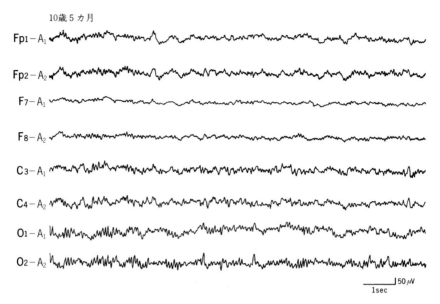

図4-30　児童期の脳波——10歳5カ月

後頭部のアルファ波は11〜13Hzで，年齢を考慮するとかなり速いが正常範囲内である．これに6Hz前後までにいたる種々の周期の波が混在，中心部にはシータ波がかなり多く出現している．

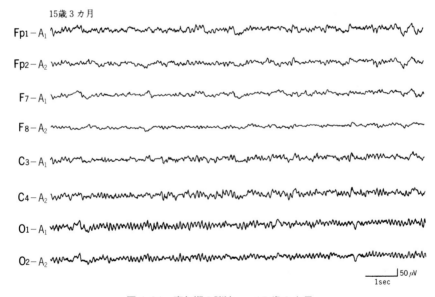

図4-31　青年期の脳波——15歳3カ月

後頭部には9〜9.5Hz，50μV前後のアルファ波が連続度よく出現．中心部，前頭部ではアルファ波もやや遅く，6Hz前後のシータ波が散発性に出現する．

表4-1 基礎波の年齢発達(大塚, 2006)

新生児期	部位的組織化も律動波形もみられない．低振幅デルタ波が主体．
1〜2カ月	中心部に4〜6Hzの律動がわずかに出現し始める．
<u>3カ月</u>	デルタ波成分が減少し，中心部に5〜6Hzのシータ律動が明らかになる．また，約4Hzのシータ波が後頭部に出現．
6〜8カ月	頭頂部，後頭部に5〜7Hzのシータ律動が出現し，漸次増加．
10カ月〜1歳	後頭部に7〜8Hzのシータ律動が出現し，3Hz以下の徐波はかなり減少．
<u>3歳</u>	後頭部に8〜9Hzアルファ律動が確立し，開閉眼に反応．デルタ波はさらに減少する．
6歳	アルファ波がさらに増加．4〜7Hz徐波が減少し，その振幅も減少．
<u>8〜9歳</u>	アルファ律動において10〜12Hz α_2成分が増加．アルファ律動の振幅は減少傾向をみせる．成人脳波に近づくが，約6Hzのシータ波の混在がみられる．
<u>11〜12歳</u>	10〜12Hz, 30〜50μV アルファ律動が安定して出現，ほぼ成人脳波に到達する．
18歳	完全に成人脳波が完成．

下線に引いた年齢では，とくに顕著なエポックを画する変化がみられる．

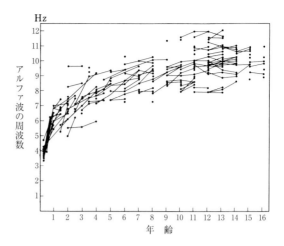

図4-32 後頭部アルファ波の周波数と年齢との関係 (Lindsley, 1939)
132例についての369回の継時的検査結果による．同じ年齢でもアルファ波の周波数にはかなり幅がある．

3 健常小児覚醒時脳波の諸特性のまとめ

1 周波数

脳波の発達過程において最も重要なのは，各年齢層における脳波の周波数である．基礎波の発達を要約すると，(1)生後3カ月で急激なデルタ波の減少とシータ波の増加，(2)3歳で後頭部アルファ律動の確立，(3)8〜9歳で α_2(10〜12Hz)を主体とするアルファ成分の増加，(4)11〜12歳でほぼ完成に達するという4つのエポックが重要であるとされる

(表4-1)[18]．また，各種刺激(開閉眼，光刺激，過呼吸)に対する反応も年齢的変化を示す[18]．表4-1, 2は脳波の平均周波数の年齢による発達を示したものであり(Lindsley[8], 1939; Smith[21], 1941; 大田原[16], 1980)，ともに小児脳波の判読の基準になる．もちろん，基礎律動にみられる優勢な周波数が，この表に記載されているよりも速い場合はしばしばある．また図4-32は，出生時から16歳にいたる各年齢における脳波の周波数を，多数の例についてそれぞれ同一人で2回以上継続的に測定した結果を示した図[8,9]で，健常児の各年齢における脳波の周波数を示すとともに，同年齢の健常児でも脳波の周波数にはかなりの幅があることを示している．

2 振幅と分布

年齢の増加に伴う脳波の発達は，周波数の変化のほか振幅や分布の変動からもうかがわれる．すなわち新生児の脳波は低振幅であるが，その後しだいに振幅が増し，200μV以上に達することもある．基礎律動の振幅は6カ月以前には頭頂部優位であるが，以後後頭部あるいは頭頂・後頭部優位，学童期以後は成人と同様後頭部優位になる．

アルファ波帯域を遅いアルファ波(α_1: 8〜9.5Hz)と速いアルファ波(α_2: 10〜12.5Hz)に分けて，高速

表 4-2 小児の月齢〔年齢〕による脳波の平均周波数（A：Lindsley および B：Smith による —— 大田原）

月齢（月〔歳〕）	A Occipital			B Occipital			B Central		
	人数	平均 (Hz)	範囲 (Hz)	人数	平均 (Hz)	範囲 (Hz)	人数	平均 (Hz)	範囲 (Hz)
Birth	—	—	—	—	—	—	5	7.1	6.9〜 7.2
3	12	3.9	3.3〜 4.7	7	3.7	3.3〜 4.1	9	7.1	6.9〜 7.3
6	10	4.5	4.0〜 4.8	9	5.0	4.3〜 5.4	9	7.2	6.9〜 7.5
9	10	5.8	5.3〜 6.3	10	5.8	5.5〜 6.3	9	7.2	6.8〜 7.4
12〔1〕	9	6.3	5.5〜 7.0	9	6.4	6.0〜 7.1	9	7.4	7.1〜 7.7
15	—	—	—	8	6.8	6.4〜 7.5	8	7.7	7.6〜 8.1
18	11	6.8	5.3〜 7.4	8	6.9	6.6〜 7.3	7	8.0	7.6〜 8.3
21	—	—	—	8	7.1	6.7〜 7.8	8	8.2	7.9〜 8.5
24〔2〕	17	7.0	5.0〜 9.6	7	7.2	7.0〜 7.8	6	8.5	8.3〜 8.9
27	—	—	—	6	7.7	7.2〜 8.5	6	8.6	8.2〜 9.1
30	19	7.1	6.3〜 7.7	10	7.7	7.2〜 8.6	7	8.8	8.3〜 9.3
36〔3〕	8	7.5	4.3〜 8.5	10	8.1	7.5〜 8.6	5	8.8	8.6〜 9.1
42	12	8.0	6.5〜 9.6	10	8.4	7.4〜 9.0	9	9.0	8.6〜 9.5
48〔4〕	10	7.7	6.0〜 9.2	10	8.5	8.1〜 9.0	4	9.0	8.8〜 9.4
54	10	7.9	7.3〜 8.8	9	8.6	8.1〜 9.1	6	9.0	8.8〜 9.4
60〔5〕	15	8.4	7.3〜 9.4	8	9.0	8.3〜 9.8	5	9.2	8.7〜 9.3
66	—	—	—	9	8.8	7.8〜 9.9	7	9.3	9.0〜 9.9
72〔6〕	20	8.6	7.3〜10.3	7	9.0	8.2〜10.1	5	9.3	8.8〜 9.9
78	—	—	—	6	9.1	8.0〜10.2	5	9.4	8.5〜10.0
84〔7〕	20	9.0	7.9〜10.0	8	8.9	8.0〜 9.7	5	9.5	9.2〜 9.8
96〔8〕	15	9.3	7.3〜10.3	10	9.3	8.3〜10.2	6	9.6	8.9〜10.9
108〔9〕	18	9.3	8.4〜11.4	9	9.2	8.5〜10.5	4	9.7	9.3〜10.1
120〔10〕	22	9.4	8.0〜11.6	10	9.7	8.9〜10.4	5	10.2	9.6〜11.4
132〔11〕	31	9.8	8.0〜12.0	7	9.7	9.0〜10.6	3	10.0	9.5〜10.7
144〔12〕	31	10.2	8.0〜12.0	6	9.6	9.2〜10.2	2	9.4	9.3〜 9.5
156〔13〕	36	10.3	8.0〜12.1	7	9.5	8.7〜10.1	4	9.8	9.2〜10.4
168〔14〕	22	10.3	8.7〜12.2	5	9.6	8.3〜10.1	3	10.2	9.2〜10.9
180〔15〕	13	10.3	8.9〜12.6	6	10.0	9.3〜10.8	3	10.4	10.0〜10.8
192〔16〕	8	9.9	9.0〜11.0	6	10.2	9.4〜11.2	3	9.8	9.3〜10.5

　フーリエ変換（FFT）によって分析した脳波の等価電位（振幅値）の年齢に伴う分布の変化をみると（吉田[24]，1984），α_1帯域は1〜3歳では中心・頭頂部優位型が多いが，3歳以後急速に後頭部型がふえ，大半を占めるようになる．α_1帯域成分の振幅，出現率はその後年齢とともに減少し，優勢部位が不明瞭になる．α_2帯域成分は，3歳頃から後頭部型がふえ，6歳以後はこれがほぼ独占的にみられ，成人でもこの後頭部優位性が保たれる．

　同じFFT分析脳波所見では，シータ波帯域（4〜7.5 Hz）は3〜6歳で中心・頭頂部優位あるいは後頭部優位が多く，6〜15歳には後頭部優位，15歳以降は前頭部優位型が多くなる．デルタ帯域成分は年齢とともに減少するが，分布は6歳まで前頭部優位，6〜12歳では後頭部優位，15歳以降は後頭部型が多い．このような分析脳波に基づく各周波数成分の振幅，分布についての所見は，他の研究においてもほぼ同様に認められている（Matthis ら[11]，1980；Matoušek & Petersén[10]，1973）．

3 左右差

　先に述べたように，幼小児期には左右大脳半球の対称部位の脳波にも，かなり著しい左右差がみられることが多い．とくに新生児では左右差が顕著で，生後3年頃までに左右差は徐々に減少してゆく．左右両半球の間の対称性は，脳の各部分の個体発生の

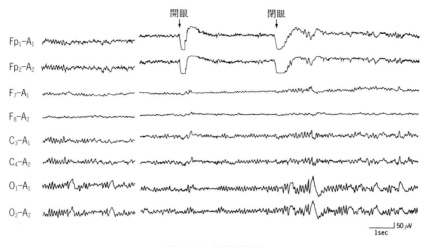

図 4-33　後頭部徐波
20歳，女性．脳波には両側後頭部に持続 350〜400 msec（約 3 Hz）の三角形の徐波が散発性に出現し，これは開閉眼（本図では過呼吸 3 分終了直後）によって賦活され，著明に出現する．なお，本図では開眼中も後頭部のアルファ波の減衰が不十分であるが，これは恒常的な所見ではない．

差によって異なり，生後 1 カ月頃に中心部（central region）に対称性，同期性が現れ，3 歳頃までに前頭部，後頭部の順で対称性がみられるようになるが，側頭部には 4〜5 歳頃にもかなり著しい左右差がみられる．しかし一方では，小児脳波における左右差は，かならずしも恒常的なものではなく，かなりの時間を平均すれば，振幅や周波数の左右差は比較的少ないと考えてもよい[2]．なお，発達に伴う脳波各周波数帯成分の左右差については，健常成人脳波の左右差の項（101 頁）にも述べてある．

4 後頭部にみられる徐波について

年齢に伴う脳波の発達過程において比較的目立つのは，後頭部における徐波の消長である．一般に健常成人の後頭部脳波には，徐波はほとんどみられないが，学童期から思春期にかけての後頭部脳波には徐波がかなりの頻度でみられる[1]．

この徐波は，250〜350 msec の持続をもち（3〜4 Hz），多くは単発性に一側あるいは両側の後頭部に出現する．両側性に出現するときにも，左右非対称のことが多く，一般に右側に優勢であることが多く，左側優位に出現するものには左利きが多いという（Aird ら[1]，1959）．この波は，開眼により減衰するが，一方閉眼によって賦活されることが多い（図 4-33）．これが鋭いアルファ波に続いて出現すると，sharp-and-slow-wave complex に似た形をとることもあり，異常脳波とみなされやすいが，青少年期にしばしば出現し，たとえば 19〜22 歳の健常群の 10% にこの徐波が出現するという報告もある．各種の患者について総計すると，6〜25 歳の患者の 17% にこの徐波がみられるが，てんかんその他特定の脳疾患との相関は認められず，むしろ脳の発育過程の成熟不全を表すものではないかと考えられている．この種の徐波を "slow posterior waves found predominantly in youth" と呼ぶ人もある（Aird ら[1]，1959）．著者らはこの徐波を後頭部徐波（posterior or occipital slow waves）あるいは後頭部三角波（posterior triangular waves）と呼んでいる．

この徐波に類似したものに，一応正常範囲の脳波像と考えられているが，アルファ波が 2 つ融合したような slow alpha variant rhythm（図 4-9，105 頁），頭部外傷など病的状態に関係した後頭部徐波，てんかん欠神発作患者にみられる後頭部徐波（図 8-33，240 頁）などがあるが，おおよその鑑別は表 4-3[1] に示すとおりである．

ふつうの後頭部三角波とアルファ波との関係は，slow alpha variant ほど明確ではないが，両者の時間的関係，頭皮上分布を分析脳波について調べると，密接な関係があり，両者は関連して出現してい

表 4-3 おもな後頭部(occipital)および後部(posterior)徐波の特性(Airdら, 1959)

		Slow alpha variant rhythm	Slow posterior waves of youth	Pathological posterior slow rhythm	Slow posterior rhythm associated with petit mal
脳波	周波数	±5 Hz	±3 Hz	±4 Hz	±3 Hz
	アルファ波との比率(周波数)	2:1	±3:1	±2.5:1	±3:1
	局在	主に後頭	後部(後頭にかぎらず)	後頭、側頭後部、頭頂にも	後頭、側頭後部、頭頂にも
	左右対称性	良好, あるいは右側優勢	やや良好―右側(劣位)半球優位 50%	良好, あるいは右側優位	群発については良好, それ以外では 50% で非対称
	同期性	良好	同期性良好あるいは不良	良好	群発については同期性それ以外は非同期性
	波形	2峰性	多律動性―不規則 polyrhythmic-random	正弦波様, 低振幅	正弦波様―高振幅
	パタン	群発 3/4 持続性 1/4	群発はまれ 持続性(wax and wane)―きわめてまれ 散発性―しばしば	群発(長い) 2/3 持続性 1/3	群発(短い)―きわめてしばしば 背景脳波―持続性(wax and wane)―まれ
賦活反応に対する	開眼	強い減衰	強い減衰	強い減衰	強い減衰
	過呼吸	無効あるいはふつうは賦活される	無効あるいは賦活される	無効あるいは賦活される	賦活され, ふつう棘・徐波("wave-and-spike")の群発を起こす
	光刺激	ふつうは減衰, また駆動効果あり	ふつう無効	ふつう減衰	ふつう無効だが, 賦活されることがある
臨床的事項	年齢	20～60 歳	主に 5～25 歳	あらゆる年齢	主に小児
	外傷	1/6	1/6	2/3	まれ
	発作	ほとんどなし	1/3	1/3	100%(小発作)

ると考えられる(梅田ら[22], 1994).

Kellaway(1979)は, 健常者に出現する後頭部徐波は, 中等度振幅(アルファ波の 120% 以下)の融合波(多相性波)でアルファ波に混在または重畳する波であり, それが異常かどうかは, ①波形の複雑性, 多様性, ②出現率, ③振幅(後頭部アルファ波の 1.5 倍以上かどうか), ④持続性(開眼時に存続するものは異常), ⑤同期性(左右同期性かどうか), ⑥左右対称性(一側で優位か)などの要因の有無や程度によって判定すべきであるとしている.

5 ファイ律動 (ϕ, phi 波)

ギリシャ文字のパイ(π)波は後方部に出現する 3～4 Hz の徐波でアルファ波と調和関係の周波数でないものを指すが(Dutertre[4], 1976), そのうち, 閉眼直後に出現するものはファイ(ϕ)律動(ファイ波)と呼ばれる(Daly, 1959; Naquetら[12], 1976)(図 4-34)[20]. ファイ律動は, 閉眼後 2 秒以内に後頭・頭頂部に背景活動から際立った単律動性(monomorphic)の両側同期性徐波(4 Hz 以下)が最低 3 個連続性に出現し, これが脳波記録中に少なくとも 2 回みられる場合をいう. 他の後頭部律動波と区別するた

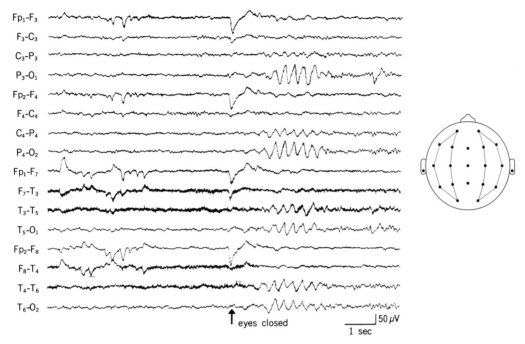

図4-34 ファイ律動(phi rhythm)(Silbertら，1995)
8歳，女児．非てんかん性発作．閉眼直後に約3Hzの高振幅律動波が後頭・頭頂部に6個連続出現している．

めに長さの上限が4秒とされている．最近多数(150例)の症例についてファイ律動の意義を検討した研究(Silbertら[20]，1995)によると，ファイ律動は被検者が覚醒時(alert)に字を読んだり絵・図形を見るなどの視覚的注意集中を行った後に出現することが最も多く，約半数がてんかん発作をもつが，その他多くの精神・神経疾患のさいに出現し，この律動が出現してもてんかんという診断は下せない．ファイ律動の出現機序は不明であるが，皮質下起源が考えられている．ファイ律動は異常脳波であるが，ギリシャ文字がつけられているので，便宜上ここに記載した．

6 健常小児における突発異常波の出現

特別の愁訴もなく，ふつうの社会生活をしている小児でも，脳波検査を施行すると棘波，棘・徐波複合など突発異常波を示すことがあり，とくに，14 & 6 Hz 陽性棘波は，これら健常小児集団ではかなりの率に出現する(168頁)．14 & 6 Hz 陽性棘波は一応除いてその他の突発異常波の成因については，

表4-4 健常小児における突発性異常波出現率
(大田原，1980)

報告書	年齢域	症例数	突発性異常波出現率
Nekhorocheff(1950)	3～15.5歳	54	9.3%
Kellaway & Fox(1952)		1,000	0
Herrlin(1954)	15歳以下	70	1.4
Brandt & Brandt(1955)	0～6	135	0
Corbin & Bickford(1955)	1～10	71	5.6
Gibbs & Gibbs(1964)	2～14	1,802	1.2
Dreyfus-Brisac & Monod(1966)	3～14	1,020	2.0
Dooseら(1967)	2～7	145	1.4
Dooseら(1968)	2～7	118	0.8
Dooseら(1969)	1～15	265	6.8
Eeg-Olofssonら(1971)	1～15	265	6.8
福島，川口(1971)	7～12	284	8.5
Robert & Karbowski(1971)	7～13	120	3.3
Cavazzutiら(1980)	6～13	3,726	3.5
大田原(1980)	0～18	151	3.3

小児では年齢依存性の素因性異常波が出現しやすいこと，不顕性の軽度の脳障害がありうることなどが考えられよう．健常小児群における突発異常波出現率には，報告者による検査対象や判定基準の相違によりかなりの差異があるが（表4-4）[16]，大田原[17]（1981）によると，想定される脳障害や遺伝の可能性を除外した厳選された健常小児ではこの種の異常波の出現率は低く，151例中で全般性棘・徐波は3.3%，wave and spike phantom 4.2%，ミュー波は1.7%，14Hz陽性棘波1.7%であったという．

4 成年以後の脳波像の変化

20歳以後も，脳波像は正常範囲内において，かなり変動する．すなわち，20歳以後にも脳波の遅い成分は年齢とともに減少し，速いものが多くなっていき，これは周波数分析の結果からも明らかである[13]．ただ，60歳代をすぎると，脳の老人性変化によって，徐波を示すものがふたたび増加する[13,14,19,23]．しかしこの場合の徐波は，小児期のものに比べると振幅が小さく，周波数もより規則的である．側頭部には，40歳頃から散発性の6～8Hzの徐波が出現し，これを側頭部が他の皮質領野よりも老人性変化を受けやすいためであると考える人もある．

第4節 高齢者の脳波

1 高齢者の脳波の一般的特徴

健常高齢者の脳波には，以下のような特徴があるとされている．①優勢なアルファ波の周波数減少（アルファ波徐化），②徐波の増加（とくにシータ波増加），③速波の増加，④脳波の反応性低下（アルファ波blockingの減弱，過呼吸build up減少），⑤突発性異常波の出現が少ない，とくに陽性棘波の出現が少ない．

2 高齢者における異常脳波出現率

高齢者（ここでは60歳以上のものとする）のうち，各種検査で異常を認めない健常高齢者でも脳波異常を示すものが少なくない．従来の報告では，健常高齢者における異常脳波出現率は32.7[22,24]～52%[26]，正常脳波出現頻度は22[26]～43.1[22,24]～49%[26]である（大友，1974）．健常高齢者を，経済的に貧困な群，社会的経済的地位は高いが退職している者，社会的経済的地位が高くなお活動している者の3群に分けると，正常脳波出現率はそれぞれ43%，56%，64%[26]で，ある老人施設在住高齢者のそれは44.5%であったという[12,16]．

3 高齢者の脳波の特徴——横断的観察

1 アルファ波周波数

アルファ波の周波数は，一老人施設在住健常高齢者についての観察では，優勢アルファ波の周波数は，60歳代，70歳代では9Hz，80歳以上では8.0Hzで，若年者のそれが10.8Hzであるのに比べて明らかな徐化がみられ，年齢が高くなるにつれて徐化が顕著になった[21]（図4-35）[5]．

帯域周波数分析装置を用いた観察では，アルファ波周波数の頂点は，健常高齢者群（35例）ではα_1（8.5～10.5Hz），健常成人群（35例）ではα_2（10.5～13Hz）にあり，健常高齢者群では遅いアルファ波帯に偏っていた（山内[30]，1960）．コンピュータを用いた分析でも，養護老人ホーム在住の高齢者67名（60～94歳）と健常成人群との比較では，9.0～12.5Hzに

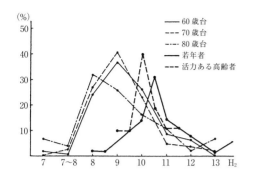

図 4-35 健常高齢者(60歳以上)354例のDominantアルファ波の周波数分布(大友, 1974)に社会的に活躍している80歳前後の「活力ある高齢者」10名の資料を加えたもの(亀山, 1990)

Dominant アルファ波の平均周波数は若年者では10〜11 Hzをピークとし，左右ほぼ対称性に分布している．60〜70歳代では9Hzをピークとした左右ほぼ対称的な分布を示すが，80歳以上ではピークは8Hzにずれ，全体としても徐波化が認められる．しかし活力ある高齢者の平均周波数は10.2Hzで若年層とほとんど変わらない．

優勢周波数をもつものは成人群92.1%，高齢者群63.5%で，高齢者群が少なく，8.5Hz以下に優勢周波数をもつものは7.9%，32.5%で高齢者群ではるかに多かった(中野ら[15], 1979)．このように，高齢者ではアルファ波の優勢周波数が徐化していることは一致して認められている．

2 アルファ波出現率

老年期にはアルファ波出現率は減少するとされているが(Mankowski & Belonog[7], 1971；Mundy-Castle ら[11,12], 1951, 1954)，高齢者ではとくに速いアルファ波の出現率が減少する．すなわち，アルファ波全体の出現率および遅いアルファ波(α_1 波)の出現率は成人と差はないが速いアルファ波(α_2 波)の出現率が高齢者では減少するとの報告(山内, 1960)，8.0〜9.0 Hz波の出現率は高齢者と成人で差はないが，9.0〜11.5 Hz波，11.5〜13.0 Hz波およびアルファ波全体の出現率は高齢者で有意に低いとの報告(中野ら[15], 1979)などがある．

3 アルファ波の振幅，分布

高齢者ではアルファ波の平均振幅が増大するとする見解(Mundy-Castle[11], 1951)と低下するとの意見(中野[15], 1979)があるが，高齢者のうちでも60〜74歳の群では成人群より振幅が高く，75歳以上では成人群より低いとの説もある(Mankowski & Belonog[7], 1971)．アルファ波の出現率，振幅などの部位差については，高齢者では後頭優位性が目立たなくなり，アルファ波が広汎化する傾向がみられる(中野ら[15], 1979)．

4 徐波とくにシータ波

一般に，健常な高齢者でもシータ波の出現率は増加するとされている(Gibbs & Gibbs[4], 1950；中野ら[15], 1979；山内[30], 1960)．しかしこれが高齢であることに関係があるのか，高齢になると発生する軽度の病的変化による(Torres ら[28], 1983)かが問題として残る．シータ波を周波数帯域別にみると，遅いシータ波(4〜6 Hz)の出現率は高齢者群と成人群とで差はみられないが，速いシータ波(6〜8 Hz)の出現率が高齢者群で増加している(中野ら[15], 1979；山内[30], 1960)．前頭・中心部のシータ波の平均振幅は，高齢者群では成人群よりも高い(中野ら[15], 1979)．なお，健常高齢者でも側頭部に徐波増加がみられることがあり(Breslau ら[2], 1989)，前頭・側頭部(とくに左側)に焦点性デルタ波を示すものではCTで側脳室の拡大がみられ，言語の流暢性テストの成績が低く，側頭葉障害の早期徴候と考えられるとの報告もある(Visser ら[29], 1987)．

加齢に伴って側頭部に徐波が出現するかどうかについては，論議がある．とくに，尖った成分を伴って間欠的に側頭部に出現する活動は，側頭部律動的シータ波群発(bursts of rhythmical temporal theta：BORTT)(Maynard ら)(図4-36)，側頭部小徐波・鋭波活動(temporal minor slow and sharp activity：TMSSA)(Asokan ら[1], 1987)などと呼ばれ，これらは単に加齢に伴うものではなく，脳血管障害など器質性障害に関連するものであるとされている．TMSSAは覚醒期に側頭ないし側頭前部に出現する，低振幅の8〜14 Hzの活動に中等度振幅の2〜7 Hzの活動が混合した，鋭い成分を伴う脳波パターンと定義されている．ちなみに，わが国では，精神神経科に関連する脳波資料1,091のうち51(4.7%)にみられ，中高年者とくに40歳以後に多く，左側優位の場合が多く，脳血管障害，感情障害などが比較的

第4章　正常脳波

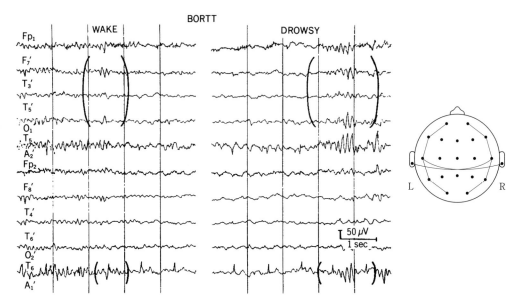

図 4-36　側頭部律動性シータ波群発(bursts of rhythmic temporal theta : BORTT)(Maynard ら，1984)
覚醒時に側頭部に 7 Hz の短い群発が出現しているが，うとうと状態になるとこの律動ははるかに顕著になる（ともに括弧内）．

に多かったという（村田ら[13]，1990）．軽睡眠期には，TMSSA の徐波が 6 Hz 前後で波形が尖り，陰性棘波を伴って櫛型になることがあり，wicket spikes(Lebel & Reiher[6]，1976)と呼ばれる．この種の脳波パタンは同定しにくく，入眠期の徐波との鑑別もあり，今後の検討が必要である．

5 速波

速波の出現率は，老年期には成人よりも増加するとされている（Gibbs & Gibbs[4]，1950；中野ら[15]，1979；山内[30]，1960；松浦ら[8]，1995）．速波の出現率は前頭部，中心部で最も高い．しかし高齢者でも，認知症高齢者では速波の出現率は低く，高齢者で速波が多いことは知的機能低下が少ないことを示唆するという（大友[20]，1968）．速波の平均電位も高齢者では増大する．

高齢者における速波の増加は病的変化というよりも，むしろ健常な機能の残存を反映していると考えられる．事実小児から高齢者までのベータ帯域パワ率には年齢による差はないとの報告もある（田中[27]，1992）．

6 脳波の反応性

高齢者では，開眼によるアルファ波ブロックが成人よりも弱い（Miyasaka ら[10]，1977），過呼吸賦活のさいの build up が少ない（大友ら[22]，1964）など，脳波の反応性が一般に低下しているといわれる．

4　高齢者脳波の年齢別所見（加齢による変化）

高齢者のうちでも，年齢の増加とともに異常脳波の出現率が高くなることは当然考えられる．神経学的異常所見をもたない 60 歳以上の高齢者についての観察では，異常脳波出現率は 60 歳代 33.3%，70 歳代 40.8%，80 歳代以上 56.0% で，加齢とともに増加し，正常脳波出現率は逆に減少した（大友ら[22]，1964）．

アルファ波の優勢周波数は，先に述べたように，成人群 10.8 Hz，60 歳・70 歳代 9 Hz，80 歳以上では 8 Hz との大友ら（1965）の報告があるが，海外でも 65〜79 歳，80〜94 歳の健常高齢者群で，前者では 9.13 Hz，後者では 8.64 Hz で，高齢者群のほう

が低下していたとの報告がある（Obrist[17], 1954）.

徐波の出現率も加齢とともにある程度増加する（Obrist[17], 1954；Silverman ら[26], 1955）. 速波の加齢に伴う変化については，諸研究者の見解がかならずしも一致していない. 速波出現率は加齢により変化しないとの説（大友，1968；Obrist）もあるが，70歳代までは徐々に増加し，80歳代頃から逆に減少傾向を示すとする報告が多い（Gibbs & Gibbs[4], 1950；Silverman ら[26], 1955；中野ら[15], 1979）. アルファ波ブロックも加齢とともに出現しにくくなり，出現率は 60 歳代 72.7%，70 歳代 59.0%，80 歳代 36.8% であったという（大友と椿[23], 1964）.

5 同一個体についての継時的追跡所見

高齢者の脳波所見を同一個体について追跡観察した報告は少ない. 中野と宮坂[16]（1986）は 18 例（当初は 63 例）のほぼ健康な高齢者について 3 年ごとに 9 年間の追跡を行い，視察的には約 1/3 の例に脳波判定段階の悪化，優勢周波数の徐化，徐波出現率の増加をみ，コンピュータ解析でも同様の所見を認めている. Obrist ら[18]（1961）は 3～10 年間の追跡で，アルファ波の徐化，徐波増加とともに，前頭・中心部での速波減少をみている. しかし，優秀女性高齢者（平均年齢 70 歳）の脳波の 3 年後の再検査では，脳波の変動は少なく，脳波の総合判定では約半数になんらかの変化がみられたが，一定方向の変化はみられなかったとの報告もある（柄沢ら，1980）.

6 健常高齢者の脳波

Shigeta ら[25]（1995）は 80～90 歳代まで健康である 25 名の高齢者について 5 年間にわたって脳波と MRI 検査を行い，健康なままで追跡を完了した 13 名では，優勢周波数は 8 Hz 以下のものはなく，シータ波がわずかに混入する程度であった. 追跡開始時には 9 名に間欠性徐波（intermittent slowing）（シータ波あるいはデルタ波）が出現したが，出現は全記録中に 2～3 回，持続も 2 秒間以下で，非特異的なものと考えられた.

7 高齢者脳波の性差

大友[19,20]（1966，1968）の 60 歳以上の健常男性 102 例，健常女性 268 例についての観察では，正常脳波出現率は男性 54.9%，女性 37.7% で，男性が有意に高く，異常波出現率は男性 14.7%，女性 25.0% で，女性が高かった. とくに 80 歳以上の高齢者では，正常脳波出現率は男性 41.2%，女性 19.0% で，女性での高い異常脳波出現傾向はより顕著になる. これは，超高齢者では認知症の出現率が女性のほうが高いことと関係があるとおもわれる.

高齢者の脳波成分の性差をみると，優勢周波数の減少は男性で著明，広汎性アルファ波型，平坦脳波も男性に多く，振幅不規則は女性に多いという（大友[19], 1966）. 速波は，60 歳以上の健常高齢者の女性 10.4%，男性の 5% にみられ（大友，1968），また速波の過剰出現（% time 50% 以上）は女性の 23%，男性の 4% にみられた（Busse & Obrist[3], 1965）. 高齢者の脳波の性差について，Brenner ら（1995）は，119 名の 60～87 歳（平均 70 歳）の被検者について脳波を分析し，女性では男性に比べて平均周波数が高く，パワ値は β_1（13～19 Hz），β_2（20～30 Hz）が高く，α_2（10～13 Hz）が低かったが，60, 70, 80 歳代に分けて検討しても年代による差異はなかった. いずれも女性で速波の出現率が高いとされている. このような高齢者の脳波の特徴に性差がみられる理由は明らかではない.

8 無症候性脳梗塞の脳波と健常高齢者脳波

近年 CT, MRI などの画像診断の普及に伴い，顕著な精神・神経症状をもたない無症候性脳梗塞 silent cerebral infarction が検出される機会が増えた. したがって従来健常高齢者とされていた人たちも画像検査を行えば脳梗塞と診断される可能性があり，「健常高齢者」において加齢に伴う脳波変化とされていたものが，加齢だけによるものではなく，軽度の脳梗塞などに影響されている可能性も考えねばならなくなっている. いいかえれば，厳密に健常高齢者というためには画像診断で無症候性脳梗塞を除外

せねばならないことになる．

　無症候性脳梗塞の脳波についての研究は少ないが，たとえばMRI上で基底核あるいは脳深部白質に小梗塞を認めるが自覚症状も神経症状も認めない群11例とMRI上で脳梗塞を認めない対照群9例で定量脳波の相対パワ値を比較すると，無症候性脳梗塞では対照群より7.0～7.8 Hzのシータ波，8.0～8.8 Hzの遅いアルファ波が前・側頭葉で有意に大きく，一方ベータ帯域パワ値は側頭葉・後頭葉で有意に小さかった（長田と奈良[14]，1996）．

　従来の「健常者」の加齢に伴う脳波変化を定量脳波によって検討した報告では，加齢に伴ってシータ帯域がやや増加し，アルファ帯域が減少し，ベータ帯域がやや増加するとされている．定量脳波におけるベータ帯域の増加はアルファ波の平均周波数が低下するための二次的現象とする考えと，加齢に伴う脳波の非同期化によるとの説明がある．高齢者にみられる側頭部シータ波については，従来も無症候性脳梗塞（Maynard & Hughes[9]，1984）ないし脳血管障害（Visserら[29]，1987；Asokanら[1]，1987）の関連が考えられている．

第5節　正常睡眠脳波

　脳波は，入眠期から深睡眠に至る自然睡眠の各段階に対応してきわめて特徴的な波形を示すから，脳波像を眺めれば，その被検者がおおよそどの程度の深さの睡眠状態にあるかを判定できる．さらに興味深いのは，睡眠に入るとすべての人が同じような状態になってしまうのと同様に，脳波像でも，覚醒時に存在するかなり著しい個体差が睡眠時には減少し，万人が類似した睡眠脳波像を示すことである．

1　睡眠脳波の重要性

　睡眠時の脳波を記録すると，被検者の睡眠を中断することなしに，睡眠深度を客観的持続的に測定することができるので，この方法は睡眠深度，睡眠型，不眠症，夢などの研究に広く応用される．また睡眠は，異常脳波とくに棘波などの突発波を誘発する重要な賦活法の1つである（59頁）．

　一方，睡眠が臨床脳波判読の障害になる場合として実地上重要なのは，被検者が脳波記録中に入眠状態におちいると，脳波にシータ波などの徐波が出現することである．この場合，睡眠脳波の性状をよく知っていないと，眠いための徐波を異常波と見誤る危険がある．これを見分けるためには，徐波の出現だけに注目せず，入眠時にはアルファ波がほとんど消失するので，徐波が出現しているときに後頭部にアルファ波がみられるかどうかを観察すればよい．その他睡眠時の脳波像の特徴をよく知っている必要がある．

2　睡眠深度と脳波像

　脳波による睡眠深度の段階づけは，Davisら以来多くの研究者によって行われているが，その主なものを一覧表にすると表4-5のようになる．

　睡眠深度を脳波像だけで段階づけるのは，最も客観的な方法であるが，これにはある脳波像が常に一定の睡眠深度に対応するという前提が必要である．この前提は大部分の睡眠段階では成立する（大熊ら[9,10]，1966）が，睡眠深度と脳波像がすべての場合に対応するという確証はない．たとえば断眠後の回復夜の睡眠では，脳波による睡眠深度よりも感覚刺激による睡眠深度が深い場合がある．

3　ヒトの睡眠段階判定の国際基準

　睡眠段階は実際には脳波像だけではなく眼球運動，筋電図などをあわせたポリグラフィ所見に基づいて判定される．睡眠時に脳波，眼球運動，筋電図，心電図，呼吸その他を同時に記録するポリグラフィを，ポリソムノグラフィ（polysomnography：PSG）と呼ぶ．ここではポリソムノグラフィ所見に基づく睡眠段階判定の国際基準をRechtschaffen &

第5節　正常睡眠脳波

表4-5　脳波的睡眠段階一覧表

脳波的特徴	Gibbs夫妻	国際分類 Rechtschaffen & Kales (1968)	Loomisら (1937)	塩月ら (1954)	古閑 (1960)	Dement & Kleitman (1957)
低振幅速波（興奮） ↓ アルファ波（安静） ↓ アルファ波断続 （弛緩）	覚醒期	W	A		1' 1	
アルファ波消失，平坦波型，低振幅シータ波，速波	浅眠期	drowsiness	1	抑制期1 2 連波期3	2' 2	1
頭蓋頂鋭波（瘤波）	（軽睡眠初期）	very light sleep		瘤波期4	3	
紡錘波とK複合，背景は中等度振幅徐波	軽睡眠期	light sleep	2	C	混合期5	4	2
紡錘波と高振幅徐波	中等度睡眠期	moderately deep sleep	3	D	錘波期6/7	5	3
高振幅徐波の連続，紡錘波（−）	深睡眠期	deep sleep	4	E	丘波期8	6	4
低振幅シータ波，速波と急速眼球運動の出現	REM睡眠期	early morning sleep	stage REM		null stage(3) 斉錘期(6)	3-v 4-v	1 rem

Kales[12](1968)のマニュアルから引用しながら，睡眠時の脳波像の概略を述べる．この国際的基準はDement & Kleitman[6](1957)の睡眠段階判定基準を骨子としてつくられたものである．

　ポリソムノグラフィによる睡眠段階の判定は，研究の目的に応じて一定の時間区画ごとに行うが，記録紙の頁単位で行うのがふつうである．記録紙1頁に含まれる記録時間は，記録紙送り速度によって異なり，送り速度3 cm/secでは10秒，1.5 cm/secでは20秒，1 cm/secでは30秒である．1夜の全経過の判定には，30秒あるいは1分単位で睡眠段階の判定を行うのがふつうである．

　標準的睡眠段階判定基準によると，ポリソムノグラフィ的睡眠段階は，覚醒段階（Stage W）—運動時間（movement time：MT）を含む—，第1，2，3，4段階およびREM段階に分類される．

1) 覚醒段階（Stage W）には，脳波はアルファ波と，低振幅で他の睡眠段階よりも周波数が速い種々の周波数の波が混じったパタンを示す（図4-37）．この段階にはふつうかなり高振幅の持続性筋電図を伴い，急速眼球運動（REMs）や瞬目もしばしば出現する．

　運動時間（movement time：MT）とは，どの睡眠段階中でも，脳波と眼球電図（EOG）の記録が，筋緊張アーチファクトあるいは増幅器の振り切れによるアーチファクトによって判読不能になった期間をいう．運動時間は，ふつう覚醒，睡眠のいずれともせず別個の判定とするが，前後の関係から明らかな場合は覚醒段階に加えてもよい．

2) 第1段階（Stage 1）には，比較的低振幅で，種々の周波数の波が混じった——とくに2〜7 Hz範囲の波が優勢な——脳波パタン（relatively low voltage EEG pattern of mixed frequencies with a prominence of activity in the 2〜7 Hz range）が出現する（図4-38）．これは眠気を覚えてうとうとしている時期に相当する．覚醒期から第1段階に移行するときには，まず覚醒期のアルファ波の振幅が低下し，連続度がしだいに悪くなり，とぎれとぎれにしか現れなくなり，ついにはまったく消失して，第1段階特有の低振幅パタンになる（塩月らの抑制期）．

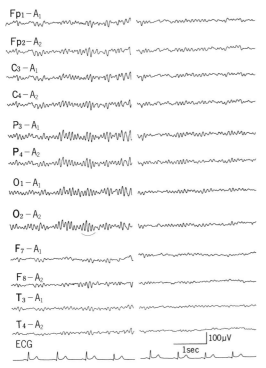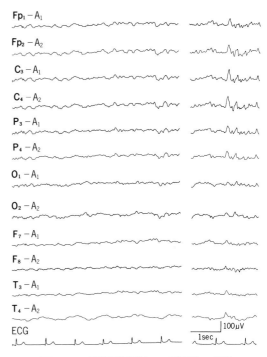

図4-37 正常睡眠脳波——覚醒段階(左)と睡眠第1段階への移行期(入眠期)(右)
アルファ波の振幅が低下し，アルファ波の周波数もやや遅くなり，アルファ波がしだいにとぎれてくる．

図4-38 正常睡眠脳波——睡眠第1段階
右端では頭蓋頂鋭波が出現しはじめている．

これと同時に中心部，前頭部，頭頂部（側頭部）などに振幅の小さいシータ波が，単独にあるいはいくつか連続して現れはじめ，また20Hz前後の低振幅速波も出現して，脳波は全体として漣を打っているような波形となる（漣波期）．第1段階は比較的短く1〜7分で，覚醒から他の睡眠段階に移行するとき，あるいは睡眠中に体動に引き続いて出現することが多い．第1段階の後半には頭蓋頂鋭波が出現することがあるが，これは高振幅の2〜7Hz波と複合して出現することが多い．

覚醒期から第1段階への移行期には数秒間続く遅い眼球運動 slow eye movements が出現し，急速眼球運動（REMs）は出現せず，持続的筋電図レベルは覚醒時よりもやや低い．覚醒期から第1段階へ移行するときには，アルファ波の量，振幅，周波数が減少し，アルファ波が記録の50%以下に減少したときに第1段階と判定する．

第1段階のうち，第2段階に移行する時期はGibbs らの very light sleep（軽睡眠初期）にあたる時期で，漣波期に続いて現れ，主に頭蓋頂部（vertex）に振幅の大きな鋭波が出現する．この波は陽・陰の二相性あるいは陽・陰・陽の三相性であって，陰性相の振幅が最も大きく，持続は100〜300 msec，振幅100μV以上，200〜300μVにも達する．この波は，頭蓋頂鋭波（vertex sharp transient, vertex sharp wave）あるいは中心部鋭波（central sharp wave）と呼ばれるが，波の形からGibbs らは hump（瘤波）と呼び，両側の頭頂部および中心部に最も優勢に左右対称的に出現するので biparietal hump とも呼ばれる．頭蓋頂鋭波は，単発性に出現することが多いが，2〜3個連続して出現することもあり，鋭波と徐波を混じた一連の波が一過性に出現することもある．この時期には，頭蓋頂鋭波が比較的連続して出現する時期と平坦な波形の時期とが30秒前後の間隔で交互に出現する傾向がある．頭蓋頂鋭波は，成人でも若年者のほうに著明であり，年が長ずるにつれて振幅が小さくなり，成人では15〜20%に欠如するという．

軽睡眠初期は，瘤波期（hump phase）とも呼ばれるが，第1段階の後半に，次の第2段階との間に短

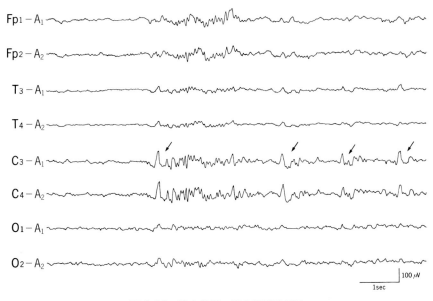

図4-39 第1段階, 第2段階移行期
頭蓋頂鋭波(矢印)が連続的に出現する時期と, 比較的平坦な波型の時期とが交互に出現する. 最初の鋭波には紡錘波を伴っている.

時間出現するだけで, 頭蓋頂鋭波が現れはじめるとまもなく, 鋭波に伴って紡錘波が出現するようになり, 第2段階に移行する(図4-39). Dementらは, この時期を第2段階に含めたが, 国際分類では第1段階に入れられている.

3) **第2段階**(Stage 2)は, 睡眠紡錘波(sleep spindles)とK複合(K complexes)が出現することと, 第3, 4段階を特徴づけるような高振幅徐波が存在しないことによって判定される(図4-40). K複合は陰・陽二相性波で両方の持続を合わせると0.5秒以上になる. これに続いて12〜14 Hzの紡錘波が出現することも出現しないこともある. K複合は頭蓋頂部(vertex)で最も大きい.

この段階はGibbsらのlight sleep(軽睡眠)に相当し, 頭蓋頂鋭波に引き続いて14 Hz前後の波が1〜数秒間連続して出現するようになり(瘤・錘混合期), さらに睡眠が深くなると, 頭蓋頂鋭波が消失して, 14 Hz波だけが安定して出現するようになる. この波は, 連続して現れる全体の形が紡錘形にみえるので, 紡錘波(あるいは錘波; spindle)あるいは紡錘波群発(spindle burst)と呼ばれる. 睡眠紡錘波は少なくとも0.5秒続くことが必要である. 国際脳波学会連合の用語委員会では, 紡錘波のかわりにシグマ律動(sigma rhythm)という呼称を提唱したこともあるが, この呼称よりも紡錘波という用語が慣用されている. シグマという字には特別の意味はないという. 紡錘波の出現がこの睡眠の段階を特徴づけるので, この時期は紡錘波期あるいは錘波期(spindle phase)とも呼ばれる. 眠りがさらに深くなると, 頭頂部, 中心部の14 Hz紡錘波のほかに, 10〜12 Hzのやや遅い紡錘波も現れる. これは主に前頭部に出現し, 左右の半球で独立に現れることが多い.

紡錘波も頭蓋頂鋭波と同様に, 成人のうちでも若年者に著明で, 長じるに従って振幅を減じ, 60歳以上の高齢者でわずか20%前後にしかみられなくなる(Gibbs).

第2段階には, 紡錘波やK複合が目立つが, 背景脳波としては低振幅のシータ波, デルタ波などを含む不規則な脳波がみられる.

K複合[4,5,8,13]は最初Davisら[5](1939)によって記載されたが, これは先行する頭蓋頂鋭波に似た遅い成分(陰・陽二相性, 持続約1秒—少なくとも0.5秒以上, 振幅200〜300 μV)とこれに続く14 Hz前後の紡錘波からなる速い成分から構成される複合波であり(図4-

第4章 正常脳波

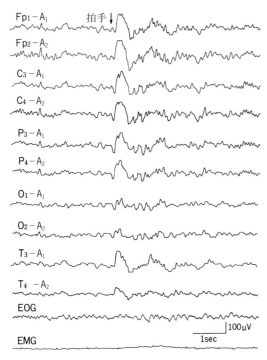

図4-40　正常睡眠脳波 ── 睡眠第2段階
拍手によりK複合が出現.

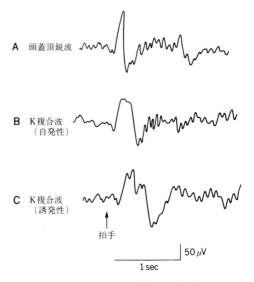

図4-41　頭蓋頂鋭波とK複合
これらがよく似ていることを示す.

41), 遅い成分は本質的には頭蓋頂鋭波と同一のものと考えられる. K複合は睡眠第2段階に感覚刺激を与えれば誘発することができ, 被検者が気づかないようなかすかな音によっても誘発されることがあるが, 感覚刺激が強すぎると被検者は覚醒してしまう. このことから, K複合は覚醒刺激に対する個体の1つの応答様式で, 被検者が目覚める必要のないような刺激に対してはK複合で応答して覚醒するのを防ぐとする考え方もある(Oswaldら, 1960, 1962). これに対して眠っている人にとって覚醒を必要とする刺激が与えられた場合には行動上の覚醒が起こる. たとえば子どものちょっとした泣き声でもそれは母親にK複合を誘発するよりも母親をただちに目覚めさせるのである. 脳波の徐波成分は抑制性の作用をもつと考えられるので, K複合が覚醒を防止する働きをするとの仮定も, 1つの興味ある考え方であろう.

第2段階には, 被検者はすやすやと軽い寝息をたてて眠り, 自覚的にも浅い睡眠に入っていたという体験が報告される.

K複合や頭蓋頂鋭波は, 従来一般に睡眠に特徴的な現象であると考えられていた. しかし, これと類似の波が覚醒状態にもみられることが最近注意されている.

すなわち, 覚醒時に聴覚, 触覚, 視覚などの感覚刺激を与え, 通常の非加算法[13]あるいは誘発電位加算装置を用いて誘発電位を記録すると, 潜時80〜100 msecの陽性成分, 100〜135 msecの陰性成分, 170〜220 msecの陽性成分など, K複合の遅い成分に相当する波が認められる(図21-7, 21)(Allison, 1962; Ornitzら, 1967). 睡眠時にはこれらの要素が出現しやすくなる.

このような所見は, 覚醒時における頭蓋頂鋭波と睡眠時の瘤波およびK複合が, 本質的には同一の機序に基づくものであることを示唆しており, Rothら[13]はこれらを覚醒時のK複合(K complex in the waking state)と呼んでいる. また, Gastautはこれを頭頂部における機能的スパイク(vertical functional spikes)と名づけ, 先に述べたラムダ波(111頁)をoccipital functional spikesとし, 中心部にまれに出現する類似の波をcentral functional spikesとしてこれらを総括している. この波の成因について, Gastautは帯回をその発生部位として想定しているが, いずれにしてもこの種の現象の観察は, ヒトの睡眠や感覚現象の神経生理学についての理解を深めるであろう(第21章「誘発電位, 事象関連電位」参照).

なお主に第1段階の末期から第2段階を通して, 両側後頭部に左右対称性, 同期性に, 4〜6 Hzの陽性鋭波が律動性に出現することがある. これはGibbsらによりbioccipital positive waves, positive

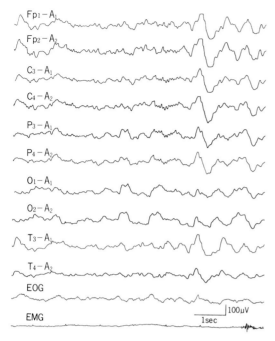

図 4-42　正常睡眠脳波 ── 睡眠第 3 段階

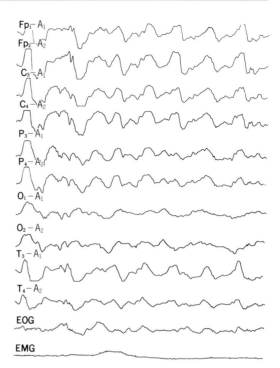

図 4-43　正常睡眠脳波 ── 睡眠第 4 段階

spike-like waves などと呼ばれており，生理学的意味は明らかではないが，健常者にみられる所見である．

　4) 第 3 段階(Stage 3)は，2 Hz 以下で頂点間振幅が 75 μV 以上の徐波が，記録頁の 20% 以上，50% 以下を占める場合をいう(図 4-42)．第 2 段階の自発性 K 複合と第 3，4 段階の徐波とは厳密に区別する必要がある．紡錘波は出現することも出現しないこともある．この時期には，紡錘波は周波数の遅いものが多くなり，主に 10 Hz 前後の紡錘波が，比較的脳の広い範囲にわたって左右同期的に出現することが多い．

　この段階は Gibbs らの moderately deep sleep(中等度睡眠期)に相当する時期で，被検者はかなり深く眠っていたという自覚的体験をもち，感覚刺激を与えても，よほど強い刺激でないとこれを知覚することはできない．

　5) 第 4 段階(Stage 4)は，2 Hz 以下，75 μV 以上の徐波が記録頁の 50% 以上を占める場合をいう(図 4-43)．紡錘波は出現するときと出現しないときとがある．

　一般には，第 3 段階より紡錘波出現は少なく，高振幅徐波が前景に立ち，丘波期(stage of hill waves)とも呼ばれる．

　Gibbs らの deep sleep に相当する時期で，従来最も深い睡眠の時期と考えられている．

　第 4 段階は，夜間の睡眠深度が全体として浅いときには出現しないことがある．夜の睡眠のうちには，後に述べるように 4～5 回の睡眠周期があるが，この深睡眠期は第 1 回目の睡眠周期において最も著明に出現し，明け方に近づくと著明でなくなる．

　睡眠第 3 段階と第 4 段階とは，あわせて**徐波睡眠**(slow wave sleep：SWS)と呼ばれる．これは睡眠段階の視察的判定では第 3，4 段階の判定が容易でなく，これらの段階の出現率がかなりばらつくので，両者を合わせて扱うという目的もあるが，この高振幅デルタ波の出現を特徴とする睡眠をデルタ波の量によって第 3，4 段階に分けることに本質的な意味が少ないことにもよる．ヒトでは全睡眠時間を短縮すると，徐波睡眠の絶対量は減少せず，第 2 段階が減少するので，徐波睡眠はヒトの睡眠では最も重要な役割を果たしているものと推定される．

　第 3，4 段階に出現する高振幅徐波も大脳の機能低下状態を表すものと考えられ，なんらかの積極的抑制

第4章 正常脳波

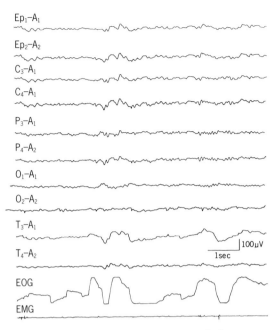

図4-44 正常睡眠脳波——REM段階

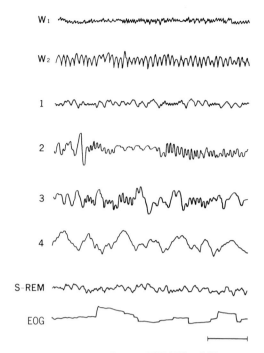

図4-45 脳波による睡眠段階の分類
Rechtschaffen & Kales(1968)の基準に基づいて著者が作成したもの．最下列は眼球運動記録(EOG)．
W_1：開眼・安静時，W_2：閉眼・安静時，S-REM：REM段階，較正：1秒

過程の存在が考えられている．高振幅徐波の発生機序についての研究は意外に少なく，その詳細は十分には明らかにされていないが(中村，大江，1964，1968；大熊，1966)，高振幅徐波は脳幹部の腫瘍や視床下部後部の定位的破壊手術などの場合，覚醒に近い意識水準にある患者にも出現することがあるので，徐波の出現がただちに深い睡眠状態に対応するとはいえない．

6) **REM段階**(Stage REM)は，比較的低振幅の各周波数の波が混合した脳波と挿間的急速眼球運動(relatively low voltage, mixed frequency EEG activity and episodic REMs)の出現によって判定される(図4-44)．脳波像は第1段階のそれに似ているが，頭蓋頂鋭波はREM段階には顕著ではない．REM段階には，REMsの群発と同時に，頭頂部と前頭部に，常にではないがしばしば陽性の切れこみをもつシータ波帯域付近の律動波，いわゆる鋸歯状波(saw-toothed waves)が出現し，とくにほかの睡眠段階からREM段階に移行する時期にみられやすい(Berger & Oswald[3]，1962)．アルファ波はREM段階には第1段階よりもやや顕著で，アルファ波の周波数は覚醒時のそれよりも1～2Hz低い．頤筋・下頤筋筋電図の振幅が比較的高いときには，REM段階と判定してはならない(Berger[2]，1961)．頤筋筋電図の振幅には個人差があり，また，電極の位置

によっても異なるが，いずれにしてもその筋電図の振幅はその夜の睡眠段階のうちでは最低値を示す．

REM段階は，脳波像からだけでは，第1段階と区別が困難であり，眼球運動記録，筋電図をポリグラフィ的に記録して急速眼球運動の存在や筋緊張低下を同時に観察し，脳波像とあわせてこの時期を判定するのがふつうである．ナルコレプシー患者では，日中の記録中にも覚醒時から直接にREM段階に移行することがある(入眠時REM段階SOREM，321頁)ので，脳波のチャネル数を削って眼球運動，筋電図を同時に記録するのがよい．

REM段階の特徴をあげると，①脳波に睡眠第1段階に類似した低振幅パタンが出現，②急速眼球運動REMsの出現，③身体の姿勢を保つ抗重力筋の筋緊張低下が三主徴(trias)とされているが，そのほか④REM段階は1夜の経過のうちでNREM睡眠が現れた後にはじめて現れ，以後約90分の周期で比較的規則正しく出現するので，1夜に4～5回みられる(図4-46)，⑤各種の自律神経機能の変動がみられ，男性で

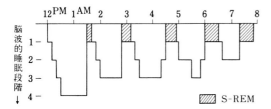

A. 縦軸は図4-45に示した脳波的睡眠段階. 図の斜線部はREM段階. REM段階が約1時間半の周期で規則正しく出現すること, 明け方に近づくにつれてREM段階が長くなり徐波睡眠の深度がしだいに浅くなることなどを模図的に示した.

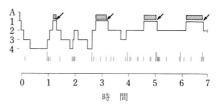

B. 斜線部はREM段階, 睡眠図の下の長い縦線は全身の体動, 短い縦線は小さな体動, 矢印は1回の睡眠周期の終了点.

図4-46　終夜睡眠経過の模型図

は陰茎, 女性では陰核(clitoris)の勃起が起こる, ⑥この時期に眠っている人を呼び起こすと夢をみているという報告が80%前後に得られることなどである.

睡眠時にポリグラフィを行ってREM段階を同定し, この時期に被検者を覚醒させてそのときの自覚的体験を報告させると, 大多数のヒトについて1夜に数個以上の新鮮な夢を集めることができる. このような方法を筆者らは「REM段階覚醒夢収集法」と呼んでいる. REM睡眠期には, 急速眼球運動のほかに顔面筋や四肢の搐搦, 橋や外側膝状体のPGO波など相動性の現象がみられ, これらはREM睡眠のphasic eventsと呼ばれる. これに対して脳波像, 筋緊張低下など持続的に現れるものをtonic eventsと呼ぶ.

REM段階に対して, 第1〜4段階をまとめてNREM(non-REM)睡眠と呼ぶ. NREM睡眠のうち, 第3段階と第4段階をあわせたものは, 先に述べたように徐波睡眠(slow wave sleep)と呼ばれる.

以上の各睡眠段階の脳波像を模図的に示すと図4-45のようになる.

4 ポリソムノグラフィ的睡眠図

以上のような各睡眠深度に対応する脳波像は, およそ第1, 2, 3, 4段階, REM段階という順序で出現するので, 入眠してからREM段階が終わるまでを1回の睡眠周期とすると, その長さはおよそ90分である. 1夜の睡眠の間には, 合計3〜5回の睡眠周期があるのがふつうである(図4-46). 一般に, 第4段階は第1回目の周期に最も著明に出現し, 睡眠の前半期に多く, 後半期すなわち明け方に近づくにつれて少なくなる. これに対して, REM段階は, 周期の回数を重ねるにつれて持続時間が長くなり, たとえばDementの資料では, 第1回目から第4回目の周期にいたるにつれて, 9分—19分—24分—28分という平均値が示されている.

脳波的睡眠段階を縦軸に, 1夜の時間的経過を横軸にとって描いた図4-46のようなグラフを, ポリソムノグラフィ的睡眠図(hypnogram)と呼ぶ. 睡眠図には, 脳波だけではなく, 呼吸, 脈拍, 眼球運動その他の変動を同時に記載することもある.

5 小児の睡眠脳波

覚醒時の脳波像は発達に対応してかなり大きな変化を示すが, 同様に自然睡眠時の脳波も幼小児と成人とではかなり異なった特徴を示す. とくにREM段階の発見に伴って, 新生児期の睡眠脳波も新しい観点から見なおされるようになった. ここではまず新生児期, ついで小児期の睡眠脳波について述べる.

1 新生児睡眠脳波の概観

新生児とは満期産(40週以上)だけでなく, それよりも早期の出産児を含んでいる. 新生児の中枢神経系の発達は, 生後の日数よりも受胎後の期間によって規定されるので, 新生児の脳波を観察するときにはまず受胎後期間を考慮する必要がある. 一般

第4章　正常脳波

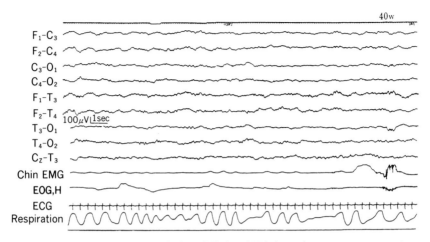

図4-47A　受胎後40週1日，動睡眠，低振幅不規則パタン（low voltage irregular：LVI）

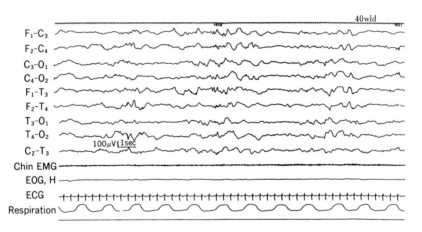

図4-47B　受胎後40週，静睡眠，交代性脳波（tracé alternant：TA）
図4-47（A～D）　受胎後28週，40週の睡眠脳波（渡辺，1980）

に胎児の脳波の発達は2週間単位で判定する．

新生児では，覚醒期，入眠期とREM段階（動睡眠）（後述）は脳波だけで区別することは困難なので，脳波だけでなく眼球運動，筋電図，心電図，呼吸などのポリグラフィを行う必要がある．

新生児の睡眠は，①動・REM睡眠（active-REM sleep），②静睡眠（quiet sleep），③中間睡眠（intermediate sleep），④啼泣，⑤動覚醒（active awake），⑥静覚醒（quiet awake），⑦入眠（drowsiness）に分けられる（Andersら[1]，1971）．

動睡眠は成人のREM段階に相当し，閉眼して安静にしているが，ときにかなり動く，笑い顔，しかめ顔，吸啜運動，ゆっくりと体をねじる運動などが挿間性に出現，急速眼球運動，発声，心拍・呼吸不規則化などがみられ，脳波には低振幅不規則パタン，混合パタン（高振幅徐波と低振幅の種々の周波数成分の混合），まれに高振幅徐波が出現，筋電図は低振幅である（図4-47A）．

静睡眠は成人のNREM睡眠に相当し，閉眼して静かに眠っており，体動はないが，筋電図は比較的高振幅で呼吸は規則的である．脳波は高振幅徐波パタン，交代性脳波，あるいは混合パタンで，とくに交代性脳波（tracé alternant）（後述）が特徴である（図4-47B）．中間睡眠は動睡眠，静睡眠のどちらとも判定しにくい状態で，不定睡眠（indeterminate sleep）あるいは移行睡眠とも呼ばれる．新生児では

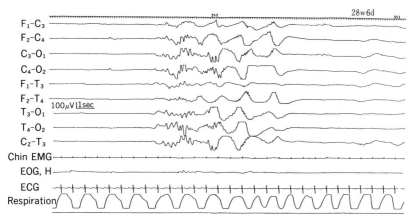

図4-47C 受胎後28週，静睡眠，非連続性脳波(tracé discontinu：D)

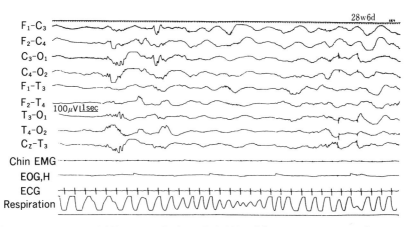

図4-47D 受胎後28週，動睡眠，非連続性脳波(tracé discontinu：D)
図4-47(A～D) 受胎後28週，40週の睡眠脳波(渡辺，1980)

各パラメータが不揃いで覚醒，睡眠などの状態を決定しにくいことが少なくないが，Parmeleeら[11](1967)は眼球運動，呼吸，体動の3パラメータがそろって条件を満たすものを各睡眠状態とし，ほかを不定睡眠としている．

2 受胎後期間と脳波像

受胎後期間と睡眠脳波との関係を，主に渡辺[16](1980)の記載に沿って述べると，受胎後24～25週では，ほとんどが不定睡眠で，脳波は状態のいかんを問わず非連続性脳波(tracé discontinu)を示す．非連続性脳波とは，数秒～数十秒持続する高振幅群波状活動が平坦部分(数秒～数十秒)をはさんで反復して出現するものである(図4-47C，D)．高振幅部分は8～20 Hz，20～100 μVの紡錘波状速波を伴う0.3～1 Hz，100～300 μVの高振幅徐波，4～7 Hz，50～200 μVの高振幅律動性シータ波，不規則徐波，鋭波などからなる(図4-48A)．

その後，動睡眠期には非連続脳波の平坦部分がしだいに減少して連続性となり，受胎32～33週頃からはほぼ連続性になり，紡錘波様速波を伴う高振幅徐波を主とする波形になる(図4-48D)．この頃から動睡眠，静睡眠の区別が比較的明瞭になってくる．静睡眠の脳波はなお非連続性で，持続数秒間の高振幅群波活動と数秒～数十秒間の平坦部分とが交代して出現する(図4-48B)．

受胎後36～37週には，動睡眠の脳波には，高振幅徐波が減少して低振幅不規則パタン(low voltage irregular：LVI)(低振幅不規則波に半律動性シータ

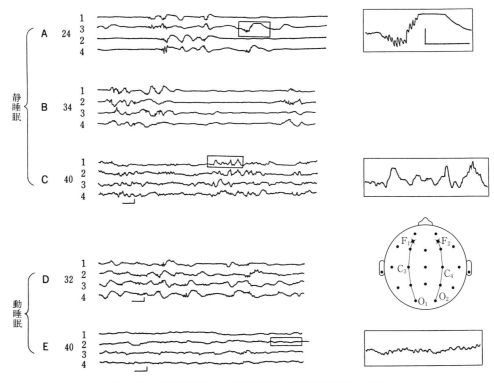

図4-48 脳波の発達──受胎後週数と睡眠脳波(渡辺,1980)

24週頃は静睡眠,動睡眠の区別をしにくい不定睡眠が多いが,高振幅群波活動部分には紡錘波様速波(8～20 Hz)を伴う高振幅徐波がみられる(枠内).32～34週には,動睡眠の脳波は連続的になるが,静睡眠の脳波はなお非連続的である.40週には静睡眠の脳波には,tracé alternantのほかに高振幅徐波(HVS)がみられ(枠内),動睡眠には低振幅不規則波(LVI)がみられる(枠内).
$1=F_1-C_3$, $2=F_2-C_4$, $3=C_3-O_1$, $4=C_4-O_2$ ただし,F_1, F_2は,それぞれFp_1とF_3,Fp_2とF_4の中間.

波が混入するパタン)となる(図4-48E).静睡眠では,平坦部分の持続が短くなって20秒以下(平均数秒)になり,高振幅部分と低振幅部分が交代して出現する交代性脳波(tracé alternant:TA)(図4-20,47B,48C)を示す.この交代性脳波の平坦部分はその後しだいに活動を増し,受胎後38～40週には平坦部分はほとんどみられなくなる(図4-20).

なお受胎36週頃から,上記のように動睡眠に特徴的な低振幅不規則パタン,静睡眠に特徴的な交代性脳波のほかに,高振幅徐波パタン(high voltage slow:HVS)と混合パタン(mixed:M)が区別できるようになる.高振幅徐波パタンは0.6～3 Hz,100～200 μVの高振幅徐波に3～5 Hz,50～80 μVの不規則な波が混入したパタンで,受胎後32週ころ動睡眠にみられる高振幅徐波よりも振幅が低く周波数が速く紡錘波様速波を伴わない(図4-48C).混合パタンは低振幅不規則波に中～高振幅徐波の混合したパタンで,主に動睡眠にみられる.

受胎後41～44週には,静睡眠の脳波は高振幅徐波パタンが主となり,交代性脳波は受胎後44～46週(ふつうの満期産で生後1カ月頃)にはみられなくなるので,交代性脳波は脳波の成熟度の指標の1つになる.

なお,低出生体重児の脳波によくみられる波形に紡錘波様速波と高振幅律動性シータ波がある.前者は受胎後31～32週に最も顕著で受胎後40週にはほとんど消失するので,新生児の脳波の成熟度判定の1指標となる.後者は受胎後30～31週まで著明であるが34週以後はみられなくなる.

また受胎後35～46週頃までの間,両側前頭部に左右同期性に頭蓋頂鋭波,徐波群,頭蓋頂鋭波・徐波複合などが出現し,同様の波は側頭部にも非同期

表 4-6　小児の主な睡眠脳波所見と月年齢との相関（大田原，1980）

睡眠段階		脳波像　　　月年齢	0	1	2	3	4	5	6	7	8	9	10	月 11	1	2	3	4	5	6	7	歳 8
Stage 1	傾眠期	徐波化	+	+	+	+	+	+	+	+	+	+	+	+	+	+	+	+	+	+	+	+
		間欠性徐波	−	−	−	−	±	±	+	+	+	+	+	+	+	+	+	+	+	+	+	+
		抑制波	−	−	−	−	−	−	−	−	−	−	−	−	−	−	−	−	+	+	+	+
Stage 1	入眠期	hypnagogic hypersynchronous phase	−	−	−	−	±	+	+	+	+	+	+	+	+	+	+	+	+	+	+	+
		速波	−	−	−	−	−	−	−	−	−	−	−	−	+	+	+	+	+	+	+	+
		bicentral sharp wave	−	−	−	−	−	−	+	+	+	+	+	+	+	+	+	+	+	+	+	+
Stage 2	中等度睡眠期	14 Hz spindles	−	±	+	+	+	+	+	+	+	+	+	+	+	+	+	+	+	+	+	+
		12 Hz spindles	−	−	−	−	−	−	−	−	−	−	−	−	+	+	+	+	+	+	+	+
Stage 3 & 4	深眠睡期	tracé alternant	+	−	−	−	−	−	−	−	−	−	−	−	−	−	−	−	−	−	−	−
		多形性大徐波	−	−	±	±	+	+	+	+	+	+	+	+	+	+	+	+	+	+	+	+
	覚醒反応	低振幅徐波	−	−	+	+	+	+	+	+	+	+	+	+	+	+	+	+	+	+	+	+
		高振幅単律動性徐波	−	−	−	−	+	+	+	+	+	+	+	+	+	+	+	+	+	+	+	+
		間欠性徐波形成	−	−	−	−	−	−	−	−	−	−	−	−	−	−	−	+	+	+	+	+

性に出現することがある．

　新生児脳波の感覚刺激に対する反応としては，聴覚刺激，触覚刺激に対しては広汎性平坦化（約 50%），不規則性デルタ波・シータ波の広汎性群発（約 20%），広汎性群発に続く平坦化（約 20%）の 3 種類の反応がある（Dreyfus-Brisac ら，1975）．光刺激に対する反応としての光駆動波は，4 Hz 以下の低頻度反復刺激に対して出現しやすいが，光を強くすると 15 Hz 程度まで出現する．

3 睡眠周期

　睡眠周期の発達をみると，動睡眠，静睡眠の周期的出現は受胎後 32 週頃から比較的安定してみられ，受胎後 36 週以後には周期が明確になる．成熟新生児では静睡眠の出現率は 30～40%，動睡眠は 40～60%，不定睡眠は 8～30% 程度である．それ以前には，動睡眠は受胎後 35 週頃に最も多く，以後減少し，静睡眠は受胎後 36 週以前は少なく，以後しだいに増加する．

4 乳幼小児期の睡眠脳波

　すでに述べたように，新生児の脳波は受胎後の月数によって異なる．正期産児（受胎第 37～42 週）では，覚醒時脳波と動睡眠の脳波は区別しにくいことが多いが，後者に徐波成分が多く区別できることもある．静睡眠の脳波には高振幅徐波が出現し，交代性脳波は生後 1 カ月頃までは出現するが，それ以後はみられない（表 4-6）．生後 2 カ月頃からは NREM 睡眠期に 13～14 Hz の紡錘波が現れ（表 4-6），入眠期と REM 段階には 4～6 Hz の中等度振幅の律動性シータ波が出現するようになり，1 歳頃以後には睡眠脳波はしだいに成人のそれに近づく．

5 第 1 段階

　生後 2 カ月頃には，しだいに睡眠の深さの段階によって特徴のある脳波像がみられるようになる．すなわち入眠期には全領域，とくに頭頂部あるいは頭頂・後頭部優位に持続性の高振幅（150～200 μV）徐波が出現するようになる．その周波数は 6 カ月頃までは 2～4 Hz，1 年頃には 4～6 Hz で，高振幅になってほとんど連続的に出現する．この時期は Kellaway & Fox[7]（1952）により，hypnagogic hypersynchronous phase と呼ばれ，生後 4～5 カ月頃から明瞭に認められるようになる（表 4-6）．

　2 歳頃には，この徐波が十数秒間以上持続性に出現するほか，短く区切られて，突発性徐波（paroxysmal slow activity）の形をとって出現するようになり，注意しないとてんかん性の異常波と見誤ることがある（図 4-49）．学童期（6 歳以降）になると，入眠

第4章 正常脳波

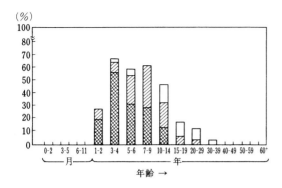

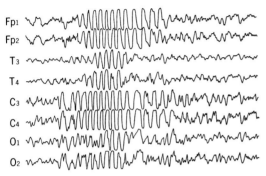

図4-49 入眠期に出現する突発性徐波群発
上図はその年齢分布を示し，小児期だけにみられることを示す．上図のグラフで，白の部分は軽度，斜線は中等度，交差斜線は顕著な出現を示す(Gibbs, 1950)．

時に高振幅の徐波が出現することが少なくなり，4～6Hzで100μV前後のシータ波が短い群発をなして頭頂，後頭部に出現し，基礎律動はむしろ低振幅になる(有馬)．入眠期の突発性徐波は11歳以降にはさらに減少し，しだいに成人の第1段階のような脳波の低振幅化，平坦化がみられるようになり，高振幅徐波の段階を経ることなく頭蓋頂鋭波の時期を経て第2段階に移行するようになる．

　生後5～6カ月頃から頭蓋頂鋭波が出現する(表4-6)．頭蓋頂鋭波は，幼小児期には，成人にみられるものに比べると，尖鋭な波形を示し，注意しないとてんかん性の鋭波とまちがえることがある(図4-50)．幼小児では，鋭波は中心部，頭頂部だけではなく，中心部よりも低振幅ではあるが前頭部や後頭部にも出現する傾向がある．頭蓋頂鋭波の振幅は2～4歳が最も高く，長じるに従って振幅は減少し，波形は単純になり，中心部に局在するようになる．50歳以上になると20%に頭蓋頂鋭波が欠如する．

　6歳頃までは，低振幅の速波が頭蓋頂鋭波の間にみられることがある(図4-50)．この速波はふつう18～22Hz，10～20μV前後で，中心，前頭ときに全導出部位に出現する．この速波は5～18カ月の間で著明であるが，3歳頃にはあまり目立たなくなる(Kellawayら)．自然睡眠でこれが全導出部位に出

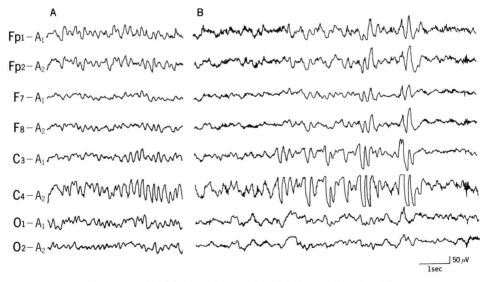

図4-50 小児の自然睡眠初期の頭蓋頂鋭波と速波の出現(2歳，女児)
A. 覚醒時．後頭部には8～9Hzのアルファ波，中心部には，5～6Hzのhypersynchronous θが出現している．
B. 自然睡眠第1段階．前頭部，側頭前部などには20Hz前後の速波が出現し，中心部には頭蓋頂鋭波と徐波が混合して出現している．

第5節　正常睡眠脳波

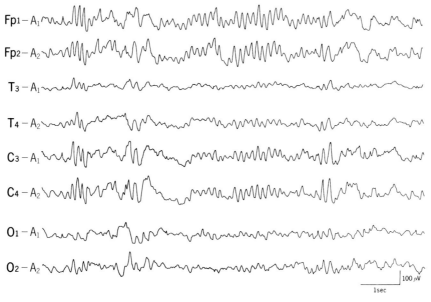

図4-51　小児の広汎性律動性シータ波期(10歳，男児)
説明は本文参照．

現し，振幅が50μVを超える場合には，器質性脳障害を考えるべきであるといわれる．

⑥第2段階

2カ月以降には，第2段階には著明な紡錘波(spindle burst)が出現する．これは15〜20歳頃に振幅が最高で，30歳以後になると振幅を減じ，60歳以上では20％において欠如する．

これよりもやや深い睡眠期に前頭部に現れる12Hzの紡錘波は，幼小児期にも出現するが，14歳以前には比較的まれである．これは15〜19歳の間に最も著明で，高年者では振幅と出現率を減ずる．

⑦第3段階

この時期の波形は成人と大差ない．一般に徐波の周波数は年少者ほど遅い．

ただし，幼小児においては，第2段階ないし第3段階に相当する時期に，成人の睡眠脳波にみられない律動性シータ波が広汎性に出現する時期があり(図4-51)，これを1つの睡眠段階とみなすものもある(高野[14]，1966；内沼[15]，1966)．このシータ波は6Hz前後，40〜150μVで，中心部優位であり，持続性に出現することも突発性に出現することもあり，しばしば12〜14Hzの紡錘波と混合している．この広汎律動性シータ波(diffuse rhythmic theta activity)の段階は，夜間睡眠の前半期に多く，15〜50分くらい持続する．この時期には，呼吸は規則的で，脈拍数は低く，急速眼球運動は出現しない．

⑧第4段階

不規則なデルタ波が連続的に出現するこの時期は，あまり年齢による差異を示さないが，高年者ではふつう徐波の振幅が小さい．

⑨REM段階

成人のREM段階とは異なり，幼小児のREM段階にはかなり振幅の大きい律動性シータ波が出現する(図4-52)が，眼球運動の出現様式は成人とあまり差異はない．REM段階の律動性シータ波は，広汎性ではなく，中心部に比較的局在している点が，まえに述べた広汎律動性シータ波とは異なる．ふつう3〜5Hz，30〜150μVである．律動性シータ波は，睡眠の後半期のREM段階のほうが著明で，とくに1つのREM段階の終わり頃で急速眼球運動が

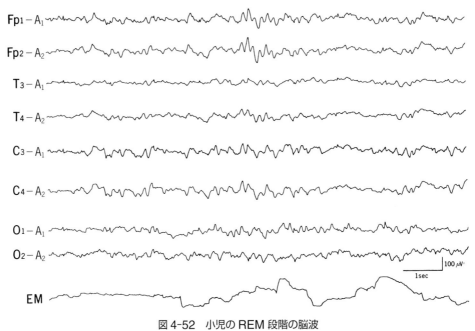

図 4-52　小児の REM 段階の脳波
10歳，男児．成人のそれと比較して，シータ波は振幅が高く，より明瞭に出現する．急速眼球運動は成人と同様に出現する．

みられなくなった時期に最も定型的に出現する．

　成人の REM 段階は NREM 睡眠を経過したあとに現れるが，新生児では睡眠の最初にいきなり REM 段階が出現することがあり，また幼小児では，夜間覚醒にひき続いて REM 段階がただちに現れることがある．一般に幼小児では，成人に比べて，REM 段階の出現回数が多く，出現様式は規則的で，全睡眠時間のなかで占める時間は成人よりも長く，新生児約50％，3カ月児約40％で，3～5歳頃には約20％となり，ほぼ成人の値に近づく．

　以上に述べた睡眠各段階の脳波像を要約すると，表 4-6 のようになり（大田原，1980），およそ6カ月頃には，成人にみられる睡眠脳波の構成波（頭蓋頂鋭波，紡錘波，高振幅徐波など）が出揃うが，各構成波の発達時期には差があるので，脳成熟程度を判定する参考になる．

　このほか幼小児では，睡眠から覚醒する時期にも成人とはかなり異なった反応を示す．すなわち2カ月以後は半数以上が，完全な覚醒時波形に移行するまえに，2～4 Hz の持続性の広汎性高振幅徐波を示す（図 4-53）（postarousal hypersynchrony，出眠時過同期 hypnopomic hypersynchrony；Kellaway[7]，1952）(326頁)．これは，幼小児では脳幹網様系その他の覚醒系の機能がいまだ十分に発達していないために，覚醒刺激に対してただちに低振幅速波などの覚醒波形を示さず，中間的な状態を経過するものとおもわれる．年齢が増加するにつれて，徐波の周波数は速くなり，振幅は減じ，5～6歳になると4～8 Hz となる．高振幅徐波が消失して，そのかわりに突発性に徐波が出現することもあり，これは10～20歳までの間に多い．成人では，このような高振幅徐波の移行期を経ずに，ただちに覚醒時の波形にまで回復する．

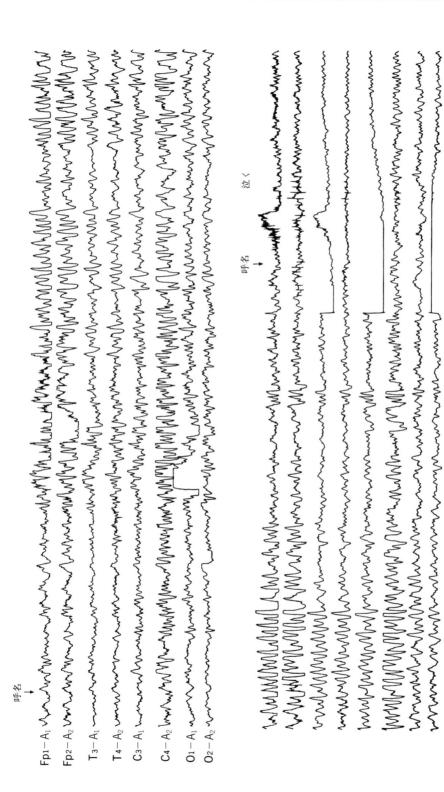

図 4-53 睡眠から覚醒するさいの高振幅徐波の出現（postarousal hypersynchrony）

2歳．健常女児．図の記録のはじめに覚醒刺激として呼名，その後4Hz前後の高振幅徐波がほぼ全導出部位に出現．約50秒後第2回の呼名とともに，脳波は覚醒時のそれに近づき，被検者は覚醒して泣きだす．

第6節　正常脳波の判定基準

1　成人の正常脳波の判定基準

成人の正常脳波の特徴をまとめると次のようになる．
(1) 閉眼時の脳波はアルファ波およびアルファ波よりも周波数の多い速波によって構成され，徐波としては，ごく少量のシータ波が散在する程度で，明瞭なシータ波やデルタ波は出現しない．
(2) アルファ波や速波は，先に述べたような正常の分布（局在）を示す．
(3) 左右対称部位の脳波の振幅に20～30％以上の差がない（本章「左右差」の項，101頁参照）．
(4) 左右対称部位の脳波の周波数に，波の持続（周期）にして10％以上の差がない．
(5) アルファ波は，開眼，知覚刺激，精神活動などに反応して減衰する．
(6) アルファ波や速波が異常な高振幅を示さない．
(7) 棘波，鋭波などの突発波（突発異常波，発作波）が出現しない．

2　未成年者の正常脳波判定基準

未成年者の正常脳波の判定基準の設定は，成人の場合よりも困難である．それは幼小児では健常児でも覚醒時脳波に徐波を含むため，徐波の存在を異常と判定できないからである．もちろん同年齢の健常児の標準脳波と比較すれば，徐波の多寡を論じることはできるが，健常児でも徐波の程度にはかなりの幅があるから，実際問題としてはその判定は困難である．
大田原（1981）は小児の正常脳波判定基準として次の項目をあげている．
(1) 年齢相応の基礎波の周波数，部位的組織化，安定したパタンなどがみられる．
(2) 左右はほぼ対称で，局在性異常を示さない（振幅の左右差25％以上，甘くみて50％以上を左右差ありとする）．
(3) 質的異常波（棘波など）を示さない．
(4) 各種の刺激に対する反応が正常である．

(1)，(2)を多少わかりやすく説明すると，覚醒時脳波には高振幅の広汎性デルタ波群を認めないこと，徐波が恒常的にある部位に局在して出現することはないこと，睡眠時の脳波については，頭蓋頂鋭波，紡錘波，速波が常に一側において欠如あるいは著明な低振幅を示すことはないこと，自然睡眠で $50\mu V$ 以上の広汎性ベータ波群（いわゆる extreme spindles）が出現しないことなどとなろう．

文献

2　健常成人の脳波(99-117頁)

1) Adams A : Studies on the flat electroencephalogram in man. Electroencephalogr Clin Neurophysiol 11 : 35-41, 1959
2) Adrian ED, Matthews BHC : The Berger rhythm ; Potential changes from the occipital lobes in man. Brain 57 : 355-385, 1934
3) Adrian ED, Yamagiwa K : The origin of the Berger rhythm. Brain 58 : 323-351, 1935
4) Aird RB, Gastaut Y : Occipital and posterior electroencephalographic rhythms. Electroencephalogr Clin Neurophysiol 11 : 637-656, 1959
5) Arellano AP, Schwab RS : Scalp and basal recording during mental activity. Proceedings of 1st International Congress of Psychiatry, Paris, 1950
6) Armington JC, Chapman RM : Temporal potentials and eye movements. Electroencephalogr Clin Neurophysiol 11 : 346-348, 1959
7) Arroyo S, Lesser RP, Gordon B, et al : Functional significance of the mu rhythm of human cortex : an electrophysiologic study with subdural electrodes. Electroencephalogr Clin Neurophysiol 87 : 76-87, 1993
8) Chapman RM, Armington JC, Bragdon ER : A quantitative survey of kappa and alpha EEG activity. Electroencephalogr Clin Neurophysiol 14 : 858-868, 1962
9) Chatrian GE, Petersen MC, Lazarte JA : The blocking of the Rolandic wicket rhythm and some

central changes related to movement. Electroencephalogr Clin Neurophysiol 11 : 497-510, 1959

10) 千葉　健, 青木恭規, 北脇雅之：Mu リズムの臨床脳波学的検討. 臨床脳波 21 : 469-475, 1979

11) Cobb WA, Guiloff RJ, Cast J : Breach rhythm ; The EEG related to skull defects. Electroencephalogr Clin Neurophysiol 47 : 251-271, 1979

12) Cobb WA, Pampiglione G : Occipital sharp waves responsive to visual stimuli. Electroencephalogr Clin Neurophysiol 4 : 110-111, 1952

13) Davis H, Davis P : Action potentials of the brain of normal persons and in normal states of cerebral activity. Arch Neurol Psychiatry 36 : 1214-1224, 1936

14) Dujardin K, Derambure P, Defebvre L, et al : Evaluation of event-related desynchronization (ERD) during a recognition task : effect of attention. Electroencephalogr Clin Neurophysiol 86 : 353-356, 1993

15) 百々尚美, 柿木昇治：コンピューターゲームとFmθの出現. 臨床脳波 36 : 243-247, 1994

16) Eberlin P, Yager D : Alpha blocking during visual after-images. Electroencephalogr Clin Neurophysiol 25 : 23-28, 1968

17) Evans CC : Spontaneous excitation of the visual cortex and association areas-lambda waves. Electroencephalogr Clin Neurophysiol 5 : 69-74, 1953

18) Fischgold H, Pertuiset B, Arfel-Capdeville G : Quelques particularités électroencéphalographiques au niveau des brèches et des volets neurochirurgicaux. Rev Neurol 86 : 126-132, 1952

19) Gastaut H : Etude électrocorticographique de la réactivité des rythmes rolandiques. Rev Neurol 87 : 176-182, 1952

20) Gastaut H, Dongier M, Courtois G : On the significance of "wicket rhythms" ("rythmes en arceau") in psychosomatic medicine. Electroencephalogr Clin Neurophysiol 6 : 687, 1954

21) Gastaut H, Terzian H, Gastaut Y : Étude d'une activité électroencéphalographique méconnue ; "Le rythme rolandique en arceau". Marseille Méd 89 : 296-310, 1952

22) Gastaut Y : Un signe électroencéphalographique peu connu, les pointes occipitales survenant pendant l'ouverture des yeux. Rev Neurol 84 : 640-643, 1951

23) 後藤　浩, 武田明夫：Mu リズムについて. 臨床脳波 15 : 659-665, 1973

24) Green J : Some observations on lambda waves and peripheral stimulation. Electroencephalogr Clin Neurophysiol 9 : 691-704, 1957

25) Green RL, Wilson WP : Asymmetries of beta activity in epilepsy, brain tumor, and cerebrovascular disease. Electroencephalogr Clin Neurophysiol 13 : 75-78, 1961

26) Harlan WL, White PT, Bickford RG : Electric activity produced by eye flutter simulating frontal electroencephalographic rhythms. Electroencephalogr Clin Neurophysiol 10 : 164-169, 1958

27) 林　光緒, 堀　忠雄, 杉本助男：日中の眠気におけるウルトラディアン・リズムの検討. 生理心理学と精神生理学 5 : 21-28, 1987

28) 堀　浩：脳波は我々に何を教えるか. 臨床脳波 6 (特), 1965

29) 堀　浩：頭部外傷脳波（II）. 臨床脳波 10 : 76-84, 1968

30) 堀　浩, 金沢敬之介：Mu リズム, 外科領域. 臨床脳波 15 : 666-676, 1973

31) 堀　忠雄：入眠時の脳波の主成分分析. 脳波と筋電図 7 : 140-147, 1979

32) 堀　忠雄, 林　光緒, 杉山助男：覚醒脳波の半球差とウルトラディアン変動. 脳波と筋電図 16 : 328-335, 1988

33) 一條貞雄：アルファ波の部位的位相差について（続報）. 臨床脳波 17 : 507-511, 1975

34) 石原　務：Fmθの出現要因について. 臨床脳波 33 : 96-100, 1991

35) 石原　務：非行少年と脳波（II）, 精神作業と脳波と行動について. 臨床脳波 10 : 329-341, 1968

36) 石原　務, 作田　斎, 町原　英, 他：精神活動と脳波活動について（I）；分散分析による検討. 臨床脳波 12 : 102-108, 1970

37) 石原　務, 梅本淑子, 中野　実：Fmθの発達的な調査. 臨床脳波 16 : 740-743, 1973

38) Jasper HH, Andrews HL : Electroencephalography, III. Normal differentiation of occipital and precentral regions in man. Arch Neurol Psychiatry 39 : 96-115, 1938

39) Jasper H, Penfield W : Electroencephalograms in man ; Effect of voluntary movement upon the electrical activity of the precentral gyrus. Arch Psychiatr 183 : 163-174, 1949

40) Johnson LC, Ulett GA : Quantitative study of pattern and stability of resting electroencephalographic activity in a young adult group. Electroencephalogr Clin Neurophysiol 11 : 233-249, 1959

41) Jung R : Neurophysiologische Untersuchungsmethoden. In Bergmann G : Handbuch der Innere Medizin, Neurologie I, Springer-Verlag, Berlin, 1953

42) 甲斐周作, 水木　泰, 末次正知, 他：Fmθの出現に及ぼすクロミプラミン（セロトニン関連物質）の影響. 臨床脳波 32 : 664-667, 1990

43) Kennedy JL, Gottsdanker RM, Armington JC : Some bioelectric characteristics of the kappa rhythm.

Electroencephalogr Clin Neurophysiol 1 : 255, 1949. The kappa rhythm and problem solving behavior. Electroencephalogr Clin Neurophysiol 1 : 516, 1949

44) 児玉　久, 宮地秀幸：低電位脳波の臨床的意義（第1報）―特に頭部外傷後遺症およびてんかんを中心に．臨床脳波 8 : 162-170, 1966
45) 越野好文, 大塚良作：神経精神科領域において観察された Mu リズム．精神医学 14 : 309-317, 1972
46) 越野好文, 大塚良作：Mu リズムの家族出現．精神医学 15 : 243-250, 1973
47) Maddocks JA, Hodge RS, Rex J : Observations on the occurrence of precentral activity at alpha frequencies. Electroencephalogr Clin Neurophysiol 3 : 370, 1951
48) Manseau C, Broughton BJ : Bilateral synchronous ultradian EEG rhythms in awake adult humans. Psychophysiology 21 : 265-273, 1984
49) Matousek M, Petersén I : A method for assessing alertness fluctuation from EEG spectra. Electroencephalogr Clin Neurophysiol 55 : 108-113, 1983
50) 水木　泰, 三好　明, 錦織　悟, 他：不安の生理学的指標としての frontal midline theta activity (Fmθ)．精神神経学雑誌 87 : 902-908, 1985
51) 水木　泰, 西島英利, 稲永和豊, 他：Fmθ 出現に及ぼす薬物の影響．臨床脳波 22 : 332-336, 1980
52) 水木　泰, 末次正知, 堀田秀文, 他：睡眠紡錘波および睡眠時 θ リズムの出現量と性質について．Fmθ との関連からの検討．臨床脳波 36 : 428-433, 1994
53) 森川俊雄, 林　光緒, 堀　忠雄：恒暗環境下における覚醒脳波の周波数構造の変化．脳波と筋電図 18 : 251-257, 1990
54) Mundy-Castle AC : Theta and beta rhythm in the electroencephalograms of normal adults. Electroencephalogr Clin Neurophysiol 3 : 477-486, 1951
55) Niedermeyer E : Alpha-like rhythmical activity on the temporal lobe. Clin Electroencephalogr 21 : 210-224, 1990
56) Niedermeyer E : The "third rhythm" : further observations. Clin Electroencephalogr 22 : 83-96, 1991
57) Okawa M, Matousek M, Petersen I : Spontaneous vigilance fluctuation in the daytime. Psychophysiology 21 : 207-211, 1984
58) 大久保善朗, 松浦雅人, 小島卓也, 他：入眠期の脳波と眼球運動の数量的研究―波形認識法による分析装置を用いて―．脳波と筋電図 13 : 159-168, 1985
59) 小沢浩二, 西野秀治：高圧ヘリウム酸素混合ガス環境下で出現する Fmθ の特徴．臨床脳波 32 : 85-90, 1990
60) Pfurtscheller G, Aranibar A : Event-related cortical desynchronization detected by power measurements of scalp EEG. Electroencephalogr Clin Neurophysiol 42 : 817-826, 1977
61) Pfurtscheller G, Stancak A Jr, Edinger G : On the existence of different types of central beta rhythms below 30 Hz. Electroencephalogr Clin Neurophysiol 102 : 316-326, 1997
62) Pfurtscheller G, Stancak A Jr, Neuper C : Post-movement beta synchronization. A correlate of an idling motor area? Electroencephalogr Clin Neurophysiol 98 : 281-293, 1996
63) Scott DF, Groethuysen UC, Bickford RG : Lambda responses in the human electroencephalogram. Neurology 17 : 770-778, 1967
64) Slater KH : Alpha rhythms and mental imagery. Electroencephalogr Clin Neurophysiol 12 : 851-859, 1960
65) 鈴木宏哉：前頭部と後頭部のアルファ・リズム．臨床脳波 14 : 505-514, 1972
66) 高橋徳恵, 四宮滋子, 森　大輔, 他：傾眠時前頭部 θ 律動および精神作業時 Fmθ の出現機構．臨床脳波 38 : 365-368, 1996
67) 塚原靖二, 山寺博史, 上埜高志, 他：各種基準電位法による脳波トポグラフィの特徴．脳波と筋電図 18 : 233-243, 1990
68) 山本紘世：波形認識法を用いたコンピュータ解析による健康成人脳波諸要素の正常値に関する研究．精神神経学雑誌 79 : 309-347, 1977

3　小児の脳波（117-130 頁）

1) Aird RB, Gastaut Y : Occipital and posterior electroencephalographic rhythms. Electroencephalogr Clin Neurophysiol 11 : 637-656, 1959
2) 有馬正高：正常小児脳波．小児科診療 24 : 333-343, 1961
3) Borkowski WJ : EEG of the fetus. Neurology 5 : 362-365, 1955
4) Dutertre F : Catalogue of the main EEG patterns. In Rémond A (Ed) : Handbook of Electroencephalography and Clinical Neurophysiology, Vol. 2, Part A. pp 65, Elsevier Scientific Publishing, Amsterdam, 1976
5) Ellingson RJ : Electroencephalograms of normal, full-term newborns immediately after birth with observations on arousal and visual evoked responses. Electroencephalogr Clin Neurophysiol 10 : 31-50, 1958
6) Gibbs FA, Knott JR : Growth of the electrical activity of the cortex. Electroencephalogr Clin Neurophysiol 1 : 223-229, 1949
7) 上出弘之, 平井富雄, 伊沢秀而：精神薄弱児の脳波．小児科臨床 13 : 1056-1064, 1960
8) Lindsley DB : A longitudinal study of the occipital alpha rhythm in normal children ; Frequency and

amplitude standards. J Gen Psychol 55 : 197-213, 1939
9) Lindsley DB : The ontogenetic development of brain potentials in human subjects ; Year book. Nat Soc Stud Educ 39 : 127, 1940
10) Matoušek M, Petersén I : Frequency analysis of the EEG in normal children and adolescents, *In* Kellaway P, Petersén I : Automation of Clinical Electroencephalography. pp 75-102, Raven Press, New York, 1973
11) Matthis P, Scheffner D, Benninger C, et al : Changes in the background activity of EEG according to age. Electroencephalogr Clin Neurophysiol 49 : 626-635, 1980
12) Naquet R, Bancaud J, Bostem F, et al : Sensory stimulation, sleep and sleep deprivation. *In* Rémond A (Ed) : Handbook of Electroencephalography and Clinical Neurophysiology, Vol. 3, Part D. pp 21, Elsevier scientific Publishing, Amsterdam, 1976
13) Obrist WD : The electroencephalogram of normal aged adults. Electroencephalogr Clin Neurophysiol 6 : 235-244, 1954
14) 大田原俊輔：脳波と発達．小児医学 7 : 372-408, 1974
15) 大田原俊輔：正常小児脳波および小児睡眠脳波．脳波アトラス（島薗安雄，喜多村孝一，大友英一，編），5．小児，pp 1-57, 57-58，文光堂，1977
16) 大田原俊輔：小児脳波の特徴と脳波検査法．小児脳波と臨床（福山幸夫，編），pp 1-35，金原出版，1980
17) 大田原俊輔：小児の脳波―発達を中心に．最新医療ゼミナールテキスト「臨床脳波の判定基準と判読」，pp 9-14，産業技術交流センター，1981
18) 大塚頌子：正常脳波の年齢的変化（1）：小児（新生児を含む）．臨床神経生理学 34 : 97-106, 2006
19) Silverman AJ, Busse EW, Barnes RH : Studies in the processes of aging ; Electroencephalographic findings in 400 elderly subjects. Electroencephalogr Clin Neurophysiol 7 : 67-74, 1955
20) Silbert PL, Radhakrishnan K, Johnson J, et al : The significance of the phi rhythm. Electroencephalogr Clin Neurophysiol 95 : 71-76, 1995
21) Smith JR : The frequency growth of the human alpha rhythm during normal infancy and childhood. J Psychol 11 : 177-198, 1941
22) 梅田幹人，井上 健，篠崎和弘，他：後頭三角波と α 波の関係．臨床脳波 36 : 231-235, 1994
23) 山内育郎：老人脳波の周波数分析について．精神神経学雑誌 62 : 1605-1619, 1960
24) 吉田治美：脳波等電位図法による小児脳波の発達に関する研究．脳波と筋電図 12 : 248-260, 1984

4 高齢者の脳波（130-134 頁）

1) Asokan G, Pareja J, Niedermeyer E : Temporal minor slow and sharp EEG activity and cerebrovascular disorder. Clin Electroencephalogr 18 : 201-210, 1987
2) Breslau J, Starr A, Sicotte N, et al : Topographic EEG changes with normal aging and SDAT. Electroencephalogr Clin Neurophysiol 72 : 281-289, 1989
3) Busse EW, Obrist WD : Presenescent electroencephalographic changes in normal subjects. J Gerontol 20 : 315-325, 1965
4) Gibbs FA, Gibbs EL : Atlas of Electroencephalography Vol. 1, Addison-Wesley, Cambridge, 1950
5) 亀山正邦：老年者の神経疾患．臨床神経学 30 : 1301-1308, 1990
6) Lebel M, Reiher J : Wicket spikes. A previously undescribed EEG pattern. Electroencephalogr Clin Neurophysiol 1976, 41 : 548（Abstract）
7) Mankowski N, Belonog R : Aging of the human nervous system in the electroencephalographic aspect. Geriatrics 26 : 100-116, 1971
8) 松浦雅人，小島卓也，浅川 理，他：加齢に伴う脳波の変化．臨床脳波 37 : 143-148, 1995
9) Maynard SD, Hughes JR : A distinctive electrographic entity : Bursts of rhythmical temporal theta. Clin Electroencephalogr 15 : 145-150, 1984
10) Miyasaka M, Nakano T, Ohtaka T : Automatic EEG analysis and the mental function in the aged. Electroencephalogr Clin Neurophysiol 43 : 469, 1977
11) Mundy-Castle AC : Theta and beta rhythm in the electroencephalogram of normal adults. Electroencephalogr Clin Neurophysiol 3 : 477-486, 1951
12) Mundy-Castle AC, Hurst LA, Beerstecher DM, et al : The electroencephalogram in the senile psychosis. Electroencephalogr Clin Neurophysiol 6 : 245-252, 1954
13) 村田哲人，越野好文，大森晶夫，他：神経精神科領域で観察された temporal minor slow and sharp activity（TMSSA）．臨床脳波 32 : 456-461, 1990
14) 長田 乾，奈良正子：無症候性脳梗塞．臨床脳波 38 : 338-346, 1996
15) 中野隆史，宮坂松衛，山本紘世，他：コンピュータ解析からみた老人脳波の特徴――一般成人群との比較において．脳波と筋電図 7 : 267-275, 1979
16) 中野隆史，宮坂松衛：老人脳波の継時的変化；9 年間の追跡調査．臨床脳波 28 : 81-87, 1986
17) Obrist WD : The electroencephalogram of normal aged adults. Electroencephalogr Clin Neurophysiol 6 : 235-244, 1954

18) Obrist WD, Henry CE, Justiss WA : Longitudinal Study of EEG in Old Age. pp 180-181, Excerpta Medica, Amsterdam, 1961
19) 大友英一：脳波の性差に関する研究—老年者脳波を中心に．臨床神経学 6：471-477, 1966
20) 大友英一：老年者脳波における速波および K-Complex．臨床神経学 8：608-614, 1968
21) 大友英一：老年者．脳波アトラス（島薗安雄，喜多村孝一，大友英一，編），文光堂，1974
22) 大友英一，亀山正邦，椿　忠雄：老年者の脳波に関する研究(1)．臨床神経学 4：573-579, 1964
23) 大友英一，椿　忠雄：老年者の脳波に関する研究(2)．臨床神経学 5：584-590, 1965
24) Otomo E, Tsubaki T : Electroencephalography in subjects sixty years and over. Electroencephalogr Clin Neurophysiol 20 : 77-82, 1966
25) Shigeta M, Julin P, Almkvist O, et al : EEG in successful aging : a 5 year follow-up study from the eighth to ninth decade of life. Electroencephalogr Clin Neurophysiol 95 : 77-83, 1995
26) Silverman AJ, Busse EW, Barnes RH : Studies in the process of aging ; Electroencephalographic findings in 400 elderly subjects. Electroencephalogr Clin Neurophysiol 7 : 67-74, 1955
27) 田中講吉，宮内利郎，石井みゆき，他：健康正常成人の加齢による脳波トポグラフィー変化．臨床脳波 34：533-537, 1992
28) Torres F, Faoro A, Loewenson R, et al : The electroencephalogram of elderly subjects revisited. Electroencephalogr Clin Neurophysiol 56 : 391-398, 1983
29) Visser SL, Hooijer C, Jonker C, et al : Anterior temporal focal abnormalities in EEG in normal aged subjects ; Correlations with psychopathological and CT brain scan findings. Electroencephalogr Clin Neurophysiol 66 : 1-7, 1987
30) 山内育郎：老人脳波の周波数分析について．精神神経学雑誌 62：1605-1619, 1960

5 正常睡眠脳波(134-150 頁)

1) Anders T, Emde R, Parmelee A : A manual of standardized terminology, techniques and criteria for scoring of states of sleep and wakefulness in newborn infants. U.C.L.A. Brain Information Service, Los Angeles, 1971
2) Berger RJ : Tonus of extrinsic laryngeal muscles during sleep and dreaming. Science 134 : 840, 1961
3) Berger RJ, Oswald I : Eye movements during active and passive dreams. Science 137 : 610, 1962
4) Davis H, Davis PA, Loomis AL, et al : Changes in human brain potentials during the onset of sleep. Science 86 : 448-450, 1937
5) Davis H, Davis PA, Loomis AL, et al : Electrical reactions of the human brain to auditory stimulation during sleep. J Neurophysiol 2 : 500-514, 1939
6) Dement W, Kleitman N : Cyclic variations in EEG during sleep and their relation to eye movement, body motility and dreaming. Electroencephalogr Clin Neurophysiol 9 : 673-690, 1957
7) Kellaway P, Fox BJ : Electroencephalographic diagnosis of cerebral pathology in infants during sleep, 1. Rationale, technique and the characteristics of normal sleep in infants. J Pediatr 41 : 262-287, 1952
8) Mills PJ, Derbyshire AJ, Carter RL : Changes evoked by auditory stimulation in the EEG in sleep. Electroencephalogr Clin Neurophysiol 13 : 79-90, 1961
9) 大熊輝雄，中村圭佐，林　秋男，他：睡眠のポリグラフィ的研究—とくに睡眠深度の問題について．神経研究の進歩 10：113-122, 1966
10) Okuma T, Nakamura K, Hayashi A, et al : Psychophysiological study on the depth of sleep in normal human subjects. Electroencephalogr Clin Neurophysiol 21 : 140-147, 1966
11) Parmelee AH Jr, Wenner WH, Akiyama Y, et al : Sleep states in premature infants. Develop Med Child Neurol 9 : 70-77, 1967
12) Rechtshaffen A, Kales A : A Manual of Standardized Terminology, Techniques, and Scoring System for Sleep Stages of Human Subjects. U. S. Dept of H & M Neurological Information Network, Bethesda, Md., 1968
13) Roth M, Shaw J, Green J : The form, voltage distribution and physiological significance of the K-complex. Electroencephalogr Clin Neurophysiol 8 : 385-402, 1956
14) 高野良英：睡眠の発達的研究—主として脳波を指標として．精神神経学雑誌 68：767-783, 1966
15) 内沼幸雄：年少児童の睡眠—ポリグラフ的研究．精神神経学雑誌 68：746-766, 1966
16) 渡辺一功：新生児の脳波．小児脳波と臨床（福山幸夫，編）．pp 37-98, 金原出版，1980

第 5 章

異常脳波

　正常脳波の諸特性については，前章に詳しく述べたから，異常脳波とは"正常脳波の範囲外のもの"といってもよかろう．しかし，異常脳波そのものにもいくつかの特性があるので，これを体系的に整理して理解すれば，脳波の異常をいっそう容易に把握できる．

第 1 節　脳波異常の概観

　脳波の異常には，まず，
(1) 覚醒安静時に，特別の賦活操作なしに出現するものと，
(2) 賦活操作に対する反応が正常範囲外にあるという意味での異常とがある．
　非賦活時の脳波異常については，次のようないくつかの要因が考えられる（表5-1）．
　実際に脳波記録のうえに現れる異常波には，上記の諸要因について数多くの組み合わせがあるので，ある異常脳波をみたときに，これらの諸要因について順次検討していけば，これを正確に記載できる．

第 2 節　異常脳波の分類

　まず異常脳波を，その出現様式に従って，非突発性異常（non-paroxysmal abnormality）と，突発性異常（paroxysmal abnormality）とに分ける．ここでいう突発性（間欠性）という意味は，「持続的な基礎律動の異常ではなく，背景脳波（background activity）からきわだった過渡的，一過性の現象として，一連の同一周期の波あるいは異周期の波の混合が，突発的に出現し，突発的に消失する」ということである．これに対して，非突発性異常とは，持続的な基礎律動の異常をいう．ここで paroxysmal という言葉の訳語が問題となる．この言葉は従来は「発作性」と訳されているが，この訳語を用いると，脳波の出現様式を表す「発作性（paroxysmal）」という言葉と，てんかん性の「発作波（epileptic seizure discharge）」とが混同されて不便なことが多い．突発性ないし間欠性という訳語は，この混同を避けようという意図のもとに用いたものであるが，かならずしも正確に現象を表現しているとはいえないから，さらによい訳語があればそれを用いてもよい．正常および異常脳波のおおよその種類は，図5-1の

第5章　異常脳波

表5-1　非賦活時の脳波異常

```
種類
  (1) 正常に出現すべき脳波の振幅減少あるいは欠如
  (2) 異常波の出現
      (a) 周波数の異常：主に徐波，まれに高振幅速波の出現
      (b) 波形の異常：棘波，鋭波あるいはそれらを含む複合体の出現
出現部位
  (1) 広汎性(diffuse)
  (2) 局在性(localized)あるいは焦点性(focal)
部位間の関係
  (1) 空間的に ── 対称性(左右の対称部位における波形あるいは振幅の)
      (a) 対称性(symmetric)
      (b) 非対称性(asymmetric)
  (2) 時間的に ── 同時性(同時に出現するかどうか)
      (a) 同時性(simultaneous)
      (b) 非同時性(asimultaneous)
  (3) 位相的に ── 同期性
      (a) 同期性(synchronous)
      (b) 非同期性(asynchronous)
出現様式 ── 変化性(variability)
  (1) 非突発性(非間欠性)出現(non-paroxysmal)
      (a) 持続性(continuous, persistent)
      (b) 散発性(sporadic, random)，孤立性(isolated)
  (2) 突発性(間欠性)出現(paroxysmal)，バースト(burst：群発)
      (a) 律動性(rhythmic)
      (b) 非律動性(non-rhythmic)
```

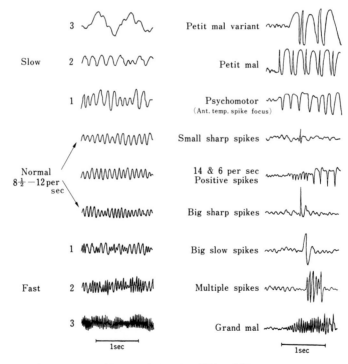

図5-1　Gibbsらの脳波の分類

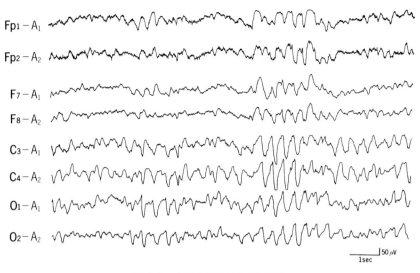

図 5-2 広汎性徐波および三相波
26歳, 女性. ここ2〜3年のうちに3回意識障害の発作があり, 精神的原因に続発するようにおもわれたのでヒステリーの診断で入院. 入院後の脳波検査でほとんど意識障害がみられないのに脳波に高度の徐波化と三相波類似の波が見出されたので, 肝脳疾患を疑い, 肝機能検査を行ったところ肝障害が発見された.

Gibbsらの模図に要領よく総括されている. 各波の命名法その他については訂正の余地があるが, それらについては, 以下の各項目で説明してゆく.

1 非突発性異常

これは主に, 脳波の基礎律動の周波数と振幅の異常であるが, 実際問題として最も重要なのは徐波である.

1 徐波

徐波には大きく分けて, 1/2〜3(4未満)Hzのデルタ波と, 4〜7(8未満)Hzのシータ波とがある(94頁). これらの徐波は, 持続的に基礎律動そのものを形成する場合と, アルファ波などの正常な基礎律動に不規則に混在する場合とがある(図8-48, 252頁). 基礎律動が, どの程度徐波に傾いているかを判定するには, その年齢における正常脳波と対比してみなければならない. 成人では, 安静時にデルタ波が出現すれば明らかに異常であり, シータ波もはっきり目立つ程度に存在すれば軽度の異常といえる. 幼小児は, 健常児でも基礎律動の周波数が成人よりも遅く, 散発性の徐波が混在することも多いから, 異常な徐波化(slowing)があるかどうかの判定にはとくに慎重を要する.

基礎律動の徐波化は, 多くの場合種々の程度の脳機能低下を表すものと考えられる. 脳機能障害が, 脳全体に及ぶものであるか(図5-2), あるいは脳全体の機能に影響を及ぼす神経核あるいは神経路に損傷があるときには, 徐波は脳全体にあるいは左右対称性に現れる. これはたとえば, てんかん, 脳深部にある脳腫瘍, 脳動脈硬化症, 種々の原因による意識障害などの場合である. これに対して大脳皮質に近く位置する脳腫瘍, 脳軟化, 頭部外傷などで, 脳の機能障害が局在性のものであれば, 基礎律動の徐波化も局在性に現れる(図5-3). たとえば, 焦点性デルタ波を示す成人300例以上について調べた結果, 約1/3は脳腫瘍, 約1/3は脳血管障害, 約1/5は原因不明のてんかんであったとの報告もある.

脳腫瘍などでデルタ波が出現するさいに, 皮質あるいは皮質付近の腫瘍の場合には, 不規則な波形の律動性の少ないデルタ波が局在性に現れ, これを多形デルタ波(polymorphic delta activity)という. これに対して, 腫瘍などの脳損傷が皮質下部, 脳幹部

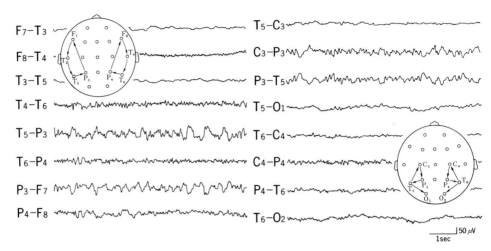

図 5-3　焦点性徐波（多形性徐波）
50歳，女性．左頭頂部腫瘍．ゲルストマン（Gerstmann）症候群がある．脳波では四角導出法（左図），三角双極モンタージュ（右図）により左頭頂部（P_3）に多形性徐波の焦点が見出されている．

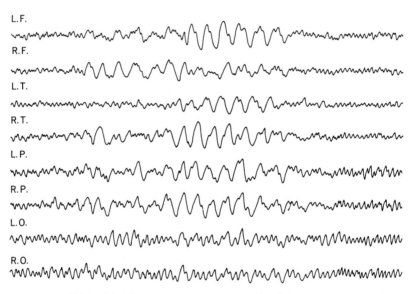

図 5-4　前方部緩徐律動 anterior bradyrhythmia（AB）（Gibbs & Gibbs, 1964）
電極は Gibbs 夫妻の配置で，およそ F は Fp_1，Fp_2，T は T_3，T_4，P は P_3，P_4，O は O_1，O_2 に相当する．

などに局在するときには，律動性のデルタ波が間欠性に群発をなして現れ，これを間欠律動性デルタ活動（intermittent rhythmic delta activity：IRDA）と呼ぶ（図 5-27，179 頁；図 12-7，335 頁）．IRDA は前頭部に出現する場合を frontal IRDA（FIRDA），後頭部に出現するものを occipital IRDA（OIRDA）と呼ぶ．IRDA は両側同期性に出現することが多い．

ここで FIRDA と鑑別するために前方部緩徐律動 anterior bradyrhythmia（AB）について述べると，これは，最初 Gibbs and Gibbs によって記載されたもので，前頭部から頭頂部にかけて突発性に出現する 2～5 Hz の律動性の徐波で，通常は覚醒期に現れ，入眠期に増加し，睡眠で消失し，ほぼ成人に現れる異常脳

波で，脳血管障害に関係があるとされた（図5-4）．その後，Niedermeyer & Lopes da Silva[37]（1982）は，これを高齢者にときおりみられる，前方部に両側性に出現するデルタ帯域（主に1.5〜2.5 Hz）の徐波としている．この徐波のtrainは，かなり律動的であるが厳密に単律動性monorhythmicalではなく，前頭部優位で中心部，側頭前部に多少広がり，持続は2〜10秒間で，振幅はかなり高い．完全な覚醒状態では出現しにくく，軽度ないし中等度のうとうと状態で出現しやすいので，これは高齢者の一過性の健康状態の低下と関係があると考えている．

脳腫瘍などのさいに出現する前頭間欠律動性デルタ活動（frontal intermittent rhythmic delta activity：FIRDA）は覚醒期に出現し，睡眠に入ると消退する点で区別できるとされるが，この区別は必ずしも明確でない場合もあり，このパタンは健常高齢者にも出現する（Kats & Horowitz[25]，1983）が，種々の脳疾患のさいにもみられ，しいてFIRDAと区別する必要はないと思われる．

2 アルファ波の徐化

上記のような徐波の出現のほかに，アルファ波の周波数がアルファ波範囲内でも遅い8 Hz前後になる場合があり，これをslow α activityと呼ぶことがある．アルファ波の徐化は，同時にアルファ波の振幅変動の減少と単調化，アルファ波の広汎出現〔diffuse alpha pattern；アルファ波が頭頂・後頭部だけでなく全領域から連続度よく出現するもの（100頁）〕などを伴うことが多く，慢性に起こった全般性の脳機能低下状態のさいにみられることが多い．

3 異常速波

基礎律動としての速波が異常脳波とみなされるのは，それが異常に高振幅であるときである．一般に50 μV以上の速波は異常波とみなされている．異常速波は，てんかんのほか，甲状腺機能亢進症，クッシング（Cushing）症候群などのさいにも出現することがあり，頭部外傷，脳手術後などにも局在性速波焦点がみられることがある（385頁）．バルビツール酸系薬物，ベンゾジアゼピン系薬物，抗てんかん薬などの服用によっても，かなり高振幅の速波が出現することがある（図24-4，635頁）ので，高振幅の速波がみられるときには，まずそのときの服薬状態を調べる必要がある．

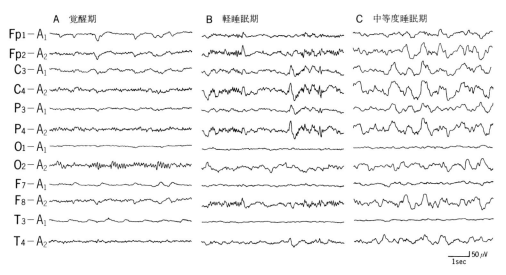

図5-5　いわゆるlazy activity

6歳，女児．先天梅毒があり，2歳のとき，突然右半身麻痺が起こり，脳出血といわれた．現在右半身痙性麻痺と落ち着きのないパーソナリティ障害があるほか，ごくまれに右半身のけいれん発作がある．
A．脳波には安静時から著明な左右差があり，左側半球の脳波の振幅が小さく，とくに後頭部，側頭前部，側頭中部においては，左側脳波は平坦に近い．
B．C．睡眠時の紡錘波，徐波についても同様に左右差が顕著で，左側がいわゆるlazy activityを示す．

④ 正常に出現すべき脳波の振幅増大・減少あるいは欠如，または周波数や位相の変化

脳波の振幅の全般性減少や欠如は，ごく重篤な脳機能障害や死の直前などにみられるが，臨床脳波の実地で遭遇するのは，ほとんど局在性の変化である．これには，
(1) アルファ波あるいは速波の局在性振幅減少あるいは消失（図5-5A）
(2) アルファ波あるいは速波の局在性振幅増大（332, 384頁）
(3) アルファ波の周波数の局在性徐化
(4) アルファ波の位相の乱れ（正常では同位相であるべき部位間の）
(5) lazy activity あるいは lazy phenomenon（36頁）
　(a) 睡眠時の速波，頭蓋頂鋭波，紡錘波，徐波などの一側性振幅減少あるいは欠如（図5-5B）
　(b) K complex の一側性振幅減少，あるいは欠如（図12-6, 334頁）

などがある．(1)〜(4)は単独で現れることもあるが，局在性徐波の出現を伴うことが多い．

また一側半球のいずれの部位に損傷があっても，これが後頭部のアルファ波の左右差，すなわち患側の振幅減少として現れる傾向がある．たとえば，前頭部に比較的限局した脳腫瘍があるときでも，同側後頭部のアルファ波の振幅低下を起こすことがある．これはある程度の機能障害がその半球全体に及んでいることを示す．

2　突発性異常

突発性脳波異常は，棘波ならびに鋭波と突発性律動波とに大別される（図5-6〜9）．棘波（spike）と鋭波（sharp wave）は，それら単独に現れるときと，徐波と複合（波）（complex）を形成して，それぞれ棘・徐波複合（spike-and-slow-wave complex）および鋭・徐波複合（sharp-and-slow-wave complex）を形成することとがある．

① 棘波

棘波（spike）は，突発性脳波異常の最も基本的な形であって，持続が20 msec 以上70 msec 未満（1/50〜1/14秒）で急峻な波形をもち，背景脳波から区別される波である．棘波の持続は最初1966年の国際脳波・臨床神経生理学会連合の用語集では1/12秒（約80 msec）以下と定義されたが，その後1974年の用語集では現在の1/50秒以上1/14秒未満に改められた経緯がある．棘波の多くは陰性（negative）であるが，ときには陽性（positive）のこともあり，また二相性（diphasic），三相性（triphasic）の波形を示すこともある（図5-6）．

棘波は，その出現様式によって散発性（sporadic）の場合と，律動性（rhythmic）にバースト（群発）を形成する場合とがある（図5-7）．棘波だけ単独に局在性，散発性に出現するものを孤立性棘波（isolated spike）と呼ぶ（図5-7A, 5-8）．律動的に出現する場合に，数個（ふつう2〜6個の棘波が相接して多発棘波（multiple spike complex ; polyspike）の形をなすもの（図5-7C）と，一定の間隔をおいて律動的に出現するもの（図5-7D, E, F）とが区別される．

棘波は皮質ニューロンの過同期性発火（hypersynchronous firing）を表すものである（第22章「脳波の神経生理学的基礎」591頁）．てんかん患者の場合には，棘波成分は最も特異的な発作発射（seizure discharge）で，とくに陰性棘波は，振幅が大きく持続が短い場合には，その出現部位がてんかん原損傷部位（epileptogenic lesion）に近いことを示すから，脳波診断学上重要である．

しかし，棘波がてんかん原損傷部位の発射ではなく，他の部位から伝播した神経インパルスによる誘発電位を示すこともありうる．患側の前頭部，側頭前部などに棘波焦点があるとき，患側の棘波とほぼ同時に健側と思われる他側半球の対称部位にも棘波が出現する鏡像焦点（183頁）もこれに相当し，これは原発焦点の興奮による神経インパルスが交連線維を介して伝播するために生じる．このような場合の鑑別はかならずしも容易ではないが，損傷部位に記録される棘波は，徐波などを含む異常な背景活動（background activity）のうえに記録されることが多いのに対し，誘発電位は正常な背景脳波の間に出現することが多く，また持続がやや長い傾向がある

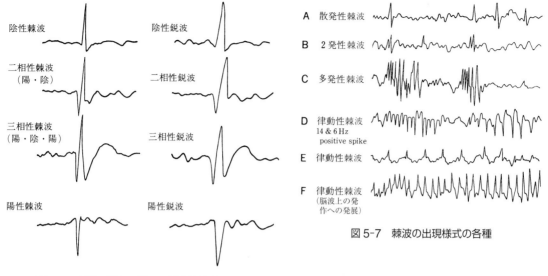

図5-6 極性の異なる種々の単発性棘波と鋭波

図5-7 棘波の出現様式の各種

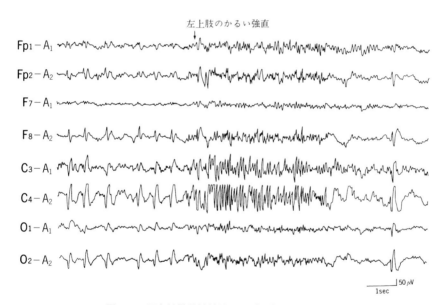

図5-8 局在性散発性棘波および局在性突発律動波

16歳．脳性麻痺，けいれん発作，左側不全麻痺，知的障害．けいれん発作は，左上肢の限局性強直発作および全般強直間代発作．チオペンタール誘発睡眠中の記録．右側頭前部には陰性鋭波，右中心部には陰・陽・陰の三相性棘波が散発性ときに律動性に出現し，同側のほかの導出部位にも波及して，損傷部位がかなり広いことを推測させる．ときおり，右中心部に最大振幅（200μV前後）を有し，他の導出部位にも波及する10Hz前後の高振幅の突発律動波が突発し，これと同時に，左上肢の軽い強直がみられる．

（232頁）．しかし，このような場合に，それが誘発電位であるとしてもその出現部位にもある程度の器質的ないし機能障害が存在する可能性は考慮しておく必要があろう．

陽性棘波は，陰性棘波ほど異常を局在づける指標にはならない．損傷部位で記録すれば陰性棘波として記録されるのに，損傷部位から比較的遠い位置で記録すると，体積導体中における電流の吸込み口(sink)と吹出し口(source)の関係で，陽性棘波として記録されることがある（594頁）(Gibbs, 1948)．

また先に述べたように，耳朶の基準電極に陰性棘波が波及しているときにはアーチファクトとして他の部位に陽性棘波が記録されることがある（26頁）．

孤立性の棘波が，かなり長い間隔をおいて散発するときには，それはてんかん原焦点の所在を示すだけで，臨床症状は出現しないのがふつうである．律動性棘波でも，14 & 6 Hz 陽性棘波のような特殊な波形や図 5-7E に示すように，頻度の比較的遅いものはふつう臨床症状を伴わない．図 5-7F，図 5-8 のように，陰性棘波の頻度がしだいに増加し，ついには連続性に出現するようになる波形は，焦点部位から発作が始まるときにみられるが，脳波上の発作にとどまり，臨床的にはほとんど変化がみられないことも多い．

②棘・徐波複合

棘波に持続 200〜500 msec（多くは 300 msec 前後）の徐波が続いて現れる場合に，これを棘・徐波複合（spike-and-slow-wave complex）と呼ぶ．棘波が単発性の場合（図 5-9A, C, E など）は spike-and-slow-wave complex, 多発性棘波に徐波が複合するときには多棘・徐波複合（multiple spike-and-slow-wave complex, polyspike-and-slow-wave complex）と呼ぶ（図 5-9B, G）．

1. 局在性棘・徐波複合

棘・徐波複合も棘波と同様に，局在性に出現する場合には，その部位にてんかん原焦点があることを示す（図 5-10, 11）．

棘・徐波複合の発生機序については詳細は不明であるが，徐波は抑制過程を表し，棘波に表現される強い興奮過程の発現に対して，ただちにこれを抑制しようとする生体の防御機制が働くために棘波に続

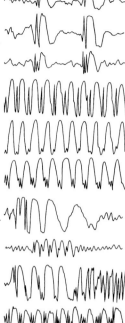

図 5-9　Spike-and-slow-wave complex と sharp-and-slow-wave complex の種類と出現様式

A　(a) 散発性棘・徐波 (Sporadic spike-and-slow-waves)
　　(b) 散発性鋭・徐波 (Sporadic sharp-and-slow-waves)
B　散発性多棘・徐波 (Sporadic multiple-spike-and-slow-waves)
C　(a) 3Hz 棘・徐波 (spike-and-slow-waves)
　　(b) 3Hz 棘・徐波 (spike-and-slow-waves)
　　(c) 3Hz 棘・徐波 (spike-and-slow-waves)
D　不規則性棘・徐波 (Irregular spike-and-slow-waves)
E　5〜6Hz 棘・徐波 (spike-and-slow-waves)
F　棘・徐波 (spike-and-slow-waves) から全般性発作に移行
G　(a) 多棘・徐波 (Multiple spike-and-slow-waves)
　　(b) 多棘・徐波 (Multiple spike-and-slow-waves)
H　鋭・徐波 (Sharp-and-slow-waves)

いて徐波が出現するのであるとの考えかたもある（620頁）．また棘・徐波複合が出現するときには，棘波単独の場合よりも，てんかん原損傷が広範囲に及ぶことが多い．

棘・徐波複合は，律動的に群発をなして出現することが多い．

2. 広汎性棘・徐波複合

広汎性 spike-and-slow-wave complex は，その周波数，波形，それらが規則的であるかどうかなどによって，

(1) (classical) 3 Hz spike-and-slow-wave complex (rhythm)
(2) 3 Hz spike-and-slow-waves at varying frequency
(3) irregular spike-and-slow-wave complex

(4) multiple spike-and-slow-wave complex
(5) sharp-and-slow-wave complex（slow spike-and-slow-wave complex）

に分けることができる．(4)，(5)は次の項で説明するから，ここでは(1)～(3)の概略を述べる．なおこれらの波形とてんかんの臨床発作型との相関については，第8章「てんかんの脳波」(207頁)を参照されたい．

(1) 3 Hz 棘・徐波複合(spike-and-slow-waves)

Spike-and-slow-wave complex の最も定型的なものは，てんかん欠神発作にみられる 3 Hz spike-and-slow-waves である(図5-9C)．これは毎秒約3 Hz で規則正しく反復する棘・徐波複合で，両側同期性(bilateral synchronous)に数秒ないし数十秒間持続して出現し，突発波出現中は，多くの場合臨床的意識消失発作を伴う(236頁)．この特殊な波形は，Gibbs(1936)らによってはじめて発見され，彼らにより小発作発射(petit mal discharge)と名づけられた．

しかし，この波形を示す患者がすべて小発作(欠神発作)を示すとはかぎらないことから，脳波波形

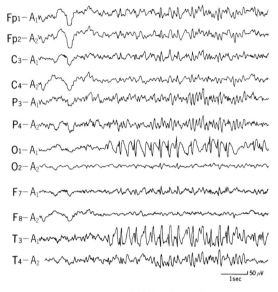

図 5-10　局在性棘・徐波複合

6歳，男児．全般性強直間代発作．脳波上には，左側の後頭部，側頭中部に局在した 3 Hz 前後のやや不規則な棘・徐波複合の群発が出現している．

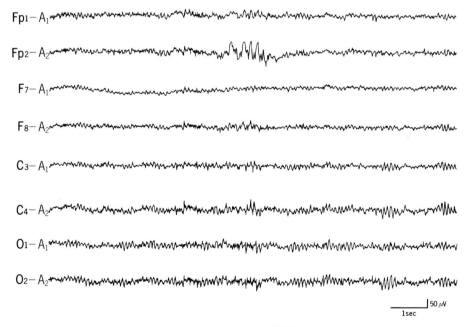

図 5-11　4～6 Hz 棘・徐波複合

21歳，女性．全般強直間代発作．12歳から年に2～3回強直間代発作．脳波所見は基礎律動の異常はごく軽度，まれに右前頭部に4～6 Hz の振幅の小さい不規則性棘・徐波複合が短い群発をなして出現する．

第5章 異常脳波

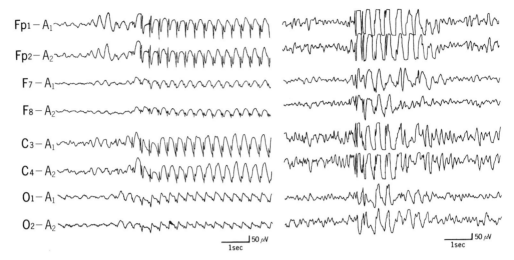

図5-12　3 Hz spike-and-slow-waves と irregular spike-and-slow-wave complex
(左) 7歳，男児．欠神発作．規則正しい3 Hz 棘・徐波複合が出現．
(右) 12歳，女子．全般強直間代発作．脳波には，基礎律動の中等度の徐波化のほか，2～4 Hz の広汎性不規則性棘・徐波複合の短い群発がときおり出現する．

に臨床発作型の名を冠して命名することには批判が多く，最近では3 Hz spike-and-slow-waves という呼称が使用されている．またこれは classical 3 Hz spike-and-slow-waves とも呼ばれ，欠神発作に直接関係のない不規則性 spike-and-slow-wave complex や sharp-and-slow-wave complex から区別される．

(2) 周波数変動型 (3 Hz spike-and-slow-waves at varying frequency)

3 Hz 棘・徐波複合ではあるが，1回の発作の最中に棘・徐波複合の周波数が2～4 Hz の間で変動するもの．本質的には規則的な古典的 3 Hz spike-and-slow-waves と大差はない．

(3) 不規則性棘・徐波複合 (irregular spike-and-slow-wave complex)

Spike-and-slow-wave complex の群発ではあるが，周波数はかならずしも3 Hz 付近ではなく2～5 Hz の間で不規則に変化し，棘波と徐波の振幅や相互の関係も不規則で，持続時間も数秒以内で比較的短いものをいう．てんかん欠神発作とは直接の関係はない(図5-9D, 5-12)．

Spike-and-slow-wave complex の波形を詳細に観察するためにブラウン管で観察すると，図5-13のように，最初に小さい陰性棘波 (Sp 1) が現れ，ついで陽

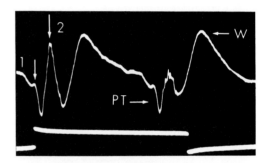

図5-13　棘・徐波複合の陰線極オシロスコープによる観察 (Weir, 1965)
F_4(右前頭)—右耳の基準電極導出．1の矢印は spike 1 で，2の矢印は spike 2．PT は positive transient．W は徐波成分．徐波成分の下降部と PT とが明らかに異なった成分であることを示す．較正：500 msec, 100 μV；時定数：1秒．

性の波 (positive transient : PT) があり，次に第2の陰性棘波 (Sp 2) が現れ，最後に陰性波が出現する．Weir (1965) によると，この陽性波は spike-and-slow-wave complex がいろいろと形を変えても，常に存在する唯一の成分であり，皮質誘発電位の陽性成分との関係も考えられ，spike-and-slow-wave paroxysm は PT から始まるなど，他の成分と同様に重要であるという．また，spike-and-slow-wave complex が出現するときには，同時に陰性の直流(DC)電位変動が起こる (Cohn, 1954, 1964)(図5-14)．これは spike-and-

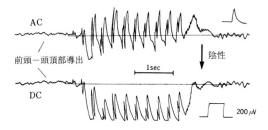

図 5-14　Spike-and-slow-waves に一致して生じた陰性方向への直流電位(Cohn, 1964)
DC は直流増幅器による記録.

slow-wave complex だけではなく，一般に発作発射に伴って起こる現象であるが，発作という現象を考えるうえでは常に DC 電位の変動をも考慮する必要がある(607頁).

　棘波や棘・徐波複合が出現する直前に背景活動の振幅低下，徐波増加，速波増加などの脳波の変化がみられることは，視察脳波でも指摘されてきたが，定量的脳波分析による研究も行われている(Simon ら[53]，1976；Sperling[58]，1988). 井上[22](1993)も棘・徐波複合出現前の脳波を分析し，棘・徐波複合出現の 4～5 秒前から背景脳波の徐波と速波成分の周波数と振幅が棘・徐波の構成成分のそれに近づくことを観察している.

3. 多棘・徐波複合

　多棘・徐波複合(multiple spike-and-slow-wave complex, polyspike-and-slow-wave complex)は，多発棘波に徐波が続いて現れるもので，多発棘波の場合と同様に，棘波の数が多いことはけいれんへの傾向が強いことを示すと考えられる. この波形は単独に出現することもあり(図 5-9B)，数個続いて群発をなすこともある(図 5-9G). ミオクロニー発作(短時間の急激な筋の攣縮からなる発作)をもつ患者にみられることが多いが，この突発波に臨床発作を伴うことと，伴わないことがある.

　多棘・徐波複合に臨床的ミオクロニー発作を伴うときには，多発棘波の時期に一致してけいれんが起こる(図 8-41, 42, 246, 247 頁).

　てんかん欠神発作のさいにみられる 3 Hz の突発波においても，棘波が単発性でなく，多発性(2 個あるいは 3 個)のことがあり(図 5-9)，Gibbs ら(1952)は，これを「大発作成分(grand mal component)」と呼んでいる(239 頁).

3 鋭波

　棘波に似ているが，持続が棘波の場合(1/14 秒)よりも長く 1/14 秒以上～1/5 秒未満(70～200 msec)のものを鋭波(sharp wave)と呼ぶ(図 5-6, 15). 1/14 秒を境界にして棘波と鋭波を分けるのは，便宜上の問題であって，両者のもつ意義には大差はない. 鋭波は Gibbs らにより slow spike と呼ばれたが，本来持続が短い波である spike に slow という形容詞を冠したこの命名は適当でないことから，鋭波という名称が多く用いられている.

　鋭波は棘波と同様に，多くは陰性(negative)であるが，二相性，三相性のことも多く，とくに振幅の大きい陽相をもつことが多い. 棘波と同様に散発性に出現することも，律動的に出現することもある. 陰性鋭波の出現は，陰性棘波と同様に，その部位がてんかん原焦点に近いことを示す.

　鋭波の持続が棘波よりも長く，尖鋭ではあるが幅の広い波形であることは，鋭波の発生に関係しているニューロンの同期(synchronization)のしかたが，棘波の場合に比べて不完全であることを示すと考えられる. 同期の不完全が起こるのには，次の 2 つの場合がある. その第 1 は，その部位が原発焦点であっても，「空間的」にてんかん原損傷部位が広いために，広い領域にある多数のニューロンが同期するのに棘波の場合よりも長時間かかる場合である. 第 2 は，原発焦点が他側半球，皮質深部，皮質下諸核などにあって，そこから伝播してくる神経衝撃によって当該の皮質部位に鋭波が誘発される場合には，伝播中に起こる神経衝撃の「時間的」ばらつきのために，鋭波の持続が長くなることが考えられる.

　したがって，陰性鋭波の出現は，比較的広い原発性てんかん原損傷部位の存在を表すか，他の部位にある原発焦点から伝播した神経衝撃による誘発電位を示すといえよう.

4 鋭・徐波複合

　鋭波に徐波が続いて形成される複合(波)を鋭・徐波複合(sharp-and-slow-wave complex)と呼ぶ. 鋭波は単相性，二相性あるいは三相性で，持続は 80～120 msec のものが多く，これに続く徐波はお

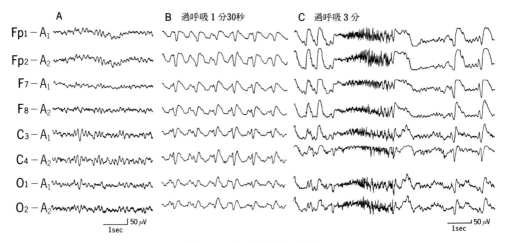

図 5-15　鋭・徐波複合の群発

28歳，男性．全般強直間代発作．18歳頃から全般強直間代発作，失神発作がある．脳波は安静時からシータ波が多く不規則な波形で，過呼吸により容易に 1.5〜2 Hz の鋭・徐波複合様の突発波が，持続性，広汎性に出現する．図 B, C は利得を 1/2 にして正確な波形を示したもの．ときには，図 C のように鋭・徐波複合が背景活動の低振幅化（electrodecremental pattern）を経て 20 Hz 前後の律動波に始まる速律動（rapid rhythm）(244頁)に移行することもある．

よそ 500〜1,000 msec である．

　Gibbs ら(1943)は最初のこの波形を slow spike and wave として記載し，彼らの小発作波に似ているところから小発作異型(petit mal variant)と名づけた(図 5-1)．しかし，petit mal variant という名称は，petit mal discharge という用語と同様に，脳波波形と臨床発作型を直接に結びつけている点で適当ではなく，また slow spike よりも sharp wave という語のほうがよいから，波形を客観的に記載して鋭・徐波複合と呼ぶのが妥当である．

　なお，レノックス-ガストー(Lennox-Gastaut)症候群に特徴的な突発波として，slow spike and wave という用語がふたたび一般に使用されるようになっている．これは slow という形容詞が spike にではなく spike-and-wave にかかり，spike-and-wave の周波数が 2 Hz 前後で slow であるという意味であると説明されているが，やはり sharp-and-slow-wave に具体的な周波数(2 Hz など)を付して使用するほうがよいとおもわれる．

　鋭・徐波複合は，一般に比較的広いてんかん原損傷が存在する部位から記録される．局在性に出現するときには，散発性，孤立性のこともあれば，律動性に群発をなすこともある(図 5-9A, H)．また欠神発作の場合の 3 Hz spike-and-slow-waves と同様に，広汎性，律動性に毎秒 2 サイクル前後で規則正しく反復することもある(図 5-15)．

突発性(間欠性，発作性)律動波(paroxysmal rhythmic activity；棘波あるいは鋭波を含まないもの)

　棘波あるいは鋭波を含む波形は，散発性，孤立性に出現するときにも，律動的に反復して出現する場合にも，脳波的には発作発射(seizure discharge)とみなすことができる．しかし，棘波や鋭波を含まない波形でも，振幅が大きく，背景脳波からきわだった律動的バースト(律動性群発)をなして出現する場合には，発作発射とみなされることがある．

　棘波を含まない突発律動波には，3 Hz，6 Hz の徐波の群発，10 Hz 前後の高振幅波の群発，14〜20 Hz，20〜30 Hz の速波の群発などがある(図 5-16)．突発律動波のうち，最初は 9〜10 Hz であるが次第に周波数が遅くなり，振幅が増大していく形をとるものを速律動(rapid rhythm)，あるいは漸増律動(recruiting rhythm)と呼び，それよりも速い律動を速波性同期(rapid synchronization)(260 頁)という(図 5-15C, 16D, E)．

　最も多いのは，周波数が速波から 10 Hz 付近にまで変化していく場合である．このような漸増律動が全般性に出現するのは，強直間代発作の強直相，

その他の強直発作，ある種の非定型欠神発作の場合などである（第8章「てんかんの脳波」215, 250, 253, 259頁）．

3 Hz前後の徐波群発は，てんかん欠神発作の患者に，3 Hzのspike-and-slow-wavesの不全型のような形で出現することがある．これは後頭部，前頭部，頭頂部などに局在性に出現することもあり，広汎性に全導出部位に出現することもあるが，広汎性のときにも臨床的に意識障害を伴わない潜在発作（larval seizureあるいはsubclinical seizure）のことが多い（図8-28）．

4～7 Hzのシータ波の群発もしばしばみられる（図5-17）．とくに複雑部分発作の自動症のさいには，6 Hz前後の徐波の長い群発が左右同期性に，広汎性あるいは側頭部優位に出現する（229頁参照）．

アルファ波の周波数に近い10 Hz付近の律動波の群発は，先に述べたように漸増律動の形をとり全般強直間代発作の初期から強直期に移行する時期などに出現するが，正常のアルファ波よりもはるかに高振幅で連続的に出現し，外界からの刺激の影響を受けない（図8-39, 244頁；図8-45, 250頁）．

速波の突発律動波は，基礎律動にみられる速波よりもはるかに振幅が大きい速波が局在性あるいは広汎性に出現するものである（図5-18, 16D, E；図15-13, 387頁）．速波に始まり振幅を漸増する律動波は種々の発作の初期にその焦点部位にみられることが多い．

漸増律動は程度の差はあれ強直発作その他の臨床発作を伴うのがふつうであるが，レンノックス-ガストー症候群患者の睡眠時に，漸増律動に酷似してい

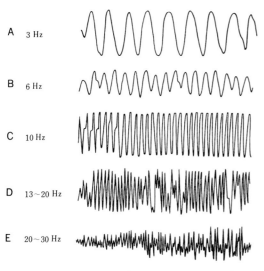

図5-16 突発律動波（棘波，鋭波を含まない）

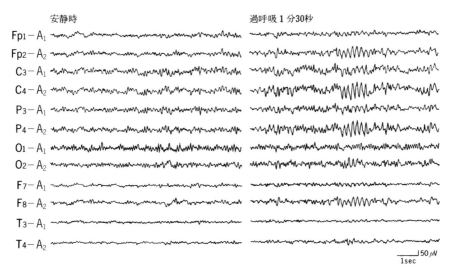

図5-17 突発性律動波（5 Hz）

10歳，男児．部分発作．口から左上肢，左下肢としびれ，歩けなくなって倒れる発作がある．脳波では，安静時に軽度の徐波化があり，過呼吸1分30秒頃に右中心部，頭頂部に5 Hz高振幅単律動性徐波の群発が出現した．そのほか，同じ部位に陽性鋭波もみられる．

第5章　異常脳波

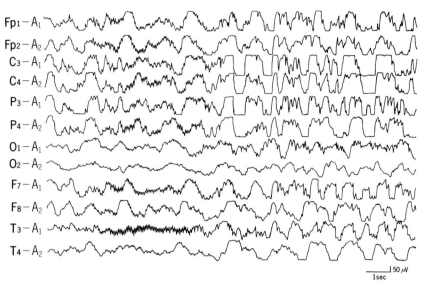

図5-18　突発性律動波（15 Hz）

14歳，女子．けいれん重積状態．脳波は基準電極導出．チオペンタール静注による睡眠時記録で，デルタ波が優勢な睡眠脳波の間に，15 Hz の突発律動波が左側頭中部，および左側頭前部に出現し，これにひきつづいて不規則な棘波および徐波が左側頭中部を中心にして全領域に現れ，20～30秒のうちにふたたびもとの睡眠波形に戻る．この期間，患者は身体を強直させ，軽い臨床発作が起こっている．

るがそれよりも振幅が大きく，最後にブレーキ波として大徐波が現れ，臨床発作を伴わない特殊な律動波が現れ，大田原ら(1970)はこれを rapid rhythm と呼んでいる．

5 14 & 6 Hz 陽性棘波および 6 Hz 棘・徐波複合について

　14 and 6 Hz positive spikes および 6 Hz spike-and-slow-wave complex は，棘波，棘・徐波複合そのものとしては突発異常波に属することは明らかであるが，臨床的に無症状のものにも出現することなどから，その診断的意義についてはいまだ議論が多い．そこで便宜上ここでこれら両波形についてやや詳しく述べておく．

1. 14 & 6 Hz 陽性棘波

　Gibbs 夫妻[9](1951)は，非定型的な発作型をもつてんかん，とくに自律症状を示すてんかん患者のうちには，主に睡眠中に 14 Hz あるいは 6 Hz の律動的な陽性棘波，あるいはその両者を示すものがあることに注目し，これを 14 and 6 per second positive spikes と命名し（図5-19），この波形を示し，自律神経症状その他視床あるいは視床下部に由来するとおもわれる非定型的な発作症状を示すてんかんを，視床および視床下部てんかん（thalamic and hypothalamic epilepsy）と呼んだ．

　この 14 & 6 Hz 陽性棘波については，その後多くの研究があるが[10]，この波形が病的な意味をもつ異常波であるとする意見，ごく軽微な脳障害を表現するいわゆる "soft sign" のようなものとする見解，健常者にも出現することから異常波とすることに懐疑的な考えなどがある．国際臨床神経生理学会連合の用語集では，これを陽性棘波というよりもアーチ型の波の群発とみなし，14 and 6 Hz positive burst という用語を推奨しているが，本書では従来の慣用に従い陽性棘波という用語を用いる．

　14 & 6 Hz 陽性棘波は，主として入眠期（第1段階）ないし軽睡眠期（第2段階，紡錘波期）に出現する律動性陽性棘波で，14 Hz と 6 Hz の両方を示す例と，どちらか一方だけが出現する例とがある．Gibbs 夫妻[10]によると，陽性棘波の周波数は年齢と関係があり，1歳までは 6 Hz 陽性棘波のみのものが多く，その後 10～30 歳代には 14 Hz，6 Hz の両

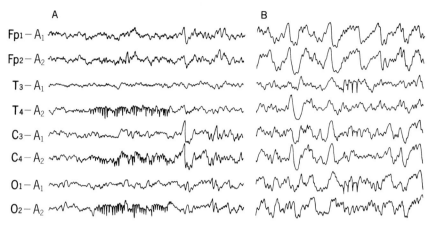

図5-19 14 & 6 Hz 陽性棘波(Gibbs ら,1952 より改変)
A,B はそれぞれ別の症例の睡眠時記録で,それぞれ14 Hz および 6 Hz の陽性棘波を示す.

表5-2 14 Hz,6 Hz 陽性棘波の相対的出現率 (Gibbs 夫妻,1964)

		6 Hz	14 Hz	14 & 6 Hz
Gibbs 夫妻	0～1歳	100%	0%	0%
	2～9	8	30	62
	10～19	6	20	74
	20～39	17	15	68
	40～	44	8	48
Schwade & Geiger(1956)		11% (51例)	7% (33例)	82% (336例)
Refsum ら(1960)		51% (37例)	22% (16例)	27% (19例)

表5-3 臨床発作を有するてんかん小児(4～14歳)における 14 & 6 Hz 陽性棘波出現率(Gibbs & Gibbs, 1964)

発作型	例数	14 & 6 出現率
"非定型"	682	60.4
焦点性	342	41.4
大発作	3,609	39.8
熱性けいれん	259	15.2
小発作	823	9.4
精神運動発作	250	7.5

者を有するものが 60～70% を占め,14 Hz のみのものがこれにつぎ,6 Hz のみのものは少ないが,40 歳以降には 6 Hz のみのものが高率になるという(表5-2).陽性棘波が出現する睡眠段階も年齢と関係があり,幼小児では,第3～4 段階(中等度睡眠,深睡眠期)に多いが,長ずるにつれて浅い睡眠段階に出現しやすくなり,40 歳以上では覚醒期ないし第1段階(入眠期)に出現するようになる.著者の研究によると,終夜睡眠記録を行うと,この波形,とくに 6 Hz 陽性棘波は REM 睡眠期に高率に出現する場合が多い(Okuma ら[40),1968;久場[28)],1967;Tsuzuki[65)],1967).

14 & 6 Hz 陽性棘波は,両側性に出現するものが過半数を占める(90% 以上,Gibbs 夫妻[10)],1963;68.7%,Hughes ら[19)],1961)が,両側同期性に現れることは少なく,左あるいは右側半球に独立して別個に出現することが多く,全体としてみると,どちらかの半球のほうが出現頻度が高いのがふつうである.一般にみると,右半球に優勢の場合(73.0%,Hughes ら[19)],1961;37%,Takahashi[59)],1966)が左半球優勢の場合(18.3%,Hughes ら[19)],1961;20%,Takahashi[59)],1966)よりも多いようである.また,本波形を示す例の 73% は正常な覚醒時脳波を示す(Gibbs 夫妻,1952)が,陽性棘波を示す例では棘波の優勢な半球の後頭部脳波に徐波がみられることが多い[19)]という報告もある.

このような 14 & 6 Hz 陽性棘波を示す症例のもつ発作性症状としては,全般性あるいは焦点性けいれん発作が 30% 前後あり,また臨床発作をもつてんかん小児における本波形の出現頻度は,表5-3 に示すようにかなり高率であって(Gibbs 夫妻,1964),この波形がてんかんと密接な関係にあることを予想

させる．

　Gibbs夫妻の統計によると，本波形を示す症例には発作性疼痛(頭痛，腹痛など)，めまい，嘔気，嘔吐，心悸亢進，呼吸困難，その他の内臓性・自律神経性障害および情動不安定(とくに易怒性)などの出現頻度が高く，彼らのほかにも，この波形が自律神経症状[34, 49～51, 59, 65]や，情動障害，問題児[6, 14, 20, 23, 35, 50]，非行などと関連が深いとの報告が多い．

　しかし，一方では，14 & 6 Hz 陽性棘波が，健常対照被検者群にもかなり出現することも事実である．Gibbs夫妻は，最初にこの波形を見出したときには，健常者における出現率は2%であると述べたが[9]，その次の報告では，これを20%[10]と訂正し，表5-4のように成人よりも小児期・青年期に出現率が高いことを明らかにしている．その他の報告者による健常被検者群における本波形の出現率も，かなり高い(25.2%，Long & Johnson[31]，1968)．とくにLombrosoら[30](1966)は，13～15歳の学校生徒212名のうち58%にこの波形を見出し，もし睡眠記録の時間を十分に長くすれば，この年齢層のものはほとんどすべて，多少とも本波形を示すであろうとまで極言している．

　わが国でも福島と川口[4](1971)，Fukushimaら[5](1973)は，315名の一般通学小学生315名(6～12歳；男164，女151)について睡眠記録を含む脳波検査を行い，睡眠記録の57%に14 & 6 Hz 陽性棘波を認めた．彼らは小学生を，出産時障害，高熱，けいれん，頭部外傷の既往歴をもつもの，てんかん，頭痛，腹痛，IQ 85以下，性格・行動上の問題などを有するものなどを含む問題群189名，このような問題をもたない健常群126名に分けて検討したが，この波形の出現率は健常群52%，問題群60%で，後者がやや多いがあまり差はなかった(表5-5)．彼らは315名のうち81名について1～3年後に再検査を行ったが，14 & 6 Hz 陽性棘波の出現率はほとんど同値であったという．

　これに対して，本波形が異常波としての意味を有するという考えを支持する事実としては，本波形を示す例には，頭部外傷の既往歴をもつものが多い(24%，Gibbs夫妻[10]，1963；40%，Hughesら[19]，1961；41%，Takahashi[59]，1966)こと，頭部外傷例のうちでも臨床症状をもつものには無症状のものの2倍に本波形が出現すること，急性脊髄前角炎後の例でも臨床症状を有する群では無症状群の約3倍に本波形が出現すること，ハンチントン Huntington 舞踏病や進行性筋ジストロフィー症など脳の器質障害の存在が推定される症例に本波形が高率に出現すること(407頁)などがある．また，出産時障害，幼

表5-4　健常対照群(3,476例)における出現率
(Gibbs & Gibbs, 1964)

	14 & 6 陽性棘波	6 Hz 棘・徐波複合
0～ 1歳	0.4	0
2～ 4	5.9	0.1
5～ 9	15.8	0.9
10～14	20.8	1.5
15～19	16.5	2.8
20～24	8.7	2.0
25～29	1.3	1.3
30～39	0.9	1.7
40～	0	0

表5-5　一般通学小学生児童にみられた異常波(福島ら，1973)

		健常群	問題群	内訳*				
				出産障害	頭部外傷	けいれんの既往歴	けいれんの遺伝歴	性格行動問題
覚醒時脳波	症例数	123	189	77	20	47	13	27
	局在性発作波	9(7%)	9(5%)	6(8%)	—	1	—	—
	6 Hz 棘・徐波	—	1(0.5)	—	—	1	—	—
睡眠時脳波	症例数	112	169	65	19	45	12	24
	局在性発作波	14(11)	9(5)	6(9)	1	3(7)	—	1
	両側性棘・徐波複合群発	4(4)	4(2)	1	—	1	—	2
	6 Hz 棘・徐波	—	5(3)	3	1	2	—	1
	14 & 6 Hz 陽性棘波	58(52)	101(60)	37(57)	12(63)	24(53)	5(42)	17(71)

*重複あり

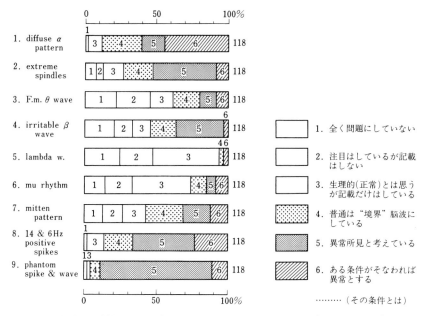

図5-20　各波形の判定上の取り扱いなどに関するアンケート結果（全回答数118）（大熊，平賀，1978）

小児期の脳疾患などを除外した5～14歳の厳密な健常小児50名についての検査では，本波形が1例もみられなかったという報告（大田原[42]，1966）もある．

以上のように，現在までのところ，14 & 6 Hz 陽性棘波の診断的意義は，かならずしも確立されているとはいえない．しかし，Gibbs 夫妻は，この波形をてんかん性異常波とし，てんかん性異常波のうちでは最も高率にみられる最も mild な，そして最も特異性の乏しい（特殊の症状との結びつきが少ない）異常波であると述べている．

著者ら（大熊ら[39]，1978；平賀[18]，1978）は，14 & 6 Hz 陽性棘波を含むいくつかの問題所見——異常か正常かの意味づけが明確でない場合がある脳波像——について，わが国の脳波判読者がどのように取り扱っているかを全国的に調査したところ，およそ図5-20のごとくであり，14 & 6 Hz 陽性棘波については約60％は境界ないし正常所見と判定しているとの結果であった．

この陽性棘波の意義が不明確な理由の1つは，この波形の発生機序が明らかでないことである．14 & 6 Hz 陽性棘波が視床あるいは視床下部と関係があるとする根拠は，一般に，ある発作発射を焦点から遠く隔った部位の電極で記録すると陽性棘波が記録されると考えられることから，14 & 6 Hz 陽性棘波のように皮質表面に両側性に陽性棘波が記録されることは，両側皮質表面からかなり離れた部位，おそらく視床あるいは視床下部に陰性棘波をだす焦点があると考えられること，臨床症状もこのような皮質下焦点説を支持することなどである．

この皮質下焦点説を支持するものとしては，脳幹部の腫瘍その他の器質的病変のさいに本波形が出現したという剖検例の報告[32]もいくつか行われている．しかし，14 & 6 Hz 陽性棘波を示す患者の視床付近，putamen 付近に深部電極を挿入して記録した直接導出脳波では，皮質表面に陽性棘波が出現している時期に，深部では陰性棘波が出現することと陽性棘波が出現することとがあり，極性は一定しなかったという[36]．

14 Hz 陽性棘波が紡錘波の陰性成分を切り落としたものに波形が似ていることから，これを紡錘波が変形したものとする見かたもあり，実験的に大脳皮質表面に局所麻酔薬を適用して紡錘波の陰性成分を抑制すると，陽性棘波類似の波形をつくりうるとの実験もある（Grossman[15,16]，1953，1954）．頭蓋骨の陥没骨折で大脳皮質表面に損傷が存在すると考えられる症例に本波形が出現したことから，本波形の皮質起源説を支持する報告（佐野ら[48]，1963）もある．またこの波形を示すものの家族の脳波を調べたところ，その2/3では家族中に少なくとももう1人本波形を示すものが見出されたとの報告[47]もあり，本波形の形成に遺伝要因も関与するものと考えられる．

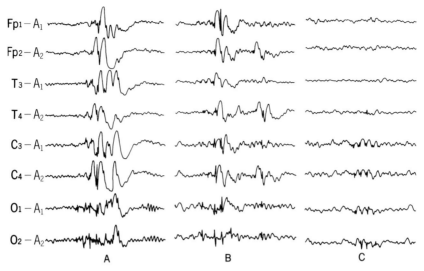

図 5-21　6 Hz spike and wave の実例 (Gibbs & Gibbs, 1964)
振幅が大きい場合にはふつう 4〜5 Hz となる．

このように，本波形の成因や診断的意義についてはいまだ議論が多く，最近ではこの種の脳波の研究には厳密な対照群を設定した controlled study あるいは二重盲検法による研究が行われている．しかし，その結果によると，陽性棘波を有する群では，自律神経機能障害がより高率であるという結果[20]と，有意差はないという報告[1]があり，自己統制能力が低く[1]，衝動行為への傾向が大きい[20]という結果と，情動的要因とは直接の関係はないとの報告があるなど，その結果はかならずしも一定してはいない．

なお，14 & 6 Hz 陽性棘波は，自然睡眠時だけではなく，ジフェンヒドラミン diphenhydramine 賦活によって誘発されやすい（小泉[26]，1959；下田ら，1960）．

2. 6 Hz 棘・徐波複合

これは比較的低振幅の 6 Hz の棘・徐波複合であり（図 5-21），波形がてんかん欠神発作のさいの 3 Hz spike-and-slow-wave complex を小型にしたようにみえるところから，"phantom petit mal" (Walter, 1950), "wave and spike phantom" (Marshall, 1955) などとも呼ばれている．この波形についても，前述の 14 & 6 Hz 陽性棘波と同様に，これが病的なものか生理的なものかについて論議が多いが，陽性棘波に比べると病的なものとみなす意見が多く，最近では内因精神病との関係も注目され，研究論文もいくつか発表されている (Hughes ら[21]，1965；Tharp & Arsenal[63]，1966；Silverman[52]，1967；Thomas & Klass[64]，1968；Small ら，1968，1969；Olson & Hughes[41]，1970，1971；田中ら[60〜62]，1970，1971，1974；越野ら[27]，1970；中村[33]，1978）．

この棘・徐波複合の周波数は，主として 6 Hz であり，4〜7 Hz の間で変動することがあるが，ふつうは 1 つの群発のなかでは周波数の変動は少ない．この場合，あまり周波数が遅いものまで含めると，ふつうの不規則性棘・徐波複合の群発と区別がつかなくなるので，5〜6 Hz 前後で低振幅のものにかぎるほうがよい．本波形の振幅については，25 μV 以下 (Marshall ら；Silverman ら)，30 μV 以下 (Lennox ら；Tharp)，50 μV 以下 (田中ら) など研究者によって規定が異なる．いずれにしても，あまり高振幅のものをとるとふつうの棘・徐波複合と区別がつかなくなるので，本波形については周波数が 6 Hz 前後であることのほかに比較的低振幅であるという条件も重要である．とくに，棘・徐波複合の棘波成分については大多数は 20 μV 以下である (Thomas, 1957)．棘波成分は多くは二相性で，鋭く陰性に尖っているが，陰性要素が小さく不明瞭になり陽性の切れこみが目立って，6 Hz 陽性棘波に似た波形を示すこともある．6 Hz 棘・徐波複合は，ふつう 1 秒前後の比較的規則正しい短い群発を形成し，前頭・中心部優位に出現することが多いが，後頭部優位に出現することもあり[21]，両側同期性，左右対

称性[41]であることが多い．主に覚醒時および睡眠第1段階（入眠期）に出現する．過呼吸や光刺激によっても賦活されるが，14 & 6 Hz 陽性棘波と同様に，ジフェンヒドラミンによって賦活されやすい．

この波形の出現率は 14 & 6 Hz 陽性棘波よりもはるかに低く，ルーチンの脳波検査室資料の 1～3% 前後にみられるにすぎず（0.4%, Hughes；0.15%, Thomas & Klass[64], 1968；0.9%, Marshall ら；1.01%, 越野ら；2.5%, 田中ら；2.98%, 中村）が，出現率はやや高率であり（4.5%, Small, 1968；4.3%, 田中ら，1970），微細脳障害症候群では33.7%, 問題行動児の 16.7% にこの波形を認めたとの報告もある（大田原ら[43,44], 1967, 1968）．精神科患者では健常被検者については 0.8%（Gibbs ら，1964），3.8%（Eeg-Olofsson[2], 1971；16～21歳）などの報告がある．しかし病因としては，頭部外傷の既往をもつ症例が多い（20%, Gibbs 夫妻[11], 1967）といわれるが，かならずしもそうとはかぎらない．

本波形は，成人の女性に多くみられ[21]，14 & 6 Hz 陽性棘波が若年者男性に多いのと，やや異なっている．

6 Hz 棘・徐波複合に関連が深いと考えられる臨床症状は，けいれん発作，自律神経発作，精神症状などである（Hughes ら[21], 1965；Olson & Hughes[41], 1970）．けいれん発作は，本波形を示す症例の 60% 前後にみられ[21]，14 & 6 Hz 陽性棘波のそれが 30% 前後であるのに比べると，本波形が陽性棘波よりもてんかんといっそう密接な関係にあることが示唆される．自律神経症状としては，頭痛，腹痛，めまい，失神，嘔気，嘔吐，感覚異常などがあり，これは 14 & 6 Hz 陽性棘波とよく似ている．

本波形と精神症状との関連については，これが統合失調症などいわゆる内因精神病に出現することが多いといわれている（Hill[17], 1963；Small, 1968；Hughes ら[21], 1965；Thomas & Klass[64], 1968；田中ら[61], 1970）．本波形を示す患者を年齢別に分けると，けいれん発作は若年群に多く，自律神経症状は成人から高齢者にかけてよくみられ，精神症状は成人の女性に多いという（Olson & Hughes[41], 1970）．この波形を示す精神科患者の経過の特徴については，一過性ないし周期性経過をとるものが多く（Small；小倉），病相期に一致してこの波形が顕著になる場合がある（小倉ら[38], 1973；上平[24], 1977）．精神症状の特徴では，本波形を示すものと示さないものの間で，幻覚，妄想などについては大差はないが，抑うつ感情，情動不安定，不機嫌，不安，錯乱など情動障害を示すものが本波形を示すものに多く，自殺念慮ないし自殺企図も多いことが，多くの研究者によって認められている（Hughes[21], 1965；Small, 1968；Olson & Hughes[41], 1970；小倉ら[38], 1973；田中ら[62], 1971）．しかし慢性の経過をとる症例も少なくない（Hughes, 小倉）．

このような臨床症状と本波形との関連を考えるさいには，健常対照群における本波形の出現を考慮せねばならない．Gibbs 夫妻らの資料[11]によると，健常対照群における 6 Hz 棘・徐波複合の出現率には年齢差があり，最高 2.8%（15～19 歳）であり，14 & 6 Hz 陽性棘波のそれが最高の 20.8%（10～14 歳）であるのに比べると低いが，健常対照群に出現することは確かである．先に引用した福島らの小学生についての調査では，6 Hz 棘・徐波複合は健常群にはみられず，問題群の覚醒時記録 189 のうち 1 (0.5%)，睡眠時記録 169 のうち 5 (3%) にのみ認められている．このような所見から，6 Hz 棘・徐波複合は，14 & 6 Hz 陽性棘波に比べるとはるかに低率であるが，健常者にも出現する生理的な脳波であると考え，これに病的な意味づけを行うことには批判的な研究者もある[54,56,63,64]．しかし，大田原[43] (1967) はこの波形についても，厳密な健常者には認められないものとしている．先に述べたように，従来の研究を総合すると，6 Hz 棘・徐波複合は 14 & 6 Hz 陽性棘波に比べると，異常性がやや高いと考えてよさそうである．

ところで，6 Hz 棘・徐波複合と 14 & 6 Hz 陽性棘波との関係について，Silverman[52] (1967) は，この両波形を示す 142 例について調べ，14 & 6 Hz 陽性棘波のみを示すもの 30 例，6 Hz 棘・徐波複合のみを示すもの 6 例に対し，両者を併有するものが 106 例あることを見出した．したがって，両者は密接な関係にあり，6 Hz 棘・徐波複合は 14 & 6 Hz 陽性棘波という現象の一部であり，両者の相違は脳の成熟過程に関係しているものと考えている．しかし，この場合に，6 Hz 棘・徐波複合として，phantom の名にふさわしいもの（たとえば図 5-21C）だけをとるか，陽性棘波と複合あるいは移行するような非定型的なもの（図 5-21A, B）も含めるかどうかによって，6 Hz 棘・徐波複合の出現率は大幅に異なってくる．Silverman の資料は両者を厳密には区

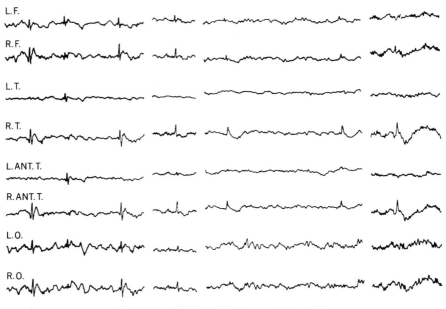

図 5-22　小鋭棘波の例(Gibbs & Gibbs, 1964)

別しない立場にたっている．下田(1964)も同様に，14 & 6 Hz 陽性棘波を 4 型に分類し，その第 3 型として 6 Hz 棘・徐波複合をあげ，14 & 6 Hz 陽性棘波と同様にジフェンヒドラミンによって高率に賦活されると述べている．しかし一般的には，6 Hz 棘・徐波複合は，その波形の特徴，両側同期性の出現様式，出現頻度が低いことなどから，14 & 6 Hz 陽性棘波とは別個の発生機序をもつと考える人が多い．たとえば，明確な実験的根拠はないが，3 Hz 棘・徐波複合などによって表現されるような脳内の異常過程が，それ自身では臨床発表を伴わない程度に減弱した形で表現されたものが本波形であるとする考え方もあろう．

6 その他の異常脳波

1. 小鋭棘波

入眠期ないし軽睡眠期に，あまり目立たない単発性の小棘波が出現することは，最初 Gibbs 夫妻によって記載された(図 5-22)．彼らはこれを小鋭棘波(small sharp spikes：SSS)と呼び，健常成人の 6〜8% にみられるところから，あまり病的意味をもたないものと考えた．しかしその後小鋭棘波は，てんかん以外にも，精神症状をもつ症例などに出現することが注目されるようになった．

たとえば，Small[55](1970)は，small sharp spikes (SSS)を振幅 20 μV 以上(ふつう 20〜50 μV)の，ときおり出現する(occasional)，単発の(single)，局在性ではない(unlocalized)，一般に陰性の(generally negative)，非常に速い(very fast)，一過性現象(transients)と規定し，棘・徐波複合の形を示さない単発棘波が不規則な間隔で入眠期あるいは軽睡眠期だけに出現することが選択基準となるとして，検索を行い，1,300 例の精神病患者のうち 50 例(3.8%)に SSS を認め，その多くが感情精神病で周期性経過，自殺企図，自律神経症状などを示すことを観察し，また両極型躁うつ病者 60 例のうち 47% にこの棘波をみている(Small ら[57]，1975)．Gibbs & Norvick[12](1977)もこの波を示す患者に自殺が多いことを指摘している．

この波は，Gibbs & Gibbs[11](1967)や Small[55](1970)が例示した脳波によると，ふつうの棘波と区別がかならずしも容易ではないようにおもわれる．これらのうち振幅の大きいものは病的意味がより大きく，振幅の小さいものは境界的所見とみなすのがよいとおもわれるが，いずれにしても神経生理学的に考えれば，ふつうの棘波の場合よりも程度は軽いが，同種の病的ニューロン活動が部分的に起こっていることは否定できまい．

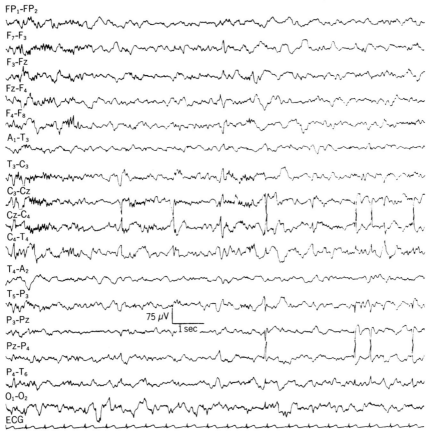

図 5-23　正中線棘波(midline spikes)(Pedley ら，1981)
正中線棘波は Cz，Pz に焦点をもつ．図左半分の Cz における最初の 3 個の波は正常な頭蓋頂鋭波で，Cz，Pz にひろがるあとの 4 個はてんかん型発射である．正中線棘波は，最初の鋭い棘波とこれに続く徐波から構成される．

Small sharp spikes(SSS)の発生機序や生理学的意義は明らかではない．Westmoreland ら[70](1979)は，側頭前部に棘波あるいは鋭波の焦点をもち，同時に SSS を示す 2 例の側頭葉てんかん患者に深部脳波記録を行い，頭皮上記録で SSS が出現するときには深部脳波にも類似の棘波が出現すること，深部脳波での SSS の分布は広範で局在づけにくいこと，両側性に出現するときにもふつうは同期性ではなく独立性に出現すること，棘波の持続は短く(50 msec 以下)，振幅は頭皮上記録よりも大きく(50〜250 μV)，単相性あるいは二相性であることを観察し，SSS が脳内起源をもつことを示すと同時に，側頭前部棘波がてんかん発作にとって重要であるのに対し，SSS はより付随的(incidental)なものであると述べている．

2. 正中線棘波

正中線棘波(midline spikes)は，正中中心部 Cz，正中頭頂部 Pz などに限局して出現する陰性棘波で，小児期から成年期の幅広い年齢層に出現するが，小児期に多い(図 5-23)．全脳波記録の 0.2〜0.5〜1.3% に出現する(Pedley ら[45]，1981；上田と梅津[66]，1993)．70% 以上の症例はてんかんの臨床発作を伴うが，臨床発作型は，全般強直間代発作 GTCS が最も多く，単純部分発作，複雑部分発作，ミオクロニー発作，乳幼児けいれんなど多彩である．起源は皮質下構造から投射される全般性てんかん性突発波とする説と，部分発作を伴うことがあることや，電位が正中線のどちらかに偏ることがあることなどから，正中内側面皮質損傷(medial hemispheric lesion)によるとの説(Pedley ら[45]，1981；Pourmand ら[46]，1984)などがあるが，まだ明確にされていない．

第5章　異常脳波

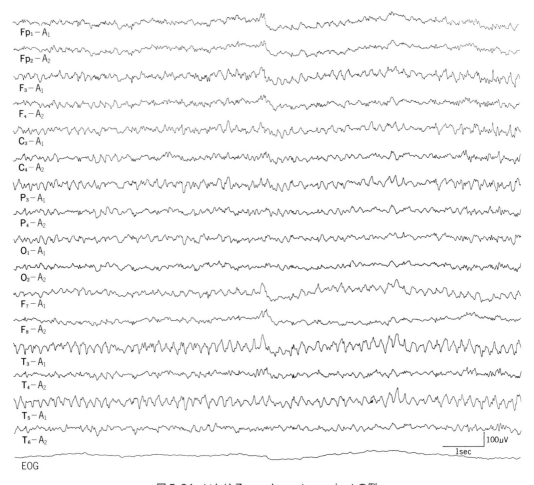

図5-24　いわゆるpsychomotor variantの例

14歳，女子．胸骨椎基準電極（balanced non-cephalic reference：BN）を用いた基準電極導出で，左側頭中部（T_3），左側頭後部（T_5）に刻み目のついた5Hz前後の律動性シータ波が連続性に出現している．うとうと状態の記録で，このシータ波は完全な覚醒状態にはほぼ消失する．

3. 精神運動発作異型

精神運動発作異型（psychomotor variant）という用語は，Gibbs夫妻[7,8]（1952，1964）によって提唱されたものであるが，国際脳波・臨床生理学会用語集ではこのかわりにうとうと状態時律動性側頭シータ群発（rhythmic temporal theta burst of drowsiness）という用語が提案されている（1974）．Rhythmic mid-temporal discharge（Lipman & Hughes[29]，1969）という用語も用いられている．

これは比較的まれな脳波パタンで，うとうと状態のときに側頭領野とくに側頭中部を中心に出現する4～7Hzのシータ波の群発で，徐波にはこれよりも速い波が重畳して陰性の尖った刻み目が付いていることが多い（図5-24）．群発の持続はふつう10秒以上で，一側性あるいは左右交代性に現れ，成年期に多く小児でははまれである．終夜睡眠時には，この群発を伴ううとうと状態が長く続くぶんだけREM段階や徐波睡眠がやや短いという（Egliら[3]，1978）．

このパタンは精神運動発作の梯形波（227頁）に似ているところから精神運動発作異型と名づけられたが，狭義のてんかん性異常波ではない．この群発を示すものは健常対照群よりもてんかん発作の既往をもつものがやや多いこと，めまい，頭痛，嘔気，嘔吐など14 & 6Hz陽性棘波をもつ症例群のそれに似た症状を示すものが多いこと，推定原因として外傷が多いことなどから，この脳波パタンはごく軽度の異常脳波とみなされている．このパタンの出現率は0.3～0.9％と報告されているが，わが国での神経精神科患者では0.12％との報告があり（和田ら[67]，1993），てんかんあるいはてんかんが疑われた症例では1％にみられるという

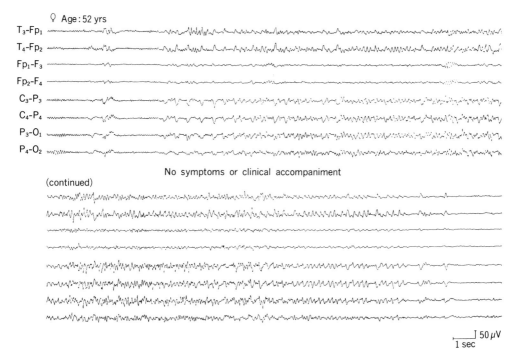

図 5-25　成人潜在性律動性脳波発射（subclinical rhythmic electroencephalographic discharge of adult：SREDA）（Westmoreland & Klass, 1981）
52歳，女性．頭痛で受診した．脳波像は本文に記載されている定型的なパタンを示している．

（Gibbs 夫妻[13]，1989）．

4．成人潜在性律動性脳波発射

成人潜在性律動性脳波発射（subclinical rhythmic electroencephalographic discharge of adult：SREDA）は，Westmoreland & Klass[68]（1981）が記載した脳波パタンで，定型的な場合，この発射は，単発の高振幅・単相性の鋭波あるいは徐波で始まり，1～数秒後には鋭波の出現頻度が早くなって 0.5 Hz，ついで 1 Hz となり，続いて周波数を増して 4～7 Hz の持続的，律動性正弦波様パタンになる（図 5-25）．この発射の持続時間は 10 秒～5 分，平均 40～80 秒間である．発射は多くの場合，突然終了する．発射出現中に臨床症状を伴わない．SREDA はふつうは広い領域に分布するが，定型的な場合には頭頂部と側頭後部に最大である．このパタン出現中にも背景のアルファ波は消失しない．出現頻度は低く 1/2,500 程度である（Westmoreland & Klass[69], 1997）．非定型的な場合には周波数が主にデルタ帯域のもの，ノッチを伴う波形のもの，前頭部に分布するもの，持続の長いものなどがある．発現機序は不明で，当初は高齢者に多いので血管障害との関連も考えられたが，現在は病的意義は少ないと考えられている．

第 3 節　異常脳波の局在

以上，主に異常脳波の波形について説明したが，ここでは異常波の局在と出現様式を図 5-26 のようにまとめ，脳波所見の記載に必要な用語を簡単に説明する．

第5章　異常脳波

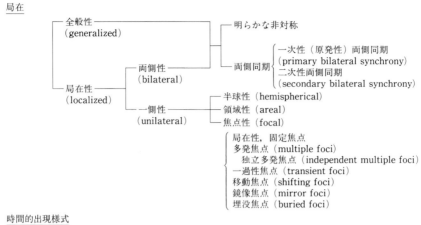

```
                                               ┌─ 明らかな非対称
                       ┌─ 全般性 ─────────────┤
                       │  (generalized)       │                 ┌─ 一次性（原発性）両側同期
                       │                      └─ 両側同期 ──────┤   (primary bilateral synchrony)
          局在         │                                        └─ 二次性両側同期
                       │              ┌─ 両側性                     (secondary bilateral synchrony)
                       │              │  (bilateral)
                       └─ 局在性 ─────┤                       ┌─ 半球性（hemispherical）
                          (localized) │                       ├─ 領域性（areal）
                                      └─ 一側性 ──────────────┼─ 焦点性（focal）
                                         (unilateral)
                                                              ┌ 局在性，固定焦点
                                                              │ 多発焦点（multiple foci）
                                                              │   独立多発焦点（independent multiple foci）
                                                              ┤ 一過性焦点（transient foci）
                                                              │ 移動焦点（shifting foci）
                                                              │ 鏡像焦点（mirror foci）
                                                              └ 埋没焦点（buried foci）

時間的出現様式
    散発性    sporadic
    間欠性    intermittent，突発性    paroxysmal
    連続性    continuous, sustained
構成波の規則性
    規則性    regular，律動性    rhythmic
    不規則性  irregular
```

図 5-26　異常脳波の局在と出現様式

1　異常脳波の局在と出現様式

1．異常脳波の現れ方

(1) 脳波の部位的な現れ方：局在─全般性と局在性

異常脳波には，徐波，速波などのような「周波数の異常」と，棘波，鋭波，棘・徐波複合，鋭・徐波複合のような波形の異常とがある．

そして，これらの徐波，棘波などの部位的な現れ方(局在)には，図 5-26 に示すように，全般性(汎発性)generalized(diffuse)と局在性 localized とがある．

局在性には，たとえば前頭部だけに両側対称性に現れる場合，半球性(一側半球全体に現れる)，領域性(たとえば一側の前頭・側頭部に現れる)などがある．

全般性 generalized は「脳の全領域に出現するもの」で，わが国では汎発性 diffuse も同じ意味に使用されているが，国際脳波・臨床神経生理学会用語集では，汎発性は「頭部の一側あるいは両側の広い領域にわたって現れること」とされているので，脳の全領域に出現する場合には全般性と言うほうがよい．

(2) 異常波(徐波，棘波など)の時間的な現れ方

異常波の現れ方としては，上に述べた局在のほかに，時間的な現れ方として，

① 散発性 sporadic─基礎律動(背景脳波 background activity)の中に混在する場合
② 間欠性 intermittent，突発性 paroxysmal─突然始まり突然終わり，背景脳波から区別される現れ方．突発性は主にてんかん性脳波の場合に使用する．
③ 連続性 continuous, sustained─基礎律動がほぼすべて徐波である場合

などがある．

②と③にはそれらを構成する脳波について

a)規則性 regular，律動性 rhythmic─連続する徐波の周波数や振幅がほぼ揃っているもの
b)不規則性 irregular─徐波の周波数，振幅が不規則なもの

とがある．

2．異常脳波の具体的な記載の仕方

棘波，棘・徐波などの突発性異常波については，上記のような局在や出現様式の判読や記載が強調されることが多いので，ここでは徐波を含む脳波を読むときに，上記の出現様式の特性を組み合わせて記載する実例をあげる．

第3節　異常脳波の局在

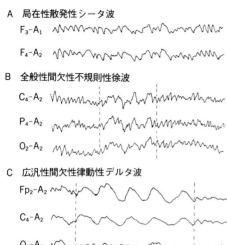
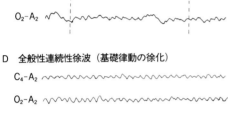
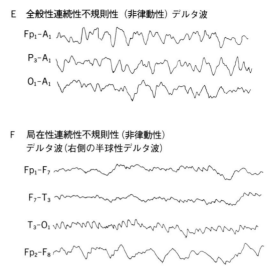

図 5-27　異常脳波の局在と出現様式記載の実例

a) 局在性散発性シータ波(localized sporadic theta activity)(図 5-27A)
b) 全般性間欠性不規則性徐波(generalized intermittent irregular slow waves; irregular generalized intermittent slow activity)(図 5-27B)
c) 広汎性間欠性律動性デルタ波(diffuse intermittent rhythmic delta activity; intermittent rhythmic delta activity [IRDA]; frontal intermittent rhythmic delta activity [FIRDA]; occipital intermittent rhythmic delta activity [OIRDA])(図 5-27C)
d) 全般性連続性徐波(generalized continuous slow activity)：基礎律動の徐化 slowing(図 5-27D)
e) 全般性連続性非律動性デルタ波(generalized continuous nonrhythmic delta activity, persistent nonrhythmic delta activity : PNDA)(図 5-27E)
f) 局在性連続性非律動性デルタ波(localized continuous nonrhythmic delta activity)(図 5-27F)

2　対称性と非対称性，とくに一次性(原発性)両側同期と二次性両側同期

　広汎性あるいは両側性の場合には，さらに脳波異常が左右対称的(symmetric)であるか，非対称的(asymmetric)であるかが問題になる．左右の対称部位の異常波が，波形，振幅，位相，出現率などに明らかな差異を示す場合は問題はないが，ある異常波が左右の対称部位に同期的に出現する場合に，それがいわゆる一次性(原発性)両側同期(primary bilateral synchrony)であるか，二次性両側同期(secondary bilateral synchrony)であるか[5,6)]を区別することが必要である．
　一次性両側同期とは，たとえばてんかん欠神発作にみられる 3 Hz spike-and-slow-waves のように，ある突発波が，左右の対称部位において周波数，振幅，波形，位相，起始時点ともに，ほぼ左右差を示さない場合をいう．
　これに対して，二次性両側同期は一見すると一次性両側同期にみえるが，実は局在性皮質焦点に由来

第5章 異常脳波

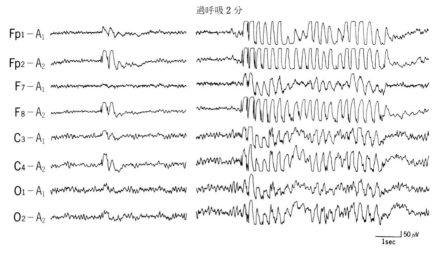

図 5-28　二次性両側同期

13歳，女子．全般強直間代発作．安静時に，右側の前頭部，側頭前部，中心部に局在性の棘・徐波複合がみられ，過呼吸によりこれが全領域に広がり，3.5 Hz 前後の棘・徐波複合群発となり，いわゆる secondary bilateral synchrony に近い形をとるが，左側では棘・徐波複合の棘波の振幅が小さく，波形も不規則で連続性も悪く，後頭部では棘・徐波複合の振幅が小さい．この突発波出現の期間中にも，臨床的意識障害はみられない．

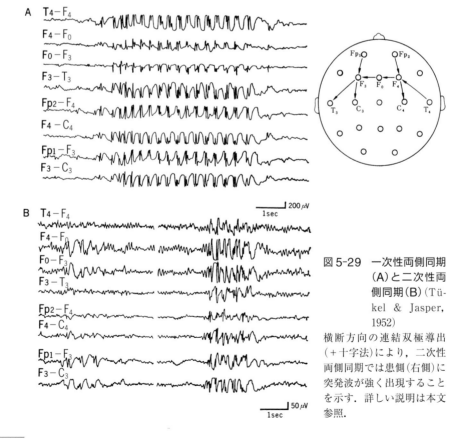

図 5-29　一次性両側同期 (A) と二次性両側同期 (B) (Tükel & Jasper, 1952)

横断方向の連結双極導出（十字法）により，二次性両側同期では患側（右側）に突発波が強く出現することを示す．詳しい説明は本文参照．

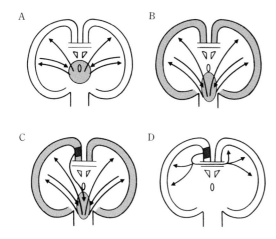

図5-30 一次性両側同期, 二次性両側同期の発現機序についての諸仮説
A. 中心脳性てんかん理論(Penfield)による一次性両側同期の説明
B. 全般性皮質網様てんかん理論(Gloor)による一次性両側同期の説明
C. 全般性皮質網様てんかん理論による二次性両側同期の説明
D. 脳梁伝播説による二次性両側同期の説明

する突発波である。棘・徐波複合の例をとると，大脳半球の正中部内側面皮質(mesial surface, periclosal cortex)の一側にてんかん原損傷(いわゆる傍矢状損傷 parasagittal lesion)があると，脳波には一見するとてんかん欠神発作にみられるような両側同期性の3Hz前後の棘・徐波複合の群発が出現する場合がある。しかしよくみると，振幅，波形，位相などに多少とも左右差があることが多い(図5-28；図8-5, 218頁)。

一次性両側同期と二次性両側同期とを区別することは，突発波にはっきりした左右差があるか，また両側同期性突発波以外に焦点性異常波が見出されば容易である(図5-28)。

前頭部で横断方向の連結双極導出を行うと，一次性両側同期のさいには，各側の前頭部電極で突発波の位相逆転が起こるから前頭中央部(F_z)でもう一度 pseudo-phase reversal が起こるが，傍矢状損傷では，位相逆転は前頭，中央部あるいは患側前頭部の1カ所だけで起こるから，両者を鑑別することができるという(Tükel & Jasper[6], 1952)(図5-29)。

両側同期性のシータ波の律動性群発が出現する場合に，ふつうの頭蓋上電極だけでは異常波の焦点が見出せず，頭蓋底部からの特殊導出(19頁)を行ってはじめて一側の側頭葉底部に棘波焦点が発見され，secondary bilateral (bitemporal) synchrony であることが確認される場合もある。

異常波が両側同期性に出現する機序については，まだ最終的な解明はされていない。Penfield & Jasper[5](1954)は，両側同期の発現については，両側半球に対称性に投射する視床や脳幹部の異常興奮が，大脳皮質に両側同期性の異常波を誘発するものと考え，このように正中線上にある皮質下部の諸領域(視床，視床下部，脳幹部などを含む)を中心脳(centrencephalon)と名づけ(図5-30A)，一次性両側同期性突発波を示すてんかん発作，すなわち欠神発作，欠神発作自動症，焦点の不明な全般強直間代発作などを中心脳性発作(centrencephalic seizures)と呼んでいる。

しかし，一次性両側同期が皮質下の領域に起始するという説には批判も多い。Gloor[2](1968)は，動物にペニシリン(penicillin)を静脈内注射すると，大脳皮質の紡錘波が次第に棘・徐波複合に変わっていって全般発作に至ることなどから，両側同期性棘・徐波複合を示す全般性てんかん発作の発現には皮質の関与が大きいと考え，一次性両側同期の場合にも大脳皮質と脳幹部の両方に機能異常があり，皮質に起始する異常興奮が脳幹網様体との相互関係で両側同期性異常波を発生するものと考え，全般性皮質網様てんかん generalized corticoreticular epilepsy という概念を提唱した(図5-30B)。

二次性両側同期の発生については，従来から皮質，とくに正中部内側面皮質にある原発性損傷部位の異常興奮が皮質下部領域を二次的に興奮させ，ここからの神経衝撃が視床・皮質ニューロン回路などを介して，両側半球にほぼ同期的な突発波を誘発すると考えられてきた。この考え方は，中心脳発作説(図5-30A)にも，全般性皮質網様てんかん説(図5-30B，C)にも当てはめられる。しかし最近てんかんに対する脳梁切断術の経験などから，皮質焦点部位の興奮が脳梁を伝わって反対側をも異常興奮に巻き

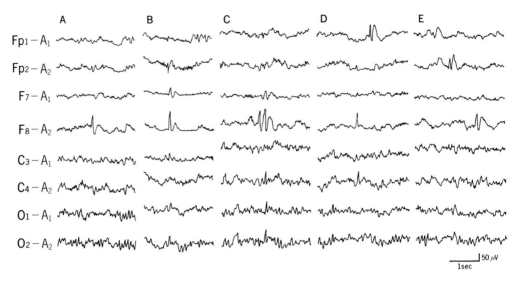

図 5-31　独立多発焦点
11歳，女児．7歳頃から夜間全般強直間代発作がある．最近は，よだれをたらし，軽い強直間代けいれんが半年に一度くらい数回かたまって起こる．脳波には，右側頭前部に，最も安定した陰性棘波の焦点がみられるが，これと同時に，右中心部にも棘波が出現することがあり(C, D)，また，これとは独立に左前頭部(D)，右前頭部(E)に棘・徐波複合が出現して，独立多発焦点の像を示すこともある．また，B, Cでは，左側頭前部に，振幅が小さく持続の長い鏡像焦点がみられる．

込み，両側同期性突発波が形成される場合もあるとされている(図5-30D)．

一次性両側同期と二次性両側同期は，最近のデジタル脳波計を使用すると，棘波成分の頂点が一側で常に先行しているかどうかをより正確に観察できる．また，脳波を定量分析して左右の棘・徐波複合の時間差を，正確に測定することによっても判定できる．Kobayashiら[3] (1992)は両側同期性棘・徐波を示す19症例について，二次元自己回帰(autoregression : AR)モデルによるコヒーレンスおよび位相分析法を用いて，左右の棘・徐波複合の微少な時間差を測定した．その結果，臨床的に本態性，潜因性，症候性などの全般てんかんと診断された10例では左右の最大時間差が6 msec 以下（平均5～8 msec)で，先行する側が一定していなかった．他方，臨床的に症候性部分てんかんと診断された7例と他の2例では最大時間差は9.3～41.5 msec で，先行する側が常に一定していた．そこで，時間差が6 msec 以内の場合は一次性両側同期，9 msec 以上の場合は二次性両側同期と考えてよいとしている．

3　局在性異常波

異常波が一側性に出現する場合にも，異常波出現範囲の大小によって，比較的狭い範囲に局在して出現する焦点性(focal)のもの，やや広い領域（たとえば前頭部，頭頂部など）にわたる領域性(areal)のもの，一側半球全体に及ぶ半球性(hemispherical)のものなどに分けることができる(図5-26)．

焦点性突発波の最も定型的なものは，持続の短い陰性の棘波が常に一定の部位に固定して反復出現する場合である．これは「局在性，固定性の表在皮質焦点(discrete superficial cortical foci)」と呼ばれ[4]，その部位の近くにてんかん原損傷が存在することを示すと考えられる．

局在性固定焦点が同時に2つ以上の部位に存在する場合を「多発焦点(multiple foci)」という．この場合，各焦点の存在する部位に，別個のてんかん原損傷があるものと考えられるが，それぞれの焦点部位の突発波は，同時に出現することもあれば，それぞれ無関係に発火することもある．後者のように異

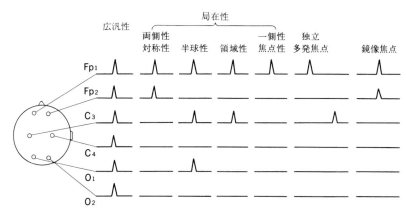

図 5-32 異常脳波の局在の種類を示す模式図

常波が相互に独立して発現するものを,「独立多発焦点(independent multiple foci)」と呼ぶ(図 5-31, 32). しかし独立焦点では, 突発波が各焦点で時間的に独立して出現するが, 各焦点の位置は恒常的であり, 次に述べる移動焦点とは異なる.

突発波は, 恒常的に一定部位から発現するとはかぎらず, まれには, ある部位に出現した焦点性異常波が消失することもあり(一過性焦点 transient focus), あるいは焦点が他の部位に移動することもある(移動焦点 shifting foci). したがって, 2つ以上の部位から突発異常波が独立して出現する場合には, これが前述の多発焦点によるものか, 移動焦点によるものかを検討する必要がある. 焦点の移動は, 長い経過の間に起こることもある(図 8-60, 263 頁).

一側の皮質に突発波の焦点があるとき, それと反対側半球の対称部位に二次的に突発波の焦点が出現することがあり, これを原発焦点(primary focus)に対して鏡像的な関係にあるという意味で, 鏡像焦点(mirror focus)と呼ぶ(図 5-31B, C). 鏡像焦点は, 原発焦点からの異常な神経衝撃が, 脳梁, 前交連, 脳弓交連などの交連線維を介して他側の対称皮質部位に伝達されて, その部位の興奮を引き起こすために出現するものと考えられる.

鏡像焦点と原発焦点との鑑別は, 次のような諸点による. すなわち,
(1) 原発焦点のほうが一般に棘波の振幅が大きく, 持続が短くより尖鋭にみえる.
(2) 原発焦点では, 背景活動に徐波などの異常波が混在することが多いが, 鏡像焦点では, 正常な背景活動の中に棘波が出現することが多い.
(3) 鏡像焦点に棘波が出現するときには, 原発焦点でもこれと同時にあるいはこれに多少先行して棘波が現れる. これに対して原発焦点での棘波には, 鏡像焦点の発火が伴わないこともある. 原発焦点と鏡像焦点との棘波出現時間のずれを測定すると, 前者が 5～10 msec ときには 15 msec も先行することがある(Penfield & Jasper[5], 1954).

ときには鏡像焦点が自発性に発火を始めることがある. 原発焦点が発火を中止してのちに, 鏡像焦点だけが突発波を示すときには, 焦点が移動したようにみえる. しかし理論的には, 鏡像焦点が原発焦点から二次的に発生するという考えかたのほかに, 元来他側にも独立した焦点が存在していたと考える余地もあるし, さらに原発性の焦点はほかの部位たとえば皮質下部にあって, 原発焦点および鏡像焦点と考えられていたのは双方とも真の原発焦点に由来する二次的焦点であるという可能性も否定はできない. 鏡像焦点は, 側頭葉や前頭葉に焦点をもつてんかんに最もしばしば出現する. その他の部位では比較的まれであり, 成人よりも小児において発現率が高い傾向がある. 動物実験によって単一ニューロン活動を調べると, 鏡像焦点では原発焦点に比べて, 活動するニューロン数が少なく, 高頻度発射が起こることも少ない[1]という.

4 埋没焦点

埋没焦点(buried foci)では，大脳皮質表面の頭蓋骨内面に接する部分ではなく，表面から遠い皮質あるいは灰白質たとえば半球正中内側面の傍矢状部，大脳基底面，裂溝の深部たとえば島などに存在し，頭皮上電極では明確には局在づけがたい焦点をいう(図8-3，217頁)に述べた．異常脳波の局在の各種の様式を，簡単な模式図に示すと，図5-32のようになる．

第4節　異常脳波出現の周期性

異常脳波については，これまでに述べたように異常波の種類(波形など)，局在などのほかに，異常波の出現様式とくに周期性も問題になる(図5-33)．

周期性に出現する異常波を周期性突発波(periodic paroxysmal activities)と名づけると，これにはクロイツフェルト-ヤコブ(Creutzfeldt-Jakob)病(C-J病)などにみられる周期性同期発射(periodic synchronous discharge:PSD)(図16-7，405頁)や，亜急性硬化性全脳炎(subacute sclerosing panencephalitis:SSPE)やヘルペス脳炎などにみられる周期性複合波(periodic EEG complex)(図14-4，367頁；図14-5，368頁)，脳出血などにみられる周期性一側てんかん形発射(periodic lateralized epileptiform discharge:PLED)などが報告されている．これらは周期の長さ(1秒前後か，数秒か)と，出現する異常波の種類(単発性の棘波，鋭波，徐波などか，これらの不規則・多形性の複合波か)，側性(両側同期性か一側性か)などを基準に整理することができる(表5-6)．また，間欠期の背景脳波が平坦であるかどうかによってburst-suppressionとその他の周期波とを区別できる．PSD，PLEDなどの周期性突発波は，てんかん原性あるいはそれに近い脳の機能状態を示唆し，個々の疾患に特異的なものではないが，これらが出現するときには表に示すような疾患が示唆されるという点で臨床診断上かなり役に立つ．

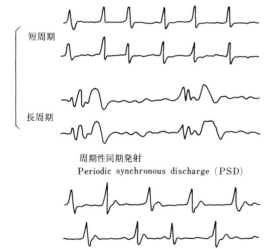

図5-33　種々の周期性突発波(periodic paroxysmal discharges)の模式図

表 5-6 異常脳波の周期性，周期の長さ，側性による分類

全般性（両側性）			一側性	
両側同期性（周期性同期発射：PSD）		非同期性	(周期性一側てんかん形発射：PLEDs)	
短周期（1 秒前後）	長周期（数秒）	短周期	短周期（1 秒前後）	長周期（数秒）
クロイツフェルト-ヤコブ病 無酸素脳症 肝性脳症 アルツハイマー型認知症	亜急性硬化性全脳脳炎（SSPE）	（両側独立性周期性一側てんかん形発射：BIPLEDs）	単純性ヘルペス脳炎 脳血管障害 脳腫瘍	脳腫瘍 脳膿瘍 SSPE 特殊例

注：周期性に出現する異常波は，短周期型では単発性鋭波，棘波，長周期型では，徐波などを含む多形性の複合波である．長周期型で周期波の間欠期の背景脳波が平坦であれば burst-suppression になる．

1 周期性全般性両側同期性活動

1. 周期性同期発射(PSD)

PSD は一定の周期で比較的規則的に反復する全般性，左右同期性の突発性異常波で，突発波は鋭波，棘波，徐波などが単発性に出現するかそれらの多形性の複合波である．周期の長さは短周期（1秒前後）と長周期（数秒）の場合があり，代表的な PSD の 1 つである C-J 病の場合には短周期で突発波も単発性（二〜三相性）の鋭波であることが多い（図16-7，405 頁）．PSD の鋭波にはミオクロニー発作を伴うときと伴わないときとがある．SSPE にみられる周期性同期発射は長周期性（3 秒前後）で，突発波は徐波を含む複合波で，周期性複合波と呼ばれる．短周期性 PSD は C-J 病のほか，心・呼吸停止その他の原因による無酸素脳症，肝性脳症，アルツハイマー(Alzheimer)型認知症などの場合にもみられる．肝性脳症にみられる三相波との異同が問題になるが，三相波は周期性というよりも波そのものが連続性，律動性に出現する．

PSD の出現機序については，PSD が大脳半球の急性，亜急性あるいは慢性進行性の両側性の重篤な障害のさいに出現することから，大脳皮質のニューロンの障害とともに，皮質下灰白質とくに視床，基底核などの障害も関与すると考えられている（Gloorら，1968）．周期性形成機序については，C-J 病では PSD として鋭波が出現したあとに大脳皮質に約 500 msec の相対的不応期が生じるので，これが周期形成に関係するとの説（梅崎[9]，1978），皮質だけでなく皮質下構造の関与をも考える説などがある．

2. 両側独立性周期性一側てんかん形発射（BIPLEDs）

周期性一側てんかん形発射(PLEDs)が，両側性であるが左右独立性に出現する状態を両側独立性周期性一側てんかん形発射(bilateral independent periodic lateralized epileptiform discharges：BIPLEDs)と呼ぶ（de la Paz & Brenner[3]，1981）．無酸素脳症，中毒性脳症，脳炎など広汎性の脳障害によって起こり，高度の意識障害を伴い，予後不良である．

3. 周期性一側てんかん形発射(PLEDs)

偽周期性一側突発性発射(pseudoperiodic lateralized paroxysmal discharges：PLPDs) (Markland & Daly[6]，1971）ともいう．周期性発射(PSD)が一側性に出現する場合を Chatrian ら[1] (1964)は PLEDs と命名した（図 5-34）[8]．これは中枢神経系の急性あるいは亜急性の病変のさいに出現し，臨床症状としては意識障害，てんかん発作，局所神経症状がみられることが多く，原因疾患は単純性ヘルペス脳炎，一側脳半球の粗大な脳血管障害〔出血または梗塞，ビンスワンガー(Binswanger)病—進行性皮質下脳症〕，脳腫瘍その他である．

PLEDs は，ふつうは高振幅鋭波または棘波で，周期は 1〜2 秒，半球性または焦点性に出現する．器質性脳病変が存在する側の半球に出現し，損傷部位の直上部よりも正常領域との境界付近で高振幅の鋭波が出現するとされている（図 5-35）．記録の時期により，また同じ記録のなかでも波形や周期が変化することがある．PLEDs は 2〜3 日から数週で消

第5章　異常脳波

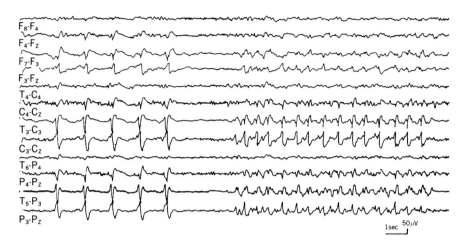

図5-34　くも膜下出血に伴った周期性一側てんかん形発射(PLEDs)(寺尾ら，1981)
65歳，男性．くも膜下出血．PLEDsは左中心・頭頂(C_3, P_3)で最高振幅を示し，同部位で位相逆転を示す．図の右側ではPLEDsの間隔が一過性に約1/2に短縮している．

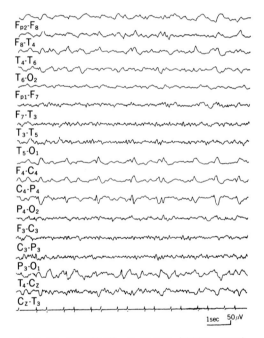

図5-35　脳梗塞に伴ったPLEDs(山尾ら，1981)
75歳，女性．脳梗塞．PLEDsは右頭頂・後頭(P_4-O_2)で最高振幅を示す．

失するのがふつうであるが，消失は病勢が軽快するときにも増悪するときにも起こりうるので，PLEDsの出現には脳の浮腫や壊死の程度など適当な条件があるようである．

PLEDsの発現機序には皮質起源説，皮質下起源説などがある．皮質起源説によると，脳浮腫，代謝異常，薬剤の影響などによって皮質下白質が機能的に切断され，その結果皮質機能が皮質下から離断され，てんかん性になってPLEDsが発現し，周期性形成は大脳皮質の不応期などから説明できると考える．皮質下起源説は周期形成には皮質と皮質下構造の回復サイクル(不応期など)の両者が関与するとするものである．しかし，単純ヘルペス脳炎では左右半球それぞれ独立にPLEDsが発生することがあり(BIPLEDs)，これは皮質や皮質下の単一のpacemakerでは説明できないので，細胞レベルの電気・化学的回復過程の時定数が広汎性に障害されることから周期性発射の発現を説明しようとする説もある(Cobb[2], 1979)．

PLEDsは同一半球内において2つの独立した焦点から別個の周期で出現する場合もあり，これはipsilateral independent periodic lateralized epileptiform discharges (IpsiIPs)と呼ばれ(Silbertら[7], 1996)，これはPLEDsの皮質起源説を支持する．

PLEDsは比較的まれな波形であり，脳波全記録の0.13～0.9%にみられるとされているが，もっと多いとの報告(8.5%；Erkulvrawatr[4], 1977)もある．PLEDsは重篤な脳障害に伴って出現することが多く，その死亡率は21～60%と報告されており(山尾ら[10], 1981)，単純ヘルペス脳炎ではこの波形が出現した場合には回復不能ともいわれている(Clian, 1975)．

4. Burst-suppression

Burst-suppression あるいは suppression-burst は，国際脳波・臨床神経生理学会の用語集では，「シータ波および/あるいはデルタ波，ときにはそれより速い波が混在する波の群発と，その間に介在する相対的静止期によって特徴づけられるパタン」と定義され，一定の麻酔レベルで出現する脳波所見の記述に用いられるべきだとのコメントが付されている．黒岩ら[5)](1984)は「シータあるいはデルタ帯域の脳波が数秒間隔で $10\,\mu V$ 以下の低電圧脳波と交互に繰り返し出現するパタン」と定義し，suppression の部分の振幅の上限を規定している．このような脳波パタンは，各種の麻酔のさいに特定の麻酔深度でごくふつうにみられる(631頁)が，これが脳器質疾患，低出生体重児など，薬物使用時以外に出現する場合には，きわめて重篤な脳障害の存在を示唆する．Burst-suppression は，3～4秒の間欠期(平坦期)をおいて突発波が周期性，両側同期性に出現するという点で，広義の周期性同期発射(PSD)に含めることができ，間欠期の背景脳波が平坦に近い特殊型であると考えることもできる．

脳障害による burst-suppression は，無酸素性脳症とくに無酸素性昏睡(anoxic coma)のさいに出現することが多く，そのほか，急性薬物中毒，無酸素性脳症を伴う低出生体重児，全般強直間代けいれん発作直後の時期などにもみられる(黒岩ら，1984)．Burst-suppression が anoxic coma の成人患者にみられたときにはその95%が死の転帰をとるという(黒岩)．低出生体重児の脳波には burst-suppression が出現するが，成熟とともに消失する．乳児期のてんかん性脳症で burst-suppression を示すものは，early infantile epileptic encephalopathy with suppression burst と呼ばれる(大田原ら，1976)(259頁)．なお West 症候群のヒプサリズミアも同期性，群発状に出現し間欠期が平坦に近い場合がある(Gastaut ら，1972；大田原ら，1975)(図 8-55, 258頁)．一般に中枢抑制薬の急性中毒のさいの burst-suppression は麻酔のさいのそれと同様に予後がよく，全般性強直間代発作後のそれも他に合併症がなければ予後はよい．Burst-suppression の発現機序は明らかではないが，周期性同期波のそれに類似した機序が関与すると考えられる．

第5節　脳波異常判定の基準

以上，異常脳波についての知見を総合して脳波を全体としてみるとき，異常脳波の判定基準は，成人の場合にはおおよそ次のようになる．

(1) 基礎律動の優勢な周波数(dominant frequency)が8Hz以下の徐波帯にある場合，および，まれではあるが，優勢な基礎律動が14Hz以上の速波帯にあって，しかも高振幅である場合(低振幅速波パタンは正常者にもみられる)．
(2) 基礎律動に，非突発性の徐波が混在している場合．1/2～3Hzのデルタ波が混ずるときは異常であり，4～7Hzのシータ波も，はっきり目立つ程度に出現すれば一応異常と考える．とくにこれらが焦点性に出現する場合は，異常である可能性が高い．
(3) 基礎律動の平均振幅が異常に大きい場合，あるいは反対に基礎律動がまったく平坦であるか，低振幅の不規則な徐波だけが出現する場合．
(4) 基礎律動をなす波が，種々の覚醒刺激(開眼など)を与えても，一側性あるいは両側性に抑制されない場合．
(5) 基礎律動の振幅が，左右の対称部位の間で，20%以上の差を恒常的に示すとき(Schwab[9)], 1951)．あるいは左右対称部脳波の周波数に平均周期にして10%以上の差がある場合．
(6) 棘波，鋭波，棘・徐波複合，鋭・徐波複合などが出現する場合．
(7) 高振幅の徐波あるいは速波の突発性群発がみられる場合．
(8) 過呼吸賦活によって，(6)，(7)の所見が出現する場合．
(9) 睡眠時に棘波や鋭波を含む波形が出現する場合．ただし正常に出現する頭蓋頂鋭波(瘤波)などは除く．
(10) その他の賦活法(たとえばペンテトラゾール賦

活，ベメグリド賦活など）に対して，異常波出現閾値が正常者に比較して著しく低い場合．
(11) 睡眠時に正常に出現する速波，頭蓋頂鋭波，紡錘波，K複合などに，著しい左右差や，一側性の欠如がある場合．

1 脳波背景活動異常の視察的判定の判定者間一致度

　脳波の正常・異常の判定は，背景活動（基礎律動）の徐波化，速波化，左右差，局在性異常の有無，突発性異常の有無などから総合的に判定される．明瞭な突発性異常が存在すれば，視察的判定結果不一致は少ない．しかし，背景活動の異常の有無については，判定者間の一致度はかならずしも高くない．これはアルファ波の周波数，出現頻度，徐波出現量などに個人差が大きく，またこれらの諸要素には年齢差があり，さらに同一年齢でも発達にかなりの個人差があるためである．

　たとえば，200例の記録を2名の判読医が正常・異常の判定をしたときの一致率は88％で，一致度の高さは突発活動，徐波異常，速波異常の順だったとの報告(Rose ら[8]，1973)，140例の脳波について正常・異常の2段階判定をした一致率は85.7％で，判定基準を境界を含めた3段階にしても一致率は変わらなかったとの報告(Houfek & Ellingson[3]，1959)などがある．

　わが国では，加藤ら[4](1987)が視察判定と波形認識法を用いた自動判定との関係の研究の一部として，7～39歳のてんかん患者149例について，7年以上の臨床脳波判読経験をもつ4～6名の判定医が，背景脳波活動を正常，境界，軽度異常，異常の4段階に判定したところ，判定者間の一致度は正常か異常かの2段階判定では平均94％，境界を入れた3段階判定では平均70％で，異なる2人の判定医の判定間の相関係数の平均は0.774だった．この結果から，彼らは視察判定の一致率は80％前後，判定者間の相関は上限が0.7～0.9程度であろうとしている．視察判定と脳波自動分析結果との関係をみると，視察で軽度異常ないし異常と判定されたものでは，自動分析でデルタ波とシータ波の出現量，振幅，連続度が高く，アルファ波は振幅が高く，出現量，連続度が低かった．視察で境界と判定されたも

のでは，分析結果で速波の出現量，振幅，連続度が高かったという．ちなみに，背景脳波が境界と判定される場合について宮坂と福沢[7](1986)は，優勢なアルファ波に少量のシータ波を含む場合，広汎性持続性アルファパタン，低振幅不規則速波パタンなどをあげている．

2 脳波異常の判定における視察判定と自動判定

　脳波の自動判定（自動診断）は，背景活動の正常・異常の診断と突発異常波の自動検出とに大別される．

　背景活動の自動判定には，まず多数の健常被検者について，多くの場合FFT法(499頁)などにより脳波の各周波数のパワ値またはその平方根として振幅値を求め，各種の脳波要素（パラメータ）について健常者の各年齢層ごとの基準値を定める．そして当該の被検者の脳波の諸要素がその年齢の基準値からどの程度偏っているかを自動判定し，諸要素に関する偏りを総合して背景活動の正常・異常を判定する(Matoušek & Petersén[5]，1973；Gotman ら[2]，1975；Binnie ら[1]，1978)．たとえばMatoušek & Petersén[5](1973)は560例の正常脳波をもとに，20の脳波要素から脳波年齢を算出し，実年齢との比である年齢指数を求めた．また自動判定による異常度と視察判定の異常度との一致度をみると，きわめてよい60％，よい22％，あまりよくない11％，不良7％だったという．

　これに対して松浦ら[6](1986)，加藤ら(1989)は，波形認識法(507頁)によって脳波背景活動を定量的に分析した結果と4～6名の専門医による視察判定結果（正常，境界，軽度異常，異常）とを比較検討した．自動分析により抽出される脳波要素は，デルタ波，シータ波，アルファ波，ベータ波それぞれの出現量，平均振幅，最大連続数，シータ波を2帯域にアルファ波を3帯域にベータ波を2帯域に細分化した各帯域波の出現量，30μV以上のシータ波の出現量，3個以上連続するアルファ波の出現量など，1部位につき21要素で，Fp_1，C_3，O_1の3部位で合計63要素である．各要素について多数の健常者について年齢別基準値を作成しておき，当該の脳波の各要素の値が健常者のそれからどの程度偏っている

かを,正常領域(その年齢の健常者の値の分布の90パーセンタイル以内),境界領域(99パーセンタイル以内),異常領域(99パーセンタイルを超える)の3段階に自動判定する.この自動判定により,年齢を考慮した脳波背景活動の各要素の異常性が把握できる.ついで最終視察判定を目的変数として2種類の判別分析,すなわち脳波要素の自動判定結果であるカテゴリーデータ(正常,境界,異常)を説明変数とした数量化II類分析と,個々の脳波要素がその年齢の健常者の中央値から隔たっている距離そのもの,すなわち数値データを説明変数とした判別分析を行い,これらから得られた判別関数を用いて自動判定を行ったところ,前者では視察判定と自動判定の相関は0.982で,後者では視察判定と自動判定の相関は0.976であった.これらの相関の程度は,各判定医個人の視察判定と最終視察判定との相関0.918に比べ遜色はなく,自動判定の有用性が示されたという.

脳波の背景脳波の視察的判定は主観的におちいりやすいので,簡便に臨床的に応用でき,しかも各脳波検査室で共通して使用できる背景脳波自動判定法が早く確立されることが期待される.

文献

2 異常脳波の分類(155-177頁)

1) Boelhouwer C, Henry CE, Glueck BC : Positive spiking ; A double-blind control study on its significance in behavior disorders, both diagnostically and therapeutically. Am J Psychiatry 125 : 473-481, 1968
2) Eeg-Olofsson O : The development of the electroencephalogram in normal adolescents from the age of 16 through 21 years. Neuropädiatrie 3 : 11, 1971
3) Egli M, Hess R, Kuritzke G : Die Bedeutung der "rhythmic mid-temporal discharges". Z. EEG-EMG 9 : 74-75, 1978
4) 福島 裕,川口 進:一般通学児童の脳波—284例の小学生児童にみられた異常波について.臨床脳波 13 : 701-708, 1971
5) Fukushima Y, Kawaguchi S, Ohsawa T, et al : A study of EEG abnormalities in normal children. Folia Psychiatr Neurol Jpn 27 : 105-115, 1973
6) Garneski TM : Six and fourteen per second spikes in juvenile behavior disorders. Electroencephalogr Clin Neurophysiol 12 : 505, 1960
7) Gibbs FA, Gibbs EL : Atlas of Electroencephalography. Vol. 2 ; Epilepsy. Addison-Wesley, Reading, 1952
8) Gibbs FA, Gibbs EL : Atlas of Electroencephalography. Vol 3 : Neurological and Psychiatric Disorders. pp 24-25, Addison-Wesley, Reading, 1964
9) Gibbs EL, Gibbs FA : Electroencephalographic evidence of thalamic and hypothalamic epilepsy. Neurology 1 : 136-144, 1951
10) Gibbs FA, Gibbs EL : Fourteen and six per second positive spike. Electroencephalogr Clin Neurophysiol 15 : 553-558, 1963
11) Gibbs FA, Gibbs EL : Medical Electroencephalography. Addison-Wesley, Cambridge, 1967
12) Gibbs FA, Novick RJ : Electroencephalographic finding among adult patients in a private psychiatric hospital. Clin Electroencephalogr 8 : 79, 1977
13) Gibbs EL, Gibbs FA : Psychomotor-variant type of paroxysmal cerebral dysrhythmia. Clin Electroencephalogr 20 : 147-152, 1989
14) Greenberg IM, Pollack M : Clinical correlates of 14 and 6/sec. positive spiking in schizophrenic patients. Electroencephalogr Clin Neurophysiol 20 : 197-200, 1966
15) Grossman C : The role of "cortical laminar blocking" in the origin of evoked and spontaneous "positive bursts". Electroencephalogr Clin Neurophysiol Suppl 3 : 61, 1953
16) Grossman C : Laminar cortical blocking and its relation to episodic aggressive outbursts. Arch Neurol Psychiatry 71 : 576-587, 1954
17) Hill D : Epilepsy. In Hill D, Parr G : Electroencephalography, p 279, Macdonald, London, 1963
18) 平賀旗夫:わが国の臨床脳波検査の現況と問題点.臨床精神医学 7 : 757-765, 1978
19) Hughes JR, Gianturco D, Stein W : Electroclinical correlations in the positive spike phenomenon. Electroencephalogr Clin Neurophysiol 13 : 599-605, 1961
20) Hughes JR, Means ED, Stell S : A controlled study on the behavior disorders associated with the positive spike phenomenon. Electroencephalogr Clin Neurophysiol 18 : 349-353, 1965
21) Hughes JR, Schlagenhauff RE, Magoss M : Electroclinical correlations in the six per second spike and wave complex. Electroencephalogr Clin Neurophysiol 18 : 71-77, 1965
22) 井上 健:てんかん患者における背景脳波活動とてんかん焦点との関係について.臨床脳波 35 : 6-11, 1993
23) 石原 務,吉井直三郎:非行少年と異常脳波型について(1), 14 and 6 c/s 陽性棘.臨床脳波 3 : 228-233, 1961

24) 上平忠一：6cps 棘徐波複合を呈する内因性精神病の縦断的観察．精神神経学雑誌 79：629-651, 1977
25) Katz RI, Horowitz GR : Sleep-onset frontal rhythmic slowing in a normal geriatric population. Electroencephalogr Clin Neurophysiol 56 : 27, 1983
26) 小泉　章：Diphenhydramine による脳波賦活法．米子医学雑誌 10：55-67, 1959
27) 越野好文，安藤克己，福田　攻，他：6 c/sec 棘徐波結合（いわゆる Phantom 棘徐波結合）についての一考察．臨床脳波 12：375-379, 1970
28) 久場兼功：睡眠時におけるてんかん性発作波の出現様式について—14 および 6/sec 陽性棘波を中心に．米子医学雑誌 18：193-208, 1967
29) Lipman IL, Hughes JR : Rhythmic mid-temporal discharges ; An electroclinical study. Electroencephalogr Clin Neurophysiol 27 : 43-47, 1969
30) Lombroso CT, Schwartz IH, Clark DM, et al : Ctenoids in healthy youth. Neurology 16 : 1152-1158, 1966
31) Long MT, Johnson LC : Fourteen-and-six-per-second positive spikes in a nonclinical male population. Neurology 18 : 714-716, 1968
32) Nakamura H, Shimoda Y, Fukuda M, et al : Positive spikes in EEG and brain stem lesions ; A clinical and pathologic study. 脳と神経 18：723-731, 1966
33) 中村　信：Wave and Spike ; Phantom のもつ臨床的意義—精神，身体症状とその脳生理学的基盤．臨床精神医学 7：815-829, 1978
34) 直居　卓，篠崎哲郎，広沢道孝：いわゆる "視床性ならびに視床下部性てんかん" について．順天堂医学雑誌 4：24-30, 1958
35) Niedermeyer E, Knott JR : Über die Bedeutung der 14 und 6/sec positiven Spitzen im EEG mit Textabbildungen. Arch Psychiatr Nervenkr 202 : 266-280, 1961
36) Niedermeyer E, Ray CD, Walker AE : Depth EEG studies in a patient with fourteen and six per second positive spikes. Electroencephalogr Clin Neurophysiol 22 : 86-89, 1967
37) Niedermeyer E, Lopes da Silva E : Electroencephalography. pp 258-259, Urban & Schwarzenberg, Baltimore, 1982
38) 小倉正己，田中恒孝，宮下俊一，他：いわゆる内因性精神病における 6 c/s S-W の観察．臨床脳波 15：500-507, 1973
39) 大熊輝雄，平賀旗夫，他：臨床脳波最近の進歩（第 7 回日本脳波・筋電図学会シンポジウム I）．脳波と筋電図 6：3, 1978
40) Okuma T, Kuba K, Matsushita T, et al : Study on 14 and 6 per second positive spikes during nocturnal sleep. Electroencephalogr Clin Neurophysiol 25 : 140-149, 1968
41) Olson SF, Hughes JR : The clinical symptomatology associated with the 6 c/sec spike and wave complex. Epilepsia 11 : 383-393, 1970
42) 大田原俊輔：小児脳波賦活法—小児てんかんを中心として．臨床脳波 8：13-25, 1966
43) 大田原俊輔：小児脳波—3；小児脳波の判読．臨床脳波 9：147-161, 1967
44) 大田原俊輔，石田俊夫，岡　鈑次，他：微細脳障害症候群の脳波学的研究—とくに行動異常の神経機序について．小児科診療 31：1233, 1968
45) Pedley TA, Tharp BR, Herman K : Clinical and electroencephalographic characteristics of midline parasagittal foci. Ann Neurol 9 : 142-149, 1981
46) Pourmand RA, Markand ON, Thomas C : Midline spike discharges. clinical and EEG correlates. Clin Electroencephalogr 15 : 232-236, 1984
47) Rodin EA : Familiar occurrence of the 14 and 6/sec. positive spike phenomenon. Electroencephalogr Clin Neurophysiol 17 : 566-570, 1964
48) 佐野圭司，吉岡真澄，千ヶ崎裕夫：器質的脳疾患における 6 乃至 14 サイクル陽性棘．臨床脳波 6：19-25, 1963
49) Sheeby BN, Little SC : Abdominal epilepsy. J Pediatr 56 : 355-363, 1960
50) Shimoda Y, Koizumi A, Yamamasu T, et al : Statistical observation of six and fourteen per second positive spikes. Yonago Acta Med 5 : 102-108, 1961
51) Shimoda Y, Yoshino Y, Namba M, et al : Varieties of six and fourteen per second positive spikes and their clinical characteristics. Yonago Acta Med 8 : 59-68, 1964
52) Silverman D : Phantom spike-waves and the fourteen and six per second positive spike pattern ; A comparison of their relationship. Electroencephalogr Clin Neurophysiol 23 : 207-213, 1967
53) Simon O, Muellner E, Heinemann U : Relationship between background activity and subclinical seizure pattern. Electroencephalogr Clin Neurophysiol 40 : 449-455, 1976
54) Small JG : The six per second spike and wave ; A psychiatric population study. Electroencephalogr Clin Neurophysiol 24 : 561-568, 1968
55) Small JG : Small sharp spikes in psychiatric population. Arch Gen Psychiatry 22 : 277-284, 1970
56) Small JG, Sharpley P, Small IF : Positive spikes, spike-wave phantoms, and psychomotor variants ; A survey of these EEG patterns in psychiatric patients. Arch Gen Psychiatry 18 : 232-238, 1968
57) Small JG, Small IF, Milstein V, et al : Familial associations with EEG variants in manic-depressive disease. Arch Gen Psychiatry 32 : 43-48, 1975

58) Sperling MR : Electrophysiology of the interictal-ictal transition in humans. *In* Dichter MA (Ed) : Mechanisms of Epileptogenesis ; The Transition to Seizure. pp 17-38, Plenum, New York, 1988
59) Takahashi T : Fourteen and six per second positive spikes ; A further consideration of the clinical significance of this pattern and some comments for recording and interpretation. Folia Psychiatr Neurol Jpn 20 : 181-194, 1966
60) 田中恒孝 : Phantom Spike and Wave Complex ないし 6/sec Spike and Wave Complex について. 精神医学 16 : 4-18, 1974
61) 田中恒孝, 宮下俊一, 小倉正己, 他 : Phantom spike-wave について. 臨床脳波 12 : 423-429, 1970
62) 田中恒孝, 斎藤正武, 宮下俊一, 他 : 6 c/s 棘徐波結合に関する研究. 精神神経学雑誌 73 : 685-703, 1971
63) Tharp BR, Arsenal E : The 6-per-second spike and wave complex. Arch Neurol 15 : 533-537, 1966
64) Thomas JE, Klass DW : Six-per-second spike-and-wave pattern in the electroencephalogram ; A reappraisal of its clinical significance. Neurology 18 : 587-593, 1968
65) Tsuzuki H : The 14 and 6 per sec. positive spikes during paradoxical sleep. Folia Psychiatr Neurol Jpn 21 : 181-188, 1967
66) 上田 哲, 梅津亮二 : 小児の midline spikes の臨床脳波学的検討. 臨床脳波 33 : 162-167, 1993
67) 和田一丸, 福島 裕, 斉藤文男, 他 : Psychomotor variant の臨床脳波学的検討. 臨床脳波 35 : 599-606, 1993
68) Westmoreland BF, Klass DW : A distinctive rhythmic EEG discharge of adult. Electroencephalogr Clin Neurophysiol 51 : 186-191, 1981
69) Westmoreland BF, Klass DW : Unusual variants of subclinical rhythmic electrographic discharge of adults (SREDA). Electroencephalogr Clin Neurophysiol 102 : 1-4, 1997
70) Westmoreland BF, Reiher J, Klass DW : Recording small sharp spikes with depth electroencephalography. Epilepsia 20 : 599-606, 1979

3 異常脳波の局在(177-184頁)

1) Ajmone Marsan C : Unit analysis of "projected" epileptiform discharges. Electroencephalogr Clin Neurophysiol 15 : 197-208, 1963
2) Gloor P : Generalized cortico-reticular epilepsies : some considerations on the pathophysiology of generalized bilaterally synchronous spike and wave discharge. Epilepsia 9 : 249-263, 1968
3) Kobayashi K, Ohtsuka Y, Oka E, et al : Primary and secondary bilateral synchrony in epilepsy : differentiation by estimation of interhemispheric small time difference during short spike-wave activity. Electroencephalogr Clin Neurophysiol 83 : 93-103, 1992
4) Marcus EM, Watson CW : Bilateral synchronous spike and wave electrographic patterns in the cat ; Interaction of bilateral cortical foci in the intact, the bilateral cortical-callosal, and adiencephalic preparation. Arch Neurol 14 : 601-610, 1966
5) Penfield WP, Jasper H : Epilepsy and the Functional Anatomy of the Human Brain. Little Brown, Boston, 1954
6) Tükel K, Jasper H : The electroencephalogram in parasagittal lesions. Electroencephalogr Clin Neurophysiol 4 : 481-494, 1952

4 異常脳波出現の周期性(184-187頁)

1) Chatrian GE, Shaw GM, Leftman H : The significance of periodic lateralized epileptiform discharges in EEG ; An electrographic, clinical and pathological study. Electroencephalogr Clin Neurophysiol 17 : 177-193, 1964
2) Cobb WA : Evidence on the periodic mechanism in herpes simplex encephalitis. Electroencephalogr Clin Neurophysiol 46 : 345-350, 1979
3) de la Paz D, Brenner P : Bilateral independent periodic lateralized epileptiform discharges ; Clinical significance. Arch Neurol 38 : 713-715, 1981
4) Erkulvrawatr S : Occurrence, evaluation and prognosis of periodic lateralized epileptiform discharges in EEG. Clin Electroencephalogr 8 : 89-99, 1977
5) 黒岩義之, 東儀英夫, Celesia GG : Suppression Bursts について. 臨床脳波 26 : 283-292, 1984
6) Markland ON, Daly D : Pseudoperiodic lateralized paroxysmal discharges in electroencephalogram. Neurology 21 : 975-981, 1971
7) Silbert PL, Radhakrishnan K, Sharbrough FW, et al : Ipsilateral independent periodic lateralized epileptiform discharges. Electroencephalogr Clin Neurophysiol 98 : 223-226, 1996
8) 寺尾 章, 安田 雄 : 周期性片側性てんかん様放電患者の脳波. 臨床脳波 23 : 556-564, 1981
9) 梅崎博敏 : 周期性異常波. 神経内科 9 : 538-546, 1978
10) 山尾 哲, 相井平八郎, 秋口一郎, 他 : 周期性片側性てんかん様放電のCTと病理. 臨床脳波 23 : 545-555, 1981

5 脳波異常判定の基準(187-189頁)

1) Binnie CD, Batchelor BG, Bowring PA, et al : Computer-assisted interpretation of clinical EEGs.

Electroencephalogr Clin Neurophysiol 44:575-585, 1978
2) Gotman J, Gloor P, Ray WF: A quantitative comparison of traditional reading of the EEG and interpretation of computer-extracted features in patients with supratentorial brain lesions. Electroencephalogr Clin Neurophysiol 38:623-639, 1975
3) Houfek EE, Ellingson RJ: On the reliability of clinical EEG interpretation. J Nerv Ment Dis 128:425-437, 1959
4) 加藤昌明,杉浦雅人,森岩 基,他:波形認識法を用いた脳波定量分析の臨床応用に関する研究(第2報)—視察判定と自動判定の比較.脳波と筋電図 17:235-247, 1987
5) Matoušek M, Petersén I: Automatic evaluation of EEG background activity by means of age-dependent EEG quotients. Electroencephalogr Clin Neurophysiol 35:603-612, 1973
6) 松浦雅人,大久保善朗,上杉秀二,他:波形認識法を用いた脳波定量分析の臨床応用に関する研究(第1報)—脳波基礎活動自動判定のための年齢別正常値の設定と分析装置の作製について.臨床精神医学 15:1565-1577, 1986
7) 宮坂松衛,福沢 等:プリンシパル臨床脳波.改訂2版, p113, 日本医事新報社, 1986
8) Rose SW, Penry JK, White BB, et al: Reliability and validity of visual EEG assessment in third grade children. Clin Electroencephalogr 4:197-205, 1973
9) Schwab RS: Electroencephalography in Clinical Practice. WB Saunders, Philadelphia, 1951

第 6 章

脳波所見

　脳波所見の判読と記載は，臨床脳波検査の最終段階である．脳波を判読するためには，脳波像を正確に客観的に観察することが第一であるが，しかし，臨床における脳波検査の目的に沿うためには，脳波所見をただ客観的に記載すれば事足りるわけではなく，脳波所見がその被検者にとってどのような意義をもつか，それが患者の臨床診断あるいは治療のためにどう役立つかということまで，ある程度言及できなければならない．

　したがって，臨床脳波検査を有効に行うためには，まず脳波検査の目的をはっきりと認識し，その目的に役立つ記録を得るように検査を行う必要がある．このためには，脳波室係の医師が，検査を依頼してきた医師の患者に関する報告に基づいて，検査上注意すべき点や賦活法などについて，検査を実施する脳波検査技術者にあらかじめ指示を与えるようにすることが望ましい．

　また正確な判読を行うためには，脳波記録時の被検者の状態を知ることが必要で，このためには実際に記録を行った脳波検査技術者の観察が記載されていなければならない．問題がある症例については，医師が記録時の精神状態やその他の臨床症状を直接に観察することが望ましい．

第 1 節　脳波検査の依頼

　ふつうの病院では，脳波検査を脳波検査室に依頼するさいに，被検者の臨床診断や症状，検査目的などを記載する脳波検査依頼書（EEG requestion card）を使用している．

　依頼書の形式は，検査室の特異性や疾患頻度によって重点のおきかたが多少異なるから，各検査室の実状に則した形式の依頼書を作るのがよい．脳波検査依頼書は，いわば被検者の臨床病歴の要約であり，脳波検査室にとっては，後に記録を整理したり，研究目的に使用したりするときの貴重な資料であるから，保管しやすいものがよい．カードあるいはパンチカードの一面を依頼書に使用し，その裏面を脳波所見の記載用にあて，これを脳波検査室に保管するのも便利であるが（図 6-1），依頼書を別個に整理してもよい．

　依頼書はできるだけ詳しいことが望ましいが，あまりに煩雑であると依頼医が記録を怠ることが多く，かえって役に立たないから，むしろ簡潔なものを作り最小限度の項目について記入の確実を期するほうがよい．図 6-1 の依頼書では，検査目的の項や希望事項の項があるので，依頼医の希望や意向を知るうえできわめて便利である．

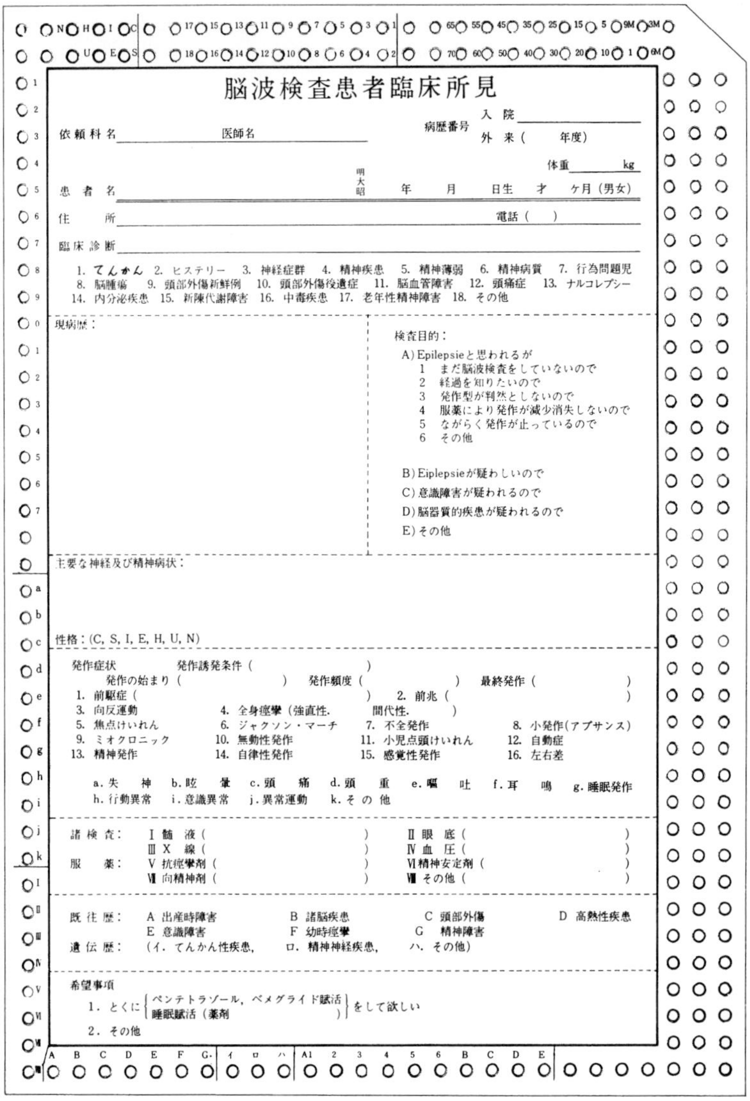

第6章 脳波所見

図6-1 脳波検査依頼書の一例(パンチカードの1面を利用したもの)(鳥取大学神経精神科)

第2節　脳波検査技術者の報告書

　臨床検査が中央化されるにつれて，多くの臨床脳波検査室では，検査技術者が一定の術式に従って脳波検査を行い，医師が後でまとめて記録を判読することが多くなってきている．脳波所見は，記録時の被検者の精神状態，服薬，その他の条件によって著しく変化するから，記録時の被検者の状態を正確に知るために，検査技術者に記録時の被検者の状態を記載する簡単な報告を記入させるようにしているところが多い．

　図6-2はその一例で，東北大学病院検査部生理検

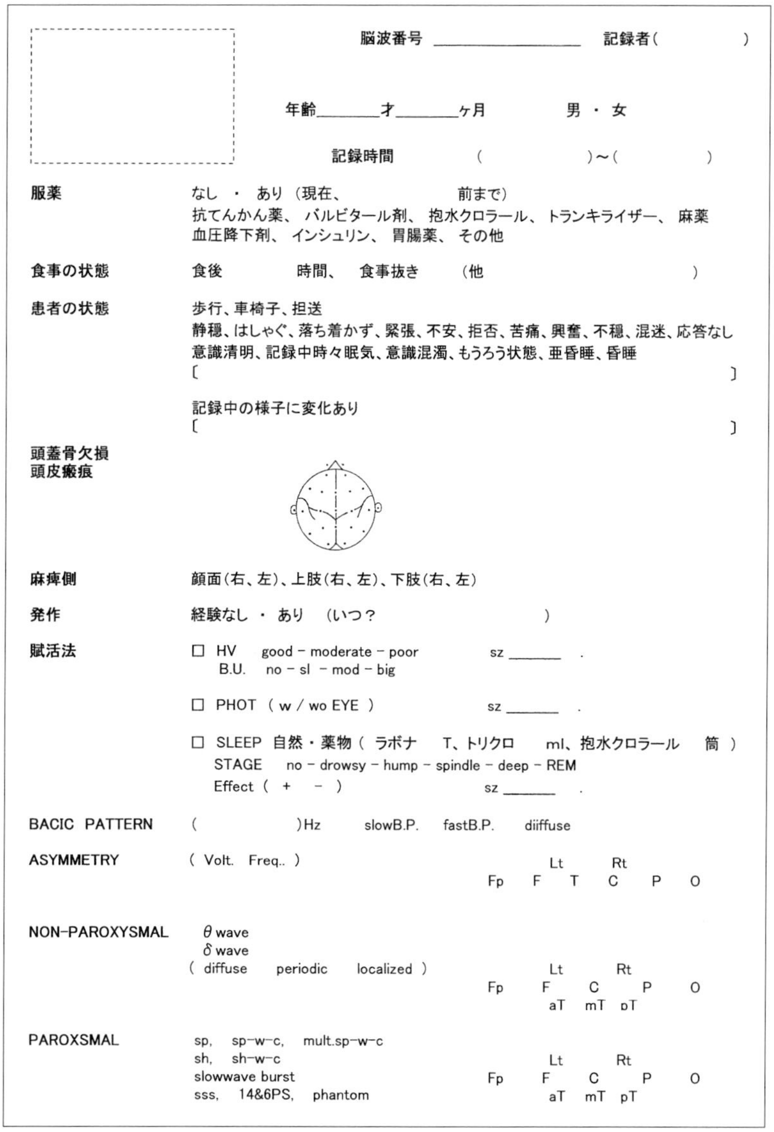

脳波番号 ________　記録者（　　　）

年齢____才____ヶ月　男・女

記録時間　（　　　）～（　　　）

服薬　なし・あり（現在、　　　前まで）
抗てんかん薬、バルビタール剤、抱水クロラール、トランキライザー、麻薬
血圧降下剤、インシュリン、胃腸薬、その他

食事の状態　食後　　時間、食事抜き　（他　　　）

患者の状態　歩行、車椅子、担送
静穏、はしゃぐ、落ち着かず、緊張、不安、拒否、苦痛、興奮、不穏、混迷、応答なし
意識清明、記録中時々眠気、意識混濁、もうろう状態、亜昏睡、昏睡
〔　　　〕
記録中の様子に変化あり
〔　　　〕

頭蓋骨欠損
頭皮瘢痕

麻痺側　顔面（右、左）、上肢（右、左）、下肢（右、左）

発作　経験なし・あり（いつ？　　　）

賦活法　□ HV　good - moderate - poor　sz ______ .
B.U.　no - sl - mod - big
□ PHOT（w / wo EYE）　sz ______ .
□ SLEEP　自然・薬物（ラボナ　T、トリクロ　ml、抱水クロラール　筒）
STAGE　no - drowsy - hump - spindle - deep - REM
Effect（ +　- ）　sz ______ .

BACIC PATTERN　（　　）Hz　slowB.P.　fastB.P.　diiffuse

ASYMMETRY　（ Volt.　Freq.. ）　Lt　Rt　Fp　F　T　C　P　O

NON-PAROXYSMAL　θ wave　δ wave　（ diffuse　periodic　localized ）　Lt　Rt　Fp　F　C　P　O　aT　mT　pT

PAROXSMAL　sp,　sp-w-c,　mult.sp-w-c　sh,　sh-w-c　slowwave burst　sss,　14&6PS,　phantom　Lt　Rt　Fp　F　C　P　O　aT　mT　pT

図 6-2　脳波検査技術者の報告書（東北大学検査部）

査室で使用しているものである．これには，服薬，食事，記録施行時刻，患者の状態，賦活法など記録時の被検者の諸条件のほか，記録中に検査技術者が観察した脳波所見のごく概要を記入するようになっている．もちろん最終的な脳波の判読は医師である脳波判読医が行うが，検査技術者にこのような報告をつけさせることは，彼らに仕事についての張り合いと興味をもたせ，より注意深く記録を行わせるうえで役立つ（Schwab[4]）．検査技術者用の報告用紙は，病歴にとじこんでもよいし，脳波記録の表に貼りつけてもよい．脳波記録保管用封筒の一部に，上記のようないくつかの事項を印刷しておいて，検査者がそれをチェックするようにしてもよい．しかし検査技術者用の予備的報告書がなくても，検査時の被検者の意識状態や，体動，瞬目の有無，過呼吸施行が十分であったかどうかなどをその時どきに脳波記録紙に直接書きつけておけば，支障なく脳波を判読することができる．

第3節　脳波の判読と所見の記載

1 脳波所見の記載書（報告書）と記載法

　脳波所見の記載書あるいは報告書には，パンチカード，ふつうのカード，帳簿式のものなどがある．記載書には，ふつう個々の細かい所見を記入，整理する欄と，全体的印象ないし総合判定を具体的に記載する欄との2つの部分がある．

　脳波所見の記載は，以下のように分けられる．

1．覚醒安静時の基礎律動ないし背景脳波（background activity）の性状についての記載

　アルファ波の有無，周波数，振幅，出現頻度，連続度，開閉眼による減衰の良否，頭蓋上の分布など．速波あるいは徐波についても同様な記載を行う．基礎律動全体の規則性，左右差の有無，年齢を考慮したうえでの徐波化傾向の有無，入眠傾向の有無，安静時脳波における睡眠脳波の出現率なども，必要に応じて記載する．

　記録時の被検者の状態も，とくに検査に非協力的であったり，不穏であったり，意識障害が認められたりするときには記載する．特別のことがなくても，被検者が安静で協力的であったことをまず記載するようにすすめる人もある．

2．異常波の記載

　異常波の種類，出現様式（散発的，律動的，持続的など），その局在部位（広汎性，一側性，局在性，焦点性など）などについて記載する（第5章「異常脳波」155参照）．異常脳波が覚醒安静時から出現している場合には，その旨を記載し，賦活によって発生するときには，賦活の項に記載する．

3．賦活法の効果の記載

　まずルーチンの検査で行う過呼吸の影響を述べる．過呼吸による換気の良否を記し，異常波が出現したときには，過呼吸何分目に出現したかを記載する．その他の賦活法を行ったときには，その結果を記載する．

4．総合判定

　これは脳波所見の冒頭に記載してもよい．脳波所見の判定は，できれば安静時所見の判定，過呼吸時所見の判定，その他の賦活法による所見の判定，それらを総合した最終的判定がそれぞれ記載されているのが便利である．安静時，過呼吸時などの所見の判定は，それぞれの所見を記載するときに同時に織りこんでもよい．

　総合判定は，
① 正常
② 境界線（borderline）
③ 異常
　(a) 軽度異常（mildly abnormal）
　(b) 中等度異常（moderately abnormal）
　(c) 高度異常（severely abnormal）

に分けられるが，各段階への分類はかならずしも容易ではない．境界線脳波（borderline EEG）は，正常と異常との中間に位する脳波で，正常範囲からは外れているが，はっきり異常とは断言できず，判定に苦しむような脳波所見を示すものである．脳波を判読するものは，境界線という判定をむやみに下すことは慎まねばならないが，経験を積んだ脳波判読医でも境界線という判定をつけるよりほかはない脳波像が存在することは事実である．またこのような境界領域が存在することは生物学の常識から考えてもむしろ当然のことといえよう．しかしこのような場合には，時をおいて検査を反復するなり，賦活法を併用するなりして，所見の再検討に努める必要がある．

　脳波の視察的判定（正常，異常，境界線など）が判定者間でどの程度一致するか，どのような特徴をもつ脳波が境界線と判定されやすいか，視察判定とコンピュータによる自動判定がどの程度一致するか，などについては，「脳波異常判定の基準」（187頁）に詳しく述べた．

たるもので，しいてこのような読み方をする必要はないと述べている．相関的な読み方をすれば，脳波所見だけではできない所見の意味づけが可能になる．たとえば，15章(384頁)にあげた，基礎律動の振幅に軽度の左右差がある硬膜下血腫の例においては，脳波所見だけでは病変が振幅の大きい側にあるのか小さい側にあるのかを決定しがたいが，臨床症状を参照すれば，左右差が振幅の病的低下によるものか病的増大によるものかを判定することができる．

4　脳波所見記載の要領

　脳波所見を記載するさいに，実際にはどのような点に注意すべきかを説明して，Schwab[4](1951)は，脳波判読者が作成する脳波所見記載書のうち，好ましくない内容をもつものを次の5種類に分けている．
　その第1の型は，最も短いもので，「脳波は正常」とか「脳波は異常」とかいうものである．これだけで事足りる場合もあろうが，もっと詳しい所見を知りたいとおもう依頼医にとっては，不満足な報告書である．
　第2の型は，まったく記述的なものである．たとえば「両側とも振幅は30〜50μVの間にある．前頭部の波は18〜20Hzの周波数で，後頭部は9〜10Hz前後である．これより遅い波はどの導出にもみられない．3分の過呼吸の間にも，周波数および振幅の変化は起こらなかった」といったもので，脳波計が記録したとおりのものを記述するだけで，臨床的な判読を依頼医に任せてしまうものである．脳波に精通した医師以外の依頼医は，このような報告を受け取っても，その所見を患者の診療に役立てることはできまい．
　第3の型は，不確実な「日和見的な」記載である．このような報告書は，ふつう脳波に未熟な人，誤りをおそれる人，人に言質をとられるのがいやな人などが書く．たとえば「前頭部の脳波はほとんど正常であるが，まったく正常とはいえない．異常かどうかわからない波が頭頂部，側頭部および後頭部にみられるが，それは正常範囲にきわめて近く，あちこちにみられる疑わしい波もおそらく特別の意味をもつものではない．この脳波はほぼ正常あるいは境界線上という分類に入る」といったものである．しかし，まさにこのとおりで，経験を積んだ判読者でもこのように記載するほかないような脳波もありうる．一般にこのような曖昧な報告書は，臨床の役には立たない．
　第4の型は，統計的なものである．たとえば，「脳波は前頭部では正常で，側頭部では両側とも軽度に異常であり，過呼吸2分目から若干の徐波がみられた．頭部損傷を受けた人がこのような脳波を示した場合，統計的にはその70%に器質的な損傷が存在する．この種の脳波が41歳の成人にみられるさいには，ある程度けいれんを起こしやすい傾向があることを示す」などという記載である．この種の統計的な記述だけで，その患者自身の臨床症状との相関についての意見の記載がないならば，一般の医師を退屈させるだけで，臨床的に役立つ脳波所見報告書とはいえない．
　第5の型は，患者の治療方針を指導するように心がけて書いた報告書である．一例をあげると，「脳波には両側性に1〜2秒続く3Hz spike and waveが突発性に出現し，過呼吸によりその持続時間が10〜12秒に増加した．これは欠神発作てんかんに定型的な所見である．患者は現在フェノバルビタールを服用しているが，欠神発作には不適当な薬であるから，そのかわりにトリメタジオン300mgを1日4回投与すべきである」といったものである．このように脳波の判読者が依頼医に頼まれもせぬ処方の要求までをすることは，依頼医を傷つけ侮辱するものといえる．

　結局脳波は臨床検査の1つであるから，依頼医に役立つように，正確なそして親切な報告を書く必要があるが，その記載にあたっては，あくまで臨床検査の結果報告という分を越えないように注意する必要がある．比較的中正な脳波所見の記載としては，本章のはじめに述べたような各項目について，順次簡潔に記述していくのがよい．

5　脳波記録の整理と保管

　脳波の記録には，1人あたり数十頁ないし100頁余の大判の記録用紙が必要であるから，1〜2年たつうちには，脳波記録の整理のしかたや保存の場所が問題になってくる．山積する脳波記録の保管をどうするかは，各臨床脳波検査室でも最も頭を悩ます問題の1つである．
　整理方法には，①脳波所見記載書だけを残して，記録そのものは廃棄する．②重要な記録だけを選んで保存する．③記録のうち重要な部分数頁だけを切りとって整理，保管する．④記録全体を丈夫な封筒に入れるなどして，整理棚に整理保管する．⑤記録全体を16mmフィルムに複写して，記録そのものは廃棄する，⑥脳波をインク書き記録しながら同時に光ディスク[3]に入れて保存し，必要なときに再生する，などのいくつかの方法が考えられる．

記録をすべて廃棄してしまうと，後に再検査した記録と細部を比較したり，今まで注目されていなかった波をあらたに検討しようとするときなどに不便である．重要な部分だけを切りとって保存する方法は，脳波記録の保存に広い場所をとるのを避けることはでき，多少の手間をいとわなければ特別の経費を必要としない利点があるが，後で記録を利用するさいにかなり制限を受ける．

デジタル脳波計の普及に伴い，日本臨床神経生理学会のペーパーレス脳波計検討委員会では2000年に「ペーパーレス脳波計の性能と使用基準2000」を制定している(2000)[2]．その中の「電子媒体への記録と再生」で，医用データの電子保存媒体は磁気ディスクや光磁気ディスクなどが装備されているが，急速な技術革新の中で長期的に同じ媒体が使用されることは考えにくいことから，長期間の保存を希望する施設は新たな電子媒体へのコピーが必要としている．さらに保存されたデータに関して，各メーカー間で互換性がないために，データのファイル形式(フォーマット)が公開されている装置を使用することが望ましいとしている．

その後，電子保存媒体は光磁気ディスクから，DVD，ブルーレイディスクと新たな電子媒体が開発されている．ブルーレイディスクは，DVDに比べ約5倍の記録容量をもち，1層が25GBと格段に大きくなっている．そのため，現在では，脳波検査の保存はディスク保存が一般的となり，記録紙での保存場所の必要性はなくなっている．しかしながら，保存されたデータに関してはその後も各メーカー間で互換性はなく，共通のフォーマットを定めることが今後の課題として残されている．

文献

1) 川名ふさ江，白井康之，石山陽事，他：脳波所見報告書のコンピュータ化とその文章表現の実用性に関する検討．脳波と筋電図 20：316-324，1992
2) 日本臨床神経生理学会，ペーパーレス脳波計検討委員会：ペーパーレス脳波計の性能と使用基準2000．臨床神経生理学 28：270-276，2000
3) 斉藤陽一：光ディスクによる原脳波データベースと臨床脳波検査自動化への応用．臨床検査 33：50-60，1989
4) Schwab RS：Electroencephalography in Clinical Practice. W.B. Saunders, Philadelphia, 1951

第 7 章

臨床脳波検査室

　臨床脳波検査室の運営には，脳波の記録を行う検査技術者(technician, technologist)と，記録された脳波を判読する脳波判読医(electroencephalographer)あるいは臨床神経生理学者(clinical neurophysiologist)が必要である．脳波検査室を能率的に運営するためには，有能な検査技術者と脳波判読医が密接に協力することが大切である．国際脳波学会連合では，脳波および臨床神経生理学に従事する人員の補充や訓練の問題についての委員会を設け，その一応の結論を1957年に発表している[2]ので，それを参照しながら，この方面の問題に簡単にふれておく．

1 構成人員の種類

1 検査技術者

　脳波検査技術者は，脳波の記録および被検者の世話と観察，脳波所見記載の準備，脳波記録の整理，保存などを行う．また検査技術者は，脳波計やその他の付属機器を維持し，簡単な調整などを行うほか，検査のさいの技術的欠陥や故障の原因を容易に判断できる必要がある．

　事情によっては，年齢，経験，学識などによって検査技術者の段階づけを行ってもよいし，公式の試験を行えばこのような傾向を助長することができる．

2 脳波判読医あるいは臨床神経生理学者

　これは，医師あるいは医学に関係する基礎科学の学位をもつ人で，検査室の機構によって異なるが，ふつうは検査室運営の責任をもつ．脳波判読医が医師であれば検査にきた患者の医療上の責任をもつが，医師でなければ，検査室に関係した他の医師が患者の医療上の責任をもつ．医師であるなしにかかわらず，脳波判読医は，検査室で得た脳波記録が依頼医に十分役立つように検査，記載，報告をしなければならない．

　すなわち，脳波判読医あるいは臨床神経生理学者は，脳波検査の技術的方面を知悉しているだけではなく，記録した脳波を臨床症状と関係づけて判読し，依頼医にその所見のもつ臨床的意義を説明できるようでなければならない．したがって，医師の資格のない者は，とくに神経解剖学，神経病理学，神経精神医学などについての知識を習得する必要がある．

2 人員の訓練

1 検査技術者

　検査技術者の訓練は，すでに受けている自然科学の基礎的教育を補うことを原則とし，さらに神経生理学

および電子工学の理論の教授と実地の供覧を行い，できれば自分自身で実習する機会をもたせるようにする．ふつうは，訓練課程を，基礎訓練，中間期，実習の各段階に分けるのがよい．技術員の訓練を行う施設には，実習専用の装置を備えておき，実習が検査室の静かさや機能を妨げないようにするのが理想である．また，偏った独断的な訓練を受ける危険を避けるためには，いくつかの施設を順次回るのもよい方法である．こうすれば訓練を担当する人たちの負担を分散することにもなり，種々の異なった見解や手技を統合する役にも立つ．

2 脳波判読医

脳波判読医の訓練には，検査技術者のそれよりもいっそう長期間を必要とする．訓練内容は，検査技術者の訓練過程をすべて含むだけでなく，診断および実験に必要な物理学や生物学の基礎理論をも十分に習得しなければならない．臨床神経生理学者は，検査技術者が行うすべての操作を自分でもできるように習得するほか，必要に応じて各症例ごとに特殊の試験や実験を行い，その結果を判定できねばならない．訓練期間は少なくとも1年を要するが，その間にいくつかの施設を視察し，関係のある学会に出席する必要がある．

3 訓練要目

1. 検査技術者と脳波判読医に共通した要目

電気・磁気の基礎理論，実用的な応用電子工学，電子工学の特殊領域（脳波，筋電図，ポリグラフィ，賦活法を含む），記録や測定資料の分析および判読，初歩的統計的方法，基礎的神経解剖学，神経生理学，神経化学，神経病理学，臨床神経学，精神医学，心理学の初歩，健康者および疾患時における神経系活動の研究の歴史，文献，最近の理論．

2. 検査技術者の訓練

検査技術者に対しては，電子工学，統計，解剖，生理，病理，化学などは初歩的でよく，基礎的原理の説明と用語の定義程度でよい．しかし臨床神経精神医学と電気工学はかなり高い水準が必要であり，とくに，あらゆる年齢の，種々の状態にある患者とその家族を，上手に取り扱う方法に重きをおいて訓練する必要がある．

3. 脳波判読医の訓練

脳波判読医には，基礎的な問題に力を入れて訓練する必要がある．それは，臨床神経生理学者が神経系疾患の診断，治療に役立つあらゆる方法の長所と限界を知っていなければならないからである．そのほか実験

神経生理学の知識も多少もっていることが望ましい．脳波判読医あるいは臨床神経生理学者になる人は，訓練期間の最後の2～3カ月の間に簡単な研究をまとめるようにするとよい．

3 資格試験と認定

検査技術者および脳波判読医の資格試験は，行われている国とそうでない国があって，まだこれを統一的に論じる段階ではないが，いずれはどの国でも明確な資格づけと，それに応じた待遇とが確立されなければならない．現在わが国での正式の資格としては，臨床検査技師学校，医療短期大学などで3年間の課程あるいは医学部保健学科などで4年間の課程を終えた後，国家試験を受けて臨床検査技師の資格を得ることが，脳波検査技師の資格づけになっている．

4 学会認定制度

日本臨床神経生理学会では，2004年に，臨床神経生理検査および研究について質の保証と水準の向上を図るとともに，日本臨床神経生理学会の活性化を目指すために，脳波および筋電図・神経伝導検査の認定制度を導入することを制定した．認定医・認定技術師制度の書類による認定の移行措置は2008年度をもって終了し，2009年からは筆記試験による認定制度が開始されている．

認定医および認定技術師の試験分野は，それぞれ脳波分野試験(80問＝共通問題30問＋脳波専門問題50問)，筋電図・神経伝導分野試験(80問＝共通問題30問＋筋電図・神経伝導専門問題50問)の2つである．なお，共通問題30問は両分野に共通した問題として，神経生理の基礎とME問題が出題される．認定医および認定技術師とも，脳波分野試験のみ，筋電図・神経伝導分野試験のみ，あるいは両方の試験を選ぶことができる．

共通分野および脳波分野の試験範囲は，表7-1，2のとおりである．この試験範囲や受験資格などについては，日本臨床神経生理学会のホームページに掲載されているので，詳しくは，下記のアドレスで調べることができる．

日本臨床神経生理学会のホームページ：http://jscn.umin.ac.jp

5 参考書

O'Leary & Knott[1]は，1955年にアメリカ脳波判読

表7-1 「共通分野」試験範囲(認定医向け，技術師向け)

1. **脳波・筋電図検査に共通する対応と処置**
   ①検査の説明と同意，②乳幼児の取り扱い，③意識障害患者の取り扱い，④患者急変への対応(痙攣，嘔吐，欠神，疼痛など)，⑤その他(緊急検査・ベッドサイド検査など)

2. **脳波・筋電図検査に共通する神経生理学**
   ①ニューロンとシナプス，②静止膜電位と活動電位，③興奮と抑制，④末梢神経(脳神経系，体性神経系，自律神経系)，⑤神経興奮伝導のメカニズム(神経伝達物質など)，⑥大脳の構造と機能局在，⑦脳幹・小脳の構造と機能，⑧単極誘導(導出)と双極誘導(導出)の考え方，⑨遠隔電場電位と近接電場電位の考え方，⑩その他(脳波・筋電図検査に必要な神経生理学)

3. **脳波・筋電図検査に共通するME技術と安全対策**
   ①電流と電圧，②直流と交流，③差動増幅器について，④同相弁別比(CMRR)，⑤電圧増幅器の入力インピーダンスと電極接触抵抗，⑥時定数と周波数特性について，⑦定電流刺激と定電圧刺激，⑧A/D変換について，⑨サンプリング周波数と量子化精度，⑩同期加算平均の原理，⑪磁気刺激装置，⑫感染予防対策，⑬電気的安全対策(機能アース，保護アースなど)，⑭B, BF, CF形装着部機器，⑮シールドルーム，⑯その他(漏れ電流など)

表7-2 「脳波分野」試験範囲(認定医向け，技術師向け)

1. **脳波検査に関連する脳の生理と解剖**
   ①脳波の発生機序，②覚醒と睡眠機構，③生体リズム機構

2. **脳波検査**
   ①脳波波形の種類と特徴，②脳波電極の特性，③電極配置法(10/20法など)，④脳波導出法とその特徴，⑤特殊導出法(AV, BNE, SD法，頭蓋内導出法など)，⑥モンタージュ，⑦アーチファクトの鑑別と対策

3. **脳波計について**
   ①デジタル脳波計の特徴，②主要なJIS規格(フィルタ，弁別比，雑音，感度，周波数特性など)，③各種刺激装置(光，音)

4. **正常脳波(判読法を含む)**
   ①新生児(低出生体重児を含む)・乳幼児・小児・成人・高齢者の脳波像の特徴，②脳波賦活法(睡眠，光，過呼吸など)，③検査に伴う危険(光誘発発作，モヤモヤ病の過呼吸など)，④睡眠段階による脳波変化，⑤REM睡眠時の生理的変化，⑥睡眠脳波の加齢による変化，⑦脳波の生理的変化，⑧その他(正常変異波形など)

5. **臨床脳波(判読法を含む)**
   ①基礎(背景)活動の異常，②てんかん性異常波(てんかん症候群と脳波)，③てんかん性異常波と鑑別必要な波形とその意義(POSTS, Wicket spike, BETS, その他)，④発作時脳波記録の注意点，⑤脳炎脳症，意識障害と脳波，⑥脳血管障害，脳腫瘍，脳器質障害と脳波，⑦周期性放電とバースト・サプレッション・パタン，⑧その他

6. **睡眠ポリグラフィ(PSG)**
   ①終夜睡眠ポリグラム(PSG)の記録法(小児を含む)と解析法，②PSG検査に必要な各種生体現象，③簡易型無呼吸モニタ検査，④各種睡眠障害のPSGの特徴，⑤多相睡眠潜時試験(MSLT)と覚醒維持試験(MWT)，⑥その他

7. **脳死判定**
   ①記録法(記録時間，高感度記録，電極間距離，雑音レベルなど)，②脳死判定時の雑音対策，③脳死判定基準

8. **脳波分析**
   ①分析の基本(周波数分析および相関分析など)，②脳電位マッピング，③双極子追跡法の原理

9. **脳誘発電位**
   ①検出法の原理(加算平均，S/Nなど)，②SEP, AEP(ABRを含む), VEP, ERP検査法，③各種誘発電位波形の臨床的意義，④その他各誘発電位の周波数成分など

10. **画像検査とその他の機能検査**
    ①頭部CT，②頭部MRI，③fMRIの原理，④MEGの原理，⑤近赤外線スペクトログラフィの原理，⑥SPECT検査，⑦PET検査，⑧眼球運動検査(電気眼振検査など)，⑨その他(自律神経機能検査など)

医における脳波判読医資格試験に関連して脳波判読医にとって最小限度の必須知識について述べ，それぞれの項目について基礎的な参考書をあげている．

本書においては，参考書については各章の終わり(とくに1章)につけた参考文献を参照されたい．

文献

1) O'Leary JL, Knott JR : Some minimum essentials for clinical electroencephalographers. Electroencepha-

logr Clin Neurophysiol 7 : 293-298, 1955
2) Report of the committee on the status, recruitment and training of students in electroencephalography and clinical neurophysiology. Electroencephalogr Clin Neurophysiol 10 : 376-378, 1958

第 II 編

疾患編

第 8 章 てんかんの脳波	207
第 9 章 小児疾患の脳波	287
第 10 章 頭痛の脳波	311
第 11 章 睡眠障害の脳波	317
第 12 章 脳腫瘍の脳波	329
第 13 章 脳血管障害・循環障害の脳波	345
第 14 章 脳炎症性疾患の脳波	363
第 15 章 頭部外傷の脳波	375
第 16 章 脳器質性疾患の脳波	393
第 17 章 内分泌障害・代謝障害の脳波	423
第 18 章 精神疾患の脳波	445

第 8 章

てんかんの脳波

　てんかんの研究は，臨床脳波学における中心課題の1つであり，また脳波が最も威力を発揮するのもてんかんの領域である．歴史的にみても，ヒトの脳波の発見者とされている Berger[1] (1929) がすでに，てんかん患者の脳波には異常な徐波が多いこと，大発作のある患者は異常な速波を示すことを記載している．ついで Gibbs ら[6] (1935) が，てんかん"小発作"のさいに 3 Hz spike and wave が出現することを発見し，てんかんの臨床発作型と脳波像の間に特殊な関係が存在する可能性を示唆した．それ以来，臨床脳波学は，てんかんの脳波学とともに発展してきたといっても過言ではない．

第 1 節　てんかん および てんかん発作の分類

　てんかんの脳波を理解し判読するためには，まずてんかんおよびてんかん発作の分類についての知識をもつ必要がある．このさい「てんかん」と「てんかん発作」とは区別しておく必要がある．てんかんは慢性にてんかん発作を反復する「脳障害」であり，その症状はてんかん発作だけではなく，パーソナリティ変化，知能障害，精神症状などがみられることもある．

1　てんかんの概念

　世界保健機関（WHO）の定義によると，「てんかんは，種々の病因によって起こる慢性の脳障害（a chronic brain disorder）で，大脳ニューロンの過剰な発射の結果起こる反復性発作（てんかん発作）を主徴とし，これに種々の臨床症状および検査所見を伴うもの」である．

　また，国際抗てんかん連盟（International League Against Epilepsy：ILAE）ならびに国際てんかん協会によると，てんかん発作は「脳の異常に過剰ないし同期的なニューロン活動による一過性の徴候・症状」と定義され，一方，てんかんは「てんかん発作を引き起こす持続性素因と，それによる神経生物学的，認知的，心理学的，社会的な結果とによって特徴づけられる脳障害で，少なくとも1回以上の発作を示す」と定義されている（Fisher ら[5]，2005）．

　てんかんを1つの独立した疾患と考えるか，種々の異なった原因で生じうる症候群と考えるかについては，古くから論議がある．

　　たとえば従来てんかんは病因によって，
（1）本態性てんかん（idiopathic epilepsy）
　　真性てんかん（genuine epilepsy）
（2）症候性てんかん（広義）（symptomatic epilepsy）
　（a）症候性てんかん（狭義）

(b) 残遺てんかん(residual epilepsy)

のように分類されてきた．本態性てんかんと症候性てんかんの出現率はおよそ3：1である．本態性てんかんは原因不明で遺伝素因が関与すると考えられるものである．広義の症候性てんかんは，既知の脳疾患によっててんかん発作を生じるもので，そのうち狭義の症候性てんかんは，脳腫瘍，脳炎など現在進行中の脳疾患や低血糖，尿毒症その他の全身代謝疾患があり，その結果発作が起こるものをいう．残遺てんかんは，過去に罹患した周生期脳障害や生後の脳炎・外傷などがすでに治癒した後に，脳の瘢痕などが原因になっててんかん発作を生じるものである．しかし現在進行中の脳疾患の症状としてのけいれん発作などをすべて症候性てんかんとすると，てんかんの概念が広くなりすぎるので，狭義の症候性てんかんはてんかんには含めず，残遺てんかんだけをてんかんとする考え方もある．このようにすれば，てんかんは発作を「慢性に反復する」脳障害である，という意味がいっそう明確になる．

しかし，最近のてんかんの国際分類では，症候性てんかんという用語は広義に使用されている．

2 てんかんおよびてんかん発作の分類

1 歴史と従来の分類

1. Jackson の分類

てんかん発作の発生機序についての近代的な考え方は，英国の神経学者Jackson[8] (1864) に始まる．彼はまだ脳波が発見されない時代に神経学的観察に基づいて，「てんかんとは脳の灰白質にときどき突発的に起こる，過剰で急速で限局性の発射(discharge)である」と定義し，発射の発現部位やその神経系内での広がり方によって，さまざまな臨床発作形態が出現すると考えた．つまりてんかんは，「発射性損傷(discharging lesions)」であり，この発射性損傷は，てんかん発作の始発点，すなわち焦点(focus)である．彼によればすべてのてんかん発作は焦点性てんかん発作(focal epilepsy)であり，てんかん原焦点(epileptogenic focus)が脳のどの部位にあるか，原発部位の発射がほかの脳部位にどのように広がるかなどによって，発作の症状が規定される．彼は欠神発作や大発作も一種の焦点性てんかんであり，その焦点は当時意識の最高中枢部位と考えられた前頭葉にあると想定し，欠神発作と大発作との相違は単に同一焦点部位に始発する発射(discharge)の強さの差によるものと考えた．

2. Lennox の分類

Gibbsら[6] (1935) は，てんかん小発作患者の発作時に両側同期性の3 Hz spike and wave がみられることを発見し，この脳波所見を基礎として「てんかん小発作(petit mal)」なる臨床概念を提唱し，3 per second spike and wave を小発作波型(petit mal pattern)と名づけた．その後，Gibbsらは，てんかんの発作時における異常脳波を重視し，一定の発作性異常脳波に，一定の臨床発作型を対応させたてんかん発作の分類を提唱した．しかし，実際にはある一定の脳波波形にかならずしも同一の臨床発作が伴うとはかぎらないので，その後 Lennox は，てんかんとは突発性脳律動異常(paroxysmal cerebral dysrhythmia)として表現される脳障害であると総括し，脳波の面ではほぼ Gibbs らの考え方によっているが，臨床症状に重点をおいたてんかん発作の分類を提唱した．この分類は，最近国際分類が普及するまで臨床的に広く用いられてきた．

3. Penfield, Jasper らの分類

Penfield, Jasper らも，脳生理学的研究や豊富な脳外科手術経験に基づいて，てんかん患者の多くは皮質の一部に局在したてんかん原焦点(epileptogenic focus)を有することを示し，てんかんの大部分を焦点発作として理解しようとする Jackson の考えを裏づけた．彼らは，このような発作を焦点発作とし，てんかん原焦点の位置がはっきりしない欠神発作や全身けいれん発作を，中心脳発作(centrencephalic seizure)と呼んだ．彼らのてんかん発作の分類は，次に述べる現在の国際分類の基礎となった．

4. Janz らの分類

Janzらのてんかんの分類はやや特異であって，小発作群(kleine Anfällen)と大発作群(grosse Anfällen)とからなる．小発作群は，発作の臨床形態(倒れる方向など)によって分類される．

大発作群は，発作が夜間睡眠中に起こるか，主に朝の覚醒時に起こるか，時間に関係なく起こるかによって，(a) Nacht(Schlaf)-Epilepsien，(b) Aufwach-Epilepsien，(c) Diffuse Epilepsien に分けられる．

Schlafepilepsie と Aufwachepilepsie との脳波像を比較すると，前者では覚醒時正常脳波を示すものが半数以上，後者では全般性の律動異常を示すものが多く，過呼吸に対しては前者よりも後者のほうが過敏である．また，Schlafepilepsie では睡眠期には覚醒時の10倍近くに異常波が出現し，突発異常波が深い睡眠期に出現するが，Aufwachepilepsie では浅眠期に異常波が出現することが多く，異常脳波出現率は睡眠と覚醒期で大差はないという．

表8-1　てんかんおよびてんかん症候群の国際分類(1989)

International Classification of Epilepsies and Epileptic Syndromes
1. Localization-related (focal, local, partial) epilepsies and syndromes
　　（局在関連性てんかんおよびてんかん症候群）
　　1.1　Idiopathic (with age-related onset)（特発性）
　　　　・Benign childhood epilepsy with centrotemporal spike（中心・側頭部に棘波をもつ良性小児てんかん）
　　　　・Childhood epilepsy with occipital paroxysms（後頭部に突発波をもつ小児てんかん）
　　　　・Primary reading epilepsy（原発読書てんかん）
　　1.2　Symptomatic（症候性）(Appendix Ⅰ)（付表a）
　　　　・Temporal lobe epilepsies（側頭葉てんかん）
　　　　・Frontal lobe epilepsies（前頭葉てんかん）
　　　　・Parietal lobe epilepsies（頭頂葉てんかん）
　　　　・Occipital lobe epilepsies（後頭葉てんかん）
　　　　・Chronic progressive epilepsia partialis continua of childhood（Kojevnikov's syndrome）
　　　　　（小児期の慢性進行性持続性部分てんかん）（コシェフニコフ症候群）
　　　　・Syndromes characterized by seizures with specific modes of precipitation
　　　　　（特殊な様式で誘発される発作によって特徴づけられる症候群）
　　1.3　Cryptogenic（潜因性）
　　　　　発作型（てんかん発作国際分類参照），臨床特徴，病因，解剖学的局在により定義される
2. Generalized epilepsies and syndromes（全般性てんかんおよびてんかん症候群）
　　2.1　Idiopathic (with age-related onset-listed in order of age)（特発性）
　　　　・Benign neonatal familial convulsions（良性家族性新生児けいれん）
　　　　・Benign neonatal convulsions（良性新生児けいれん）
　　　　・Benign myoclonic epilepsy in infancy（乳児良性ミオクロニーてんかん）
　　　　・Childhood absence epilepsy (pyknolepsy)（小児欠神てんかん）（ピクノレプシー）
　　　　・Juvenile absence epilepsy（若年欠神てんかん）
　　　　・Juvenile myoclonic epilepsy (impulsive petit mal)（若年ミオクロニーてんかん）（衝撃小発作）
　　　　・Epilepsy with grand mal seizures (GTCS) on awakening（覚醒時大発作てんかん）
　　　　・Other generalized idiopathic epilepsies not defined above（上記以外の全般性特発てんかん）
　　　　・Epilepsies with seizures precipitated by specific modes of activation (Appendix Ⅱ)
　　　　　（特殊な賦活法で誘発される発作をもつてんかん）（付表Ⅱ）
　　2.2　Cryptogenic or symptomatic (in order of age)（潜因性あるいは症候性）
　　　　・West syndrome (infantile spasms, Blitz-Nick-Salaam Krämpfe
　　　　　（ウエスト症候群）（乳児けいれん，電撃-点頭-礼拝けいれん）
　　　　・Lennox-Gastaut syndrome（レンノックス-ガストー症候群）
　　　　・Epilepsy with myoclonic-astatic seizures（ミオクロニー・失立発作てんかん）
　　　　・Epilepsy with myoclonic absences（ミオクロニー欠神てんかん）
　　2.3　Symptomatic（症候性）
　　　　2.3.1　Nonspecific etiology（非特異性病因）
　　　　・Early myoclonic encephalopathy（早期ミオクロニー脳症）
　　　　・Early infantile epileptic encephalopathy with suppression burst
　　　　　（サプレッションバーストを伴う早期乳児てんかん脳症）
　　　　・Other symptomatic generalized epilepsies not defined above（上記以外の症候性全般てんかん）
　　　　2.3.2　Specific syndromes（特異性症候群）
　　　　　A.　Epileptic seizures may complicate many disease states（種々の疾病にてんかん発作が合併する場合）
　　　　　　Under this heading are included diseases in which seizures are a presenting or predominant feature
　　　　　　（これには発作が病像の目立った主要な部分を占める疾患が含まれる）
3. Epilepsies and syndromes undetermined whether focal or generalized
　　（焦点性か全般性か決定できないてんかんおよびてんかん症候群）
　　3.1　With both generalized and focal seizures（全般性および焦点性発作の両方をもつもの）
　　　　・Neonatal seizures（新生児発作）

- Severe myoclonic epilepsy in infancy（乳児の重症ミオクロニーてんかん）
- Epilepsy with continuous spike-waves during slow wave sleep（徐波睡眠期に持続性棘・徐波を示すてんかん）
- Acquired epileptic aphasia（Landau-Kleffner syndrome）（獲得性てんかん性失語）（ランドー-クレフナー症候群）
- Other undetermined epilepsies not defined above（上記以外の決定できないてんかん）

3.2　Without unequivocal generalized or focal features（全般性あるいは焦点性のいずれの特徴も欠くてんかん）
〔発作型は全般強直間代けいれんであるが，臨床発作像，脳波所見のいずれからも，全般性か局所関連性かを決めがたい場合，たとえば睡眠時大発作(sleep grand mal)がこれに属する〕

4. **Special syndromes（特殊症候群）**

4.1　Situation-related seizures（*Gelegenheitsanfälle*）（状況関連性発作）（機会性発作）
- Febrile convulsions（熱性けいれん）
- Isolated seizures or isolated status epilepticus（孤立性発作あるいは孤立性てんかん重積症）
- Seizures occurring only when there is an acute metabolic or toxic event due to factors such as alcohol, drugs, eclampsia, nonketotic hyperglycemia（アルコール，薬物，子癇，非ケトン性過血糖などのような要因による急性代謝性あるいは中毒性の出来事のときだけに起こる発作）

表8-2　てんかん発作の国際分類（1981年案）

I．Partial（Focal, Local）Seizures（部分発作）
A．Simple Partial Seizures（単純部分発作）
　1．With motor signs（運動症状を示すもの）
　　（a）Focal motor without march（マーチを示さない焦点運動発作）
　　（b）Jacksonian（ジャクソン発作）
　　（c）Versive（generally contraversive）（回転発作）（ふつうは向反発作）
　　（d）Postural（姿勢発作）
　　（e）Phonatory（vocalization or arrest of speech）（音声発作）（発声あるいはspeechの停止）
　2．With somatosensory or special-sensory symptoms (simple hallucinations, e.g., tingling, light flashes, buzzing)（体性感覚症状あるいは特殊感覚症状を示すもの）（単純な幻覚，たとえば，ひりひりする痛み，閃光，ぶんぶんいう音）
　　（a）Somatosensory（体性感覚発作）
　　（b）Visual（視覚発作）
　　（c）Auditory（聴覚発作）
　　（d）Olfactory（嗅覚発作）
　　（e）Gustatory（味覚発作）
　　（f）Vertiginous（眩暈発作）
　3．With autonomic symptoms or signs
　　（including epigastric sensation, pallor, sweating, flushing, piloerection and pupillary dilatation）
　　（自律神経症状を示すもの）（上腹部異常感覚，顔面蒼白，発汗，紅潮，立毛，散瞳などを含む）
　4．With psychic symptoms（disturbance of higher cerebral function）（精神症状を示すもの）（高次大脳機能の障害）．These symptoms rarely occur without impairment of consciousness and are much more commonly experienced as complex partial seizures（これらの症状はまれには意識障害なしに出現するが，複雑部分発作として体験されることがはるかに多い）
　　（a）Dysphasic（言語障害発作）
　　（b）Dysmnesic（e.g. déjà-vu）（記憶障害発作）（たとえば既視体験）
　　（c）Cognitive（e.g. dreamy states, distortion of time sense）（認知発作）（たとえば夢幻状態，時間感覚変化）
　　（d）Affective（fear, anger, etc.）（感情発作）（恐怖，怒りなど）
　　（e）Illusions（e.g. macropsia）（錯覚）（たとえば巨視）
　　（f）Structured hallucinations（e.g. music, scenes）（構造をもつ幻覚）（たとえば音楽，情景）
B．Complex Partial Seizures（複雑部分発作）
　1．Simple partial onset followed by impairment of consciousness
　　（単純部分発作で始まり続いて意識障害が起こるもの）
　　（a）With simple partial features（A1-A4）followed by impaired consciousness

    (単純部分発作〔A1-A4〕に続いて意識障害が起こるもの)
    (b) With automatisms(自動症をもつもの)
  2. With impairment of consciousness at onset(発作の起始に意識障害を示すもの)
    (a) With impairment of consciousness only(意識障害だけを示すもの)
    (b) With automatisms(自動症を示すもの)
 C. Partial Seizures Evolving to Generalized Tonic-Clonic Seizures(GTC)
    (部分発作で全般強直間代発作〔GTC〕に発展するもの)
  1. Simple partial seizure(A)evolving to GTC(単純部分発作〔A〕)がGTC に発展するもの)
  2. Complex partial〔B〕evolving to GTC(複雑部分発作〔B〕がGTC に発展するもの)
  3. Simple partial seizures evolving to complex partial seizures evolving to GTC
    (単純部分発作から複雑部分発作,ついでGTC に発展するもの)
Ⅱ. **Generalized Seizures(Convulsive or Nonconvulsive)(全般発作)(けいれん性あるいは非けいれん性)**
 A. 1. Absence Seizures(欠神発作)
    (a) Impairment of consciousness only(意識障害だけをもつもの)
    (b) With mild clonic components(軽い間代要素をもつもの)
    (c) With atonic components(脱力要素をもつもの)
    (d) With tonic components(強直要素をもつもの)
    (e) With automatisms(自動症をもつもの)
    (f) With autonomic components(自律性要素をもつもの)
  2. Atypical Absence(非定型欠神発作)
    May have:
    (a) Changes in tone which are more pronounced than A.1(A.1 より顕著な筋緊張変化をもつもの)
    (b) Onset and/or cessation that is not abrupt(発作起始/中止が急激ではないもの)
 B. Myoclonic Seizures(ミオクロニー発作)
    Myoclonic jerks (single or multiple)(ミオクロニーけいれん)(単発または多発)
 C. Clonic seizures(間代発作)
 D. Tonic Seizures(強直発作)
 E. Tonic-clonic Seizures(強直間代発作)
 F. Atonic Seizures(脱力発作)(astatic 失立発作)
    (上記の発作の合併がおこりうる,たとえばBとF, BとD)
Ⅲ. **Unclassified Epileptic Seizures(分類不能てんかん発作)**
    資料が不適切あるいは不完全で分類できない発作,およびこれまでに記載された範疇に分類できない発作のすべてを含む.これにはいくつかの新生児期の発作,たとえば律動的眼球運動,噛む運動,水泳様運動などが含まれる.

②国際分類

国際抗てんかん連盟(ILAE)のてんかんの国際分類(てんかんおよびてんかん症候群の国際分類,1989)(表 8-1)では,てんかんをまず全般てんかん(全般発作をもつてんかん)と局在関連(部分,焦点)てんかん(部分発作あるいは焦点発作をもつてんかん)に分け,他方病因によって本態性(原発性)てんかん,症候性(続発性)てんかん,潜因性てんかんに分け,この両要因を組み合わせて,表 8-1 のように分類している.本態てんかんは遺伝素因以外には原因がみられないもので,初発が年齢依存性であることと,臨床的脳波的特徴,遺伝性病因などによって規定される.症候てんかんは中枢神経系の障害によることが明らかなもの,あるいはそれと推定されるものである.潜因性(cryptogenic)とは,症候性とおもわれるが病因が不明なものであり,年齢依存性であるが,明確な脳波・臨床的特徴をもたないことが多い.局在関連性てんかん(部分てんかん)は,部分発作をもち,これは全般化することもしないこともある.てんかん原損傷の存在を示す神経学的異常をもつことが多く,病因は多くは脳損傷であり,脳波的にも局在性の突発性あるいは非突発性異常脳波を示す.局在関連性てんかんは,従来は症候性のものとされていたが,中心・側頭部に棘波をもつ良性小

表 8-3　主なてんかん症候群(井上，2011)

1. 新生児期
   1) 良性家族性新生児発作
   2) 早期ミオクロニー脳症
   3) 大田原症候群
2. 乳児期
   1) 乳児焦点移動性部分発作
   2) West 症候群
   3) 乳児ミオクロニーてんかん
   4) 良性乳児発作
   5) ドラベ(Dravet)症候群
   6) 非進行性疾患のミオクロニー脳症
3. 小児期
   1) 早発性良性小児後頭葉てんかん(パナイオトポロス型)
   2) ミオクロニー失立発作てんかん
   3) 中心側頭葉棘波を伴う良性小児てんかん
   4) 遅発小児後頭葉てんかん(ガストー型)
   5) ミオクロニー欠神てんかん
   6) レンノックス-ガストー症候群
   7) 睡眠時持続性棘徐波(CSWS)を伴うてんかん脳症(ランドー-クレフナー症候群を含む)
   8) 小児欠神てんかん
4. 青年期
   1) 若年欠神てんかん
   2) 若年ミオクロニーてんかん
   3) 進行性ミオクローヌスてんかん
5. 年齢との関連が稀薄な症候群
   1) 常染色体優性夜間前頭葉てんかん
   2) 家族性側頭葉てんかん
   3) 海馬硬化を伴う内側側頭葉てんかん
   4) ラスムッセン(Rasmussen)症候群
   5) 視床下部過誤腫を伴う笑い発作
6. 特殊なてんかん病態
   1) ほかに特定されない症候性焦点性てんかん
   2) 全般性強直間代発作のみをもつてんかん
   3) 反射てんかん
   4) 熱性発作プラス
   5) 多様な焦点を示す家族性焦点性てんかん
7. てんかんの診断を必要としないてんかん発作を伴う病態
   1) 良性新生児発作
   2) 熱性発作

児てんかん(BECCT)のように家族性に出現する特発性のものもある.

　全般てんかんのうち，特発性全般てんかんは，全般発作をもち，脳損傷が見出されず，小児・思春期に初発し，原因不明のもので，脳波的には発作間欠期，発作時とも両側同期・対称性の突発異常波を示すものであり，従来の真性てんかんに相当するものである．潜因性あるいは症候性の全般てんかんにはウエスト症候群，レンノックス-ガストー症候群などがある．純粋に症候性の全般てんかんには脳奇形，先天代謝障害などがある．表 8-1 の 3 は局在関連性か全般性か決定できないてんかんである．表 8-1 の 4 の特殊症候群には熱性けいれん，特殊な方式で誘発されるてんかん(光過敏てんかんなど)などが含まれる．

　てんかん発作の国際分類(1981 年)(表 8-2)とてんかんおよびてんかん症候群の国際分類(1989 年)(表 8-1)で採用された二分法などに対する批判から，2001 年に ILAE の分類・用語作業部会から 1 つの対案として「てんかん発作とてんかんの診断大要(Diagnostic Scheme for People with Epileptic Seizures and with Epilepsy)」(Engel[2,3], 2001, 2003)が提案され，それらを基に新たな分類が検討されている(Engel[4], 2006)(表 8-3)[7]．日本てんかん学会ガイドラインでは，現時点での一般臨床において，1981 年のてんかん発作の国際分類と 1989 年のてんかんおよびてんかん症候群の国際分類を使用することが推奨されている(日本てんかん学会ガイドライン作成委員会報告[9])．

第2節　てんかん発作と脳波

1　部分発作

てんかん発作の国際分類案(表 8-2)の解説によると，次のとおりである．

部分発作〔partial (focal, local) seizures〕とは，最初に現れる臨床的ならびに脳波的変化が，一側あるいは両側半球の一部に限局した解剖学的あるいは機能的ニューロン系の賦活(興奮；activation)が起こっていることを示している発作である．

部分発作はまず第1に，発作中に意識が障害される(減損する)かどうかに基づいて分類される．意識が障害されないときには単純部分発作(simple partial seizures)に分類し，意識が障害されるときには複雑部分発作に分類される．複雑部分発作では意識障害が最初の臨床症状(徴候)として現れることもあり，単純部分発作が複雑部分発作に発展することもある．意識が障害された患者では，行動異常(逸脱)(自動症 automatisms)が起こる場合がある．部分発作はそれだけで終了しないで，全般性運動発作(強直発作，強直間代発作，脱力発作)に移行することがある．意識障害(impaired consciousness)とは外的刺激に正常に応答できない状態で，発作後にその間のことを想起できない(健忘)．

単純部分発作はふつう一側の大脳半球障害をもつが，複雑部分発作ではしばしば両側の半球が障害される．

部分発作は次の3群に分類される
A．単純部分発作(simple partial seizures：SPS)
B．複雑部分発作(complex partial seizures：CPS)
 1. 単純部分発作で始まり，続いて意識障害が起こるもの(simple partial onset followed by impairment of consciousness)
 2. 最初から意識障害が起こるもの(with impairment of consciousness at onset)
C．部分発作が全般強直間代発作(GTC)に発展するもの(partial seizures evolving to generalized tonic-clonic seizures：GTC)
 1. 単純部分発作が全般強直間代発作(GTC)に発展するもの(simple evolving to GTC)
 2. 複雑部分発作が全般強直間代発作に発展するもの(complex evolving to GTC)
 3. 単純部分発作から複雑部分発作，ついで GTC に発展するもの(simple evolving to complex evolving to GTC)

2　単純部分発作

これは，単純な症状をもつ部分発作(partial seizures with simple symptomatology)で，意識障害を伴わないものをいい，分類表(表 8-2)に示すように4つの亜群に分けられる．

表 8-4　単純部分発作の焦点局在部位

1. 運動徴候を伴うもの
   (a) 焦点運動発作(マーチを伴わないもの)：一側中心前回
   (b) Jackson 発作：一側中心前回
   (c) 回転発作(ふつうは向反発作)：一側前頭葉
   (d) 姿勢発作：supplementary motor cortex
   (e) 声音発作 phonatory seizure(発声あるいは話声停止)：一側運動領野(Rolando 溝下部)
2. 自律神経症状を伴うもの：側頭葉，嗅脳；間脳
3. 体性感覚症状あるいは特殊感覚症状(単純な幻覚)を伴うもの：
   (a) 体性感覚発作：一側の中心後回あるいは第二次感覚領(Sylvius 裂の上縁)
   (b) 視覚発作：後頭葉
   (c) 聴覚発作：側頭葉聴覚皮質付近
   (d) 嗅覚発作：鉤回(uncinate gyrus)付近
   (e) 味覚発作：島，周島部，弁蓋の皮質
   (f) 眩暈発作：側頭葉あるいは頭頂葉
4. 精神症状(高次大脳機能の障害)を伴うもの
   (a) 言語障害発作(dysphasic seizure)：言語中枢，とくに優位大脳半球の言語領野皮質
   (b) 記憶障害発作(既視感 déjàvu など)：側頭葉あるいは前頭葉
   (c) 認知発作(強制思考など)：側頭葉
   (d) 感情発作(恐怖，怒りなど)：側頭葉，とくにその前下面の傍嗅部，情動回路
   (e) 錯覚発作(巨視など)
   (f) 構造をもつ幻覚(音楽，情景など)：視覚性—側頭・後頭葉皮質；聴覚性—側頭葉・側頭上回皮質；味覚性—島周辺・島皮質；嗅覚性—側頭葉・鉤皮質；体性感覚性—側頭・頭頂葉皮質

単純部分発作(simple partial seizures)の焦点の解剖学的局在部位はおよそ表8-4のように考えられている(Penfield & Jasper[9], 1954；和田[16], 1972；その他を参照).

1 単純部分発作の発作時脳波

単純部分発作の発作時脳波は,「対応する皮質機能局在領野に始発する局在性反対側性発射(local contralateral discharge starting over the corresponding area of cortical representation)」(国際分類解説)であるが,頭皮上から常に記録できるとはかぎらない.発作発射(seizure discharge)は棘波の律動的発射の場合もあり,それより遅い種々の周波数の突発性律動波であることもある(図8-1, 2).

多くの例では,臨床発作の開始とともに焦点部位の,あるいは全領域の脳波が低振幅化していわゆる賦活波形を示し(これは electrodecremental pattern と呼ばれる),ついでその部位にスパイク発射が出現し,その頻度がしだいに増加してゆき,ついには 10 Hz 前後の律動性棘波あるいは律動波を形成する.このような局在性持続性発作発射は,臨床発作の終了とともに消失するのがふつうである.発作の march が起こるときには,このような発作発射がほかの隣接部位に広がってゆき,全般強直間代発作が起こる場合には,10～6 Hz の高振幅律動波が全導出部位に連続して出現し,全身の強直間代けいれんに移行する.

臨床的発作症状を伴わず,脳波上にだけ持続性の発作発射が出現する場合もある(subclinical seizure).

焦点が大脳皮質の種々の感覚受容領域にある場合には,それに相当する求心性感覚刺激によって臨床発作あるいは突発波が誘発されることがある.このような現象は,反射てんかん(reflex epilepsy)あるいは感覚性賦活(sensory precipitation)と呼ばれ,体性感覚領皮質焦点に対する末梢知覚刺激,視覚領皮質焦点に対する視覚刺激などのさいにみられる(「反射てんかん」270頁参照).

臨床的に単純部分発作があっても発作時あるいは発作間欠期の脳波上に焦点性突発波がみられない場合は少なくない[3].Jackson 発作についての Gibbs & Gibbs[3](1952)の資料においても,焦点性徐波を含めてなんらかの突発波を示すものが,覚醒時記録では約 48%,睡眠時記録では約 75% であって,一方,正常脳波を示すものが,覚醒時 29%,睡眠時 10% にみられている.

焦点性異常脳波が出現しない場合があるのは,焦点が皮質表在性であっても,てんかん原損傷が小さく,発作発射が弱くかつ狭い領域に局在しているため,周囲の組織の電気活動に覆われて発見できないときもあろうし,また焦点が頭皮上電極から距離的に遠い皮質部位,たとえば大脳内側面,基底面皮質,脳裂,脳溝の奥深く埋もれている皮質部位に存在するために,頭皮上電極では突発性異常波をとらえにくいこともあろう(図8-3).

2 単純部分発作の発作間欠期の脳波

単純部分発作の間欠期の脳波は,簡単にいうと「局在性反対側発作発射(local contralateral discharge)」(国際分類解説)である.

これをさらに詳しく検討すると,たとえば Jasper(1954)は,単純部分発作の焦点性突発性脳波異常を,その大きさと位置によって,①局在性表在皮質焦点(discrete superficial cortical foci),②埋没焦点(buried foci),二次性両側同期(secondary bilateral synchrony),③広汎性てんかん原領域(large epileptogenic areas)の3つに分けている.彼によると,焦点性突発波のうち,国際標準法によって配置した頭皮上電極のうちの1つだけに局在して最大振幅を示すものが約 15%,突発波が 10～20 cm² あるいはそれ以上に広がるものが 60% にみられ,残り 25% では,遠隔部位の顕著な脳波異常や二次性両側同期などが合併して,焦点が複雑な様相を呈するという.

1. 局在性表在性皮質焦点

頭皮上の直径 3～4 cm の範囲内に散発性の持続の短い棘波(sporadic rapid spikes)が出現し,ほかの領域にはほぼ正常な脳波がみられる場合には,小さな表在性の皮質焦点の存在が想定される(図8-4).そして患者が平生起こす発作の前兆あるいは発作開始時の症状は,この脳波上の棘波焦点と一致する.

2. 埋没焦点と二次性両側同期

埋没焦点は,脳波のうえからみると,①傍矢状焦点(parasagittal foci)すなわち一側大脳半球の内側

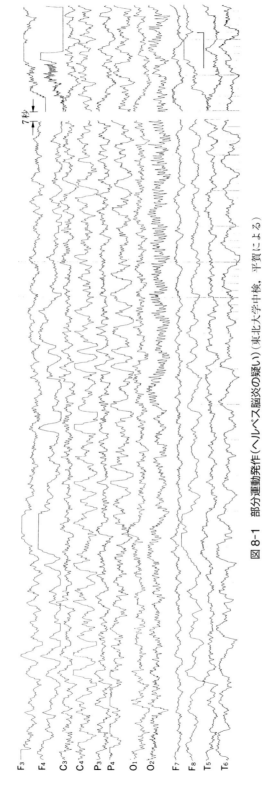

図 8-1 部分運動発作（ヘルペス脳炎の疑い）（東北大学中検，平賀による）

12歳，男子．20日前発熱，その4日後から，左手，左腕，左顔面に広がる部分運動発作が頻発．発作開始時に眼球が上転，左上肢の不全麻痺がある．脳波全体に高振幅デルタ波がほぼ連続して出現し，左半球は低振幅シータ波を主体とし種々の周波数の波が混在する．右後頭部に始発し，この図では，右後頭部に始発し，25〜30Hzからしだいに周波数を減じ振幅を増す突発律動波が出現し，これが右頭頂，右中心，右前頭部に出現し，左向反発作が出現する．

第8章 てんかんの脳波

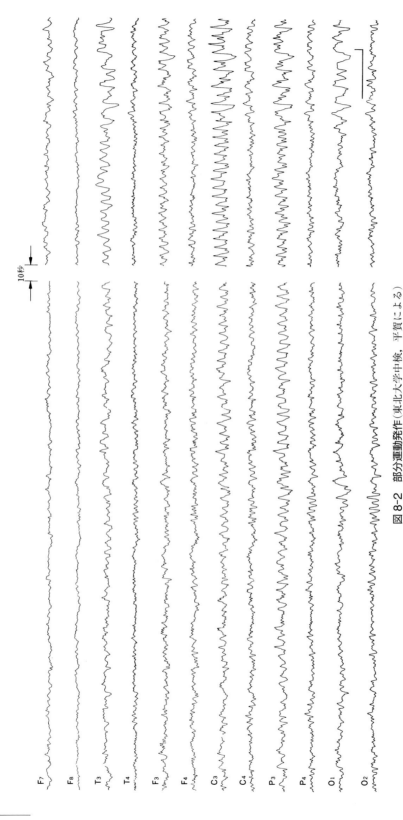

図8-2 部分運動発作(東北大学中検,平賀による)

41歳,男性.16年前,頭痛,複視が起こり,左下前頭回三角部の星状細胞腫の摘出手術を受けた.9年後に1時間の失神発作.術後15年目に右上肢脱力,知覚鈍麻と運動失語を伴う発作(持続約5時間)が出現,抗てんかん薬服用で改善.術後16年目に右前面の周辺にけいれんが頻発.古い手術創に相当する左中心・側頭中部付近に始発する焦点性律動波,律動性鋭波がみられ,図の最後の部分には軽い右前面のけいれんがみられた.腫瘍の再発というより,古い手術創瘢痕による残遺てんかんと考えられる.

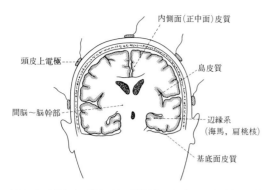

図 8-3 頭皮上電極では，脳深部に存在する皮質その他の部位の電気活動を記録することが困難であることを示す模式図

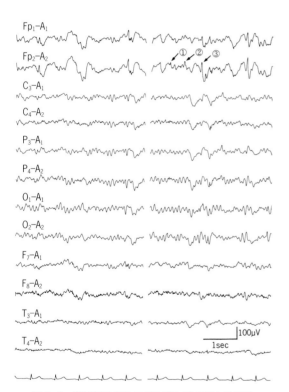

図 8-4 単純部分発作の発作間欠期の局在性棘波
18歳，男子．てんかん．17歳から午睡中などに左向反けいれんに始まる全般強直間代けいれんが出現（1年間に2回）．脳波では，左右前頭極部に両側性に陰性棘波が散見している．図左では棘波は左右ほぼ等振幅であるが，図右では，右前頭極部では①，②，③のように棘波がしだいに振幅を増しながら出現し，振幅も右側が大きい．左前頭極部の棘波は右側のそれよりも振幅が小さく持続が長く，右側の棘波の鏡像焦点とおもわれる．

面(mesial surface)の焦点．②基底部焦点(basal foci)すなわち大脳半球下面で前，中頭蓋窩に面する皮質の焦点，③大脳内焦点(intracerebral foci)すなわち脳溝あるいは脳裂内の奥深く（島，埋没微小脳回〔microgyri〕，皮質下部構造）にある焦点に分けられる（図 8-3）．

原発焦点が頭皮上電極から遠い部位にある場合にも，その部位の発射の振幅が十分に大きければ皮質表面に伝達されるから，頭皮上電極で記録することができる．その場合には，局在性表在性の皮質焦点に比べると棘波の持続が長く，鋭波に近くなるとともに，電極の直下にある皮質は損傷を受けていないから，棘波がほぼ正常な背景活動のうえに出現することが多い．これは，鏡像焦点(mirror foci)（183頁）の場合にも同様である．

(1) 傍矢状焦点(parasagittal foci)：この部位にてんかん原焦点がある場合に最もしばしばみられるのは，両側同期性の徐波あるいは spike and wave の群発である．

図 8-5 に示した例は，全般強直間代発作，意識障害発作と姿勢発作(postural seizure)ともいうべき右側上下肢の挙上と首の右側への旋回の発作（意識障害を伴う）をもつ患者で（大熊ら，1958），発作のさいの意識障害は比較的浅く，脳波には両側ほぼ同期的な 3 Hz spike-and-slow-waves が長時間にわたって全導出部位に出現し，欠神発作の発作発射に似ている．しかしよくみると，左前頭部，側頭部などでは spike-and-slow-wave complex の波形が不規則で，ほかの部位では棘波が単発性であるのに，左前頭部だけが多発棘波を示す．そして発作の進行とともに多発棘波がしだいに全領域に広がってゆく．ペンテトラゾール 400 mg 投与後誘発された上記のような意識障害発作の中途から，頭部を右にまわし，右上下肢を屈曲挙上し，ついで頭を左にまわし左上下肢を屈曲挙上する姿勢発作が起こったが，脳波上では左前頭部の突発波がつぶれて不規則となったほかは，3 Hz spike-and-slow-waves が持続する．したがってこれは一次両側同期ではなく，この脳波所見と臨床発作形態とから，左側大脳半球内側面にある supplementary motor area 付近に焦点が存在するものと推定された．

一般に傍矢状焦点の診断や，その患側の決定はかならずしも容易ではない．内側面皮質の突発波は，頭蓋上正中線上においた電極によって最もよく記録されることが多い．二次両側同期とその患側診断のためには，正中線上の電極を通る横断方向（冠状方

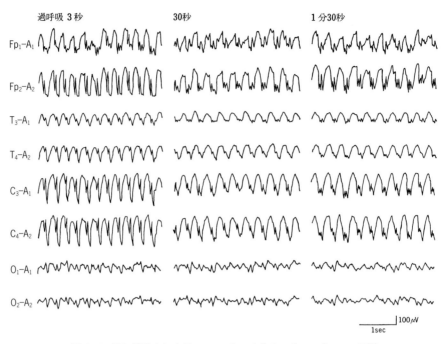

図 8-5　傍矢状焦点による secondary bilateral synchrony の例
30 歳，男性，全般強直間代発作＋欠神発作．15 歳から頭部を右に回す向反運動で始まる全般性けいれん発作，23 歳から数十秒続く意識障害発作が起こる．意識障害発作のさいには，全領域に spike-and-slow-wave complex が出現するが，左前頭部では multiple（double）spike-and-slow-wave complex を示し，これが発作開始後，時間の経過とともに右前頭部（30 秒後），ついで左右側頭部，頭頂部を含む全領域に広がる（1 分 30 秒）．

向）の連結双極導出が最も役立つ（Tükel & Jasper[13]，1952)（図 5-29，180 頁）．

(2) 基底部焦点，大脳内焦点：大脳半球下面の焦点は，複雑部分発作の項で述べたように，特殊電極を用いることにより検索できることがある．側頭葉底面の異常波は，その側の耳朶電極で最もよく記録される．

3. 広汎性てんかん原領域

てんかん原損傷部位が広いときには，記録される突発波は局在性の小焦点の場合よりはるかに多様であり，持続の短い棘波が現れることもあるが，それよりはむしろ鋭波，鋭・徐波複合（sharp-and-slow-wave complex）などがしばしば出現する．鋭波や鋭・徐波複合は，単独で出現することもあり，2～3 Hz の周波数で群発をなして局在性に出現することもある（図 8-6）．

4. 各皮質領域に見出される焦点の特性

以上，主に皮質焦点の一般論を述べたが，次に実際に各皮質領域に焦点性異常波が見出される頻度（図 8-7）やそれぞれの焦点の特性などを，主に Gibbs & Gibbs[3]（1952）の資料によって考察してみる．

(1) 中心部あるいは頭頂部焦点　この部位は運動領および体性感覚領皮質に近いから，当然予想されるように Jackson 発作，焦点運動発作，体性感覚発作などを伴うことが多いが（図 8-2），全般強直間代発作を示す場合のほうがはるかに多く，その他非定型的な発作を示すこともある（図 8-8）．中心部付近の陰性棘波の焦点は，一側性のことが半数以上であるが，約 30％ では他側に低振幅の棘波を伴うことがある．中心部あるいは頭頂部焦点（central or parietal foci）は幼小児に多く，次項の BCECT の項で述べるように中心部と同時に側頭部にもみられ，中心・側頭棘波（centro-temporal spike）として出現することが多い．脳性小児麻痺の患者によくみられ

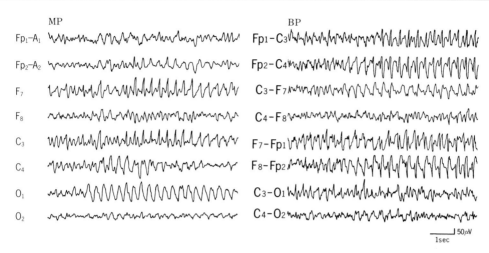

図8-6　広汎性てんかん原領域

11歳，男児．脳性小児麻痺＋全般強直間代発作．脳波上には背景脳波の徐波化のほかに，図左の基準電極導出脳波にみられるように，律動性鋭波が左側頭部，左頭頂部に出現，左右後頭部には3Hz前後の徐波の群発が出現する．図右の双極導出脳波では3Hz前後のsharp-and-slow-wave complexが出現している．

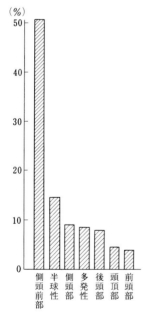

図8-7　焦点性発作発射をもつ症例(3,271例)における焦点局在部位を示す図(Gibbsら, 1952)
側頭前部焦点がきわだって多いことに注意．

る(Perlsteinら[10], 1955)．

(2) 側頭中部焦点　側頭中部は，精神運動発作のさいの側頭前部焦点を除くと，てんかん原焦点が最も出現しやすい部位である(図8-7, 9)．側頭中部焦点(mid-temporal foci)は，一側性のことが70%，両側性であるが左右独立性に発現するものが約30%である．この型の焦点は前項で述べたように中心・側頭棘波として現れることが多く，幼小児に多くみられ，小児期後期には消失する傾向があり，臨床発作の予後も良好なので，このような症例はbenign epilepsy of children with centrotemporal paroxysmal foci(BECCT)(Beaussart[1), 1972)，あるいは国際分類(1989)ではbenign childhood epilepsy with centrotemporal spikes(BCECT)(表8-1)とも呼ばれる(図8-10, 11)．これは部分てんかん(局所関連性てんかん)のうちでも特発性のものとされている．

ここで中心・側頭部棘波についてやや詳しく述べると，これは中心部から側頭中部にかけて出現する棘波あるいは鋭波で，ローランド発射(rolandic discharge : RD)とも呼ばれている．RDの特徴をあげると，局在は中心前回と中心後回を合わせたローランド野，国際電極配置法ではC_3，C_4，T_3，T_4を主とするが，T_3，T_4のほうが出現頻度が高い．両側性に出現しても左右非同期性である．波形は単相性(陰性波)，二相性(陰・陽)，三相性(小さな陽性波・陰性波・陽性波)のあまり尖鋭でない波形の棘波あるいは鋭波で，しばしば後続する陰性徐波を伴う．覚醒時にも出現するがNREM睡眠の第3, 4

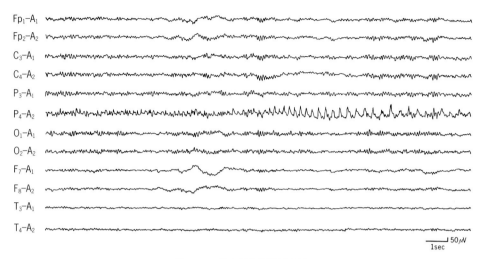

図 8-8　焦点性律動性発作波

19歳, 女子. 夢中遊行症. 脳波では, 覚醒安静時記録中に, 右頭頂部に局在した振幅の小さい陰性棘波が6Hz前後の律動をもって出現しはじめ, 棘波は時間の経過とともに振幅と持続を増し, 陰性鋭波の形となり, 周波数をしだいに減じ2〜3Hzとなって終わる. このような突発波は, 脳波上の局在性皮質発作を示す.

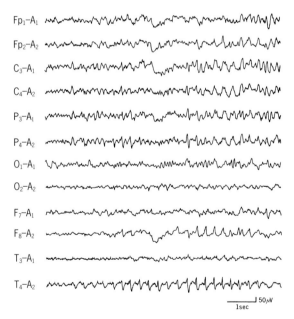

図 8-9　右側頭中部焦点

12歳, 男子. 脳性小児麻痺(全般強直間代発作＋複雑部分発作). 全般強直間代発作のほかに, 左上肢を強直, 顔面を紅潮させ, ニヤッと笑う発作が1日に10回以上ある. 発作間欠期の脳波には, 基礎律動の徐波化のほかに, 右側頭中央部に3Hz前後の律動的陰性棘波が出現する.

段階の出現頻度が最も高く, ローランド野を越えて広汎化し, 第1〜2段階, REM段階, 覚醒期の順に減少する.

RDはBCECTに特異的なものではなく, その他のてんかん症候群, 熱性けいれん, 脳性麻痺などの脳障害, 無症状の健常者にも出現し, 年齢依存性に小児に出現し, 一般小児の1〜2%に, RD発端者の同胞では小児期の約10%にみられ, けいれん素因の脳波上の表現型の1つとされている(関と前沢[12], 1994). RDについて, その出現前後の50〜70msecの脳波について4msecおきに継時的脳波トポグラフィ sequential EEG mapping を行い, 電位変動を動的に観察すると, てんかん性および非てんかん性RDを区別できるという(Van der Meijら[15], 1992).

これに伴う臨床発作型としては, 全般強直間代発作が50%以上で最も多く, Jackson発作, 焦点運動発作がそれぞれ13%, 24%でこれについでいる. 全般発作の前兆としては, 話すことができなくなるものが5.4%で最も多く, 恐怖が4.8%, 悪心嘔吐が4%である. 部分発作としては, 片側顔面に限局した速い間代けいれん発作(hemifacial spasms)が最も多く(18%), これは知覚, 運動領皮質における身体各部位の分布を考えればよく理解できる. この部

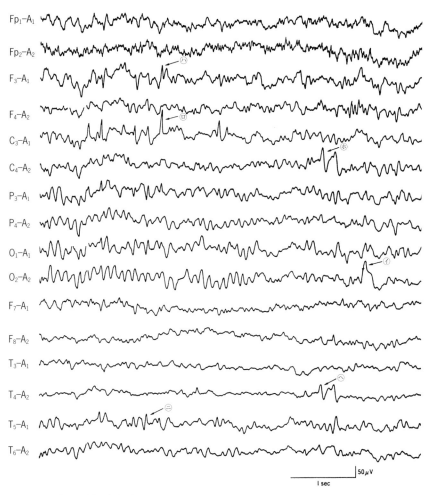

図 8-10　中心・側頭部棘波のある良性小児てんかんにみられる中心部，側頭部の陰性棘波
10 歳，男児．10 歳ではじめて睡眠中に全般強直間代発作があった．図は睡眠第 2 段階の平均電位基準導出の脳波で，左側の中心部(C_3)㋺，左前頭部(F_3)㋩，側頭後部(T_5)㊁，に陰性棘波が多数出現しているほか，これとは独立に右側の中心部(C_4)㋭，側頭中部(T_4)㋬にも陰性棘波がみられる．

位に焦点をもつ症例は，言語障害，言語発育障害を伴うことが多く，ときには失語発作を起こすこともある．

Lombroso[8] (1967) は，小児で側頭中部に棘波焦点をもち，臨床発作症状として，①脳波異常と反対側の舌，内頬部，歯肉などの知覚異常，②構音障害による言語停止，③意識は保たれる，④唾液の口内過剰貯留，⑤強直性あるいは強直間代けいれんの顔面への伝播，などを示す発作型を sylvian seizures と呼んでいる．この型の発作は前述の BCECT の症例にみられることが多い．

(3) 後頭部焦点　後頭部のてんかん原焦点は，幼小児期にみられることが多い．後頭部焦点(occipital foci)は両側性であることが多いが(60%)，その場合，各側の棘波が独立して出現することがしばしばある(全例の 25%)．一側の後頭部陰性棘波が他側に伝播され，振幅の小さい陰性棘波として記録されることがある(鏡像焦点)．後頭部焦点は成人に達すると消失する傾向がある(図 8-7)．

後頭部焦点をもつ症例の臨床発作型をみると，全

第8章 てんかんの脳波

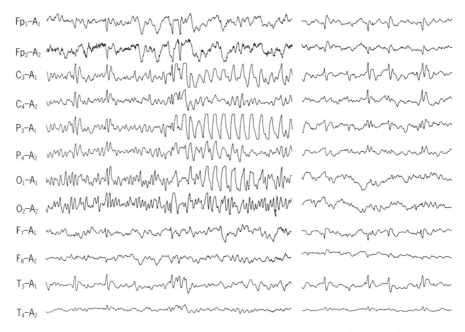

図 8-11　Benign childhood epilepsy with centro-temporal spike の脳波

7歳，女児．てんかん．2歳のとき高さ約70 cm のところからコンクリートの床に落ちたが意識障害はなかった．3歳頃から，入眠30分後ころ右顔面のけいれんが起こるようになった（年に2回くらい）．脳波には左の側頭中部（T_3），左右中心部（左＞右）に棘波がみられ，入眠期（図右側）には局在がより明瞭にみられる．

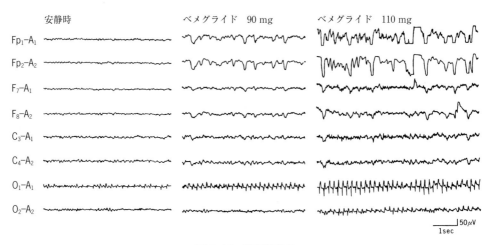

図 8-12　後頭部焦点

28歳，男性．全般強直間代発作と視覚性発作．脳波上では安静時（図左）から左後頭部に振幅の小さい陽・陰二相性棘波がときおり律動的に出現．ベメグライド静注によって，しだいに棘波の振幅が増大し，110 mg（図右）注射時に目がちらちらするといって，瞬目が盛んに起こり，同時にごく軽い意識障害が起こった．脳波には，著しい徐波化はみられず，後頭部の棘波は右側にも現れ，前頭部導出には瞬目のアーチファクトがみられる．

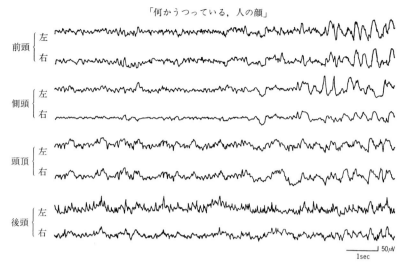

図 8-13　前兆(幻視)から意識消失への移行期の脳波(笠松と島薗, 1957)

25歳, 女性. ペンテトラゾール 80 mg の静注によって幻覚を訴え, これと一致して左後頭部に棘波がみられる. その後全領域に徐波が現れる(右端)とともに, 意識を失い, 全般性強直間代発作に移行した.

般強直間代発作だけを示すものが約65%で最も多いが, Jackson発作, 部分運動発作を示すものがあわせて16%ある. 視覚性前兆をもつものは約9%で, 多くは要素的な視覚現象(図8-12)であるが, ときにはまとまった幻視を伴うこともあり(Franz & Vogel, 1946)(図8-13), 錯覚性・幻覚性視覚発作は側頭・頭頂・後頭部の境界部から起こるてんかん発射による.

そのほか複視, 斜視, 全盲の発作などがまれに出現する. 小児で後頭部に局在した spike-and-slow-wave complex が出現する場合には, 知能発育遅滞を伴うことが多いという[11].

なお,「後頭部に突発波をもつ小児てんかん(childhood epilepsy with occipital paroxysms)」は, BCECT とともに, 局在関連性(部分)てんかんでしかも特発性てんかんに数えられている(表8-1). これは, 臨床的には視覚症状(暗点, 輝点, 錯視, 幻視など)を主とする後頭葉起源の発作症状に始まり, 発作発射の前方への伝播に伴って半側間代発作, 複雑部分発作, 全般強直間代けいれんなどに発展, 発作終了後に片頭痛を残すことが多い. 発作間欠期の脳波には, 後頭部, 側頭後部に高振幅の棘・徐波が一側性あるいは両側性に出現し(たとえば図5-10のような), これは開眼時には抑制される. 発作時には発作発射が後頭部に始発する.

種々の小児てんかんにおいて, 後頭部と前頭極部で同期する棘波がみられることがあるが, 電気生理学的特徴を検討したところ常に後頭部が約20 msec 先行して棘波が始まり, その後に前頭極部に棘波が出現することから, 後方から前方方向の半球間内二次性同期の起こる可能性がある(Ueno ら[14], 2001).

(4) 前頭部焦点　一側あるいは両側前頭部のみに局在した焦点をもち, 他の部位の焦点性異常や広汎性異常を伴わない症例は比較的まれである(図2-28, 36頁). 一側の前頭部陰性棘波は, それより振幅の小さい陰性棘波として他側の前頭葉に伝達されることが多い(鏡像焦点, 183頁). 頭頂部, 側頭中部, 後頭部焦点などに比べると, 前頭部焦点(frontal foci)をもつ症例の発作は, 比較的年長になってから始まることが多い.

前頭部焦点をもつ症例に最もしばしばみられるのは全般強直間代発作で(約70%), 向反けいれん発作を単独にあるいは全般発作の起始にもつことが多い. 前頭葉てんかんの特徴は, 国際分類の説明によると, 発作は短く, 複雑部分発作後のもうろう状態はほとんどなく, 側頭葉てんかんに比べ二次性全般化しやすく, 全般化が早く, 強直発作(多くは部分強直)あるいは姿勢発作が特徴的で, 複雑身振り自

動症が発作発現初期にみられ，発作発射が両側性のときにはしばしば転倒する．心因発作とまちがえられることがあるが，前頭葉てんかんでは発作症状が毎回一定(stereotype)である．

一般に前頭葉てんかんでは，頭皮上脳波では局在性の異常を見出しにくく，発作起始側を決定することは困難な場合が多い．しかし難治例では頭蓋内脳波によって発作起始部を同定し，手術療法で症状を改善することができる．

(5) **単純部分発作の脳波異常の概括**　脳波上の焦点異常波の部位別の出現頻度をみると，図8-7のように，側頭前部焦点が最も多いが，これを除くと，半球性，側頭部，多発性，後頭部，頭頂部，前頭部の順になる．

部分運動発作の特殊な型として，epilepsia partialis continua(コシェフニコフ症候群)があるが，この場合の脳波には，高振幅の徐波あるいは鋭・徐波複合が，発作と反対側の中心部優位に出現し，徐波の周波数は3Hz以下で，臨床発作(主に間代けいれん)のリズムもこれに一致するという(Jüül-Jensen & Denny-Brown[4], 1966)．

5. 自律性発作の脳波

自律神経症状がてんかん発作として出現するもので，内臓感覚性(viscerosensory)と内臓運動性(visceromotor)の発作とに大別される．自律神経症状が発作性に出現するさいに，これがてんかん発作であるかどうかを決定することは容易ではない．しかし，自律性発作症状のほかに，他の型のてんかん発作を別個にもっているか，あるいは自律性発作にひき続いて，ほかの型のてんかん発作が起こる場合(いわゆる自律性前兆 autonomic aura)には，自律性てんかん発作という診断をくだすのは比較的容易である．

自律神経症状だけを示す発作は比較的まれである．Lennox[7] (1960)は全身の知覚異常と熱感を発作症状とし，この間，脳波上全領域に両側同期性4～6Hzの徐波が出現した症例を報告し，この発作がおそらく脳幹部に由来するものであろうと考えた．しかし自律神経性発作特有の発作時脳波は，いまだ記載されていない．

自律神経症状の焦点は，頭皮上電極から遠い脳深部にあることが多いから，表在性の脳波焦点を見出すことはまれである．さらに，自律性発作には他の型の部分発作を伴うことが多いから，たとえ脳波上に焦点性異常波が発見されても，それをただちに自律神経発作に直接結びつけることはできない．

自律性前兆に関係があると考えられる皮質領域としては，腹部および胸部前兆はシルビウス(Sylvius)裂の深部の島回およびその周辺の皮質，全般性身体前兆はシルビウス裂の深部の第二次感覚領，消化管に関係した自律性前兆には中心回下縁近くの皮質などが考えられる．

瞳孔の拡大は，幻覚発作や supplementary motor seizure の初期に起こることがある．

Gibbs & Gibbs[2] (1951)は，非定型的な臨床発作をもつてんかん，とくに自律症状を示すてんかん患者のうちには，主に睡眠中に14Hzあるいは6Hzの陽性棘波あるいはその両方を示すものがあることに注目し，この波形を14 and 6 per second positive spikes と命名し，この波形を示し，自律神経症状その他視床あるいは視床下部に由来するとおもわれる非定型的な発作症状を示すてんかんを，視床および視床下部てんかん (thalamic and hypothalamic epilepsy) と呼んだ．

14 and 6 Hz positive spikes(国際学会連合の用語集では14 and 6 Hz positive burst)を示す症例のもつ発作症状としては，全般発作あるいは部分発作が67%あるが，ふつう視床あるいは視床下部性の起源を予想させるような感覚性，情動性あるいは自律性の前兆をもつか，あるいはけいれん発作とは独立に非定型的な発作をもつものが多いという．この波形が上記のような臨床症状と直接の関連をもっているかどうかについては，かならずしも意見が一致しておらず，この問題については172頁を参照されたい．

6. 笑い発作と視床下部過誤腫

視床下部の過誤腫 hamartoma に伴う笑い発作 gelastic seizure は古くから知られてきたが，前頭部や側頭部の多焦点性と思われる発作間欠期発作発射の発生源推定法から，その起始部が視床下部近傍であることが明らかになり(Leal ら[5], 2002)，さらにアーチファクトの多い発作時記録から脳波を抽出する方法を用いることで，発作時には深部皮質下(視床・視床下部)由来の低電位の律動性デルタ波が頭皮上から共通して記録された(Leal ら[6], 2006)．なお，視床下部過誤腫では，ほかに強直発作，複雑部分発作，強直間代発作，非定型欠神発作なども伴うことがある．

3　複雑部分発作

1. 複雑部分発作の概説

複雑部分発作(complex partial seizures)とは，意識

障害を伴い，あとに健忘(amnesia)を残す発作であり，意識が保持されている単純部分発作とは異なる．

複雑部分発作は，意識障害が出現する時点の相違により次のように分類される．
(1) 単純部分発作で起始し，中途から意識障害が出現するもの(simple partial onset followed by impairment of consciousness)
 (a) 単純部分発作像(表8-2，A1-A4)と意識障害をもつもの
 (b) 自動症をもつもの
(2) 最初から意識障害を示すもの(with impairment of consciousness at onset)
 (a) 意識障害だけのもの
 (b) 自動症をもつもの

複雑部分発作は，従来の精神運動発作とほぼ同様であるが，Lennoxによる広義の精神運動発作は強直焦点発作，自動症，精神発作を含み，精神発作は意識障害を伴わないので，重なり合わない部分もある．

複雑部分発作は，ふつうは側頭部あるいは前頭・側頭部の皮質あるいは皮質下領域(嗅脳・辺縁系を含む)の一側性あるいは両側性の損傷によって起こる．

複雑部分発作の発作間欠期の脳波は，「一側性あるいは両側性の，ふつうは非同期性の焦点があり，焦点はふつうは側頭部あるいは前頭部に出現する(unilateral or bilateral generally asynchronous focus; usually in the temporal or frontal regions)」ものである．複雑部分発作の発作時脳波は，「一側性の，あるいはしばしば両側性の発射で，広汎性にあるいは側頭部，側頭・前頭部に焦点性に出現する(unilateral or, frequently, bilateral discharge, diffuse or focal in temporal or frontotemporal regions)」と記載できる(国際分類解説)．

2. 複雑部分発作と精神運動発作，側頭葉発作

Gibbsら[10] (1937)は，それまで精神発作，あるいはてんかん代理発作と呼ばれている発作が，脳波的には，鋸歯状波(serrated slow waves)あるいは4Hzの矩形波などの群発を伴うことを知り，このような突発波を示し，臨床的には「協調性に乏しいが，かなり精細な，一見目的にかなっているようにみえる運動」を示す発作を，**精神運動発作**と名づけた．

Jasper & Kershman (1941)は，このような症状は側頭葉の病変のさいに多く，また脳波的にも側頭部に発作波の焦点が存在することが多いところから，この種の発作をもつものを**側頭葉てんかん**(temporal lobe epilepsy)と呼ぶことを提唱した．その後Gibbsらも，精神運動発作のさいには側頭前部(anterior temporal area)に発作発射の焦点が存在し，これがとくに睡眠時に高率に出現することを見出した(Gibbsら[9], 1948)．

側頭葉は大脳半球のうちで最も複雑な構造をもつ部分である．すなわち最も広い部分を占める新皮質(neocortex)のほかに，内側には旧皮質(paleocortex)である梨状葉(piriform area)および古皮質の海馬(hippocampus)がある．側頭葉前端部(領野TGあるいは38)は新皮質に属するが，構造がallocortexに近いので，transitional cortexと呼ばれている．扁桃核(amygdaloid nucleus)もこれらと密接な関係にある．したがって，てんかん原焦点が，これらのうちどの部分にあり，てんかん性発射がどのようにほかの部位に広がってゆくかによって，側頭葉てんかん症状が決定される[14]．たとえば，発作発射が側頭葉皮質，島などの皮質から辺縁系(海馬，扁桃核など)にいたる投射路を限局性に侵襲すると単純部分発作としての精神発作(錯覚，幻覚など)が出現し(国際分類の外側側頭葉発作)，発作発射が辺縁系に広がると複雑部分発作とくに自動症が出現する(扁桃核・海馬発作)と考えられる．

自動症には発作性自動症のほかに発作後自動症(postictal automatism)がある．発作後自動症は，全般強直代代発作などの後に意識が完全に回復するまでの間に現れるもので，脳波のうえでは特殊な発作波型はみられず，全般発作直後の平坦な脳波がしだいに回復し，高振幅の徐波をへて発作前の脳波に戻る過程がこの発作後自動症に対応する．

3. 国際てんかん分類における側頭葉てんかんの脳波

国際てんかん分類における解説では側頭葉てんかんの脳波は，発作間欠期には，背景脳波の非対称，一側性あるいは両側性，両側同期性あるいは非同期性の側頭部棘波あるいは鋭波の出現がみられ，頭蓋内脳波ではより明瞭な異常がみられる．発作時脳波には，一側性あるいは両側性の背景脳波の中断(低振幅化)，低振幅速波，律動性棘波，律動性徐波の側頭葉あるいは複数脳葉での出現がみられ，頭蓋内脳波では発作発射の出現についてさらに詳しい時間的・空間的情報が得られる．

側頭葉てんかんは扁桃核・海馬(内側基底辺縁系性あるいは嗅脳性)発作(amygdalo-hippocampal [mesiobasal limbic or rhinencephalic] seizures)と外側側頭葉発作(lateral temporal seizures)に分けられる．扁桃核・海馬発作では発作間欠期脳波は正常なこともあるが，ふつうは一側性あるいは両側性の側頭部の鋭波あるいは徐波を示し，頭蓋内脳波では

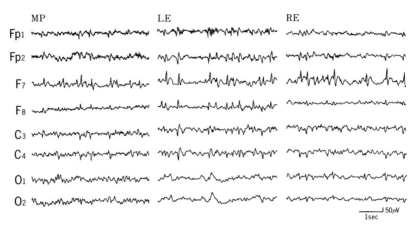

図8-14 複雑部分発作にみられる側頭前部棘波と矩形波(flat-topped waves)の例
10歳，男児．複雑部分発作＋全般強直間代発作．左側頭前部に陰性棘波の焦点があり，したがって左耳朶を基準電極とする基準電極導出法(LE)では，基準電極の活性化によって他の導出部位に陽性棘波が記録され，とくに中心部導出では，いわゆる矩形波を形成する．MP：それぞれ同側の耳朶を基準電極とする基準電極導出．LE, RE：左耳朶あるいは右耳朶だけを基準電極とする基準電極導出．活性化していないREを基準電極とする記録が最も正確に突発波の局在を示す．

内側の側頭前部棘波(mesial anterior temporal spikes)あるいは鋭波を示す．臨床発作は上行性胃部不快感，嘔気その他多彩な自律神経症状が特徴である．外側側頭葉発作は聴覚性幻覚あるいは錯覚，夢幻状態，錯視，言語障害などからなる単純発作で複雑部分発作に発展することもあり，頭皮上脳波では一側性あるいは両側性の側頭中部あるいは側頭後部の棘波を示す．

なお，側頭葉てんかん，ないし複雑部分発作の脳波を理解するためには，皮質脳波，扁桃核・海馬などからの深部脳波所見が不可欠であり，これについては直接導出脳波(487頁)に詳しく述べてある．

4. 複雑部分発作の発作間欠期にみられる突発性異常波

複雑部分発作が従来の精神運動発作にほぼ相当するが，多少のくいちがいがあることはすでに述べた．したがって，以前に行われた「精神運動発作」に関する研究成績を無理に「複雑部分発作」と読みかえることは，かえって不正確をまねくおそれがある．そこで以下の記述では，原著に精神運動発作とある場合には，その用語をそのまま残して使用することにした．

発作間欠期に出現する突発波は，一側，あるいは両側の側頭部に出現する焦点性突発波，とくに局在

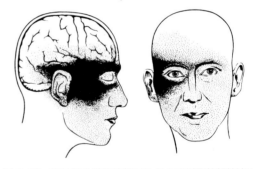

図8-15 精神運動発作症例にみられる側頭前部棘波の分布を示す模式図(Gibbsら，1952)
黒点の密度は棘波の振幅の大きさを示す．

性棘波である(図8-14)．側頭部の焦点は，大部分，側頭前部領域(anterior temporal area)とくに側頭葉の前1/3に局在する(図8-15)．側頭前部の焦点性棘波は，約70％は一側の側頭部に，残りの約30％は両側性に出現する(Gibbsら，1952)．精神運動発作と全般強直間代発作を合併する例では，精神運動発作単独の場合よりも，棘波が両側性に出現するものが多い．両側性の場合のほうが，臨床発作の持続時間が長いとの報告[14]もある．

側頭前部棘波について重要なことは，これが覚醒

時には出現しにくく，睡眠時にきわめて高率にみられることである．たとえば精神運動発作だけをもつものの脳波所見についてみると，覚醒時には著しい異常を示さないものが半数に近く，側頭前部棘波は30%にしかみられないが，睡眠時には全例の88%に側頭前部棘波が出現している．

　このように，精神運動発作，あるいは側頭葉発作において睡眠時に突発波が出現しやすいことは，Janzが，これをSchlafepilepsieとして分類していることともよく一致する．
　一夜の全睡眠経過にわたって側頭部棘波の出現頻度を観察してみると，棘波は睡眠の第2，第3段階(軽睡眠期，中等度睡眠期)に最も出現頻度が高く，REM睡眠期には一般に出現頻度が低い(Kikuchi[16]，1969；藤森[6]，1966)．

　側頭前部焦点にみられる突発波は，散発性棘波(sporadic or random spikes)であることが多いが(図8-14)，病変の種類や広がりによっては，spike-and-slow-wave complex, sharp-and-slow-wave complex，徐波の群発などが出現することもある．**鏡像焦点**(mirror foci)が側頭部に出現しやすいことはすでに述べた(図5-31，182頁)が，精神運動発作の症例で両側性に側頭前部棘波が出現している場合には，それが真の両側性棘波か，一方がmirror focusであるかを鑑別する必要がある．

　最初にGibbsら[10,11](1937，1943)が精神運動発作という発作型を提唱したさいには，それに対応する特異的な突発波として鋸歯状波(saw-toothed waves, serrated slow waves)あるいは矩形波(梯形波, flat-topped waves, square waves)を記載した．しかし現在では，鋸歯状波あるいは矩形波は，律動的に出現する陽性棘波によって基線が分断されたものであって，重要なのはこの鋸歯状波や矩形波ではなく陽性棘波であると考えられている．
　すなわち図8-16の模式図に示すように，基準電極導出で記録する場合には，一側の側頭部に陰性棘波の焦点があると，同側の耳朶の基準電極が活性化(26頁)し，ほかの導出部位では律動性陽性棘波が出現し，これによって鋸歯状波や矩形波が形成される．
　このように，矩形波あるいは鋸歯状波は，基準電極導出で記録するとしばしばみられ，発見しやすいので(図2-17，27頁)，この波形がみられるときに

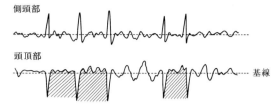

図8-16 律動性陽性棘波により矩形波(鋸歯状波)が形成されることを示す模式図

は，基準電極を焦点と反対側の耳朶にしたり，双極導出を用いたり，平均基準電極，平衡型頭部外基準電極(balanced non-cephalic reference electrode)(33頁)を用いるなどして陽性棘波の発生源である側頭部の陰性棘波の確認につとめるべきである(図2-24，33頁；図8-14)．
　精神運動発作と全般強直間代発作とが合併する症例についてみると，精神運動発作単独の場合よりも，覚醒時に異常脳波を示すものが増加し，また睡眠時に出現する突発波の種類も，側頭前部棘波だけではなく，他の種類の突発波も多くなる(Gibbsら，1962)．
　発作間欠期の突発波には棘波だけではなく，しばしば徐波もみられる．薬物治療抵抗性の局在関連てんかんでみられる側頭部間欠性律動性デルタ活動temporal intermittent rhythmic delta activity(TIRDA)は，内側側頭葉を巻き込むてんかんに特徴的であるという報告がある(Di Gennaroら[3]，2003)．

5. 複雑部分発作の発作間欠期にみられる非突発性脳波異常

　発作間欠期の脳波異常としての非突発性の基礎律動異常は，この発作が主に辺縁系起源で，脳波に直接反映される大脳新皮質の障害は比較的軽度な場合が多いので，比較的軽度で，精神運動発作だけをもつ症例では，約65%が正常，約20%が軽度の異常，約5%が高度の異常を示す．精神運動発作と全般強直間代発作を合併する症例では，異常率がやや高く，正常約50%，軽度の異常40%，高度の異常約10%である(Gibbsら，1952)．

6. 特殊導出法による側頭部焦点の局在づけ

　側頭葉のうち，頭皮上電極に近いのはその外側面

の新皮質だけで，複雑部分発作(精神運動発作)に関係が深い海馬や扁桃核は側頭葉の内側面や底面に近く，頭皮上電極からは距離が遠い(図8-3)．したがって，病変が側頭葉の内側や底面に近く位置するときには，頭皮上電極には異常波が記録されなくても，特殊な記録電極を病変部位に近づけて記録すれば異常波を記録できる可能性がある．

複雑部分発作のさいに，頭皮上電極によって側頭部に焦点が存在することを確認するだけではなく，焦点が側頭葉のいずれの部位にあるかをさらに検索しようとするときにも，特殊導出が必要となる．しかし特殊導出といっても，それらは比較的側頭葉内側面あるいは下面に近いというだけで，これらの導出ではじめて棘波などの突発波を発見することはまれであり，棘波焦点の局在づけを精細にする程度の役割を果たすにすぎないことが多い．

複雑部分発作のさいに用いられる特殊導出法は，頭蓋底導出法(basal leads)と呼ばれるもので，その電極装着法はすでに述べた(19頁)．

まず鼻咽頭電極(19頁)についてみると，精神運

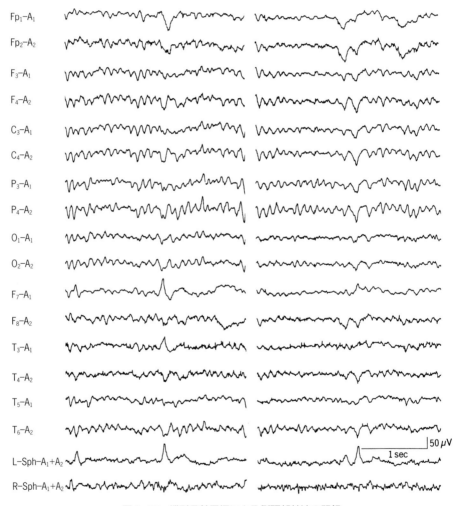

図8-17 蝶形骨針電極による側頭部棘波の記録

35歳，女性．側頭葉てんかん(複雑部分発作)．29歳ころから数秒ないし十数秒間意識障害の発作があり，自動症(手をまさぐる運動)を伴うこともある．左側頭前部(F_7)に陰性棘波が散発的に出現し，これに一致して左蝶形骨導出(L-Sph)にも陰性棘波が出現するが(図左)，棘波はL-Sphだけに出現することもある(図右)．

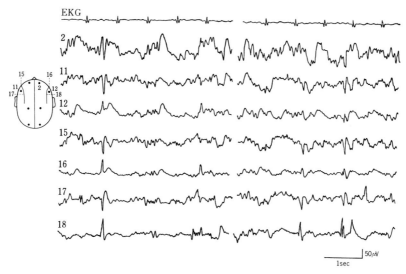

図 8-18 頭蓋底導出による複雑部分発作の焦点の局在づけ(佐野ら，1954)
2：右前頭．11, 12：左，右側頭前部．15, 16：左，右前側頭下誘導．17, 18：左，右内側頭下誘導．右側頭前部の頭皮上導出に陰性棘波が記録されているが，右側頭下誘導とくに右内側頭下誘導(18)にとくに振幅の大きい陰性棘波が記録されている．

動発作症例のうちには，これが頭皮上電極よりも振幅の大きい棘波を示すことがあり，ときには鼻咽頭電極だけに独立した棘波が出現することもある(MacLean, 1950)．Stamps[22](1952)によれば，精神運動発作症例の 80% は側頭前部の外側面に焦点を有し，10% は側頭前部内側(鼻咽頭電極)，10% は側頭前部の下部(耳朶電極)に最大振幅の棘波を示すという．

先端を除いて絶縁した針電極を用いて，側頭葉下面から脳波記録を行うという頭蓋底導出法には，先に述べたいくつかの方法があり(19 頁)，国際的には蝶形骨針電極(20 頁)が最もよく使用されているが(図 8-17)，それらは大同小異である．佐野と喜多村[21](1954)によると，自動症を有する 44 例のてんかん患者について前側頭下誘導(側頭葉前極部の直前面の骨から導出)(20 頁)と内側頭下誘導(側頭葉下内側面から導出)を行った結果は，内側頭下誘導にはっきりした棘波を示すもの 36 例(82%)，そのうち両側性のもの 16 例(36.4%)，前側頭下誘導に棘波を示すもの 5 例(11.2%)，両者に同程度の棘波を示すもの 3 例(6.8%)であった．そして図 8-18 に示すように頭皮上導出よりも明瞭な棘波が側頭下誘導に出現することもしばしばあるという．

7. 複雑部分発作の発作時脳波

複雑部分発作の発作最中の脳波はかならずしも一定の波形を示すとはかぎらない．Gastaut[8](1953)は，側頭葉に焦点をもつ 300 例にメトラゾール静注により臨床発作を誘発して，発作中の脳波所見を観察し，Gibbs ら[11](1943)が最初に記載したような，全般性の 5～7 Hz の定型的突発性律動波を示すものは 46% で，残りのうち，14～20 Hz の速波が両側性に全導出領域に現れるものが 18%，脳波になんらの変化もみられないか，賦活波形をおもわせる脳波の平坦化を示すものが 29% であったと報告している．

著者らの経験では(遠藤[4], 1957)，複雑部分発作(精神運動発作)時の脳波像はおおよそ次の 4 型に区別できる．すなわち，

第 1 型：4～8 Hz の振幅の大きい比較的規則正しい徐波が発作の期間を通じて持続するもの(図 8-19)

第 2 型：発作中不規則な徐波が連続するもの[24](図 8-22)

第 3 型：発作開始とともに平坦な波型となり，これが持続するもの(図 8-20)

第 4 型：脳波上の変化の比較的乏しいもの(図 8-21)

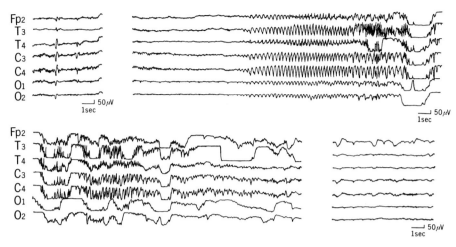

図8-19　複雑部分発作中の脳波(第1型)

23歳，男性．上段右から下段左にかけては継続した記録で，6〜3Hzの比較的規則正しい波が現れている(自然発作中の記録)．左は発作前の脳波で，左側頭部を中心に散発性棘波が出現している．下段右は発作終了後の波型を示す．

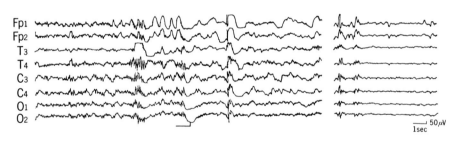

図8-20　複雑部分発作中の脳波(第3型)

15歳，男子．過呼吸2分で誘発された発作．発作期間を通じて，平坦な波形を示す．

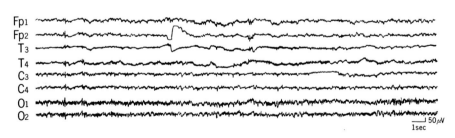

図8-21　複雑部分発作中の脳波(第4型)

31歳，男性．ペンテトラゾール賦活で誘発された発作．発作中にも，発作前のほぼ正常な基礎律動はほとんど消失していない．

などである．第1型と第2型との間には本質的な差異はないとおもわれる．

定型的な場合には，広汎性徐波の出現に先行して最初焦点である側頭部棘波の発射頻度がしだいに増加するといわれる（Gibbsら，1952）が，このような像は常にみられるとはかぎらず，むしろ振幅の大きい棘波が発作の開始に先行して2〜3発出現したり（図8-19），あるいは発作に先行して脳波が全般的に平坦化する場合が多い．

両側同期的に出現する徐波の成因について，Penfield，Jasperらは側頭部にある原発焦点からの発作発射が，皮質下の中枢，彼らのいう中心脳を二次的に興奮させ，そこから両側同期的な徐波が発生するものと考え，これを二次性両側同期（secondary bitemporal synchrony）と呼んでいる（179頁）．

著者らの第3のような脳波の平坦化が，抑制過程によるのか，脳幹部の異常な興奮による過度の賦活によるのかも問題である．発作時に脳波の変化がないか，基礎律動が平坦化するものは electrically silent seizures（Jasper, 1954）とも呼ばれることもあるが，これには焦点が皮質の深部あるいは皮質下部にあって，発作のさいに発作発射が深部に出現していても大脳新皮質まで波及しない場合（deep cortical or subcortical seizures）と，皮質のある一定の抑制領域（suppressor area）に発作発射が波及するために皮質活動の抑制が引き起こされる cortical inhibitory or suppressor seizures とがあると考えられる．一般に，扁桃核や海馬などの辺縁系に属する構造は，大脳新皮質よりも系統発生的に古く，異なる機能系であるため，辺縁系に発生した発作発射は新皮質には波及しにくい．したがって，複雑部分発作時に皮質脳波が平坦化する場合には，発作発射そのものは辺縁系に限局しており，ただ間接的に興奮過程が上行賦活系を介して大脳皮質に及んだものが大部分であろう．

すなわち，頭皮上脳波に明瞭な発作発射がみられないからといって，脳深部で発作発射が出現している可能性を否定することはできない．たとえばアルミナクリームを扁桃核に注入して実験的につくったネコの扁桃核発作のさいには（図8-23），扁桃核にはすでに律動的な発作発射が出現している時期にも，頭蓋骨につけた皮質電極には発作発射は明らかでなく，その後発作発射がほかの領域に広がってからも，皮質で記録される6Hz前後の徐波は，扁桃核の振幅の大きい発作波に比べるとはるかに不明瞭である．同様に，ヒトにおいて，脳手術のさいに海馬に植えこんだ刺激電極によって海馬に電気刺激を与えると，海馬に局在した顕著な発作発射が出現するが，頭皮上脳波にはほとんど変化はなく，患者は簡単な計算問題を続けることがで

き，自覚的にも他覚的にもほとんど異常を示さない場合がある（楢林ら[19]，1962）（図19-22）．また同様に，ヒトの扁桃核を刺激すると，扁桃核に局在した発作発射が出現し，それと同時に患者は情動面の変化，たとえば憤怒を示すことがあるが，頭皮上脳波にはほとんど変化がみられないこともある（Brazierら[1]，1954）．

このような事実は，頭皮上導出脳波の限界を示すものとして，頭皮上脳波を判読するさいに常に念頭におかなければならないことである．

発作時の突発波の型と，臨床像との関係をみると，一般に第1型，第2型のように振幅の大きい徐波が全領域に連続して出現する場合には，意識は強く混濁し，自動運動は単純かつ無目的なものが多い．これに反して，第4型のように脳波の変化に乏しく，平生の基礎律動を残しているような場合には，患者は比較的複雑な行動をなし，外界の刺激にも割合によく反応する．第3型の平坦な波形の場合には，第1，2型と第4型の中間にある．

複雑部分発作の種々の臨床症状と脳波所見とを時間の経過とともに対比すると，両者の間に一定の関係が見出されることが多い．このような観点から，宮坂ら[18]（1970），福沢[7]（1972）は複雑部分発作（精神運動発作）を4相に分けている（図8-24）．第0相は前兆の相で，脳波には不規則な徐波群発を含め多彩な変化がみられ，臨床的には自律神経性の前兆がみられる．第1相は意識途絶（lapse）の相で，脳波では4〜6Hzの高振幅律動性徐波が広汎性に出現するものが約80％で，その他側頭部に棘波，鋭波が出現する例もある．第2相は口部自動症（oral automatism）の相で，脳波には2〜6Hz（主として2〜3Hz）の高振幅徐波が広汎性に連続して出現する．第3相は行動的自動症（behavioral automatism）の相で，脳波では先行する第1，2相にみられた高振幅徐波の振幅および量が急速に減り，不規則で多形な徐波を主とした脳波像となり，はっきりした区切りなしにしだいに発作前の脳波にと回復していく．第3相は postictal の段階であると思われる．

8. 部分発作の発作後の徐波焦点

部分発作の焦点部位において，発作中に焦点性にあるいは全般化して出現していた発作発射が発作終了とともに停止し，その後その焦点部位に脳波の振幅減衰（平坦化）あるいは局在性デルタ波が出現することは，頭皮上脳波でも認められている（Gloor[12]，1975；Klass[17]，1975；Kaibara & Blume[15]，1988；Walczakら[23]，1992）．しかし頭皮上脳波では頭蓋内のてんかん原焦点における発作発射を記録するには

第8章 てんかんの脳波

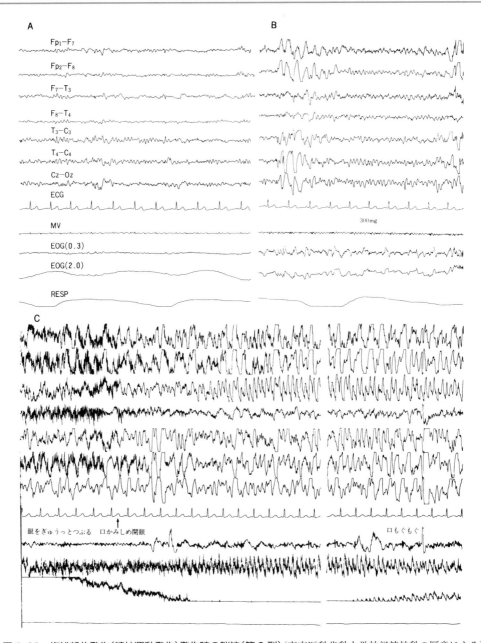

図 8-22 複雑部分発作(精神運動発作)発作時の脳波(第2型)(東京医科歯科大学神経精神科の厚意による)

25歳,女性.複雑部分発作.10歳頃から年2~3回全般強直間代発作が出現.22歳から短時間の意識障害と自動症(口をもぐもぐする,舌なめずり,にやにや笑う)を伴う発作が週2回程度起こり,これに先行して胸がむかむかする,頭から血が引く感じがある.

図の上7チャネルは双極導出脳波,MV は microvibration 記録用ピックアップを口角につけ動きを記録,EOG は水平方向眼球運動(時定数 0.3, 2.0),RESP は呼吸曲線.図 A は発作間欠期で,左側頭中部(T3)で位相を逆転する棘波が出現.図 B はペンテトラゾールを 50 mg/分の速度で静注し,300 mg 注射後臨床発作が誘発される直前の記録.両側性(左側にやや著明)の不規則な棘・徐波複合の短い群発が出現,約5秒後にふたたび棘・徐波複合が出現した後に,発作時脳波に移行.焦点部位である T3 には 7 Hz, 100~200 μV 高振幅律動波が連続して出現,前頭部,中心部には 3 Hz 前後の不規則なデルタ波も出現する.第9チャネル MV に口をもぐもぐ動かす運動が記録されている.図 C では,被検者は開眼して天井をみつめ,右手を軽く握り口をもぐもぐ動かす自動症が続いている.眼球運動記録にみられる

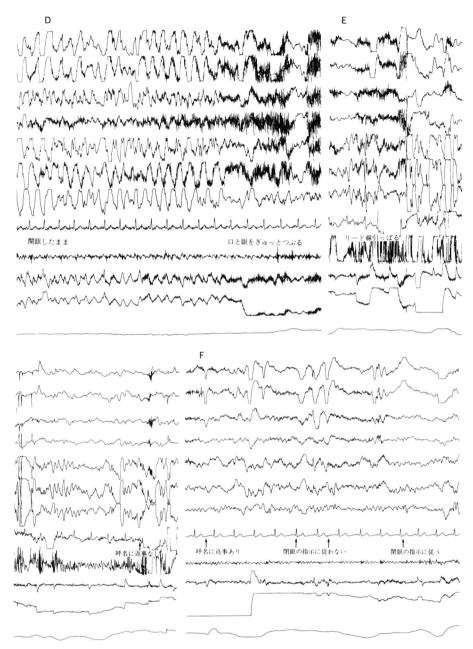

律動波は脳波が波及したもの．図Dは図Cから40秒後のもので，T_3の7Hzの律動波はかなり不規則になっているが，前頭部，中心部のデルタ波は比較的規則的に持続しており，被検者は開眼したまま舌なめずりをしている．図D右端あたりで発作は終わり，T_3の律動波や前頭・中心部などのデルタ波は急に消失し，被検者はそれまで開いていた眼瞼と口を強く閉じる．呼名には応答しない．発作終了とともに呼吸も再開された．図Eは図Dの40秒後（発作終了後40秒）の記録で，被検者は発作後自動症（postictal automatism）の状態にあり，にやにや笑ったり手で顎にさわったりするが，呼名には応じない．脳波には発作中のような高振幅律動波やデルタ波は出現せず，中心部に5～6Hzのシータ波が出現．図Fは図Eの1分40秒後の脳波．被検者はまだぼんやりしてるが，呼名や閉眼の指示に従うようになる．脳波ではアルファ波範囲の波もわずかに出現，左側頭前部F_7で位相を逆転する棘波が出現しはじめている．発作直後の焦点性棘波は発作間欠期のそれよりも高振幅で，焦点部位の興奮を示唆している．

第8章 てんかんの脳波

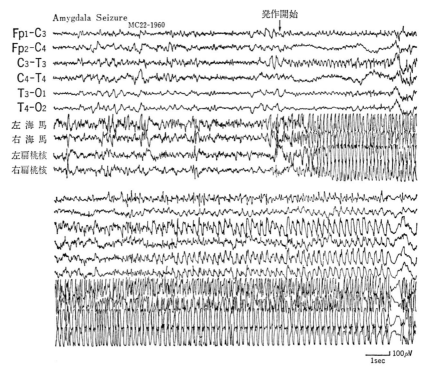

図8-23 ネコの実験てんかんのさいの脳波．アルミナクリーム左扁桃核内注入による扁桃核発作

扁桃核に高振幅の突発波が出現し，しだいに他の部位に広がるが，皮質脳波には6Hz前後の律動波が出現するだけで，棘波を含む高振幅突発波は出現しない．行動的には，ネコはそれまでの運動を中止して凝視し，嚙む運動，流涎などを起こし，ヒトの複雑部分発作にきわめて類似した状態を示す．

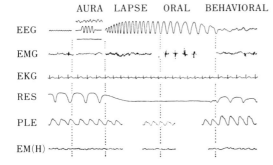

図8-24 複雑部分発作発作時の脳波・ポリグラフの変化の模式図（宮坂，1970；福沢，1972）
EEG：脳波，EMG：筋電図，EKG：心電図，RES：呼吸曲線，PLE：光電指尖容積脈波，EM(H)：眼球運動（水平方向）

中核をなす psychomotor lapse phase と oral automatism phase では脳波に高振幅の律動的な徐波，心拍は頻脈，呼吸曲線の動きは停止，脈波の振幅減少が特徴的．Oral automatism phase では，口の動きに一致した律動的な筋電図の grouping の重畳をみることがある．

限界がある．そこで Hufnagel ら[13]（1995）は外科手術のために硬膜下に慢性的に電極を留置して複雑部分発作症例の発作時および発作終了後の皮質脳波を記録し，発作後徐波焦点（postictal slow foci：PISF）の出現を観察した．PISF は発作後の脳波の平坦化あるいは焦点性の burst-suppression pattern として現れるが，64例の患者の192の発作時記録の59.4%にみられ，側頭葉外発作よりも側頭葉発作のさいに多く，皮質脳波上の発作の持続時間が32秒以下の場合には出現しなかった．PISF が出現する側の側頭葉の手術を行うと，治療成績は良好であった．このように皮質脳波による PISF はより明確にてんかん原焦点の局在を示すものと考えられる．

9. 局在関連てんかんと睡眠の関係

局在関連てんかん（焦点が一側半球の場合）における発作焦点側と睡眠紡錘波の左右差の関係を検討し

たところ，多くの場合，睡眠紡錘波は焦点側で減弱ではなくむしろ増強しており，てんかん原性皮質が睡眠紡錘波を促進することが示唆された(Clemens & Ménes[2]，2000)．小児良性ローランドてんかんでの発作間欠期発射は，睡眠紡錘波発生機序によって促進される(Nobiliら[20]，1999)．また，局在関連てんかんの発作間欠期発射に対する睡眠の影響を脳波スペクトラム解析を用いて検討したところ，睡眠時の発作間欠期発射は，NREM 睡眠中のデルタ波と関連する同期化機序，睡眠紡錘波の発生機序，睡眠第1段階とREM 睡眠時のシータ波発生機序と，異なる機序で促進されるものに分かれる(Ferrilloら[5]，1999)．

4 全般発作

　全般発作(generalized seizure)は，「最初の臨床的変化(徴候)が，発作開始時に両側の半球が侵襲されていることを示す発作である(Generalized seizures are those in which the first clinical changes indicate initial involvement of both hemispheres)．意識は障害されることがあり，この意識障害が発作開始時の症状であることもある．運動現象は両側性である．発作時脳波像は発作開始時には両側性であり，これはおそらく両側半球に広汎に広がっているニューロン発射を反映している」(国際分類解説による)．全般発作にはけいれんを伴うものと伴わないものとがある〔けいれん性全般発作あるいは非けいれん性全般発作(convulsive or non-convulsive)〕．

　全般性てんかんは，「てんかん」の国際分類では(1)特発性で発症が年齢依存性のもの，(2)潜因性あるいは症候性のもの，(3)症候性のものに分けられる．

　(1)群の特発性のてんかんの中には，欠神てんかん〔小児欠神てんかん(ピクノレプシー)，若年欠神てんかん〕，ミオクロニーてんかん〔乳児良性ミオクロニーてんかん，若年ミオクロニーてんかん(衝撃小発作)〕，大発作てんかんなどが含まれる．(2)群の原因はよくわからないがおそらく症候性のものには，ウエスト症候群，レンノックス症候群，ミオクロニー・失立てんかん，ミオクロニー欠神てんかんなどが含まれる．

　いっぽう「てんかん発作」の国際分類からすると，全般発作は欠神発作(定型，非定型)，ミオクロニー発作，間代発作，強直発作，強直間代発作，失立発作に分けられる．本書では主としててんかん発作に従って脳波像を記述し，その発作を起こすてんかんについては，その脳波の特徴を述べるにとどめる．

1 欠神発作

　広義の欠神発作は意識欠損を主徴とする発作で，定型欠神発作と非定型欠神発作(atypical absence)とに大別される．

1. 欠神発作の概説

　欠神発作(absence seizures)の純粋な型は，突然始まるところの，それまで行っていた諸活動の中断，空虚な凝視，場合によっては短時間の眼球上転などからなる．患者が話していれば話は中断され，歩行中ならその場に立ちすくみ，食事中なら食物が口に運ばれる途中で止まる．発作中に話しかけられると，場合によっては質問に答えてぶつぶつ言うこともあるが，ふつうは応答できない．発作は2～3秒から30秒間くらい持続し，始まったときと同様に急速に消失する．

　欠神発作は，6つの亜型に分けられる(表8-2)．(a)意識障害だけを示すもの，(b)意識障害に自動症を伴うもの，(c)ミオクロニー要素を伴うもの，(d)脱力要素をもつもの，(e)強直要素をもつもの，(f)自律神経要素をもつもの．各亜型は単独で出現することもあり，いくつか複合する場合もある．

　いずれの亜型でも，発作中の脳波には，「ふつうは規則正しい左右対称性の3Hz 棘・徐波複合が出現するが，2～4Hz 棘・徐波のこともあり，多棘・徐波複合のこともある．異常脳波は両側性である」(国際分類解説)．

　発作間欠期の脳波像としては，「背景脳波はふつうは正常であるが，突発波(棘波，棘・徐波のような)が出現することもある．突発波はふつう規則的で左右対称性である．」

2. 非定型欠神発作の概説

　非定型欠神発作は，発作時脳波に規則的な対称性3Hz 棘・徐波複合を示さない短時間の意識欠損発作で，臨床的には，(a)定型欠神発作のそれよりも顕著な筋緊張変化を伴うことがあり，(b)発作の起始および終了が突然(abrupt)でない，などの特徴を有する場合がある．

　発作時脳波は，「定型欠神発作のそれよりも多彩で，不規則性棘・徐波，速波あるいはその他の突発波を含むことがある．異常脳波は両側性であるがしばしば不規則で非対称である」(国際分類解説)．

　発作間欠期脳波は，「背景脳波はふつう異常であ

る；突発波（棘波あるいは棘・徐波）はしばしば不規則で非対称である.」

3. 定型欠神発作について

Lennoxは，広義の小発作を純粋小発作（pure petit mal），ミオクロニー発作，失立発作に分け，これを小発作3型（petit mal triad）と呼んでいたが，定型欠神発作は純粋小発作にほぼ相当する．純粋小発作はピクノレプシー（pyknolepsy）とも呼ばれてきた．最近では小発作という用語は minor seizure（小型発作）と紛らわしいので，より具体的に発作の内容を示す欠神発作という用語が用いられている．非定型欠神発作は脳波に3 Hz 棘・徐波を示さず，速波，10 Hz 前後の律動波，不規則な棘・徐波，鋭・徐波複合（Gibbsらのいう小発作異型 petit mal variant pattern）などを示すものである．定型欠神発作が原発全般てんかん（本態性てんかん）によるのに対し，非定型欠神発作は器質因をもつ症候性全般てんかんによる．

定型欠神発作を示すてんかんは，最近の国際分類では小児欠神てんかん（childhood absence epilepsy, pyknolepsy）と思春期欠神てんかん（juvenile absence epilepsy）に分けられている．小児欠神てんかんは学童期とくに6～7歳に発症し，遺伝素因があり，女児が男児の1.5～2倍で，発作頻度がきわめて高く1日に数回～数十回あるいはそれ以上に及ぶ．脳波には3 Hz の両側同期性対称性棘・徐波が出現する．思春期になるとGTC（全般強直間代発作）が生じることがあるが，欠神発作が消失することもあり，まれには欠神発作だけが存続することもある．思春期欠神てんかんは，思春期に発症し，発作頻度は小児欠神てんかんよりも低く，1日1回以下であり，発症に男女差はない．GTCを伴うことは小児欠神てんかんより多く，GTCが欠神発作に先行することもある．脳波には棘・徐波が出現するが，3 Hz よりも速いことも多い．

定型欠神発作は，いわゆる中心脳性発作の代表的なものと考えられ（Penfield & Jasper），その病巣が間脳，中脳の中心線近くの構造にあるとの想定から，視床非特殊核の電気刺激，alumina creamの視床あるいは中脳への注入などによって，動物に欠神発作類似の状態をつくろうとする試みもいくつか行われている（22章610頁参照）．

4. 定型欠神発作の発作時脳波

欠神発作の意識障害の程度には，外的な刺激に対し

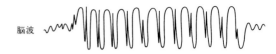
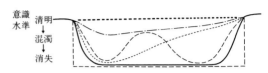

図8-25　欠神発作における3 Hz spike-and-slow-wave rhythm と意識障害との関係を示す模式図
突発波出現中にも，意識障害の様式や程度にはいろいろあることを示す.

てまったく反応しない完全な意識消失から，自動的な機械的反復動作だけが可能な程度，簡単な応答はできるが複雑な精神作業はできないもの，ほとんど自他覚的に意識障害を認めないものなど種々の段階がある（図8-25）．

欠神発作時の脳波は，Gibbsら（1935）が最初に記載した3 Hz spike-and-slow-wavesで，これは図8-25の模式図に示すように，発作の開始と同時に出現し，終了と同時に消失する．この3 Hz spike-and-slow-wavesは，左右の大脳半球のほとんどすべての領域にわたって対称性，同期性（bilateral synchronous）に出現し，その振幅は前頭部，中心部付近で最も大きいのがふつうである（図8-26）．眼瞼，口輪筋，四肢などの律動的けいれんはこのspike-and-slow-wave complexの棘波に一致して起こる．

欠神発作時の眼球運動と呼吸変化の時間的関連については，3 Hz spike-and-slow-wave complex が開始して数秒後から眼球運動変化（開眼，凝視，眼瞼ミオクロニー，眼球上転）が出現し，発作発射が消失する以前で終了する．さらに，呼吸変化（無呼吸）は，眼球運動変化の開始後に出現する（Bogaczら[2]，2000）．

Jasperらは，この波形において重要なのは3 Hz の徐波成分であり，棘波は大きさも不定で，出現する位置も2つの徐波の中間，徐波の上行脚，下行脚などさまざまであること（図8-27），3 Hz の徐波だけが棘波を伴わず群発して出現することがあること（図8-28）などから，spike and wave と呼ばず3 Hz wave and spike と呼ぶべきであるとした．しかし一般にはspike and wave と記載されている．

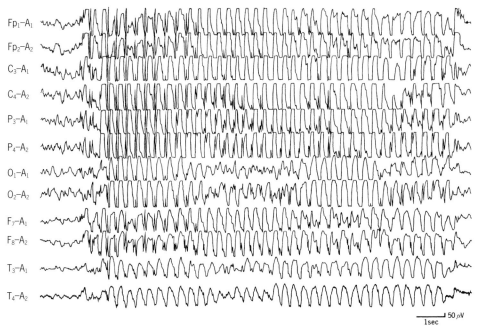

図 8-26 欠神発作の発作時脳波

11歳，男児，欠神発作．安静時から3Hz spike-and-slow-wave paroxysm が出現し，臨床的意識消失発作を伴う．図に記録した発作の持続は約13秒．棘波の振幅は，前頭部，中心部，頭頂部で大きく後頭部では小さい．また発作の初期に大きく，不規則に変動しながらしだいに小さくなる．

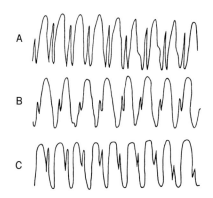

図 8-27 Spike-and-slow-wave complex の spike と wave の位置関係
A．Spike が wave の中間にあるもの．
B．Spike が wave の上行脚上にあるもの．
C．Spike が wave の下行脚上にあるもの．

Gibbs らは，この3Hz spike-and-slow-waves が小発作を有する患者の89%に出現する事実に基づいて，脳波上にこの異常脳波を示し，臨床的に短時間の意識消失を示す発作のみを小発作(petit mal)と呼び，これを従来軽い発作という意味で漠然と使われていた小発作という概念から，厳格に区別すべきことを提唱した．そして3Hz spike-and-slow-waves を小発作波型(petit mal pattern)と命名した．脳波波型に臨床発作型の名を冠することにはかなり異議があるが，この脳波所見と臨床発作症状とから構成された小発作という概念は，その後ひろく認められ，小発作という言葉は長い間このような狭い意味に用いられてきたが，現在は「定型欠神発作」と呼ばれている．

Spike-and-slow-wave complex の周波数は，ふつう3Hz前後であるが，2.5～4Hzの間で変動する．また比較的長い発作の場合に発作初期の1～2秒は4Hz前後で，しだいに3Hz前後になり，発作の終わり頃には2.5Hz前後になるというふうに，周波数が変動するものが多い(図8-26)．またこのような一定の順序をとらず，発作の経過中不規則に周波数の変動を起こすものもあり，これは周波数変動型(spike-and-slow-waves at varying frequency) (Silverman[27], 1954)と呼ばれる．

発作時脳波の波形にもかなりの変異があり，とくに棘波成分の振幅は，図8-29の模式図に示すよう

第8章　てんかんの脳波

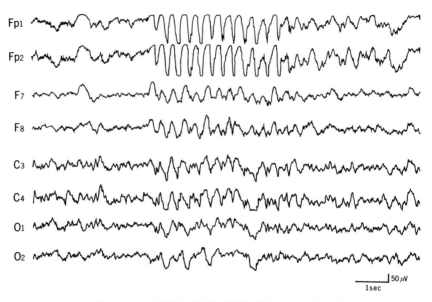

図8-28　欠神発作患者にみられる3Hz wave burst
23歳，女性．欠神発作＋全般強直間代発作．安静時には，定型的3Hz spike-and-slow-wavesは出現せず，前頭部に優位な3Hzの徐波群発が出現，ときにごく振幅の小さい棘波を伴う．他の領域では前頭部に比べ徐波は不規則である．

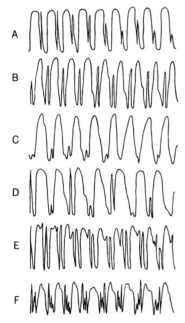

図8-29　Spike and wave rhythm 波形の各種
棘波の振幅がA：中等大，B：大，C：小，D：1つおきに大．E，Fは多発棘波への傾向を示す．

に，大きいもの(B)(図8-30)，中等度のもの(A)(図8-26)，きわめて小さいもの(C)(図8-28)などさまざまである．棘波と徐波との位置関係も(図8-27)，棘波が2つの徐波の中間にあるもの(A)がふつうであるが，徐波の上行脚(B)，頂上付近，下行脚のうえ(C)にある場合もある．またwaveの肩にも小さな棘波があり，2峰性にみえること(図8-29E，31A)もある．棘波は，単発性棘波が多いが多発棘波(2〜3発)を示す場合(図8-29F，31B)もある．

Spike-and-slow-wave complex の棘波の持続にも各種のものがあり，持続の短い鋭い棘波を示すことが多いが，ときには持続がかなり長く，鋭波に近いこともある(図8-31C)．3Hz spike-and-slow-waves の棘波の振幅は，導出部位によって異なり，1回の発作の経過中にも変動を示す．本章に示したどの図にもみられるように，一般に棘波は前頭部，中心部で最も大きく，頭頂部，側頭部などがこれにつぎ，後頭部で最も小さい．1回の発作の経過中の変動としては，一般に発作開始の初期には棘波の振幅が大きく，時間の経過とともに小さくなるが，棘波の大きさが1つおきに大きくなるもの(図8-29D)もある．

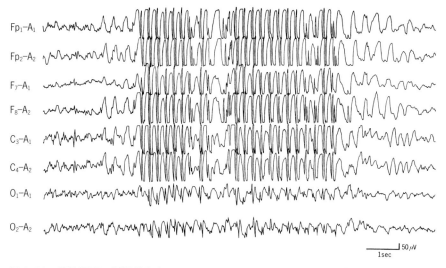

図 8-30　棘波要素の振幅が大きい spike-and-slow-wave complex（順天堂大学神経科，直居による）

14歳，女子．全般性強直間代発作と精神遅滞がある．脳波には，安静時から 3.5 Hz の広汎性 spike-and-slow-waves が出現，患者はこの間意識を消失する．Spike-and-slow-wave complex は中途で一時中断しかかってまた継続している．

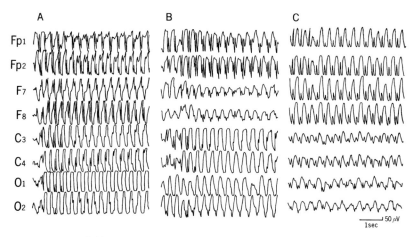

図 8-31　欠神発作患者にみられる 3 Hz spike-and-slow-waves の波形

A．10歳，女児．前頭部の spike-and-slow-wave complex の wave 成分が 2 峰性波形を示している．
B．7歳，女児．欠神発作．前頭部の棘波が 2 発性である．
C．24歳，女性．欠神発作＋全般強直間代発作，棘波の持続が比較的長い．

Gibbs らは，spike-and-slow-wave complex のうち，棘波成分をけいれん成分（convulsive component），徐波を昏迷成分（stupor component）と考えた．彼らは，欠神発作患者で同時に全般強直間代発作をもつものともたぬものについて発作時脳波を比べ，棘波が多発性であったり徐波なしに現れるときには大発作への傾向を表すと考え，これを大発作成分（grand mal component）と呼び，棘波が多数であればあるほど，患者が現在けいれん発作をもっているか，あるいは将来けいれん発作を起こす可能性が大きいとした（図 8-32）．著者ら（大熊ら[19]，1958）の経験でも，Gibbs の所説のとおり全般強直間代発作を有するものに多発棘波を示すものが多いが，側頭部のみに出現する多発棘波は，けいれん発作の有無とはあまり関係が

第8章　てんかんの脳波

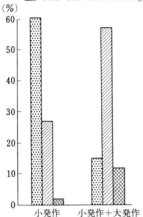

図8-32　欠神発作患者(137例)と欠神発作・大発作合併患者(320例)における突発波の種類 (Gibbsら,1952)

P.M. discharges：3 Hz spike-and-slow-waves で spike が単発性のもの.

P.M. discharges with G.M. component：spike-and-slow-wave complex の棘波が多発性のもの.

P.M. and G.M. discharges：3 Hz spike-and-slow-waves 以外に大発作波型を示すもの. 臨床的に大発作を合併するものでは, 後2者が多いことを示す.

ない.

　欠神発作のさいの spike-and-slow-wave complex の徐波(slow wave)の成分は, 両側大脳半球の比較的広い範囲で同様に記録される. 基準電極導出で記録すると, 図8-33下半に示すように, 徐波成分の振幅はかなり大きいが, 双極導出で記録すると, 棘波成分に比較して著しく振幅を減ずる. これは, 双極導出のさいには, 頭皮上の2つの活性電極に共通に記録されている徐波成分が打ち消しあうためで, とくに左右の対称部位の間で双極導出を行うと, この傾向が顕著にみられる(図8-33).

　以上に述べた欠神発作のさいの, 3 Hz spike-and-slow-waves は, ふつう両側脳半球の各領域で同時に始まり同時に終わるが, ときには突発波が両側の前頭部, 頭頂部, 後頭部などに局在して, 1秒ないし数秒間先行して出現し, ついで全領域に及ぶことがある. 突発波が上記の各部位の一側に先行して現れることもある(図8-34). Spike-and-slow-wave complex ではなく, 3 Hz の徐波が局在性あるいは広汎性に先行して現れ, ついで全領域に spike-and-slow-wave complex が出現する場合もある(図8-30, 33). 突発波が先行して出現しやすい部位は, 前頭・中心部と, 後頭部である.

5. 欠神発作の意識障害と脳波との関係

　脳波に全般性の 3 Hz spike-and-slow-waves が出現している期間には, 大多数の例では完全な意識

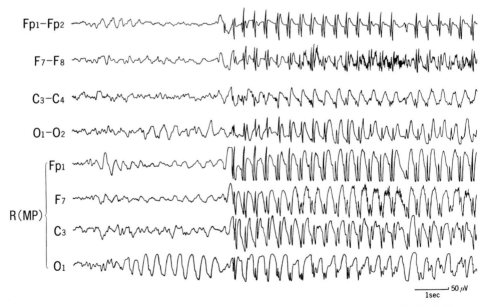

図8-33　基準電極導出と双極導出による spike-and-slow-wave complex の波形の相違

21歳, 男性. 上の4本は左右の前頭, 側頭前部, 頭頂, 後頭間の双極導出. 下の4本は基準電極導出. 双極導出では, 徐波要素が相殺されて, 棘波要素が目立つ.

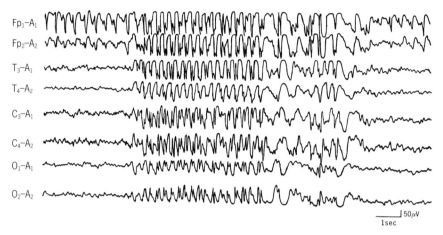

図8-34 意識障害と脳波との関係
8歳，女児．右半身不全麻痺，右半側けいれん発作，失神発作．軽い睡気を覚えている時期に，左前頭極部に持続的な2Hz spike-and-slow-wavesが出現，これが，ときおり突然全領域に広がり，3Hz spike-and-slow-wavesとなると同時に，臨床的に失神発作が起こる．すなわち突発波が全領域に広がらなければ，意識障害が起こらないことを示す．

消失が起こっている．しかし発作波が続いていても，意識が完全に消失せず，ある種の刺激には反応しうることもあり，また刺激に反応すると同時に発作が中断されることもある（島薗ら[25,26]，1953）．1回の発作の経過中にも意識障害の深さが動揺することがあり，一般的には発作の終わり頃に意識障害が浅くなるが，ときには発作の中頃に一度浅くなり，ふたたび深くなることもある（図8-25）．また一過性に短い突発波が現れて，臨床的には自覚的にも他覚的にも意識障害に気づかれない場合もあって，これは脳波上だけの発作という意味でsubclinical seizureと呼ばれている．

図8-35の例では突発波が出現している最中に名前を呼んだり計算問題を課したりすると，突発波が持続している間には応答できず，1～数秒後突発波が消失してのちにはじめて正答する．Jung[11]（1936）も，突発波出現中には反応時間が延長することを報告している．

両側性棘・徐波複合が出現している最中に，知覚，記憶，運動のいずれの機能が主に障害されるかについては，論議が多い．Gloor[6]（1986）は運動機能障害が前景に立つ例をあげており，おおまかに意識の障害としてではなく認知機能の障害としてとりあげるべきであるとしている．扇谷と名取[24]（1990）は刺激の提示時点を明確にするために発作波をトリガーにして刺激となる課題（計算など，難易度に差

があるもの）を提示し，難しい課題ほど反応時間が長いことを示した．

欠神発作の場合に，意識障害が起こるためには，棘・徐波複合が両側大脳半球の広い領域に広がることが必要である．たとえば図8-34に示した例では，左前頭部に持続的な2Hz前後のspike-and-slow-wave complexが出現している時期には，臨床的には特別な変化はなく，この突発波がときおり急激に全領域に広がり（二次性両側同期），3Hz spike-and-slow-wavesになると同時に臨床的な欠神発作が起こっている．

なお棘・徐波複合の出現に伴って呼吸停止[20]，心拍の変化，皮膚電気抵抗の低下（GSR）などが出現することがあり[10,15]，また下降性に脊髄の単シナプス反射（H反射）に及ぼす影響[30]も観察されている．

6. 欠神発作の突発波と賦活

3Hz spike-and-slow-wavesは，安静時から出現することも多いが，種々の賦活法に対しても比較的敏感である．

（1）**過呼吸** まず，臨床発作としての欠神発作および脳波上の突発波は，過呼吸によって容易に誘発される．したがって欠神発作が疑われる場合には，突発波が出現するまで過呼吸を続けるのがよい．

（2）**睡眠と欠神発作の突発波** 欠神発作患者の突発波は，睡眠時のほうが発見されやすい．すなわち

第8章　てんかんの脳波

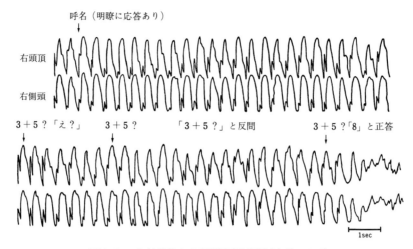

図 8-35　欠神発作中の意識障害と脳波（島薗，1953）

欠神発作中，簡単な計算問題を課すると，図に示すように，突発波が出現している間には，質問をオウム返しに繰り返したりして計算ができず，突発波消失とともに正答している．このことは，突発波出現中には一応質問を受容することはできるが，計算などの高等な精神機能は障害されていることを示す．

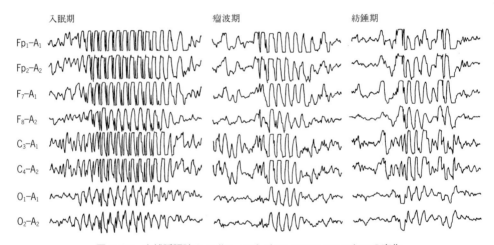

図 8-36　自然睡眠時の spike-and-slow-wave complex の変化

9歳，女児．欠神発作．覚醒時には10秒間以上続く定型的な 3 Hz spike-and-slow-waves を示すが，入眠期には突発波の持続時間がしだいに短くなり，睡眠第1段階，第2段階と睡眠が深くなるにつれて，突発波はますます短くなり，波形も崩れて不規則となる．

3 Hz spike-and-slow-waves は，覚醒時には84％，睡眠時には89％の例に見出される（Gibbs, 1952）．睡眠時には 3 Hz spike-and-slow-waves そのものも変化を受け，睡眠が深くなるにつれて群発の持続時間が短くなり，波形は不規則になり，多発棘波あるいは多棘・徐波複合も出現する[18]（図8-36）．

睡眠がさらに深くなると，spike-and-slow-wave complex あるいは 3 Hz の徐波が，散発的に前頭部，後頭部や他の領域に局在して出現することもある．他の種類の突発波を示すものでは，その突発波が強調され，3 Hz spike-and-slow-waves は不明瞭になることもある．しかし，REM 段階には覚醒時に出現したと同じ spike-and-slow-wave complex が出現するか，あるいは突発波がまったく出現しな

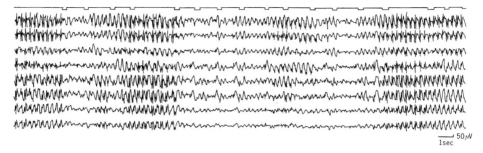

図 8-37 欠神発作におけるペンテトラゾールによる突発波の賦活

ペンテトラゾール注射によってほとんど持続的に 3 Hz spike-and-slow-waves が出現しているさいの脳波像.

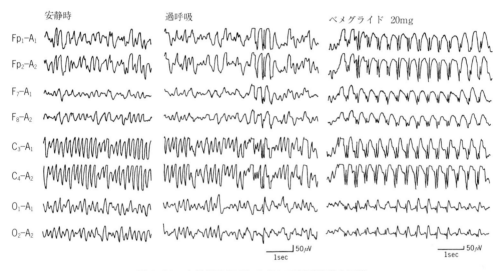

図 8-38 欠神発作患者にみられる基礎律動の異常

16歳,男子.欠神発作+全般強直間代発作.安静時には,欠神発作をもつ患者によくみられる型の脳波像を示す.すなわち,アルファ波に相当する波が,7Hz 前後でアルファ波よりも遅く,高振幅で頭頂部,後頭部優位である.前頭部にはこれよりもさらに遅い徐波がみられる.本例では過呼吸により,3 Hz spike-and-slow-waves の群発は出現せず,徐波の増加と単発性 spike-and-slow-waves がみられたにすぎなかったが,ベメグライド 20 mg 静注により 3 Hz spike-and-slow-waves が誘発された.

い[21~23,29]（風祭[12],1964）.

ペンテトラゾール,ベメグライド賦活 欠神発作は,ペンテトラゾール,ベメグライド賦活によっても誘発されやすく[5],他の発作型に比べて突発波賦活閾値[4]が低い（64頁）.ペンテトラゾールを漸注してゆくと,3 Hz spike-and-slow-waves の持続が短くなるが出現頻度がしだいに増し,ついには短い 3 Hz spike-and-slow-waves 群発がほとんどたえまなく持続して出現し,別に述べる欠神発作重積状態に近い脳波像を示すようになる（図 8-37）（大熊ら[19],1958）.

7. 欠神発作の間欠期の脳波

Gibbs ら（1952）以来,一般に欠神発作だけがある患者の発作間欠期の脳波は約 60% が正常で,残りの症例でも脳波異常は軽度な場合が多いとされており[19],全般強直間代発作を合併する症例では,発作間欠期に正常脳波を示すものは約 30% にすぎず,欠神発作だけのある症例とは逆であるとされている.しかしわが国での報告では,欠神発作症例の約 1/2～2/3 に軽度律動異常が認められている（大田原：関）.

間欠期脳波異常のうち,基礎律動異常として小児

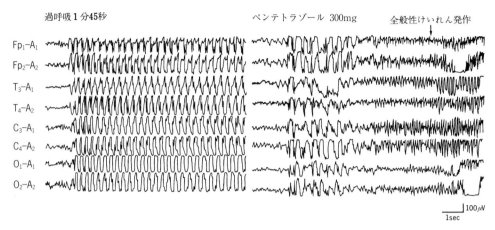

図 8-39 欠神発作患者に全般強直間代発作が起こるときの脳波像
12歳, 女子. 欠神発作. 左図は過呼吸によって誘発された欠神発作時の脳波. 右図はペンテトラゾール 300 mg 注射終了後, 数秒間の spike-and-slow-wave complex が出現したのち全般強直間代発作に移行.

に比較的しばしばみられるのは, 頭頂部, 後頭部優位に 6〜8 Hz で振幅の大きい律動が出現するもので, 正常者のアルファ波に比べると周波数が遅く振幅が大きい(図 8-38).

突発性異常波としては, 約 1/3 の例に広汎性両側同期性, 左右対称性に 3 Hz 前後の短い棘・徐波複合の群発が出現する. 同様の棘・徐波複合が一領域あるいは一側性に単発または群発し, あるいは焦点性棘波が出現したりして, 焦点の存在を想定させる場合もまれにあるが, 定型欠神発作では異常が一側に固定することはない. また 3 Hz 前後の徐波が後頭部, 頭頂部ときに前頭部に単独または群発性に出現することが 15〜30% の症例にみられる (表 4-3, 128 頁)(関).

8. いわゆる小発作-大発作てんかん (petit mal-grand mal epilepsy) あるいは大発作を合併する小発作 (petit mal combined with grand mal)

欠神発作と全般強直間代発作を合併する症例は, 欠神発作だけをもつものの約 2 倍もある. 脳波所見を, 欠神発作のみのものと欠神発作と全般強直間代発作を合併するものとについて比較すると (Gibbs ら, 1952), まず 3 Hz spike-and-slow-waves の出現率は, 欠神発作のみのものでは覚醒時 81%, 睡眠時 89.1%, 欠神発作と全般強直間代発作とを合併するものでは覚醒時 73.4%, 睡眠時 82.8% で, 後者のほうが低率である. その理由の 1 つは, 合併例ではすでに,

欠神発作の程度が軽くなり, 発作頻度が減少し, あるいは欠神発作がまったく消失して, 脳波検査時には主に全般強直間代発作だけを示しているものが多いからであろう.

突発波そのものには, 両者に相違がない場合もあるが, 全般強直間代発作を合併するものでは棘・徐波複合の棘波が多成性であることが多い (239 頁). また全般強直間代発作を合併する例では, 3 Hz spike-and-slow-waves のほかに他の種類の突発波を併有するものが多く, 基礎律動の異常を示すものも多い.

欠神発作を有する症例に全般強直間代発作が起こる場合には, ふつう両側同期性の 3 Hz spike-and-slow-waves が数秒間持続し, そのうち spike-and-slow-wave complex の棘波がしだいに著明になり, 徐波成分がなくなり, 9〜10 Hz の高振幅, 律動的なアルファ波様の波形 (てんかん発作の国際分類では速律動 fast rhythm と呼んでいる) を形成するとともに全般強直間代けいれんに移行する (図 8-39). そして全般強直間代発作に先行して, 3 Hz spike-and-slow-waves が出現している期間に, 短時間の意識消失が伴うのがふつうである. けいれん発作に先行する欠神発作の持続時間は症例によって異なる (大熊ら[19], 1958).

欠神発作のさいの spike-and-slow-wave complex 発現の神経機序については, 485, 610 頁で簡単にふれておいた[3,7〜9,28].

9. 欠神発作重積状態と spike-wave stupor

てんかん発作重積状態 (status epilepticus) とは, 一つの発作がかなり長い時間持続するか, 発作と発作の

間に回復が起こりえないほど発作が頻回に反復するものをいう．これには部分発作重積たとえばジャクソン発作重積や複雑部分発作（精神運動発作）重積と全般発作重積（欠神発作重積，強直間代発作重積）がある．

欠神発作重積状態（absence status）は小発作重積状態（petit mal status）（Lennox[14], 1945）と呼ばれてきたもので，欠神発作がほとんど絶え間なく起こり，脳波上にほとんど持続的に3Hz棘・徐波複合が出現し，患者は持続的に種々の程度の意識障害を示す状態をいう．Gibbsら（1952）によると小発作患者の2.6％が小発作重積状態を示すという．

しかし，欠神発作重積状態については，それが記載された当初から，持続が1日以上に及ぶ場合があること，完全な意識消失ではなく軽い意識混濁が持続するものが多いこと，発作時脳波が定型欠神発作に比べると非定型的で，棘・徐波律動の連続性が悪く，ときに前頭部，中心部だけに定型的棘・徐波複合が出現し後頭部には突発波がみられない場合があることなどが指摘されてきた．したがって，定型的な欠神発作が連続する場合（図8-38）以外は，狭義の欠神発作とは関係のない，棘・徐波複合を伴う意識障害（spike-wave stupor）あるいは発作性昏迷（ictal stupor）として理解

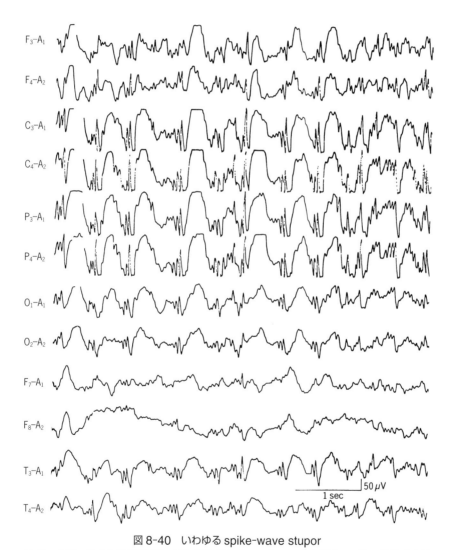

図8-40　いわゆるspike-wave stupor

16歳，女子．生来知的障害（IQ 50）と肥満がある．13歳ころから頭痛，不眠，焦燥感を訴え，無気力状態になり，終日臥床する状態が数日間，年に数回起こる．脳波には2～3Hzの棘・徐波複合あるいは多棘・徐波複合が中心部，頭頂部優位に全般性に長時間連続して出現．欠神状態ではなく，患者は不活発ではあるが，簡単な質問には応答できる．

したほうがよい(Niedermeyer[18], 1965；細川, 1969)(図8-40；図8-68, 273頁). Landolt(1964)も小発作重積状態を, 悟性障害, 失見当識, 意欲欠乏, 領解困難, 困惑症, 反応性欠乏など一種の意識障害像としてとらえている(268頁).

②ミオクロニー発作

ミオクロニー発作(myoclonic seizure)は, ミオクロニーけいれん(myoclonic jerks)(単発性あるいは多発性)と間代発作(clonic seizures)とに分けられる. ミオクロニーけいれんは, 突然起こる短時間の衝撃様の筋収縮で, 全般性のこともあり, 顔面, 躯幹, 1つあるいはそれ以上の肢, 個々の筋あるいは筋群に限局することもある. この発作は急速に反復することも, 比較的孤立して出現することもある(国際分類解説).

ふつう意識は失われないが, ときに1～2秒の意識消失を伴うこともある. ミオクロニーけいれんは, 単独に起こることもあるが, 同時に全般強直間代発作をもつものも多い.

ミオクロニーけいれんの発作時脳波としては, ふつうは「多棘・徐波(polyspike and wave), あるいはときに棘・徐波あるいは鋭・徐波」が出現する. 発作間欠期にも発作時と同様の突発波がみられ, 脳波上に突発波が出現しているからといって同時に臨床発作が起こっているとはかぎらない.

ミオクロニーけいれんが起こるときには, 単発性あるいは多発性棘波に一致して筋の攣搦が起こり, 徐波の時期にはけいれんは抑制されている(図8-41, 42). 一連のspike-and-slow-wave complexのうち, 最初の振幅が小さい棘波にはけいれんを伴わず, 2～3番目の振幅の大きい棘波に一致して筋攣搦が起こることもある. 比較的まれではあるが, 1～数秒間10Hz前後の振幅の大きい律動波が続き, その後にspike-and-slow-wave complexあるいはmultiple spike-and-slow-wave complexが出現する形の突発波もみられる(図8-43). 脳波上の棘波とミオクロニー発作時の筋発射との時間関係をみると, 顔面筋では4.4～7.5 msec, 上肢では10.1～31.0 msec程度脳波が筋けいれんに先行する[13]という.

末梢にはミオクロニーけいれんが起こっているのに, 頭皮上脳波には明瞭な突発波がみられないこともまれにある. これは, ミオクロニーけいれんには大脳皮質から遠い脳幹部に由来するものがあることを示唆する所見である.

ミオクロニーけいれんは, 外的刺激によって誘発されやすい. たとえば突然の音響で誘発されることもあるが, とくに光刺激に対して敏感である. したがってミオクロニーけいれんの誘発には光賦活法および光-ペンテトラゾール賦活法が有効である(図

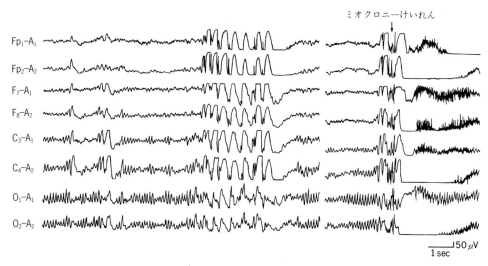

図8-41　ミオクロニー発作の脳波
16歳, 女子. 強直間代発作＋ミオクロニー発作. 左図は臨床的ミオクロニー発作を伴わない不規則性spike-and-slow-waveの群発を示す. 右図は, multiple spike-and-show-wave complexに一致して, 臨床的にミオクロニー発作が起こり, 脳波上に基線の動揺と筋活動電位によるアーチファクトがみられる.

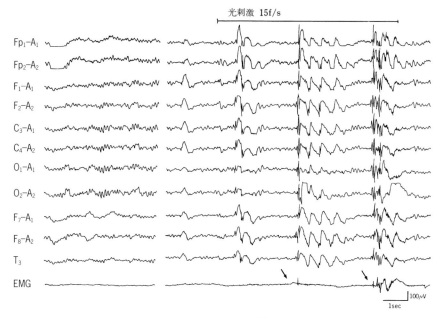

図 8-42　ミオクロニー発作の脳波

16歳，男子．ミオクロニー発作．毎秒15回の光刺激により，脳波に広汎性の spike-and-slow-wave complex あるいは multiple spike-and-slow-wave complex が誘発され，さらに臨床的にもミオクロニー発作が出現，最下列の筋電図(EMG)にこれが示されている(矢印)．

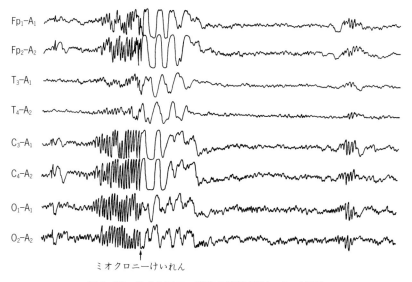

図 8-43　ミオクロニー発作の脳波(Gibbs ら，1952)

13歳，女子．12歳からミオクロニー発作と強直間代発作がある．脳波には，ときおり右前頭部，右頭頂部に優勢な単発性棘波がみられるほか，12〜15 Hz の高振幅律動波(速律動 fast rhythm)にひき続いて3 Hz 前後の徐波群発が出現する特有の突発波がみられる．矢印でミオクロニーけいれんが起こる．

8-42). この発作は入眠期に多いから，睡眠賦活法も同様に役立つ．

ミオクロニー発作を起こすてんかんのうち，乳児良性ミオクロニーてんかんは1～2歳に起こり，睡眠初期に全般性棘・徐波の短い群発がみられる．

若年ミオクロニーてんかん（衝撃小発作）は思春期に起こり，発作間欠期および発作時の脳波は周波数の速い全般性棘・徐波あるいは多棘・徐波を示し，脳波の棘波とけいれんの間には厳密な時間関係はない．光過敏性であることが多い．

ミオクロニー欠神てんかんでは，小児欠神てんかんと同様の両側同期性，対称性の3 Hz棘・徐波が出現する．

ミオクロニー・失立発作てんかんでは，脳波は最初は4～7 Hzの律動のほかは正常であるが，不規則性棘・徐波あるいは多棘・徐波を示す，乳児重症ミオクロニーてんかんは全般性あるいは一側性の間代発作，ミオクロニーけいれんをもち，脳波には全般性棘・徐波，多棘・徐波，焦点性異常，光過敏性を示し，きわめて難治性である．

間代発作はミオクロニーけいれんが律動的に反復するもので，発作時脳波所見は速波(10 Hzあるいはそれより速い)と徐波，場合によっては棘・徐波パタンであり，発作間欠期には棘・徐波あるいは多棘・徐波が出現する．

本態性全般てんかんにおけるミオクロニー発作と区別を要するものにミオクローヌスてんかん（myoclonus epilepsy）がある．これはUnverricht[31]（1895）およびLundborg(1903)により進行性家族性変性疾患として記載されたもので，ミオクロニーけいれん，全身けいれん，進行性認知症などの症状があり，病理組織学的に特殊な封入体が脳の各部位とくに脳幹部や小脳などに見出される．

Myoclonus epilepsyは，とくにその初期には臨床的にも脳波的にもmyoclonic seizureと区別しにくいことがある．脳波像には，両者とも共通してmultiple spike-and-slow-wave complexあるいはirregular spike-and-slow-wave complexがみられるが，myoclonus epilepsyでは一般に突発波の出現頻度も高く，脳の広範な器質障害を反映して，背景をなす基礎律動にも異常が強い．

歯状核赤核淡蒼球ルイ体萎縮症（dentato-rubro-pallido-luysian atrophy：DRPLA）は，発症年齢により若年型，早期成年型，遅発成年型に分けられ，とくに若年型は進行性ミオクローヌスてんかん症候群の像を呈し，他の進行性，非進行性のてんかん症候群との

鑑別が必要である（遺伝子診断が可能）．若年型DRPLAの脳波所見は，発作間欠期における3～5 Hz全般性棘・徐波複合出現，臨床的な知的退行に伴う基礎律動の徐波化（アルファ波の周波数が低下してシータ波帯域になること，および背景脳波のシータ-デルタ帯域波の増加），光過敏性の存在などがあり（馬場[1]，1987），光過敏性については間欠的光刺激よりも間欠的幾何学的図形刺激のほうが賦活効果が高い（中山ら[16]，1997）が，これは他のミオクローヌスてんかんについても同様であろう．

ラムゼイ・ハント（Ramsay Hunt）症候群は，Hunt(1921)（RamsayはHuntの名）がミオクロニー性小脳性共同運動障害（dyssynergia cerebellaris myoclonica）と名づけたもので，思春期に発病する進行性の変性疾患で，失調などの小脳症状とミオクロニー発作を示すが，重篤な認知症におちいることは少ない．脳波はふつうのミオクロニー発作のそれに近い．

3 強直発作

強直発作（tonic seizures）は数秒間程度の比較的短時間の強直状態が起こる発作であり，意識はふつう障害されるが回復は早い．ふつう眼球や頭部が一側に偏位し，胸部の強直けいれんで呼吸運動が停止することがある．乳幼児期のてんかんに多い．

発作時脳波には，ウエスト症候群では低振幅速波ないし脳波の脱同期，レンノックス-ガストー症候群では，20 Hz前後の速波性同期波（rapid synchronization）あるいはしだいに周波数を減じ振幅を増していく速い律動波（速律動 fast rhythm，9～10 Hz），いわゆる漸増律動（recruiting rhythm）が出現する（図8-44，58）．発作間欠期の脳波は，ウエスト症候群ではヒプサリズミア（hypsarrhythmia），レンノックス-ガストー症候群では鋭・徐波の多少とも律動的な発射が出現し，ときに左右非対称であり，背景脳波もしばしば異常である．

4 強直間代発作，大発作

1．強直間代発作の概説

強直間代発作（tonic-clonic seizures）には，特発全般てんかんによるものと症候性全般てんかんによるものとがある．部分発作が発展して二次的に全般化

第2節　てんかん発作と脳波

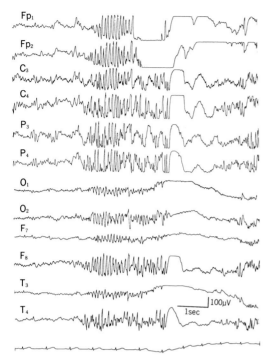

図8-44　強直発作の発作時脳波

6歳8カ月，男児．てんかん．仮死状態で出生，生後1年4カ月頃から全般性の強直けいれん，強直間代けいれんがある．神経学的異常は明瞭ではないが高度の知的障害がある．脳波では，安静時から左側半球で基礎律動の振幅が低く左頭頂部，前頭部，側頭前部などに陰性棘波が散発．ときおり図のように10～12 Hzで振幅を漸増する突発律動波(速律動 fast rhythm；漸増律動 recruiting rhythm)が出現し，これに一致して強直発作が起こる．突発律動波は後頭部，側頭前部，側頭中部では患側の左側のほうが低振幅(一種の lazy activity)である．

(secondarily generalized)して強直間代発作を示すこともある．従来は部分発作の二次的全般化による発作も大発作とし，部分発作の症状を前兆(aura)として扱ってきたが，国際分類ではこれらは部分発作として扱い，最初から全般性(両側同期性，対称性)に始まる強直間代発作〔大発作('grand mal' seizures)〕と区別している．全般発作としての強直間代発作には，同じく全般発作である欠神発作，ミオクロニー発作を合併するものもある．

「全般発作のうち最も頻繁に遭遇する発作型は全般強直間代発作で，大発作(grand mal)としても知られている．患者の一部は発作に先立ち形容しがたい予告を体験するが，大部分の患者はなんらの予告症状なしに意識を失う．突然急激な強直性筋収縮が起こり，地上に倒れ，チアノーゼが起こる．舌を咬んだり尿を

失禁したりする場合もある．ついでこの強直段階は，種々の期間持続する間代けいれん段階へと移行する．間代けいれんの段階の終わりに深い呼吸が起こり，筋はすべて弛緩し，その後患者は種々の期間のあいだ意識不明である．患者はしばしば深い睡眠に入る(終末睡眠 terminal sleep)」(国際分類解説抄)．

強直間代発作の発作時の脳波は，「10 Hzあるいはそれ以上の律動波(速律動 fast rhythm)が強直期の間はしだいに周波数を減じ振幅を増していき，間代期になると徐波によって中断される」(国際分類解説)といったパタンを呈する(図8-45)．

発作間欠期の脳波には，「多棘・徐波あるいは棘・徐波，あるいはときに鋭・徐波発射」などがみられる．

2. 強直間代発作の発作間欠期の脳波一般について

全般強直間代発作を主徴とするてんかんでは，発作回数は一般に少なく，1カ月に1回あるいはそれ以下の場合が多いから，脳波検査のさいに自然発作時の脳波を記録できることはきわめてまれである．したがって，この種の発作を対象にする場合には，発作間欠期の脳波所見が重要になる．

発作間欠期の脳波所見を，2,430名の大発作のみを有する症例について調べた Gibbs ら(1952)の統計によると，覚醒安静時に患者の約30%，睡眠時にも約25%は正常な脳波像を示し，また軽度の異常を示すにすぎないものが覚醒時に約40%，睡眠時に約12%もある．これに対して突発波は，安静時には22%，睡眠時に検査を行ってさえ，46%にしか出現しない(図8-46)．すなわち，全般強直間代発作だけをもつ患者では，他の発作型に比べて突発波の出現率が最も低い．

睡眠時に出現する異常波としては，振幅の小さい棘波が8%，spike-and-slow-wave complex が6%，14 and 6 Hz positive spikes 5% などであり，その他の突発波が25%に認められる．Gibbs らが大発作波形としている14～40 Hzの速波がみられたのはわずかに2%であった．また臨床的には焦点発作の症状が明瞭でないのに，23%はなんらかの形の焦点性異常脳波を示した．

著者らの資料(直居ら[17]，1958)でも，全般強直間代発作を主徴とするてんかん患者の基礎律動の異常

第8章 てんかんの脳波

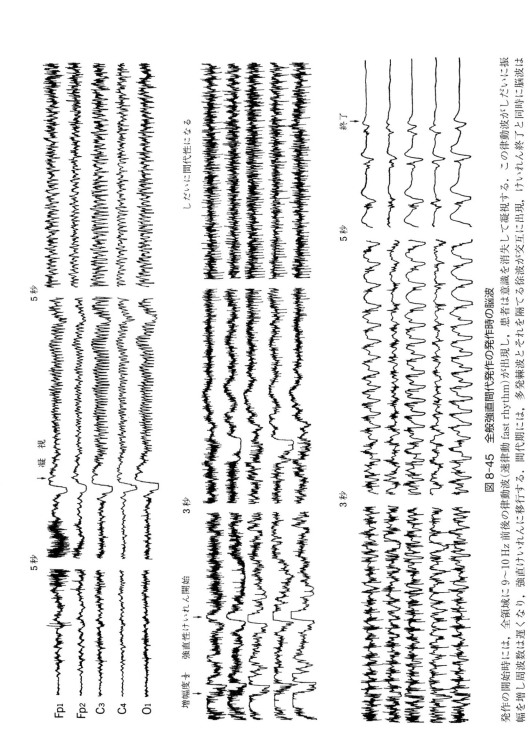

図8-45 全般強直間代発作の発作時の脳波

発作の開始時には、全領域に9〜10Hz前後の律動波(速律動 fast rhythm)が出現し、患者は意識を消失して凝視する。この律動波がしだいに振幅を増し周波数は遅くなり、強直けいれんに移行する。間代期には、多発棘波とそれを隔てる徐波が交互に出現、けいれん終了と同時に脳波は平坦になる。けいれん中の脳波記録には筋活動電位によるアーチファクトの混入が著しい。

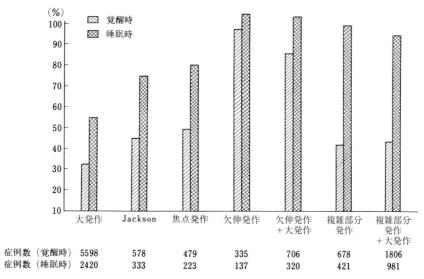

図8-46 種々の臨床発作型における覚醒時および睡眠時の突発波の出現頻度(Gibbsら，1952)

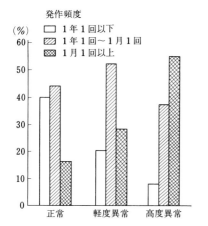

図8-47 全般強直間代発作をもつ症例(5,598例)の発作間欠期の脳波異常の程度と発作頻度との関係(Gibbsら，1952)
発作頻度が高いほど，発作間欠期脳波の異常も強い傾向がある．

は65.4%，突発波の出現率は30%であるが，Wadaら[32](1964)は安静時記録では異常脳波は50%にすぎないが，種々の賦活法を行うと90%に異常所見を見出しうるという．いずれにしても，全例の10〜20%では，ルーチンの脳波に異常がみられないという点では，多くの研究者が一致している．

発作間欠期の脳波異常の程度と，臨床発作の回数とは，ある程度の並行関係を示す．すなわち，図8-47に示すように，正常な脳波像を示すものでは，発作回数が年1回あるいはそれ以下のものが多く，脳波異常の程度が強くなるにつれて，発作回数の多い症例が多くなっている．脳波が正常な場合にはけいれん発作の予後がよいことが多い(Abbott, 1947)．

3. 強直間代発作の発作間欠期の非突発性異常脳波── 基礎律動の異常

全般強直間代発作をもつ症例にみられる基礎律動の異常のうち，最も多いのは，基礎律動の徐波化(slowing)と不規則化である．徐波化には，①ごく軽度の徐化：振幅があまり大きくない4〜7Hzのシータ波が散発する(図8-48A)，②軽度の徐化：このようなシータ波が連続(列train)，あるいは群発をなして前頭部や頭頂部に出現する(図8-48B)，③中等度の徐化：シータ波がより持続的に全領域にわたって出現するとともに，デルタ波の出現も増加する(図8-48C)，④高度の徐化：アルファ波範囲の波がなく，基礎律動がシータ波，あるいはデルタ波によっておきかえられる，などの種々の段階がある．

このような基礎律動の徐波化と同時に，徐波の混入によって脳波全体が不規則で汚い印象を与えるようになる．また徐波が単独にあるいはほかの種々の周波数の波と混合し，不規則な群発をなして一過性

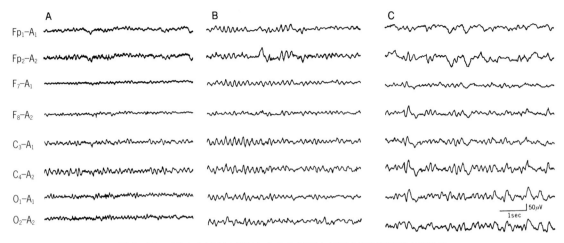

図 8-48　てんかん患者の脳波にみられる種々の程度の基礎律動の徐波化
A．ごく軽度の徐化．シータ波が散発する程度．
B．軽度の徐化．シータ波がときに連続して出現するが，デルタ波はみられない．
C．中等度の徐化．シータ波のほかにデルタ波が散発性に出現．

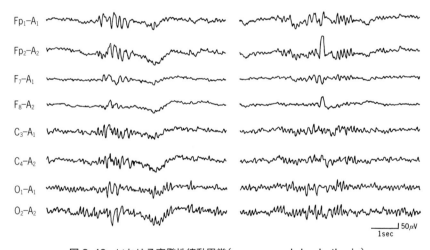

図 8-49　いわゆる突発性律動異常(paroxysmal dysrhythmia)
24歳，女性．全般強直間代発作．脳波にときおりシータ波，鋭波などを混ずる突発性の波形の乱れ(paroxysmal dysrhythmia)が出現する．

に出現する場合には，「突発性律動異常(paroxysmal dysrhythmia)」と呼ばれ，これは発作発射ではないが，てんかんの発作間欠時脳波にきわめて頻繁にみられる特徴的な異常波である(図8-49)．しかし，国際脳波学会連合の用語委員会では，dysrhythmiaという言葉は，人によってその意味する内容がまちまちで不明確であるから，使用しないほうがよいと勧告している．

4. 強直間代発作の発作間欠期に出現する突発性異常脳波

発作間欠期にみられる突発性異常脳波には，特異的なものはない．広汎性の棘・徐波複合や棘波は，最もふつうにみられる突発波であるが，棘・徐波は欠神発作のさいのものよりも周波数が速く，4〜5Hzであることがあり，周波数と波形が不規則なirregular spike-and-slow-wave complexとして出現することが多い(図5-12，164頁)．

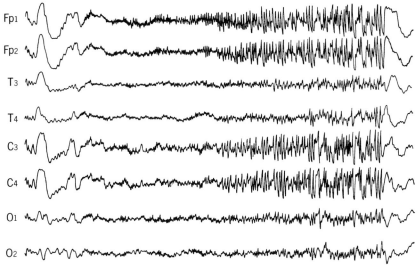

図 8-50 いわゆる大発作型発射 (Gibbs ら, 1952)
32歳, 女性. 全般強直間代発作. この脳波は睡眠時に記録されたもので, 最初, 全領域に低振幅 20〜30 Hz の速波が出現. これがしだいに振幅を増大し, 周波数を減じて, 突発性律動波を形成する. 臨床的にはなんら変化はみられない.

Gibbs らのいわゆる大発作型発射 (grand mal type discharge) は, 15〜40 Hz の低振幅あるいは高振幅の速波であり, よくみると最初背景脳波の脱同期 (electrodecremental pattern), ついで低振幅速波パタン, これにひき続いて 9〜10 Hz の速律動 fast rhythm に移行するパタンで, 強直発作の起始時にみられるパタンである (図 8-50). これが発作間欠期に出現することはまれである. その理由は, 大発作型発射はきわめて強力で, 急速に広がって最大の発射にまで到達しやすい性質をもつから, 大部分は強直発作あるいは強直間代発作に移行してしまうために, subclinical の大発作型発射がまれなのであろう. したがって発作発射が広がりにくい睡眠時には, ときに subclinical な大発作型発射がみられることがある.

5. 全般強直間代発作の発作時脳波

全般強直間代発作のさいの脳波は (図 8-45), けいれん発作開始の数秒前から, 安静時の基礎律動の振幅が減少して, 低振幅速波波形 (賦活波形) になる. ついで 10 Hz 前後の規則正しい律動波 (速律動 fast rhythm) が全導出部位に出現しはじめるが, これは前頭部, 中心部に最も著明である. この時期は, およそ患者が目を開いて凝視し強直けいれんが進展してゆく時期に相当する. ついで, この律動波の振幅がしだいに増大し周波数がしだいに遅くなるとともに, 間代けいれんに移行する.

間代けいれんの時期には, 律動波群の連続性が崩れて, 律動性徐波が律動波の間に出現しはじめ, 律動波 (あるいは棘波) 群は間代けいれんに, 徐波は筋が弛緩している時期に対応する.

けいれんの各時期の長さは, 強直期のうち完全強直 5 秒, 不完全強直 15 秒, 間代期 40 秒, けいれん後の弛緩期 1 分, 回復期が約 3 分である (Gastaut, 1954).

発作終了直後には, 脳波はほとんど平坦な波形になり, 患者は昏睡状態を示すが, しだいに脳波に振幅のやや大きいデルタ波が出現しはじめ, さらにシータ波やアルファ波が混じってきて, 発作前の脳波波形にまで回復していく. この回復期に, 患者がもうろう状態すなわち発作後自動症 (postictal automatism) を示す場合にも, 脳波上には特殊な波形はみられず, 多くは不規則な低振幅のデルタ波が基線の動揺とともに出現するにすぎない.

全般強直間代発作のさいには, けいれんに伴う筋活動アーチファクトが脳波に混入するので, 脳波の細部を観察することは困難である (図 8-45). 最近筋弛緩薬使用下で無けいれん電気刺激療法が行われるようになり, 脳に発作波が出現していることを確認するために, 脳波がルーチンに記録されるように

第8章 てんかんの脳波

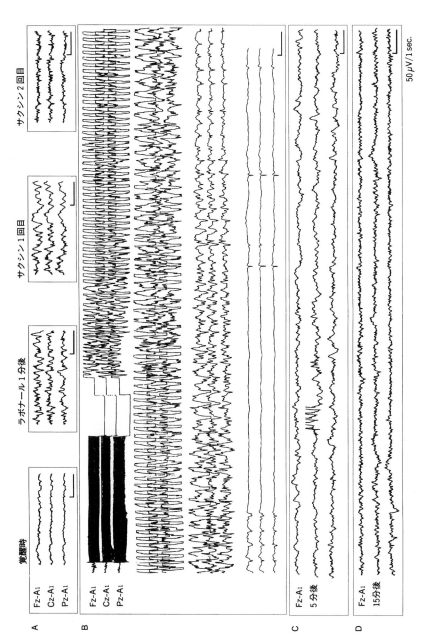

図 8-51　無けいれん電気刺激療法時の脳波（東北大学医学部精神医学教室佐藤光源教授による）

A．左から電気刺激前の覚醒安静時脳波，ラボナール 150 mg 静注後 1 分，サクシン 40 mg 1 回目静注後（ラボナール 40 mg 静注後 30 秒），サクシン 40 mg 2 回目静注後．
B．頭部通電（100 V，5 秒）後の脳波．最初，棘波をまじえる 5〜6 Hz の律動性徐波の脳波．第 2 段の途中から第 3 段にかけて棘・徐波の律動性が崩れ，ついで棘波をまじえる 3〜4 Hz の律動性徐波が出現，周波数，振幅が次第に低下し，約 70 秒後に発作波は終って平坦な脳波になる．
C．発作波終了 5 分後：低振幅のデルタ波，シータ波を含む低振幅脳波
D．発作波終了 15 分後：シータ波，ラボナールによる速波などを含むが，電気刺激前の覚醒時脳波に近い脳波に戻る．

なった．これによって，強直間代発作に相当する脳波上の発作を，筋活動アーチファクトなしに正確に観察することができる．図 8-51 では，強直発作から間代発作への移行に相当する時期に高振幅律動性徐波が現れ，その後徐波の周波数がしだいに遅くなり，波形が不規則になり，振幅がしだいに減衰して，発作終了とともに平坦波形になる経過がよくわかる．

⑤脱力発作，失立発作(astatic seizure)

「脱力発作とは筋緊張の突然の減弱が起こるもので，それは断片的(部分的)で頭部が前にたれ下顎がゆるんだり四肢の1つがだらりとしたりする場合もあり，すべての筋の緊張がカタプレキシー様に消失して地上にばったりと倒れてしまったりする．これらの発作が極端に短いときには転倒発作(drop attacks)という．意識が消失するとしても，それはきわめて短時間である．持続がさらに長い脱力発作では，脱力は律動的・連続性に弛緩が進行するという形で進行する．これらの発作は欠神発作あるいは非定型欠神発作の症状として起こることもある」(国際分類解説抄)．

脱力発作(atonic seizure)の発作時脳波には「多棘・徐波」「平坦化」，あるいは「低振幅速波」が出現，発作間欠期脳波にも「多棘・徐波」が出現する(国際分類解説)．脱力発作のさいに筋電図を同時に記録すると，棘・徐波複合の徐波の時期に筋緊張低下がみられることがある(図 8-52)．

6 乳幼児・小児期にみられるてんかん

1. 概説

「厳密にいうと，これは"てんかん発作"よりも"てんかん"の分類に属する概念である．しかしこの用語は臨床的に有用である．この群のなかの個々の発作は，ミオクロニー発作，強直発作，脱力発作，あるいはこれらの組み合わせである．最もしばしば，これらの発作は頭部と躯幹の突然のミオクロニー性屈曲，肩の外転，肘と臀部の屈曲からなり，これは1秒の数分の1から2～3秒間持続する．これらの発作は，最近では epileptic spasms として一括されている．発作は群発性に出現することも，孤立して出現することもある．ときには強直性伸展が起こることがあり，また孤立した脱力性の点頭が起こる場合もある．発作はふつうは左右対称性であるが，ときには主に一側性のこともある(図 8-53)．

この状態に対するこのほかの命名法のなかには，ウエスト症候群(West syndrome)，電光・点頭・礼拝けいれん(BNS：Blitz-Nick-Salaamkrampf)，massive myoclonic spasms などがある」(国際分類解説)．

幼児けいれん(infantile spasm)(Gibbs ら)は，最初 West および Clarke (1841) によって salaam convulsion と名づけられ，その後電光性けいれん(Blitzkrampf) (Moro, 1925)，点頭けいれん (Nickkrampf) (Willshire, 1851)，BNSけいれん(Blitz-Nick-und Salaamkrämpfe) (Zellweger, 1949)，massive myoclonic jerks，点頭てんかんなどと呼ばれてきたものにほぼ一致し，Janz らはこれを発作時に体が前方に倒れやすいことから propulsiv-Petit Mal と名づけ，福山は乳幼児前屈型小発作と呼んだ．

ウエスト症候群は，①強い年齢依存性をもち，発症は乳幼児期とくに生後3～9カ月に好発し，1年未満の発症が大部分(72%，福山；86%，Jeavons & Bower[10]，1964)である，②特有の発作形態をもち，持続1～3秒の瞬間的な短い全身性筋けいれんが，主に屈筋群に起こり，とくに頭部，上半身の前屈が起こる，③発作はほとんど毎日頻発するが，単発することは少なく，短い間隔で群(cluster)をなして反復して出現することが多い[10](シリーズ形成)，④重篤な精神運動発達障害を伴う，⑤発作間欠期脳波にヒプサリズミアを示す，⑥出生前，周生期，出生後の原因不明の脳症を基礎にもち難治性である，などの特徴をもつ．このような特徴から，infantile myoclonic encephalopathy with hypsarrhythmia[7,8]（ウエスト症候群）と呼ばれるわけである．

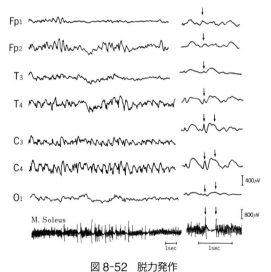

図 8-52 脱力発作
脳波上の spike-and-slow-wave complex と，これに対応する筋緊張の脱出およびその前後の筋電図の大きな放電を示す．

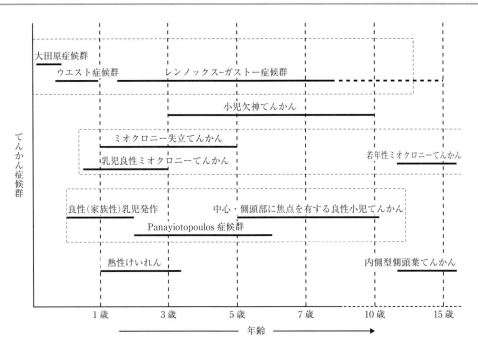

図 8-53　年齢依存性てんかん症候群と発症年齢の模式図

2. ウエスト症候群の発作間欠期の脳波

本症候群の発作間欠期には，Gibbs & Gibbs (1952)がヒプサリズミア(hypsarrhythmia)と名づけた特有な脳波像が高率に出現し，本症候群の診断に重要である．

(1) ヒプサリズミアについて　Hypsarrhythmia の hyps はラテン語の hypsi で mountainous(山のような，巨大な)，lofty(そびえ立つ)などの意味であり，高度の律動異常を表す(図 8-54)．Gibbs らはヒプサリズミアを「高振幅の徐波，棘波が不規則に出現する．棘波は持続時間，出現部位が時々刻々と変化し，ときに一焦点性に出現したかとおもうと数秒後には多焦点性のように変化する．ときとして棘波は広汎性のこともあるが，けっして小発作(欠神発作)あるいは異型小発作(petit mal variant)の場合のように規則的，律動的に反復せず，また高度に組織化されてはいない．このような異常波はほとんど恒常性に出現し，大多数において覚醒，睡眠時とも明瞭に認められる」と記載している．ヒプサリズミアの特徴は，全体として，この脳波像を構成する各成分が空間的にも時間的にも「無秩序」である[8,13]こと，および高振幅であることである．

(2) 眠および年齢とヒプサリズミアの変化　一般に覚醒時に最も定型的なヒプサリズミアがみられ，浅眠期には棘波や棘・徐波が多少とも同期性に出現するようになり，深い睡眠期には周期性群化(periodicity)の傾向を示し(大田原ら[15]，1965)，REM 段階にはヒプサリズミアは消失し 14〜19 Hz の速波群が全導出部位に周期性に出現する例と棘波焦点が出現する例とがある(岩瀬と渡辺[9]，1972)．ヒプサリズミアは生後 3〜4 カ月後から定型的パタンがみられるようになるが，およそ 4 歳以上になると定型的なパタンを示すものはまれになる．

したがって，ヒプサリズミアの有無やそのパタンを論じるときには，患児の意識状態や年齢を十分に考慮することが大切である．

(3) ヒプサリズミアの分類　ヒプサリズミアには定型的なものから非定型的なものまでがある．

Gastaut & Broughton[4] (1972)は，定型的なもののほかに，覚醒時の非定型性ヒプサリズミア(atypical waking hypsarrhythmic pattern)として次の 5 つの型を分類した．① asymmetrical hypsarrhythmia, ② hypsarrhythmia with persistent focal discharges, ③ very slow hypsarrhythmic pattern, ④ excessively rapid hypsarrhythmia, ⑤ fragmented hypsarrhythmia recurring in bursts. ③は棘波，鋭波が少ないか

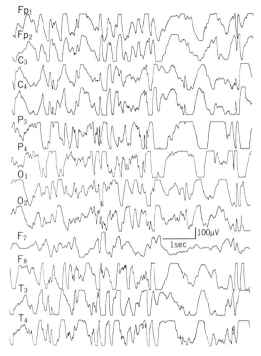

図 8-54 ヒプサリズミア
2歳，女児．幼児けいれん．乳児期から点頭けいれん，強直けいれん発作があり，ACTH 療法を行って，けいれん発作は一時消失したが，その後再発した．IQ 40 程度．10% 抱水クロラール 15 ml 注腸による睡眠時の記録で 1～2 Hz の高振幅徐波の背景のうえに不規則な棘波が散発する．睡眠時の記録のせいか，多少周期性同期化 (periodicity) の傾向を示す．

ほとんどみられないもの，④はこれとは反対に棘波あるいは速波 (rapid activity) や鋭波が主となるパタンである．
　大田原ら[15] (1965) はヒプサリズミアを 4 型に分けている．
① 定型的ヒプサリズミア
② modified hypsarrhythmia ── やや非定型的で，棘波成分の少ないもの，また基礎律動に近いものを多少認め，いくぶん突発性に非定型棘・徐波群が頻発するもの
③ periodicity (周期性群化) ── 両側性の不規則性棘・徐波の短い群発が数秒おきに繰り返し現れ，各群発のあとにほとんど完全な suppression を伴うもの
④ asymmetry (非対称)

ウエスト症候群におけるヒプサリズミアの出現率については，Jeavons & Bower[10] (1964) が諸研究者の報告をまとめているが，ヒプサリズミアの出現率は 50～100% とかなりの開きがある．これはヒプサリズミアと判定する範囲や，被検者の年齢の相違などによるとおもわれる．ヒプサリズミア以外の所見は，てんかん性あるいは焦点性異常 2～50%，非特異性異常 1～16%，正常 6～16% であった．わが国の資料 (大田原ら[15]，1965) では 115 例中ヒプサリズミア 93 (80.8%)，てんかん性異常波 6 (5.2%)，非特異性異常ないし正常 1 (0.8%) であり，Gibbs らの定義に一致する定型的なヒプサリズミア (後述) は 49.6% であったという．

3. ウエスト症候群の発作時脳波

国際分類解説には，「けいれんの最中にヒプサリズミアの平坦化が起こるが，ときにはより顕著な棘波や徐波が出現する (flattening of the hypsarrhythmia during the spasm, or, sometimes, more prominent spikes and slow waves)」と記されている．

これをやや詳しく述べると，Gastaut らは，本症候群の基本的な発作である短い間代けいれん (spasmes clonique) に対応して，次の 3 型の脳波変化を記載した．① 脱同期化 (desynchronization) ── 発作に対応して出現する広汎性の低振幅速波パタンによって，それまでのヒプサリズミアが一過性 (2～5 秒) に中断されるもの；脱同期化の持続時間は臨床発作のそれよりもやや長い；速波は振幅漸増を示すことがある；脱同期化の終わりにはまず徐波が，ついで棘波が出現して，もとのヒプサリズミアに戻る．② 突発性過同期化 ── 多発棘波あるいは多棘・徐波複合が短時間 (1～2 秒) 広汎性に突発性に出現するもの，③ 脳波に変化がないもの (図 8-55)．

これらのうち脱同期化が最も多く，本症候群の 67% に認められたという．

また Gastaut & Broughton[4] (1972) は，ウエスト症候群にみられるより持続の長い強直発作 (spasms tonique) の発作時脳波として，① 脱同期化，② 速波性過同期化 ── 20 Hz 前後の律動で始まり，振幅漸増，周波数漸減 (10 Hz 前後まで) を示すもの，③ 脳波変化のないものの 3 型をあげている．

4. 乳児早期てんかん性脳症

大田原ら (1976) は，小児の年齢依存性てんかん性脳症 (age-dependent epileptic encephalopathy) としてウエスト症候群，次項で述べるレンノックス-ガス

第8章 てんかんの脳波

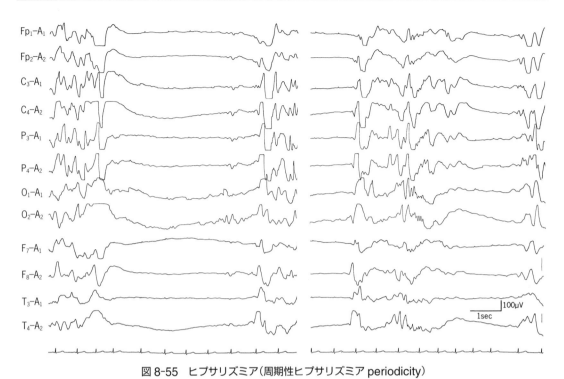

図 8-55 ヒプサリズミア（周期性ヒプサリズミア periodicity）

1歳4カ月，男児．脳性麻痺＋点頭けいれん．生後4カ月頃から前屈発作が2～10回/日の頻度で起こるようになり，その頃から痙性四肢麻痺に気づく．図は睡眠時脳波で，5秒程度の比較的平坦な間欠期をおいて，1～3 Hz のデルタ波に4 Hz のシータ波や鋭波が重畳する高振幅の複雑な徐波群が周期的に出現している．

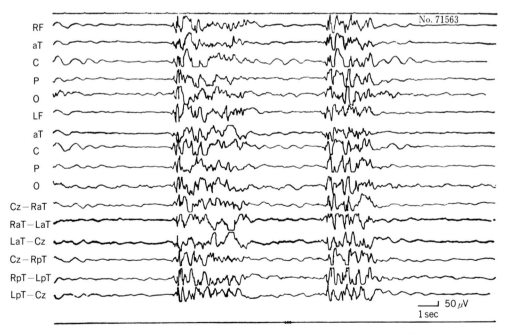

図 8-56 Early infantile epileptic encephalopathy with suppression burst（大田原，1976）

トー症候群のほかに，最幼若型として early infantile epileptic encephalopathy with suppression burst を提唱し，これは最近てんかん国際分類にもとりいれられている．これは，乳児早期に発症し，強直発作を示すがシリーズ形成を伴うものと伴わぬものがあり，発作はウエスト症候群では覚醒時にかぎられるのに覚醒，睡眠にかかわらず出現し，脳波に覚醒，睡眠時を問わず suppression-burst を認め（図 8-56），重篤な精神発達障害を伴い，難治性であるなどの特徴を備えたものである．

7 レンノックス-ガストー症候群

1. レンノックス-ガストー症候群の概説

レンノックス-ガストー（Lennox-Gastaut）症候群は，「未確定の病因によって小児期（主に 2～8 歳）に発症し，発作間欠期の脳波に広汎性の slow spike-and-wave を示し，臨床上持続の短い（5～20 秒）強直発作，非定型欠神発作，脱力発作などを示し，知的障害および X 線検査における脳萎縮像を伴うてんかん性脳症，すなわち epileptic encephalopathy with diffuse slow spike-and-wave discharges である」（Gastaut[3]，1973）．

レンノックス-ガストー症候群では，間欠期脳波に特徴的な緩徐性（遅）棘・徐波複合（slow spike-and-wave complex：SSWC）がみられる（図 8-57）．この波形は，Gibbs ら（1939）が小発作異型（petit mal variant）と呼んだものである．すなわち彼らは，いわゆる小発作のなかには定型的 3 Hz 棘・徐波複合を示すもののほかに，これよりも遅い 2 Hz 前後の棘・徐波複合を示すものがあり，この波形は低血糖や過呼吸などには反応しにくく，この波形を示す症例では臨床的に massive myoclonic jerks，短い強直発作，失立発作などが主にみられ，知的障害を伴うことが多く，trimethadione などの抗てんかん薬に反応しにくく，予後が不良で，その基礎に脳器質障害の存在が推定されることなどから，3 Hz 棘・徐波複合を示す定型的な欠神発作から区別したわけである．ドイツ語圏では myoklonische-astatische Petit Mal（Kruse, Janz）と呼ばれてきた．レンノックス-ガストー症候群は，これらを 1 つの脳波的・臨床的単位（electro-clinical entity），1 つの脳症として概念づけたものである．

レンノックス-ガストー症候群に出現するとされる

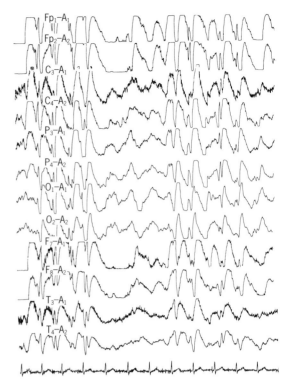

図 8-57 レンノックス-ガストー症候群の脳波
7 歳，女児．知的障害と全般強直間代発作，失立発作，自動症などがある．図は失立発作が頻発している時期の覚醒安静時脳波で，2 Hz 前後の鋭・徐波複合が群発性に出現しており，左右差は明瞭ではない．

slow spike and wave については，2 つの考え方がある．Slow という形容詞が spike にかかるか，spike-and-wave にかかるかである．従来は，slow spike と続くと考え，slow spike という用語は適当でないから slow spike and wave は sharp and slow wave complex とするべきであるとされてきた．しかし，最近レンノックス-ガストー症候群に関して使用される場合には 2 Hz の spike-and-wave というように，slow を spike-and-wave にかけて使用する場合が多い．しかしこのような場合には，spike の持続は 70 msec 以上の場合が多いから，いずれにしても正しくいえば sharp-and-slow-wave complex ということになる．

緩徐性棘・徐波複合は，ふつうは持続 100～150 msec の鋭波と持続 350～400 msec の大徐波からなる．鋭波が数個連続して緩徐性多棘・徐波複合（slow multiple spike-and-wave complex）となることもある．緩徐性棘・徐波複合の出現様式は単発

第8章　てんかんの脳波

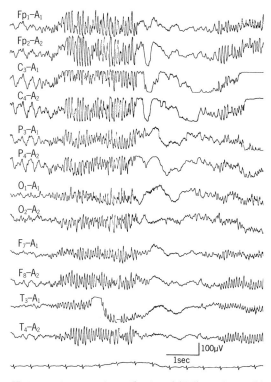

図8-58　レンノックス-ガストー症候群にみられる漸増律動

7歳3カ月，男児．レンノックス-ガストー症候群．生後2カ月頃から点頭けいれん，強直発作が始まり，その後全般強直間代発作も加わる．神経学的には小頭症，四肢の痙性麻痺などがある．図は自然睡眠時の脳波で，12～14 Hz, 100～200μVの突発律動波速律動fast rhythm（漸増律動）が出現，これに一致して全身の軽い強直発作を伴った．

性，群発性，連続性とさまざまであるが，連続性に出現することが多い．しかし連続性に出現する場合にも3 Hz棘・徐波複合のように規則的，律動的ではなく，周波数も1.5～2.5 Hzの間を動揺し，「偽律動性（pseudorhythmic）」である．緩徐性棘・徐波複合は広汎性，両側同期性に出現することが多いが，局在性の場合もある．間欠期脳波には，緩徐性棘・徐波複合のほかに，律動性の3～5 Hz徐波が広汎性に出現し，これは開眼によって抑制されず，脳器質障害の存在を示唆する．

レンノックス-ガストー症候群では，光刺激によって突発異常波が出現しやすく，この点はウエスト症候群と異なるが，出現するのは3 Hz前後の棘・徐波複合のことが多い．過呼吸はほとんど賦活効果を示さない．

睡眠時には，緩徐性棘・徐波複合の出現はいっそう顕著になり，とくに浅～中等度睡眠期に頻発する．突発波の波形も，睡眠時には多棘・徐波複合となることが多い．また中等度睡眠以後には，特異な約10 Hzの高振幅波のburst（Gastautら[5,6], 1963, 1966）が出現し，これはrapid rhythmと呼ばれる[15,16]．これは8～14 Hz，200～400μVの特異な高振幅群発で，発作時の速律動（漸増律動）に波形は酷似しているが，それよりも振幅が大きく，最後にブレーキ波として大徐波を伴い（大田原[14,15], 1983, 1965），臨床発作を伴わない．これはbursts of fast rhythms（Beaumanoir, 1985），grand mal discharge（Gibbsら，1952）と呼ばれるものに相当し，レンノックス-ガストー症候群の診断上重視されている（図8-58）．

2．レンノックス-ガストー症候群の発作時脳波

臨床発作の型により，以下のような発作時脳波が出現する．

(1) 強直発作　次のいくつかの場合がある（Gastautら[5,6], 1963, 1966）．

(1) 脱同期化（desynchronization）：広汎性の低振幅不規則速波化

(2) 速律動（fast rhythm），漸増律動（recruiting rhythm）：広汎性の20～10 Hz律動波で，最初は低振幅で周波数が速いが，振幅を漸増，周波数は漸減して10 Hz前後になる．振幅の増減（waxing and waning）を示すこともある．

(3) 脱同期化から漸増律動に移行する．

大田原らは，強直発作時には，①脱同期化，②速波性同期（rapid synchronization），③漸増律動が出現するとしているが，②は発作開始とともに脳波が低振幅化するが，20±5 Hz，10～20μVの速波が出現し振幅を漸増していく波形である（図8-59）[18]．

てんかん発作の国際分類（1981）（表8-2）においては，強直発作その他の発作起始時の脳波像として低振幅速波low voltage fast activityと，しだいに周波数を減じ振幅を増大していく9～10 Hzあるいはそれ以上の速律動fast rhythmを記載しており，てんかん発作の国際分類（1989）では前頭てんかん，側頭てんかんの発作起始の脳波として，背景波動の中断（interruption of background activity），低振幅速

波 (low-amplitude fast activity), 律動的棘波 (rhythmic spikes), 律動的徐波 (rhythmic slow waves) をあげている. これらのうち低振幅速波は大田原の速波性同期にほぼ相当し, 速律動は漸増律動に相当するものと考えられるので, 本書では以後漸増律動という用語のかわりに速律動 (fast rhythm) を使用することにする.

(2) **非定型欠神発作** 次のようないくつかの場合がある[3].
(1) 脱同期化
(2) 漸増律動
(3) 緩徐性棘・徐波複合

(3) **脱力発作** 多少とも規則的であるが, 周波数が変わりやすい棘・徐波複合が出現する[3]. 脳波上の棘波に一致して大きな筋発射が起こり, これに続く徐波の時期に筋発射の抑制が起こり, これが脱力発作を形成する場合もある (図8-52). このような場合には脱力発作とミオクロニー発作の異同が問題になる.

これらの発作時の脳波のうち, 強直発作のさいの desynchronization, rapid synchronization, recruiting rhythm などは, ウエスト症候群における短い強直発作, 比較的長い強直発作のさいの発作時脳波とも関連が深い. このことは, ウエスト症候群からレンノックス-ガストー症候群に移行することが少なくないこと[1,2,6,11], その移行期にたとえば間欠期脳波で前者のヒプサリズミアが消退して後者の緩徐性棘・徐波複合が出現する時期から, 後者に特有な睡眠時の漸増律動様の律動波 (rapid rhythm) が出現すること[14,15], それとともに前者に特有な短い強直発作が消退し, 後者の長い強直発作が出現しはじめることなどから理解できる.

乳児早期てんかん性脳症, ウエスト症候群, レンノックス-ガストー症候群の臨床的, 脳波的特徴を要約すると表8-5のようになる[18] (大田原[14], 1983).

3. レンノックス-ガストー症候群の長期経過と脳波

レンノックス-ガストー症候群 (LGS) の経過に伴う脳波の変化についてはいくつかの研究があるが (Ohtahara ら[17], 1976 ; Roger ら[19], 1987), 八木[20] (1990) は60例のLGSの脳波を平均11年間追跡し (調査時年齢14～51歳, 平均24歳), 脳波の経過を次の5型に

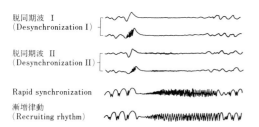

図 8-59 強直けいれん (tonic spasms) の発作時脳波型のシェーマ (大塚ら, 1989)
ウエスト症候群, 乳児早期てんかん性脳症では脱同期波 (desynchronization), レンノックス-ガストー症候群では漸増律動, 同期性速波 (rapid synchronization) を示す.

表 8-5 年齢依存性てんかん性脳症の3型 (大塚と大田原, 1989)

要項	分類	乳児早期てんかん性脳症 (大田原)	ウエスト症候群	レンノックス-ガストー症候群
	初発年齢	新生児期〜乳児早期	生後4〜12ヵ月	幼児期前期
臨床発作	臨床発作の多様性	短い強直発作 部分発作	短い強直発作	多彩, 短い強直発作のほか非定型欠神, ミオクロニー発作, 失立発作など
	シリーズ形成	+または-	+	-
	覚醒・睡眠サイクルとの関係	いずれを問わず	主として覚醒時	いずれを問わず
	知覚障害	高度	種々	種々
	ACTHに対する反応	不良	良好	不良
脳波	発作間欠期	suppression-burst	hypsarrhythmia	diffuse slow spike-and-wave
	発作時	desynchronization	desynchronization	recruiting rhythm
	睡眠	不変	変形	rapid rhythm

分けた．第1は緩徐性棘・徐波複合SSWCと速律動(fast rhythm)が10年以上存続し，臨床発作も持続する最重症例(25％)，第2はSSWCは消失するが睡眠時に速律動が存続するもの(22％)，第3にSSWCと速律動が消失し，睡眠時に多棘・徐波複合が残存する例(42％)，第4は覚醒時，睡眠時ともてんかん性異常波が消失し，臨床的にも発作が消失する例(5％)，第5に全般性てんかん性発射に加えて，一定期間局在性棘波がみられたもの(17％)である．彼はLGSのてんかん性発作発射は，SSWC＋速律動から多棘・徐波複合(群発性・反復性)，多棘・徐波複合(孤発性)を経て消失していくものと考えている．またSSWCから多発性独立棘波焦点を示す難治てんかんに移行するLGSの症例も報告されている（水川[12]，1992）．

第3節　年齢（小児期）と突発波
── 棘波出現率と年齢（小児期）の関係

　一般に小児のてんかんでは，成人のてんかんよりも棘波の出現率がはるかに高い．たとえば，12歳以上のてんかん患者における棘波出現率は39％であるのに，4～6歳の小児では61％もの高率である（有馬[4]，1959）．

　小児てんかんにおける棘波の出現頻度は各年齢において有意の差はないが，1歳以下ではヒプサリズミア，1～4歳では多焦点性棘波，4歳以上では焦点性棘波の出現率が最も高い（有馬[4]，1959）．また広汎性棘・徐波複合の出現は，乳児期にはきわめてまれで3～4歳以後に多いが，3Hz棘・徐波複合のほうが緩徐性棘・徐波複合や不規則性棘・徐波複合よりも年長者に多い．焦点性棘波の部位と年齢の関係は，2歳以下には後頭部焦点が多く，側頭部焦点はまれで，6歳以上では側頭部焦点が過半数を占める（有馬；Gibbsら）．乳児期には棘・徐波複合が群発をなして出現することが少ない．これは正常児（3～6歳）の入眠時にしばしばみられる突発性徐波群発（paroxysmal slow activity）が乳児に認めがたい事実と考えあわせると，乳児では脳の発達が未熟であるために，正常波にせよ異常波にせよ両側同期性の群発を形成する能力がないためであろうと考えられる．

第4節　てんかんの経過，予後と脳波

　種々の精神神経疾患では，その経過を追って継時的に脳波検査を行うことが大切であるが，とくにてんかんの場合には，脳波は病勢の消長の判断や，抗けいれん薬の薬量の調節などに不可欠であって，少なくとも6カ月に一度は脳波所見を観察することが望ましい．

　一般に初診時の脳波所見とてんかん発作の予後との間には，一定の関係が見出せないとする意見が多い．たとえばKuehlら(1967)は成人てんかん患者で，初回脳波所見と4～7年後の経過との間には一定の関係がみられなかったと報告している．わが国でのてんかんの予後についての多施設共同研究（Okuma & Kumashiro[16]，1981）の結果でも，脳波の全般的所見と発作予後の間の関連は低く，発作予後との関連がみられたのは背景脳波の高度の異常（主に徐波化）だけであった．これは脳に器質性障害をもつ症例では発作予後が不良であるということであろう．

　これに対して，脳波を縦断的に観察すると，脳波所見の変化と発作の程度とはかなりよく並行する（Frantzen, 1961；Jüül-Jensen, 1963；Kuehlら, 1967；新井, 1968；Williamsen & Dahl, 1970；Okumaら, 1980）．

　服薬あるいは自然の治癒傾向によって，臨床発作が消失するか発作回数が著しく減少すると，これに並行して脳波異常も改善されることが多い．脳波異

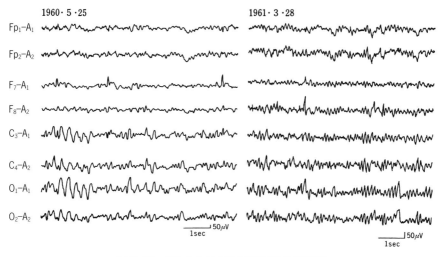

図 8-60　てんかんの経過と脳波(焦点の移動)
12歳，男子．全般強直間代発作があり，夜間にねぼけることが多い．1960年5月(11歳)の脳波には，後頭部，中心部に，左側でやや振幅の大きい両側同期性の徐波群発が出現して，基礎律動の徐波化が目立つほか，左側頭前部に散発性陰性棘波が出現している．1年後の1961年3月(12歳)の脳波は，徐波化の程度はかなり減少しているが，前回は左側頭前部にみられた棘波が，右側頭前部に優勢に出現し，焦点が移動したかのごとき観を呈する．

常を突発波と基礎律動とに分けて観察すると，突発波の減少と臨床発作改善が並行するものは約80%に及び，基礎律動も臨床経過良好例では改善されるが突発波のそれよりも遅れる傾向がある(新井[2,3]，1968)．

著者らが行った多施設共同研究において，発作頻度の変化と脳波所見の変化との相対的関係を，発作の改善が脳波の改善よりも著しいものの順に発作≫脳波(発作消失―脳波悪化)，発作＞脳波(発作消失―脳波不変；発作不変―脳波悪化)，発作≒脳波(発作消失―脳波改善；発作不変―脳波不変；発作悪化―脳波悪化)，発作＜脳波，発作≪脳波などに分類して検討した結果でも，1,274例中，発作≒脳波53%，発作＞脳波31%，発作≫脳波11%で，発作改善が脳波改善よりも先行するもの，あるいは両者が並行するものが大多数であり，発作＜脳波4%，発作≪脳波1%にすぎなかった．

いわゆる中心脳性突発波のある例で臨床発作が消失すると，中心脳性突発波は消失するが，これにかわって皮質性の小棘波などが出現することが多いという[20]．

しかしまた，臨床症状は服薬によって改善され，2～3年間以上も無発作の状態が続いているのに，脳波上には著明な突発波が存続している例もある．このような例は，臨床発作の発現と脳波における突発波の出現あるいは基礎律動とはかならずしも並行せず，臨床発作の発現にはその他の因子が関与すること(265頁)を示している．

幼小児のてんかん症例では，年齢的にも脳波が発達過程にあるために，2～3年あるいは数年の経過のうちに，脳波異常が著しく改善されることがある．そして臨床発作症状もこれに並行してかなり軽快することが多い．これは，脳波における突発波の出現率が，幼小児においてとくに高く，長ずるにつれて減少するという知見とも一致する．そのほか，特殊な場合としては，一側の焦点が経過のうちに他側に移動することもある(図8-60)．

第5節 てんかんの素因規定性，外因規定性と脳波 ── てんかん近親者・双生児の脳波

てんかんのうちには遺伝素因によって強く規定されているものが多いことは，従来の研究によって明らかである[7]．また一方，脳波の諸特性のうちのいくつかは素因的に決定されるものであり，双生児の脳波を用いてこの問題を研究した報告もいくつかある[8～11,17,23]．したがって，てんかんの素因規定性が脳波に反映されることは当然予想されるところである．

一般にてんかん性異常脳波の成因については，①てんかんの遺伝素因，②てんかんの誘因あるいは原因をなす脳損傷，③てんかん発作の反復の結果生じる脳障害などを考える必要がある．

1 てんかん患者の近親者の脳波

てんかん患者の近親者で，てんかん発作をもたないものにおける脳波異常の発現率[15]については，56%[13]，6%[18]，26.9% などの数値があげられているが，Lennox，Gibbs らは，183名のてんかん血縁者の 50～60% が異常脳波を示し，非てんかん家系では異常波出現率が約 10% であるのに比べて，てんかん素因が脳波に表現されていることを示した(図8-61)．また彼ら[10](1942)は，てんかん家系では，脳波異常が成員の 60% にみられるのに臨床発作は 2.4% にしかみられないことを見出し，これは一般成員における異常脳波出現 12%，臨床発作出現 0.5% という比率と同様であり，両方の場合とも脳波異常を示すものの約 1/25 に臨床発作がみられることを示した．このことは，臨床発作の発現には，脳波異常の強さ以外の要因の参加が必要であることを示唆している．

Metrakos & Metrakos[14](1966)は，素因規定性の強いてんかんとして，次のような条件，すなわち，①欠神発作か大発作あるいはその両方をもち，②明らかな

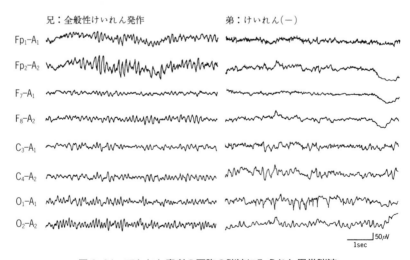

図8-61 てんかん患者の同胞の脳波にみられた異常脳波
左は兄8歳，男児．5歳頃から2～3カ月に一度全般強直間代発作がある．右は弟4歳，男児．夜間ときに歯ぎしりをするが，けいれん発作はない．兄の脳波は，前頭部に優位な徐波がみられる程度の全般性の軽度の異常を示すが，けいれんのない弟がかえって，左後頭部に局在する陽性棘波を示している．

第5節 てんかんの素因規定性，外因規定性と脳波——てんかん近親者・双生児の脳波

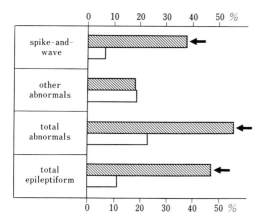

図8-62 棘・徐波複合を示すいわゆる中心脳性発作をもつ発端者の同胞における脳波異常の種類
(Metrakosら，1966)
斜線は発端者てんかん児，白は非てんかん児の場合，他は本文参照．矢印は統計学的有意差．

脳損傷を欠き，③両側同期性3Hz棘・徐波（定型，非定型パタンを問わない）をもつ，という条件を満たすてんかん児211名を選び，非てんかん児112名を対照群として，各人の家族内におけるてんかん発生率，異常脳波出現率を検討した．その結果では，てんかん児群でのてんかん発生率は親，同胞とも約12%であったが，非てんかん児群では親1.3%，同胞4.5%にすぎなかった．また家族内で発作の有無にかかわらず左右対称両側同期性突発波を示したものの出現率をみると（図8-62），てんかん児群では親では7.9%だが，同胞では4.5~16.5歳の年齢層では45%という高率であり，16歳をすぎると出現率は急激に低下した．このことから，彼らはいわゆる中心脳性の脳波パタンは優性遺伝の表出であること，4.5~16.5歳の間に浸透率が高まりその後減少することなどを結論している．

これに対して，Doose(1980)はてんかん患者の親や同胞2,000名以上についての調査に基づき，Metrakosらの資料の同胞での両側同期性棘・徐波複合出現率は高すぎるとし，遺伝性のけいれん準備性(convulsibility)の脳波の表現として次の3者をあげている．①安静時および過呼吸時の棘・徐波——患者の同胞では22%にみられ，強い年齢依存性と双峰性分布を示す，②光過敏性すなわち間欠性光刺激による不規則性棘・徐波出現——光過敏患者の同胞で40%程度みられ，女性のほうが多く，年齢分布は5~15歳が最大であり，この現象はpolygenicに決定されている，③背景脳波の両側同期性4~7Hz律動(Doose rhythms)——2~7歳のてんかん児（大発作，欠神発作），熱性けいれん児などに特徴的で，この律動をもつてんかん児の同胞で30%程度出現し，polygenicに決定されていると考えられる．

これに加えて，第4のけいれん素因の表現型としてローランド発射が考えられる．中心・側頭部棘波をもつ良性小児てんかん(BCECT)の同胞にも，てんかん発作がないのに中心・側頭部棘波や後頭部棘波を示すものが25~34%もあることがわかっている(Heijbelら[6]，1975；Lerman & Kivity-Ephraim[12]，1981)．

また，とくにてんかんの近親者とかぎらず，一般の神経学的に正常でけいれん発作の既往のない児童（非てんかん児）についての調査の結果，その3.5%にてんかん性異常波がみられ，そのうち5%だけがのちに全般てんかん発作を示すようになったとの報告がある(Cavazzutiら[5]，1980)．

てんかん患者を母親として出生した児の脳波を直接に調べた研究もある．この種の研究では対象の集積や協力を得ることの困難性などのために，資料に偏りがある可能性があるが，従来の研究では，児に脳波異常が出現する頻度には11~48%と幅があり，Andermanら[1](1982)は異常脳波41.1%，てんかん型波形10.7%，斉藤と福島[19](1992)は異常脳波44%，てんかん型波形38%，Tsuboi[22](1989)はてんかん型波形41%で，いずれもかなり高値である．

2 てんかん双生児の脳波

てんかんの素因規定性と遺伝規定性の問題を研究する最も便利な方法は，双生児による研究である．てんかんの一卵性双生児において，一致例すなわち双方がてんかん発作をもつものでは，その発作は素因的に規定され，不一致例すなわち双生児の一方のみがてんかん発作をもつ場合には，その発作はより外因に規定されていると考えることができる．

双生児のてんかん症例について，臨床発作型および脳波所見の一致率をみたLennox(1960)の資料によると（表8-6），一卵性例では大発作，欠神発作など本態性全般てんかん（いわゆる中心脳発作）に属する発作型の一致率は80%前後で高く，脳波所見でも3Hz棘・徐波の一致率は84%で同様に高い．このことは大発作，欠神発作などの臨床発作型，3Hz棘・徐波などが遺伝規定性が濃厚であることを示している．精神運動発作の一卵性児における一致率は38%で大発作，欠神発作よりも低いが，それでも二卵性における一致率よりもはるかに高い．これは複雑部分発作である精神運動発作にも遺伝要因が関与していることを示している．

一卵性双生児の一致例で，臨床発作型も発作回数もほぼ等しいときには，素因も，外因（発作の結果

生じた障害)も等しいから，脳波所見にもほとんど差異がみられない．発作回数に差がある場合には，発作回数が多いほうに脳波異常が著明であるが，このさい発作回数の多寡はアルファ波やベータ波などの基礎律動の差異としては反映されず，棘波や棘・徐波などの突発波が発作回数の多いほうに著明になるという形で現れる(図8-63)(鈴木[21]，1960)．

一卵性不一致群では，双生児の一方だけに発作があるから，患者のほうに遺伝素因以外の要因の関与を考えるべきで，その発作はいわば症候性てんかんに属するものである．そのうち，患者に出産時障害，脳炎，髄膜炎などかなり重篤な脳損傷の既往歴があるものでは，基礎律動の徐波化や突発波出現などが患者だけにみられ，発作をもたぬものはほぼ正常な脳波を示すことが多い(図8-64)．

しかし，不一致例のうちにも，アルファ波，ベータ波，シータ波などの基礎律動，突発波などの異常波について，発作をもつものともたぬものの間に著しい類似性を示すものがある．すなわち，発作がないものにも突発波がみられることがあり，症候性てんかんでも外因とともに素因が同時に関与することを示す症例がある(図8-65)．

このようなてんかん双生児の脳波についての観察から，鈴木[21](1960)は，本態性てんかんと症候性てんかんの脳波特徴として，アルファ波は前者で徐化せず後者では徐化を示し，シータ波は前者で6Hz，後者は4Hzの波が多く，デルタ波は前者では出現せず後者では出現し，棘・徐波複合は前者では3～4Hzの規則的波形，後者では2Hzの不規則な波形であるなどの諸点を対比させている．

表8-6 双生児例における発作と脳波の一致度
(Lennox, 1960)

	分類	一卵性	二卵性
発作	大発作	82.3%(42/51)	15.4%(8/52)
	欠神発作	75.0%(15/20)	0%(0/14)
	大発作+欠神発作	76.9%(10/13)	0%(0/8)
	精神運動発作	38.5%(5/13)	5.3%(1/19)
	大発作+精神運動発作	27.3%(3/11)	0%(0/10)
脳波	3Hz棘・徐波	84.3%(16/19)	0%(0/14)
	2Hz棘・徐波	50.0%(3/6)	0%(0/3)
	高振幅徐波または棘波	60.0%(9/15)	3.6%(1/28)
	全てんかん波(計)	70.0%(28/40)	2.2%(1/45)

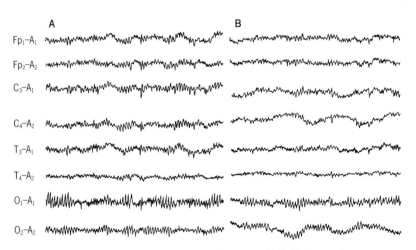

図8-63 てんかん双生児の脳波(一卵性一致例)(鈴木，1960)
18歳，女子．Aに出産時仮死があることと，全般強直間代発作回数がAでは12歳から7年間に約60回，Bでは13歳から3年間に12回と差がある以外は，ほぼ一致している一卵性双生児．脳波所見では，アルファ波やベータ波の振幅や周波数に著明な差はないが，散発性シータ波が，Aでは6Hz，Bでは7Hzのものが多く，前頭，頭頂部の振幅の小さい棘波も，Aのほうにやや多い．

第 5 節　てんかんの素因規定性，外因規定性と脳波 ── てんかん近親者・双生児の脳波

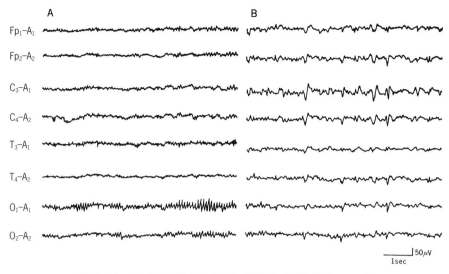

図 8-64　てんかん双生児の脳波（一卵性不一致例）（鈴木，1960）
28歳，女性．B は鉗子分娩であり，23歳から 5 年間に全般強直間代発作が約 50 回ある．A は健常者．脳波所見は B では 4〜6 Hz のシータ波や広汎性棘波，鋭波が中心部などに出現．A では基礎律動は B に似ているが異常波はみられない．

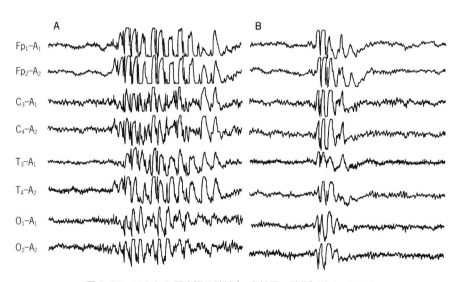

図 8-65　てんかん双生児の脳波（一卵性不一致例）（鈴木，1960）
17歳，女子．A は 15 歳から大発作が 2 年間に 7 回あり，欠神発作が同じ頃から認められているが，B は健常者．基礎律動は双方ともよく類似し，A では過呼吸 7 分，B では過呼吸 3 分で，振幅の大きい 4 Hz の spike-and-slow-waves が全領域に出現する．突発波の持続は A のほうが長い．

第6節　てんかんに伴う精神障害と脳波

　てんかんに伴う精神障害はパーソナリティ障害，知能障害，精神症状などに分けられる．

　性格障害は側頭葉てんかんに多く出現するが，性格障害と脳波所見との間の直接的な関係は明らかではない．

　知的障害は，脳に器質障害のあるてんかん患者にみられるので，脳波に基礎律動の異常，とくに徐波化や不規則化，局在性異常などを示すものが多い．

　てんかんにみられる精神障害は，①発作そのものとしての精神障害，②挿間性精神障害，③慢性持続性精神障害あるいはてんかん精神病に分けることができる．

1　てんかん発作としての精神障害

　これはふつう狭義の精神障害には含めないが，脳の一部あるいは全体に持続性のてんかん発作発射が出現し，それに伴って精神症状が出現するという条件が満たされる場合で，単純部分発作（精神発作），複雑部分発作の項で述べた種々の発作や全般発作としての欠神発作などがこれに属する．

　もうろう状態（意識障害，失見当識，健忘などを主徴とする状態）には，発作（複雑部分発作）として出現する発作性もうろう状態（ictal confusion）と，非発作性もうろう状態（発作後もうろう状態 postictal confusion など）とがある．

2　挿間性精神障害，精神病性挿間症（psychotic episode）

　数時間ないし数週に及ぶ一過性精神障害で，Landolt[13]（1963）はこれを，次のように分類している（表8-7）．
1）精神病性挿間症
　（a）発作後もうろう状態
　（b）小発作重積
　（c）その他の器質的色彩をもつもうろう状態
　（d）活発な症状を示す精神病性もうろう状態（脳波強制正常化を伴う）
2）てんかん性不機嫌状態
　発作後もうろう状態は，強直間代発作，複雑部分発作などの発作に引き続いて現れるもうろう状態で，脳波には前頭部優位の広汎性徐波が出現するが，ときには左右非対称，焦点性所見がみられることがある．またまれには全般性に低振幅徐波が出現することもある．

　小発作重積は，欠神発作重積の項で述べた（245頁）．

　器質的色彩をもつもうろう状態は，主として抗てんかん薬の過量投与や，その他まだ解明されていない原因によって起こる可逆性の挿間性精神病または認知症状態であり，精神症状の内容は貧困である．脳波には基礎律動の全般性の徐波化やときに速波化がみられ，てんかん性異常波は消失することが多いが消失しないこともある．

　活発な症状を示す精神病性挿間症は，種々の程度の意識障害の背景のうえに，幻覚妄想状態，緊張症候群，躁・うつ状態，意識狭縮，不穏・興奮，ヒステリー類似状態などの精神症状が出現するもので，意識障害はほとんどみられず，健忘を残さない場合も少なくない．脳波には，強制正常化（forced normalization, forcierte Normalisierung；Landolt[12]，1955）を伴うものと，てんかん性異常波が増加する場合とがある．脳波の強制正常化とは，精神病性挿間症が出現する時期に，その前後に出現していたてんかん性突発異常波が

表8-7　Landoltのてんかん精神病（障害）の分類

A. Paroxysmale Erscheinungen bzw. Anfälle
B. Episodische Formen
　1. Psychotische Episoden
　　a）Postparoxysmale Dämmerzustände
　　b）Petit Mal-Status
　　c）Dämmerzustände organischer Prägung anderer Art
　　d）Produktiv-psychotische Dämmerzustände（forcierte Normalisierung）
　2. Epileptische Verstimmungen（forcierte Normalisierung）
C. Chronische Störungen
　1. Ausfallsyndrome
　2. Primäre Störungssyndrome
　3. Chronische epileptische Psychosyndrome
　4. Sekundäre Störungssyndrome
　　a）Induktionssyndrome（pathologisches EEG）
　　b）Reaktionssyndrome（forcierte Normalisierung）

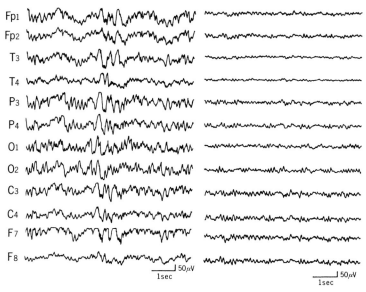

図 8-66 Forced normalization の 1 例（下田ら，1965 より改変）
18 歳，男子．てんかん．12 歳頃から全身けいれん発作，意識消失発作がある．図左はフェノバルビタール 0.13 g を服用し，ふつうに通学している時期の脳波で全般性徐波化と不規則がみられ，不規則性棘・徐波複合が出現しているが，易怒性，勉学状態不良など性格面の異常が強くなった時期（図右）には，かえって基礎律動が規則性を増し，突発波も消失している．

まったく消失し，多くの場合基礎律動の異常もなくなって，規則的アルファ波が出現し，正常脳波像になるかそれに近づく現象をいう（図 8-66）．

強制正常化は，ある脳部位の病的活動に対して，これに近接するほかの健常な脳部位がこれを抑制して正常化しようとし，過剰な反応を起こした結果であると説明されているが，脳波は正常化するが病的過程が抑え込まれ発散できなくなるので精神症状が出現するのであろう．脳波の強制正常化と精神症状出現は抗てんかん薬治療の途中に出現することもあり，このような場合には薬物を減量してんかん性突発波が多少出現する程度にすると精神症状が改善することがある．これに関連して，この種の症例の治療には，臨床発作を抑制するが脳波異常をあまり改善せず強制正常化を起こしにくい抗てんかん薬（たとえばカルバマゼピン）が適しているといわれる．精神病性挿間症は複雑部分発作例に多く，最後に強直間代発作あるいは自動症発作を起こして終息することが多いので，発作前（preictal）の前駆期（prodrome）が延長したものとして理解できる場合もある．

脳波の強制正常化については，その後に多くの研究があり，Landolt の所説は大筋において確認されている[3,6,7,10,15,16]．Dongier[3]（1959/60）によると，強制正常化は精神運動発作症例に多く，これは挿間症の焦点である pararhinal region からの過剰なインパルスにより中脳・間脳系が刺激されて強制正常化が起こると考えられるという．そのほか，強制正常化がみられない例も少なくないこと[1,2,7,15]，突発波は消失しても基礎律動の正常化がみられない例が少なくない[9]などの報告もある．てんかん以外でも，たとえば非定型精神病の場合にも，類似の現象が観察されることがある[8,16]（木村[11]，1967）．いずれにしても，てんかん性挿間症の場合のすべてに強制正常化がみられるわけではなく，精神症状の悪化と脳波異常の増悪が並行する場合もあることはいうまでもない．

てんかん性不機嫌状態（epileptic dysphoric episode）でも脳波に強制正常化がみられることがある．

3　慢性持続性精神障害

Landolt はこれを，①脱落症候群，②一次性障害症候群，③てんかん性精神症候群，④二次性障害症候群の 4 型に分類している．脳波像は，①，②はともに器質性・非てんかん性脳障害に対応するもので，①では律動欠乏など，②では局在性あるいは広汎性異常など

がみられる．③は欠神発作重積などを含み脳波にはてんかん性突発波が出現，④では脳波異常の増強や広汎化をみるものと，強制正常化を示すものとがあるという．

てんかん性挿間症ないし慢性精神障害と，大脳半球の優位性との関係も指摘されている（Flor-Henry[4,5]，1969，1972）．すなわち側頭葉てんかんのうち，精神病と診断された50例と非精神病の50例について比較すると，精神病群では，躁うつ状態18%，統合失調症状態42%，もうろう状態18%，統合失調・情動型22%であり，各状態の持続は5.3週，57.0週，0.9週，11.0週であった．興味深いことには，精神病群では，優位半球に焦点をもつ例では統合失調症像が，劣位半球に焦点をもつ例では躁うつ病像がより高率にみられ（表8-8），精神運動発作が頻発する例ほど精神病症状出現率が高かったという．このような傾向は，わが国の資料でもある程度認められている（Onumaら[14]，1987）．

表8-8 複雑部分発作（側頭葉てんかん）の焦点側と精神疾患との関係（Flor-Henry, 1969）

てんかん焦点	躁うつ状態	混合状態	錯乱状態	統合失調症状態
右	44%	18%	44%	9.5%
左	22	36	44.5	43
両側	33	46	44.5	47.5

第7節 反射てんかん

感覚刺激で誘発されるてんかん発作を主徴とするてんかんを反射てんかん（reflex epilepsy）と呼ぶ．反射てんかんという用語は神経生理学的にはあまり適切な用語ではなく，感覚誘発てんかん，感覚過敏てんかんなどと呼ぶほうが適切である．反射てんかんには，閃光刺激に1対1に対応して全身ミオクロニーが起こる場合のようにいわゆる反射に近い形で起こるものと，反復閃光刺激を与えているうちにしだいに中枢神経系の興奮が高まり強直間代発作や欠神発作が誘発されるように，感覚刺激と運動現象が1対1の対応を示さない場合とがある．

反射てんかんは次のように分類される（Merlis, 1974）：1. 視覚性―①持続光刺激，②間欠性光刺激，③図形刺激，④読書てんかん（reading epilepsy），⑤その他（言語てんかん，書字てんかん，算数てんかん〔epilepsia arithmetices〕など），2. 聴覚性―①聴覚運動性，②音楽てんかん（musicogenic epilepsy），3. 前庭性，4. 嗅覚・味覚性，5. 体性感覚性，6. 運動による誘発，7. 内臓性，8. 自己誘発てんかん（self-induced epilepsy），9. 条件反射性．また福山（1974）は，ヒトに存在することが確実な反射てんかんとして，次のものをあげている：光原てんかん，テレビてんかん，閉眼で誘発されるてんかん，読書てんかん，言語てんかん，音楽てんかん，聴原性または聴覚運動てんかん，感覚運動性または触覚性驚愕てんかん，眼球偏位てんかん，前庭てんかん，入浴てんかん，算数てんかん．

視覚てんかん（visual epilepsy；光原てんかん photogenic epilepsy）は，反射てんかんのうちで最も頻度が高く，てんかんの2～5%を占めるといわれる．Bickfordら[3]（1953）は光原てんかん（光過敏てんかん photo-sensitive epilepsy）[2,12]を次の3群に分けた：①日常生活で遭遇する光で臨床発作を起こすもの，②光過敏性がやや弱く，実験室での強度の光刺激ではじめて発作が誘発されるもの，③光過敏性が最も弱く，光刺激で脳波上に突発波が誘発されるが，臨床発作を伴わないもの．

光刺激のうちでは間欠性（点滅性）光刺激が有効で，その頻度は賦活法の項（55頁）に述べたように15 f/sec前後が最も有効である．赤色光，白色光が最も効果が大きく，青，緑などはむしろ抑制効果を示す．単純な閃光刺激よりも特定の幾何学的図形（縞模様，水玉模様など）による刺激が有効な例もあり，図形過敏てんかん（pattern-sensitive epilepsy）と呼ばれる．

テレビてんかんはテレビ視聴中に発作が起こるもので，テレビの走査線の流れ，画面のちらつきなどの不良画像やスイッチやチャンネル切り換え，輝度の過大などが関係する．テレビてんかん[5,7]の患者は閃光刺激に反応しやすく，全般性棘・徐波あるいは多棘・徐波複合を示す．自己誘発てんかん[1,8]は，小児とくに精神遅滞を伴う小児にみられるもので，たとえば太陽光線をみながら自己の眼前で，手指を広げた自分の手を律動的に振って点滅光刺激をつくり，自分で発作とくに欠神発作を誘発するものである．

テレビゲームてんかんは，テレビゲームをしている最中にてんかん発作を起こすもので，最初英国で報告され（Rushton, 1981），わが国でもMaedaら（1990）をはじめいくつかの報告がある（三宅，1994）．テレビ

表 8-9　テレビゲームてんかん国外・国内報告例と自験例の比較(高橋, 1995)

報告例と自験例	平均年齢(歳)	男女比	発作		脳波		
			単発	反復	正常	異常	光突発反応
国内の 10 例	13.4	9:1	6	4	2*	7*	5(50%)
国内の 19 例	10.1	16:3	10	9	5(26%)	14(74%)	10(53%)
自験の 20 例	19.5	17:3	9	11	3(15%)	17(85%)	6(30%)

＊1 例に脳波所見の記載がない．

表 8-10　20 例の臨床分類と特殊脳波賦活成績(高橋, 1995)

テレビゲームてんかん	てんかん症候群分類	例数	特殊脳波賦活		
			視覚刺激	テレビゲーム賦活	筆算
一次性	純粋光過敏てんかん	2	2		
	若年ミオクロニーてんかん	1		1	
	分類不能	5			
二次性	光過敏てんかん	2	2		
	覚醒時大発作てんかん	2			
	若年ミオクロニーてんかん	2	1		1
	側頭葉てんかん	2			
	前頭葉てんかん	1			
	後頭葉てんかん	1			
	局在関連性てんかん	2	1		

ゲームは electronic screen game (ESG), electronic game とも呼ばれ，それによって起こる発作は seizures induced by electronic screen game あるいは electronic screen game induced seizures (ESGS) と呼ばれる．ESGS を起こす要因は，テレビ画面の赤色を主とする光の点滅，幾何学的図形およびその点滅など通常の光過敏性発作と共通の要因だけでなく，それらの光刺激に対する極度の持続的注意集中，場面に関する認知と意思決定，手指の運動，眼球運動，感情興奮，音響刺激，疲労などのいくつかの要因が関与する．ESGS は ESG だけによって発作を起こす一次性 ESGS と光刺激時その他 ESG 以外の状況でも発作を起こす二次性 ESGS とに分けられ，いずれも男性に多いが，高橋[15](1995)によると彼が経験した 20 例のうち脳波検査時に光突発反応がみられたのは 30%(海外では約 50%)で，一次性 8 例中では 1 例のみであったという(表 8-9, 10)．

なお，1997 年 12 月わが国で，テレビのアニメーション番組(ポケットモンスター，略称ポケモン)のある場面を視聴中に，約 10% の視聴者(主に小児)に眼が痛くなる，気持ちが悪くなる，はきけなどの眼・視覚系，不快気分，頭部・胃腸症状が起こり，けいれん様症状も数 % にみられ，一部はけいれん発作を起こすという事件があった．調査の結果その場面は約 6 秒間で，赤色と青色の画面が約 6 Hz で反復しているこ

とがわかり，これが一種の光感受性(光過敏性)発作であることがわかった．全国的調査の結果に基づいて，民放連と NHK より，映像や光の点滅は原則として 3 Hz を超えないこと，鮮やかな赤色の点滅はとくに慎重に扱うことなどの「アニメーション等の映像手法に関するガイドライン」が発行されている(高橋[15,16], 1995, 1998；山内[17], 1998)．

読書てんかんは一次性と二次性に分けられる(Bickford ら[4], 1957；Gastaut ら, 1966)．一次性のものは読書中にだけ発作が現れ光過敏性を欠くもので，発作の前に文字が正しい位置から転位してみえるといった視覚障害が現れ，そのとき側頭・頭頂・後頭部に局在する棘・徐波が出現する．二次性のものは読書以外の刺激でも発作が誘発され，光過敏性をもつ．前者は読書に伴う精神的努力や情動反応が発作誘発因となり，後者では読書が視覚刺激として働くものと思われる．算数てんかんには，計算という精神活動に伴う注意集中と緊張の持続が最も重要な役割を果たすといわれる．

課題の解決など決断を要求される状況で発作が誘発されるてんかんは decision-making epilepsy (Forster, 1977) と呼ばれる．

眼球の左右，上下などへの偏位など眼球運動に伴って突発波や臨床発作が誘発されるものもあり(Shanzer ら[11], 1965)，暗室で強く閉瞼することによって突

第8章　てんかんの脳波

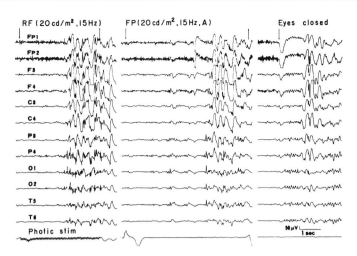

図8-67　点滅赤色光，点滅図形，開閉眼による全般性棘・徐波複合の誘発（高橋, 1974）

25歳，女性．光過敏てんかん．図左は点滅赤色光(RF：red-flicker)，図中は点滅図形(FP：flickering pattern)，図右は閉眼．矢印は刺激開始．赤色点滅光では全般性の，点滅図形では後頭優位の，閉眼では前頭優位の傾向がみられる．

発波が誘発されることもある(高橋[13]，1975)．

　一般に反射てんかんのさいに誘発される突発波は，両側同期性のやや不規則な棘・徐波複合が多い．臨床発作は全般発作とくにミオクロニー発作，欠神発作，強直間代発作などが多い．

　視覚刺激として白色光，赤色光，図形刺激およびそれらの組み合わせを体系的に施行して，誘発される突発波を詳細に観察すると(高橋と塚原[14]，1974)，両側同期性の棘・徐波複合には次の4つの類型，すなわち前頭部優位の前頭部型(A型)，後頭部優位の後頭部型(P型)，全領野にほぼ同程度に出現する全般型(G型)，全般性に出現しながらも明らかな焦点異常をもつ例ないし焦点性突発波だけが誘発される焦点型(F型)があり(図8-67)，また赤色点滅刺激ではG型，図形刺激ではP型，眼球運動賦活ではA型が出現しやすい傾向にある．

　反射てんかん発作の発現機序を，視覚てんかんを例にとって考えると，光刺激によって網膜，外側膝状体，視覚皮質にいたる特殊視覚路が興奮するとともに，視覚皮質を経て，あるいは皮質を経ず中脳・視床などを介して，いわゆる中心脳の興奮が起こり，全般発作が生じると考えられる．視覚てんかんには，後頭葉に明瞭なてんかん原焦点があるものと，むしろ皮質下機能の過敏性が想定される例とがある．視覚てんかんが家族性に出現する場合が多いことは，後者を含む脳全体の機能特性，いわばてんかん準備性の存在を示唆している．

　ここで光過敏性てんかんについて補足すると，先に述べたように，光過敏性はけいれん素因の表現型の1つと考えられている(223頁)．光過敏性てんかんの臨床的特徴としては，女性に多く(テレビてんかんは例外的に男性が多い)，遺伝性素因が強く，小児期から思春期に好発し，光によって誘発される発作波は全般性棘・徐波複合のことが多く，てんかん分類では特発全般てんかんが多い．舟塚と福山[9](1993)によると，小児科患者で光過敏性を示したものは130例(3.9%)で，Bickfordの分類(270頁)ではⅠ型34例，Ⅱ型10例，Ⅲ型86例，男女差は1:2.6，家族にけいれん，脳波異常の症歴のあるもの36.9%，熱性けいれんの既往のあるもの53.1%，てんかん分類では特発全般てんかん46.9%，症候性全般てんかん21.5%，光突発波反応出現年齢は8.0±4.1歳で9〜11歳に頂点，光突発反応消失年齢は13.2±4.8歳で15歳以上に頂点があり，消失して2年以上経過したものは50%で，光過敏反応の出現に年齢依存性が認められた．これらの値は，海外でのJeavonsら[10](1986)，Dooseら[6](1969)などの報告にほぼ一致している．

第8節　徐波睡眠期に持続性棘・徐波を示すてんかん

　脳波上に広汎性棘・徐波が連続性に出現する状態は，従来欠神発作重積（absence status），spike-wave stuporなどと呼ばれており，それに伴う臨床症状は，欠神状態，種々の程度の持続性意識障害からほとんど無症状のものにいたるまでさまざまである．ところで，広汎性棘・徐波が徐波睡眠（NREM睡眠）時に連続性に出現し，この間にははっきりした臨床症状がみられない状態が存在することがPatryら[6]（1971）によって注目され，subclinical electrical status epilepticus induced by sleep（SESE）と名づけられ，ついでTassinariら（1982）はこれをelectrical status epilepticus during sleep（ESES）と名づけ，1989年のてんかんの国際分類案ではepilepsy with continuous spike-waves during slow wave sleep（ECSS）と呼ばれている．CSWSと呼ばれることもある．

　PatryらはECSSという診断をつける条件として，棘・徐波が徐波睡眠（NREM睡眠）の85%以上を占める（spike and wave index 85%以上）ことをあげている．徐波睡眠期に出現する広汎性棘・徐波は，覚醒時のそれよりも徐波の周波数が遅く1.5～2 Hz程度であることが多く，REM睡眠期にはほとんど出現せず，覚醒とともに消失する．

　その後ECSSおよびこれに類似した状態に対する関心が高まり，わが国でもいくつかの報告がある（山

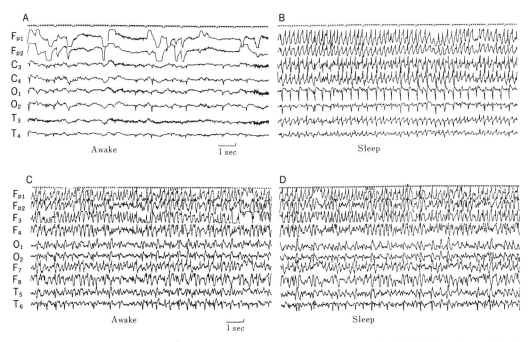

図8-68　Epilepsy with continuous spike-waves during slow wave sleep（ECSS）の覚醒時および睡眠時脳波（白河と加藤，1983）
20歳，女性．乳幼児期に入眠期に強直発作があり，4～5歳頃から右不全麻痺に気づく．12歳頃から眼瞼のミオクロニー発作と眼球が固定する発作が目立つ．14歳頃から睡眠時脳波に広汎性棘・徐波複合が連続性に出現．
図Aは覚醒開眼時記録で棘・徐波複合はみられず，NREM睡眠時（B）には広汎性棘・徐波複合が連続性に出現する．図CはA，Bとは別の時期で，いつもよりも体動が少なく痛覚も鈍く軽い意識混濁が存在するとおもわれるときの脳波で，覚醒時から棘・徐波複合が出現しspike-wave stupor（245頁）の状態．図Dは同じ時期の睡眠脳波で，覚醒時脳波とほとんど差異がみられない．

本ら[8]，1978；Ohtaharaら[5]，1979；難波ら[3]，1983；堀田と熊谷[2]，1983；白河と加藤[7]，1983；根来ら[4]，1989）．ECSSが出現する症例でのてんかん発作は，大発作，一側けいれん，部分発作，ミオクロニー発作，臨床発作を伴わないものなどさまざまであるが，レンノックス-ガストー症候群に特徴的な強直発作は睡眠中には出現しないのがふつうである．覚醒時脳波にも広汎性棘・徐波を示すものもあるが，睡眠時のそれのように持続性ではない．しかし，その後同様のNREM睡眠時に棘・徐波出現を示す例で覚醒時にいわゆるspike-wave stupor様の持続性の棘・徐波出現を示した症例も報告され（図8-68）（白河と加藤[7]，1983），またレンノックス-ガストー症候群の発作が抑制された時期にECSSが出現する症例も報告され（山本ら[8]，1978），ECSSがspike-wave stupor，レンノックス-ガストー症候群などと近縁な関係にあることがわかってきている．

NREM睡眠時に，このような連続性棘・徐波が出現する機序としては，覚醒時に働いている同期化系（synchronizing system）抑制機序が睡眠時には作動しなくなるために同期化が促進（脱抑制）されるとの説，棘・徐波複合は睡眠時の徐波（デルタ波）と同じニューロン系（視床・皮質系，視床下部・皮質系）を利用して出現するので，睡眠徐波が出現する時期には棘・徐波も出現しやすいとの説（Delangeら[1]，1962）などがあり，そのうえ小児期には脳波の徐波化（同期化）が生じやすいという年齢的要因も促進的に働いていると考えられる．著者は，徐波睡眠期に棘・徐波を長時間連続させる要因として，体液性（humoral）の要因を考えると理解しやすいと考える．すなわち，NREM睡眠出現の背後には睡眠物質の蓄積など体液性の要因が働いていることが知られているが，このような体液性要因が棘・徐波の出現をも存続させうるものと考えられる．連続性棘・徐波出現と軽い意識障害等を伴ういわゆるspike-wave stuporも，このような覚醒機構の活動を低下させ同期化を促進する体液性要因が覚醒時にも持続的に作用して生じるものと説明することができる．このように考えれば，ECSSの症例にspike-wave stupor様状態がみられた症例（白河と加藤[7]，1983）があっても不思議ではあるまい．

第9節 熱性けいれん

1 熱性けいれんの概説

熱性けいれん（febrile convulsion）とは，38℃以上の発熱に伴って生じた全般けいれん発作（強直間代発作）で，発熱の原因が中枢神経系の感染症でないものをいう．熱性けいれんは初発年齢は1～6歳で，一般の小児の間でもかなり高い頻度（3～10%）でみられるが，予後は良好で，大多数のものが学童期までに治癒する．しかしその一部はてんかん（無熱性けいれん発作）に移行する．熱性けいれんは一般に遺伝傾向が強く，家族内発生が25%前後にみられ，Lennox & Robinson[5]（1951）によれば45%にけいれんの家族歴が認められるが，遺伝学的にてんかんとまったく同一のものとは考えにくい（有馬[1]，1959）．熱性けいれんは臨床像のうえから単純型と複雑型（複合型）とに分けられている（福山[3]，1963）．単純型は，てんかんの家族歴がない，分娩外傷その他脳障害の原因となりうる既往歴がない，発症年齢6カ月～6歳以内，発作持続時間20分以下，けいれんは左右対称で巣症状はなく，発作終了後持続性意識障害（-），片麻痺（-），明らかな神経症状，知能・性格障害がない，発作が短時間に頻発することはない，などの8条件を満たすもので，1項目あるいはそれ以上一致しないものは複雑型とされる．複雑型は無熱性けいれん（てんかん）に移行する危険性が大きいとされている．無熱性けいれんへの移行の頻度は，報告者によってかなり異なる（1%，Nelsonら；9%，Lennox-Buchtal[6]，1973；58.2%，Livingston[7]，1972）が，これは症例選択法の差によるものと思われる．

2 熱性けいれんと脳波異常

熱性けいれんの臨床発作型は，ふつう全般強直間代発作であり，その発作間欠期の脳波所見は，ほとんど異常のないものから，基礎律動の異常を示すもの，明瞭な突発波を示すものにいたるまで，さまざまである．一般に臨床発作が起こってから6日以内に脳波検査を行うと症例の約1/3に徐波化がみられ（Lennox-Buchtal[6]，1973），また突発性異常波は発作後6日以内にはかえって検出しにくい．したがって臨床発作後6日以内を急性期とし，一般の発作間欠期とは区別して扱うほうがよい（Frantzenら）．

Lennox[4]（1949）の熱性けいれん既往歴のある小児240例，無熱性けいれん発作の既往のある小児295

表 8-11　熱性けいれんにおける発作性異常波検出率(山麿と大田原，1983)

脳波所見	臨床分類　検査	初回脳波検査			全経過中の脳波検査		
		単純性	複雑性	計	単純性	複雑性	計
no spike		16(40.0)	90(39.1)	106(39.3)	7(17.5)	31(13.5)	38(14.1)
pseudo petit mal and/or wave-and-spike phantom		9(22.5)	27(11.7)	36(13.3)	10(25.0)	27(11.8)	37(13.7)
て ん か ん 波	diffuse spike-wave	6(15.0)	47(20.4)	53(19.6)	5(12.5)	53(23.0)	58(21.4)
	focal spike with diffuse spike-wave	2(5.0)	13(5.7)	15(5.6)	11(27.5)	78(33.9)	89(33.0)
	focal spike	7(17.5)	53(23.0)	60(22.2)	7(17.5)	41(17.8)	48(17.8)
計		40	230	270	40	230	270 例

(　)は％を示す

例，正常児373例についての脳波検査によると，熱性けいれんの既往のある群では，無熱性けいれん群に比べて，速波あるいは徐波，とくに高度の徐波を示すものが多く，突発波や焦点性異常を呈するものは少なかった．3年間経過を追求した143例の熱性けいれん例について熱性けいれんの予後をみると，最初に検査した脳波が正常であった例で，のちに無熱性けいれん発作に移行したものはわずかに2%であったが，脳波に突発波，徐波化，異常速波，焦点性異常などがみられた症例では，その25～50%が無熱性けいれんに移行したという[11,12]．一般に，遺伝規定性の強い単純型熱性けいれんでは，脳波異常は非局在性，広汎性のいわゆる中心脳性(centrencephalic)のものが多い．局在性の異常(徐波，棘波，棘・徐波複合など)を示すものは，比較的重症のものが多く，てんかんに移行するものが多い．

山麿ら[13](1982)，山麿と大田原[14](1983)は，熱性けいれんの脳波所見についての従来の報告に不一致が多いのは，脳波検査条件が一定していないからであるとし，覚醒から睡眠各段階を含む完全な脳波記録の必要性を強調している．山麿らの270症例についての検討では，陽性棘波，6Hz棘・徐波，高振幅徐波群発などを除く狭義のてんかん波(棘波，棘・徐波)の出現率は，全症例で47.4%，うち単純性で37.8%，複雑性で49.1%であり，5～15年にわたる追跡期間を通しての出現率は57.5%，74.8%で，単純性でもかなり高率に「てんかん波」が見出された．全般性棘・徐波と焦点性棘波の出現率にはそれほど差はなく，両者を併有する症例も多かった(表8-11)．一般に全般性棘・徐波と焦点性棘波のいず

れが多いかについては，文献上でも意見が一致していない．棘波焦点の局在部位は，一般に中心部，頭頂部が多く，後頭部，側頭部などがこれにつぐとされている(山麿と大田原[14]，1983)．

ここで重要なのは，熱性けいれん患者にみられる素因性のてんかん性突発波の問題である．すなわち，3Hz棘・徐波や全般性棘・徐波は，熱性けいれん児でもけいれんの家族歴のあるものでは，ないものの約2倍の頻度で出現するが(Lennox-Buchthal[6], 1973)，この型の素因性のてんかん性突発波は3～16歳に年齢特異的に出現するとされている(Doose[2], 1981)．そのほか光過敏性，ローランド(rolandic)棘波，4～7Hzシータ律動(Doose[2], 1981)などもてんかんの素因に関係がある異常脳波とされており，これらの素因性てんかん波を合わせると，熱性けいれんの77.5%に見出されるとの報告もある(Ritterら[8], 1981)．この種の脳波異常は，熱性けいれんそのものとは直接の関係がない可能性があるので，意味づけにあたっては注意を要する．

熱性けいれんにみられる脳波所見と臨床所見の関連をみると，山麿らの症例では，てんかん波出現率は生後6カ月未満の早発群，総発作回数が多いもの，発作持続時間が20分以上で長い場合，器質脳障害の存在が疑われる症例，てんかんの素因のある場合などに高く，ある程度の臨床・脳波相関が認められるという．

熱性けいれんの予後，とくに無熱性けいれんへの移行に脳波所見が役立つかどうかについても，賛否両論がある．山麿らは，狭義のてんかん性突発異常波を有する熱性けいれんは本質的にはてんかんであるとし，熱性けいれんをまずてんかん性突発異常波の有無によって2大別し，狭義のてんかん波がみら

表8-12 てんかん性突発性異常波の有無と熱性けいれんの予後(山麿と大田原, 1983)

脳波所見	熱性けいれんの分類	症例総数	6歳以後の熱性けいれん	無熱性けいれん
狭義てんかん波(−)	単純性	24	0	0
	複雑性	51	6(11.8)	0
狭義てんかん波(+)	てんかん性	195	41(21.0)	19(9.7)
計		270	47(17.4)	19(7.0%)

れない症例を臨床特徴により単純性，複雑性に分け，てんかん波を有するものをてんかん性として，熱性けいれんを3型に分類することを提唱している．これは，てんかん波の有無は熱性けいれんの予後に大きく関連し，経過中狭義のてんかん波が検出されなかった75症例では遅くとも7歳までに熱性けいれんは消失し，無熱発作の出現はまったくみられなかったが，てんかん波を伴う症例では無熱発作への移行が約10%にみられ，とくに焦点性棘波と全般性棘・徐波をあわせもつ症例に多かったからである(表8-12)．

熱性けいれんだけで経過した症例と無熱性けいれんに移行した症例について初診時の脳波所見を統計的に分析し，無熱けいれんへの移行に関係のある因子を検索した坪井と遠藤[9](1977)，坪井と山村[10](1977)の報告によると(表8-13)，非移行例では脳波正常のものの比率が高く，移行例では脳波異常のものが多いが，非移行例でも28%に異常がみられ脳波所見だけでは予後判定は困難であった．しかし，初回脳波基礎律動異常，初回脳波棘波異常，発作の持続20分以上，熱発38.4℃以下，発作の反復5回以上，最終発作4歳以後，外因，二，三親等近親者の熱性けいれん罹病などの因子に一定の重みづけをした判別式を利用すると，80%前後の正確さで予後を判定できるとしている．

表8-13 FC(熱性けいれん)群とFCC(無熱性けいれん移行)群の初回脳波検査結果(坪井ら, 1977)

脳波	群別				差 P<
	FCC 103名 n	%	FC 103名 n	%	
棘波異常・計	41	39.8	151	29.5	0.05
3 Hz 棘・徐波複合*	2	1.9	0	—	
多棘波	12	11.7	22	4.3	
非定型棘・徐波複合	8	7.8	34	6.6	}0.001
棘波	11	10.8	41	8.0	
焦点異常	2	1.9	0	—	
棘波を伴う徐波群発	6	5.8	54	10.6	
非特異性異常	16	15.5	69	13.5	
基礎律動異常	7	6.8	7	1.4	
境界	21	20.4	155	30.3	}0.001
正常	18	17.5	130	25.4	
基礎律動異常・計	26	25.2	41	8.0	0.0001
棘波異常・計 (再検査を含む)	85	63.1	191	37.3	0.0001

*：棘波異常の内訳は，上から下へ順に重複を許さず数えた．

第10節　てんかん脳波の新しい解析

1　自動モニタリング

てんかん発作のモニタリングでは膨大なデータを効率的かつ正確にコンピュータ分析する必要があり，発作時ならびに発作間欠期のてんかん性異常に対する計測方法から解析方法までのさまざまな工夫がなされている．たとえば，脳磁図(MEG)(Ossadtchi ら[29], 2004)，皮質脳波(ECoG)(Hellmann[16], 1999)，頭皮上脳波(Sartoretto & Ermani[32], 1999；Ko & Chung[21], 2000；Kobayashi ら[22], 2001；Kobayashi ら[23], 2002；van Putten ら[37], 2005)，深部脳波(Merlet & Gotman[26], 2001；Bourien ら[9], 2005；Brown ら[11], 2007)での発作間欠期棘波の自動検出法や，アーチファクトの自動除去法(LeVan

ら[24]，2006)についても検討されている．また，頭蓋内記録を用いて，発作の警告と自動検出のシステムを構築して観察と記録の負担を軽減することや(Grewal & Gotman[15]，2005)，ウェイブレット解析で発作をより正確に検出すること(Kahn & Gotman[18]，2003)も試みられている．

検出が難しい新生児発作では視察的に誤診が多く，さらに使用できる脳波電極数にも極端に制限があるため，精度の高い自動検出法の開発が急務とされており(Boylan & Rennie[10]，2006)，たとえば，脳波パタンの解析法の工夫(Aarabi ら[1,2]，2006，2007；Navakatikyan ら[27]，2006)，心電図と脳波の同時記録(Greene ら[14]，2007)，脳波を使用せずにビデオによる体動自体の解析(Karayiannis ら[19]，2006)が検討されている．

2　焦点部位，発作波起始部位の特定

発作間欠期発射の局在をより正確に示すためには空間解像度の優れた脳磁図が有用であり(Barkley[6]，2004；Shibasaki ら[34]，2007)，側頭葉てんかんの外科手術の際の局在決定にも有用であることが示されている(Assaf ら[5]，2004)．一方，脳波でも下側頭部の電極数を増やした双極子分析(Meckes-Ferber ら[25]，2004)，SN比改善のための統計学的手法を用いた LORETA(Low Resolution Brain Electromagnetic Tomography)解析(Zumsteg ら[40,41]，2006a，2006b)，皮質電流密度の再構成(Huppertz ら[17]，2001)などによって精度を上げる工夫がなされている．

十分な MRI 情報が得られない場合に，発作間欠期棘波の局在を半球モデルではなくより現実的な形状の頭部モデルを用いてより正確に双極子局在が可能となる(Silva ら[35]，1999)．頭皮上の発作間欠期脳波異常の分布をより正確に描出するために，皮質電位画像 cortical potential imaging と呼ばれる生物物理学的モデルを用いた方法で，その電位分布を正確に画像化する工夫がなされている(Zhang ら[38]，2003)．また，発作発射以外の情報を利用したてんかん焦点の推定法として，てんかん焦点部位やその周辺部位での背景脳波活動のスペクトラム解析結果を利用する方法が開発されている(Temuçin ら[36]，2005)．

新皮質てんかんの外科手術に際しては，手術範囲をより正確に決定するために，硬膜下電極で記録された発作開始時点での脳波スペクトラムを解析し一定以上の増大を示す電極部位を補助的に使用する方法が試みられている(Asano ら[4]，2004)．側頭葉てんかんなどの局在関連てんかんにおける発作時脳波の起始部位に関して，回帰分析による相関係数(Caparos ら[12]，2006)やウェイブレット解析(Saab & Gotman[31]，2005)を用いた統計学的解析を用いること，蝶形骨電極記録(Kissani ら[20]，2001)や硬膜下電極記録(Eisenschenk ら[13]，2001；Ray ら[30]，2007)を加えることでより正確に部位を特定できるようになった．さらに，側頭葉てんかんに対して使用される卵円孔電極 foramen ovale electrode 記録は，より海馬近傍からの脳波を記録することを可能にし，頭皮上には低電位にしか出現せずノイズとの区別が難しいような内側側頭葉からの発作間欠期発射を正確に同定することに役立つだけでなく(Nayak ら[28]，2004)，さらに発作を自動検出する方法(Schindler ら[33]，2001)，発作間欠期発射の発生源を推定する方法(Zumsteg ら[39]，2005)にも応用されている．

3　脳波と機能的 MRI の同時記録(EEG-fMRI)

発作活動と関連する神経活動とその代謝反応を同時にとらえることができれば，発作間欠期異常や発作時異常の病態をより正確に把握することができる．従来は脳波と機能的 MRI(fMRI)を同時記録することが困難であったが，生体や環境(磁気)のアーチファクトを除去することでそれが可能となった(Bénar ら[7]，2003)．これによってたとえば，局在関連てんかんでの両側同期性の発作間欠期発射には，皮質での変化に加えて視床の活性化を伴うことが示された(Aghakhani ら[3]，2006)．また，小児良性ローランドてんかんでの発作間欠期発射は，棘波起始として同定される脳波双極子と一致した部位(顔面，手の運動領野)の活性化に加えて，シルビウス溝と島にも拡延することが示され，EEG-fMRI によって病態に関するより詳細な情報が得られる(Boor ら[8]，2007)．

文献

1 てんかんおよびてんかん発作の分類(207-212頁)

1) Berger H : Über das Elektrenkephalogramm des Menschen. Arch Psychiatr 1929-1939
2) Engel J Jr : International League Against Epilepsy (ILAE) : A proposed diagnostic scheme for people with epileptic seizures and with epilepsy : Report of the ILAE Task Force on Classification and Terminology. Epilepsia 42 : 796-803, 2001
3) Engel J Jr : 国際抗てんかん連盟　てんかん発作とてんかんの診断大要案　分類・用語作業部会報告．てんかん研究 21 : 242-251, 2003
4) Engel J Jr : Report of the ILAE Classification Core Group. Epilepsia 47 : 1558-1568, 2006
5) Fisher RS, van Emde Boas W, Blume W, et al : Epileptic seizures and epilepsy : definitions proposed by the International League Against Epilepsy (ILAE) and the International Bureau for Epilepsy (IBE). Epilepsia 46 ; 470-472, 2005
6) Gibbs FA, Davis H, Lennox WG : The electroencephalogram in epilepsy and in conditions of impaired consciousness. Arch Neurol Psychiatry 34 : 1133-1148, 1935
7) 井上有史：てんかん．専門医をめざす人の精神医学．第3版（山内，小島，倉知，他編），p 359，医学書院，2011
8) Jackson H : Selected Writings of John Hughlings Jackson. Vol. 1, Hodder & Stoughton, London, 1931
9) 日本てんかん学会ガイドライン作成委員会報告：てんかんの診断ガイドライン．http://square.umin.ac.jp/jes/epilepsy-detail/guidline.html

2 てんかん発作と脳波
1 部分発作，2 単純部分発作(213-224頁)

1) Beaussart M : Benign epilepsy of children with rolandic (centrotemporal) paroxysmal foci ; A clinical entity ; Study of 221 cases. Epilepsia 13 : 795-811, 1972
2) Gibbs EL, Gibbs FA : Electroencephalographic evidence of thalamic and hypothalamic epilepsy. Neurology 1 : 136-144, 1951
3) Gibbs FA, Gibbs EL : Atlas of Electroencephalography. Vol. 2, Addison-Wesley, Cambridge, 1952
4) Juul-Jensen P, Denny-Brown D : Epilepsia partialis continua ; A clinical, electroencephalographic and neuropathological study of nine cases. Arch Neurol 15 : 563-578, 1966
5) Leal AJR, Passão V, Calado E, et al : Interictal spike EEG source analysis in hypothalamic hamartoma epilepsy. Clin Neurophysiol 113 : 1961-1969, 2002
6) Leal AJR, Dias AI, Vieira JP : Analysis of the EEG dynamics of epileptic activity in gelastic seizures using decomposition in independent components. Clin Neurophysiol 117 : 1595-1601, 2006
7) Lennox WG : Epilepsy and Related Disorders. Little Brown, Boston, 1960
8) Lombroso CT : Sylvian seizures and midtemporal spike foci in children. Arch Neurol 17 : 52-59, 1967
9) Penfield W, Jasper H : Epilepsy and Functional Anatomy of the Human Brain. Little Brown, Boston, 1954
10) Perlstein MA, Gibbs EL, Gibbs FA : The electroencephalography in infantile cerebral palsy. Am J Phys Med 34 : 477-496, 1955
11) Samson-Dollfus D, Samson M, Jouvin M : Les pointes-ondes occipitales chez l'enfant. Electroencephalogr Clin Neurophysiol 15 : 504-507, 1963
12) 関　亨，前沢真理子：ローランド発射の臨床スペクトラム．臨床脳波 12 : 769-773, 1994
13) Tükel K, Jasper H : The electroencephalogram in parasagittal lesions. Electroencephalogr Clin Neurophysiol 4 : 481-494, 1952
14) Ueno M, Oguni H, Yasuda K, et al : Neurophysiological study of secondary synchronous occipito-frontopolar spikes in childhood. Clin Neurophysiol 112 : 2106-2112, 2001
15) Van der Meij W, Van Huffelen AC, Wieneke GH, et al : Sequential EEG mapping may differentiate "epileptic" from "non-epileptic" rolandic spikes. Electroencephalogr Clin Neurophysiol 82 : 408-414, 1992
16) 和田豊治：臨床てんかん学．金原出版，1972

3 複雑部分発作(224-235頁)

1) Brazier MAB, Schroeder H, Chapman WP, et al : Electroencephalographic recordings from depth electrodes implanted in the amygdaloid region in man. Electroencephalogr Clin Neurophysiol 6 : 702, 1954
2) Clemens B, Ménes A : Sleep spindle asymmetry in epileptic patients. Clin Neurophysiol 111 : 2155-2159, 2000
3) Di Gennaro G, Quarato PP, Onorati P, et al : Localizing significance of temporal intermittent rhythmic delta activity (TIRDA) in drug-resistant focal epilepsy. Clin Neurophysiol 114 : 70-78, 2003
4) 遠藤俊一：意識障害と脳波の関係についての臨床的研究．脳と神経 9 : 687-707, 775-786, 1957

5) Ferrillo F, Beelke M, De Carli F, et al: Sleep-EEG modulation of interictal epileptiform discharges in adult partial epilepsy: a spectral analsis study. Clin Neurophysiol 110: 39-46, 1999
6) 藤森正大: 睡眠時のてんかん性焦点発作波に関する脳波学的研究(てんかんにおける睡眠の研究: 第Ⅱ報). 精神神経学雑誌 68: 330-350, 1966
7) 福沢 等: 精神運動発作(側頭葉てんかん)の発作型の相的構造に関する脳波的・ポリグラフ的研究. 精神神経学雑誌 74: 471, 1972
8) Gastaut H: So-called "psychomotor" and "temporal" epilepsy; A critical study. Epilepsy 3: 59-96, 1953
9) Gibbs EL, Gibbs FA, Fuster B: Psychomotor epilepsy. Arch Neurol Psychiatry 60: 331-339, 1948
10) Gibbs FA, Gibbs EL, Lennox WG: Epilepsy; A paroxysmal cerebral dysrhythmia. Brain 60: 377-388, 1937
11) Gibbs FA, Gibbs EL, Lennox WG: Electroencephalographic classification of epileptic patients and control subjects. Arch Neurol Psychiatry 50: 111-128, 1943
12) Gloor P: Contributions of electroencephalography and electrocorticography to the neurosurgical treatment of the epilepsies. In Penry JK, Daly DD: Advances in Neurology, Vol. 11. pp 59-105, Raven Press, New York, 1975
13) Hufnagel A, Poersch M, Elger CE, et al: The clinical and prognostic relevance of the postictal slow focus in the electrocorticogram. Electroencephalogr Clin Neurophysiol 94: 12-18, 1995
14) Hughes JR, Schlagenhauff RE: Electroclinical correlation in temporal lobe epilepsy with emphasis on interareal analysis of the temporal lobe. Electroencephalogr Clin Neurophysiol 13: 333-339, 1961
15) Kaibara M, Blume WT: The postictal electroencephalogram. Electroencephalogr Clin Neurophysiol 70: 99-104, 1988
16) Kikuchi S: An electroencephalographic study of nocturnal sleep in temporal lobe epilepsy. Folia Psychiatr Neurol Jpn 23: 59-81, 1969
17) Klass DW: Electroencephalographic manifestations of complex partial seizures. In Penry JK, Daly DD: Advances in Neurology, Vol. 11. pp 113-140, Raven Press, New York, 1975
18) 宮坂松衛, 福沢 等, 大高 忠: てんかんの幻覚・錯覚発作と精神運動発作. 幻覚の基礎と臨床(高橋, 宮本, 宮坂, 編), 医学書院, 1970
19) 楢林博太郎, 長尾明典, 吉田充男: ヒト扁桃核発作性発射 amygdaloid discharge に対する自然睡眠ならびに麻酔深度の関係について. 第21回日本脳神経外科学会発表, 1962
20) Nobili L, Ferrillo F, Baglietto MG, et al: Relationship of sleep interictal epileptiform discharges to sigma activity (12-16 Hz) in benign epilepsy of childhood with rolandic spikes. Clin Neurophysiol 110: 39-46, 1999
21) 佐野圭司, 喜多村孝一: 精神運動発作の焦点. 脳と神経 6: 247-272, 1954
22) Stamps F: Personal communication. In Gibbs FA, Gibbs EL: Atlas of Electroencephalography, Vol. 2, pp 162-164, Addison-Wesley, Cambridge, 1952
23) Walczak TS, Radtke RA, Lewis DV: Accuracy and interobserver reliability of scalp ictal EEG. Neurology 42: 2279-2285, 1992
24) 淀縄武雄: てんかん発作時脳波の研究. 神経研究の進歩 4: 171, 1959

4　全般発作(235-255頁)

1) 馬場肝作: 歯状核・赤核・淡蒼球・ルイ体萎縮症(Dentatorubropallidoluysian atrophy: DRPLA)の脳波. 精神医学 29: 523-531, 1987
2) Bogacz J, Bogacz D, Bogacz A: Oculomotor phenomena in petit-mal. Clin Neurophysiol 111: 959-963, 2000
3) Cohn R: Spike-dome complex in the human electroencephalogram. Arch Neurol Psychiatry 71: 699-706, 1954
4) Cure C, Rasmussen T, Jasper H: Activation of seizures and electroencephalographic disturbances in epileptic and in control subjects with "Metrazol". Arch Neurol Psychiatry 59: 691-717, 1948
5) Daly D, Bickford RG: Electroencephalographic studies of identical twins with photo-epilepsy. Electroencephalogr Clin Neurophysiol 3: 245-249, 1951
6) Gloor P: Consciousness as a neurological concept in epileptology: A critical view. Epilepsia 27 (Suppl. 2): 14-26, 1986
7) Hunter J, Jasper HH: Effects of thalamic stimulation in unanesthetized animals. Electroencephalogr Clin Neurophysiol 1: 305-324, 1949
8) Hursh JB: Origin of the spike and wave pattern of petit mal epilepsy. Arch Neurol Psychiatry 53: 274-282, 1945
9) Jasper HH: Diffuse projection systems; The intergrative action of the thalamic reticular system. Electroencephalogr Clin Neurophysiol 1: 405-420, 1949
10) Johnson LC, Davidoff RA: Autonomic changes during paroxysmal EEG activity. Electroencephalogr Clin Neurophysiol 17: 25-35, 1964
11) Jung R: Über vegetative Reaktionen und Hemmungswirkung von Sinnesreizen in kleinen epilep-

tischen Anfall. Nervenarzt 12：169-185, 1936
12) 風祭 元：睡眠時のてんかん小発作波型に関する脳波学的研究，てんかんにおける睡眠の研究（第1報）．精神神経学雑誌66：650-679, 1964
13) 黒岩義五郎，大田典也，加藤元博，他：ミオクローヌスを示す症例における棘波と筋放電の時間差について．臨床脳波10：24-28, 1968
14) Lennox WG：The petit mal epilepsies；Their treatment with tridione. JAMA 129：1069-1074, 1945
15) Mirsky AF, Van Buren JM：On the nature of the "absence" in centrencephalic epilepsy；A study of some behavioral, electroencephalographic and autonomic factor. Electroencephalogr Clin Neurophysiol 18：334-348, 1965
16) 中山智博，舟塚 真，小国弘量，他：若年発症歯状核赤核淡蒼球ルイ体萎縮症の脳波所見．臨床脳波 39：624-628, 1997
17) 直居 卓，井上令一，桑村智久，他：異常脳波発現頻度の統計的観察．順天堂医学雑誌 4：184-197, 1958
18) Niedermeyer E：Sleep electroencephalograms in petit mal. Arch Neurol 12：625-630, 1965
19) 大熊輝雄，遠藤俊一，徳田良仁：てんかん小発作と大発作の関係についての脳波的研究—小発作のペンタゾール賦活を中心として．精神神経学雑誌60：555-576, 1958
20) 大田原俊輔：Lennox症候群とその周辺．てんかんの臨床と理論（原，平井，福山，編），p 57, 医学書院，1974
21) Passouant P, Cadilhac J, Delange M：Indications apportées par l'étude de sommeil de nuit sur la physiopathologie des epilepsies. Int J Neurol 5：207-216, 1965
22) Ross JJ, Johnson LC, Walter RD：Spike and wave discharges during stages of sleep. Arch Neurol 14：399-407, 1966
23) Schwartz BA, Guilbaud G, Fischgold H：Single and multiple spikes in the night sleep of epileptics. Electroencephalogr Clin Neurophysiol 16：56-67, 1964
24) 扇谷 明，名取琢自：発作放電による認知障害について—コンピュータ制御での自動検出．臨床脳波 32：111-115, 1990
25) 島薗安雄，平井富雄，大熊輝雄，他：てんかん小発作時の意識障害について．脳と神経5：323-331, 1953
26) Shimazono Y, Hirai T, Okuma T, et al：Disturbance of consciousness in petit mal epilepsy. Epilepsy 3：49-55, 1953
27) Silverman D：Clinical correlates of the spike-wave complex. Electroencephalogr Clin Neurophysiol 6：663-669, 1954
28) Spiegel EA, Wycis HT, Reyes V：Diencephalic mechanisms in petit mal epilepsy. Electroencephalogr Clin Neurophysiol 3：473-475, 1951
29) 田椽修治，徳田良仁，風祭 元，他：てんかん小発作棘・徐波結合の終夜記録時におけるポリグラフ的解析．脳と神経14：299-305, 1962
30) 高橋和郎，北川達也：異常脳波の単シナプス反射（H反射）に及ぼす影響．臨床神経学8：324-330, 1968
31) Unverricht H：Über familiäe Myoclonie. Dtsch Z Nervenheilkd 7：32-67, 1895
32) Wada T, Yoshida T, Fukushima Y：The so-called epileptic EEG and its clinical correlation；A general survey from the 1200 auto-experienced cases. Folia Psychiatr Neurol Jpn 18：168-182, 1964

5 乳幼児・小児期にみられるてんかん，
6 レンノックス-ガストー症候群（255-262頁）

1) Chevrie JJ, Aicardi J：Childhood epileptic encephalopathy with slow spike-wave；A statistical study of 80 cases. Epilepsia 13：259, 1972
2) Doose H：Das akinetische Petit Mal, I und II. Arch Psychiatr Nervenkr 205：625-637, 1964
3) Gastaut H：Dictionary of Epilepsy, Part 1, Definitions. WHO, Washington DC, 1973
4) Gastaut H, Broughton R：Epileptic Seizures；Clinical and Electrographic Features, Diagnosis and Treatment. C. C. Thomas, Springfield, Ill., 1972
5) Gastaut H, Roger J, Ouachi S, et al：An electroclinical study of generalized epileptic seizures of tonic expression. Epilepsia 4：15, 1963
6) Gastaut H, Roger J, Soulayrol R, et al：Childhood epileptic encephalopathy with diffuse slow spike-waves (otherwise known as "petit mal variant") or Lennox's syndrome. Epilepsia 7：139, 1966
7) Hoefer PEA, de Napoli RA, Lesse S：Periodicity and hypsarrhythmia in the EEG；A study of infantile spasms, diffuse encephalopathies, and experimental lesions of the brain. Arch Neurol 9：424-436, 1963
8) 堀 浩：ヒプスアリズミア(1)．臨床脳波3：49-58, 1961
9) 岩瀬勝彦，渡辺一功：Hypsarrhythmiaの逆説睡眠期における変化．脳と発達4：339-344, 1972
10) Jeavons PM, Bower BD：Infantile spasms；A review of the literature and a study of 112 cases. *In* Clinics in Developmental Medicine No. 15：Spastics Society of Medical Education, W. Heineman, London, 1964
11) Kruse R：Das myoklonisch-astatische Petit Mal. Springer-Verlag, Berlin, 1968
12) 水川美智子：Severe epilepsy with multiple independent spike fociに関する臨床的脳波学的研究．

てんかん研究 10:78-87, 1992
13) 水谷郁子, 瀬川昌也, 銑木義之, 他:ヒプスアリスミア(Hypsarhythmia)の細分類の試みとその長期経過による変化の追求. 臨床脳波 7:151-161, 1965
14) 大田原俊輔:年齢依存性てんかん性脳症. 神経研究の進歩 27:624-635, 1983
15) 大田原俊輔, 志茂 実, 向井幸生, 他:点頭てんかんの脳波に関する研究. 小児科診療 28:1140, 1965
16) 大田原俊輔, 岡 釸次, 伴 鶴一, 他:Lennox 症候群の脳波に関する研究. 臨床神経学 10:617, 1970
17) Ohtahara S, Yamatogi Y, Ohtsuka Y : Prognosis of the Lennox syndrome. Long-term clinical and electroencephalographic follow-up study, especially with special reference to relationship with the West syndrome. Folia Psychiatr Neurol Jpn 30:275-287, 1976
18) 大塚頌子, 大田原俊輔:年齢依存性てんかん性脳症. 小児医学 22:52-75, 1989
19) Roger J, Remy C, Bureau M, et al : Le syndrome de Lennox-Gastaut de l'adulte. Rev Neurol 143:401-405, 1987
20) 八木和一:Lennox-Gastaut 症候群の長期追跡例の脳波. 臨床脳波 32:155-160, 1990

3 年齢(小児期)と突発波,
4 てんかんの経過, 予後と脳波,
5 てんかんの素因規定性, 外因規定性と脳波(262-267頁)

1) Andermann E, Dansky L, Andermann F, et al : EEG in children of epileptic parents : Findings and implications. *In* Janz D, et al : Epilepsy, Pregnancy, and the Child. pp 457-467, Raven Press, New York, 1982
2) 新井 進:てんかんの長期経過における臨床. 脳波相関の研究. 精神神経学雑誌 70:40-51, 1968
3) 新井 進:てんかんの発作予後に関する脳波所見について. 精神神経学雑誌 70:737-746, 1968
4) 有馬正高:小児癲癇における棘波の年齢的特長について. 脳と神経 11:579-584, 1959
5) Cavazzuti GB, Cappella L, Nalin A : Longitudinal study of epileptiform EEG patterns in normal children. Epilepsia 21:43-55, 1980
6) Heijbel J, Blom S, Rasmussen M : Benign epilepsy of childhood with centrotemporal EEG foci ; A genetic study. Epilepsia 16:285-293, 1975
7) 上出弘之:双生児法によるてんかんの研究. 精神神経学雑誌 59:1259-1302, 1957
8) Lennox WG, Gibbs EL, Gibbs FA : The inheritance of epilepsy as revealed by the electroencephalography. JAMA 113:1002-1003, 1939
9) Lennox WG, Gibbs EL, Gibbs FA : Inheritance of cerebral dysrhythmia and epilepsy. Arch Neurol Psychiatry 44:1155-1183, 1940
10) Lennox WG, Gibbs EL, Gibbs FA : Twins ; Brain waves and epilepsy. Arch Neurol Psychiatry 47:702-706, 1942
11) Lennox WG, Gibbs EL, Gibbs FA : The brain-wave pattern, a hereditary trait ; Evidence from 74 "normal" pairs of twins. J Hered 36:233-243, 1945
12) Lerman P, Kivity-Ephraim S : Focal Epileptic EEG discharges in children not suffering from clinical epilepsy ; Etiology, clinical significance, and management. Epilepsia 22:551-558, 1981
13) Löwenbach H : Electroencephalogram in healthy relatives of epileptics ; Constitutional elements in "idiopathic epilepsy". Bull Johns Hopkins Hospital 65:125-137, 1946
14) Metrakos JD, Metrakos K : Childhood epilepsy of subcortical "centrencephalic" origin. Clin Pediatr 5:536-541, 1966
15) 森安信雄:てんかん患者家族の脳波. 脳と神経 3:17-21, 1951
16) Okuma T, Kumashiro H : Natural history and prognosis of epilepsy ; Report of a multi-institutional study in Japan. Epilepsia 22:35-53, 1981
17) Raney ET : Brain potentials and lateral dominance in identical twins. J Exp Psychol 24:21-39, 1939
18) Robinson LJ : Cerebral dysrhythmias in relatives of epileptic persons. Arch Neurol Psychiatry 44:1109-1111, 1940
19) 斉藤文男, 福島 裕:てんかん患者を母親とする児の脳波. 臨床脳波 34:224-228, 1992
20) Strobos RJ, Kavallinis GP : Changes in repeat electroencephalograms in epileptics. Neurology 18:622-633, 1968
21) 鈴木 喬:てんかん双生児の脳波学的研究. 精神神経学雑誌 62:35-59, 1960
22) Tsuboi T : Genetic risks in offspring of epileptic parents. *In* Beck-Mannagetta G, Anderson VF, Doose H, et al : Genetics of the Epilepsies. pp 111-118, Springer, Berlin, 1989
23) Vogel F : Über die Erblichkeit der Normalen EEG. Georg Thieme, Stuttgart, 1958

6 てんかんに伴う精神障害と脳波(268-270頁)

1) Christian W : EEG-Befund bei einem Fall von epileptischer Halluzinose. Dtsch Z Nervenheilkd 176:693, 1957
2) Christian W : EEG-Veräderungen bei der psychomotorischen Epilepsie. Dtsch Z Nervenheilkd 183:218, 1962

3) Dongier S : Statistical study of clinical and electroencephalographic manifestations of 536 psychotic episodes occurring in 516 epileptics between clinical seizures. Epilepsia 1 : 117, 1959/60
4) Flor-Henry P : Psychosis and temporal lobe epilepsy ; A controlled investigation. Epilepsia 10 : 363-395, 1969
5) Flor-Henry P : Ictal and interictal psychiatric manifestations in epilepsy ; Specific or non-specific? A critical review of some of the evidence. Epilepsia 13 : 773-783, 1972
6) Gastaut H : Étude électroclinique des épisodes psychotique survenant en dehors des crises cliniques chez les Épileptiques. Rev Neurol 95 : 588, 1956
7) Glaser GH : The problem of psychosis in psychomotor temporal lobe epileptics. Epilepsia 5 : 271, 1964
8) 細川　清：分裂病態病像を有するてんかんの臨床的研究．精神神経学雑誌 68：1111-1137，1966
9) 細川　清：小発作重積症とその周辺—汎性両側同期性棘徐波複合の連続とその臨床像．精神医学 11：584-593，1969
10) 木戸又三：てんかん患者の挿間性精神障害について—継時的脳波記録による検討．精神神経学雑誌 69：199，1967
11) 木村　敏：非定型精神病の臨床像と脳波所見との関連に関する縦断的考察．精神神経学雑誌 69：1237-1259，1967
12) Landolt H : Über Verstimmungen, Dämmerzustände und schizophrene Zustandsbilder bei Epilepsie. Schweiz. Arch Neurol Psychiatr 76 : 313, 1955
13) Landolt H : Die Dämmer- und Verstimmungszustäde bei Epilepsie und ihre Elektroencephalographie. Dtsch Z Nervenheilkd 185 : 411, 1963
14) Onuma T, Sugai Y, Yamadera H, et al : Psychiatric symptoms in patients with epilepsy ; Laterality of EEG focus. *In* Takahashi R, et al : Cerebral Dynamics, Laterality and Psychopathology, pp 377-378, Elsevier, Amsterdam, 1987
15) 清野昌一：てんかんの挿間性精神症状—臨床発作との関連．臨床精神医学 3：285，1974
16) Tellenbach H : Epilepsie als Anfallsleiden und als Psychose. Nervenarzt 36 : 190, 1965

7 反射てんかん(270-272頁)

1) Anderman K, Berman S, Cooke PM, et al : Self-induced epilepsy. Arch Neurol 6 : 49-65, 1962
2) 有馬正高，丸山　博，福山幸夫，他：光原性てんかん．脳と神経 12：31-39，1960
3) Bickford RG, Daly D, Keith HM : Convulsive effects of light stimulation in children. Am J Dis Child 86 : 170-183, 1953
4) Bickford RG, Whelan JL, Klass DW, et al : Reading epilepsies ; Clinical and electroencephalographic study of a new syndrome. Trans Am Neurol Assoc 81 : 100-102, 1957
5) Charlton MH, Hoefer PFA : Television and epilepsy. Arch Neurol 11 : 239-247, 1964
6) Doose H, Giesler K, Volzke E : Observations in photosensitive children with and without epilepsy. Z Kinderheilkd 107 : 26-41, 1969
7) 福山幸夫，水谷郁子，宮島宏明：テレビてんかん．臨床脳波 8：412-421，1966
8) Green JB : Self-induced seizures. Arch Neurol 15 : 579-586, 1966
9) 舟塚　真，福山幸夫：小児の光過敏性てんかんの臨床と脳波．臨床脳波 35：802-811，1993
10) Jeavons PM, Bishop A, Harding GFA : The prognosis of photosensitivity. Epilepsia 27 : 569-575, 1986
11) Shanzer S, April R, Atkin A : Seizures induced by eye deviation. Arch Neurol 13 : 621, 1965
12) Strauss H : Jacksonian seizures of reflex origin. Arch Neurol Psychiatry 44 : 140-152, 1940
13) 高橋剛夫：眼球運動型眼性てんかんの3例．脳と神経 27：219-224，1975
14) 高橋剛夫，塚原保夫：要素別視覚刺激による脳波賦活—視覚性てんかんを中心として．精神医学 16：133-143，1974
15) 高橋剛夫：「テレビゲームてんかん」再考．脳と精神の医学 6：331-341，1995
16) 高橋剛夫，塚原保夫：ポケモン事件とは何だったのか．脳と精神の医学 9：177-190，1998
17) 山内俊雄：光感受性発作に関する臨床研究．平成9年度厚生科学特別研究研究報告書．事務局埼玉医科大学神経精神科，1998

8 徐波睡眠期に持続性棘・徐波を示すてんかん
(273-274頁)

1) Delange M, Castan P, Cadilhac J, et al : Study of night sleep during centrencephalic and temporal epilepsies. Electroencephalogr Clin Neurophysiol 14 : 777, 1962
2) 堀田秀樹，熊谷公明：睡眠・覚醒リズムと全汎性棘徐波結合．臨床脳波 25：615-621，1983
3) 難波栄二，吉野邦夫，竹下研三，他：Subclinical electrical status epilepticus induced by sleep の症例．臨床脳波 25：639-642，1983
4) 根来民子，渡辺一功，高橋　泉，他：小児てんかんの臨床経過と脳波．臨床脳波 31：563-568，1989
5) Ohtahara S, Oka E. Yamatogi Y, et al : Non-convulsive status epilepticus in childhood. Folia Psychiatr Neurol Jpn 33 : 345-351, 1979
6) Patry G, Lyagoubi S, Tassinari A : Subclinical

"electrical status epilepticus" induced by sleep in children. Arch Neurol 24 : 242-252, 1971
7) 白河裕志,加藤秀明:睡眠により誘発される潜在性てんかん脳波持続状態の一症例. 臨床脳波 25 : 116-119, 1983
8) 山本尚文,井上英雄,大田原俊輔:Subclinical electrical status epilepticus induced by sleep の2症例. 小児脳神経 24 : 425-432, 1978

9　熱性けいれん(274-276頁)

1) 有馬正高:小児癲癇,その成因並びに熱性痙攣との関係について. 神経研究の進歩 3 : 657-674, 1959
2) Doose H : Genetic aspects of the epilepsies. Folia Psychiatr Neurol Jpn 35 : 231-242, 1981
3) 福山幸夫:小児てんかん境界領域—とくに熱性けいれんおよびいわゆる乳児けいれんについて. 精神医学 5 : 211-223, 1963
4) Lennox MA : Febrile convulsions in childhood ; A clinical and electroencephalographic study. Am J Dis Child 78 : 868-882, 1949
5) Lennox MA, Robinson F : Cingulate-cerebellar mechanisms in the physiological pathogenesis of epilepsy. Electroencephalogr Clin Neurophysiol 3 : 197-205, 1951
6) Lennox-Buchthal MA : Febrile convulsions ; A reappraisal. Electroencephalogr Clin Neurophysiol Suppl 32 : 1-132, 1973
7) Livingston S : Comprehensive Management of Epilepsy in Infancy, Childhood and Adolescence. pp 15-33, C. C. Thomas, Springfield, Ill., 1972
8) Ritter K, Gundel A, Doose H : EEG-background activity in children with febrile convulsions. *In* Dam H, Gram L, Penry JK : Advances in Epileptology, 12th Epilepsy International Symposium, pp 413-419, Raven Press, New York, 1981
9) 坪井孝幸,遠藤俊一:熱性けいれんから無熱性けいれんへの移行例, Ⅰ. 臨床例, 脳波学的, 追跡的研究. 精神医学 19 : 19-32, 1977
10) 坪井孝幸,山村晃太郎:熱性けいれんから無熱性けいれんへの移行例, Ⅱ. 因子分析法による研究. 精神医学 19 : 1167-1171, 1977
11) 坪井孝幸,山村晃太郎:熱性けいれんから無熱性けいれんへの移行例, Ⅲ. 最大推定法と判別関数法による研究. 精神医学 20 : 279-282, 1978
12) 坪井孝幸,角南健:熱性けいれんから無熱性けいれんへの移行例, Ⅳ. 判別式の検証と prospective な追跡的研究. 精神医学 21 : 1093-1097, 1979
13) 山磨康子,伊予田邦昭,河野親彦,他:熱性痙攣の脳波. 脳と発達 14 : 124-130, 1982
14) 山磨康子,大田原俊輔:熱性痙攣の脳波. 臨床脳波 25 : 401-408, 1983

10　てんかん脳波の新しい解析(276-277頁)

1) Aarabi A, Wallois F, Grebe R : Automated neonatal seizure detection : A multistage classification system through feature selection based on relevance and redundancy analysis. Clin Neurophysiol 117 : 328-340, 2006
2) Aarabi A, Grebe R, Wallois F : A multistage knowledge-based system for EEG seizure detection in newborn infants. Clin Neurophysiol 118 : 2781-2797, 2007
3) Aghakhani Y, Kobayashi E, Bagshaw AP, et al : Cortical and thalamic fMRI responses in partial epilepsy with focal and bilateral synchronous spikes. Clin Neurophysiol 117 : 177-191, 2006
4) Asano E, Muzik O, Shah A, et al : Quantitative visualization of ictal subdural EEG changes in children with neocortical focal seizures. Clin Neurophysiol 115 : 2718-2727, 2004
5) Assaf BA, Karkar KM, Laxer KD, et al : Magnetoencephalography source localization and surgical outcome in temporal lobe epilepsy. Clin Neurophysiol 115 : 2066-2076, 2004
6) Barkley GL : Controversies in neurophysiology. MEG is superior to EEG in localization of interictal epileptiform activity : Pro. Clin Neurophysiol 115 : 1001-1009, 2004
7) Bénar C-G, Aghakhani Y, Wang Y, et al : Quality of EEG in simultaneous EEG-fMRI for epilepsy. Clin Neurophysiol 114 : 569-580, 2003
8) Boor R, Jacobs J, Hinzmann A, et al : Combined spike-related functional MRI and multiple source analysis in the non-invasive spike localization of benign rolandic epilepsy. Clin Neurophysiol 118 : 901-909, 2007
9) Bourien J, Bartolomei F, Bellanger JJ, et al : A method to identify reproducible subsets of co-activated structures during interictal spikes. Application to intracerebral EEG in temporal lobe epilepsy. Clin Neurophysiol 116 : 443-455, 2005
10) Boylan GB, Rennie JM : Automated neonatal seizure detection. Clin Neurophysiol 117 : 1412-1413, 2006
11) Brown MW, Porter BE, Dlugos DJ, et al : Comparison of novel computer detectors and human performance for spike detection in intracranial EEG. Clin Neurophysiol 118 : 1744-1752, 2007
12) Caparos M, Louis-Dorr V, Wendling F, et al : Automatic lateralization of temporal lobe epilepsy based on scalp EEG. Clin Neurophysiol 117 : 2414-2423, 2006

13) Eisenschenk S, Gilmore RL, Cibula JE, et al: Lateralization of temporal lobe foci: depth versus subdural electrodes. Clin Neurophysiol 112: 836-844, 2001
14) Greene BR, Boylan GB, Reilly RB, et al: Combination of EEG and ECG for improved automatic neonatal seizure detection. Clin Neurophysiol 118: 1348-1359, 2007
15) Grewal S, Gotman J: An automatic warning system for epileptic seizures recorded on intracerebral EEGs. Clin Neurophysiol 116: 2460-2472, 2005
16) Hellmann G: Multifold features determine linear equation for automatic spike detection applying neural nin interictal ECoG. Clin Neurophysiol 110: 887-894, 1999
17) Huppertz H-J, Hoegg S, Sick C, et al: Cortical current density reconstruction of interictal epileptiform activity in temporal lobe epilepsy. Clin Neurophysiol 112: 1761-1772, 2001
18) Khan YU, Gotman J: Wavelet based automatic seizure detection in intracerebral electroencephalogram. Clin Neurophysiol 114: 898-908, 2003
19) Karayiannis NB, Tao G, Frost JD, et al: Automated detection of videotaped neonatal seizures based on motion segmentation methods. Clin Neurophysiol 117: 1585-1594, 2006
20) Kissani N, Alarcon G, Dad M, et al: Sensitivity of recording at sphenoidal electrode site for detecting seizure onset: evidence from scalp, superficial and deep foramen ovale recordings. Clin Neurophysiol 112: 232-240, 2001
21) Ko C-W, Chung H-W: Automatic spike detection via an artificial neural network using raw EEG data: effects of data preparation and implications in the limitations of online recognition. Clin Neurophysiol 111: 477-481, 2000
22) Kobayashi K, Merlet I, Gotman J: Separation of spikes from background by independent component analysis with dipole modeling and comparison to intracranial recording. Clin Neurophysiol 112: 405-413, 2001
23) Kobayashi K, Akiyama T, Nakahori T, et al: Systematic source estimation of spikes by a combination of independent component analysis and RAP-MUSIC II: Preliminary clinical application. Clin Neurophysiol 113: 725-734, 2002
24) LeVan P, Urrestarazu E, Gotman J: A system for automatic artifact removal in ictal scalp EEG based on independent component analysis and Bayesian classification. Clin Neurophysiol 117: 912-927, 2006
25) Meckes-Ferber S, Roten A, Kilpatrick C, et al: EEG dipole source localisation of interictal spikes acquired during routine clinical video-EEG monitoring. Clin Neurophysiol 115: 2738-2743, 2004
26) Merlet I, Gotman J: Dipole modeling of scalp electroencephalogram epileptic discharges: correlation with intracerebral fields. Clin Neurophysiol 112: 414-430, 2001
27) Navakatikyan MA, Colditz PB, Burke CJ, et al: Seizure detection algorithm for neonates based on wave-sequence analysis. Clin Neurophysiol 117: 1190-1203, 2006
28) Nayak D, Valentín A, Alarcón G, et al: Characteristics of scalp electrical fields associated with deep medial temporal epileptiform discharges. Clin Neurophysiol 115: 1423-1435, 2004
29) Ossadtchi A, Baillet S, Mosher JC, et al: Automated interictal spike detection and source localization in magnetoencephalography using independent components analysis and spatio-temporal clustering. Clin Neurophysiol 115: 508-522, 2004
30) Ray A, Tao JX, Hawes-Ebersole SM, et al: Localizing value of scalp EEG spikes: A simultaneous scalp and intracranial study. Clin Neurophysiol 118: 69-79, 2007
31) Saab ME, Gotman J: A system to detect the onset of epileptic seizures in scalp EEG. Clin Neurophysiol 116: 427-442, 2005
32) Sartoretto F, Ermani M: Automatic detection of epileptic form activity by single-level wavelet analysis. Clin Neurophysiol 110: 239-249, 1999
33) Schindler K, Wiest R, Kollar M, et al: Using simulated neuronal cell models for detection of epileptic seizures in foramen ovale and scalp EEG. Clin Neurophysiol 112: 1006-1017, 2001
34) Shibasaki H, Ikeda A, Nagamine T: Use of magnetoencephalography in the presurgical evaluation of epilepsy patients. Clin Neurophysiol 118: 1438-1448, 2007
35) Silva C, Almeida R, Oostendorp T, et al: Interictal spike localization using a standard realistic head model: simulations and analysis of clinical data. Clin Neurophysiol 110: 846-855, 1999
36) Temuçin CM, Tokçaer AB, Bilir E: Detection of EEG background abnormalities in epilepsy by a new spectral index. Clin Neurophysiol 116: 933-947, 2005
37) van Putten MJAM, Kind T, Visser F, et al: Detecting temporal lobe seizures from scalp EEG recordings: A comparison of various features. Clin Neurophysiol 116: 2480-2489, 2005
38) Zhang X, van Drongelen W, Hecox K, et al: High-resolution EEG: Cortical potential imaging of interictal spikes. Clin Neurophysiol 114: 1963-1973, 2003
39) Zumsteg D, Friedman A, Wennberg RA, et al:

Source localization of mesial temporal interictal epileptiform discharges : Correlation with intracranial foramen ovale electrode recordings. Clin Neurophysiol 116 : 2810-2818, 2005

40) Zumsteg D, Friedman A, Wieser HG, et al : Propagation of interictal discharges in temporal lobe epilepsy : Correlation of spatiotemporal mapping with intracranial foramen ovale electrode recordings. Clin Neurophysiol 117 : 2615-2626, 2006

41) Zumsteg D, Friedman A, Wieser HG, et al : Source localization of interictal epileptiform discharges : Comparison of three different techniques to improve signal to noise ratio. Clin Neurophysiol 117 : 562-571, 2006

第 9 章

小児疾患の脳波

第1節 小児の異常脳波の特異性

　乳幼小児の正常脳波像が，成人のそれと著しく異なることは，すでに詳しく述べたが(117頁)，このような相違は，小児の脳が成人の完成された脳とは異なり，いまだ発達，成熟の過程にあることを考えれば当然である．したがって，これが種々の病的状態のさいにも反映され，幼小児期にみられる脳波異常の様態も成人のそれとはかなり異なっている．

　小児の異常脳波の特徴としては，まず，小児期だけに発生する特別の疾患あるいは病的状態(たとえば出産時損傷その他広義の脳性麻痺，遺伝性変性疾患など)があることと，これらを含めて，一般に外部からの侵襲(たとえば頭部外傷，脳炎，髄膜炎)に対して小児の脳は抵抗が弱く，量的にも質的にも強い反応を示すこと，脳波像が年齢発達に伴って変動していくことが重要である．

　幼小児期には，成人に比べて異常波の出現頻度が高い．すなわち，小児てんかんでは，成人のそれに比べて，焦点性突発波とくに棘波の出現頻度が高く(262頁)，これは年齢が長ずるにつれて頻度を減じる．

　ところで，小児科領域での中枢神経系に関連した疾患はきわめて数が多いので，そのすべてについて脳波所見を述べることは本書のよくするところではない．それらのうち，小児てんかんについては，すでにてんかんの項で概略を説明したので，本章では，幼小児期に問題になる特有の病的状態として，まず低出生体重児の脳波異常について述べ，ついでそれとの関連において脳性麻痺をとりあげ，その他いくつかの病態における脳波所見を説明することにする．

第2節　正期産新生児および早期産児の異常脳波

1　概説

新生児の脳波異常は，てんかん発作や粗大な脳器質障害を合併する場合には，それによる異常が前景に立つ．したがって，脳の発達ないし成熟度を問題にする場合には，合併症がないか軽度の症例について検討する必要がある．

新生児の脳波異常は，脳波の発達異常という側面から，①受胎後週数に相当する動睡眠，静睡眠の脳波像がみられず（141頁），発達の遅れがあること，②受胎後週数に相当する動睡眠・静睡眠の分化や周期的出現がみられないこと，などがあげられ，発達以外の異常として，③基礎律動の異常，④突発性異常波などがある．

2　正期（満期）産新生児の異常脳波

正期産新生児の脳波所見の判読は，覚醒，動睡眠，静睡眠など，児の状態を同定したうえで行う必要がある（新生児の睡眠脳波は141頁参照）．正常脳波の範囲は，先に脳波の発達の項（143頁）で述べたように，静睡眠では高振幅徐波と交代性脳波がみられること，動睡眠では低振幅不規則パタンと混合パタンが出現することである．交代性脳波は受胎後44～46週にはみられなくなる．したがって，上記の範囲外の脳波像，たとえば平坦な脳波の連続出現や，受胎後日数が46週を過ぎても交代性脳波が出現したりする場合は異常である．

正期産児の脳波異常は表9-1のように分類される（渡辺一功，1985，1987）．そのうち正期産新生児の基礎律動の異常は，①最軽度活動低下，②軽度活動低下，③中等度活動低下，④高度活動低下：群発-抑圧交代性脳波 burst-suppression，⑤最高度活動低下：平坦脳波，などに段階づけられ，これに⑥低振幅，⑦高振幅徐波化が加わる（渡辺，1980）（表9-2）．最軽度活動低下は静睡眠の交代性脳波の低振幅部分の活動が乏しく平坦に近いもの，軽度活動低下は静睡眠の交代性脳波の低振幅部分が平坦に近く高振幅徐波がほとんどみられず，動睡眠の脳波もやや活動に乏しいものである．予後はよく，ほとんどが正常発達を示し，少数に知的障害がみられる．中等

表9-1　正期産児の異常脳波の分類（渡辺ら，1987）

Ⅰ．背景脳波
　A．活動低下
　　1．最軽度活動低下　2．軽度活動低下
　　3．中等度活動低下　4．高度活動低下
　　5．最高度活動低下　6．低振幅
　　7．高振幅徐波化
　B．興奮性亢進
　　1．速波化　2．高振幅律動的シータ波，アルファ波
　C．持続性パタン（睡眠周期消失）
　　1．間欠的非同期的
　　2．低〜中振幅シータ波，アルファ波
　D．局在性異常
　　1．左右差　2．非同期　3．局在性低振幅
　　4．局在性活動（平坦な背景脳波）
　　5．前頭後頭振幅勾配
　E．一過性パタン
　　1．準律動的シータ波またはデルタ波群発
　　2．再側前頭瘤波の過剰出現，高振幅または徐波化，棘波化
　F．成熟遅延
Ⅱ．突発性異常
　A．発作間欠時
　　1．焦点棘波，鋭波　①陰性棘・鋭波　②陽性棘・鋭波
　　2．多焦点棘波　3．周期性突発波
　　4．発作時突発波の subclinical discharge
　B．発作時
　　1．反復棘・鋭波　2．発作性デルタ波
　　3．発作性シータ波　4．発作性アルファ波
　　5．反復性発作波複合　6．発作性不規則徐波
　　7．脱同期，平坦化　8．発作性漸増律動
　　9．速波群発　10．不変
　C．発作重積
　　1．種々の発作波を伴う clinical or subclinical status
　　2．subclinical delta status

表 9-2 背景脳波の分類と周生期低酸素性，虚血性脳障害の予後（渡辺ら，1987）

背景脳波	正期産児	早期産児	予後*
正常（normal）	低振幅不規則，混合，高振幅徐波，交代性の4つのパタンがみられ，受胎後週数相当の活動を示すもの	受胎後週数相当の活動を示すもの	良好
最軽度活動低下（minimal depression）	交代性脳波の低振幅部分が平坦化を示すもの	脳波の連続性にほとんど変化がないが，紡錘波状速波などの重畳する成分が減少するなどの活動低下を示すもの	良好
軽度活動低下（mild depression）	さらに高振幅徐波パタンが消失したもの	受胎後31週以前：非連続性の軽度の増強 受胎後32週以後：動睡眠で非連続脳波がみられ，静睡眠でも非連続性が軽度に増強	正期産児：ほとんど良好 早期産児：一部不良
中等度活動低下（moderate depression）	低振幅連続脳波と異常な非連続脳波がみられないもので，睡眠周期も中等度に障害される	受胎後31週以前：非連続性の中等度の増強 受胎後32週以後：連続脳波と非連続脳波がみられるものの後者が優勢となり睡眠周期との相関も不良である	正期産児：半数で不良 早期産児：ほとんど不良
高度活動低下（marked depression）	平坦部分の長い異常な非連続脳波，すなわち群波平坦脳波を示すもので，睡眠周期，刺激反応性も消失する	平坦部分がきわめて長く，高振幅部分が短くなるとともに睡眠周期，刺激反応性も消失する	不良
最高度活動低下（maximal depression）	睡眠周期は消失し，長時間記録しても平坦脳波しか示さないもの	長時間記録しても平坦脳波しか示さないもの	不良

* 生後数日の記録による判定

度活動低下は，睡眠周期に障害があり，不定睡眠が多く，交代性脳波は高振幅部分の持続が短く低振幅部分は平坦で持続が長い．その予後はさまざまで，正常発達と知的障害がほぼ同数で，一部は脳性麻痺になる．高度活動低下はいわゆる burst-suppression パタンで，中～高振幅の群波と長い平坦部分が交代して出現するもので，交代性脳波に比べると群波部分がより急峻，高振幅で棘波，鋭波を混じ，平坦部分ははるかに長い（図9-1）．このパタンは広汎性の高度の脳損傷の存在を示唆し，予後不良で，死亡あるいは発達遅滞，点頭てんかんなどを残すことが多い．最高度活動低下はまったく平坦な脳波が長時間続くもので，無脳症，重度周生期障害などのさいにみられ，死亡するか脳性麻痺となる．

このような種々の程度の背景脳波異常は，周生期低酸素性虚血性脳症などの場合に出現する．背景脳波の活動低下と低酸素性脳症の予後との関係は表9-3に示した．

背景脳波の活動低下は経過とともに改善していくが，早期に改善するものほど予後がよい．たとえば初回脳波が中等度活動低下でも数日以内に最軽度活動低下や正常に改善するものは予後がよい（渡辺ら[15]，1987）．したがって予後の判定には少なくとも生後2, 3日目と6, 7日目頃に記録するのがよい．

低振幅脳波は動睡眠では10～20μV以下，静睡眠では30～50μV以下の場合で，軽度の脳機能低下を示す．

速波化は高振幅デルタ波が減少してシータ波，アルファ波，ベータ波などが増加するもので，低カルシウム血症の場合などにみられる．左右差は新生児期には左右対応部位の振幅差50％以上のものをいい，硬膜下血腫，孔脳症，無酸素性脳障害などにみられる．左右非同期の著しいものも異常であり，水頭症などの場合にみられる．

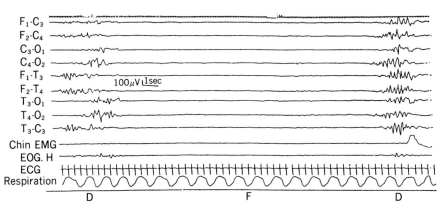

図 9-1 満期産新生児の異常脳波 —— 高度活動低下（渡辺，1980）
Burst-suppression パタンを示す．平坦部分が長い．

表 9-3 新生児期脳波と周生期低酸素性虚血性脳症の予後（渡辺ら，1987）

		背景脳波の活動低下					
1968* 〜 1977	予後	最高度	高度	中等度	軽度	最軽度	正常
	正常	0	0	9(36)	22(96)	8(100)	23(100)
	知的障害	0	8(24)	10(40)	1(4)	0	0
	脳性麻痺	10(67)	23(68)	6(24)	0	0	0
	早期死亡	5(33)	3(9)	0	0	0	0
	計	15	34	25	23	8	23
1978 〜 1983	正常	0	0	4(40)	4(80)	4(100)	7(100)
	知的障害	0	1(9)	2(20)	1(20)	0	0
	脳性麻痺	3(23)	5(45)	2(20)	0	0	0
	早期死亡	10(77)	5(45)	2(20)	0	0	0
	計	13	11	10	5	4	7

( )：%　　*：Watanabe ら，1980．

1978 年以前の症例では，生後 1 週以内の脳波が最高度活動低下を示したものは，脳性麻痺になるか早期に死亡した．高度活動低下を示したものの大部分は脳性麻痺，一部は知的障害，少数は早期死亡．中等度活動低下例の予後はさまざまで，正常発達と知的障害がほぼ同数，一部が脳性麻痺．軽度活動低下以下はほとんど正常発達．周生期医療がさらに進歩した 1978 年以降の資料でもほぼ同様の結果であった．

3 早期産児の異常脳波

　低出生体重児とは，WHO の規定に従うと生下時体重 2,500 g 以下のものである．低出生体重児は各種の中枢神経系疾患と密接な関係にあり，とくに脳性麻痺の発生率が圧倒的に高いことが知られている．
　早期産児には特別の合併症がない場合もあるが，頭蓋内合併症（出血，血腫など），低酸素性，虚血性脳障害などを伴う場合もあり，脳障害の有無の診断や予後の判定に脳波は有用である．早期産児の脳波そのものについて論じるには，まず粗大な合併症がない症例について観察する必要がある．

　早期産児の脳波異常の判定原理は，原則的には前述の正期産新生児の場合と同様で，覚醒，動睡眠，静睡眠，不定睡眠などの状態を同定したうえで，受胎後週数に対応する正常な脳波成熟度に達しているかどうか，睡眠周期の発達の程度，基礎律動の異常，突発性異常などについて観察を行う．
　早期産児の脳波を受胎後 31 週以前と 32 週以後に分けて観察すると，31 週以前，とくに 28 週以前で

は不定睡眠が大部分を占め，脳波はほとんど常に非連続的，間欠的で非連続脳波（tracé discontinu）を示す．脳波の連続性は受胎後週数の増加に伴って増加し，とくに動睡眠あるいは体動のある不定睡眠での脳波の連続化が増加する．

低酸素性，虚血性脳症では，連続性が低下し，平坦部分が増す．平坦部分の長さは予後に関係し，たとえば受胎後25～26週で平坦部分90秒以上，27週以後で60秒のものには，予後正常なものはみられないという（渡辺ら，1987）．

受胎後32週以後には，動睡眠，静睡眠の周期が比較的明確になり，動睡眠の脳波は連続性になるが，静睡眠の脳波は非連続性である．したがって，この時期に動睡眠の脳波が非連続性であれば異常である．低酸素性，虚血性脳症のさいの異常の判定は，受胎後週齢における正常所見との対比によって行う（表9-2）．

向井[7,8]（1967）は，臨床的にてんかん発作のない低出生体重児の異常脳波像を diffuse low voltage dysrhythmia（覚醒時基礎律動に終始30μV以上の自発電気活動がみられないもの），diffuse slow wave dysrhythmia, fast wave dysrhythmia に分け，それぞれ46.4％，14.9％，4.8％にみられたとしている．Diffuse low voltage dysrhythmia は先に述べた低振幅脳波にほぼ相当する．上記のような脳波異常の出現率は，年齢が長ずるとともにしだいに減少する．たとえば正常脳波を示すものは，6カ月以内で21％にすぎないのに，2歳以後には46％に増加する．これは，低出生体重児に生下時に存在した脳発達遅滞が，子宮外生活における脳機能成熟の加速によって，正常範囲内に入っていくものが多いことを示している．Diffuse low voltage dysrhythmia は，一般に未熟の程度が高度になるほど高率に出現するところから，低出生体重児脳波の基本波形であると考えられるという．

低出生体重児の新生児期の脳波所見と神経学的異常の有無との関係をみると[4]，脳波が正常なものでは神経学的異常はほとんどみられないが，境界脳波，異常脳波を示すもので70％近くが神経学的異常あるいはその疑い程度の所見を示すという．

4 新生児脳波にみられる突発異常波の特徴

新生児期にみられる突発異常波には，脳が未成熟であるためにいくつかの特徴がみられる．

1. 正常新生児にみられる棘波または鋭波

正期産新生児では，棘波や鋭波がまれに出現する程度のものは異常とはいえない．早期産新生児では棘波様波形がかなり頻繁に出現することがある．正期産新生児では，生後2週以後に覚醒，動睡眠期に棘波，鋭波が出現する場合は異常である．

2. 発作間欠期の突発波

焦点性棘波，鋭波が多く，両側同期性突発波は少ない．

3. 発作時脳波

反復性律動性棘波，律動性アルファ波（α-like rhythm），律動性シータ波，律動性デルタ波など，種々の周波数の律動性突発波が，単独で，あるいは相互に移行して出現する．漸増律動（recruiting rhythm），群発性速波などが出現することもある．突発異常波の左右両半球における同期性はあまりよくなく，両半球で異なった形の突発波が出現したり，突発波の出現時期がずれたりすることも少なくない．そのほか，突発波がほかの領野に伝播しにくいこと，臨床発作を伴わない subclinical な突発波が出現しやすいことなども，新生児期ないし乳幼児期の特徴である（渡辺，1980）．

第3節　脳性麻痺

脳性麻痺（cerebral palsy）は，受胎から新生児までの間に生じた脳の非進行性病変に基づく永続的な，しかし変化しうる運動および姿勢の異常であり，その症状は満2歳までに発現するとされている（厚生省脳性麻痺研究班，1968）．American Academy for Cerebral Palsy[6]（1956）により，生理学的立

場からの分類として，痙縮型(spasticity)，アテトーゼ型(athetosis)，固縮型(rigidity)，運動失調型，振戦型，筋緊張低下型，混合型などに分けられるが，痙縮型，アテトーゼ型，固縮型が最も多い．そして推定される原因としては，異常産・新生児仮死が最も多く，低出生体重児，核黄疸がこれにつぎ，これらが3大原因をなしている[2,13]．

脳性麻痺は1つの症候群であって，種々の原因で起こり，その病型により臨床症状もさまざまであるから，これを一律に論じることはできない．脳性麻痺の脳波所見についての諸報告も，脳波検査を行った施設の種類によって，被検者の年齢や病型に差があるので，その異常脳波の出現率をそのまま比較することはあまり意味がない．したがって以下に述べる各報告者の異常波出現頻度の数値は，おおよその傾向を示すものという程度に理解するのがよい．

1 脳性麻痺における異常波出現率

脳性麻痺を全体としてみた場合の異常脳波出現率は，報告者によってかなりの開きがあり30〜80%である[1,9〜13,16]．異常脳波の出現頻度は，ある範囲内では年齢が長ずるにつれて高くなり，たとえば，2歳未満の異常頻度は30.2%であるのに対し，2歳以上では44.8%に異常を認める(長畑ら[9]，1961)．

2 異常脳波の種類

異常脳波の種類はきわめて多彩で，基礎律動の異常〔低振幅化，徐波，速波，アルファ波の欠如，アルファ波後頭優位性の欠如，左右差，lazy phenomenon，high voltage spindling (Kellaway; extreme spindling, Gibbs ら，1964)〕と突発性異常(棘波，棘・徐波複合，hypsarrhythmiaなど)とがある．

このような脳波異常は，臨床的にてんかん発作をもつかどうかによって，その種類や出現率がかなり異なる．たとえば図9-2にみるように，てんかん発作を伴う群の67.6%に棘波がみられるのに対し，発作のない群では，棘波出現率はわずかに9%である(長畑ら[9]，1961)．

主として3歳以下の患児について，覚醒安静時の

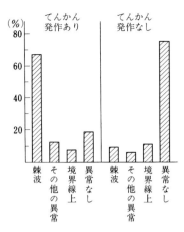

図9-2 脳性麻痺におけるてんかん発作の有無と脳波異常との関係(長畑ら，1961)
てんかん発作のないものでは，正常脳波を示すものが多い．

記録をとり，その基礎律動の変化を詳しく観察すると，てんかん発作を合併しない症例にも，約75%に基礎律動の異常がみられるという(高畠[13,14]，1967)．基礎律動の異常を低出生体重児のそれと同様に分類すると，diffuse low voltage dysrhythmiaが全例のうち32.3%，diffuse slow wave dysrhythmia 27.0%，fast wave dysrhythmia 8.7%，非対称7.0%であった．基礎律動異常と病型との関係をみると，low voltage dysrhythmiaおよびfast dysrhythmiaはアテトーゼ型，固縮型に多く，slow wave dysrhythmiaは痙縮型に多い．臨床的てんかん発作を伴わない症例にも突発波が20.3%にみられ，痙縮型に主として認められた．また重症心身障害児の脳波と病理所見との関係を調べた結果によると(佐々木)，覚醒時の脳波の主な活動が非律動性徐波を示すものは大脳半球の病変が著明で，嚢胞脳，瘢痕脳などの病変を認め，視床非特殊核の病変の場合にも脳波が非律動性になったが，徐波でも速波でも脳波の律動性がよい場合は大脳半球病変，視床非特殊核病変は比較的軽度であったという．

その他の基礎律動異常には，広汎性あるいは局在性の徐波およびいわゆるlazy activity(図5-5，159頁)がある．後者は睡眠時に出現するはずの紡錘波，速波などが患側で欠如する現象で，脳性麻痺のように広範な脳損傷が存在する場合には，かなり高頻度に出現する[1]．

特異な現象として，Kellawayが記載した高振幅

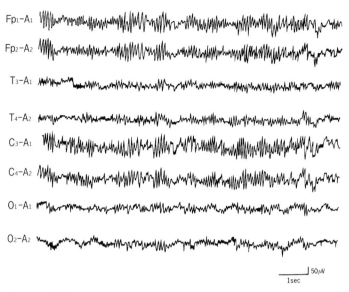

図 9-3　脳性麻痺にみられた high amplitude spindling (Winfield, 1955)
3 歳, 男児. 睡眠時.

紡錘波形成(high amplitude spindling)あるいは extreme spindles がある(図 9-3)(Winfield ら[16], 1955). これは睡眠時の紡錘波が高振幅となり長時間持続する波形である. Winfield らは, 脳性麻痺のアテトーゼ型の 50%, 痙直型の 12% にこの波形をみているが, 長畑らは 2.6% に認めたにすぎない.

臨床的にてんかん発作を伴うものは, 約 20〜40% であるが, 痙縮型とくに片麻痺型では約 85% と高率であり, アテトーゼ型ではわずか 4〜5% である. これに対応して, てんかん発作をもつ症例では脳波異常出現率が高く, 正常脳波はわずか 7% であるが, 発作をもたぬものでは正常脳波が 46% に認められる(Gibbs ら).

てんかん発作を伴うもの, 伴わないものをあわせて突発異常波についてみると, 棘波の出現頻度は, およそ 20〜50% である. 長畑ら[9](1961)によると, 全症例 448 例のうち, 棘波が 21% にみられ, その 65% は局在性焦点を示し, また棘波の出現様式は, 単発性あるいは多発性棘波 38%, 1〜4 Hz の棘・徐波複合 62%, hypsarrhythmia(図 9-4)4.8% などであった.

脳波検査の時点で, 突発波だけを示し臨床発作をもたない症例が将来臨床発作を発現する危険については, Gibbs ら[3](1963)は, 2 歳以前から棘波を示す例は, 2 歳以後になってはじめて棘波を示す例よ

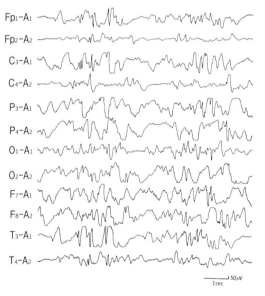

図 9-4　脳性麻痺の hypsarrhythmia
6 カ月, 女児. 9 カ月の早産, 出生時体重 2,400 g, 生後 4 カ月目にけいれん発作が始まった. 図は自然睡眠時脳波で, 左側頭中部, 左中心部, 左前頭部などに spike-and-slow-wave complex あるいは sharp-and-slow-wave complex が頻発, 左後頭部, 右頭頂部などに独立した棘波が出現し, 多焦点性で, hypsarrhythmia に近い脳波像を示す.

りも臨床発作を起こす危険が高く(56%と40%),2歳以後に正常な脳波を示すときには,その後臨床発作が発現することはほとんどないと述べている.そのほか,突発波をもつ症例における臨床発作発現率については,34例中3例[11],24例中2例[13]などの報告がある.

1 脳性麻痺の病型,麻痺部位と脳波所見

脳性麻痺全般についてみると,一般に痙縮型では異常波出現頻度が高く40〜85%で,アテトーゼ型では異常波の出現頻度が低く20〜60%である.Gibbsら[3](1963)によると,脳波異常出現率は片麻痺型(hemiplegia)で最も高く,以下四肢麻痺(quadriplegia),対麻痺(paraplegia),アテトーゼ型の順であったという.長畑らの資料では,異常脳波は痙縮型の43%(うち棘波37.6%),アテトーゼ型の23.2%(棘波16.1%)にみられる.これは痙縮型では大脳皮質の損傷が多く,アテトーゼ型では皮質下部の損傷が大きいためであろう.病型と脳波異常の内容との関係を概観すると(丸山[5],1972),痙性両側麻痺では両側大脳皮質の損傷があるため,基礎律動の徐波化,不規則化がみられ,重症のものではhypsarrhythmiaを示し,突発波も棘波,鋭波およびそれを含む複合波が多焦点性に出現する.痙性片麻痺型では,主に大脳半球片側の損傷があるので,基礎律動の振幅の左右差,一側の平坦化,lazy activityを示すことが多く,突発波は側頭部に棘・徐波複合,鋭・徐波複合の形で現れ,年齢とともに広汎化してレンノックス-ガストー症候群の形をとることが多い.脳波異常が麻痺側と同側にみられることも少なくない.アテトーゼ型は,主として皮質下諸核の病変に基づくので,一般に脳波異常は軽度であるが,睡眠時にhigh amplitude spindlingを示すことが少なくない(図9-3).

麻痺部位と脳波異常の出現側との関係をみると,脳波異常の局在部位は,麻痺部位に対応する場合が多いが,一致しないこともある.たとえば,単麻痺(monoplegia),および片麻痺の症例では,棘波は麻痺と反対側の脳半球に56.9%,同側26.2%,両側16.9%,徐波は反対側50%,同側12%,両側38%に出現する(長畑ら,1961).Lazy activityは反対側89%,同側11%で,棘波や徐波よりも臨床的にみた障害部位に一致する率が高い.

第4節 脳奇形

脳奇形には無脳症(anencephaly),水頭症(hydrocephalus),水頭無脳症(hydroanencephaly),孔脳症(porencephaly),脳梁欠損症(Aicardi症候群),滑沢脳症候群(lissencephaly syndrome),スタージ-ウェーバー(Sturge-Weber)症候群,結節硬化症(tuberous sclerosis)などがあげられる.

1 水頭症

新生児や乳児の水頭症(hydrocephalus)は,大部分は胎生期の発生異常で,アーノルド-キアリ(Arnold-Chiari)奇形,中脳水道狭窄などによるものが多い.診断はX線CTなどによるが,脳機能障害の予後判定には脳波が役立つ.脳波所見の最も大きな特徴は左右非同期性(asynchrony)で,睡眠時脳波のうち入眠期過同期波,頭蓋頂鋭波,紡錘波,その他の異常波などの非同期性出現がみられる[6,15,16].脳波の非同期の程度は,水頭症の程度にある程度相関するといわれる.脳波が正常か軽度の異常しか示さないものは,水頭症の程度が強くても知能は正常か軽度の遅延程度の場合が多いが,アーノルド-キアリ奇形で呼吸麻痺を伴うものは脳波が正常でも予後が悪く,脳波異常が高度のものは(広汎性平坦・低振幅脳波,左右非対称,焦点性異常,hypsarrhythmia[6,15,16]など)は予後不良である(渡辺[22],1981).

2 水頭無脳症

水頭無脳症(hydroanencephaly)は,大脳半球の大部分が欠損し,間脳,中脳,脳幹は一般に保たれている高度の脳奇形である.本症では脳波は平坦で,ごく一部に脳波活動が局在するが[10,19],水頭症では全領野に脳波活動が存在する点で鑑別する.脳波以外の生理学的指標からみると睡眠覚醒周期は存

在するが，高度の無酸素性脳症で脳波が平坦になった場合には睡眠周期も消失する(渡辺，1981；花房と中村[10]，1975).

③小頭症

頭囲が正常平均値から標準偏差の2倍以上下回るものを小頭症(microcephaly)というが，その原因や脳障害の程度もさまざまである．新生児期の脳波は，正常に近いものから平坦脳波を示すものまでさまざまである．

④単脳室前脳症

単脳室前脳症(holoprosencephaly)は，胎生期の前脳が左右半球に分割されず大脳が単一脳室を呈するもので，分割不全の程度には種々の段階があり，両半球の分離がまったくない alobar type，後頭部のみ分離している semilobar type，両半球は分かれているが第3脳室と側脳室が続いている lobar type などがある．脳波所見は各型ごとに異なるが，一般に睡眠周期はなく，前頭部には種々の周期の不規則な波，後頭部は平坦に近いことが多い(Watanabeら[23]，1976；渡辺[22]，1981).

⑤孔脳症

孔脳症(porencephaly)は，一応正常に発達した脳が血管性，感染性などの病変により破壊され，囊胞(cyst)ないし空隙が大脳半球内に形成されたもので，脳波では囊胞や空隙の付近に局在性の異常，たとえば基礎律動の振幅低下，局在性徐波，局在性棘波，鋭波などがみられる[2〜4].

⑥脳梁欠損症

脳梁欠損症(agenesis of the corpus callosum)には完全欠損，部分欠損，他の奇形(小頭症など)を合併するものなどがあるが，脳波所見[5,10,13]としては，異常のみられないものから，hypsarrhythmia を示し，点頭てんかんを有するものまである．脳梁欠損のため左右大脳半球の連合障害がみられ，棘波が他側に波及しない，睡眠紡錘波の左右同期性が悪いなどの所見がみられることが多い．

アイカルディ(Aicardi)症候群(Aicardi[1]，1965)は，脳梁欠損，眼症状(網脈絡膜空洞)，点頭てんかん，重篤な精神運動遅滞を主徴とし，ほとんどが女性である．脳波には hypsarrhythmia，burst-suppression，左右非同期性(asynchronism)などが出現する(図9-5)．睡眠時脳波では，頭蓋頂鋭波，紡錘波，K複合などが非同期性に出現したり欠如したりする．Burst suppression や睡眠脳波波形の左右非同期性は，病初期には比較的明瞭であるが，経過とともに不明瞭になる(隅ら[18]，1987).

⑦滑沢脳

滑沢脳(lissencephaly syndrome)は，脳回と脳溝が明らかでなく，大脳の表面が平滑になる重篤な脳奇形で，無脳回(agyria)と肥厚脳(pachygyria)があり，狭義には前者を指す．胎生期に側脳室周辺で発生する神経芽細胞の生成異常と大脳皮質への移動障害が原因とされ，精神・運動発達障害，点頭てんかんを中心とするけいれん発作などが生じる．脳波所見としては，初期に hypsarrhythmia を示し，後にいわゆる extreme spindles に変わる場合，hypsarrhythmia から広汎性棘・徐波複合に移行する場合などが報告されている(田村ら[20]，1988)．Gastautら[9](1987)は lissencephaly の脳波所見をまとめて，①周波数は徐波から速波までさまざまで，棘・徐波複合様の波を含むことがある(このパタンは hypsarrhythmia と呼ばれることがあるが適切ではない)，徐波は1歳までに消失し速波が主体になる，②振幅は 150〜350 μV でときに 400 μV を超える，③開眼や光刺激に正常な反応を示さず，睡眠時にも頭頂部鋭波，紡錘波，デルタ波などがみられないとしている．

⑧透明中隔欠損，透明中隔囊胞

透明中隔欠損では hypsarrhythmia を示すものが多い．透明中隔囊胞には交通性と非交通性とがあり，いずれも脳波異常を示さぬものも少なくないが，高振幅徐波，突発性律動異常，散発性鋭波などを示す場合もある．

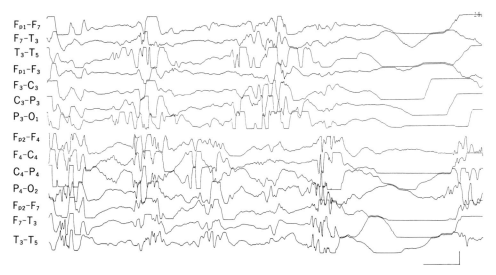

図9-5 アイカルディ症候群の睡眠脳波

4カ月，女児．33週の早産低出生体重児．痙性四肢麻痺，左小眼球症，左小耳症，網脈絡膜炎，短時間の強直けいれん（顔を右に向け，右上下肢伸展，左上下肢屈曲），X線CTで脳梁欠損，側脳室拡大（左＞右）．脳波はhypsarrhythmia（burst-suppressionパタン）を示すが，burstの出現は左右の同期性が低く，burstの持続は左側（図の上半分）で短く，左半球の障害がより強いことを示す．

第5節 急性小児片麻痺症候群

　生後5カ月～3歳の小児が，それまで一見健康だったのに突然身体片側のけいれん（多くは重積状態）を起こし，昏睡におちいり，けいれんが消失したあと片麻痺（弛緩性→痙性）を残すものは急性小児片麻痺症候群と呼ばれる．Gastautら[7]（1959）は，これをhemiconvulsion hemiplegia syndrome (HH症候群）と呼び，その半数は後にてんかんになるのでhemiconvulsion hemiplegia epilepsy syndrome (HHE症候群）と呼んでいる．

　急性小児片麻痺症候群は，片麻痺の発症時に顕著な片側けいれんを伴う群と，意識障害と片麻痺はあるがけいれんを伴わないかあってもごく軽い群とに大別され（隅[17]，1980；内海ら[21]，1967；Gastautら[8]，1977），前者は後になって部分発作（単純あるいは複雑部分発作）を示してHHE症候群になり，後者は後にてんかん発作を残さないとされている．また病因については，後者では脳梗塞などの脳血管障害がみられるが，前者では障害側半球の皮質・皮質下の萎縮がX線CTで認められるが血管障害は証明されず，この萎縮は発症時の片側けいれん重積に伴う脳浮腫に続いて起こると考えられている（Gastautら[8]，1977）．

　脳波所見[11]は，てんかん発作を残さない症例では発症時には患側に高振幅の徐波あるいは棘・徐波複合が出現するが（図9-6），麻痺の改善とともに脳波所見も正常に近づく．HHE症候群では，発症時には患側が低振幅で健側に高振幅徐波がみられることがある（工藤ら[12]，1981）が，その後経過とともに健側には正常な基礎律動が出現するが，患側では低振幅が持続する．臨床的にてんかん発作が出現しはじめる頃には，患側に棘波，棘・徐波などの局在性突発波が出現し[7,8,10,12]，てんかんの経過が長くなると健側の前頭部，側頭部などにも突発波が出現する場合がある．

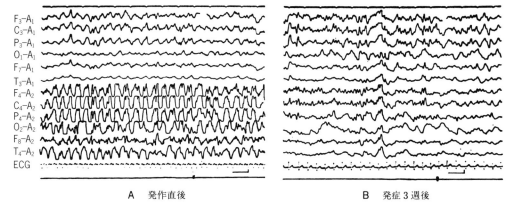

図9-6 急性小児片麻痺症候群（HH症候群）の脳波（神尾ら，1975）
A．発作直後の脳波で右半球には高振幅の棘・徐波複合が持続的に出現した．
B．発症3週後の睡眠脳波では，左右差，棘波が消失し，正常になった．

第6節　小児期の頭部外傷後脳波の特徴

　小児期の頭部外傷には，①頭蓋骨が軟らかく弾力性に富んでいるのでderby-hat（山高帽）の形の陥没骨折を起こしやすい，②打撲を受けた部位の骨がたわみその直下の部分の硬膜裂傷や脳挫傷を生じるがcontre coupが少ない，③軽微な外傷で硬膜下血腫を生じやすい，④骨縫合が開きやすいので頭蓋内血腫を生じたときにも血腫量がかなり多くなるまで一見正常にみえる，などの特徴がある（間中[14]，1980）．これらに対応して，小児の頭部外傷時の脳波には次のような特徴がある．すなわち，意識障害のない程度の軽度な頭部外傷でも脳波異常が著明なこと，過呼吸や睡眠脳波で異常が誘発されやすいこと，外傷性てんかんが発生しやすいことと関連して突発性異常を認めやすいこと，局在性律動異常（徐波など）を生じやすいこと，などである．

第7節　小児期の脳腫瘍時の脳波の特徴

　小児期の脳腫瘍には，①テント下腫瘍が多い，②脳の正中線上に局在する腫瘍が多い（小脳虫部髄芽腫，第4脳室上衣腫，橋神経膠腫，鞍上部クラニオファリンジオーマ，松果体腫瘍など）といった腫瘍発生部位の特徴があるので，成人の場合よりも脳波による局在が困難である．また小児の脳波には正常でも徐波が多いので，腫瘍による徐波を見逃しやすいという困難もある．とくに小脳腫瘍その他脳幹部の腫瘍のさいには，伝達性徐波が脳幹部の損傷側の反対側だけでなく同側に出現することも少なくないので，脳波だけで患側診断をすることは困難であるので注意を要する．

第8節　知的障害(精神遅滞)の脳波

　一般に知的障害(精神遅滞) mental retardation は，知的障害が遺伝負因のみに基づく内因性(正常変異性)あるいは素因知的障害と，知的障害が胎生期，出産時，出生後に加わった各種の脳損傷や，先天性の代謝異常(酵素欠損など)に原因する外因知的障害とに分けられる．外因知的障害の場合には，知的障害のみならず種々の神経学的症状やてんかん発作を合併することが多いから，その脳波の異常所見を知的障害だけに直接結びつけることはできない．これに対して素因知的障害では，脳波の異常が外因性の場合よりも直接に知的障害に関係していると考えられる．したがって，知的障害の脳波所見の基本をなすのは，純粋に素因に基づく知的障害の脳波である．

　上出ら[23,24)]は，素因知的障害と考えられる19例と，知的障害が純粋に胎生期，出産時，出生後に受けた各種脳損傷によるとおもわれる外因知的障害23例(ともにけいれん発作を有するものを除外)とを抽出して，その脳波所見を検討した．以下主に彼らの所見を引用しながら，知的障害の脳波特徴を述べる．

1　素因(正常変異性)知的障害の脳波

　素因知的障害の脳波所見のうち最も特徴的なものは，主に中心・頭頂部に出現し，前頭部にも波及する5～7Hzの高振幅，過同期性シータ波(hypersynchronous theta)の出現である．同時に後頭部では，連続度に乏しい不規則な8～9Hzの周期の遅いアルファ波を認める．いわば全般的に生活年齢に比して徐波化が著しいのが特徴である．過同期性シータ波は，その後年齢の上昇とともに消失して，アルファ波に4～6Hzの振幅中等度の散発性シータ波が混在する段階へと移行する．一方後頭部では，不規則な8～9Hzのアルファ波はしだいに10Hz前後のアルファ波にと移行する(図9-7A)[24)]．

　このような脳波発達の経過は，健常児における同年齢の脳波発達程度(117頁)に比べると，著しく遅延している．すなわち健常児では，2～3歳頃に一時的に中心・頭頂部に過同期性シータ波，後頭部に8～9Hzの遅いアルファ波が出現するが，さらに年齢が増すと，頭頂部の過同期性シータ波は消失してアルファ波優位の段階に移行し，後頭部では，8～9Hzの遅いアルファ波はしだいに10Hz前後のアルファ波に移行する．

　知的障害児と健常児の脳波発達過程[22)]を比較すると，素因知的障害児に14歳頃まで認められる頭頂部の過同期性シータ波と後頭部の遅いアルファ波とは，健常児では正常脳波発達の最初の分化として2～3歳頃にみられる脳波像にきわめて近似している．したがって，素因知的障害児にみられる過同期シータ波は，知的障害児の脳成熟の遅滞を示す1つの指標とみなすことができる(図9-8)．内因知的障害の脳波発達の程度は，精神機能のうちでは単純な記憶力，基礎理解力と高い相関をもつ(上出[23)]，1964)．

　知的障害児の背景脳波についての周波数分析的研究も行われている(堅田[26)]，1973；Katadaら[27)]，1981；尾崎，1983；Gasserら[13,14)]，1983)．背景脳波のパワ・スペクトルからの周波数についてみると，健常児では優勢周波数が8～11Hz範囲で，8歳以降では9～11Hz，3～7歳では8～9Hzを示すものが多いのに対し，発作症状や突発性異常波を示さない知的障害児でも約2/3はアルファ波成分を示すが，約1/3では12～16歳の高年齢になっても背景活動が徐波化していてアルファ波成分が認められない．知的障害児の周波数スペクトルの頭蓋上の空間的分布をみると，アルファ波は健常児同様に後頭部優位を示すが，頭部前方でのパワは健常児よりも低い．シータ帯域のパワは知的障害児では全体として大きく，空間分布は中心部優位のこともあるが，かならずしも一定しない．脳各部位間の脳波の関連性を知るためにコヒーレンス関数(脳波分析501頁)をみると，知的障害児では健常児に比べて頭部前方部のアルファ波成分の出現が乏しいためもあり，後頭-前頭間のコヒーレンスが低いものが多い(尾崎，

第8節　知的障害(精神遅滞)の脳波

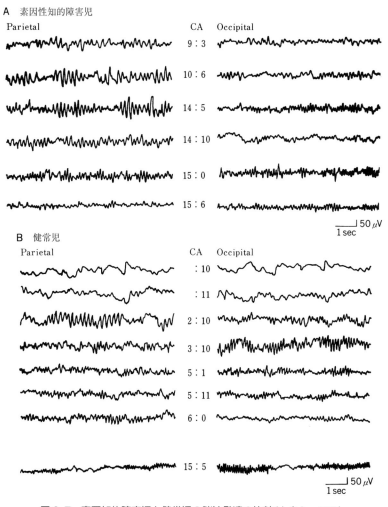

図9-7　素因知的障害児と健常児の脳波発達の比較(上出ら, 1960)
A. 素因知的障害児の脳波の発達. 頭頂部のhypersynchronous thetaがCA(生活年齢)14歳頃まで認められ, 後頭部のアルファ波を中心とした発達経過と比べて著しい対比をみせている.
B. 健常児の脳波の発達. 頭頂部のhypersynchronous thetaは2歳前後に顕著であるが, 3～4歳にはすでに目立たなくなっている.

1983).

　全体的にみると, 視察的研究による結論と同様に, 周波数分析による研究でも, 知的障害児の脳波は, 健常児と同様の特徴を示すもの, より年少の健常児の特徴を示すもの, 健常児の脳波発達過程では認められない質的な異常特徴を示すものなどがあり, 健常児に比べると脳波像ははるかに多様である. しかし, これらの脳波所見の多様さも, 基本的には知的障害児の発達的変化が一定段階で停滞したり, 発達の速さが遅くなっていることに起因し, そのうえ, これに大きな個人差が加わると考えると理解できるという(尾崎, 1983).

2　外因知的障害の脳波

　素因知的障害では, 脳波の全般性徐波化が前景に立つのに対し, 外因知的障害では徐波化の傾向がそれよりも少なく, 前頭部あるいは後頭部に優勢な広汎速波の出現[33]), 速波や不規則な徐波の混在, 左右

第9章 小児疾患の脳波

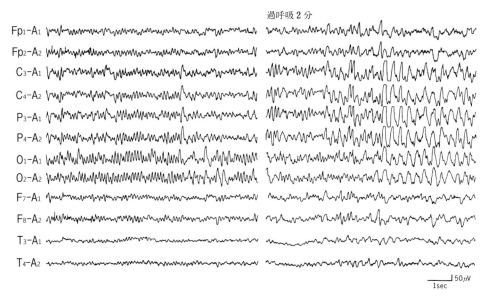

図9-8　知的障害の脳波

11歳,男児.小学校4年であるが成績は下位.WISC,IQ 90で平均値下位.脳波はアルファ波は8〜9 Hzで,これに4 Hz前後の徐波が混入している.過呼吸2分頃から,著明なbuild upが起こり,3 Hz前後の律動的徐波が中心部,頭頂部,後頭部などに連続性に出現する.徐波化および過呼吸によるbuild upは,この程度でははっきり異常とはいえず,境界程度の所見である.

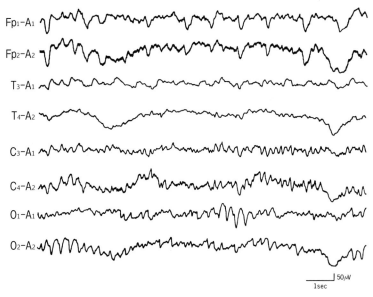

図9-9　外因知的障害の脳波(上出ら,1960)

10歳4カ月.出産時脳障害が認められるが,けいれん発作はない.脳波には,種々の徐波や速波が混在して,不規則な波形である.

非対称，前頭部優位，突発性徐波出現など脳波像の乱れが前景に立つ(図9-9)[24]．これは単なる脳成熟の遅滞だけではなく，器質性脳損傷に対応する脳機能障害を反映するものである．

けいれんその他てんかん発作を有する外因知的障害では，一般に脳波異常の程度が重く，基礎律動の著しい左右差やいわゆる lazy activity がみられることが多いほか，棘波あるいは棘・徐波を含む異常脳波がしばしば認められる[38,49]（図9-9）．しかしこのような脳波異常は，むしろてんかん発作に関係をもつもので，知的障害そのものと関連づけることは困難である．

このような所見は，従来の研究結果とある程度一致している．すなわち，知的障害では一般にアルファ波の発達が悪く徐波化の傾向があることは以前から知られている．しかし他方では，内因知的障害の脳波は多くは正常範囲内にあるとの説もある．また知的障害の知能とアルファ波の周期延長，連続度低下との間の相関については，否定的見解も多い．

そのほか，知的障害では一般に閃光あるいはペンテトラゾール賦活に対する突発波出現閾値が，健常対照に比べて低いことが知られている．

狭義の知的障害ではないが，特発性言語発達遅滞児[46]には15％前後に焦点性棘波がみられ，左側優位であることが多いという．

1 ダウン症候群

ダウン症候群は蒙古症(mongolism)とも呼ばれ，染色体異常は21トリソミーが主であるが，転座型のものもある．

ダウン症候群における異常脳波出現率は，従来の報告では 23％(19/83)(Walterら[49]，1955)，23.8％(10/42)(Levinsonら)，34％(63/184)(Gibbs & Gibbs[15]，1964)，23.4％(22/94)(Ellingsonら[10]，1970)などで，25％前後である．Gibbs & Gibbs によると，異常脳波を示すものは，てんかん発作のない群では28％，発作のある群では94％と高率であった．このようなダウン症候群での異常脳波出現率は，神経学的症状を示さない施設入所の知的障害児群のそれ(53.6％)[49]よりも低い．異常脳波出現率は乳幼児期(1ヵ月～5歳)が最も高く(40％)，年齢とともに低下する(6～10歳，29％；11～15歳，11％；16～20歳，15％；21～30歳，6％)が，年齢が高くなるとふたたび上昇する(41～50歳，21％)という[10]．

異常脳波の種類はてんかん発作の有無によって異なるので，てんかん発作のない症例についての所見をみると，突発性異常波の出現は少なく，Gibbsらの資料では広汎性棘・徐波複合 2.4％，焦点性棘波 16.8％，14 & 6 Hz 陽性棘波 1.2％ などであり，基礎律動の異常が主である．基礎律動には散発性ときには群発をなして出現する 4～7 Hz のシータ波，16～20 Hz の中間速波を中心に，8～9 Hz の遅いアルファ波，12～13 Hz の速いアルファ波などが混在し，振幅や周波数が不揃いできわめて不規則な波形がみられるが，一般の内因性知的障害に比べると脳波異常の程度が軽い(図9-10)[24](馬淵；Moyaら)．生活年齢の上昇とともに，シータ波減少，アルファ波出現量増加という一連の脳波発達がみられ，これはふつうの素因知的障害の場合と同様である．

ダウン症候群にみられる中間速波は，年齢によってあまり変化せず，頭頂部では成人になっても残存する傾向が強い．この速波の発生機序は明らかではないが，脳代謝障害の反映(Walterら[49]，1955)，皮質の細胞構築学的異常による(佐野)，発達初期におけるなんらかの外因に基づく脳機能障害を示唆する(平井と伊沢[18]，1964)など種々の考えがある．閃光刺激および光-ペンテトラゾール賦活に対する異常脳波賦活の閾値は，ダウン症候群では内因性知的障害に比べると正常範囲に近いという(Walterら[49]，1955)．

転座型では21トリソミーよりも一般に脳波異常の程度が強い(Loesch-Mdzewska[31]，1968；Ellingsonら[9]，1973)．

以上は視察脳波による研究であるが，定量的脳波による研究でも，ダウン症候群では対照群よりもアルファ波成分の減少がみられ，年齢が高くなっても回復しない(Clausenら[5]，1977)．Schmidら[40](1992)の縦断的研究によると，ダウン症候群では脳波パワースペクトルで各周波数帯域の絶対値が対照群より増大しており，相対パワ値ではデルタ，シータパワの減少，アルファ，β_1，β_2 パワ値の増加がみられる．またダウン症候群では脳波の発達が遅れ，対照群ではアルファ帯の相対パワ値が10％を超えるのは2～3歳であるのにダウン症では10～12歳である．

20～46歳の成人のダウン症候群の脳波を定量分析し，早期老化を検討すると，20歳代ではダウン

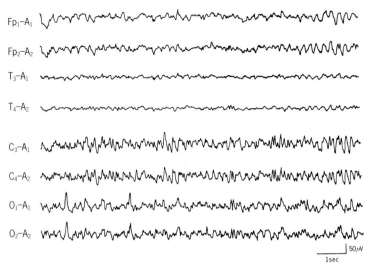

図 9-10　ダウン症候群の脳波(上出ら, 1960)
12 歳 4 カ月, 男子. 脳波には, 4～7 Hz のシータ波, 16～20 Hz の速波にアルファ波を混じ, きわめて不規則な脳波像を示す.

症候群は対照群に比べてシータ帯域波, ベータ帯域波が増加し, 速いアルファ波(9～9.9 Hz, 10～10.9 Hz)が減少しており, その後加齢に伴って徐波とくに速いシータ波の増加, 速いアルファ波(11～12.9 Hz)の減少, 中間速波(遅いベータ波 13～17 Hz)の減少および平均周波数の徐化がみられ, これらの変化は健常者の加齢変化に比べると著しかった(村田ら, 1993). ちなみにダウン症候群の平均周波数は 20 歳代 9.37 Hz, 30 歳代 9.17 Hz, 40 歳代 8.75 Hz で, 対照群のそれが 20 歳代 9.47 Hz, 60 歳代 9.53 Hz であるのに比べ, 40 歳代ですでに減少が著しかった. これらの所見は, ダウン症候群における脳機能低下ないし早期老化の進行を示すものである.

Schmid ら[40] (1992)は定量脳波によってコヒーレンスを調べたところ, ダウン症候群では開眼時にはアルファ帯の半球内コヒーレンスが対照群より低下し, デルタ帯のそれは高くなっていた. 閉眼状態では, 半球内コヒーレンスはダウン症候群は対照群より全般的に高い. ダウン症候群では前頭・中心領域の半球間コヒーレンスが対照群よりも低く, この差は学齢期後年齢とともに大きくなり, これらはダウン症候群の脳にみられる dendritic spine の減少などの神経病理学的変化と関連があると考えられる.

その他の染色体異常

染色体異常には, 常染色体異常と性染色体異常とがある. 性染色体異常は乳児期から発見されることは少ないので, 乳幼児期から問題になるのは常染色体異常が主である. 一般的にいうと, 染色体異常に特異的な脳波異常は存在しないが, 脳の形態学的異常は一側性であるよりも脳の中央線上(midline)に存在することが多いので, 広汎性徐波や両側半球脳波非同期(asynchrony)が出現することがある. また一般に年齢が長ずるにつれて異常波出現率は低下するので, 異常波出現率を比較するには年齢を考慮する必要があり, てんかん発作の有無によって症例を分けてみることも大切である.

ここでは各種の染色体異常の脳波所見を記載することはできないが, 脳波異常はほぼ脳の形態学的異常やその程度, てんかん発作の有無と対応しており, たとえば 18 トリソミー症候群では未成熟な脳波, D_1 トリソミーでは広汎性棘・徐波複合, hypsarrhythmia (Smith ら[44], 1963), C トリソミー・モザイク症候群では脳梁欠損による睡眠紡錘波の非同期[25] などが観察されている.

性染色体異常にはクラインフェルター(Klinefelter)症候群, ターナー(Turner)症候群などがある.

クラインフェルター症候群は 47XXY その他の核型をもち, X 染色体の数が増加するほど知的障害が強く身体症状も重症化する. 脳波には, 大多数の場合にはなんらかの異常がみられる[8,16,35]. たとえば Dumermuth[8] (1961)の報告では小児例 8 例中境界脳波 1 例, 他はすべて異常であり, 成人を含めた 14 例

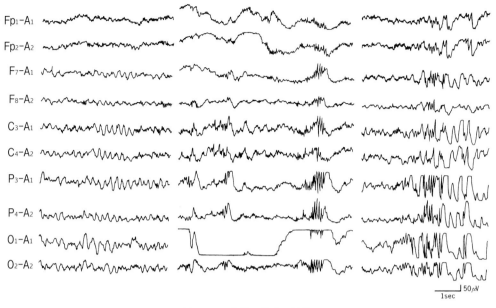

図9-11 結節硬化症の脳波
21歳，男性．頻回のけいれん発作と知的障害をもつ．脳波は安静時から4〜7Hzのシータ波が基礎律動形成し，アルファ波に乏しく，spike-and-slow-wave complex, multiple spike-and-slow-wave complex などの突発波が安静時から頻発する．

のうち4例では明瞭な突発性異常波(広汎性棘・徐波複合，鋭波など)がみられ，光過敏性を示すという．
ターナー症候群は45Xなどの核型をもつもので，脳波にはなんらかの異常を示すものが多い〔81%(9/11)，Dumermuth；55%(20/36)，岡田〕．異常波の内容は覚醒時脳波では広汎性あるいは局在性基礎律動異常47%，突発性異常8%，睡眠脳波では突発性異常が9%にみられたという(岡田[37]，1977)．

②結節硬化症

結節硬化症(tuberous sclerosis)，あるいはプリングル病(Bourneville-Pringle disease)は，家族性遺伝性疾患で，単優性染色体遺伝子により伝えられる．臨床的にはけいれん発作，知的障害，色素変化，皮脂腺腫などを特徴とし，病理組織学的には多発性の神経膠細胞の増殖と脱髄が大脳皮質，白質などにみられる母斑症の一種である．母斑症は皮膚神経症候群ともいい，外胚葉性の器官である神経と皮膚が同時におかされ，眼および内臓の異常もしばしば随伴する先天性疾患群をいう．

結節硬化症はけいれん発作を伴うのがふつうであるが，その脳波[17,36]にはかならずしも脳の病変に一致した焦点性突発波を見出しうるとはかぎらず，むしろてんかん発作型に応じて基礎律動の広汎性徐波化や，焦点性あるいは広汎性突発波など種々の脳波異常が出現する(図9-11)．乳幼児期に点頭てんかんで始まるときには，棘波，棘・徐波，hypsarrhythmia，高振幅徐波などの脳波異常が高頻度に出現するが，年齢が高くなると棘波を伴わない基礎律動異常が多くなる．けいれん発作を伴わない症例では，基礎律動の軽度異常がみられる程度である．患者の家族の間でも異常脳波の出現率が高いとの報告もある．

③その他の母斑症

三叉神経性脳血管腫症(trigeminal cerebral angiomatosis；Sturge-Weber-Dimitri病)は，遺伝性は不定で，3主徴として，脳軟膜と大脳皮質および同側顔面三叉神経領域の血管腫，けいれん発作，知的障害を示す．脳波では，病巣側に基礎律動の振幅低下や徐波化がみられ[3,32,38]，突発性異常波がみられることもある[47]．

神経線維腫症(neurofibromatosis, von Reckling-

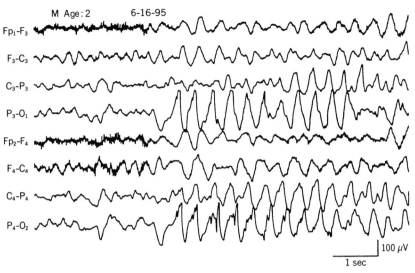

図9-12　アンジェルマン症候群の脳波(Rubinら，1997)
2歳，男児．後頭部に定型的な2～3 Hzの棘・徐波複合が出現している．

hausen病)は，常染色体優性遺伝で，末梢神経，皮膚，中枢神経の神経線維腫を生じ，知的障害を伴うことがある．けいれん発作を伴う場合には種々の異常脳波が高率にみられるが[12,34,48]，けいれん発作のないものでは脳波は正常であることが多い．

④GM$_2$ガングリオシドーシス
（amaurotic familial idiocy）

411頁参照．

⑤アンジェルマン症候群

アンジェルマン(Angelman)症候群はAngelmanが1965年に記載したまれな遺伝性疾患で[1]，母親から伝えられる15q11-13欠損によるもので，発達遅延，頭蓋顔面異常，失調，発作性笑い，発作などの症状を示す．脳波所見は特徴的で，最もふつうにみられるのは2～4 Hzの高振幅緩徐性棘・徐波で，ふつうは全般性であるが場合によってはより前方部に出現する．しかし診断に役立つ最も重要な脳波像は後方部に出現する棘・徐波で，これは閉眼で促進されベンゾジアゼピン使用によって抑制される(図9-12)[39]．定型的な脳波像は小児期に顕著で，10歳代後半から20歳代になると基礎律動は正常に近くなり棘・徐波複合は5～6 Hzになる．

3 先天代謝異常による知的障害の脳波

①フェニールケトン尿症，フェニール焦性ブドウ酸性知的障害

フェニールケトン尿症(phenylketonuria：PKU)，フェニール焦性ブドウ酸性知的障害(oligophrenia phenylpyruvica)は先天性の代謝障害(phenylalanine水酸化酵素の欠如)によって，phenylalanine代謝が妨げられ，尿中にフェニール焦性ブドウ酸を排泄する知的障害の特殊型で，常染色体劣性遺伝である．

本疾患では，脳波に著しい異常を示さないこともあるが，かなりの症例に脳波異常がみられ(Walterら，83%)，その約半数は突発性異常波，ことに棘・徐波複合である[20]．安静時脳波に著しい異常がないときにも，賦活によって異常波が出現しやすく，また睡眠脳波の頭蓋頂鋭波や紡錘波が欠如することがあるといわれる[11]．さらに本疾患の治療として，phenylalanineを制限すると，臨床的改善とともに脳波にも正常方向への改善がみられるという(Low, 1957)．

第9節　神経発達障害の脳波

1　小児自閉症

　小児期の精神疾患の脳波は，診断基準の不明確，小児脳波の多様性などのために，成人の精神疾患の脳波に比べて問題がいっそう複雑である．

　小児の統合失調症や幼児自閉症のさいに異常脳波がみられるとの報告は従来も数多いが，低振幅で不規則な脳波がみられるとの報告(Hutt ら[19]，1975；Kolvin ら[28]，1971)，突発異常波がみられるとするもの(White ら[50]，1964)などがある．

　自閉症(自閉性障害)は統合失調症圏のものではなく，脳の器質性障害によるとの見解が一般的になり，かなり高率の異常脳波の出現(12〜88%)およびてんかん臨床発作の出現(12〜42%)が報告されている(表9-4)．川崎ら[30](1989)によると，40例の自閉症児に睡眠脳波を含む脳波検査を行いながら平均10年間の追跡を行ったところ，14 & 6 Hz 陽性棘波などを除く狭義の突発異常波(棘波，棘・徐波複合)が初回検査で32.5%，平均10年の経過中に87.5%に出現した．これは，自閉症ではてんかん発作が初診時にはなく，かなりの期間を経過した後にはじめて出現する例があることによる．突発異常波は大多数(94%)が局在性で，中心部に多いが他の部分にも出現し，側性に左右差はなかったという．てんかん発作は35%に認められた．

　Itil ら[21](1976)の周波数分析によると，精神疾患児では対照群に比較して徐波(3.5〜5.5 Hz)，速波(26 Hz以上)が多い．また自閉症例の脳波の定量的解析によると，中心部における開眼抑制が不良で，開眼時のピークアルファ波周波数は健常対照群とは逆に左側が遅くなり，ピークアルファ波パワは閉眼時，開眼時とも健常対照群と逆に左側優位であるので，中心部における機能分化に障害があるとする報告もある(清水ら[41,42]，1982)．

　自閉症の脳波基礎律動の発達を観察するために，DSM-Ⅲ-R に基づいて診断した自閉症160例の1〜24歳までの335記録の周波数を計測し，非自閉症性の知的障害，健常対照群のそれと比較すると(四宮ら[43]，1995)，自閉症では加齢による周波数の速化は良好でほぼ均一に10歳以降10〜11 Hzの間に収束するが，知的障害群では各年齢ともばらつきが大きく不均一であるのが特徴だった．自閉症群では幼少年期には周波数が他の2群より速いが，青年期には他の2群と同じようになっていく．

　徐波の混入率は自閉症群で2.7%で知的レベルとは関係なく，健常群では2.3%，知的障害群では8.5%であった．発作波出現率は自閉症30.4%，知的障害群で35.5%であった．このような所見から，彼らは自閉症は知的障害の合併というよりも自閉症そのものの障害によるものと推測している．

　Daoust ら[7](2004)は，自閉症児のREM睡眠と覚醒の脳波について調べ，REM睡眠時，対照児と比較して，視覚皮質野における絶対ベータ波の振幅が

表9-4　自閉症の脳波異常と臨床発作(川崎，1987)

	診断例	脳波測定	脳波異常(率)(%)	臨床発作(率)(%)
川崎ら(1989)	40	40	35(88)	14(35)
清水ら(1981)	170	165	41(25)	21(13)
山内(1977)	208	147	34(23)	
大月(1977)		20	8(40)	4(20)
神保，太田(1974)	33	23	8(35)	
Kolvin(1971)	47	44	14(32)	10(21)
Kanner(1971)	11			2(18)
安藤(1971)	19	19	15(79)	
Treffert(1970)	69	29	4(14)	
Gubbay(1969)	25	17	13(76)	7(28)
Lobascher(1970)				
Creak(1969)		35	29(83)	7(20)
平井(1968)	131	73	19(26)	23(18)
Rutter(1967)	64			16(25)
Lotter(1966)	32	32	4(12)	4(12)
White(1964)	58	58	34(59)	11(19)
Creak(1963)	100			12(12)
Brown(1963)	136	68	36(53)	
Schain(1960)	50	11	5(46)	21(42)
Eisenberg(1956)	120<	28	7(25)	

注：清水ら(1981)を改変．川崎らの脳波異常は追跡中に一度でも異常脳波がみられた率．

有意に低く，夕方の覚醒時，左前頭極の絶対シータ波の振幅が有意に高いが，朝方の覚醒時ではそうではないと報告している．視床-皮質メカニズムの異常を示唆すると考察している．

川崎[29]（2006）は，自閉症では，脳波基礎律動の発達に，健常例や非自閉症的知的障害に比し速化がみられ，前頭内側優位に律動速波が出現することが特徴的であり，視床-皮質回路が関与していると考察している．

Stroganova ら[45]（2007）は，自閉症男児の脳波スペクトラム・パワーについて調べ，非定型的な左指向の広域脳波の非対称性が中側頭領域において最大となっていること，ミュー律動の正常な左指向の非対称性は欠如していることを報告した．前者は右側頭皮質の機能低下，後者は脳波の側方性における異常が領域性/機能性に特異的であるかもしれないことを考察した．

Coben ら[6]（2008）は，自閉症の脳波のパワーとコヒーレンスを調べ，右後頭領域の過剰なシータ波があり，前頭皮質におけるデルタ波の欠損，正中線における過剰なベータ波もあったと報告している．電極間距離の中間ないし長いものに対して，短いものにおける半球間デルタ波およびシータ波のコヒーレンスの低下があり，半球内では，デルタ波およびシータ波のコヒーレンスが前頭領域において低下していたとしている．側頭領域において，デルタ波，シータ波，アルファ波のコヒーレンス低下も明らかであり，後頭領域において，デルタ波，シータ波，ベータ波のコヒーレンス低下があった．連結性（connectivity）の低下，前頭・後頭領域の統合（integration）の機能異常を示唆していると考察している．

2 注意欠如/多動性障害

注意欠如/多動性障害（attention-deficit/hyperactivity disorder, AD/HD）は，不注意と多動性・衝動性で特徴づけられ，小児期に発症する．脳波での徐波の増加，MRI での全脳体積の減少があり，後頭葉から前頭葉の皮質の成熟に遅れがある可能性が指摘されている（DSM-5, 2013）．

Barry ら[2]（2003）は，AD/HD の安静脳波において，シータ/アルファ比とシータ/ベータ比の上昇とともに，シータ波の相対パワの上昇，アルファ波とベータ波の相対パワの減少を示し，皮質異常のプロフィールを考察している．

Clarke ら[4]（2003）は，AD/HD 児童への中枢刺激薬（メチルフェニデート methylphenidate 10 mg あるいはデキサフェタミン dexamphetamine 5 mg）投与の脳波について研究した．その結果は，無投薬の AD/HD 群は，絶対・相対ベータが大きく，絶対・相対アルファが小さく，またシータ/アルファ比が高く，シータ/ベータ比は低かった．前頭部では，後頭部と比較して相対デルタ，相対シータ，絶対・相対アルファが大きいとともに，総パワ，絶対シータ，絶対・相対ベータ，シータ/ベータ比の増加がみられた．薬物使用により，絶対ベータと前頭部の総パワの減少がみられるが，これらの変化は正常化ではなく，パワの減少を意味した．過剰ベータ活動は，この疾患の衝動性・過活動性と関連していると考察している．

文献

2 正期産新生児および早期産児の異常脳波，
3 脳性麻痺（288-294 頁）

1) Aird RB, Cohen P：Electroencephalography in cerebral palsy. J Pediatr 37：448-454, 1950
2) 福山幸夫：脳性小児麻痺の分類について．小児の精神と神経 1：112-122, 1961
3) Gibbs FA, Gibbs EL, Perlstein MA, et al：Electroencephalographic prediction of epilepsy as a complication of cerebral palsy. Neurology 13：143-145, 1963
4) 黒川　徹，竹下研三：未熟児・新生児の脳波．臨床脳波 9：412-421, 1967
5) 丸山　博：脳性まひとてんかん．理学療法と作業療法 6：526-532, 1972
6) Minear WL：A classification of cerebral palsy. Pediatrics 18：841, 1956
7) 向井幸生：未熟児の脳波学的研究，第 1 編，未熟児及び未熟児出身小児の脳波について．日本小児科学会雑誌 71：1241-1256, 1967
8) 向井幸生：未熟児の脳波学的研究，第 2 編，未熟児の脳波の継時的追跡並びに脳障害の早期認知に関する研究．日本小児科学会雑誌 71：1257-1268, 1967
9) 長畑正道，鈴木昌樹，福山幸夫，他：脳性麻痺の脳波．小児の精神と神経 1：153-158, 1961
10) Perlstein MA, Gibbs EL, Gibbs FA：The electroencephalography in infantile cerebral palsy. Am J Phys Med 34：477-496, 1955

11) Skatvedt M: The electroencephalographic findings and the problem of epilepsy in a cerebral palsy material of 320 patients. Acta Paediatr 44 (Suppl 103): 22-23, 1955
12) 鈴木昌樹, 丸山 博: 脳性麻痺と脳波異常―特に定位的蒼球手術と関連して. 小児の精神と神経 1: 159-165, 1961
13) 高畠美人: 脳性小児麻痺の脳波に関する研究, 第1編, 臨床てんかんを伴わざる症例の脳波について. 日本小児科学会雑誌 71: 295-308, 1967
14) 高畠美人: 脳性麻痺の脳波に関する研究, 第2編, 臨床てんかんを伴える脳性小児麻痺の臨床脳波学的研究. 日本小児科学会雑誌 71: 562-572, 1967
15) 渡辺一功, 竹内達生, 早川文雄: 新生児期の脳波と予後. 臨床脳波 29: 19-24, 1987
16) Winfield DL, Hughes JG, Sayle WE: Electrophalography; Sleep findings in cerebral palsy. Pediatrics 16: 88-92, 1955

4 脳奇形,
5 急性小児片麻痺症候群,
6 小児期の頭部外傷後脳波の特徴(294-297頁)

1) Aicardi J: A new syndrome—spasms in flexion, callosal agenesis, ocular abnormalities. Electroencephalogr Clin Neurophysiol 19: 609-610, 1965
2) Carmon A, Lavy S, Schwartz A: The dynamics of electroencephalographic abnormalities in porencephalia. Neurology 14: 757-763, 1964
3) Corn R, Neumann MA: Porencephaly; A clinicopathologic study. J Neuropathol Exp Neurol 5: 257-264, 1964
4) DeMyer W, White PT: EEG in holoprosencephaly (arhinencephaly). Arch Neurol 11: 507-520, 1964
5) Dyken ML, White PT, Nelson G: Electroencephalographic lateralization in chronic infantile hemiplegia. Electroencephalogr Clin Neurophysiol 17: 693-695, 1964
6) Ferguson JH, Levinsohn MW, Derakshan I: Brainstem seizures in hydrancephaly. Neurology 24: 1152-1157, 1974
7) Gastaut H, Poirier F, Payan H, et al: H. H. E. syndrome, hemiconvulsions, hemiplegia, epilepsy. Epilepsia 1: 442-447, 1959
8) Gastaut H, Pinsard N, Gastaut JL, et al: Étude tomodensitométrique des accidents cérébraux responsables des hémiplégies aigues de l'enfant. Rev Neurol 133: 595-607, 1977
9) Gastaut H, Pinsard N, Raybaud C, et al: Lissencephaly (Agyria-Pachygyria); Clinical findings and serial EEG studies. Develop Med Child Neurol 29: 167, 1987

10) 花房理貞, 中村和成: 脳波様所見をえた無脳症の脳構造. 脳と発達 7: 108-113, 1975
11) 神尾守房, 杉田隆博, 他: 急性小児片麻痺症候群の臨床と脳波. 臨床脳波 17: 476-482, 1975
12) 工藤順子, 工藤達也, 山内俊雄: Hemiconvulsions, Hemiplegia, Epilepsy 症候群の脳波とCT所見. 臨床脳波 23: 595-602, 1981
13) Loeser JD, Alvord E: Agenesis of the corpus callosum. Brain 91: 553-575, 1968
14) 間中信也: 脳腫瘍, 頭部外傷の脳波. 小児脳波と臨床(福山幸夫, 編), pp 169-226, 金原出版, 1980
15) Neville BGR: The origin of infantile spasms; Evidence from a case of hydranencephaly. Develop Med Child Neurol 14: 644-647, 1972
16) 佐々木潮, 石川 進, 児玉 求, 他: 水頭症様脳形成不全症の脳波. 臨床脳波 17: 249-253, 1975
17) 隅 清臣: 急性小児片麻痺症候群の診察と脳波. 小児脳波と臨床(福山幸夫, 編), pp 155-162, 金原出版, 1980
18) 隅 清臣, 西垣敏紀, 滝沢恭子, 他: 特異的病因(奇形)による症候性全般てんかんの脳波. 臨床脳波 29: 744-752, 1987
19) 関 亭, 泉 紀子, 疋田房子: 無脳児の脳波. 脳と発達 2: 85-89, 1970
20) 田村忠久, 柳沢孝之, 清水信三, 他: Lissencephaly の脳波所見: 2症例の検討. 臨床脳波 30: 413-416, 1988
21) 内海庄三郎, 他: 急性小児片麻痺―血管写像と脳波. 臨床脳波 9: 91-101, 1967
22) 渡辺一功: 新生児水頭症の脳波. 臨床脳波 23: 55-61, 1981
23) Watanabe K, Hara K, Iwase K: The evolution of neurophysiological features in holoprosencephaly. Neuropadiatrie 7: 19-41, 1976

8 知的障害(精神遅滞)の脳波,
9 神経発達障害の脳波(298-306頁)

1) Angelman H: "Puppet' children: a report on three cases. Dev Med Child Neurol 7: 681-688, 1965
2) Barry RJ, Clarke AR, Johnstone SJ: A review of electrophysiology in attention-deficit/hyperactivity disorder: I. Qualitative and quantitative electroencephalography. Clin Neurophysiol 114: 171-183, 2003
3) Chao DHC: Congenital neurocutaneous syndromes of children, III. Sturge-Weber disease. J Pediatr 55: 635-649, 1959
4) Clarke AR, Barry RJ, McCarthy R, et al: Effects of stimulant medications on children with attention-deficit/hyperactivity disorder and excessive beta activity in their EEG. Clin Neurophysiol 114: 1729-

1737, 2003
5) Clausen J, Sersen EA, Lidsky A : Sleep patterns in mental retardation : Down's syndrome. Electroencephalogr Clin Neurophysiol 43 : 183-191, 1977
6) Coben R, Clarke AR, Hudspeth W, et al : EEG power and coherence in autistic spectrum disorder. Clin Neurophysiol 119 : 1002-1009, 2008
7) Daoust A-M, Limoges É, Bolduc C, et al : EEG spectral analysis of wakefulness and REM sleep in high functioning autistic spectrum disorders. Clin Neurophysiol 115 : 1368-1373, 2004
8) Dumermuth G : EEG Untersuchungen beim jugendlichen Klinefelter-Syndrom. Helv Paediatr Acta 16 : 702-710, 1961
9) Ellingson RJ, Eisen J, Ottersberg G : Clinical electroencephalographic observations on institutionalized mongols confirmed by karyotype. Electroencephalogr Clin Neurophysiol 34 : 193-196, 1973
10) Ellingson RJ, Menolascino FJ, Eisen JD : Clinical-EEG relationships in mongoloids confirmed by karyotype. Am J Ment Defic 74 : 645-650, 1970
11) Fois A, Rosenberg C, Gibbs FA : The electroencephalogram in phenylpyruvic oligophrenia. Electroencephalogr Clin Neurophysiol 7 : 569-572, 1955
12) 藤谷 健, 樋上 忍, 安藤 格：Tuberous sclerosis 4例の臨床的・脳波学的検討. 日本小児科学会雑誌 72 : 1628, 1968
13) Gasser T, Möcks J, Lenard HG, et al : The EEG of mildly retarded children ; Developmental, classificatory, and topographic aspects. Electroencephalogr Clin Neurophysiol 55 : 131-144, 1983
14) Gasser T, Möcks J, Bächer P : Topographic factor analysis of the EEG with applications to development and to mental retardation. Electroencephalogr Clin Neurophysiol 55 : 455-463, 1983
15) Gibbs FA, Gibbs EL : Atlas of Electroencephalography. Vol. 3, p 427, Addison-Wesley, Cambridge, 1964
16) Hambert C, Torsten S : The electroencephalogram in the Klinefelter syndrome. Acta Psychiatr Scand 40 : 28-36, 1964
17) Harvald B, Hauge M : The electroencephalogram in patients with tuberous sclerosis. Electroencephalogr Clin Neurophysiol 7 : 573-576, 1955
18) 平井富雄, 伊沢秀而：蒙古症の脳波—とくにその脳波発達と中間速波について. 精神神経学雑誌 66 : 166-177, 1964
19) Hutt C, Hutt S, Lee D, et al : A behavioural and electroencephalographic study of autistic children. J Psychiatr Res 3 : 181-197, 1975
20) 飯沼一宇, 成沢邦明, 舘田 拓, 他：学齢期 PKU における食餌治療と脳波との関係について. 脳と発達 15 : 497-502, 1983
21) Itil TM, Simeon J, Coffin C : Qualitative and quantitative EEG in psychotic children. Dis Nerv Syst 37 : 247-252, 1976
22) 梶谷 喬：精神薄弱児の脳波学的研究, 第1編, 精神薄弱児の脳波に関する研究. 精神神経学雑誌 65 : 192-211, 1963
23) 上出弘之：知能発達と脳波. 脳と神経 16 : 730-733, 1964
24) 上出弘之, 平井富雄, 伊沢秀而：精神薄弱児の脳波. 小児科臨床 13 : 1056-1064, 1960
25) 河沼万寿喜, 日暮 真, 鴨下重彦, 他：C トリソミーモザイク症候群. 小児科診療 33 : 127-138, 1970
26) 堅田明義：精神薄弱児の発達に関する生理心理学的研究—脳波のオートパワスペクトルによる検討. 心理学研究 44 : 186-194, 1973
27) Katada K, Ozaki H, Suzuki H, et al : Developmental characteristics of normal and mentally retarded children's EEGs. Electroencephalogr Clin Neurophysiol 52 : 192-201, 1981
28) Kolvin C, Ounsted C, Roth M : Cerebral dysfunction and childhood psychoses. Br J Psychiatry 118 : 407-414, 1971
29) 川崎葉子：広汎性発達障害の病態神経生理. 臨床神経生理学 34 : 142-151, 2006
30) 川崎葉子, 清水康夫, 佐々木日出男：自閉症の脳波異常—都立多摩療育園の40例における平均10年間の追跡. 精神科治療学 4 : 341-351, 1989
31) Loesch-Mdzewska D : Some aspects of neurology of Down's syndrome. J Ment Defic Res 12 : 237-246, 1968
32) Lund M : On Epilepsy in Sturge-Weber disease. Acta Psychiatr Neurol 24 : 569, 1949
33) 中川四郎, 湯原 昭, 伊庭祐台, 他：精神薄弱にみられる速波について. 臨床脳波 8 : 78-86, 1966
34) 中川四郎, 湯原 昭, 渡辺 位, 他：母斑症（特に結節性硬化症と神経線維腫症）の脳波知見補遺. 臨床脳波 6 : 125-131, 1964
35) Nielsen J, Pedersen E : Electroencephalographic findings in patients with Klinefelter's syndrome and the XYY syndrome. Acta Neurol Scand 45 : 87-94, 1969
36) 落合靖男：神経・皮膚症候群. 小児医学 6 : 317-339, 1973
37) 岡田良甫：染色体異常の脳波. 脳波アトラス（島薗安雄, 喜多村孝一, 大友英一, 編）, 5. 小児, pp 118-120, 文光堂, 1977
38) Peterman AF, Hayles AB, Dockerty MB : Encephalotrigeminal angiomatosis (Sturge-Weber disease) ; Clinical study of thirty five cases. JAMA 167 : 2169-2176, 1958
39) Rubin DI, Patterson MC, Westmoreland BF, et al : Angelman's syndrome : clinical and electroencepho-

lographic findings. Electroencephalogr Clin Neurophysiol 102 : 299-302, 1997
40) Schmid RG, Tirsch WS, Rappelsberger P, et al : Comparative coherence studies in healthy volunteers and Down's Syndrome patients from childhood to adult age. Electroencephalogr Clin Neurophysiol 83 : 112-123, 1992
41) 清水康夫, 丹羽真一, 太田昌孝, 他：幼児自閉症の覚醒時脳波―α波の定量的解析. 精神神経学雑誌 84 : 545-558, 1982
42) 清水康夫, 大田昌孝, 栗田 広, 他：自閉症の覚醒時脳波の定量的自動解析. 臨床脳波 24 : 15-22, 1982
43) 四宮美恵子, 川崎葉子, 横田圭司, 他：自閉症における脳波基礎律動の発達. 臨床脳波 37 : 173-179, 1995
44) Smith DW, Patau K, Therman E, et al : The D_1 trisomy syndrome. J Pediatr 62 : 326-341, 1963
45) Stroganova TA, Nygren G, Tsetlin MM, et al : Abnormal EEG lateralization in boys with autism. Clin Neurophysiol 118 : 1842-1854, 2007
46) 鈴木昌樹, 丸山 博：言語発達遅滞児の脳波. 臨床脳波 5 : 212-219, 1963
47) 竹下研三：神経皮膚症候群. 現代小児科学大系, 年刊追補, pp 73-89, 中山書店, 1972
48) 竹内政夫, 中島清雄, 角田 勤, 他：小児 von Recklinghausen 氏病の 10 例―特に診断と脳波所見について. 小児科診療 29 : 65-70, 1966
49) Walter RD, Yeager CL, Rubin HK : Mongolism and convulsive seizures. Arch Neurol Psychiatry 74 : 557-563, 1955
50) White PT, DeMyer W, DeMyer M : EEG abnormalities in early childhood schizophrenia ; A double-blind study of psychiatrically disturbed and normal children during promazine sedation. Am J Psychiatry 120 : 950-958, 1964

第 10 章

頭痛の脳波

第1節　頭痛について

　頭痛はさまざまの精神神経疾患に随伴する症状であり，その原因はきわめて多岐にわたる[22]．したがって頭痛一般の脳波所見を一括して論じるわけにはいかないが，頭痛は，原因として神経系あるいは身体的な器質的障害がわかっているいわゆる症候性頭痛と，頭痛を主症状とし，器質的原因のはっきりしない片頭痛を中心とする一群の症例とに大別することができる．

　頭痛の分類としては2004年に国際頭痛分類第2版 International Classification of Headache Disorders 2nd Edition (ICHD-Ⅱ，表10-1) が作成された[17]．これはWHOの国際疾病分類神経疾患群 (ICD-10 NA) に対応するように作成されており，従来の原因別分類とは異なり頭痛の症候に基づいた分類である．

　ICHD-Ⅱでは，頭痛は一次性頭痛 primary headache，二次性頭痛 secondary headache および頭部・顔面の神経痛に分けられている．一次性頭痛は機能性頭痛あるいは慢性頭痛とも呼ばれるもので，片頭痛 migraine，緊張型頭痛 tension-type headache，群発頭痛 cluster headache，その他の一次性頭痛がある．二次性頭痛は器質性疾患に起因する頭痛で，原因疾患は外傷など8項目に大別されている．ICHD-Ⅱでは片頭痛と群発頭痛をまとめた血

表10-1　国際頭痛分類2004（ICHD-Ⅱ）

Ⅰ．一次性頭痛
1．片頭痛
2．緊張性頭痛
3．群発頭痛とほかの三叉神経・自律神経性頭痛
4．その他の一次性頭痛
Ⅱ．二次性頭痛
5．頭頸部外傷による頭痛
6．頭頸部血管障害による頭痛
7．非血管性頭蓋内疾患による頭痛
8．物質またはその離脱による頭痛
9．感染による頭痛
10．恒常性の障害による頭痛
11．頭蓋，頸部，眼，耳鼻，副鼻腔，歯，口腔などによる頭痛・顔面痛
12．精神科的頭痛
Ⅲ．頭部神経痛，中枢性顔面痛，その他
13．頭部神経痛，中枢性顔面痛
14．その他

管性頭痛という総称が廃止され（原因を考えた呼称であるので），群発頭痛を片頭痛から独立させ，各頭痛タイプに詳細な診断基準が示されている．

　片頭痛は前兆のない片頭痛，前兆のある片頭痛，その他に分類されている．片頭痛（前兆のない）の診断基準を要約すると，エピソード的に起こり，片側

性，拍動性，悪心・嘔吐を伴うことなどである．前兆は典型的な前兆とその他に分けられ，典型的前兆は視覚性前兆あるいは感覚性前兆（しびれ感，失語など）で，視覚性前兆では閃輝性模様（閃輝暗点）に引き続き視覚欠損が拡大・進展し，皮質の拡延性抑圧 spreading depression によると考えられている．

前兆が運動麻痺のときには片麻痺性片頭痛（たとえば眼筋麻痺性片頭痛 ophthalmoplegic migraine）と呼ぶ．頻回に起こる（1ヵ月の半分以上）ものを慢性片頭痛という．片頭痛の病態は，頭蓋内血管周囲の神経が痛みに敏感になり，感作 sensitize された状態と考えられている．

第2節 頭痛患者における脳波異常

1 各種の頭痛と脳波異常

国際頭痛分類（ICHD-II）における二次性頭痛のうち，脳の器質性疾患が原因になっているものやてんかんに関連する頭痛では，脳波異常が出現する可能性が高い．他方，明らかに心因性と思われる頭痛では脳波異常が出現する可能性は低い．一次性頭痛のうち片頭痛では，片麻痺などの神経症状を伴うものは脳波異常が出現しやすいが，一般の片頭痛では脳波異常の出現率は高くはない．

このような頭痛における脳波異常を概観するために，CT，MRIなどがなく，脳波に構造病変の診断が求められていた古い時代の資料を参照してみると，木内[14]（1961）は頭痛患者を片頭痛，常習性頭痛，神経症性頭痛，てんかん性頭痛，器質性頭痛に分け，それぞれの類型における脳波異常出現率を調べた（図10-1）．安静時脳波を正常，軽度異常（全般的な不規則性，シータ波の出現，軽度の左右非対称など），中等度および高度の異常（明らかな局在性異常，棘波を含む突発波の出現，突発性徐波出現）に分けると，片頭痛では軽度異常が14%にみられたにすぎず，これに対しててんかん性頭痛の場合には高度異常10%，中等度異常14%，軽度異常22%，合計46%が脳波異常を示した．そのほか常習性頭痛では脳波異常は15%で片頭痛のそれにほぼ等しく，神経症性頭痛では脳波異常を示すものはほとんどなかった．器質性頭痛では脳波異常出現率が高いのは当然である．

現在でも，頭痛患者にみられる脳波異常はこの程度であろう．

2 片頭痛と脳波

1 片頭痛における脳波異常出現率

片頭痛は血管性頭痛で，頭痛の初期には血管収縮が起こり，続いて血管拡張が起こるとの報告がある．

片頭痛における脳波異常出現率は報告によって異なるが，これは脳波異常判定基準の差によるものと思われる．以前の報告（Hughes[10]，1972）では各報告の異常率の中央値は41%であった．

一般にふつうの片頭痛のさいに出現する異常脳波の種類には特定のものはなく，頭痛発作の間欠期には散発性のシータ波の出現や軽度の律動異常など，基礎律動の軽度の異常程度のことが多い．Hockaday & Whitty[11]（1969）は560名の片頭痛患者について脳波を観察し，前兆を伴わない群（普通型）の56%，視覚性前兆を伴う定型的片頭痛の56%，視覚性前兆以外の大脳巣症状（片麻痺など）を示す例の72%に異常脳波を認めた（表10-2）．

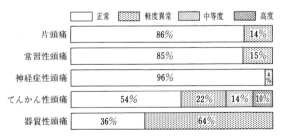

図10-1 各種頭痛患者の安静時脳波の異常出現率
（木内，1961）

大脳巣症状を示す例では，脳波異常の局在と前兆から予想される障害部位が88%で一致したという．すなわち，片頭痛のうちでも片麻痺を伴うものや脳底動脈性のものなどでは局在性脳波異常の出現率が高い．これは片頭痛そのものは頭蓋内外の血管拡張によって起こるが，前兆や巣症状は頭蓋内動脈の収縮によって起こるとの説に矛盾しない（柴崎[20]，1983）．

片頭痛の発作時の脳波についてみると，まれではあるが，頭痛発作の前兆（閃輝暗点，同名半盲），あるいは発作中に，推定される患部（後頭部）に一致して焦点性デルタ波が出現したり，シータ波の増強がみられたりしたという報告[4,6]がある．しかしふつうは，頭痛発作中にも特定の脳波異常は認められない．

最近 Daly & Markand[3]（1990）は片頭痛に関する従来の報告をまとめ，これまでの報告で脳波異常出現率がまちまちなのは，研究対象が不均一であること，脳波異常の判定基準の相異（局在性徐波など軽微な所見を異常ととれば異常率が高くなる）などが原因であるとしている．最近では，ふつうの片頭痛患者の脳波は正常者と変わらないとの報告もある（Drake ら[5]，1988）．

なお，小児の片頭痛では成人よりも脳波異常出現率が高く（51.0%，Frölich ら[7]，1960；46.4%，Whitehouse ら[25]，1967；52%，Ziegler & Wong[26]，1967；35%，加藤と高井[12]，1980），また頭痛発作に精神運動症状を伴い，睡眠で終わることが多いので，てんかんとの鑑別が成人の場合よりも困難であるといわれる．Swaiman & Frank[22]（1978）は小児期に発症する突発性頭痛で，間欠期に突発性脳波異常を示し，抗けいれん薬に反応する症例を seizure headache と呼んでいる．

表10-2　片頭痛患者560例の脳波所見（Hockaday & Whitty—大高，福沢，1976）

1. 正常	182（32）
2. 境界異常	38（7）
3. 異常	340（61）
A. 非特異的	113（20）
a. 広汎性	45（8）
b. 局在性	68（12）
B. 律動異常	227（41）
a. 広汎性	104（19）
b. 局在性	123（22）
計	560（100）

（　）内 %

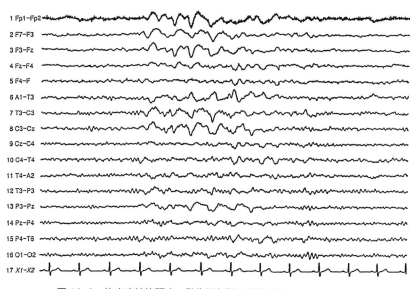

図10-2　片麻痺性片頭痛，発作間欠期の脳波（赤松，2007による）
28歳，男性．発作時には右片麻痺，失語症をきたし，後に嘔吐，頭痛をきたす．脳波では左前頭側頭中心部に間欠性デルタ波を認める．

2 特殊な片頭痛の脳波

1. 脳底動脈片頭痛

脳底動脈片頭痛(basilar migraine)は椎骨脳底動脈領域の循環不全によって生じ，拍動性の頭痛，嘔気，嘔吐とともに視覚障害，眩暈，失調，構音障害，感覚障害，麻痺などの脳幹および後頭葉の機能障害を示す片頭痛である．小児期，思春期に好発し，片頭痛の家族歴をもつ場合が多い．片頭痛発作時の脳波所見は，後頭部優位の高振幅デルタ波が出現するのが特徴である．発作間欠期に汎発性棘・徐波複合(柴崎[20]，1983)，後頭部律動性デルタ波が出現する例(Lapkinら[15]，1977)なども報告されている．また，発作の16時間後でも後頭部優位のデルタないしシータ活動が残存するとの報告(Ramelliら[18]，1998)があり，脳波上での徐波活動を器質的な脳底病変の徴候と誤って解釈する危険性があるとしている．

2. 家族性片麻痺性片頭痛

家族性片麻痺性片頭痛(familial hemiplegic migraine：FHM)は，運動麻痺を含む前兆が5分〜24時間持続した後に，片頭痛発作として頭痛，嘔気，嘔吐を起こす．前兆には，体性感覚や視覚症状もみられ，左半球では失語症を起こすこともある．FHM1では，CACNA1A遺伝子異常の変異があり，小脳失調を合併することもある[8]．片麻痺性片頭痛では，発作中に病変側の脳波に徐波が認められ，発作間欠期にも脳波異常が持続することが多い(図10-2)[1]．

3 片頭痛と突発性脳波異常，てんかん

片頭痛患者の脳波異常は，一般に基礎律動の徐化が主であるが，突発性異常が出現する場合もまれではなく(Slatter[21]，1968；柴崎[20]，1983)，突発異常波を伴う例ではてんかんとの異同も問題になる．

たとえば，Weil[23](1952)は31例の片頭痛患者のうち8例(26%)に高振幅除波群発の出現，過呼吸に対する過敏性，失神発作，失語発作，心因の関与，抗てん

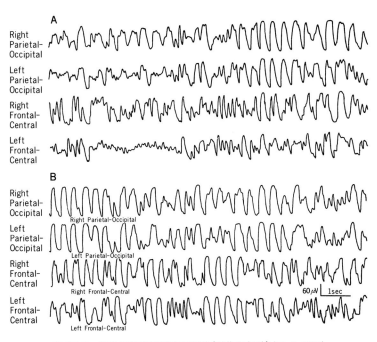

図10-3 律動異常性片頭痛の脳波(発作間欠時)(Weil, 1952)
A．安静時から2.5 Hz，160 μVの高振幅徐波群発が出現し，高度の異常を示す．
B．過呼吸により，上記の異常脳波が賦活される．較正：1秒，60 μV．

かん薬の有効性などの特徴を認め，この種の症例を律動異常性片頭痛(dysrhythmic migraine)と呼び，てんかんとの関係を想定した(図10-3)．しかし，彼はその後の研究で(Weil[24], 1962)，片頭痛患者236例の25%に安静時脳波に突発性徐波などの律動異常を，全例に過呼吸賦活に対する著明な反応を認めたが，これらの症例では既往歴，家族歴にてんかんとの関連がほとんどみられなかったことから片頭痛とてんかんとの関係については否定的見解に傾いている(Christian[2], 1968)．

一般に，報告されている突発異常波のうちでは突発性徐波が主で，たとえば突発性シータ波あるいはデルタ波11%(Gielら[9], 1966)，局在性徐波などである．Kinastら[13](1982)は，100名の小児片頭痛患者のうち9名に良性の焦点性てんかん発射(rolandic spike, benign focal epileptiform discharges in childhood migraine : BFEDC)を認め，片頭痛とBFEDCとの関連性を示唆している．本格的なてんかん性突発波である鋭波，棘波，棘・徐波複合などの出現率はきわめて低い(0.4%, Selby & Lance[19], 1960 ; 1.6%, Giel)．

てんかんと片頭痛については表10-3のような関連が考えられる(赤松[1], 2007)．①てんかんと片頭痛の合併，すなわち同一患者に独立しててんかん発作と片頭痛発作が生じる場合，②片頭痛誘発性てんかん(migralepsyという)，つまり片頭痛前兆がトリガーになっててんかん発作を起こすもの，③てんかん発作に関連する頭痛，すなわちてんかん発作そのものの症状として，あるいは発作後に頭痛が起こるもの，④頭痛を伴いやすいてんかん症候群，すなわち小児良性後頭葉てんかん，小児良性部分てんかん(ローランドてんかん)など，⑤症候性てんかんと頭痛の両方を起こす疾患の場合〔ミトコンドリア脳筋症(MELAS)，後頭葉脳血管奇形(AVM)など〕などであり，てんかんと片頭痛がある場合はこれらのどれに相当するかを鑑別する必要がある．

4 頭痛患者における脳波とCT

頭痛という診断は，神経学的検査その他で器質疾患が一応否定されている患者につけられる．しかし，それらが機能的なものか，未発見の器質障害によるのかをさらに診断する必要があり，最近では脳波と並行してX線CTやMRI検査が行われるようになった．

頭痛患者における脳波とCT所見との比較につい

表10-3 てんかんと頭痛の関連

1. てんかんと片頭痛の合併
   同一患者に独立しててんかん発作と片頭痛発作が生じる
2. 片頭痛誘発性てんかん(migralepsy)
   片頭痛前兆がトリガーとなりてんかん発作をきたす
3. てんかん発作関連性頭痛
   てんかん発作自体の症状または発作後に頭痛が起こる
4. 頭痛を伴うてんかん症候群
   小児良性後頭葉てんかん
   小児良性部分てんかん(ローランドてんかん)
   良性家族性側頭葉てんかん　など
5. 症候性てんかんと頭痛きたす疾患
   ミトコンドリア脳筋症(MELAS)
   後頭葉脳血管奇形(AVM)　など

表10-4 頭痛症例の脳波所見とCT所見(間中ら，1979)

	CT施行数	正常	異常
脳波なし	67	61(91.0%)	6(9.0%)
脳波正常	73	69(94.5%)	4(5.5%)
脳波境界	18	17(94.4%)	1(6.6%)
脳波異常	46	37(80.4%)	9(19.6%)
広汎徐波	12	8	3
局所徐波	6	4	2
突発波	18	17	1
振幅左右差	3	3	1
lazy	3	3	0
その他	3	2	0
計	204	184(90.2%)	20(9.8%)

表10-5 CT異常の内容(間中ら，1979)

	CTのみ	脳波正常	脳波境界	脳波異常
脳腫瘍	2			1
脳動脈瘤				1
慢性硬膜下血腫				1
脳萎縮	2	3	1	3
脳室・脳槽の異常	1	1		2
脳梗塞	1			1
計	6	4	1	9

ては間中ら[16] (1979) の報告がある (表 10-4). 彼らは脳神経外科の外来新来患者で頭痛と診断された症例 704 例 (血管性頭痛 35.2%, 筋収縮性頭痛 35.9% など) の一部に脳波検査, X線CT, あるいは両者を行った. 脳波所見は約 70% が正常, 約 10% が境界, 約 20% が異常であったが, これと CT 所見の関係をみると, 脳波正常例の 94.5% は CT も正常, 脳波境界例の 94.4% が CT 正常で, 脳波異常例では 19.6% に CT 異常が見出された. CT 異常の内容をみると (表 10-5), 脳腫瘍, 慢性硬膜下血腫など手術適応のある疾患はすべて脳波異常群に属しており, 脳波のスクリーニング検査としての価値が十分に認められたという.

文献

1) 赤松真樹：突発的・一過性病態 (モノグラフ「臨床脳波を基礎から学ぶ人のために」No. 15). 臨床神経生理学 25：93-98, 2007
2) Christian W：Klinische Elektroencephalographie. Georg Thieme, Stuttgart, 1968
3) Daly DD, Markand ON：Focal brain lesions. *In* Daly DD, Pedley TA：Current Practice of Clinical Electroencephalography. 2nd ed, pp 35-37, Raven Press, New York, 1990
4) Dow DJ, Whitty CW：Electroencephalographic changes in migraine；Review of 51 cases. Lancet 2：52-54, 1947
5) Drake ME Jr, Du Bois C, Huber SJ, et al：EEG spectral analysis and time domain descriptors in headache. Headache 28：201-203, 1988
6) Engel GL, Ferris EB, Romano J：Focal electroencephalographic changes during the scotomas of migraine. Am J Med Sci 209：650-657, 1965
7) Froelich WA, Carter CC, O'Leary JL, et al：Headache in childhood；Electroencephalographic evaluation of 500 cases. Neurology 10：639, 1960
8) Gardner KL：Genetics of migraine：an update. Headache 46 (Suppl 1)：S19-24, 2006
9) Giel R, de Vlieger M, van Vliet AGM：Headache and EEG. Electroencephalogr Clin Neurophysiol 21：492-495, 1966
10) Hughes JR：EEG in headache. Headache 12：162-171, 1972
11) Hockaday JM, Whitty CWM：Factors determining the electroencephalogram in migraine；A study of 560 patients, according to clinical type of migraine. Brain 92：769, 1969
12) 加藤昌弘, 高井一義：小児の慢性頭痛に関する研究, 第3報, 脳波学的研究. 脳と発達 12：45-49, 1980
13) Kinast M, Lueders H, Rothner AD, et al：Benign focal epileptiform discharges in childhood migraine (BFEDC). Neurology 32：1309-1311, 1982
14) 木内　貞：片頭痛の精神医学的研究. 精神神経学雑誌 63：542-557, 1961
15) Lapkin ML, French JH, Golden GS, et al：The electroencephalogram in childhood basilar artery migraine. Neurology 27：580-583, 1977
16) 間中信也, 青柳訓夫, 金沢　至, 他：頭痛における脳波のスクリーニング能力—CT との対比において. 臨床脳波 21：700-704, 1979
17) 日本頭痛学会：慢性頭痛の診療ガイドライン, 片頭痛, pp 54-126, 医学書院, 2006
18) Ramelli GP, Sturzenegger M, Donati F, et al：EEG findings during basilar migraine attacks in children. Clin Neurophysiol 107：374-378, 1998
19) Selby G, Lance JW：Observations on 500 cases of migraine and allied vascular headache. J Neurol Neurosurg Psychiatry 23：23-32, 1960
20) 柴崎　浩：片頭痛と突発性脳波異常. 臨床脳波 25：270-275, 1983
21) Slatter KH：Some clinical and EEG findings in patients with migraine. Brain 91：85, 1968
22) Swaiman KF, Frank Y：Seizure headaches in children. Develop Med Child Neurol 20：580-585, 1978
23) Weil AA：EEG findings in a certain type of psychosomatic headache；Dysrhythmic migraine. Electroencephalogr Clin Neurophysiol 4：181-186, 1952
24) Weil AA：Observations on "dysrhythmic" migraine. J Nerv Ment Dis 134：277, 1962
25) Whitehouse D, Pappas JA, Escala PH, et al：Electroencephalographic changes in children with migraine. N Engl J Med 276：23-27, 1967
26) Ziegler DK, Wong G：Migraine in children；Clinical and electroencephalographic study of families；The possible relation to epilepsy. Epilepsia 8：171-187, 1967

第 11 章

睡眠障害の脳波

第1節 睡眠障害の分類

　睡眠障害は，従来，睡眠過剰(hypersomnia)，睡眠減少(hyposomnia；不眠症 insomnia)および睡眠時随伴症(parasomnia)に分類されてきた．睡眠過剰を起こす疾患にはナルコレプシー，特発性過眠症，反復性過眠症，睡眠時無呼吸症候群などがある．睡眠減少ないし不眠は各種の精神神経疾患，身体疾患の場合にみられ，また不眠だけを訴えるものもある．Parasomniaとは睡眠時に異常な行動を伴うもので，ねぼけ，悪夢，睡眠時遊行症，夜尿，いびき，歯ぎしりなどを含む．

　上記のうち，たとえばparasomniaの睡眠時遊行症や夜尿などは，睡眠障害というよりも，睡眠時に内的・外的感覚刺激に対して目覚めにくいという点で，むしろ覚醒機能の障害である．また睡眠時無呼吸症候群のように夜間に不眠があれば昼間に傾眠傾向が生じる．このように睡眠障害と覚醒障害とは密接な関係にある．

　これらの睡眠障害は原因も病態もきわめて多彩なので，国際睡眠学会は2005年，睡眠障害国際分類第2版(International Classification of Sleep Disorders：ICSD-2)[1]を作成した．現象学的・症状的分類で，睡眠障害を6の範疇に分類したものである．

　1)不眠症，2)睡眠関連呼吸障害，3)中枢性過眠症(概日リズム睡眠障害，睡眠関連呼吸障害その他の原因による夜間睡眠障害に起因しない)，4)概日リズム睡眠障害，5)睡眠時随伴症，6)睡眠関連運動障害．これらのうち，不眠症については脳波学的な問題は少ないのでここでは省略し，表11-1にあるその他の睡眠障害についてのべる．

第2節 睡眠関連呼吸障害

　睡眠中に呼吸が停止する状態は睡眠時無呼吸症候群(sleep apnea syndrome：SAS)と呼ばれてきたが，これに睡眠時の低呼吸，低酸素血症などを含めて睡眠関連呼吸障害(sleep related breathing disorders)と総称されるようになった．

　睡眠中に無呼吸，すなわち10秒間以上の持続をもつ換気停止が繰り返して起こり，そのため夜間の睡眠減少(不眠)と昼間の眠気あるいは過眠を生じる状態をSASという．ふつうは一夜の睡眠中の無呼吸・低呼吸が30回以上で，睡眠1時間中に起こる

表 11-1 睡眠障害国際分類第 2 版［ICSD-2］(抜粋)

(1) 不眠症群
　1) 適応性不眠(急性不眠)
　2) 精神生理性不眠
　3) 精神障害に起因する不眠
(2) 睡眠関連呼吸障害群
　1) 中枢性睡眠時無呼吸症候群
　2) 閉塞性睡眠時無呼吸症候群
　3) 睡眠関連低換気/低酸素血症症候群
(3) 中枢性過眠症群
　1) ナルコレプシー
　　　カタプレキシーをもつもの
　　　カタプレキシーをもたないもの
　2) 反復性過眠症
　　　クライネ-レヴィン症候群
　3) 特発性過眠症
　　　長時間睡眠をもつもの
　　　長時間睡眠をもたないもの
(4) 概日リズム睡眠障害群
　1) 睡眠相後退型
　2) 睡眠相前進型
　3) 自由継続型
(5) 睡眠時随伴症群(パラソムニア parasomnia)
　1) 覚醒障害
　　　錯乱性覚醒,睡眠時遊行症,夜驚症
　2) REM 睡眠関連睡眠時随伴症
　　　REM 睡眠行動障害,悪夢障害
(6) 睡眠関連運動障害群
　1) むずむず脚症候群
　2) 周期性四肢運動障害

無呼吸回数が 5 回以上のものを SAS とする.

　SAS には,上気道の物理的閉塞に起因する閉塞型,呼吸中枢の機能抑制による中枢型,両者の混合型があるが,閉塞型が主である.

1 閉塞型睡眠時無呼吸症候群の発生機序と臨床症状

　肥満,扁桃腺肥大などのために上気道が狭くなっているところに,入眠とともに気道周辺の筋緊張低下が加わるために,上気道が閉塞し,換気が一時的に停止する.換気が停止すると血中 CO_2 濃度が上昇するために呼吸中枢が刺激され,強いいびきを伴う激しい呼吸運動が起こり,気道が開き,換気が再開される.このときに睡眠は浅くなり,覚醒状態に近くなるが,患者自身は無呼吸や呼吸困難を自覚していない.換気が再開されると患者は再入眠するが,再び気道が閉塞して無呼吸状態になり,深い睡眠段階に達しないうちに再び激しい呼吸運動によって睡眠が浅くなる.これを一晩中繰り返すので,夜間の睡眠減少のために昼間の過眠が起こる.

　SAS の成因としては,従来は肥満が重要視されてきたが,肥満は SAS の危険因子ではあるが,上気道狭小が伴わないと SAS は起こらないので,最近は上気道狭小化が重要視されている.

　SAS に伴う臨床症状のうち,昼間の眠気は,作業能力の低下や交通事故の原因になるので重要である.SAS を治療せずに放置すると生活習慣病リスクを増大させる.

2 睡眠時無呼吸症候群の睡眠ポリグラフィ

　閉塞型 SAS の診断や治療にあたっては睡眠ポリグラフィ検査〔ポリソムノグラフィ(Polysomnography：PSG)〕が必須であり,脳波,眼球運動,筋電図,換気,呼吸筋運動だけでなく,心電図,動脈血酸素飽和度の同時測定を行う.睡眠中に気道の部分的閉塞が起こり,換気量が 50% 未満になり,動脈血酸素飽和度の低下を伴う状態を低換気(低呼吸)と呼ぶ.無呼吸と低呼吸を合わせて無呼吸低呼吸指数と呼び,1 時間の無呼吸・低呼吸が 10 回(PSG で 1 時間に 5 回)以上を SAS とし,15 以下を軽症,15〜30 回を中等症,30 回以上を重症とする.

　睡眠ポリグラフィ検査を行うと,正確な診断や無呼吸の程度を診断できる.昼間の眠気の程度は睡眠潜時反復測定検査法(multiple sleep latency test：MSLT)で測定できる(平均睡眠潜時 10 分以下).

　本格的な治療法は鼻腔持続陽圧呼吸治療(nasal continuous positive airway pressure：CPAP)で,これは眠るときに鼻マスクを付け,これを呼吸装置につないで空気を陽圧で気道に送り込む方法である.

　原発性中枢型睡眠時無呼吸症候群として上気道閉塞ではなく,睡眠中呼吸中枢の低機能が起こるため無呼吸,低呼吸が起こり,昼間の眠気を訴えるものもある.

第3節　眠気の計測——反復睡眠潜時検査(MSLT)

睡眠呼吸障害のほか，ナルコレプシー，特発性過眠症など，昼間の眠気を起こす疾患がいくつかあり，昼間の眠気を検査する必要が生じている．眠気の測定には自己評価法(Epworth法など)もあるが，脳波，眼球運動，頤部筋電図などを記録してポリグラフィ的に睡眠潜時を計測する，反復睡眠潜時検査法(multiple sleep latency test：MSLT)が客観的ですぐれた方法である(Carskadon, 1986)．

これは日中の眠気の程度とその変動を調べるために，脳波(C_3あるいはC_4と左右耳朶の基準電極導出 EEG)，水平眼球運動(EOG)，下顎部頤下筋電図(EMG)を記録する．検査は朝起床後1時間30分〜3時間後に第1回目検査を行い，その後約2時間間隔で少なくとも4回検査を反復する．被検者は脳波検査室のベッドに仰臥させ消灯して，「ゆっくり横になって，目を閉じて，眠るように」と指示する．睡眠潜時は，検査を開始してから睡眠第1段階が3回連続して出現した区画の最初の区画までの時間を睡眠潜時とする．睡眠潜時1分に対して1点を与え，得点が低いほど眠気が強い．図のようなグラフを作ると，睡眠潜時とその1日内変動を知ることができる(図11-1)．

なおMSLTと同じ手法で，被検者に「目を閉じ

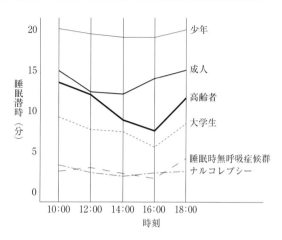

図11-1　反復睡眠潜時検査(MSLT)

て，なるべく眠らないように」という指示を与える方法を覚醒維持検査(wakefulness maintenance test：WMT)というが，睡眠潜時の変動はMSLTのそれに近い．

MSLTによる睡眠潜時は，健常成人では10分以上であるが，睡眠時無呼吸症候群，ナルコレプシーでは2分前後である．

第4節　中枢性過眠症

1　ナルコレプシー

ナルコレプシー(narcolepsy)は，1880年Gelineauによって記載された睡眠調節障害を主徴とする疾患で，一般人口中の出現率は0.02〜0.09%といわれる．

ナルコレプシーは「居眠り病」とも呼ばれるが，定型例での症状としては，

① 日中の強い眠気と睡眠発作(sleep attack)
② カタプレキシー(情動脱力発作 cataplexy)
③ 入眠幻覚(hypnagogic hallucinations)
④ 睡眠麻痺(sleep paralysis)

があり，①，②，③は古典的三主徴 trias，④を加えたものは四主徴とされる．そのほか夜間の睡眠障害も存在する．

ナルコレプシーの診断には睡眠発作の次にカタプレキシーの有無が重要視される．ICSD-2では，ナルコレプシーはカタプレキシーをもつものと，カタプレキシーをもたないものとに分けられる．

カタプレキシーをもつものは，MSLTの際の

PSGで2回あるいはそれ以上の入眠時REM睡眠を認め，MSLTの睡眠潜時は8分以下である．カタプレキシーをもたないものも，MSLTの際のPSGで2回あるいはそれ以上の入眠時REM睡眠を認め，睡眠潜時は8分以内である場合にはナルコレプシーと診断される．

睡眠発作は，仕事中などに耐えがたい眠気に襲われ数分〜数十分眠り込んでしまうものである．カタプレキシー(情動脱力発作)は，笑う，得意になる，驚く，怒るなど急激に起こった情動を契機にして全身に脱力が起こり，軽いときは下顎が下がる，膝ががくんとする，ひどいときには腰が抜け崩れるように倒れてしまう．入眠幻覚は眠りぎわに起こる現実感がある幻覚で，誰か部屋に入ってくる，他人が自分の体に触り押さえつけるなどの視覚性，聴覚性，触覚性などの幻覚で，不快・不安など強い情報を伴い，同時に睡眠麻痺を伴うことが多い．睡眠麻痺は覚醒と睡眠の移行期に全身の脱力が起こるもので，体が動かず声も出ないので助けを求めることもできず，金縛り状態になり強い恐怖感を覚える(図11-2).

ナルコレプシーでは四主徴のほか，夜間睡眠が浅く中途覚醒が多い．

なお，最近，日本およびコーカサス人種のナルコレプシー患者はすべてHLA(ヒト白血球抗原：リンパ球の膜抗原の一種)のDR2とDQw1が陽性であることがわが国の研究で明らかになっている(本多ら).

ヒトのナルコレプシーでは視床下部に存在する神経ホルモンのオレキシンorexin(ヒポクレチンhypocretinと同じ)神経細胞が脱落していて，髄液中オレキシン濃度が低下している．オレキシンは視床下部のヒスタミン神経系を活性化して覚醒作用を及ぼすので，オレキシン神経系の機能不全が覚醒障害を起こし，ナルコレプシー発症にかかわっていることが明らかになった．

ナルコレプシーの知識が一般に広まるにつれて，昼間の眠気に悩まされながら病気であることを知らず，社会的不利益をこうむっていた本症の患者が受診する機会が増えてきている．原因は不明であるが，中学・高校時代からよく居眠りをしていたというものが多く，覚醒機能の生来的脆弱性があるようである．治療にはメチルフェニデート，ペモリン，モダフィニルなどを使用する．

1 ナルコレプシーの脳波

ナルコレプシーの夜間睡眠は中途覚醒が多く，多相性睡眠型の傾向があり，入眠時REM段階出現をあわせると，乳幼児期の睡眠の特徴であるので，ナルコレプシーの睡眠障害は，乳幼児型睡眠への退行と考えられないこともない(高橋[22], 1973).

ナルコレプシー患者はきわめて眠りやすく，脳波記録のさい仰臥位をとらせるとすぐ睡眠第1段階波型(drowsy pattern)すなわちアルファ波が消失し低

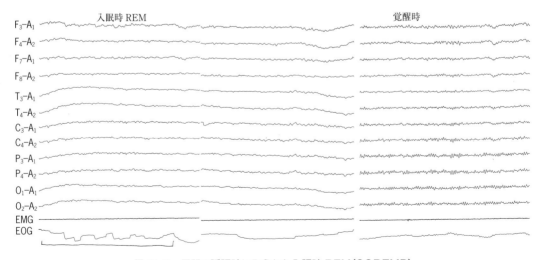

図11-2　昼間の睡眠時にみられた入眠時REM(SOREMP)
29歳，男性．ナルコレプシー．

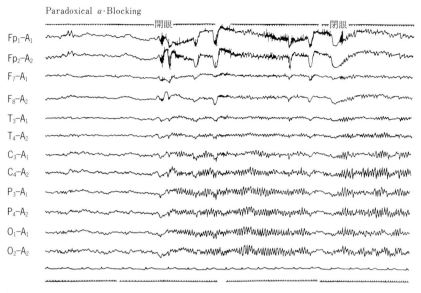

図11-3 ナルコレプシーにおける持続性入眠波型出現(persistent drowsiness)(図の左の部分)と paradoxical alpha blocking(高橋)
開眼によって，アルファ波が著明に出現している．

振幅のシータ波や速波が不規則に出現する波型を示す．

　また，ナルコレプシーの脳波の1つの特徴は，持続的浅眠波型の出現(persistent drowsiness)[4]であって，種々の覚醒刺激を与えても覚醒波型の出現は一過性にすぎず，第1段階波型がきわめて安定して長時間持続する(図11-3)．このような時期に開眼させると，覚醒時とは反対にアルファ波がきれいに連続して出現する現象がみられ，これは逆説的アルファ波ブロック(paradoxical alpha blocking)と呼ばれる．また脳波に第1段階波型を示すにもかかわらず眠いという自覚がない眠気の否定(denial of drowsiness)の現象もみられる．

　ナルコレプシー患者の基礎律動の周波数をみると，覚醒時にもアルファ波の周波数は一般に遅い．神保ら[12](1960)によると，15歳以下を除いた53例のうち，アルファ波の周波数が8～9Hzのもの45%，9～11Hzのもの38%，11～12Hzのもの17%であった．覚醒剤メタンフェタミン(ヒロポン)9～12mgを静脈内に注入すると，脳波は覚醒波型に移行し，アルファ波の周波数は注射前の覚醒時のそれよりも0.5～1Hz速くなり，アルファ波の量も増加する．このことは，ナルコレプシー患者では，覚醒時にもなおある程度の覚醒機能の障害が存在し，覚醒剤の投与によってさらに高い覚醒水準にまで達しうることを示すものとおもわれる．

　Daly & Yoss[5](1957)はその特徴を次のように要約した：①眠りやすいこと，②持続性浅眠波型の出現(persistent drowsiness)，③逆説的アルファ波ブロック(paradoxical alpha blocking)，④睡気の否定(denial of drowsiness)，⑤基礎律動の周波数減少(徐化)．

2 ナルコレプシーの入眠時REM段階

　健常者ではREM段階は，入眠後約90分間のNREM睡眠を経てはじめて出現するが，ナルコレプシー患者ではREM段階が入眠直後に出現することが発見された(Rechtschaffenら[19]，1963；Takahashiら，1963；Hishikawa & Kaneko[10]，1965)(図11-4)．また昼間にポリグラフィを行うと，覚醒状態からすぐにREM段階が出現することもわかった．

　ナルコレプシー患者で入眠当初に出現するREM段階を入眠時REM段階〔sleep-onset(hypnagogic)REM period(SOREMP)〕と呼ぶ．

　ナルコレプシーの諸症状は，REM睡眠を抑制する機序の障害のためREM睡眠が健常者よりも起こ

りやすいことと，覚醒維持機序の障害とから説明できる．昼間の睡眠発作は，覚醒状態を維持しにくいこと，および健常者では覚醒段階からNREM睡眠を経てREM段階に移行するのに，覚醒段階からすぐREM段階に移行する(SOREMP)ために起こるもので，入眠幻覚は入眠時REM段階における夢である(図11-5)．カタプレキシーは，情動刺激によりREM睡眠の三主徴のうち筋緊張低下が部分的に現れるものである．カタプレキシー，入眠時幻覚，睡眠麻痺をナルコレプシーのREM睡眠関連症状という．

2 特発性過眠症

特発性過眠症(idiopathic hypersomnia)は，ナルコレプシーに似た日中の過度の眠気を訴えるが，ナルコレプシーにみられるカタプレキシーなどの特徴的症状はなく，HLA-DR2陽性率は一般人並みである．ナルコレプシーよりも出現頻度が高い．

これは長時間睡眠を伴う本態性過眠症と長時間睡眠を伴わない本態性過眠症とに分けられ，前者は夜間睡眠が長く10時間以上であるが日中に眠気を訴えるもの，後者は夜間睡眠時間6時間以上10時間以下で昼間の眠気を訴えるもので，ともにMSLT入眠潜時は6 ± 3分である．ナルコレプシーとは異

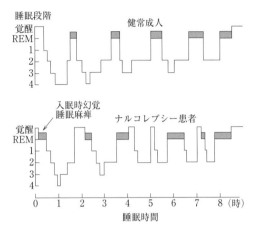

図11-4 ナルコレプシー患者における入眠時REM段階(高橋，1971)
網かけ部分はREM段階を示す．

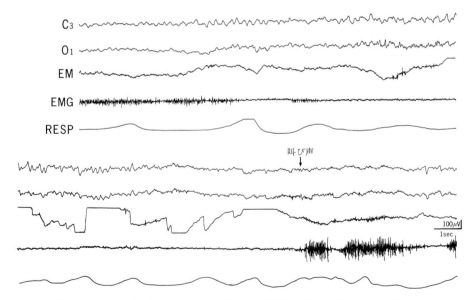

図11-5 ナルコレプシー患者の入眠時のREM段階と入眠時幻覚のポリグラフィ
C_3：左中心部脳波．O_1：左後頭部脳波．EM：眼球運動．EMG：頤筋筋電図．RESP：呼吸．入眠時に，筋電図が急速に消失し，脳波にはシータ波が現れ(上段)，眼球運動が活発に出現して(下段)，REM段階になるが，まもなくキャッと叫び声をあげる．これに先行して，呼吸は不規則で浅・速となり，脳波でもシータ波が消えており，この時期に活発な入眠時幻覚が体験されたものと想定される．

なり，短時間の仮眠では眠気は解消しない．

3 反復性過眠症

反復性過眠症 (recurrent hypersomnia) は，従来，周期性嗜眠症 periodic somnolence と呼ばれ，数日前後（2日間〜4週間）の過度の眠気のエピソードを周期的に反復するものである．Kleine(1925) が最初に報告し，これに特別の病的空腹感（過食）などを伴うものはクライネ-レヴィン (Kleine-Levin) 症候群と呼ばれる．定型的な症例は男子に多く，10歳代に発病し，心身の過労や感冒などに引き続いて頭痛，頭重，倦怠感などの前駆症状が現れ，しだいに過眠期（傾眠期）に移行する．過眠期には放置すると昼も夜も眠り続けるが，覚醒して食事や排泄をすることができる．5〜10日後，過眠は急速に消失するが，その後1〜2日間爽快気分と不眠を伴う軽躁状態が起こるものと，そのまま回復するものとがある．過眠エピソードは少なくとも1年に1回は起こり，間隔は1カ月〜数年と不定であり，30歳をすぎると大部分の症例が自然治癒し，予後は良好である．

脳波所見は，定型例では睡眠中に正常自然睡眠の脳波像を示し，刺激によって覚醒したときには覚醒脳波を示すというふうに，ほぼ臨床的意識障害の程度に並行する．

反復性過眠症23例につき脳波記録を行った高橋[21](1965)の報告によると，間欠期に基礎律動の徐化が23例中52%にみられた．傾眠発作時に刺激によって無理に覚醒させると，同じ患者の間欠期の脳波に比べて基礎律動の軽度の徐化を示すことが多い（図11-6）．たとえば高橋の資料ではアルファ波の周波数が1〜2 Hz 遅くなったものが15例中80%あった．また広汎性アルファ波が39%に認められたが，その大部分は間欠期に著明であった．棘波を含む突発異常波の出現はまれである．発作時，間欠期とも過呼吸に対する反応は一般に強く，徐波の増加7例，徐波の群発出現4例，棘波を含む突発波2例などがみられ，またペンテトラゾール，ベメグリド賦活に対する閾値の低下が59%にみられた．総合的に判定すると23例中7例が異常，12例が境界脳波を示し，正常は4例にすぎなかったが，臨床症状からみた定型群と非定型群の間には有意の差はみられなかった．

以上のような反復性過眠症の脳波の特徴は，基礎律動の広汎性徐波化であり，これは覚醒刺激によっても回復不能な全般性の脳機能低下状態を示し，傾眠発作の本態が単なる自然睡眠の亢進ではなく一種

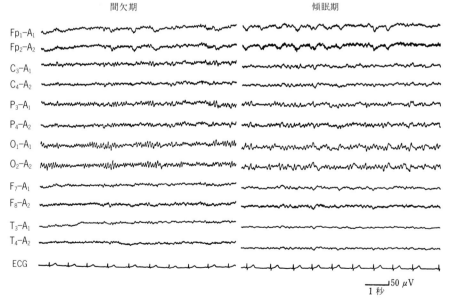

図11-6 反復性過眠症の脳波
傾眠期にはアルファ波のほかにシータ波が多く混入し，基礎律動の徐化がみられる．

の意識障害であることを示す．また，多くの症例で間欠期にも基礎律動の徐化，広汎性アルファ波，過呼吸による徐化，ペンテトラゾール低閾値などがみられることは，本症では軽度ないし潜在性の脳機能障害が存在することを示唆している．

反復性過眠症の薬物療法には，中枢刺激薬のほか，抗てんかん薬であるカルバマゼピン（古屋ら，1973）や，バルプロ酸，抗躁薬である炭酸リチウム（Ogura ら[16]，1976）が有効であるとされている．

反復性過眠症は，間脳付近の睡眠覚醒機序に関係する領域に潜在性機能障害があり，これが種々の原因で調節破綻をきたすものと考えられる．双極型感情障害のうちには，うつ病相に睡眠過剰を示すものがあり，反復性過眠症には回復期に軽躁状態がみられることから両疾患の近縁性も考えられている．

4 通常 REM 睡眠に伴う睡眠時随伴症―REM 睡眠行動障害

REM 睡眠行動障害（REM sleep behavior disorder : RBD）は，REM 睡眠期の筋緊張脱失状態が起こらないために REM 睡眠中にも身体運動が可能で，夢の精神活動に伴う複雑な運動が現実に行われる状態である．患者は夢の内容を行動に表し，大声で叫んだり，殴る，蹴る，跳ねる，ベッドから走り出るといった行動を行い，その行動は夢の内容にほぼ一致している．REM 睡眠期に起こるので，入眠後少なくとも 90 分後から起こり，むしろ明け方に多い．

RBD の最中には，患者は周囲にある障害物を認知できず避けることができないので，行動中に障害物で怪我をすることが多く，本人あるいは一緒に寝ている人が怪我をするために受診することが多い．頻度は週 1 回程度から毎晩までさまざまである．

発病年齢はふつう 50 歳代から 60 歳代以後が多く，圧倒的に男子が多い．原因は不明な特発型が 60％ を占め，加齢が関係していると思われる．症候性のものは脳器質性疾患，たとえばくも膜下出血，虚血性脳血管障害，オリーブ橋小脳変性症，多発硬化症，脳幹腫瘍，レビー小体型認知症などに伴う場合もある．剖検例がないので脳の病変は不明であるが，ネコで脳幹部の両側傍青斑核を破壊すると類似の症状群が現れるので，脳幹部の機能障害が推定される．

PSG 検査を行うと REM 睡眠期にも筋活動の消失がみられない．睡眠時遊行症，ねぼけなどとの鑑別が必要であるが，睡眠時遊行症や寝ぼけは NREM 睡眠中に起こり，睡眠時の内的体験と関係がなく，REM 睡眠行動障害では行動が夢内容と関係し，患者もそれを自ら報告できる点で鑑別できる．治療には，REM 睡眠を抑制する作用がある三環系抗うつ薬，SNRI，睡眠薬などが有効である．

5 睡眠関連運動障害

1 むずむず脚症候群

むずむず脚症候群（restless legs syndrome : RLS）では，下肢に不快な感覚が起こり，下肢を動かしたいという衝動が起こる．下肢を安静にしているときに起こり，下肢を動かすと完全にあるいは部分的に消失する．この不快感や衝動はとくに夕方，夜間に強くなるので，入眠が妨げられる．

2 周期性四肢運動障害

周期性四肢運動障害（periodic limb movement disorder : PLMD）では，睡眠中，PSG により反復性の激しい下肢の運動が見られ，運動は持続が 0.5 秒～5 秒で，4 回あるいはそれ以上の運動が一続きとして現れ，5 秒間以上の間欠期で隔てられて反復する．本人は自覚していないことが多いが，同衾者が蹴とばされることなどで気づかれ，本人の夜間睡眠が妨げられ，昼間の眠気が起こる．

3 睡眠関連下肢けいれん

こむら返り．

第5節　パラソムニア

1　睡眠時遊行症

　睡眠時遊行症あるいは夢中遊行(somnambulism, sleep walking)は比較的出現頻度が高い睡眠異常で，睡眠中に起き上がって周囲を歩きまわるなど，ある程度合目的的な行動を行い，その間のことをまったく追想できないものであり，持続時間はふつう15～30分である．

　睡眠時遊行症の最中にテレメータなどを利用して脳波を記録し，睡眠時遊行症が睡眠のどの段階に出現するかを調べた実験によると(Jacobson & Kales[11], 1965；Gastaut & Broughton[7], 1963；Kales ら[13], 1966)，睡眠時遊行症は睡眠の第3, 4段階(徐波睡眠期)に出現し，REM 段階には出現しない．

　Kales ら(1966)は，明瞭な睡眠時遊行症をもつ9～11歳の小児4名と対照児4名について，終夜ポリグラフィを行った．その観察(図11-7)によると，睡眠時遊行症が始まるときには，体動とともに高振幅で律動性のデルタ波群発が10～30秒間出現する．その後は，睡眠時遊行症が短いときにはそのまま徐波パタンが続くが，睡眠時遊行症が長く続くときには脳波は低振幅速波パタンになる．Kales らは，デルタ波群発は健常児にはみられないから，これは睡眠時遊行症児の中枢神経系の未成熟性を示唆するものと考えている．

　最近のポリソムノグラフィ的研究でも，睡眠時遊行症による長期間の夢中歩行中に高振幅デルタ波あ

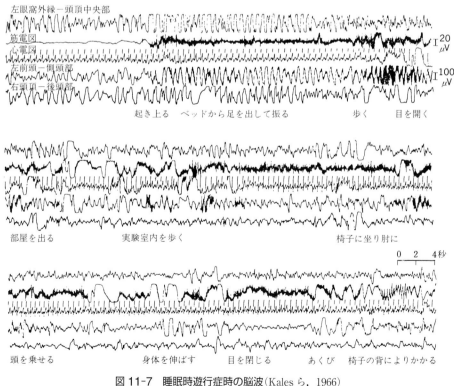

図 11-7　睡眠時遊行症時の脳波(Kales ら，1966)
1～3 Hz の高振幅徐波を示す睡眠第4段階に始まった睡眠時遊行症．

るいはシータ波が出現した症例が報告されている(Kushida ら[15], 1995).

睡眠中の幼小児に覚醒刺激を与えると，健常者でもいったん高振幅徐波が出現したあと覚醒パタンが出現するものであり，これは postarousal hypersynchrony (Kellaway & Fox[14], 1952) と呼ばれている (149 頁). このとき乳幼児ではデルタ波, 5～6 歳以上の小児ではシータ波範囲の波が誘発されるのがふつうなので，睡眠時遊行症児でデルタ波群発が出現するのは，周波数の点からいって脳の未熟性が推定されると考えられる.

睡眠時遊行症の原因を脳波所見からみると，脳波異常が健常者よりも高率にみられること (Pierce & Lipcon[17], 1956), 睡眠時遊行症の頻度が高く，遺伝素因や脳疾患の既往をもつ症例には脳波異常出現率が高く，睡眠時遊行症の頻度が低く遺伝素因のない症例は正常脳波を示すこと，脳波異常の内容は基礎律動の徐化が主で，明瞭なてんかん性異常波がみられないことなどは，脳の発育未熟性の存在を示唆している.

睡眠時遊行症が発生する神経機序について，Broughton[3] (1968) は，睡眠時遊行症は夜尿と同様に NREM 睡眠から覚醒する機序の障害であり，睡眠障害というより覚醒障害であると考えている．すなわち睡眠中に起き上がって歩くと，感覚刺激や起立姿勢，歩行による自己受容性インパルスなどにより，健常者では脳の活動水準が急激に上昇し行動的覚醒が起こるのに，睡眠時遊行症者では覚醒機能に障害があるため覚醒が不完全で，中等度の意識混濁状態に似た状態が一過性に起こるものと考えられる.

2 ねぼけ，夜驚，悪夢，ねごと

ねぼけ (pavor nocturnus) は，睡眠時遊行症に類似した現象で，睡眠時遊行症と同様小児に多いが，睡眠時遊行症ほど行動が複雑ではない．谷[23] (1967) によると，ねぼけは睡眠第 2 段階を中心に，NREM 睡眠，REM 段階のすべてに出現するという.

夜驚は睡眠第 3, 4 段階に起こる (Gastaut & Broughton[7,8], 1963, 1964 ; Broughton[3], 1968). Broughton (1968) は夜驚を睡眠時遊行症とともに覚醒障害の 1 つに数えている.

悪夢 (nightmares) はおそろしい夢にうなされる状態である．悪夢は REM 段階に起こり，夜驚の場合ほど自律神経系の変化は顕著ではなく，容易に覚醒させることができ，覚醒させたときある程度複雑な夢内容を報告することができる．

寝言 (ねごと ; sleep talking, somniloquy) の 80～90% は NREM 睡眠期, 10～20% は REM 段階に出現するとされ (Kamiya, 1961 ; Rechtschaffen ら[19], 1963), Gastaut ら (1965) は入眠最初の第 1 段階に 33%, あとは第 2 段階 34%, 第 3 段階 17%, 第 4 段階 9%, REM 段階 8% であったという.

3 夜尿

一般に本人が意図しないのに不随意的に排尿を起こす (尿をもらしてしまう) 現象を遺尿 (enuresis) といい，遺尿のうちとくに夜間睡眠中に排尿を起こす状態を夜尿 (enuresis nocturna) と呼ぶ.

夜尿症のうち，乳幼児から引き続いているものは一次性夜尿，いったん遺尿がなくなってからふたたび夜尿が発生したものは二次性夜尿と呼ばれる.

狭義の夜尿症の原因としては，身体的・内的素因と環境的・精神的要因との両者が関与すると考えられる.

夜尿児に，とくに深い睡眠を起こす脳の特性，ないし脳の発達の未熟性が存在するか，てんかん性変化があるかなどは，脳波検査によってある程度知ることができる．従来の報告では，夜尿症では脳の発達の未成熟を思わせる徐波の出現が多く，徐波群を主体とする境界脳波が 24% (高安, 1960) ないし 77% (Gunnarson & Melin[9], 1951) にみられるという．とくに，乳児から続いている一次性夜尿では 4 歳以降に起こってきた二次性夜尿に比べると境界脳波の出現率が高く，新居[2] (1969) によると前者では境界脳波が 34.5% にみられたのに後者では 18.7% にすぎなかったという．てんかん発作または熱性けいれんを伴う夜尿症でも，遺尿が発作そのものに起因するもの以外は，遺尿の出現機序は一般の夜尿の場合と同様である．すなわち，そこに見出される徐波などの脳波異常は，前述の脳の未熟による徐波と同じような意味で，夜尿に対して促進的に働くと考えられる．二次性夜尿の原因としては環境的・精神的要因が重要である.

夜尿が出現する睡眠段階については，睡眠前半の NREM 睡眠とくに高振幅徐波が出現する第 3, 4 段階に多いとの報告 (Pierce ら[18], 1961 ; 竹内ら, 1966 ; 谷[23,24], 1966, 1967) と，第 1 段階あるいは覚醒期に近い時期にも出現するとする報告 (Ditman

& Blinn[6], 1955；Schiff[20], 1965；竹内ら，1966；谷，1966) とがある．後者には REM 段階も含まれている可能性がある．谷(1965)は，13歳くらいまでの年少者では NREM 睡眠期に夜尿がみられ，20～30歳代ではアルファ波様の脳波が出現し，行動上は眠っている時期に夜尿が起こり，14～19歳ではシータ波が優位な段階に夜尿が起こると述べ，深睡眠群は年少者に，浅睡眠群は年長者に多いと説明している．

　Broughton(1968)は，夜尿の直前には各種の自律神経機序の興奮がみられ覚醒方向の動きがみられるのに，行動上の覚醒が起こらないことから，これを覚醒の異常とみなしている．このような考え方を進めていくと，自律機能の活動水準，行動上の覚醒と脳波上の覚醒(あるいは覚醒パタンの出現)との間の分離現象(dissociation)を考えねばならなくなる．このような脳波像と行動との分離現象は，先に述べた睡眠時遊行症，ねぼけなどのさいもみられるので，これらの睡眠中の行動異常の機序を覚醒障害としてとらえることは妥当であると思われる．

文献

1) American Academy of Sleep Medicine(日本睡眠学会診断分類委員会訳)：睡眠障害国際分類．第2版，診断とコードの手引．日本睡眠学会，2010
2) 新居美都子：遺尿症と脳波．小児科診療 32：1469-1476, 1969
3) Broughton RJ：Sleep disorders；Disorders of arousal. Science 159：1070-1078, 1968
4) Coccagna G, Petrella A, Ceroni GB, et al：Polygraphic contribution to hypersomnia and respiratory troubles in the Pickwickian syndrome. In Gastaut H, Lugaresi E, Berti Ceroni G, et al：The Abnormalities of Sleep in Man, pp 215-221, Aulo Gaggi Editore, Bologna, 1968
5) Daly DD, Yoss RE：Electroencephalogram in narcolepsy. Electroencephalogr Clin Neurophysiol 9：109-120, 1957
6) Ditman KS, Blinn KA：Sleep levels in enuresis. Am J Psychiatry 111：913-920, 1955
7) Gastaut H, Broughton RJ：Paroxysmal psychological events and certain phases of sleep. Percept Mot Skills 17：362, 1963
8) Gastaut H, Broughton RJ：Conclusions concerning the mechanisms of enuresis nocturna. Electroencephalogr Clin Neurophysiol 16：625-629, 1964
9) Gunnarson S, Melin K：The electroencephalogram in enuresis. Acta Paediatr 40：496-501, 1951
10) Hishikawa Y, Kaneko Z：Electroencephalographic study on narcolepsy. Electroencephalogr Clin Neurophysiol 18：249-259, 1965
11) Jacobson A, Kales A：Somnambulism；Allnight EEG and related studies. In Kety SS, Evarts EV, Williams HL：Sleep and Altered States of Consciousness, pp 424-448, Williams & Wilkins, Baltimore, 1967
12) 神保直也，編：ナルコレプシーの脳波，東京大学医学部中央診療部脳波検査室，協議会集録(13)．臨床脳波 2：219-225, 1960
13) Kales A, Jacobson A, Paulson M, et al：Somnambulism；Psychophysiological correlates, I. Allnight EEG studies. Arch Gen Psychiatry 14：586-594, 1966
14) Kellaway P, Fox BJ：Electroencephalographic diagnosis of cerebral pathology in infants during sleep, I. Rationale, technique and characteristics of normal sleep in infants. J Pediatr 41：262-287, 1952
15) Kushida CA, Clerk AA, Kirsch CM, et al：Prolonged confusion with nocturnal wandering arising from NREM and REM sleep：A case report. Sleep 18：757-764, 1995
16) Ogura C, Okuma T, Nakazawa K, et al：Treatment of periodic somnolence with lithium carbonate. Arch Neurol 33：143, 1976
17) Pierce CM, Lipcon HH：Somnambulism；Electroencephalographic studies and related findings. US Armed Forces Med J 7：1419-1426, 1956
18) Pierce CM, Whitman RM, Maas JW, et al：Enuresis and dreaming. Arch Gen Psychiatry 4：166-170, 1961
19) Rechtschaffen A, Wolpert EA, Dement WC, et al：Nocturnal sleep of narcoleptics. Electroencephalogr Clin Neurophysiol 15：599-609, 1963
20) Schiff SK：The EEG；Eye movements and dreaming in adult enuresis. J Nerv Ment Dis 140：397-404, 1965
21) 高橋康郎：周期性傾眠症の臨床的研究．精神神経学雑誌 67：853-889, 1965
22) 高橋康郎：逆説睡眠とナルコレプシー．日本医事新報ジュニア版 121：9-11, 1973
23) 谷嘉代子：睡眠中の精神活動と脳波．臨床脳波 9：192-202, 1967
24) Tani K, Yoshii N, Yoshino I, et al：Electroencephalographic study of parasomnia；Sleep talking, enuresis and bruxism. Physiol Behav 1：241-243, 1966

第 12 章

脳腫瘍の脳波

第1節 脳腫瘍における脳波の診断的価値

 脳腫瘍すなわち頭蓋内腫瘍は，intracranial space-occupying（あるいは space taking）lesion の1つであって，これが脳波に異常を生じることは，Berger[2]（1933）以来の多くの研究によって知られている．

 脳腫瘍のさいには，局在性あるいは広汎性の徐波が出現するのが特徴であり，X線CT，MRI などの神経画像診断法が発達する以前の時代には，脳波検査は簡便で非侵襲的な検査法として，脳腫瘍の診断や腫瘍の局在判定に大きな役割を果たしてきた．現在では脳腫瘍の診断や局在づけのためには，まず画像診断が用いられるが，脳波は脳腫瘍による脳の局所的および全体的機能障害の有無や程度を知るうえで，依然として大きな役割を果たしている．

第2節 脳腫瘍における脳波異常の発生機序

 脳腫瘍組織自身は，はっきりした電位変動を示さず，その周辺組織から徐波が出現することは，För-ster & Altenburger が脳手術のさいに，脳腫瘍およびその周辺組織から脳波をとって確認し，その後も多くの人たちによって認められている（図 12-1）．脳波は神経細胞の活動に由来するものと考えられるから，腫瘍組織によって破壊された神経細胞や腫瘍細胞自身からは著明な電気活動はみられないはずである．

 脳腫瘍のうちでは発生頻度がかなり高い神経膠腫（glioma）では，腫瘍の構成要素が神経膠細胞であるが，膠細胞の電気的特性については詳しいことがわかっていない．したがって，直接に徐波の原因になっていないとはいいきれないが，ふつうの方法で脳波を記録したところでは平坦な波形を示すだけである．神経細胞によって構成される神経節細胞腫（ganglioneuroma）については，この腫瘍がきわめてまれであるため詳細は不明であるが，脳波の発生には神経細胞が存在するだけではなく，それが一定の構造を有することが必要ではないかとおもわれる．髄膜腫（meningioma）の場合には，腫瘍の構成要素が間胚葉系細胞であるから，脳波は発生しない．以上のように，実際問題としては，脳腫瘍組織自身は明瞭な電位変動を示さないと考えてよいよう

第12章 脳腫瘍の脳波

である.

脳腫瘍にみられる徐波がどこから発生するかについては，次の2つの可能性がある．第1は，腫瘍が直接に周辺の脳組織に影響を及ぼして異常波を発生する場合であり，第2は，間接的に，腫瘍による皮質下部統合中枢の機能障害，腫瘍による髄液循環障害による脳幹・間脳の機能障害などによって，大脳皮質に伝達性徐波が出現する場合である．

第1の場合，脳腫瘍をとり囲む周辺の組織には，成長していく腫瘍による圧迫のため，局所的阻血，うっ血，血行停止，血液細胞の滲出などが起こり，脳血液関門の破綻によって浮腫状態(peritumoral edema)を示し，循環・代謝障害のため脳細胞の正常な電気活動が阻害される．このような場合には徐波が出現するのがふつうであるが(図12-1)[19]，神経細胞が異常な刺激状態におちいると棘波や鋭波が出現することもある(Kirstein[21], 1953).

腫瘍の局在部位によっては，特殊の血管を圧迫して，比較的遠隔部位に血行障害を起こすこともある(Steinmann ら).

頭蓋内圧亢進は，それだけでは徐波発生の原因とはならないとおもわれる．腰椎穿刺をして頭蓋内圧を下げても，すでに存在する徐波には変化はなく，高張ブドウ糖液，あるいは尿素を静注すると徐波が減少することは，徐波が頭蓋内圧亢進によるのではなく，脳浮腫によることを示している．

徐波が間接的に発生する場合は，遠隔性異常波または伝達性徐波(334頁)である．下垂体腫瘍などで

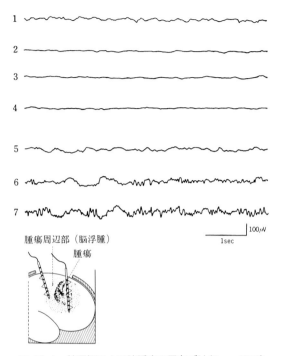

図12-1 針電極による脳腫瘍の局在づけ(Jung, 1953)
腫瘍の中央(2～4)では，電気的静止状態，腫瘍の周囲(1, 5)では，脳浮腫のためかデルタ波が出現．腫瘍から離れた部位(6, 7)でも軽度の徐波化がみられる．記録は電極間隔0.7 cmの双極導出．

内分泌障害を伴うときには，そのために両側性の徐波(シータ波)を生じることもあり(Hughes & Summers[18], 1956)，これはホルモン療法によって改善される(Boselli & Jefferson[3], 1957).

第3節 脳腫瘍にみられる脳波異常とその局在

脳腫瘍は，大別するとテント上腫瘍とテント下腫瘍とに分けられ，その脳波異常は局在性異常と全般性異常とに分けることができる．

1 局在性脳波異常

局在性脳波異常には，
1) デルタ波焦点(あるいはシータ波焦点；一般に徐波焦点)
2) 基礎律動の非対称

(a) 覚醒時のアルファ波，速波の振幅，周波数の非対称
(b) いわゆる lazy activity(睡眠時の速波，K複合，紡錘波などの非対称)
(c) 遠隔性異常波(伝達性徐波)

などがある．

1 デルタ波焦点

脳腫瘍のさいに出現する局在性脳波異常，とくに局在性徐波には，上に述べたように腫瘍の直接の影

響でその周辺組織に発生するものと，皮質下部から伝達されて局在性に出現するものとがあり，いずれの場合にも，最も定型的なものは局在性のデルタ波の出現，すなわち Walter[41] (1936) 以来注目されているデルタ波焦点 (delta focus) である．

すでに述べたように，脳腫瘍組織そのものは明瞭な電気活動を示さず，その周辺組織が徐波を発生するから，腫瘍が大きく脳半球の表面に位置するときには，図 12-2 の模式図 A に示すように，中央に小さな電気的不活性の部分があり，その周囲の振幅の大きな徐波の領域があり，腫瘍から離れるにつれて脳波は正常に近づき，6〜7 cm 離れたところでは正常に近い脳波が記録される (Schwab[36], 1951)．腫瘍がやや深部にあれば，図 12-2B に示すように，電気的不活性の部位は認められず，腫瘍周辺の徐波だけが記録される．さらに腫瘍が深部にあると，頭皮上電極では徐波を確認できない場合も多いが，腫瘍が大きくなれば，皮質—皮質下連絡の遮断，皮質の圧迫，皮質下機構の障害などによって局在性徐波を発生する．

腫瘍の深さ[28,30]の鑑別には，次の諸点が重要である．図 12-2A に示すように，腫瘍によって皮質が直接破壊されているときには，その部位からは波形が不規則で律動性が少ない多形デルタ波 (polymorphic delta activity) が連続的に出現し，徐波と同時に正常な脳波が記録されることはなく，睡眠時にも同様なデルタ波が出現して，速波や紡錘波が欠如する[8]．一方，腫瘍が皮質下白質や脳基底部にあって[4,5,29]，皮質を直接おかさないとき (図 12-2B) には，徐波の間にあるいは徐波に重畳して正常に近い脳波が記録され (図 12-3)，睡眠時にも紡錘波などの睡眠波がまったく欠如することは少ない．腫瘍が脳幹部にあるときには，覚醒時の徐波は単律動徐波 (後述) の形をとり，多少とも両側性に出現し，睡眠時には単律動徐波は消失して，ほぼ正常な睡眠脳波が記録される (図 12-2C)．

デルタ波焦点は基準電極導出でも明瞭に認められることが多いが，その局在づけには連結双極導出による位相逆転法 (phase reversal technique) が最も役に立つ．

デルタ波焦点は，神経膠腫 (glioma) や転移性腫瘍の場合のほうが，髄膜腫 (meningioma) のときよりも定型的である．デルタ波ではなく，シータ波の焦点が出現することもある．また，腫瘍部位にデルタ

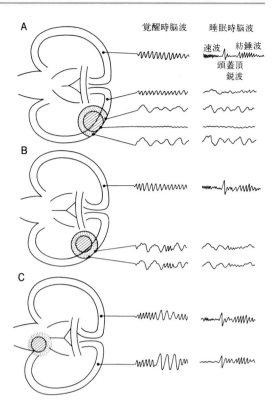

図 12-2 脳腫瘍の局在部位と覚醒時および睡眠時の脳波異常 (徐波および lazy phenomenon) との関係を示す模式図

波焦点のほかに，棘波などの突発波が出現することがある．このような症例は臨床的にけいれん発作，焦点発作などを示すこともあるが，突発波が脳波上にだけ出現し，臨床発作がみられないこともある．

2 基礎律動の非対称

1. 覚醒時のアルファ波，速波の振幅，周波数の非対称

Kornmüller (1944) は，アルファ波の振幅減少を脳腫瘍局在決定の第 1 の標識と考えたが，アルファ波の振幅低下は腫瘍から遠隔の部位にも出現することがある．たとえば後頭部のアルファ波は，同側半球内の後頭部以外の部位に腫瘍がある場合にも，同側性に振幅を減少することが多く，同様の現象は後頭蓋窩の腫瘍や脳底部の腫瘍でみられる．

アルファ波の振幅は，患側において減少するだけではなく，患部でかえってアルファ波の振幅増大がみられることがあり，Duensing[10] (1948) は，この

第12章 脳腫瘍の脳波

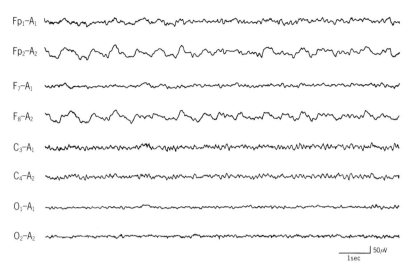

図 12-3　右前頭葉基底部から発生した星状細胞腫
33歳，男性．1カ月半前から複視，1カ月前から頭痛があり，現在うっ血乳頭(＋)，神経学的異常(－)，X線でトルコ鞍破壊像，脳動脈写で前大脳動脈左方偏位，右中大脳動脈下方偏位．脳波記録後の手術時に，右前頭葉の脳表面より約4cmの深さに，前頭葉基底部から発生した比較的限局性の大きな腫瘍を認めた．脳波では，右前頭部，側頭前部に比較的よく局在した多形デルタ波の焦点を認めるが，この部位でもデルタ波にアルファ波などの基礎律動が重畳していることは，腫瘍が比較的深在性で，皮質そのものは完全には破壊されていなかったことと符合する．

現象を局在性アルファ波賦活(lokale α-Aktivierung)と名づけている．このような局在性のアルファ波振幅増大は，比較的まれであり，Duensingは110例の大脳半球腫瘍中9例にしか，これをみていないが，アルファ波の振幅の左右差だけでは脳腫瘍の局在づけが行えないという事実は注意を要する．アルファ波が振幅を増大するときには通常多少の周波数の減少を伴うのがふつうであるが，病変の初期には振幅だけが増大して周波数に変化がないこともある．

一般にアルファ波の振幅増大は，脳の活動水準が軽度に低下したとき(たとえばアルコール飲用時，条件反射の制止期など)に出現し，「大アルファ波」などと呼ばれている．したがって，脳腫瘍による脳の機能障害が軽度な場合，徐波が出現する前段階として局在性のアルファ波の振幅増大が起こることは，当然考えられてよい(384頁)．

両半球の左右対称部位における脳波の振幅の相違を，体系的に検索する方法にはAird法(40頁)があるが，図12-4に示したのは，右側頭部の神経膠芽腫で，デルタ波焦点を有する症例をAird法を用いて記録したものである．

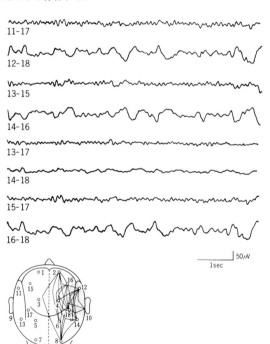

図 12-4　Aird法による脳腫瘍の局在づけ(佐野，1958)
25歳，男性．右側頭部 glioblastoma．

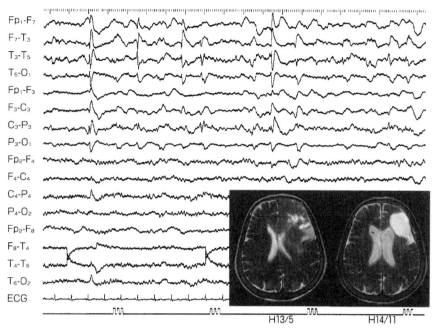

図12-5a　前頭部星細胞腫Ⅲ（星田と榊，2003）

67歳，女性．5月のMR検査（T_2補強画像水平断）で左前頭部に腫瘤あり．翌年11月のMR検査では圧排像なく再発は認められない．脳波検査でT_3に位相逆転を示す棘徐波複合が頻発している．

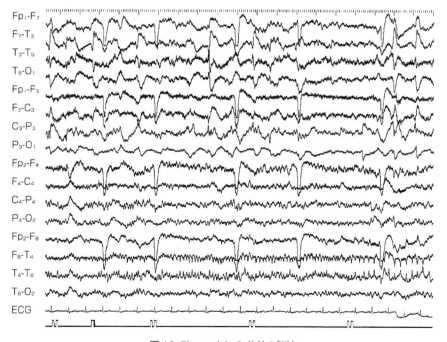

図12-5b　aより3分前の脳波

T_3に棘徐波複合の位相逆転が出現している．これとは別にT_4優位に10→7→5 Hzの律動性棘波が出現し25秒ほど続いている．Subclinical dischargeと考えられ，発作時は右側頭部優位であった．

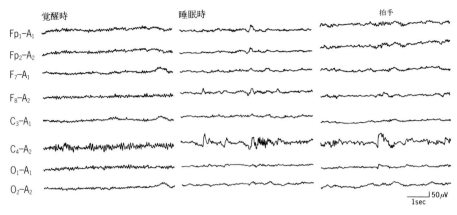

図 12-6 左頭頂部腫瘍
33 歳，女性．無欲的，無気力，積極性低下，人格変化があり，ときに不眠，傾眠の時期がある．脳波は，安静覚醒時に左中心部にアルファ波の欠損があり，睡眠時には，左中心部で瘤波，紡錘波(図中)および K 複合(図右)の欠如がみられる．

 このように体系的な検索方法を行っても，アルファ波の振幅が患側で増大することも減少することもあるという問題の解決にはならない．結局，脳波の振幅の大小とともに，基礎律動の周波数がどちら側でより遅いか，どちら側が不規則であるかということも局在決定にとって重要であり，もし左右の相同部位のアルファ波の周波数に 1 Hz の差があれば，振幅の大小よりも周波数の遅いほうに異常があると考えてよい(Jung)．

 基礎律動の左右差についての統計的資料をみると，Ruf は，160 例の脳腫瘍のうち，デルタ波焦点は神経膠腫の 61％，髄膜腫の 43％ にみられ，一側性アルファ波振幅低下は全例の 45％ にみられたが腫瘍の局在と一致したのはわずか 10％ であったと報告している．Meyer-Mickeleit(1952)によると，66 例の大脳半球腫瘍のうち，46 例がデルタ波焦点を示し，残りがアルファ波の振幅低下あるいはアルファ波の周波数減少を示したという．

 星田と榊[17](2003)は，30 例の脳腫瘍患者から術前・術中・術後の脳波を測定し，術前の脳機能低下所見としてのアルファ波の左右差を 40％ に認め，術前の意識障害や片麻痺出現に対するアルファ波左右差の感度を 88％ と 70％ とし，腫瘍の悪性度に対するアルファ波左右差の感度を 67％ として，患者の臨床症状や経過は神経画像よりもむしろ脳波所見の変化に相関していると報告している(図 12-5)．

2. 睡眠時の紡錘波，速波，K 複合などの非対称，いわゆる lazy activity

 睡眠時に出現する 14 Hz の紡錘波や頭頂部鋭波は，脳腫瘍の際には患側で欠如することが多い(図 12-6)．同様に，覚醒時あるいは入眠期に前頭部，中心部などに出現する速波も患側において欠如することがあり，これらの現象は lazy wave(lazy activity, lazy phenomenon)(清水)と名づけられている[35](36，160 頁)．

 Lazy activity の出現は，先に述べたように，腫瘍の深さによって左右される．すなわち，大脳皮質が直接に侵襲されているときには最も著明で，腫瘍が脳幹部にあるときはほとんどみられず，腫瘍が皮質下白質深部や脳底部にあるときは lazy activity が不完全な形で出現する(図 12-2)．

 この現象は，脳腫瘍の正確な局在づけには直接役立たないが，患側の決定に役立つことが多い．

③ 遠隔性異常波あるいは伝達性徐波

 脳波による脳腫瘍の局在づけを困難にする要因の1 つは，皮質下部，脳幹部腫瘍などの場合に，徐波とくにデルタ波が腫瘍から遠く離れた部位に出現することである[1,6,38]．

 遠隔性異常波には単律動徐波，多形徐波，速波，突発波などがあるが(Faure ら[11]，1951)，そのうち最も重要なものは，単律動徐波である．単律動徐波

(monorhythmic slow activity)は，単律動デルタ波 (monorhythmic δ activity)と，単律動シータ波 (monorhythmic θ activity)とに大別できる[29]．

1. 単律動デルタ波

これは1～3Hzの高振幅のデルタ波が群発の形をとって反復出現するもので，腫瘍が皮質表在性の場合の多形デルタ波(polymorphic δ waves)とは異なり，単調な正弦波形の波が規則正しく連続する形をとる．単律動デルタ波のうち間欠的に出現する傾向が強いものを間欠律動デルタ波(intermittent rhythmic delta activity：IRDA，イルダ)と呼び，これがとくに前頭部に出現するものを前頭部間欠律動デルタ波(frontal intermittent rhythmic delta activity：FIRDA，フィルダ)と呼ぶ．定型的な単律動デルタ波は，主に前頭部に両側同期性に出現するが(図12-7, 8)，一側性のこともあり(図12-9)，一側性の場合にはその70～80%が脳幹部あるいは小脳半球の患側とは反対側の大脳皮質に出現する(Bagchiら[1])が，障害と同側性に出現する場合もある．また両側性であるが，出現側が移動しshifting asynchronous burstを形成する場合もあり，これは主として側頭部に出現する[16]．このような波は，浅在性の脳腫瘍にはみられず，後頭蓋窩(テント下)および中頭蓋窩の脳基底部の損傷に関係がある[4,5]．この種の波は，開眼によって減少し，安静時，入眠時などには増加するが，睡眠期には著明でなくなり，正常な紡錘波などが出現する場合が多い．

単律動デルタ波が後頭部に出現するときには，前頭部に出現するものよりも規則性に乏しく，posterior arrhythmic slow waves[27]とも呼ばれ，両側性あるいは一側性に現れ，基礎律動をなすアルファ波あるいはシータ波に重畳することが多い(図12-10)．この波は開眼によって抑制される．大部分後頭蓋窩の腫瘍のさいにみられ，小脳腫瘍では主に同側性に出現する(Dalyら, 1953)．

中井[29]によれば，単律動デルタ波は後頭部(33%)よりも前頭部(61%)に多く，年齢的にみると，14歳以下では77%が後頭部，14歳以上では80%が前頭部に焦点をもつという．また彼によると，単律動デルタ波は中脳および小脳虫部の腫瘍のさいに高率に出現する[29]．これらの場合に，中脳水道付近における髄液通行の完全ブロックが第3脳室の拡大，間脳諸構造の高度のゆがみを生じることが，この波の

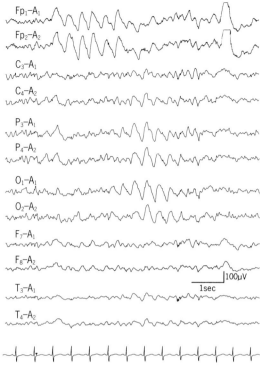

図12-7 単律動デルタ波

19歳，男子．器質精神病の疑い．17歳頃から不眠，易怒，幻聴，衝動行為などがある．気脳写で側脳室，第3脳室の中等度拡大がある．覚醒時脳波には，後頭部にはアルファ波範囲の波がわずかにみられるが不規則で，徐波が混入するほか，前頭部，あるいは頭頂・後頭部に両側同期性の3Hz, 200μV前後のデルタ波が突発性，単律動性に出現．これは遠隔性徐波ないし伝達性徐波に相当する．

発生に関係が深いと推定されている．

単律動デルタ波の発生機序としては，間脳・脳幹部のどこかに律動性徐波を発生させるpacemakerがあり，脳機能が正常な場合には覚醒時にはこれに対する抑制機序(おそらく脳幹網様体などからの)が働いているが，脳腫瘍などによってこの抑制機序が外され，しかもpacemakerは障害されずかえって刺激されるために徐波が出現するものと推定される．Pacemakerの局在部位としては，視床(背内側核，髄板内核)，視床下部などが想定される．この方面についてはいくつかの研究があるが(森と岡[28], 1962；Gloorら, 1977)，たとえばGloorらは，①局在性デルタ波は限局性白質損傷の上の皮質に出現し，まれには限局性視床損傷でも生じる，②一側性の広汎性デルタ波は視床または視床下部の損傷側に出現する，③両側性デルタ波は両側

第12章 脳腫瘍の脳波

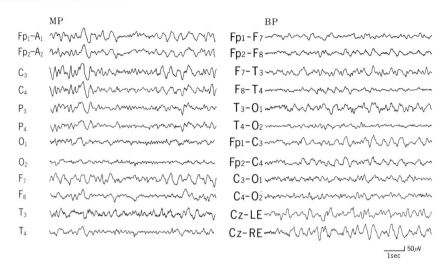

図12-8 第3脳室腫瘍
30歳，女性．1カ月前からときどき発作性に頭痛，嘔吐が始まり，1週間前から軽度の意識混濁があり，ときおり意識消失，失禁がある．うっ血乳頭著明．脳波検査後5カ月目に死亡．剖検で，第3脳室を占居し中脳水道に突出する球形の限局性の腫瘍を証明．脳波では，基礎律動をなすアルファ波の周波数が遅く，広汎性で，ほぼ両側同期性の高振幅徐波が長い群発をなして出現する．振幅は全体として左側が大きい．

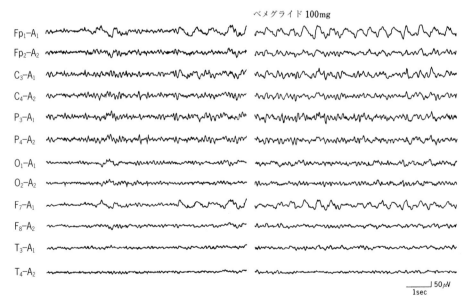

図12-9 小脳腫瘍
40歳，男性．1カ月前から，めまい感，頭痛が始まり，その後複視，めまいが増悪，ときに，嘔気，嘔吐を伴う．髄液圧1,050 mmH₂O．神経学的には右半身の不全麻痺，右顔面神経麻痺，自発眼振，右adiadochokinesis，軽度の意識混濁，うっ血乳頭などがある．脳波所見は，基礎律動は8Hz前後の周波数の遅いアルファ波で，これにシータ波が混在する．また安静時から，左前頭極部，左側頭前部にデルタ波がみられるが，ベメグライド100 mg静注によって2.5 Hz前後の単律動デルタ波が明瞭に出現し，これは小脳腫瘍推定側と同側性である．

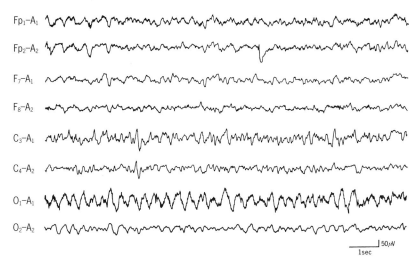

図12-10　左側脳幹部腫瘍

12歳，男子．6カ月前から軽度の視力障害，耳鳴，頭痛，嘔吐がある．神経学的には右顔面神経麻痺，右聴神経障害，右半身不全麻痺，右瞳孔散大，左外旋神経不全麻痺，うっ血乳頭（＋），髄液圧 430 mmH$_2$O．脳波は，全体として種々の周波数の波が入りまじった不規則な波形で，シータ波，デルタ波が散発するほか，左後頭部に 2〜3 Hz のデルタ波が比較的規則的に連続して出現しており，臨床症状と符合する．

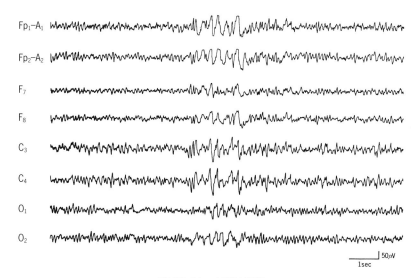

図12-11　右聴神経腫

48歳，女性．右顔面神経麻痺，右内耳性難聴，右前庭機能低下，閉眼起立で失調著明，髄液圧 110 mmH$_2$O．脳波には基礎律動に多少徐波が混じるほか，ときおり広汎性の 3.5 Hz の不規則な徐波群発が出現，これにはときに鋭波を混じる．徐波は後頭部では，軽度の左右差を示し，右側にやや著明である．

性の中脳被蓋損傷によって生じる，とし，大脳皮質の局所性損傷，一側性の中脳被蓋損傷，大脳白質の血管性浮腫はデルタ波を生じず，一側大脳半球の著明な浮腫は，脳幹・間脳に影響を与え，一側性デルタ波を出現させうるとしている．Nakamura & Ohye[31,32]（1964, 1968）は視床下部を両側性に破壊すると皮質の広汎な領域にデルタ波が現れ，視床体性感覚特殊核を破壊すると同側の体性感覚野に局在性デルタ波が出現すると

し，その機構を論じている(611頁).

2．単律動シータ波

両側同期性に前頭部，側頭部などに出現する4～7Hzのシータ波は，深在性の腫瘍の場合に出現することが多い[4,5]（図12-11）．このシータ波は，正弦波様波形で群発をなして出現することが多く，中脳，間脳の正中線近くの腫瘍に多くみられる[14]．これは，髄液通行の完全ブロックをきたさない比較的緩徐な病変があるときに出現するといわれる[29]．

3．突発波（棘波，棘・徐波）

比較的まれにしか出現せず，テント下腫瘍に比べるとテント上腫瘍の場合多く出現する[24]．

2 広汎性脳波異常

脳腫瘍患者は，上述のような局在性脳波異常のほかに，種々の程度の広汎性脳波異常を示す．それは腫瘍による脳全体の機能障害の表現であり，両側半球にわたる基礎律動の徐波化，広汎性のアルファ波[30]，シータ波やデルタ波を伴う律動異常などである（図12-8）．また意識障害を有する患者の脳波は，全般性の徐波化を示し，腫瘍の局在づけを困難にする．まれではあるが，低振幅16～25Hzの速波が広汎性，持続性に出現することがあり，後頭蓋窩，脳幹部の損傷に関係があるとも[11]，視床下部-下垂体系の損傷による[29]ともいわれる．

第4節　脳腫瘍の種類による脳波異常の差異

脳波像だけから腫瘍の種類を確実に決定することは不可能であるが，腫瘍の種類によって脳波所見には多少の相違があり，腫瘍の種類をある程度推定できることがある．

一般に脳実質内腫瘍(intraaxial tumor)である神経膠腫などでは，脳実質外腫瘍(extraaxial tumor)である髄膜腫よりも異常脳波が出現しやすい．これは実質内腫瘍は周囲の脳組織に浸潤すること，視床など皮質下部に浸潤して投射系を損傷すること，発育の速度が速いことなどによる．

脳腫瘍のさいの脳波異常の程度は，腫瘍の発育の速度が速いほど著しい．すなわち，腫瘍ではないが，脳膿瘍は発育が速いから著明な徐波を示す．神経膠腫(glioma)も一般に発育が速く，周囲の組織に浸潤性に広がるので，やはり著明な徐波を示す．

これに対して髄膜腫は，一般に限局性で脳実質中に浸潤性に広がらないから，著明な徐波は示さず，大きく発育して周囲組織を強く圧迫し，浮腫を生じるようになると，はじめて徐波を示すようになる（図12-12）[17]．この場合にも，局在性デルタ波よりも局在性シータ波が出現することが多い（駒井ら[22]，1984）．髄膜腫を手術によって摘出した後には，徐波は消失するが，ときに局在性のミュー波様の波が出現し，軽度の興奮性亢進が示唆されることがある

る．したがって，髄膜腫は脳波による局在づけが困難な場合が多い．脳血管の先天性奇形(動静脈奇形など)，血管腫瘍などでは，一般に患者の脳波の振幅が低下する場合が多く(Götzl, 1953)．臨床的にてんかん発作を伴い，局在性の突発異常波を示すことが少なくない．

傍矢状洞髄膜腫は，表面に近い場合には局在づけが可能なことがあるが，深部にあるときには一般に脳波異常が少ない．この部位にてんかん性焦点があるときには不規則なspike-and-slow-waveが出現することが多く(217頁)，腫瘍でもてんかん発作を有するものでは類似の波形がみられることがあるという．

脳下垂体腫瘍[23]は，異常波を示さないこともあるが，両側性シータ波を主に前頭部に示すことがある．まれにはデルタ波が出現することもある（図12-13）．過呼吸賦活によって広汎性徐波を示すことが多く，これは大脳半球腫瘍の場合には過呼吸による徐波化があまり顕著でないのと対照的である．一般に内分泌障害のさいには基礎律動の広汎性徐化が起こりやすいので，脳下垂体腫瘍のさいの徐波出現には，同時に存在する内分泌障害がかなり関与していると考えられる．

視床あるいは視床下部付近に腫瘍が存在する場合

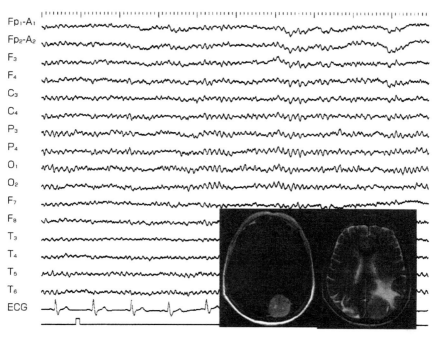

図 12-12　後頭部髄膜腫（星田と榊，2003）

62歳，男性．左後頭葉に矢状洞につながるガドリニウムで増強される腫瘤があり，周辺に脳浮腫を伴っている．後頭部アルファ波の出現は左側からも良好であり，徐波の出現もなく左右差もみられない．脳波から機能低下所見を指摘しえない．

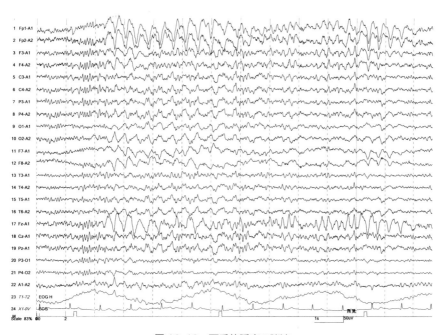

図 12-13　下垂体腫瘍の脳波

両側前頭部優位に 2～3 Hz が群発性に出現しており，その一部は三相波様パタンを示している．覚醒時脳波で，後頭部にアルファ波が出現しているが，緩徐な水平性眼球運動が出現しており，覚醒水準の軽度低下が認められる．

に，Gibbs らのいう 14 & 6 Hz positive spikes が見出されることもある[33,35,39]．後頭部に両側同期性のデルタ波が出現する場合には，松果体の腫瘍か後頭蓋窩の腫瘍である可能性が多い(Cobb[4,5], 1950, 1957)．

小脳橋角腫瘍の脳波的診断は困難である．というのは，脳室系が閉塞されると，そのために起こる脳圧亢進，脳浮腫のための全般性変化として，シータ波あるいはデルタ波が広汎性に出現して，局在性変化が覆いかくされてしまうからである．脳室系の閉塞がない場合の脳波変化は，小脳半球腫瘍のそれに近似している[6]．

第5節　脳腫瘍における CT 像と脳波所見

最近，X線CT，磁気共鳴画像法(MRI)が広く用いられるようになり，脳腫瘍の位置，大きさ，性状だけでなく，腫瘍周囲の脳浮腫の領域もかなり正確に計測できるようになった．それに伴い，脳浮腫と脳波異常との関係についてもより精細な検討が可能になってきている．

X線CTによる脳腫瘍の局在と脳波によるそれとの関係については，いくつかの報告がある(紀平ら[20]，1980；間中ら[25]，1978；駒井ら[22]，1984；Culebras ら[7]，1978)．X線CTと異常脳波の局在の一致率はテント上(半球)腫瘍では 70〜80% とされている．脳実質内腫瘍と脳実質外腫瘍(髄膜腫など)とを比較すると，駒井らの資料では脳実質内腫瘍 81%(26/32)，脳実質外腫瘍 36%(8/21) であったが，Fischgold ら[13](1961)は脳実質外腫瘍でも 75%(89/119) であったとしている．

X線CT像から脳腫瘍体積，脳浮腫体積，腫瘍の脳表からの深さ，正中偏位(midline shift)などを計測し，これと脳波異常との関係をみた報告によると(駒井ら[22]，1984)，実質内腫瘍では腫瘍の体積が大きいもの，正中偏位の顕著なもの(8 mm 以上)ほど基礎律動の左右差を示すものが多かったが，髄膜腫ではこのような関係は明らかではなかった．髄膜腫ではむしろ腫瘍周囲脳浮腫の体積が大きいものほどX線CT像と脳波異常の局在の一致度が高かった．

また，実質内腫瘍でも大きさが小さい場合には脳波異常を示しにくく，一般に皮質近辺の病変では頭蓋穹窿部に位置していても，病巣の大きさが 3 cm 以下のものは脳波異常を示しにくいとされている(紀平ら[20]，1980)．

脳浮腫と脳波での徐波出現との関係については，直接の関係はないとする意見(Gastaut ら[14]，1979；Gloor ら[15]，1977)もあり，論議が多い(Steudel ら[40]，1976)．しかし，脳浮腫と局在性徐波出現との関係を明確にするために，脳実質の直接損傷が少ない髄膜腫だけを対象にし，デルタ波，シータ波を含む局在性徐波出現と脳浮腫の体積との関係を観察した研究(駒井ら[22]，1984)によると，両者の間に相関がみられ，穹窿部髄膜腫では脳浮腫と脳波異常の局在が 60% で一致し，デルタ波よりもシータ波のほうが脳浮腫と一致しやすかったという．このような所見に基づいて，駒井らは脳腫瘍におけるX線CT像と脳波像の関係を表 12-1 のように要約している．

なお，脳腫瘍，脳寄生虫症など脳の空間占居損傷のさいに治療の前後の損傷部位とこれを取巻く脳浮腫の範囲の変化を CT で観察し，これと併行して定量脳波のデルタパワ，シータパワを計測して両者の関係をみると，デルタ波は脳損傷そのものに，シータ波は浮腫と関係が深いという報告もある(Fernández-Bouzas ら[12]，1997)．

第6節　脳腫瘍の経過と脳波

脳波によって脳腫瘍の診断や局在決定を行う場合に，ただ1回の脳波検査だけでなく，経過を追って[9,37]何回か脳波記録を行うことができれば，脳腫瘍を他の血管性損傷，外傷性損傷などから鑑別することがいっそう容易になる．すなわち，図 12-14 の模式図に示すように，血管性損傷や外傷性損傷の場

第6節　脳腫瘍の経過と脳波

表 12-1　脳腫瘍における CT と EEG（駒井ら，1984）

CT	EEG
Intraaxial tumor（脳実質内腫瘍）	異常（97%） 限局性デルタ波
Extraaxial tumor（脳実質外腫瘍）	異常（86%） 限局性シータ波 鋭・棘波
Peritumoral edema	低電位シータ波
Midline shift（正中偏位）≧8 mm	基礎波の左右差 FIRDA

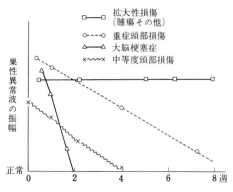

図 12-14　各種脳損傷のさいの脳波異常の経過
（Schwab, 1951）
腫瘍の場合には脳波異常は不変か増悪するが，そのほかの損傷では時日の経過とともに異常波は改善される．

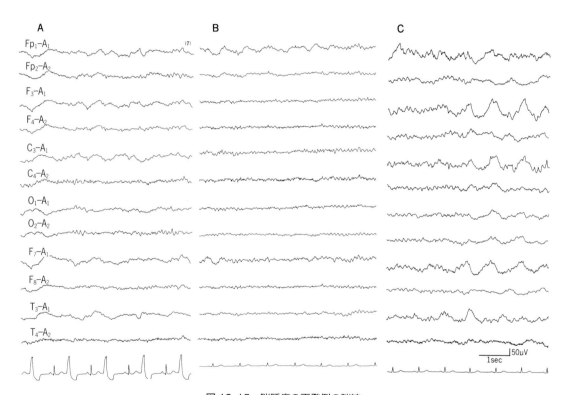

図 12-15　脳腫瘍の再発例の脳波

58歳，男性．左前頭葉膠芽腫．頭痛，嘔吐，運動失語，意識障害などがあり，頸動脈写で前大脳動脈の右方偏位（square shift），frontopolar sign などがあった．
図Aは手術前脳波．ごく軽度の意識混濁がある．右後頭部，右中心部にわずかにアルファ波範囲の波がみられるがシータ波優位で，左側頭前部，左側頭中部，左前頭部，左中心部などに 1〜3 Hz の低振幅デルタ波が出現している．図Bは腫瘍を部分摘出して意識清明となった時期の脳波．後頭部その他に 9〜11 Hz のアルファ波がかなり規則的に出現．後頭部では健側の右側の振幅がやや大きいが，中心部，前頭部，前頭極部などではかえって手術側の左側の振幅が大きい．図Cは術後1年頃再発し，頭痛，嘔吐，意識障害などが再現したときの脳波．アルファ波は 8〜9 Hz で図Bのそれより遅く，6〜7 Hz のシータ波が混在．患側の左前頭極，左前頭部，左中心部などには 7〜8 Hz のミュー様の波が出現し，機能低下と共存する刺激状態を示唆している．また左前頭部を中心に 1 Hz 前後の多形デルタ波が連続して出現し，腫瘍の再発を示している．

合には，2～3週間の経過のうちに脳波異常が著しく改善される場合が多いが，脳腫瘍や脳腫瘍による異常脳波は，ほとんど変わりなく存続するか，しだいに増悪する．脳腫瘍の臨床症状は，その経過のうちにもかなり変動するから，一時的に臨床症状が軽快するときには血管性障害と誤ることがあるが，このような場合にはデルタ波焦点などの異常脳波は変わりなく存続し，鑑別診断に役立つことがある．

脳腫瘍摘出手術により，腫瘍の大部分を摘出した場合には，局在性のデルタ波の焦点は一応消失し，その部位はむしろ平坦な波形となるが，ときには手術部位付近に，波形はミュー波に似ているが周波数がやや遅い波が出現することがある(図12-15)．腫瘍の再発が起こると脳波上にはかなり早期から徐波が再現してくる．ときには，臨床神経学的に再発の徴候がみられる以前から脳波に異常が再現しはじめ，再発を知りうることがある．したがって，脳腫瘍摘出手術後には，定期的に脳波検査を行ってその経過を追求することが望ましい．

第7節　脳膿瘍

脳膿瘍は，脳の炎症性疾患によって発生するが，一定の部位に局在して頭蓋内空間を占居し，進行性，拡大性である点などで脳腫瘍に類似しており，脳波[34,42]にも脳腫瘍の場合に似た異常所見がみられるので，ここに付け加えて述べておく．

脳波異常のうち最もしばしばみられるのは，焦点性デルタ波の出現であり，膿瘍が大きく脳組織の破壊が強いときには，脳波の局在性平坦化が起こる．また膿瘍の大きさや炎症の程度によって，種々の程度の全般性の脳波変化も出現する(Pineら[34]，1952)．脳膿瘍の場合には，局在性の異常波(デルタ波，シータ波，鋭波などを含む)の群発が周期的に出現するのが特徴であるとの説もある(LeBeauら，1959)(図12-16)．

なお，脳腫瘍，脳膿瘍のほかに，脳圧亢進症状を示す水頭症[26](hydrocephalus)にも，徐波その他の脳波異常が出現するという報告がある．

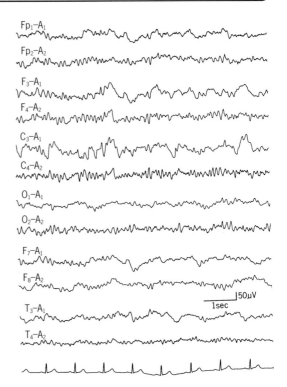

図12-16　脳膿瘍の脳波

39歳，男性，脳膿瘍．小児のころ左中耳炎手術をしたが，完治していなかった．1カ月前左耳痛があり，左耳を切開排膿したが，8日前耳痛，頭痛，嘔吐，高熱，意識混濁が起こる．頸動脈写で左側頭部膿瘍が疑われた．脳波検査時にはごく軽い意識混濁があった．アルファ波は9～10Hz，左側で出現率，振幅とも小さく，左前頭部，中心部などに，1～2Hz，50～100μVのデルタ波を中心にシータ波，鋭波などが混じた不規則な群波が周期的に出現しており，これは脳膿瘍に比較的特徴的な波形といわれる．

文献

1) Bagchi BK, Kooi KA, Selving BT, et al : Subtentorial tumours and other lesions ; An EEG study of 121 cases. Electroencephalogr Clin Neurophysiol 13 : 180-192, 1961
2) Berger H : Über das Elektrenkephalogramm des Menschen, III. Arch Psychiatr Nervenkr 94 : 16-60, 1931, IV. Arch Psychiatr Nervenkr 100 : 301-321, 1933
3) Boselli F, Jefferson AA : Electroencephalogram with chromophobe adenomata and Rathke pouch cysts ; Modification by associated metabolic disorder. Electroencephalogr Clin Neurophysiol 9 : 275-290, 1957
4) Cobb WA : Intracranial tumours. In Hill, D. : Electroencephalography ; A Symposium on its Various Aspects. Macmillan, New York, 1950
5) Cobb WA : Electroencephalographic abnormalities as signs of localized pathology (EEG abnormalities at a distance from the lesion). Electroencephalogr Clin Neurophysiol Suppl 7, 1957
6) Cordeau JP : Monorhythmic frontal delta activity in the human electroencephalogram ; A study of 100 cases. Electroencephalogr Clin Neurophysiol 11 : 733-746, 1959
7) Culebras A, Henry CE, Williams GH Jr : Evaluation of intracranial space occupying lesions by computed tomography and electroencephalography ; A comparison. Cleve Clin Q 45 : 275-280, 1978
8) Daly DD : The effect of sleep upon the electroencephalogram in patients with brain tumors. Electroencephalogr Clin Neurophysiol 25 : 521-529, 1968
9) Daly DD, Thomas JE : Sequential alterations in the electroencephalograms of patients with brain tumors. Electroencephalogr Clin Neurophysiol 10 : 395-404, 1958
10) Duensing F : Die Alphawellenaktivierung als Herdsymptom im Elektrencephalogramm. Nervenarzt 19 : 544-552, 1948
11) Faure J, Droogleever-Fortuyn J, Gastaut H, et al : De la genèse et de la signification des rhythmes recueillis à distance dans les cas de tumeurs cérébrales. Electroencephalogr Clin Neurophysiol 3 : 429-434, 1951
12) Fernández-Bouzas A, Harmony T, Morosi E, et al : Evolution of cerebral edema and its relationship with power in theta band. Electroencephalogr Clin Neurophysiol 102 : 279-285, 1997
13) Fischgold H, Zalis A, Buisson-Ferey J : General comments on the use of the EEG in the diagnosis and localization of cerebral tumors. In Magnus O, Storm Van Leeuwen W, Cobb WA : Electroencephalography and Cerebral Tumors, pp 51-74, Elsevier, Amsterdam, 1961
14) Gastaut JL, Michel B, Hassan SS, et al : Electroencephalography in brain edema (127 cases of brain tumor investigated by cranial computerized tomography). Electroencephalogr Clin Neurophysiol 46 : 239-255, 1979
15) Gloor P, Ball G, Schaul N : Brain lesions that produce delta wave in the EEG. Neurology 27 : 326-333, 1977
16) Hasegawa K, Aird RB : An EEG study of deep-seated and cerebral subtentorial lesions in comparison with cortical lesions. Electroencephalogr Clin Neurophysiol 15 : 934-946, 1963
17) 星田　徹, 榊　寿右：脳外科疾患と脳波　4. 脳腫瘍における臨床症状と脳波. 臨床脳波 45 : 515-527, 2003
18) Hughes RR, Summers VK : Changes in the electroencephalogram associated with hypopituitarism due to post-partum necrosis. Electroencephalogr Clin Neurophysiol 8 : 87-96, 1956
19) Jung R : Neurophysiologische Untersuchungsmethoden, (II) Das Elektrencephalogramm. In Bergmann : Handbuch der Innere Medizin, Bd. 1, Neurologie, pp 1216-1313, Springer-Verlag, Berlin, 1953
20) 紀平為子, 仲　寛, 船橋利理, 他：各種神経疾患における EEG・CT の比較―特に EEG 正常 CT 異常例について. 臨床神経学 20 : 370, 1980
21) Kirstein L : The occurrence of sharp waves, spikes and fast activity in supratentorial tumours. Electroencephalogr Clin Neurophysiol 5 : 33-40, 1953
22) 駒井則彦, 上松右二, 船橋利理, 他：脳腫瘍における脳波；CT の比較検討. 臨床脳波 26 : 549-558, 1984
23) Londono LR : The electroencephalogram in pituitary adenomas and craniopharyngiomas. Acta Neurochir 5 : 529-537, 1957
24) Madsen JA, Patrick F : The coincidence of diffuse electroencephalographic spike-wave paroxysms and brain tumors. Neurology 16 : 546-555, 1966
25) 間中信也, 青柳訓夫, 清水弘之, 他：脳腫瘍における脳波・定常電位と CT の診断能の比較検討. 臨床脳波 20 : 462-466, 1978
26) Masi KS, Townsend HRA : The EEG in benign intracranial hypertension. Electroencephalogr Clin Neurophysiol 16 : 604-610, 1964
27) Martinius J, Matthes A, Lombroso CT : Electroencephalographic features in posterior fossa tumors in children. Electroencephalogr Clin Neurophysiol 25 : 128-139, 1968
28) 森　和夫, 岡　宏：第三脳室底周辺部腫瘍の脳波.

臨床脳波 4：227-234，1962
29) 中井 昂：大脳深部，天幕下腫瘍の脳波を中心として．標準脳波（日本脳波学会）79-85，1959
30) 中井 昂，佐藤 進：広汎性α波の異常性について―脳腫瘍の症例を中心に．臨床脳波 5：20-25，1963
31) Nakamura Y, Ohye C：Delta wave production in neocortical EEG by acute lesions within thalamus and hypothalamus of the cat. Electroencephalogr Clin Neurophysiol 17：677-684, 1964
32) Nakamura Y, Ohye C, Mano N：Cortical polarization and experimentally produced delta waves in the cat. Electroencephalogr Clin Neurophysiol 24：42-52, 1968
33) Nakamura H, Shimoda Y, Fukuda M, et al.：Positive spikes in EEG and brain stem lesions; A clinical and pathologic study. 脳と神経 18：723-731，1966
34) Pine I, Atoynatan TH, Margolis G：The EEG findings in eighteen patients with brain abscess; Case reports and a review of the literature. Electroencephalogr Clin Neurophysiol 4：165-179, 1952
35) 佐野圭司：脳波による神経系疾患の診断．神経研究の進歩 1：21-52，1956
36) Schwab RS：Electroencephalography in Clinical Practice. Saunders, Philadelphia, 1951
37) Silverman D：Serial electroencephalography in brain tumors and cerebrovascular accidents. Arch Neurol 2：122-129, 1960
38) Small JG, Bagchi BKA, Kooi KA：Electro-clinical profile of 117 deep cerebral tumors. Electroencephalogr Clin Neurophysiol 13：193-207, 1961
39) Stephenson WA：Intracranial neoplasm associated with 14 and 6 per second positive spikes. Neurology 1：372-376, 1951
40) Steudel WI, Beck U, Becker H, et al：Perifocal edema in computerized tomography and EEG changes in patients with tumors of cerebral hemispheres. *In* Lanksh W, et al.：Cranial Computerized Tomography, pp 188-191, Springer-Verlag, Berlin, 1976
41) Walter WG：The localisation of cerebral tumours by electro-encephalography. Lancet 305-312, 1936
42) Ziegler DK, Hoeffer PFA：Electroencephalographic and clinical findings in twenty-eight verified cases of brain abscess. Electroencephalogr Clin Neurophysiol 4：41-44, 1952

第 13 章

脳血管障害・循環障害の脳波

第 1 節　脳血管障害——脳出血，脳梗塞

　脳血栓症(cerebral thrombosis)による脳梗塞(脳軟化症)や，脳出血のさいの脳波像[63]は，急性期と，2週間以上を経過した後の慢性期とでは著しい相違を示し，多くの例では急性期に起こる強い徐波化は1～2週間のうちに消退し，その後は，軽度の異常所見を残すにすぎなくなる．脳波所見は，脳出血と脳梗塞(脳軟化症)とでは異なり，脳出血は小さなものでも脳波異常を生じやすいが，脳梗塞の場合は小さなもの(径3cmくらいまで)では脳波異常は認めがたいとされている．またそれらの局在部位が大脳半球か脳幹部かによっても著しい相違があることは，脳腫瘍の場合と同様である．

　実験的にイヌの一側中大脳動脈を結紮すると(Epstein & Lennox[17], 1949)，急性期には基準電極導出ではその側の半球全領域に徐波，双極導出では前部は平坦な脳波，後部は徐波を示す．その後急性期の異常波は比較的急速に消退し，双極導出記録も2～3週以内にかなり左右対称性になって，脳波の左右差が不明瞭になる．しかしこのような場合にも，睡眠時脳波には紡錘波の左右差が明らかにみられる．

1　急性期の脳波異常

　脳の血管障害後急性期の脳波を記録しうる機会はきわめて少ないが，急性期の脳波所見は，血管障害の種類，部位，意識障害の程度などによって著しく異なる．

　まず，大脳皮質，内包付近など大脳半球の血管障害についてみると，脳出血などで高度の意識障害が存在する場合には，脳波には広汎性の徐波化が起こり，デルタ波，シータ波などが出現する．徐波の振幅はふつう患側のほうが大きいが，患側の判定が容易でない場合もある．

　意識障害がほとんどないか，軽度の場合には，種々の局在性脳波異常がみられる[14,18,25]．脳梗塞(脳軟化症)の場合，とくに中大脳動脈およびその分枝の閉塞による軟化のときには，患側の大脳半球に種々の程度の明瞭な高振幅デルタ波の焦点が出現し，健側半球の脳波異常はごく軽度である(図13-1)[29]．

　脳出血の場合には，テント上の出血であっても，局在部位が内包付近に多いこと，脳全体に対する侵襲が脳梗塞よりも強いことなどから，脳波異常は左

第13章 脳血管障害・循環障害の脳波

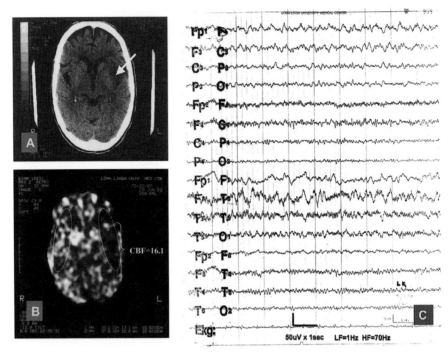

図13-1 急性期の脳梗塞における脳波, CT および XeCT 像 (Jordan, 2004)
(A)は CT スキャンで左側頭前部領域での虚血性変化を示し, (B)は XeCT で左側頭部での局所性脳血流量の低下を示している. (C)は(B)での血流量の低下に一致して左側頭部に局在性持続性デルタ波が出現している.

右非対称ではあっても両側性であることが多い. すなわち, 脳出血の急性期には, アルファ波は8~9 Hz の slow α activity となり, これにシータ波が混在して不規則な波形となり, シータ波は患側に著明であるが, デルタ波の出現は少ない. 意識障害が強いものほどシータ波が多く, デルタ波も出現し, 髄液圧上昇に伴って速波, 棘波, 鋭波などが刺激症状として出現し, 不規則な遅いアルファ波や非対称もいっそう目立つようになる[64].

脳血管障害後約1カ月間継時的に脳波を記録して脳波の左右差の変遷をみると, 左右差が著明になったもの48.1%, 不変のもの44.4%, 減少したもの7.5%であったという(大友, 1967). 脳出血がテント下に起こった場合には, シータ波の出現率や振幅の左右差はほとんどみられない. 最近, Van Putten & Tavy[42] (2004)は, 急性期脳卒中患者に定量的持続脳波モニタリングを行い, 左右半球間のそれぞれ対となる電極での1~25 Hz の周波数帯域の対称性を指標とした場合, 対称性が増すにつれて臨床症状が悪化し, 脳機能の転帰を予測しうるとしている. Sheorajpanday ら[65] (2010)は, Van Putten & Tavy の指標を改訂した脳対称性指標を用いた脳前方の急性脳卒中の臨床経過から, 1週間以内に死亡する危険性を97%の精度で予測でき, 自発的な神経学的改善はデルタ波+シータ波とアルファ波+ベータ波の比で予測しうるとしている.

また, まれではあるが, 長管骨, 骨盤などの骨折のさいに脳の脂肪梗塞が起こることがあり, 意識障害とともに広汎性徐波化が出現する[44].

脳の一過性血行障害ないし虚血によって生じるとされる一過性全健忘 (transient global amnesia: TGA)のさいには, 最初は脳波異常は出現しないとされていたが, (Bender[5], 1956; 岡田ら[49], 1975), その後の報告では約30%に異常所見がみられ, 一側あるいは両側の側頭部に徐波あるいは棘波がみられる場合が多い (Greene[22], 1974; 矢幅[74], 1975).

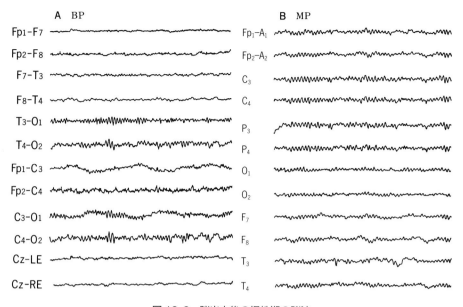

図 13-2 脳出血後の慢性期の脳波
A. 脳出血後の脳波の軽度の左右差. 56歳, 女性. 右側の脳出血後2カ月, 左側半身不全麻痺がある. 脳波には, とくに右側後頭部でアルファ波の振幅がやや低く, シータ波が多い.
B. 56歳, 女性. 右片麻痺. 脳出血後3カ月の記録. 全領域に8.5Hz前後の遅いアルファ波が広汎性に出現し, 左右差はみられない.

2 慢性期の脳波異常

慢性期すなわち血管性損傷後数日〜数週を経過する間に, 上述の広汎性ならびに焦点性徐波は比較的急速に消退し, 損傷部位にごく軽度のアルファ波の振幅低下を残すか(図13-2A), ほとんど正常脳波所見を示す程度に回復する(図13-2B). 患側半球のアルファ波の振幅低下は, かならずしも出血あるいは梗塞の部位だけに局在せず, むしろ損傷部位のいかんにかかわらず, アルファ波の振幅が最も大きい後頭部, 頭頂部, 中心部のアルファ波の左右差として反映されることが多い. 後頭部, あるいは側頭・中心部のアルファ波の周波数が, 患側において健側よりも遅いこともある[16].

脳卒中慢性期の脳波異常出現率は, 報告者によってかなり幅がある[26]が, 大友ら[54](1964)によると約55%である.

片麻痺があるのに明瞭なアルファ波の振幅や周波数の左右差はなく, ただ広汎アルファ波型(100頁)がみられることもある.

同様に覚醒時の脳波にみられる速波にも左右差がみられることがある. ふつうは, 患側において速波の振幅が小さいが, 場合によっては患側に異常な速波が出現することもある[18].

症例によっては, 急性期の局在性徐波や損傷部の振幅低下, 全般性の徐波化などが消失せず, 数カ月〜年余にわたり存続することがある[9]. 局在性異常の出現部位は側頭部, 側頭前部に多いとするものもあるし[18,26], 中心・頭頂部に多いとの報告もある. またこのような場合には, 脳腫瘍の徐波焦点との鑑別が必要になるが, 古い血管障害部位のデルタ波は, 一般に振幅が小さく局在性で, 波形も正弦波様ではなく不規則であること, 全般性異常が軽度であることなどから, 脳腫瘍の徐波焦点とは区別できる. 血管損傷で後まで徐波が残るのは, 主に皮質が損傷された場合であって(Cohnら[14], 1948), 脳梗塞のほうに多い. Farbrot[18](1954)によれば, 48例のテント上血管障害のうち, 32例に徐波の焦点がみられたという. 陳旧性片麻痺で失語を伴う例では, 脳波異常の出現率が高く, 徐波など異常波の出現部位はかならずしも側頭部に限らず, 前頭部から後頭部にわたる広い領域に出現することが多い(大友,

1971).

脳梗塞の後には，周期性一側てんかん形発射(periodic lateralized epileptiform discharges；Chatrianら[11,12]，1964，1965)，すなわち患側のみに1Hz前後の割合で鋭波が周期的に反復して出現し，各鋭波の間の時期は平坦に近い波形が現れることがあり，これに伴って多くの場合，焦点運動発作が起こる．

脳血管障害の局在づけに重要な所見として，睡眠脳波の異常がある．Cress & Gibbs[15] (1948)は，片麻痺を有する患者では睡眠時に出現する14Hzの紡錘波が患側において欠如することを発見し，これを患側決定の最も信頼できる所見であるとした．彼らによると，覚醒時には脳波により48％しか損傷側を決定できなかったが，睡眠時記録を行うと98％まで患側決定が可能であるという．同様に入眠期の速波，睡眠時の頭蓋頂鋭波やK複合も患側において消失することが多く，これらはlazy activityとして総括されている(36, 160頁)．

3　間脳・脳幹部の血管障害

間脳・脳幹部の血管障害の脳波は2群に大別され，シータ波，デルタ波，群発波などがみられるものは主として大脳脚，視床腹側部の症状を示し，速いアルファ波，ベータ波などがみられるものは延髄，橋の症状を示すとされる(Rogerら，1954)．

たとえば視床出血の場合には，患側のほうが優位な両側性の高振幅徐波の群発が出現することがあり(図13-3)(Marshall & Walker[41]，1950)，患側に律動性シータ波が突発性に出現する場合もある(柴崎，1981)．脳幹部に血管性損傷が起こると，伝達性異常波として，側頭部に両側性ではあるが出現側が移動する徐波あるいは鋭波がみられ，ときには両側前頭部に徐波群発が出現することがある(Tucker[70]，1958)．脳幹部の梗塞の場合には，徐波のほかに脳幹部の損傷と同側の大脳半球に低振幅波形が出現することがある[7,45,62]．

1 椎骨脳底動脈循環不全症

椎骨脳底動脈循環不全症(vertebrobasilar insufficiency：VBI)の場合には，脳波は正常であることが多い[14,40,61]が，本症には眩暈だけを示す軽症例から梗塞を疑わせる重症例まであるので，重症例では次に述べる梗塞の場合に近い脳波像がみられる．

2 急性脳幹部梗塞ないし循環不全

急性脳幹部血管閉塞時の脳波の報告としては，脳

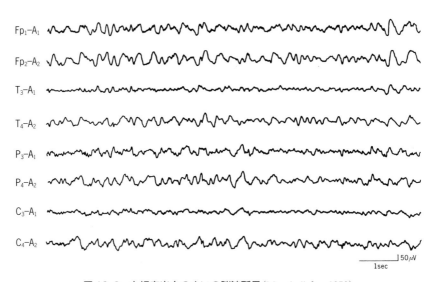

図13-3　右視床出血のさいの脳波所見(Marshallら，1950)
右側半球に著明な高振幅徐波が出現し，左半球にも多少みられる．徐波が目立たず，アルファ波範囲の脳波が出現する時期もある．

第1節　脳血管障害——脳出血，脳梗塞

底動脈上部の嚢状動脈瘤で両側後大脳動脈が閉塞されて橋中心に広汎な壊死を生じた例で正常脳波が観察された例[39]，椎骨動脈から後大脳動脈まで達した血栓により橋上部から中脳に達する破壊が生じた例の発病3日目にアルファ波と低振幅速波，少量の4〜6 Hzのシータ波がみられた例[20]，昏睡状態を示した脳底動脈血栓の2例に正常脳波像がみられたとの報告[32]などがある．大友と亀山[53]（1966），Otomo[56]（1966）は急激に昏睡におちいり死亡した4例の脳幹部血栓ないし循環不全例に，発作の初期に深い昏睡にもかかわらず脳波には徐波がほとんどなく，低振幅速波のみ，あるいはときに少量のシータ波，デルタ波が混入するパタンが全般性に認められ，この低振幅脳波は時間の経過とともに高振幅徐波パタンに移行することを観察した．そしてこれらの症例では脳内に発作に対応する明らかな新鮮病変が存在せず，とくに橋に新鮮な病巣が存在しないことが共通していたという．

③ 急性脳幹出血

急性の橋の出血の初期には，昏睡状態であるにもかかわらず，脳波に正常成人の覚醒時にみられるアルファ波に近似した8〜10 Hz前後の波が連続して出現することは以前から報告されており（Loeb & Pogio[38]，1953；Loeb[37]，1958；Lundervoldら[39]，1956；その他[30,52,53]），アルファ昏睡（alpha coma）とも呼ばれている（380頁）（図13-4）．

アルファ昏睡のさいのアルファ波の性状については，正常者の安静時のものとほぼ同じであるとするもの（大友；Westmorelandら[73]，1975）と，アルファ波の分布や刺激に対する反応などから正常者のそれとは異なるとの説（Chocroverty[13]，1975）がある．

一般に，アルファ昏睡のさいのアルファ帯域波は，広汎性に出現するが前頭・中心部優位であること，振幅の漸増・漸減がみられないこと，感覚刺激（痛覚，音，光など）による減衰がみられないことなどの特徴があるとされている．しかし後頭部優位の場合もあり，ある程度の振幅の増減がみられる場合もある．また，アルファ昏睡のようにみえて，locked-in症候群の場合もあり，この場合には意識は保たれており，感覚刺激による振幅減衰も存続するので注意が必要である．これに関して，アルファ昏睡では，その病因によってアルファ帯域波の周波数，分布，感覚刺激に対する反応性に差があり，橋を中心とする脳幹障害でのアルファ帯域波はanoxiaなどによるものと異なり，遅いアルファ波が後

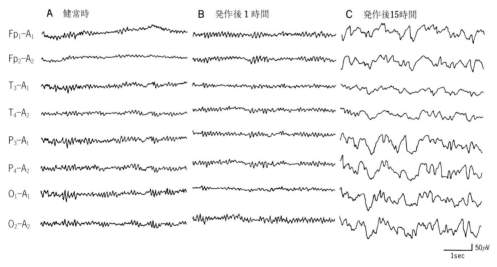

図13-4　急性脳幹出血時の脳波（大友，1967より改変）

97歳，女性．図Aは発作前健常時の脳波で，比較的規則正しい10 Hzのアルファ波が全導出部位に出現して，正常である．図Bは発作後1時間，深い昏睡にもかかわらず，比較的規則的な10 Hz波が出現し，図Aと大差はない．図Cは発作後15時間で深い昏睡時の脳波．アルファ波は消失し，シータ波，デルタ波が全導出部位に広汎性に出現している．

頭部優位に出現し，感覚刺激によく反応し，睡眠パタンがみられることも多いとの説もある（Chokroverty，1975）．しかし，そのような相違はないとの意見もあり，結論は得られていない．

アルファ昏睡（alpha coma：AC）（Westmorelandら，1975）に似た現象で，脳波がシータ帯域波によって構成される場合はシータ昏睡（theta coma：TC）と呼ばれる（Sutter, 1973）が，AC と TC とは同時に存在することもあり（Chatrian, 1990），これはアルファ-シータ昏睡（alpha-theta coma：ATC）と呼ばれ（Young ら[75]，1994），このことは AC と TCの間に本質的な差異がないことを示すという．

大友[57]（1967）によると，このアルファ波様パタンは，経過とともに広汎性徐波に移行するが，前述の脳幹部梗塞にみられた低振幅パタンは出現せず，このことは脳幹部の出血と梗塞ないし循環不全との鑑別に役立つという．このような相違が出現する理由として，橋出血の直後には橋は強く破壊されるが中脳より上位はほぼ保たれているのに対し，椎骨脳底動脈系の断血変化のさいには病変が延髄，橋，中脳だけでなくさらに上位の後頭葉を主とする大脳皮質にまでも及ぶことによるのであるという（大友）．

アルファ昏睡が出現する条件としては，橋出血などの脳幹血管障害のさいに，橋部の損傷が橋・中脳接合部（pontomesencephalic junction）よりも吻側の被蓋部の網様体には及ばないことであるとされている．これよりも吻側の中脳網様体が損傷されると，アルファ波は出現せず，デルタ波や紡錘波が出現する．これは，動物実験で橋中央部で三叉神経の前方で脳幹を切断した midpontine pretrigeminal preparation で覚醒時に近い低振幅速波パタンが出現すること（611頁）と対比して考えることができ，中脳よりも上位の覚醒系が保たれ延髄からの上行性抑制系の機能が遮断されることから理解できる．

アルファ昏睡は脳幹部の血管障害のほか，心停止などによる無酸素性脳症，急性薬物中毒，外傷，脳炎，視床腫瘍などのさいにもみられる．アルファ昏睡の予後は一定していないとされている（Austinら[4]，1988）．Young ら[75]（1994）は AC，TC，ATCの50症例の経過を調べ，非回復群40例と回復群10例に分けた．非回復群のうち37例は全般性の anoxic/ischemic insult で，他は肝障害，頭蓋内動脈瘤破裂，脳幹部の ischemic stroke であった．AC，TC，ATC パタンは大部分は一過性のもので，6日前後の間にこれに代わる次の脳波パタンに移行した．非回復群では85％が burst-suppression に移行し，回復群では80％がデルタ波，シータ波の混合する dysrhythmia を示した．生存者10例のうち4例は完全に回復したが，他の例は種々の程度の精神的，神経学的障害を残した．わが国でも脳血管障害によるもので後遺症なしに回復した症例の報告がある（大熊ら[50]，1985）．Kaplan ら[33]（1999）は，アルファ昏睡の335例のメタ解析を行っている．それによると，アルファ昏睡の予後は概して不良（76％が死亡）で，心呼吸停止（226例）では88％，脳卒中（29例）では90％，心停止のない低酸素症（28例）では61％，薬物誘発性アルファ昏睡（25例）では8％が死亡しており，薬物誘発性のほかには，心停止のない低酸素症が比較的予後がよいとしている．また，このようにアルファ昏睡の原因が転帰をおおよそ予測するが，痛覚刺激に対する脳波の反応性も生存を予測しうるとして，生存者で完全な回復を示した者はほとんどいなかったとはいえ，反応性のみられた大部分の患者は意識を回復し，反応性のなかった大部分の患者は死亡したとしている．

健常者の覚醒閉眼時のアルファ波とアルファ昏睡時の脳波は，ともに 8～13 Hz で，視察によっても周波数分析によっても区別しにくい．しかし最近発達した非線系力学（nonlinear dynamics）を応用した分析を行うと，アルファ昏睡時の脳波の dimensionality は覚醒時のアルファ波のそれとは異なり，脳波の異なった temporal segments においてより大きな変異性（variability）を示すので，両者を区別できるという（Kim ら[34]，1996）．

なお，昏睡時に脳波上には自然睡眠時に似た紡錘波が出現する場合は spindle coma と呼ばれる（Jasper & Van Buren[27]，1953；Chatrian ら[10]，1963；Britt ら[8]，1981）．Spindle coma も alpha coma と同様に，限局性の脳幹損傷（橋出血，腫瘍など）によるものと，より広範な脳障害（頭部外傷，薬物中毒，無酸素症など）によるものとがある．紡錘波は視床・皮質系が保存され上行性賦活系（中脳網様体）の機能が機能的にせよ器質的にせよ低下しているときに出現すると考えられる．Spindle coma の予後は，意識障害の原因になっている損傷が，中脳から尾側の橋被蓋部にどの程度広がっているかによって異なるとおもわれる（鈴木[66]，1981）．ちなみに，バルビツール酸系薬物による静脈麻酔のさいに，脳波に紡

錘波が頻発しているが，感覚刺激に反応しない状態があることを考えると，spindle coma は脳に器質的障害がなくても出現しうるわけである．

昏睡時に最も定型的とされているのは，高振幅あるいは低振幅のデルタ波が連続する脳波像がみられる場合で，これはデルタ昏睡(delta coma)と呼ばれる．デルタ波は視床下部あるいは中脳網様体の損傷によって出現するとされている(335, 610頁)ので，病変が視床下部に及び，同時に紡錘波を出現させる視床・皮質系の機能が低下した状態になると，デルタ波優勢の脳波像になると考えられる．

シータ波が優位に出現するシータ昏睡(Brittら[8], 1981)も報告されているが，これは無酸素脳症のさいに起こり(野田ら[48]，1982；兒玉ら[35]，1985)，出現機序はアルファ昏睡に似ているが，大脳機能はアルファ昏睡の場合よりも全体的に低下しているものとおもわれる．

4 くも膜下出血

くも膜下出血(subarachnoid hemorrhage)のさいの脳波は，同時に発生する脳組織の破壊の程度によってかなりの相違があり，脳損傷があったり意識障害があるときには，脳波に局在性徐波や全般性の変化が起こるが(図13-5)，脳損傷がない場合には，著しい脳波異常を示さないことがある．

比較的急性期の脳波像について Millar[43] (1953)は，大部分先天性動脈瘤によるとおもわれる26例のくも膜下出血のうち，先天性動脈瘤の破裂によると確認されたものは15例で，そのうち13例では脳波により出血側が決定できた．破裂した脳動脈瘤の手術による clipping の後には，脳損傷の程度に応じて局在性あるいは広汎性の脳波異常が出現する(図13-6)．また広汎性徐波を示す16例のうち14例は意識障害を示していた．脳内血腫(intracerebral hematoma)が存在すると，その部位に徐波の焦点がみられる．

前交通動脈瘤の破裂によるくも膜下出血のさいには，前頭間欠律動デルタ波(FIRDA)が出現するのが特徴である(間中，1980)．脳出血，くも膜下出血後には正常脳圧水頭症(normal pressure hydrocephalus：NPH)が出現することが多いが，このさいにも FIRDA が出現することがある(高木ら[68]，1973；端ら[23]，1973)．

一般に正常圧水頭症(NPH)のさいの脳波には，多少の左右差はあってもほぼ両側同期性の律動性徐波が出現し，徐波はしばしば群発状に出現する．NPHの経過が長くなるにつれて徐波の振幅は高くなり出現頻度も増す．シャント術を行うと程度の差はあるが正常方向への変化を示す(藤谷ら，1976)が，完全には回復しない場合もある(市橋ら，1981)．NPH に特異的な脳波像はとくにない(Ojemann ら，1969)．

くも膜下出血後かなりの期間を経過した後の脳波は，Walton[72] (1953)の報告によると，120症例のうち，15例がてんかん症状を呈し，そのうち脳波検査を行った8例中6例に焦点性異常波(棘波あるい

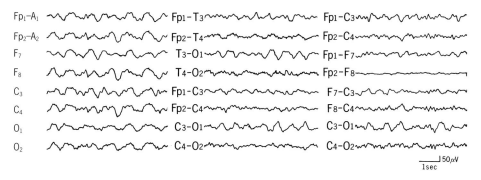

図13-5 くも膜下出血の脳波(順天堂大学神経科，直居による)

18歳，男子．5日前から激しい頭痛，嘔気があり，脳波記録時には軽い意識混濁があった．手術により左頭頂後頭部のくも膜下出血をみた．脳波は，基準電極導出では，広汎性に1～3 Hz の徐波が連続して出現し，双極導出では，左側半球，とくに左後頭部に多形デルタ波が連続性に出現し，右側半球には，周波数の遅いアルファ波が多少みられる．

第13章　脳血管障害・循環障害の脳波

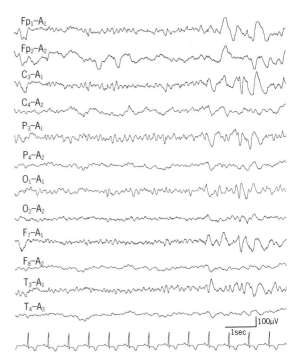

図13-6　右中大脳動脈瘤手術後の脳波
くも膜下出血で意識障害，頭痛，不穏，左片麻痺があり，10日後に開頭術を行い，clippingを行う．図は術後25日で，軽度の意識障害，失見当識，左片麻痺がある時期の脳波．右半球の脳波が全体として平坦化し，不規則な低振幅徐波がみられる．左側半球の脳波の背景活動もシータ波が混在し軽度の徐化がみられる．ときおり広汎性に高振幅徐波群発（デルタ波ないしシータ波）が出現する．背景脳波の異常は大脳半球の，突発性徐波は脳幹部の機能障害を反映すると考えられる．

は鋭波を伴う徐波）がみられた．てんかん症状はないが出血時に脳損傷の存在が想定された6例のうち，4例は正常脳波，2例は焦点性異常波を示したという．

そのほか脳動脈瘤，動静脈奇形その他脳血管の先天性奇形のさいにも，それが十分に大きく頭蓋内の空間を占居する場合には，脳腫瘍に類似の脳波異常を示すが（330頁），大きさが小さいときには，脳波上には異常が発見されないこともある[21]．動静脈奇形では，てんかん発作を伴い，脳波上に局在性突発波を示すことが少なくない．動静脈瘤では，その吸引作用によって健側に乏血が起こり，健側にも脳波異常が出現することがあるという．

5　モヤモヤ病

モヤモヤ（Moyamoya）病は脳血管写で脳底部に異常網状血管像を呈する疾患である（鈴木ら，1966）．小児では四肢の脱力発作，不全麻痺，知能低下などがみられ，脳血管障害は脳血管写上まずcarotid fork部の狭窄性変化で始まり，狭窄の進行とともに中大脳動脈，前大脳動脈，後大脳動脈の順に血管写像が消失していく．したがって皮質障害は中大脳動脈支配領域である頭頂（中心部），側頭部から始まり，前頭部，後頭部の順に進行する．成人では激しい頭痛と意識障害が伴う頭蓋内出血が多くみられ，脳血管写の変化は小児より少ない．

小児のモヤモヤ病の脳波は次のような特徴を示し，診断上かなり役に立つ（青木ら[1]，1977；平賀ら[24]，1980）．①半球後方優勢徐波（P-slow），半球前方優勢徐波（A-slow），②中心・側頭優勢徐波（CT-slow），③全般性低振幅徐波（広汎性脳活動低下像），④基礎波の一側または部分性抑制像，⑤突発波，⑥過呼吸賦活終了後の再徐波化（re-build up）．

半球後方優勢徐波（P-slow）は一側性あるいは両側性で一側優位に，後頭，頭頂，側頭後部などに出現する．2.5〜4 Hzの単律動性高振幅徐波で（図13-7），開眼により減衰または消失し，睡眠時には消失する．同様の徐波は前頭部にも出現する（半球前方優勢徐波A-slow）．これらの徐波は脳深部の障害を反映し，深部から最も障害の軽い後頭部などに投射される波であると考えられる．中心・側頭優勢徐波は，一側半球の中心・側頭部に出現するほぼ持続性の徐波で，1.5〜5 Hzの種々の周波数の波の混合からなり，開眼により抑制されず（図13-8），睡眠時にも多少とも持続し，過呼吸中に増強することもある．この徐波は中心・側

第1節　脳血管障害——脳出血，脳梗塞

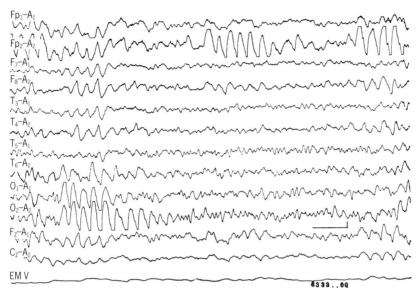

図 13-7　モヤモヤ病の半球後方優勢徐波(P-slow)および半球前方優勢徐波(A-slow)
　　　（平賀ら，1980）
9歳，男児．四肢の脱力発作と"笑い発作"を有するモヤモヤ病．

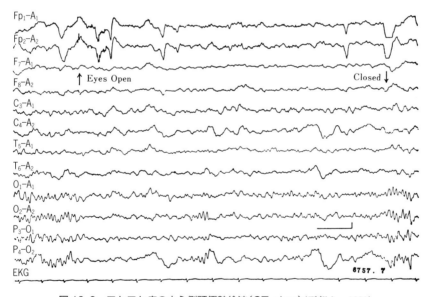

図 13-8　モヤモヤ病の中心側頭優勢徐波(CT-slow)（平賀ら，1980）
8.5歳，女児．知能低下を示したモヤモヤ病．

頭部の皮質障害に直接由来する多形徐波であると考えられる．

　全般性低振幅徐波（広汎性脳活動低下像）は低振幅シータ波を主とするパタンで，脳の全般性機能低下を表す．開眼による脳波の振幅減衰も不十分である．基礎律動の一側性または部分性抑制像は，その部位の脳機能低下に対応し，紡錘波などについていわゆる lazy activity も認められる．

　過呼吸後の再徐波化(re-build up)は，定型的な場合には，通常の build up による徐波が過呼吸終了後まもなく消失してから20〜60秒後に徐波が再現するものであるが，build up の徐波にひき続いて出現する

353

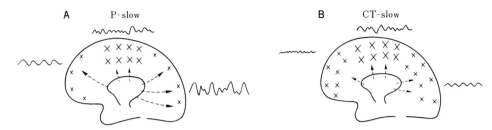

図 13-9　モヤモヤ病において半球後方徐波(P-slow)および中心・側頭徐波(CT-slow)が出現する機序の模式図(青木ら，1977)
血管閉塞による障害は，初期には中心・側頭部に強いので，比較的に障害が軽い前頭部，後頭部に中心脳起源の徐波が出現する(図A，hemispheric posterior slow)．病変が進行して大脳動脈も障害される時期になると，中心脳起源の徐波は消退し，皮質障害が強い中心・側頭部に多形徐波が出現する．

場合，build up が目立たず re-build up だけが出現する場合などもある．Re-build up 時の徐波は build up 時のそれよりも周波数が遅く(前者は 0.5〜2.0 Hz，後者は 2.5〜3.5 Hz が中心；大山ら[60]，1986)，持続は数分で主に前頭・側頭部に出現し，患側優位に出現することもある．Re-build up は本疾患に比較的特有の所見であるが，その機序については別に述べた(脳波検査法，過呼吸賦活の項 51 頁)(大山ら[59,60]，1985，1986)．

以上の脳波異常の出現経過を縦断的にみると，前方優勢徐波，前方優勢徐波・後方優勢徐波併存，後方優勢徐波主体，後方優勢徐波の消退と不規則化，中心・側頭徐波残存，最終形としての広汎性脳活動低下像・部分性抑制像などの順序となり，これは先に述べた本疾患の血管病変および脳病変の進行経過から説明できるという(図 13-9)．すなわち，最初は脳深部の機能障害が皮質障害の軽い前方，後方に投射されて伝達性徐波としての単律動徐波が出現し，皮質障害が全般化すると障害程度が最も重い中心・側頭部に皮質付近の障害を反映する多形徐波が出現し，さらに脳血流障害が長期間存続すると広汎性あるいは部分性の脳活動低下像が現れると考えられる．

第 2 節　高血圧症

高血圧症(hypertension, arterial hypertension)でも，出血その他の脳の合併症をもたない場合には，脳波は正常のことが多い．たとえば大友ら[54](1964)は，健常老年者で高血圧群(収縮期血圧 200 以上あるいは拡張期血圧 110 以上)と正常血圧群の異常脳波出現率をみたが，それぞれ 37.0%，39.2% で，両群の間に差はなく，アルファ波周波数は前者で 9 Hz であったのに，後者ではかえって遅く 8 Hz であったと報告している．

しかし，血圧の変動が激しい高血圧症では，動脈硬化症や低血圧症の一部と同様に，周波数不安定脳波(frequenzlabiles EEG)(115 頁)を示すという(Jung, 1953；Roberts ら，1954)．これは，アルファ波の周波数が一定ではなく不規則に変動し，速い方では 14〜16 Hz の振幅の大きい速波に移行するような脳波である．特に高血圧性脳症(hypertensive encephalopathy)は，血圧が急激，かつ過度に上昇することによって生じ，頭蓋内圧亢進徴候を示して激しい頭痛，悪心・嘔吐をきたすため，適切な治療がなされないと，意識障害，けいれんなどの重篤な中枢神経症状に進展する．てんかん性けいれん発作の症例では，妊娠子癇の急性脳症と類似して，脳波異常はほとんど検出されず，実際上は強直間代発作だけに限られている(Niedermeyer[46]，2005)．しかしながら，高血圧性脳症では著明な脳波異常が報告されており，著明な広汎性徐波化(Niedermeyer[46]，2005)や全般性の棘徐波複合および多棘徐波複合(Bennaら[6]，1984)などの報告がある．

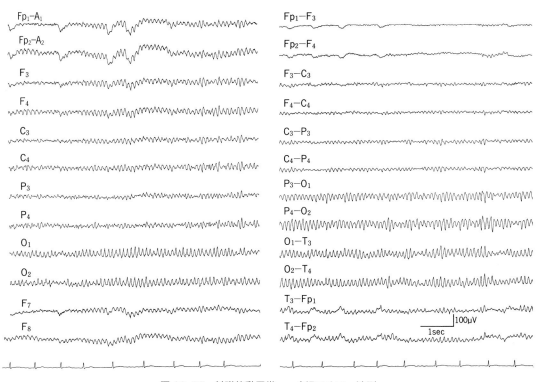

図 13-10　基礎律動異常——広汎アルファ波型

1　脳動脈硬化症

　脳動脈硬化症(cerebral arteriosclerosis)が軽度の場合は，脳波にはほとんど異常がみられないことが多い．動脈硬化症が進行して，種々の神経学的症状や精神症状を呈するようになると，脳波にも多少とも変化がみられるようになるが，これは脳動脈硬化による脳波異常というより，多発脳梗塞などによる脳波異常である場合が多い．

　巣症状のない脳動脈硬化症にみられる脳波変化としては，広汎アルファ波型(diffuse alpha activity)の出現(図 13-10)と，アルファ波周波数徐化すなわちアルファ波周波数が 8 Hz あるいはそれ以下となることが注目されてきたが[31,32,55]，その後の研究で，アルファ波周波数徐化が重要であるとされてきている(古川ら，1966；大友，1972)．大友[58](1972)は 60 歳以上の神経学的に健常な老年者の剖検例について，脳動脈硬化の有無と脳波所見との関係をみたところ，異常脳波出現率には差はなかったが，優勢なアルファ波の周波数は脳動脈硬化(−)群 9.80±1.35 Hz，脳動脈硬化(＋)群 9.65±1.43 Hz で，後者が遅い傾向がみられた．広汎アルファ波型を示す症例についてアルファ波平均周波数を比較すると，脳動脈硬化(−)群 9.50±0.69 Hz，(＋)群 8.74±0.93 Hz で，後者が有意に遅く(p<0.01)，(＋)群には 8 Hz のアルファ波を示すものが半数近く(42%)に認められた．

第 3 節　急性脳血行障害

　急性の脳血行障害，たとえばアダムス-ストークス症候群のときの発作，あるいは失神発作(syncopal attack)の場合には，血行の停止あるいは減少による低酸素状態のために，脳波には振幅の大きい徐

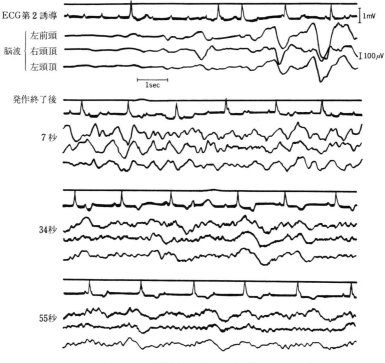

図13-11　重症のアダムス-ストークス発作(Jung, 1953)
1分間続いた心室収縮停止後，心室収縮再開とともに，平坦であった脳波に高振幅徐波が出現(最上列，右)，デルタ波はしだいに周波数を増し(7秒)，40秒頃(心拍40/秒)には3～6Hzのシータ波となり，55秒後にはシータ波とデルタ波が混在した脳波となるが，正常なアルファ波は出現しない．

波が全導出部位に出現する．この徐波はふつう血行障害(血行停止)の開始後数秒ないし十数秒以内に出現しはじめる．

1　アダムス-ストークス症候群

アダムス-ストークス(Adams-Stokes)症候群では，心室収縮がある期間停止し，そのあいだ脳の血行が停止するが，脳波のうえでは，まず20～30Hzの速波が全領域に出現し，ついで振幅の大きいデルタ波が広汎性に出現しはじめ，1分以内に脳波は平坦に近くなる．心室の収縮が再開しはじめると，平坦な脳波からしだいに高振幅のデルタ波となり，さらにシータ波の時期を経てアルファ波が優勢な脳波を回復する．

心拍停止が30秒以上に及ぶときには，脳波の回復は緩徐でしかも不完全であることが多い．心機能の回復が不十分で，慢性の血行障害が存在するときには，脳波は完全には回復せず，アルファ波の周波数の減少やシータ波などの徐波の混在がみられる(図13-11)．

心臓手術の際に体外循環を使用したときの脳波[19]や，心手術時に生じた脳ガス梗塞[3]，脳死の際(415頁)の脳波などについての報告もある．Visserら[71](2001)は，植え込み型除細動器を植え込み，その経時的脳波スペクトル変化を次のように報告している．循環停止後の最初のスペクトル変化はアルファパワ(7.5～9.5Hz)の増大とベータパワ(15.0～20.0Hz)の減少であった．約15秒後にはアルファパワとデルタ-2パワ(1.5～3Hz)は減少しはじめ，ベータパワはさらに減少し続け，デルタ-1パワ(0～0.5Hz)は増大しはじめた．約25秒後には，デルタ-1パワの増大はプラトーないし減少し，約30秒後以

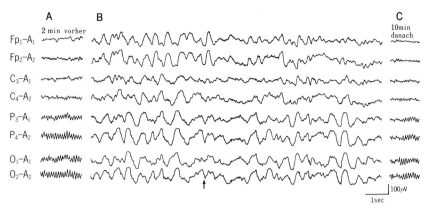

図 13-12　血圧下降性失神発作のさいの脳波(24 歳女性)(Jung, 1953)
A. 発作前の脳波．アルファ波が優勢な記録．
B. 発作は突然起こり，アルファ波は不規則になり，高振幅の不規則なデルタ波が全領域に出現する．発作初期に，矢印で呼名すると，わずかに開眼しデルタ波が一過性に抑制される．
C. 失神発作は 50 秒で終わり，デルタ波は 25 秒後に消失，低振幅シータ波，周期の長いアルファ波の時期を経て，10 分後に発作前に戻る．血圧は発作前 140/80 mmHg，発作中は測定不能，発作後 3 分には 80/50 mmHg.

上の循環停止は等電位脳波をもたらした．循環が回復した後には，デルタ-1 およびデルタ-2 パワの急速な一過性の増大があり，その後に基準値のほうに減少し，アルファおよびベータパワは基準値のほうに徐々に増加し，60 秒後から 90 秒後まで回復し続けた．スペクトル変化ではアルファおよびベータ周波数帯域が最も明瞭で，一貫性があったとしている．

2　失神発作

ここでは失神発作(syncope, fainting)とは，てんかん性の意識障害発作[36]を除き，主に血圧を保持する機序の障害によって起こる意識消失発作を呼ぶ．このような失神発作は，一般に脳貧血と呼ばれている血圧下降性失神と，頸動脈洞の機能失調によって起こる頸動脈洞症候群とに分けられる．

1 血圧下降性失神，循環虚脱，起立性発作

血圧下降性失神(vasodepressor syncope)，循環虚脱(Kreislaufkollapse)，起立性発作(orthostatische Anfälle)は，収縮期血圧の急激な下降によるもので，ふつう 80 mmHg 以下になると意識消失が起こる．

失神発作時の脳波の変化は，ふつう意識消失とほぼ平行して急激に現れ，2～4 Hz の高振幅の不規則なデルタ波が全領域に出現し(図 13-12)(Engel ら[16]，1944)，これは意識消失が続くあいだ存続する．脳波の回復も比較的急速で，5～20 秒程度で正常の脳波に戻る．

血圧下降性失神をもつ患者の発作間欠時の脳波には異常がないことが多い．しかし，この種の失神発作を有するものは，過呼吸に対して異常な徐波化を示すことがある．このことは，脳の小動脈が過呼吸によって起こるアルカローシスに反応して収縮する機能が低下していることを物語り，失神発作の発現機序にも関係があると考えられる(Lennox, 1960)．

2 頸動脈洞症候群，頸動脈洞性失神

頸動脈洞症候群(carotid sinus syndrome)，頸動脈洞性失神(carotid sinus syncope)は頸動脈洞に由来する[16,51,69]失神発作で，自発性に起こることもあるが，実験的には総頸動脈が内，外頸動脈に分岐する部位付近で，これを指の間にはさんで脊椎骨に向

第13章 脳血管障害・循環障害の脳波

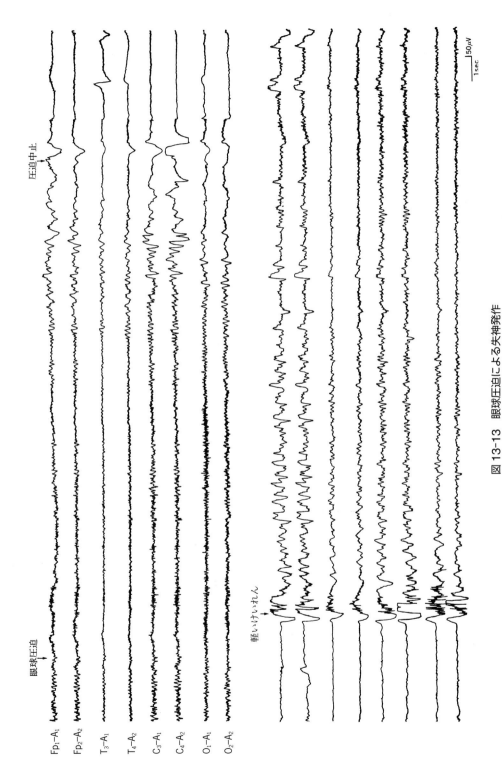

図13-13 眼球圧迫による失神発作

23歳，女性．両側眼球圧迫とともに，心拍は停止し，脳波には速波が著明に出現しはじめる．約10秒後速波の振幅はしだいに減少し，全頭域に徐波が出現，ついで脳波は平坦となる．眼球圧迫をただちに中止すると，心拍は再開し，脳波は徐波の時期を経てしだいに術前に戻る．

けて圧迫することによって起こすことができる.

　Weiss & Baker (1933) は，これを3種類に分けた．すなわち，①心臓型 (cardiac type) は徐脈と心拍停止を伴うもの，②循環型 (circulatory type) は心拍数の著しい変化なしに血圧の急激な下降が起こるもの，③脳型 (cerebral type) は意識消失のさいにほとんど心拍あるいは血圧の変化を伴わないものである.

　心臓型，循環型では，意識消失は脳の貧血の結果である．意識消失発作のさいの脳波変化は，次に述べる眼球圧迫による失神の場合と同様で（図13-13），まず頸動脈洞圧迫によって心拍が停止すると，全領域に 20〜30 Hz の速波が著明に出現し，20〜30 秒のうち，2〜5 Hz の高振幅の徐波が持続的に出現しはじめ，ついで脳波はほとんど平坦になる．高振幅徐波は，意識消失にやや先行するか，ほとんど同時に出現する．頸動脈圧迫を停止し，心拍が回復すると，いったん平坦化した脳波にふたたび高振幅徐波が出現し，しだいに発作前の脳波像に戻っていく．

　頸動脈洞性失神と同様な失神発作は，眼球の圧迫によっても起こすことができる[28]．これは Aschner 試験として自律神経系機能検査に用いられている方法で，自律神経系機能が不安定なものでは，両眼球を眼瞼上から強く圧迫すると，徐脈，心拍停止，失神発作などが起こり，脳波上には頸動脈洞性失神のさいと同様な高振幅徐波が出現する（図13-13）．

　いずれにしても，非てんかん性の失神発作があるときには，脳波とともに心電図を同時に描記し，発作中の血圧測定を行うことが大切である．

　なお，上記のものとは多少発生機序が異なるが，柔道の締め技による「落ち」は，両側総頸動脈の圧迫による脳の血行障害によるものと考えられ，意識障害時には高振幅徐波が出現するという[2]．

第4節　慢性低酸素血症

　先天性心疾患および重症貧血のさいの慢性低酸素血症 (chronic hypoxemia) の場合には，主として広汎性の徐波化が出現し，たとえば先天性心疾患の cyanotic type の 85%，non-cyanotic type の 72% に脳波異常が出現したという報告もある．脳波異常がみられない場合は代償性に起こった脳血行の増加や血色素量の増加によって，低酸素症の発生がかなりの程度まで防止されているからである．しかし代償は多くの場合不安定で容易に崩れやすく，たとえば強い過呼吸を行うと著明な徐波が出現したりする．血色素量 30% 以下の重症貧血では，徐波を伴う脳波異常がみられることが多い．

　なお，急性の低酸素血症の例としては，幼児にみられる泣き入りひきつけ (breath holding spells) がある．これは幼児が激しく泣いたとき，呼気の状態で呼吸停止が 1 分間前後続くため，低酸素血症が起こり，意識が混濁し，その間，脳波に高振幅の徐波が出現するものである．ときにてんかん発作と誤られることがある．

　Svanborg & Guilleminault[67] (1996) は，重度睡眠時無呼吸症候群患者の睡眠時脳波で，NREM 期の無呼吸時にはデルタ帯域の振幅が増大したのに対して，REM 期ではデルタ振幅の有意な増大は起こらなかったと報告している．デルタ活動と低酸素血症との関連について，デルタ活動の変化は NREM 期の無呼吸持続時間や脱飽和の程度とは相関しなかったので，NREM 期のデルタ活動の増大は動脈の低酸素血症によらず，徐波睡眠活動が一過性に出現している可能性を示唆している．

　なお，中枢神経系における循環障害ではないが，振動工具（チェーンソーなど）を使用する労働者に，いわゆる「白ろう病」（四肢末梢のレイノー現象）が起こるが，このような労働者のうち，長期間振動工具を使用するものでは異常脳波の出現率が高いとの報告がある（二塚ら[47]，1974）．

文献

1) 青木恭規，児玉南海雄，平賀旗夫，他：Moyamoya 病の脳波．脳と神経 29：551-559，1977
2) 新井節男，岡田一男，山名良介：柔道の締め技による意識消失とその機序．臨床脳波 10：53-63，1968
3) Arfel G, Casanova C, Naquet R, et al: Étude électroclinique de l'embolie gazeuse cérébrale en chirurgie cardiaque. Electroencephalogr Clin Neurophysiol

23：101-122，1967
4) Austin EJ, Wilkus RJ, Longstreth WT Jr : Etiology and prognosis of alpha coma. Neurology 38：773-777, 1988
5) Bender MB : Syndrome of isolated episode of confusion with amnesia. J Hillside Hosp 5：212-215, 1956
6) Benna P, Bergamini L, Tarenzi L, et al : Hypertensive encephalopathy : association with unusual EEG changes. Electroencephalogr Clin Neurophysiol 58：74P(abst), 1984
7) Birchfield R, Heyman A, Wilson W : An evaluation of electroencephalography in cerebral infarction and ischemia due to arteriosclerosis. Neurology 9：859-870, 1959
8) Britt CW, Jr, Sauls D, Armstrong SL : "Theta coma" ; Clinical, electroencephalographic, and pathologic features. Neurology 31(part 2)：89, 1981
9) Bruens JH, Gastaut H, Giové G : Electroencephalographic study of the signs of chronic vascular insufficiency of the sylvian region in aged people. Electroencephalogr Clin Neurophysiol 12：283-295, 1960
10) Chatrian GE, White LEJ, Daly D : Electroencephalographic patterns resembling those of sleep in certain comatose states after injuries to the head. Electroencephalogr Clin Neurophysiol 15：272-280, 1963
11) Chatrian GE, Shaw C-M, Leffman H : The significance of periodic lateralized epileptiform discharges in EEG ; An electrographic, clinical and pathological study. Electroencephalogr Clin Neurophysiol 17：177-193, 1964
12) Chatrian GE, Shaw C-M, Luttrel CN : Focal electroencephalographic seizure discharges in acute cerebral infarction. Neurology 15：123-131, 1965
13) Chocroverty S : "Alpha-like" rhythms in electrocephalograms in coma after cardiac arrest. Neurology 25：655, 1975
14) Cohn R, Raines G, Mulder D, et al : Cerebral vascular lesions. Arch Neurol Psychiatry 60：165-181, 1948
15) Cress C, Gibbs EL : Electroencephalographic asymmetry during sleep. Dis Nerv Syst 9：327-329, 1948
16) Engel GL, Romano J, McLin TR : Vasodepressor and carotid sinus syncope. Arch Intern Med 74：100-119, 1944
17) Epstein JA, Lennox MA : Electroencephalographic study of experimental cerebrovascular occlusion. Electroencephalogr Clin Neurophysiol 1：491-502, 1949
18) Farbrot Ö : Electroencephalographic study in cases of cerebrovascular accidents. Electroencephalogr Clin Neurophysiol 6：678-681, 1954
19) Fischer-Williams M, Cooper RA : Some aspects of electroencephalographic changes during open-heart surgery. Neurology 14：472-482, 1964
20) 古瀬和寛：急性期脳血管障害の脳波，第2報，臨床的研究，急性期における脳出血と脳軟化の鑑別，予後の判定に関する考察．脳と神経 17：1229-1236, 1965
21) Götze W, Schültze A, Kubicki S : Concerning the diagnosis of epidural hematoma in the EEG. Electroencephalogr Clin Neurophysiol 13：111-113, 1961
22) Greene HH : Transient global amnesia with a previously unreported EEG abnormality. Electroencephalogr Clin Neurophysiol 36：409-413, 1974
23) 端　和夫，西村周郎，近藤明憲，他：髄液循環障害と脳波—正常脳圧水頭症（NPH）の脳波について．臨床脳波 15：345-355, 1973
24) 平賀旗夫，青木恭規，児玉南海雄：Moyamoya 病の脳波—その診断的価値と類型化について．臨床脳波 22：513-526, 1980
25) 平野　拓：急性脳血管障害の脳波．臨床神経学 2：59-65, 1962
26) 伊藤栄一：脳血管障害と脳波．臨床神経学 2：99-108, 1962
27) Jasper HH, Van Buren J : Interrelationships between cortex and subcortical structures ; Clinical electroencephalographic studies. Electroencephalogr Clin Neurophysiol Suppl 4：168-202, 1953
28) Jimenez-Espinosa L, Espinosa Iborra J : Knock-out and syncope in professional boxing ; An EEG study. Electroencephalogr Clin Neurophysiol 12：196-197, 1960
29) Jordan KG : Emergency EEG and continuous EEG monitoring in acute ischemic stroke. J Clin Neurophysiol 21：341-352, 2004
30) Kaada BR, Harkmark W, Stokke O : Deep coma associated with desynchronization in EEG. Electroencephalogr Clin Neurophysiol 13：785-798, 1961
31) 梶原　晃：初老期および老年期における脳器質性疾患の臨床，脳波学的検討．精神神経学雑誌 70：277-301, 1968
32) 金子仁郎：初老期および老年期痴呆の脳波．精神神経学雑誌 69：1071-1076, 1967
33) Kaplan PW, Genoud D, Ho TW, et al : Etiology, neurologic correlations, and prognosis in alpha coma. Clin Neurophysiol 110：205-221, 1999
34) Kim YW, Krieble KK, Kim CB, et al : Differentiation of alpha coma from awake alpha by nonlinear dynamics of electroencephalography. Electroencephalogr Clin Neurophysiol 98：35-41, 1996
35) 兒玉和彦，中邑義継，宮本　武：θ昏睡を呈した無

酸素性脳症の1例．臨床脳波 27：206-207，1985

36) Lesny I, Bor I, Vlach V：EEG changes in children suffering from congenital heart disease. Influence of O_2 inhalation. Electroencephalogr Clin Neurophysiol 13：173-179, 1961

37) Loeb C：Electroencephalographic changes during the state of coma. Electroencephalogr Clin Neurophysiol 10：589-606, 1958

38) Loeb G, Poggio G：Electroencephalograms in a case with ponto-mesencephalic haemorrhage. Electroencephalogr Clin Neurophysiol 5：295-296, 1953

39) Lundervold A, Hauge T, Löken AC：Unusual EEG in unconscious patients with brain stem atrophy. Electroencephalogr Clin Neurophysiol 8：665-670, 1956

40) Markovich SE：Value of EEG in cerebrovascular diseases. Electroencephalogr Clin Neurophysiol 10：202, 1958

41) Marshall C, Walker AE：The electroencephalogram in thalamic hemorrhage. Electroencephalogr Clin Neurophysiol 2：99-102, 1950

42) Van Putten MJ, Tavy DL：Continuous quantitative EEG monitoring in hemispheric stroke patients using the brain symmetry index. Stroke 35：2489-2492, 2004

43) Millar JHD：The electroencephalogram in cases of subarachnoid haemorrhage. Electroencephalogr Clin Neurophysiol 5：165-168, 1953

44) Müller HR, Klingler M：The electroencephalogram in cerebral fat embolism. Electroencephalogr Clin Neurophysiol 18：278-286, 1965

45) Niedermeyer E：The electroencephalogram and vertebrobasilar artery insufficiency. Neurology 13：412-422, 1963

46) Niedermeyer E：Cerebrovascular Disorders and EEG. In Niedermeyer E：Electroencephalography ; Basic Principles, Clinical Application, and Related Field. 5th ed. pp 339-362, Lippincott Williams & Wilkins, 2005

47) 二塚　信，照屋博行，原田正純，他：振動工具使用労働者の脳波—いわゆる白ろう病との関係について．臨床脳波 16：690-694，1974

48) 野田昌作，梅崎博敏，蓑田　優：θ-coma を呈した無酸素脳症の1例．神経内科 16：573-575，1982

49) 岡田文彦，小山　司，塚本隆三，他：Transient Global Amnesia—Amnestic Episode の最中に観察された3例について．精神医学 17：851-861，1975

50) 大熊泰之，鏡原康裕，中島八十一：α 昏睡から回復した脳血管障害．神経内科 23：182-184，1985

51) 大沢武志：脳動脈硬化症の自動分析脳波の研究—頸動脈圧迫試験を中心として．精神神経学雑誌 67：1206-1219，1965

52) 大友英一：急性の脳幹出血と脳波．臨床神経学 7：37-44，1967

53) 大友英一，亀山正邦：急性の脳幹障害と脳波．臨床神経学 6：88-94，1966

54) 大友英一，亀山正邦，椿　忠雄：老年者の脳波に関する研究(1)．臨床神経学 4：573-579，1964

55) 大友英一，椿　忠雄：老年者の脳波に関する研究(2)．臨床神経学 5：584-590，1965

56) Otomo E：Beta wave activity in the electroencephalogram in coma due to acute brain stem lesions. J Neurol Neurosurg Psychiatry 29：383-390, 1966

57) 大友英一：急性脳幹出血と脳波．臨床神経学 9：337-343，1967

58) 大友英一：脳動脈硬化と脳波．臨床神経学 12：346-352，1972

59) 大山秀樹，新妻　博，藤原　悟，他：小児 Moyamoya 病過呼吸時の脳波—re-build up の発現機序．脳神経外科 13：727-733，1985

60) 大山秀樹，新妻　博，藤原　悟，他：小児 Moyamoya 病過呼吸時の脳波—EEG topography system による徐波成分の検討．臨床脳波 28：561-565，1986

61) Paddison RM, Ferris GS：The electroencephalogram in cerebral vascular diseases. Electroencephalogr Clin Neurophysiol 13：99-110, 1961

62) Potes J, McDowell F, Wells CE：Electroencephalogram in brain stem infarction. Arch Neurol Psychiatry 5：21-27, 1961

63) Roseman E, Schmidt R, Foltz E：Serial electroencephalography in vascular lesions of the brain. Neurology 2：311-331, 1952

64) 佐野洋爾：高血圧性脳出血の臨床脳波学的研究，特に発作早期の脳波と血腫摘除術後の脳波推移について．脳と神経 19：1087-1101，1967

65) Sheorajpanday RV, Nagels G, Weeren AJ, et al：Additional value of quantitative EEG in acute anterior circulation syndrome of presumed ischemic origin. Clin Neurophysiol 121：1719-1725, 2010

66) 鈴木一夫：橋出血と spindle coma．臨床脳波 23：709-715，1981

67) Svanborg E, Guilleminault C：EEG frequency changes during sleep apnea. Sleep 19：248-254, 1996

68) 高木　偉，下地武義，石井昌三：頭蓋内圧亢進と脳波．臨床脳波 15：333-344，1973

69) Terzian H：L'EEG des crises cérébrales ischémiques partielles. Electroencephalogr Clin Neurophysiol 16：153-166, 1964

70) Tucker JS：The electroencephalogram in brain stem vascular disease. Electroencephalogr Clin Neurophysiol 10：405-416, 1958

71) Visser GH, Wieneke GH, Van Huffelen AC, et al：The development of spectral EEG changes during

short periods of circulatory arrest. J Clin Neurophysiol 18 : 169-177, 2001
72) Walton JN : The electroencephalographic sequelae of spontaneous subarachnoid haemorrhage. Electroencephalogr Clin Neurophysiol 5 : 41-52, 1953
73) Westmoreland BF, Klass CW, Sharbrough FW, et al : Alpha coma ; Electroencephalographic, clinical, pathological, and etiologic correlations. Arch Neurol 32 : 713-718, 1975
74) 矢幅義男：Transient global amnesia の脳波．臨床脳波 17 : 631-637, 1975
75) Young GB, Blume WT, Campbell VM, et al : Alpha, theta and alpha-theta coma : a clinical outcome study utilizing serial recordings. Electroencephalogr Clin Neurophysiol 91 : 93-99, 1994

第 14 章

脳炎症性疾患の脳波

　脳の炎症性疾患には脳炎，髄膜炎，髄膜脳炎がある．髄膜だけの炎症では脳波異常は起こらないのがふつうであるが，髄膜炎は髄膜脳炎の形をとるので脳波異常が出現する．しかし脳波異常は，本来の脳炎よりも軽度である．一般に脳炎も髄膜炎も，急性期には広汎性あるいは局在性の異常を示すが，急性期を過ぎると，後遺症状として重篤な神経学的障害やてんかん発作を残すもの以外では，脳波異常はほとんど消失する．亜急性ないし慢性脳炎のさいには，脳波異常は徐々に進行する．

第 1 節　急性脳炎 (acute encephalitis)

　脳の急性炎症はウイルス感染によるものが最も多い．わが国では日本脳炎が代表的であるが，その他とくに小児期には種々のウイルスによる脳炎がみられる．

1　脳炎一般の経過と脳波

1 急性期

　脳炎を急性期，亜急性期，急性後期（回復期）に分けると (Gibbs & Gibbs[19], 1947)，急性期には非特異的な高振幅のデルタ波やシータ波などの徐波が広汎性または焦点性に出現する[1,16,43,44,46]（図 14-1）．徐波は病勢にほぼ平行し，経過が良好なときには数日〜数週で消失する (Garsche[16], 1952；Shimoda ら[45], 1951) が，強い神経学的症状やてんかん発作を残す場合には，持続性の焦点性ならびに広汎性の脳波異常が存続することが多い (Gibbs & Gibbs[19], 1947)（図 14-2）．徐波出現は，炎症が直接に脳の広い領域をおかすのと同時に，大脳基底核，間脳，中脳などがおかされるため上行賦活系の機能障害が起こるためである．

　なお，急性期には棘波，棘・徐波複合など突発性異常波が出現することがあり，とくに急性期にけいれん発作を伴うときにはこの傾向が強い[1]．

　病原となるウイルスの種類による脳波像の差異については，Radermecker[42] (1956)，Kiloh ら[33] (1972) は，向神経ウイルス（ムンプス脳炎，ポリオ脳炎など）では脳波異常が比較的軽く，シータ波を伴う脱同期パタンを示すが，非向神経性ウイルス（麻疹脳炎，風疹脳炎，痘瘡脳炎，接種後脳炎）による脳炎では脳波異常が強く，高振幅あるいは低振幅のデルタ波が出現すると述べている．しかし日本脳炎は，向神経ウイルスに起因するが脳波異常が強く，上記の所説はかならずしも当てはまらない．

第14章 脳炎症性疾患の脳波

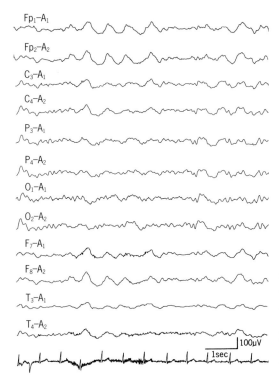

図14-1 日本脳炎急性期の脳波

30歳,女性.日本脳炎.4日前突然頭痛を訴え,38℃台の発熱と意識障害が起こり,徘徊,不穏状態になった.脳波検査時には呼名や感覚刺激にほとんど応答せず,神経学的には両側腱反射亢進がみられた.脳波では,後頭部に8 Hz前後の遅いアルファ波帯域の波がわずかに出現するが,全体的にはシータ波,デルタ波が優勢で,1.5 Hz,100 μV前後のデルタ波が前頭部優位に群発性に出現している.

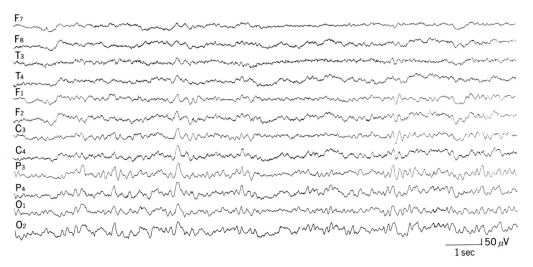

図14-2 脳炎亜急性期の脳波

14歳,女子.2週間前38℃程度の発熱が2~3日続き,インフルエンザとされた.現在学校に行っているが,ぼんやりして授業内容が頭に入らないので受診.脳波には徐波化がみられ,アルファ波範囲の波はみられず,後頭部,頭頂部優位に4~7 Hzのシータ波がほぼ両側性に出現,ときに3 Hz前後のデルタ波もみられる.被検者は行動上は一応覚醒状態にある.

2 亜急性期

脳波異常はしだいに軽度になり，アルファ波やシータ波が多くなってくる．

3 急性後期（回復期）

臨床的には急性症状が消退する時期であり，経過良好な症例では脳波もほぼ正常化するが，脳波の改善は，臨床症状のそれよりも遅れるのがふつうである[20,27,43]．

脳炎後にてんかんその他の後遺症が出現するかどうかの判定には，この回復期の脳波所見が重要である．急性期における発作発射の一過性出現は，かならずしも後遺症としててんかん発作を残すことを示さないが，急性期症状が消退した後に突発波が出現するときは予後が不良であると考えられ（Jung, 1953），約50％にけいれん発作が続発する危険がある（Gibbsら[20]，1964）．突発波だけでなく，徐波が長期間存続し，しだいに局在化するときにも，てんかん発作を起こしやすいという[8]．

4 脳炎後遺症

脳炎後の残遺てんかん（residual epilepsy）の場合には，一般にかなり重篤な脳波異常がみられ，とくに脳損傷が広範囲に及ぶときには，脳波異常も広い範囲にみられ，突発波も棘波よりも棘・徐波複合，鋭波，鋭・徐波複合などが出現することが多い．小児では成人よりも残遺てんかんを起こす率がはるかに高い．日本脳炎急性期後3年以上を経過した症例についての脳波検査では（福田[12]，1968），64％に脳波異常がみられ，陰性棘波あるいは棘・徐波複合を示したものが14％あり，脳波異常は小児期発病者に高率に認められたという．

脳炎後には，精神障害をきたし，脳波異常を呈することもある（図14-3）[38]．

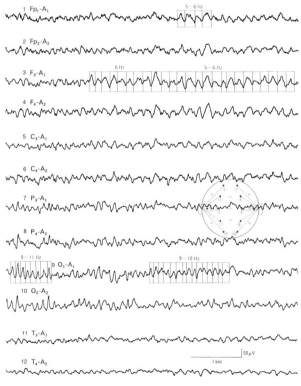

図14-3　日本脳炎後精神障害―前頭中心部シータ活動出現（大熊ら，2006）

5 脳炎症状を示さないウイルス感染症の脳波異常

　ある種のウイルス感染症では，脳炎をおもわせる中枢神経症状を示さない症例にも一過性脳波異常がみられることがある[18,21,22]．Gibbsら(1959)によると，これら"uncomplicated"の症例では，麻疹約50％，ムンプス約30％，水痘，猩紅熱約20％，風疹約12％に異常脳炎が認められたという．この所見は，ウイルス感染症では中枢神経症状を呈さない症例でも一過性に脳炎を起こしていることを示唆する点で重要である．

2 各種の脳炎における脳波

1 日本脳炎

　日本脳炎のさいの脳波については多くの報告がある[13,45,47]が，各時期の脳波像は先に一般的に述べたとおりである．竹下[46](1967)は急性期を①第3病日までの髄膜刺激症状期，②第4～7日の脳炎極期，③第2病週の極期後に分け，脳波の徐波化は第4～7日の極期に最も顕著で広汎性高振幅不規則デルタ波が大多数の例に認められ，これが前頭部優位に出現するのが日本脳炎の特徴であるという(図14-1)．意識障害が比較的軽度でも高振幅徐波が出現しやすい．第2病週には脳波は急速に低振幅化していくが，このさいまったく平坦な波形を示すものは予後不良で，比較的に低振幅な脳波はその後しだいに正常脳波に移行する．突発性脳波異常が残る場合にはてんかん発作が生じる場合が多い．
　Kalita & Misra[31](1998)は，27名の日本脳炎の脳波変化を調べ，21名では広汎性持続性デルタ活動，3名では棘波を伴った広汎性デルタ活動，3名では変化のない非反応性アルファ活動（アルファ昏睡）の3つの脳波パタンに分類している．また，脳波パタンは，Glasgow Coma Scale(GCS)や転帰と相関せず，急性期では非特異的なデルタ波の徐波化を示し，アルファ昏睡は理解されているよりも一般的な現象で，必ずしも不良な転帰を示すものでない可能性を示唆している．

2 ヘルペス脳炎

　単純ヘルペスウイルスによる脳炎で，急性壊死性脳炎とも呼ばれ，脳波にも次に述べるようなかなり特徴的な所見を示す例が多い（梅津，1980）．すなわち，①他の脳炎と同様に広汎性徐波を示すだけで局在性異常を示さないものもあるが，左右非対称を示すことが多く[37,40]，②脳炎の病変に一致して一側の側頭部に局在して棘波，鋭波，徐波が出現し[35,42]，③周期性複合波(periodic complex)を示すことが多い[23,24,28]などであり，ヘルペス脳炎の診断にある程度役立つ．周期性複合波は，およそ1～5秒の間隔で，高振幅徐波や鋭波が単独あるいは群発的に反復して出現するものである(184頁)(図14-4)．周期性複合波は全導出部位に出現することもあるが，一側半球，一側側頭部などに局在することもあり，周期性一側てんかん形発射(periodic lateralized epileptiform discharge：PLED)の形をとることが多い(184頁)．ヘルペス脳炎のさいの周期性複合波は主として急性期のみに出現し，たとえばUpton & Gumpert[50](1970)によると第2～15病日に出現するといい，この点で慢性に出現する亜急性硬化性全脳炎(SSPE)やCreutzfeldt-Jakob病(C-J病)のさいの周期性複合波とは異なる．ヘルペス脳炎のさいの周期性複合波はミオクロニーを伴わない．
　その他のウイルス性脳炎，たとえば麻疹脳炎，水痘脳炎，ムンプス脳炎，風疹脳炎[29,36,41]などでは，脳炎一般の脳波からかけ離れた所見はみられないが，一般に脳波改善は臨床症状改善より遅れる場合が多く，脳波異常がかなり長く持続することもある．灰白髄炎あるいは急性脊髄前角炎(poliomyelitis anterior acuta)のさいには，発病のごく初期の数日の間すなわち髄膜脳炎の時期に，徐波を主とする軽度の全般異常がみられることがあるが，麻痺期になると，脳波にはほとんど異常がないのがふつうである(Garsche[15], 1951)．
　その他，乳幼児のトキソプラズマ症(toxoplasmosis)の場合にも，髄膜炎症状，けいれん発作その他の神経学的症状を示す場合には，脳波上にも広汎性および局在性の徐波や突発波を示し，高度の律動異常(hypsarrhythmia)の像を呈することがある．マイコプラズマ髄膜脳炎[22,23]，リステリア髄膜脳炎のさいの脳波異常も，脳炎一般のそれに近い．

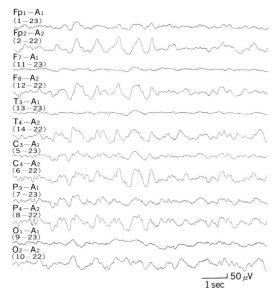

図 14-4　ヘルペス脳炎（疑）における律動性高振幅徐波群（周期性複合波）（福山と梅津，1977）

2歳10カ月，男児．頻回のけいれん発作（上肢間代性，下肢強直性），嘔吐，発熱で発病．3日後意識清明になったが，右片麻痺，右顔面神経麻痺，運動失語を残す．髄液に異常所見なし．脳波（発病5日目）では，基礎律動は4～5Hzのシータ波で，1.5Hz前後，150～200μVの律動性高振幅徐波が群発性，周期性に右半球優位に出現．左半球の脳波は全体として低振幅であり（周期性複合波），左半球の脳波異常が強いと考えられる．

③HIV 感染症における脳波

HIV（ヒト免疫不全性ウイルス）感染症あるいはAIDS（後天性免疫不全症候群）における脳症のさいには，脳障害による知的能力低下が起こり，AIDS患者の半数以上が脳波にも基礎律動の徐波化などの脳波異常や誘発電位の異常を示す（Gabuzdaら[14]，1988；Helweg-Larsenら[26]，1988）．AIDS症例で認知症を示す症例の一部には徐波を含む低振幅脳波を示すものもあるという（Hardenら[25]，1993）．HIV感染症で脳波のコヒーレンスを観察した研究では，半球内コヒーレンス（前頭・後頭間）が増大しているとの報告（Newtonら，1994）もあるが，HIV感染者で知的障害を示すものでは半球内および半球間コヒーレンスが低下しているとの報告もある（Fletcherら[11]，1997）．コヒーレンスの低下はAIDSによる半球内あるいは半球間のdisconnectionの存在を示唆するという．

第2節　亜急性硬化性全脳脳炎

亜急性硬化性全脳脳炎（subacute sclerosing pan-encephalitis：SSPE）は封入体脳炎，亜急性硬化性白質脳炎とも呼ばれてきたもので，slow virus の性質を獲得した麻疹ウイルスの感染によって起こる．本症では，脳波に特徴的な異常，すなわち周期性複合波（periodic EEG complexes）が出現し，診断にある程度役に立つ[5～7,34,39,42]（184頁参照）．周期性複合波は，Cobb & Hill[6]（1950）の最初の記載によると，最初に振幅の大きい鋭波が現れ，これに徐波がいくつか続く波形（周期性突発性高振幅徐波群発 periodic paroxysmal high voltage slow wave burst）で（図14-5），徐波が出現しない間欠期には平坦に近い波形になる．最初の振幅の大きい鋭波にはミオクロニーけいれんあるいはその他の不随意運動を伴うことがある[7]．

Markand & Panszi[34]は本症31例の脳波所見をまとめて報告したが（表14-1），うち30例に周期性複合波を認めた．複合波は100～500μVの高振幅デルタ波数個から構成され，両側同期性，左右対称性に出現し，複合波の持続は1～3秒程度で，これが5～7秒の間隔で反復し，臨床的にミオクロニーけいれんがあるときは複合波に対応して出現する（図14-6）．本症の臨床経過はおよそ3期に分けられ，第1期は知的崩壊が現れ，巣症状，記憶障害などが現れ，第2期には種々の異常運動が現れ，第3期には除脳硬直，認知症状態におちいるが，周期性複合

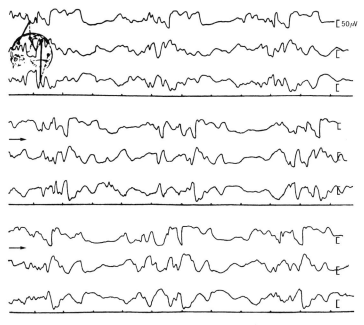

図 14-5 亜急性硬化性全脳脳炎時の周期性複合波(periodic EEG complex)(Cobb, 1950)

6歳．3列の記録は連続しており，36秒間に9個の徐波複合を含む．徐波は主に中心部に起源をもち，鋭波は第1チャネルと第3チャネルの間で位相を逆転する．

表 14-1 亜急性硬化性全脳脳炎(SSPE)31 例の脳波所見(Markand ら，1975)

脳波所見	例数
Periodic EEG complexes	30
Asymmetry of periodic complexes	3
Electrodecremental period following periodic complex	3
Rhythmic delta activity in intervals between periodic complexes	14
Paroxysm of bisynchronous spike-wave activity	6
Spikes or sharp waves in frontal regions	12
Focal abnormalities	
Spike foci	2
Delta focus	1

波は病勢の進行とともに振幅が低下し，第3期にはしだいに消失していく．

最近，Ekmekci ら[9](2005)は，従来報告されている周期性複合波を分析し，古典的と非定型的の2群に分け，非定型的パタンには，4～7秒の鋭・徐波パタン後に引き続いて1～4秒のサプレッションを伴う延長した発射からなる複合波と2秒ごとに4ないし5つの鋭波からなる複合波の2つがあるとして

いる．また，そのような非定型的パタンは，重度の神経学的障害があり，より急速に進行し，より罹病期間の長い患者で観察されうることを示唆している．

SSPEで出現する周期性複合波ないし周期性同期性発射の起源を双極子追跡法(511頁)で調べると，その起源は大脳深部，視床・中脳近傍に局在すると考えられるという(八木ら[51,52]，1992, 1993)．

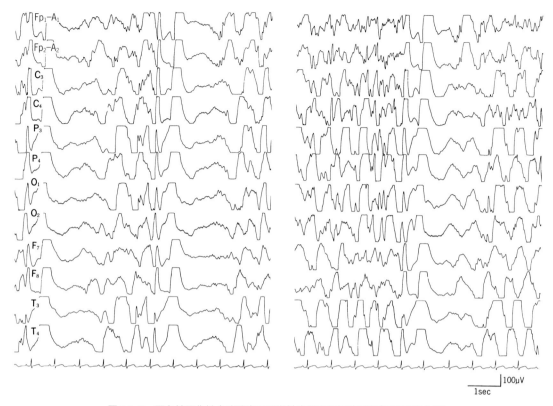

図 14-6　亜急性硬化性全脳脳炎の周期性突発高振幅徐波群（周期性複合波）

2歳，女児．脳波には 1～3 Hz，200 μV 以上の不規則な高振幅徐波が 2～3 秒間群発をなして出現．これが 2 秒前後の平坦な波形の時期に隔てられながら周期性，反復性に出現（periodic paroxysmal high voltage slow wave burst, periodic EEG complex）．

第3節　髄膜炎

1　概説

　髄膜炎はふつう脳表面の実質の炎症を伴う髄膜脳炎である．一般に化膿性および結核性髄膜炎はウイルス性（漿液性）髄膜炎よりも炎症の程度が強く，脳実質をおかすことも多いので，脳波異常の程度が強い．また年少者ほど異常の程度が強い．

　脳波異常の種類は，先に述べた脳炎の場合に類似しており，徐波出現が主体であるが，脳炎の場合よりも一般に軽度である（図 14-7）．急性期で，炎症が強い場合には，広汎性のデルタ波が出現し，デルタ波は群発性に現れることが多く，亜急性期から慢性期になるとデルタ波が減少してシータ波が主体になり，しだいに正常化する．けいれん発作をもつ症例では，棘波，鋭波，棘・徐波複合など突発異常波を示すことが多い．なお局在性の異常波が出現することもまれではなく，とくに比較的軽症の場合には局在性異常がみられることが多い．

　脳波異常は臨床症状とほぼ並行して消長するが，髄液所見が改善され正常化しているのに，脳波異常が存続する場合が少なくない．臨床的治癒の状態になっても一部の症例では脳波異常が存続する[28]．

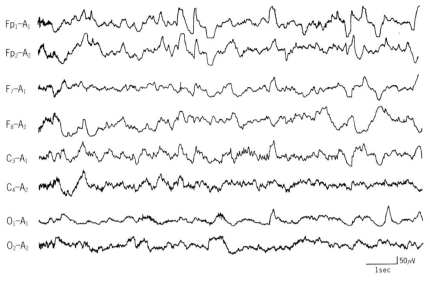

図 14-7 結核性髄膜炎
16歳, 男子. 体温39.5℃, 軽度の意識障害がある. 脳波には, 広汎性に不規則な徐波が出現し, アルファ波はみられず, 中心部に紡錘波様の波が出現している.

2 結核性髄膜炎

結核性髄膜炎の急性期には, 脳波はほとんどすべての症例で異常であり, 非特異的な広汎性シータ波ないしデルタ波が出現し, けいれん発作があるときには突発波がみられることもある. このような広汎性徐波は, 意識障害が高度なほど著明である. 脳波異常の程度は年齢によってもかなり異なり, 小児では急性期に高度の徐波化を示すものが多いが, 成人の場合には徐波化が軽度であることが多い(Turrellら[49], 1953). 急性症状がしだいに消退するとともに, 脳波上でも徐波がしだいに減少して正常脳波の方向に回復[17]し, 一定の終末状態に移行する.

急性期を経過した後の, 治癒状態にある患者の脳波[3,46]は, 正常に回復するもの, 非突発性徐波を示し過呼吸に敏感で鋭波や徐波群発が出現するもの, 明らかな突発波を示すものの3群に分けられ, 残遺てんかんを示すものには突発波を示すものが多い(徳田[48], 1959).

Kalita & Misra[30] (1998)は32名の結核性髄膜炎の脳波変化を調べ, そのうち24名で脳波異常を認め, 広汎性シータ波からデルタ波の徐波化, 前頭部間欠律動性デルタ活動, 左右非対称, てんかん様放電の4群に分類している. 脳波異常の多くは徐波化で, さらに徐波群発が重畳して出現するといった非特異的変化であった. また, その異常は, 髄膜炎の重症度, 昏睡の程度などと相関していたと報告している.

3 ウイルス性髄膜炎

ウイルス性髄膜炎は, 化膿性あるいは結核性髄膜炎に比べて臨床症状が軽いが, 脳波異常の程度も一般に軽度である. 小児の髄膜炎で髄液にリンパ球増多がみられ, 結核性かウイルス性か鑑別が困難なとき, 脳波異常が高度なら結核性髄膜炎を考えるのがよい.

軽症のウイルス性髄膜炎では, 急性期, 亜急性期にも脳波は正常範囲のことも少なくなく, 異常を示すものは30〜70%であるといわれている[32]. 脳波異常としては, 徐波はシータ波程度のことが多い. 起炎ウイルス別に脳波異常出現率をみると, ECHOが最も高く, Coxsackieがこれにつぎ, mumpsが最も低い. 臨床症状消失後1カ月を経過した頃にも, なお急性期の約1/2程度の症例に異常脳波がみ

られる．

第4節　神経梅毒とくに進行麻痺

　中枢神経系の梅毒[2,4,10)]すなわち神経梅毒（neurosyphilis）で問題になるのは，第3期に起こる血管系の変化，ゴム腫などと，第4期梅毒すなわち後期梅毒とである．脳血管系の変化は，片麻痺その他重篤な神経症状を呈する場合以外は，脳波に影響を与えることは少ないが，ゴム腫は，一般の脳腫瘍によく似た脳波所見（329頁）を示すことが多い．梅毒による脳血管性障害で著明な片麻痺などが存在する場合には，脳波上にも全般性の基礎律動の徐波化および局在性の異常がみられることが多い．

　いわゆる後期梅毒には，進行麻痺（progressive paralyse, general paresis），脊髄癆（tabes dorsalis）などがある．

　進行麻痺は，臨床的には認知症を主症状とし，病理組織学的には大脳皮質を主とする脳の萎縮がみられるが，脳波変化は老年性脳萎縮などの場合と同様に比較的軽度で，ほとんど異常がみられない症例も多い．進行麻痺のうち Lissauer 型と呼ばれるものは，種々の巣症状を示すが，その場合にも脳波には局在性の振幅低下や全般性の軽度の左右差がみられる程度にすぎないことが多い（図14-8）．

　たとえば Arentsen & Voldby[2)]（1952）は，進行麻痺35例，脊髄癆19例，taboparalysis 24例，その他計110例の神経梅毒患者の脳波を調べ，そのうち59例に異常脳波をみた．脳波異常は多くは広汎性で，基礎律動の優勢な波の周波数が7～9Hzで正常アルファ波の下限あるいはそれ以下であること，5～7Hzのシータ波が前頭部，頭頂部などに散発あるいは群発することなどが主な所見であった．進行麻痺では，半数以上に中等度以上の脳波異常がみられたが，脊髄癆ではわずか9％にみられたにすぎない．また脳波異常は若年者のほうに高率にみられたという．治療によって臨床症状とともに脳波も改善された例もあるが，臨床的改善が脳波的改善を上まわることが多い．

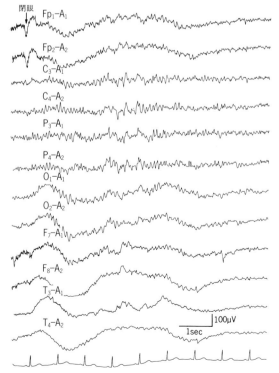

図14-8　進行麻痺の脳波
64歳，女性．進行麻痺，約2カ月前から多弁，多動，誇大念慮，不眠など躁状態に近い状態となり，短時間の意識消失発作も起こり受診．髄液梅毒反応陽性，細胞増多，グロブリン増加などあり，認知症（WAIS，IQ 62），右下肢不全麻痺も認められた．脳波はアルファ波は9Hz前後であるが，振幅，周波数とも不揃いで不規則であり，両側の頭頂部には棘波様の波，シータ波などが出現．左右差ははっきりしない．

文献

1) Adams JH, Jennett WB : Acute necrotizing encephalitis ; A problem in diagnosis. J Neurol Neurosurg Psychiatry 30 : 248-260, 1967
2) Arentsen K, Voldby H : Electroencephalographic changes in neurosyphilis. Electroencephalogr Clin Neurophysiol 4 : 331-337, 1952
3) Bado JV, Dies JS : EEG signs of mesencephalic involvement in tuberculous meningitis and their evolution with treatment. Electroencephalogr Clin Neurophysiol 6 : 53-64, 1954
4) Callaway JL, Lowenbach H, Noojin OR, et al : Electroencephalographic findings in central nervous system syphilis. JAMA 129 : 938-939, 1945
5) Celesia GG : Pathophysiology of periodic EEG complexes in subacute sclerosing panencephalitis (SSPE). Electroencephalogr Clin Neurophysiol 35 : 293-300, 1973
6) Cobb W, Hill D : Electroencephalogram in subacute progressive encephalitis. Brain 73 : 392-404, 1950
7) Cobb W : The periodic events of subacute sclerosing leucoencephalitis. Electroencephalogr Clin Neurophysiol 21 : 278-294, 1966
8) Doutlik S, Janda V : Episodic EEG activity in exanthematic parainfectious encephalitis. Confin Neurol 22 : 81, 1963
9) Ekmekci Ö, Karasoy H, Gökçay A, et al : Atypical EEG findings in subacute sclerosing panencephalitis. Clin Neurophysiol 116 : 1762-1767, 2005
10) Finley KH, Rose AS, Solomon HC : Electroencephalographic studies on neurosyphilis. Arch Neurol Psychiatry 47 : 718-736, 1942
11) Fletcher DJ, Raz J, Fein G : Intra-hemispheric alpha coherence decreases with increasing cognitive impairment in HIV patients. Electroencephalogr Clin Neurophysiol 102 : 286-294, 1997
12) 福田正彦：日本脳炎後遺症の脳波学的研究．米子医学雑誌 19 : 414-423, 1968
13) 福山幸夫, 長畑正道, 有馬正高：小児科領域における chlorpromazine 療法(其の1), 特に日本脳炎及び其の脳波所見に及ぼす影響. 最新医学 11 : 1977-1992, 1956
14) Gabuzda DH, Levy SR, Chiappa KH : Electroencephalography in AIDS and AIDS-related complex. Clin Electroencephalogr 19 : 1-6, 1988
15) Garsche R : Über die hirnelektrischen Veränderungen bei der kindlichen Poliomyelitis ; Eine klinische und elektrencephalographische Studien der Epidemie des Jahres 1950. Arch Psychiatr 187 : 363-378, 1951
16) Garsche R : Das Elektroencephalogramm bei akuten entzündlichen cerebralen Erkrankungen und deren Folgezustanden im Kindesalter. Monatsschr Kinderheilkd 100 : 204-214, 1952
17) Garsche R, Dlugosch G : Über Veränderungen der Hirnstromkurve bei der Meningitis tuberculosa unter Streptomycinbehandlung, II. Mitt. Chronische Verlaufsformen Z Kinderheilkd 70 : 354-380, 1952
18) Gibbs FA, Gibbs EL, Carpenter PS, et al : Electroencephalographic abnormality in "uncomplicated" childhood disease. JAMA 171 : 1050-1055, 1959
19) Gibbs FA, Gibbs EL : The electroencephalogram in encephalitis. Arch Neurol Psychiatry 58 : 184-192, 1947
20) Gibbs FA, Gibbs EL, Spies HW, et al : Common types of childhood encephalitis ; Electroencephalographic and clinical relationships. Arch Neurol 10 : 1-11, 1964
21) Grossman HJ, Gibbs EL, Spies HW : Electroencephalographic studies on children having measles with no clinical evidence of involvement of the central nervous system. Pediatrics 18 : 556-560, 1956
22) Grossman HJ, Gibbs EL, Spies HW : Electroencephalographic studies of patients having poliomyelitis with no clinical evidence of encephalitic involvement. Pediatrics 22 : 1148-1152, 1958
23) Gupta PC, Seth P : Periodic complexes in herpes simplex encephalitis. Electroencephalogr Clin Neurophysiol 35 : 67-74, 1973
24) 浜中淑彦, 守田嘉男：周期性同期性脳波異常の縦断像について—ヘルペス脳炎と思われる1例．臨床神経学 10 : 606-616, 1970
25) Harden CL, Daras M, Tuchman AJ, et al : Low amplitude EEGs in demented AIDS patients. Electroencephalogr Clin Neurophysiol 87 : 54-56, 1993
26) Helweg-Larsen S, Jakobsen J, Boesen F, et al : Myelopathy in AIDS. A clinical and electrophysiological study of 23 Danish patients. Acta Neurol Scand 77 : 64-73, 1988
27) Hodes LH, Livingston S : Electroencephalographic findings in measles encephalitis. J Pediatr 36 : 577-582, 1950
28) Illis LS, Taylor FM : The electroencephalogram in herpes-simplex encephalitis. Lancet 299 : 718-721, 1972
29) 稲葉 博, 田丸 操, 大泉 純, 他：風疹脳炎の4症例．小児科臨床 30 : 1849-1855, 1977
30) Kalita J, Misra UK : EEG changes in tuberculous meningitis : a clinicoradiological correlation. Clin Neurophysiol 107 : 39-43, 1998
31) Kalita J, Misra UK : EEG in Japanese encephalitis : a

32) 加藤昌弘：漿液性髄膜炎の脳波学的研究．日本小児科学会雑誌 69：717-732, 1965
33) Kiloh LG, McComas AJ, Osselton JW：Clinical Electroencephalography. 3rd ed, Butterworth, London, 1972
34) Markand ON, Panszi JG：The electroencephalogram in subacute sclerosing panencephalitis. Arch Neurol 32：719-726, 1975
35) Millar JHD, Coey A：The EEG in necrotizing encephalitis. Electroencephalogr Clin Neurophysiol 11：582-585, 1959
36) 南部由美子，黒川　徹，布川　菫，他：風疹脳脊髄膜炎の脳波について．脳と発達 9：395-399, 1977
37) Nolan DC, Carruthers MM, Lerner AM：Herpesvirus hominis encephalitis in Michigan；Report of 13 cases including 6 treated with idoxuridine. N Engl J Med 282：10-13, 1970
38) 大熊輝雄，松岡洋夫，上埜高志：脳波判読 step by step 症例編．第4版，p253，医学書院，2006
39) Oya T, Martinez AJ, Jabbour JT, et al：Subacute sclerosing panencephalitis；Correlation of clinical, neurophysiologic and neuropathologic findings. Neurology 24：211-218, 1974
40) Olson LC, Buescher CEL, Artenstein MS, et al：Herpesvirus infections of the human central nervous system. N Engl J Med 277：1271-1277, 1967
41) Pampiglione G, Young SEJ, Ramsay AM：Neurological and electroencephalographic problems of the rubella epidemic of 1962. Br Med J 2：1300-1302, 1963
42) Radermecker J：Systématiques et électroencéphalographie des encéphalites et encéphalopathies. Electroencephalogr Clin Neurophysiol Suppl 5：110, 1956
43) 坂口　茂：小児の脳髄膜炎の脳波．日本小児科学会雑誌 62：538-548, 1968
44) 坂本有正：脳炎の脳波．臨床脳波 8：274-281, 1966
45) Shimoda Y, Fukuda M：On the electroencephalogram of Japanese encephalitis. Folia Psychiatr Neurol Jpn 4：302-308, 1951
46) 竹下研三：日本脳炎の脳波．神経研究の進歩 11：293-299, 1967
47) 谷　秀雄，古村　進：日本脳炎の脳波．臨床内科小児科 14：1093-1102, 1958
48) 徳田良仁：結核性髄膜炎の精神医学的予後．精神神経学雑誌 61：1388-1406, 1959
49) Turrell RC, Shaw W, Schmidt RP, et al：Electroencephalographic studies of the encephalopathies. II. Serial studies in tuberculous meningitis. Electroencephalogr Clin Neurophysiol 5：53-63, 1953
50) Upton A, Gumpert J：Electroencephalography in diagnosis of herpes-simplex encephalitis. Lancet 295：650-652, 1970
51) 八木信一，三浦　洋，水田　俊，他：亜急性硬化性全脳炎における周期性現象の起源に関する検討．双極子追跡法，MRIによる複合画像診断法および表面筋電図による不随意運動の解析．臨床脳波 35：533-539, 1993
52) 八木信一，水田　俊，涌波淳子，他：亜急性硬化性全脳炎における周期性同期性放電の神経生理学的検討—双極子追跡法の応用—．日本小児科学会雑誌 96：2358-2361, 1992

第 15 章

頭部外傷の脳波

第 1 節 頭部外傷概説

1 頭部外傷の分類と症状

　頭部外傷のさいの臨床像や脳波所見は，頭部外傷の部位，方向，外力の種類と強さ，骨折の有無，意識障害の有無などによって著しく異なる．また脳そのものの損傷のほかに，硬膜下血腫（subdural hematoma）を生じることがあり，血腫の有無によっても脳波像はかなりの相違を示す．
　一般に頭部外傷は，閉鎖性頭部外傷と開放性頭部外傷とに分けられる．閉鎖性頭部外傷は，脳振盪（commotio cerebri）と脳挫傷（contusio cerebri）とに分けられる．また，わが国では頭部外傷を①第Ⅰ型（単純型），②第Ⅱ型（脳振盪型），③第Ⅲ型（脳挫傷型），④第Ⅳ型（頭蓋内出血型）に分ける荒木の分類が用いられている．しかし，軽度の脳挫傷と脳振盪を臨床的に区別することは容易ではない．
　開放性頭部外傷の場合には，少なくとも受傷部位に脳の損傷があることがわかるが，閉鎖性頭部外傷では，損傷部位を受傷部位や臨床症状だけからは確定できないことがある．たとえば，脳損傷は外力を受けた部位に起こることもあるが，外力によって脳が受傷部位とは反対側の頭蓋骨内壁に打ちつけられるために起こる contre coup もありうる．脳波的に焦点性異常がみられる頭部外傷例のうちでは，約 20〜40% が contre coup であるという（Müller ら；Clark ら）．開放性頭部外傷の場合にも，このような遠隔部位の脳損傷が合併していることがある．
　頭部外傷の症状は，受傷後の経過時間（時期）によっても，一定の変遷を示す（図 15-1）．

2 脳波検査の役割

　頭部外傷のさいの脳波検査の役割は，急性期あるいは亜急性期には，①脳波異常の有無や異常の種類，程度などの判定――それによりたとえば脳振盪と脳挫傷の鑑別，②脳損傷の局在の判定，とくに閉鎖性頭部外傷の場合；開放性損傷でも遠隔部位障害

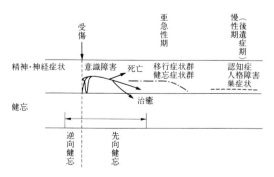

図 15-1　頭部外傷後の精神神経症状の経過

の有無，③外傷てんかん発現の可能性の予知，④高度の意識障害（昏睡など）が存在する場合の脳損傷部位や程度の推定，⑤陥没骨折の手術適応の決定（関野，間中），慢性期には，①いわゆる頭部外傷後遺症における脳器質損傷と心理的要因の分析の参考，②慢性血腫や脳膿瘍など特殊な後遺症の発見，③頭部外傷後遺症の存否に関する損害賠償など medico-legal な判定資料として，などがある．

3 脳波異常出現率

頭部外傷後の脳波異常出現率は，頭部外傷の重症度や脳波検査の時期によって異なるので，諸家の統計資料を比較することはあまり意味がないが，たとえば 48%（Greenblatt），60%（Hoefer），30%（関野，間中）などの報告があり，脳波異常の内容としては，徐波 16%，棘波，棘・徐波 14%，高振幅徐波群発 16%（Hoefer）の記載がある．わが国での資料では，棘波など突発波出現率 5% 前後，徐波化など基礎律動異常 20〜40%，正常 50〜75% 前後とされている[12,32,33]．

4 記録，判読上の注意

頭部外傷時の脳波検査あるいは脳波判読上注意を要することは，創傷部位を避けるため電極配置が非対称になる可能性があること，皮下血腫のため電極が脳から遠ざかるための振幅低下，骨欠損のための振幅増大，意識障害や興奮のためのアーチファクト混入などである．

5 頭部外傷の脳波と年齢

小児期および老年期には成年期とは多少異なった特徴がみられる（Yoshii[47]，1970；間中[27]，1980）．

小児期の頭部外傷には，①頭蓋骨が軟らかく弾力性に富んでいるので derby-hat 形の陥没骨折を起こしやすい，②打撲を受けた部位の骨がたわみ，その直下の部分の硬膜裂傷や脳挫傷を生じるが，contre coup が少ない，③軽微な外傷で硬膜下血腫を生じやすい，④骨縫合が開きやすいので頭蓋内血腫を生じたときにも血腫量がかなり多くなるまで一見正常にみえる，などの特徴がある（間中，1980）．

これらに対応して，小児の頭部外傷時の脳波には次のような特徴がある．①小児には脳波異常が出現しやすく，たとえば小児 49%，高齢者 35%，成人 24%（吉井[46]，1971；Yoshii ら[31]，1970）である，②過呼吸や睡眠脳波で異常が誘発されやすい，③軽度とおもわれる頭部外傷でも著明な脳波異常がみられる．一般に小児の頭部外傷は意識障害を伴いにくい傾向があるが，意識障害のない程度の頭部外傷でも顕著な脳波異常を示す例がある．これは小児の頭蓋骨は衝撃によって局所的にたわみやすく，脳に全体的損傷を与えなくても衝撃部位の直下の脳に損傷を生じるためと考えられる，④臨床的に外傷てんかんが多いことと関連して突発異常波を生じやすい，⑤局在性高振幅徐波などの局所性律動異常を認めやすく，後頭部の徐波は最後まで残りやすい（Silverman[40]，1962），⑥反復脳波検査で所見が変化しやすく，2〜3 カ月目に異常がみられることもある（間中，1980）．

老年期の頭部外傷の脳波の特徴は（吉井[46]，1971；Yoshii ら，1970），①異常は年齢に比例して増加する，②意識障害は脳波異常と関係する，③群発様の波や局所性脳波異常が多い，④棘波は出現しにくい，⑤過呼吸の賦活効果が少ない，などがある．

第 2 節　頭部外傷の類型と脳波

1 脳振盪

人間において脳振盪（commotio cerebri）直後の脳波を記録する機会はほとんどないが，動物実験によると，受傷直後には比較的高振幅の速波が出現し，ついで記録が平坦になり，正常な基礎律動が消失する．脳波が回復に向かうときには，まず全領域にデルタ波が出現しはじめ，さらに正常よりも遅い律動波が現れ，しだいに正常脳波に戻る．

人間の場合には，その臨床症状がごく短時間の意識障害であるのと同様に，脳波所見も受傷後 30 分頃に記録すると，なんら異常所見を示さないのがふ

つうである[6]．脳振盪の直後には脳波が徐波化を示すという報告もあるが，その報告では脳振盪と脳挫傷が一緒に取り扱われているようである．

最近，Korn ら[26]（2005）は脳振盪後症候群患者17名の定量的脳波解析と頭部 CT，MRI，SPECT を調べ，定量的脳波解析ではデルタ帯域の増大とアルファ帯域の低下を示し，頭部 CT と MRI では何ら局所性病変を示さなかったが，SPECT では 85％ の患者で局所性の灌流低下を示し，73％ で血液脳関門（blood-brain barrier : BBB）の破損を示していたと報告している．さらに，LORETA の解析により，律動異常の発生源が BBB の破壊部位と関連していることから，脳振盪後症候群の一部では，頭部損傷後の局所性皮質障害は局所性 BBB の破壊によるのかもしれないとしている．

2 脳挫傷

脳挫傷（contusio cerebri）のさいの脳波異常は，脳損傷部位にみられる焦点性異常と，外傷に対する脳全体の反応を反映する全般性異常とからなる．また，脳波像は，急性期の異常脳波，慢性期の所見，合併症としての髄膜炎，脳膿瘍，外傷性てんかん，硬膜下血腫などが発生したときの所見などに分けて観察することができる．

1 脳挫傷急性期の脳波

脳挫傷の直後にみられる脳波所見は外傷に特有のものではなく，一般の脳損傷のさいにみられるものと同様である．

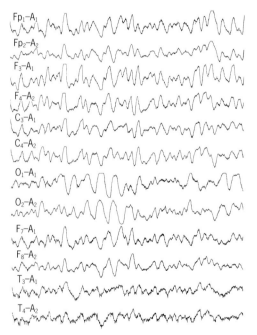 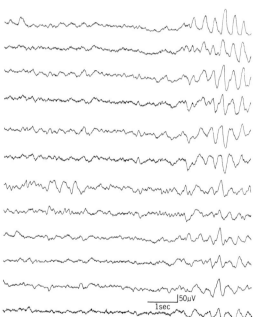

図 15-2 頭部外傷の脳波 —— 全般性異常と局在性異常

16歳，女子．12日前自転車に乗っていて自動車に追突され頭部を強打し，意識消失．髄液は血性で左方共同偏視，失禁があった．1週後に意識混濁はやや回復，12日目の脳波検査時（図左）には軽度の意識混濁があり，見当識障害もあった．脳波には，後頭部にもアルファ波帯域の波はみられず，高振幅のシータ波，デルタ波が混在し，高度の徐波化を示すが，0.5～1 Hz の遅いデルタ波はみられず，亜急性期の脳波像といえる．図右は受傷20日後の記録で，意識混濁はほとんどないが，ややぼんやりし，記銘障害，見当識障害がある．右後頭部に 8～9 Hz のアルファ波が出現するが，左後頭部には局在性の 3 Hz 前後のデルタ波が出現．左前頭極部，左前頭部，左中心部でも右側に比べて低振幅徐波が多い．ときおり 3 Hz 前後の高振幅・単律動デルタ波が群発性に出現するが，振幅はやはり左側がやや大きく左側の脳半球の障害がより強いことを示す．

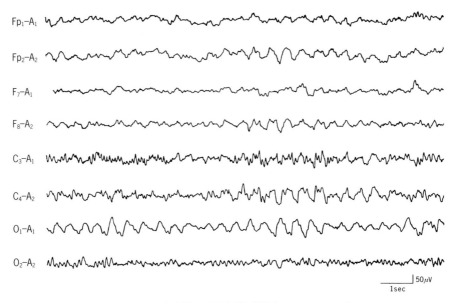

図15-3　頭部外傷の脳波（受傷部位と contre coup）
16歳，男子．2週間前野球の硬球が右側頭部にあたり，5分間意識消失．髄液は血性，頭蓋骨折（−）．手術により右側頭部に厚さ1〜3cm，大きさ6×4cmの硬膜外血腫を認めた．脳波は，アルファ波は8Hz前後で，前頭部，中心部，側頭前部では受傷側である右側に徐波が多いが，後頭部では，反対に左側に2Hz前後のデルタ波が連続．すなわち受傷部位付近と contre coup の部位との両者に徐波の焦点がみられる．

1．局在性異常

局在性異常の最も定型的なものは，損傷部位に出現する徐波とくにデルタ波あるいはシータ波の焦点であり，これは全例の約20％に出現する（図15-2）(Meyer-Mickeleit[30]，1953)．これは，直接に外傷を受けた部位だけではなく，contre coup による損傷部位にも出現し，ときには同一の症例が2つの徐波焦点を示すこともあり，これは double slow focus とも呼ばれる（図15-3）．

2．全般性異常

全般性変化としては，とくに意識消失，意識混濁，健忘症候群などが存在するさいにみられる全般性の基礎律動の徐波化がある（図15-4）[31]．重症の脳挫傷直後の意識混濁が強い場合には，脳波がまったく平坦化し，その後脳機能の回復とともにしだいに徐波の優勢な脳波像に移行することもある（図15-4A）．小児の頭部外傷例では，後頭部に徐波が出現しやすい[40]が，健常小児の後頭部徐波（125頁）との鑑別が必要である．

頭部外傷の急性期には，意識障害が存在するために，広汎性徐波が出現し，脳損傷そのものによる脳波異常が覆いかくされることがある．このような場合に，音響，痛覚などの覚醒刺激を与えて広汎性徐波をできるだけ減少させると，焦点性異常が見分けやすくなることがある．

重篤な外傷のため患者が昏睡状態にあるときに，夜間睡眠脳波を記録して，正常な睡眠波形に近い波形が現れるときには予後はよく，徐波の時期と速波の時期の交代といった二相性の睡眠波形，あるいはそのどちらか一方だけという単純な睡眠波形しか出現しないときは，予後が不良であるという[1]．

脳挫傷による全般障害としての基礎律動の徐波化は，とくに受傷後1カ月以内に多くみられる．図15-5に示した資料では，脳挫傷後最初の1カ月以内はアルファ波のサイクルが平均8.7Hzで，その後3〜6カ月の間にしだいに10Hz前後に回復する．これに対して脳振盪の場合には，基礎律動の徐波化は最初の1カ月以内にもほとんど出現せず，これによって両者を鑑別することができる（図15-5）[30]．

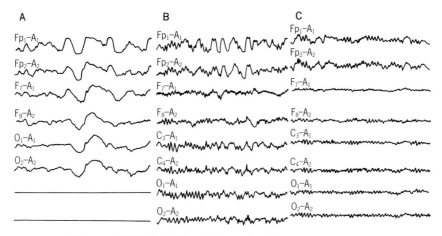

図 15-4 頭部外傷急性期の脳波およびその後の経過(光宗, 1959)
A. 48歳, 男性. 受傷後 48 時間. モーターバイクに衝突, 昏睡状態で入院, 右後頭頂部に挫傷あり, 脳波は平坦に近く, 大きな基線の動揺を示す.
B. 受傷後 11 日. 意識は回復し, 歩行可能になったが, incontinentia albi があり, 物事に無関心. 脳波はかなり回復したが, いまだ徐波が多い.
C. 受傷後 40 日. 退院後, 自宅療養中. 日常生活には支障はない. 脳波はほぼ正常に回復.

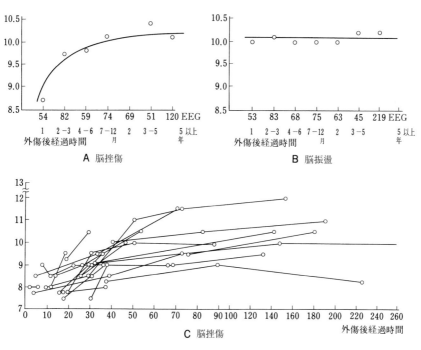

図 15-5 脳振盪, 脳挫傷後のアルファ波周波数の変動(Meyer-Mickeleit, 1953)
A. 373 例の脳挫傷(509 の脳波)では 1 年以内にかなり徐波化がみられる.
B. 559 例の脳振盪(606 の脳波)では脳波の変化がみられない.
C. 21 例の脳挫傷症例におけるアルファ波周波数の縦断的観察. アルファ波徐化の回復過程を示す.

3. 昏睡状態と脳波

　頭部外傷後急性期に重篤な意識混濁（昏睡）があるときには，ふつうはデルタ波を主とする脳波像（いわゆる delta coma）あるいは平坦に近い脳波像を示す．しかし，主に脳幹部が損傷された場合には，一見正常脳波に近い 10 Hz 前後の波が出現する場合（alpha coma），速波が出現する場合（beta coma），自然睡眠に近い紡錘波が出現する場合（spindle coma）などがある（大友，1977；349 頁）．

　Valente ら[43]（2002）は，頭部外傷後昏睡の予後に対するマーカーとして，睡眠機構のパタンがマーカーとなりうることを報告している．睡眠-覚醒機構として下記の5群に分け，1から5になるに従い，睡眠の組織化の複雑性が増すように分類されている．
① 単層性：持続性低振幅シータ-デルタ活動
② 周期性交替性パタン：頻回な異常な持続性覚醒活動の存在での睡眠成分の欠如
③ 未熟な睡眠：未熟な NREM 睡眠成分（K 複合および，あるいは紡錘波）の存在
④ 非急速眼球運動：NREM 睡眠の十分組織だった成分の存在
⑤ 急速眼球運動：NREM 睡眠と交替性の REM 睡眠成分（急速眼球運動および鋸歯状波）の存在

　24 名の頭部外傷昏睡患者を 24 時間ポリソムノグラフィ記録でモニターし，ポリソムノグラフィでの睡眠-覚醒機構と，他の予後予測可能な指標として，神経放射線的知見，年齢，Glasgow Coma Scale（GCS）とが比較された．その結果，よりよい転帰の非常によい予測因子となったのは組織だった睡眠パタンの存在であり，GCS ではなかったとしている．

②脳挫傷慢性期の脳波像

1. 局在性および全般性異常波の時間的変遷

　脳損傷部位に出現する焦点性デルタ波は，受傷後の急性期にだけ一過性に出現するものが多く，挫傷の程度に応じて大部分は数日，数週間あるいは 2〜3 カ月以内に消失する．全般性の脳波の徐波化は，脳全体にかなり高度な損傷が存在する場合には，かなり長く残存する（図 15-4, 5）が，外傷による急性の脳浮腫などによるものは，1 カ月以内にほとんど消失する．Cohn は，頭部外傷の急性期と慢性期を受傷後 1 カ月以内と以後とで分け，急性の脳波変化はおよそ 1 カ月で消退するものとしている．その根拠として，彼は前頭葉白質切截術（prefrontal lobotomy）が，非感染性の限局性損傷がヒトの脳に及ぼす影響を検索する最もよい機会であるとし，この脳手術後に出現する徐波などの脳波変化は，1 カ月前後で消退することをあげている．

　焦点性デルタ波が消失するさいには，ふつう焦点性律動異常の時期を経過し，最後に損傷部あるいは損傷側にアルファ波の振幅減少が残る．しかし，アルファ波の振幅が患側でかえって増大することもある．アルファ波の周波数が患側だけ遅くなり slow α activity を示すこともある．また受傷部位にかかわらず，受傷側の頭頂，後頭部にアルファ波の振幅減少が起こることがある．これは，脳挫傷例の気脳写や CT 所見に側脳室の一側性拡大をみることが多いこととも関係があろう．しかしこのようなアルファ波の振幅減少も，数カ月あるいは数年の間にほとんど目立たなくなる[7]．局在性または全般性の突発異常波出現率は，閉鎖性頭部外傷では 5% 前後で，頭蓋骨骨折，けいれんなどをもつ症例ではより高率である（奥村[36,37]，1967）．

2. 広汎アルファ波型

　頭部外傷の慢性期には，約 20% の症例に広汎アルファ波型（diffuse alpha pattern）（100 頁）が出現する（堀[14〜16]，1959，1965，1968）．

　広汎アルファ波型は，アルファ波が後頭部だけでなくほとんど全導出部位に連続性に出現し，振幅の waxing and waning が乏しいようなパタンである．堀らはこれを I, II, III 型に分け，双極導出でもアルファ波が広汎性に出現する I 型，双極導出ではほとんど全導出が平坦になる III 型は異常であるとしている．Van der Drift, Magnus によると視床前内側部の後部を破壊するとアルファ波が増大するとされており，広汎アルファ波型は大脳機能の軽度の障害を示唆する境界脳波と判定される．広汎アルファ波型は，アルファ波の周波数が正常範囲内のこともあるが，8 Hz 以下で diffuse slow alpha activity の形をとることも多い．広汎アルファ波型は，パタンだけでは境界程度の異常とし，遅いアルファ波から構成されるときにはじめて異常とするのがよかろう．

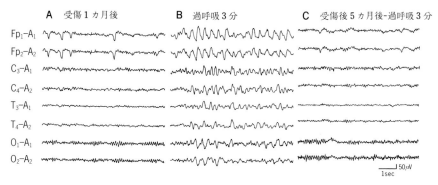

図 15-6　頭部外傷後遺症の経過と脳波
26歳，女性．左後頭部に受傷，意識障害3日間．
A．受傷後1カ月の脳波．自覚症状としては頭重感，めまい感，易疲労感などがあるが，神経学的異常はない．脳波は，安静時には著変はないが，
B．過呼吸により，広汎性の著明な徐波化が出現する．
C．受傷後5カ月の脳波．自覚症状も軽快し，脳波は安静時，過呼吸時とも異常はほとんどみられない．

3. Lazy activity

比較的重篤な脳損傷例では，急性期および慢性期にも睡眠時の紡錘波や速波が患側で振幅を低下し，あるいはまったく欠如し，いわゆる lazy activity を示すことがある．患者が失外套症候群に近い状態を示す時期には，脳波は覚醒時に近い平坦波形[2,3]あるいは7～8 Hz[34]波となり，感覚刺激による変動や覚醒・睡眠による変化がほとんどみられない(412頁)．

4. 賦活(過呼吸，開閉眼など)に対する反応

頭部外傷後は，安静時の脳波に異常がなくても，過呼吸賦活に対して過敏で徐波などの異常脳波が容易に出現することがかなりある(泉と早川[18]，1956)．過呼吸に対して過敏な状態は，受傷後時間が経過するとともに改善される傾向がある(図15-6)．脳波像はほぼ正常範囲内にあるが開眼によるアルファ波の減衰が不十分な例も経験される(図15-7)．このことはペンテトラゾール賦活陽性率が高いことと相まって，頭部外傷後には，安静時脳波に異常がなくても，ある程度の脳機能障害が存在する可能性があることを物語っている．

5. 低電圧脳波

頭部外傷の慢性期に，一部の症例が外傷による脳波変化として低電圧波型 —— 低電圧(速波)脳波

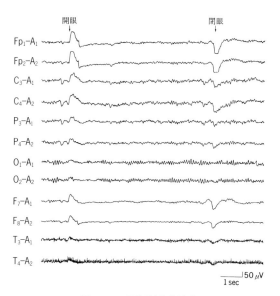

図 15-7　頭部外傷後遺症
28歳，男性．20日前自動車事故で頭部外傷，意識消失約30分，当時鼻出血，耳出血があった．現在軽度の頭痛，めまいがある．脳波には，後頭優位の11 Hzのアルファ波が出現，異常はほとんどないが，開眼時にもアルファ波が1秒間くらい減衰するだけでただちに再現，アルファ波減衰(α attenuation)が不十分である．

(low voltage〔fast〕record)——を示すことが知られており[10,25](図15-8)，たとえば頭部外傷後遺症58例中16例(28%)(泉と早川[18]，1956)，外傷性神

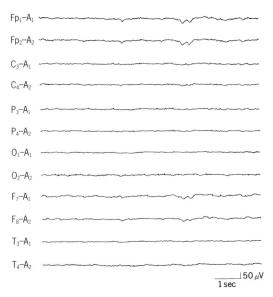

図 15-8　頭部外傷後遺症
38 歳，男性．1 年前交通事故で右側頭，頭頂部に外傷を受け，該当部の陥没骨折を生じ，受傷後 1 カ月間意識障害があった．現在左側不全麻痺，言語障害などがある．脳波は全体として平坦な波形で，ときおり 12 Hz 前後で 10 μV くらいの律動波が出現する．左右差はない．

経症の約 35％（金田[22]，1959）などにこの波型がみられるという報告がある．しかし，低電圧波型は，正常対照群でも 12～15％ にみられることから，これを単に受傷前から存在していた患者本来の波型であると考える人もある（Jung）．頭部外傷による低電圧波型の発生機序はいまだ不明であるが，脳幹部にある覚醒系，抑制系などが関係しているのかもしれない．

6. 脳波所見と臨床症状の対応

アルファ波の振幅減少が消失して，脳波が一見正常になっても，それは器質的変化がないことを意味するわけではない．脳波所見と臨床症状の間に不一致が生じることはまれではなく，明らかな神経症状がありながら脳波がほぼ正常に回復する場合は Williams' paradox[44] と呼ばれる．このような場合には最終的な固定的な欠陥状態に到達したことを意味し，それ以上臨床的改善の望みが少ないことを示す．

神経学的症状があるにもかかわらず脳波所見が正常に近くなることについては，次のようないくつかの理由が考えられる．すなわち，①神経学的症状が，大脳皮質ではなく白質の損傷によって起こることが多く，脳波の発生に直接関係する大脳皮質には損傷が比較的少ないこと，②皮質の損傷部位では電気的活動が低下していても，損傷領域が狭いときには周囲の健康な皮質の電気活動によって覆いかくされること，③閉鎖性頭部外傷のさいには，脳挫傷の発生部位が脳底部の大脳皮質であることが多く，頭皮上導出脳波では記録しにくいこと，④受傷後の患者の基礎律動の振幅減少は，後頭部，中心部では観察しやすいが，基礎律動の振幅が元来低い前頭部，側頭部などでは観察しにくいことなどである．

7. 狭義の頭部外傷後遺症

頭部外傷慢性期における脳波所見と臨床症状との対応の問題は，器質的損傷の存在を示す明らかな症状がないのに，頭部外傷にひき続いて長い間頭痛，眩暈，失神発作などを訴える症例，いわば狭義の頭部外傷後遺症においてとくに重要である．一般に慢性期の頭部外傷患者については，患者の自覚的訴えと脳波異常の程度とはある程度逆比例する傾向がある[29]．しかし，このような症例をすべて外傷神経症として取り扱うのは危険であり，Cohn も，このような症例群の異常脳波出現率は 28％ で，頭部外傷歴のない頭痛症例群より 10％ も高率であることを指摘している．したがって，かかる症例では，安静時脳波所見だけではなく，種々の賦活をも用いて，脳波異常の有無を精査する必要がある．

③ 開放性頭部外傷

開放性頭部外傷には，強い外力によるものもあるが，銃創によるものも多く，貫通性（penetrating）のものと非貫通性（non-penetrating）のものとがある．開放性頭部外傷のさいの脳波異常は，閉鎖性外傷の場合と本質的には相違はないが，閉鎖性のものよりも異常脳波の出現率が高く，とくに焦点性異常が現れやすい．たとえば Clark らによれば，頭部外傷後遺症例で正常脳波を示すものは閉鎖性 42％，開放性非貫通性 27％，開放性貫通性 23％ であり，開放性外傷で焦点脳波異常を示したものは非貫通性 16％，貫通性 30％ である．一般に閉鎖性の場合と同様に，全般性脳波異常は 1～3 カ月以内に消退するが，焦点性異常は閉鎖性のさいよりも長く残存す

る傾向がある．

開放性頭部外傷のときに，感染によって脳膿瘍が生じる場合には，焦点性異常がいったん消退して後ふたたび焦点性デルタ波が出現するか，あるいは焦点性異常が消失しないで，そのまま脳膿瘍のデルタ波焦点(図12-16, 342頁)に移行する．

4 むち打ち症

交通事故の増加に伴い，いわゆる「むち打ち症(whiplash injury)」が増加しており，その脳波所見についての研究も行われているが[24]，一般の閉鎖性頭部外傷例のそれと比較すると，それぞれ45％前後に脳波異常が認められ，脳波異常の内容にも大差はないという(Torres & Shapiro[42], 1961)．

3 頭蓋内血腫

1 急性硬膜外血腫

頭蓋骨骨折によって硬膜動脈が切断され，硬膜の

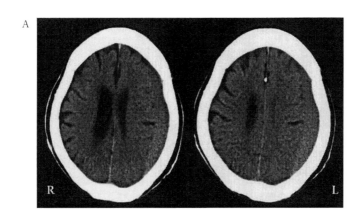

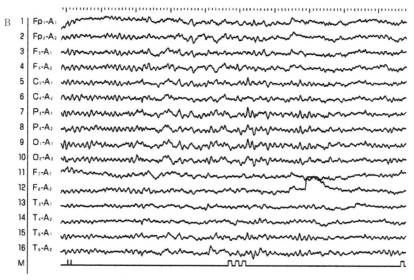

図15-9 慢性硬膜下血腫(星田, 2003)
A．84歳，女性．入院時のCT画像．左半球に慢性硬膜下血腫があり，左脳室の圧排とわずかに正中偏位を認める．
B．Aと同じ症例．術直前の脳波．8 Hzアルファ波が左右対称に出現し，両側前頭部や頭頂後頭部に徐波が認められる．

外に血腫が生じるもので、ふつうは局在性脳波異常は軽度である。血腫が大きくなって意識障害が生じると、広汎性に単律動徐波群発が出現するが、これは経テント切痕ヘルニアによる脳幹障害による.

2 急性硬膜下血腫,急性脳内血腫

急性硬膜下血腫のさいには、まず脳挫傷が存在し、血腫が生じ、これが大きくなると局所を圧迫し、さらに経切痕ヘルニアなどによる脳幹障害を起こす。脳波異常もそれぞれの要因の関与の程度によって、局在性デルタ波出現、一側半球に及ぶデルタ波、広汎性徐波群発、それらの合併などとなる.

3 慢性硬膜下血腫

成人にみられる慢性硬膜下血腫は、ふつう軽い頭部外傷後1～3カ月たって、慢性頭蓋内圧亢進症状、麻痺、見当識障害、頭痛などを示すにいたるもので、頭蓋内の space occupying lesion の一種である。頭部外傷例の2～3%に発生するにすぎないが、死亡率がかなり高いためその診断は臨床上重要である。しかし、これを脳波によって診断[5,11,32,39,41,45]することは容易ではなく、その判読にはかなりの熟練を要する。硬膜下血腫のさいに出現する異常波には、外傷による全般性異常のほか、局在性徐波（デルタ波、シータ波）の出現と、局在性のアルファ波振幅変化（減少あるいは増加）、lazy activity などがある（図15-9）[17].

かなり大きな硬膜下血腫が存在するときにみられる定型的な脳波所見は、基準電極導出で一側半球のかなり広い領域に局在して同期的で比較的低振幅のデルタ波が出現することであり、このような局在性徐波は、硬膜下血腫例の50～60%[8]に出現するといわれるが、15～40%[31,32]という報告もある。双極導出法ではその部位から平坦な波形が記録され、これは静止部位（quiet region）[13,19]とも呼ばれ、血腫による一種の短絡効果によるもの（Jasperら[19]、1940）と解されている.

しかし、上記のような定型的な脳波像がみられないことも多い。たとえば、全般性変化としてデルタ波が出現し、血腫が存在する部位だけかえってやや低振幅である場合に、デルタ波の振幅にだけ注目すると患側診定を誤ることがある.

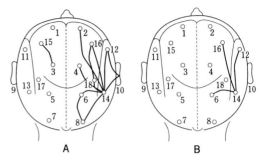

図15-10 硬膜下血腫の患側の振幅増大（佐野, 1957）
38歳男性、右硬膜下血腫.
A. Aird法により、左右の対称部位の記録で振幅の大きい側に線を引いたもので、血腫側（右側）の振幅のほうが大きい.
B. 血腫摘出後2週間にも、患側の振幅増大が多少残っている.

硬膜下血腫のさいには、徐波出現のほかにアルファ波の振幅変化が起こることがあり、これにはアルファ波の振幅減少と、振幅増大とがある。ふつうは皮質表面と頭蓋骨との間に血腫が介在すれば、脳波の発生源である皮質と記録電極との間の距離が大きくなるため、記録されるアルファ波の振幅は減少するはずである。患側におけるアルファ波の振幅減少は、従来硬膜下血腫の定型的な脳波所見の1つと考えられており、血腫例の50%以上にみられるという報告もある[32].

しかし血腫が存在する側でアルファ波の振幅増大がみられることもあるから、基礎律動の振幅の大小だけから患側の診断をすることは危険である（図15-10）。患側におけるアルファ波の振幅増大は脳腫瘍などのさいにもみられ、Duensingはこれをアルファ波賦活（α-Aktivierung）（332頁）と呼んでいる。アルファ波の振幅が増大する機序は明らかではないが、外傷そのものの皮質に対する直接影響、血腫の圧迫による循環障害や浮腫のほかに、膠細胞増殖などの不可逆的変化も考えられるという（佐野）。光宗[31]（1959）によれば、18例の硬膜下血腫のうち、血腫側の高電位が11例、血腫側の低電位が6例にみられ、患側決定には徐波やアルファ波の振幅よりも、睡眠時の lazy activity の存在が役立つという.

アルファ波の振幅減少があるときも振幅増大があるときも、血腫を手術によって摘出すれば、振幅の左右差が消失することが多いが[45]、その部位の脳実質に損傷があれば、振幅低下は残存する（図15-

10）．術前に血腫側にアルファ波の振幅増大がある症例のほうが，血腫摘除後にも振幅の左右差が残存する傾向が多いという（佐野）．血腫摘除術施行後に継時的記録を行うと，2〜3カ月後から患部にミュー律動（107頁）が出現する場合がある[41]．

第3節　外傷てんかん

1　概　説

外傷てんかんは，既往にてんかん発作をもたないものが，ある程度重篤な脳外傷後に，外傷から比較的近い時期にてんかん発作を生じたものをいう．これには，受傷後1週間以内に起こる early epilepsy と，1週間以後に起こる late epilepsy とがあり，後者が狭義の外傷てんかんである．一般に小児には early epilepsy が多い．外傷てんかんは外傷後1年以内に約1/2，2年以内に約3/4が発症し，他のてんかんよりも予後はよい（間中[27]，1980）．

2　てんかん性脳波異常の発達

外傷後に局在性てんかん原焦点あるいは全般性異常波が発達していく経過をみると，局在性突発波の場合，徐波焦点のなかにあるいはそれに代わって速波の群発が出現し，さらに棘波，棘・徐波が現れることが多い（図15-11）．Williams[44]（1944）によれば，慢性期に外傷てんかんが出現する場合には，発作の出現に先行してすでに存在するデルタ波焦点のなかに棘波や鋭波が現れはじめ，これが発作発現の予知に役立つという．頭部外傷の急性期から慢性期にかけての脳波変化を，局所性損傷と全般性損傷の場合に分けて模式図的に示すと，図15-12のようになる（佐野，間中）．

3　外傷てんかんの脳波

外傷てんかんにおける脳波異常出現率は，約50％（Jung, 1950）あるいは70〜80％（間中，1980）といわれる．

脳波異常は，突発性異常波と基礎律動異常とに分けられる．

外傷性てんかんのさいにみられる焦点性異常波は，ふつう散発性の棘波，鋭波，棘・徐波であり，基準電極導出で陰性棘波あるいは鋭波が記録されるときには，てんかん原焦点が大脳皮質にあると考えられる．ときには焦点性異常として振幅のかなり大きい（50 μV 前後）ベータ波の焦点（β focus）がみられることがある（Jung, 1953）（図15-13）．

このような焦点性速波は irritable beta とも呼ばれ，脳手術後にもしばしば出現する（図15-14）（堀[16]，1968）．

中心部あるいは側頭中部付近に脳手術による骨欠損がある症例で，中心部，側頭中部などに局在して，6〜11 Hz のミュー波様波形の活動が出現することがあり，多くは速波成分を伴う（Cobbら[4]，1979）．このうち，中心部の波は手を握ると減衰するが，側頭部のそれはいかなる刺激でも減衰しない．骨形成術を行ってもこの波はかならずしも消失しない．Cobbらはこの波を breach rhythm（breach は裂け目）と呼び，単に骨欠損によるのではなく，なんらかの脳機能障害を表すものとしているが，てんかんや脳腫瘍の再発とは関係がないという．

基礎律動の異常は，一般のてんかん症例よりも軽度である[9]．しかし基礎律動の局在性異常の出現率は，外傷てんかんでは一般のてんかんの約4倍の高率であるという（Gibbs, 1944）．

4　小児で外傷後に記録される突発性異常脳波

小児が頭部外傷後に，脳損傷の有無や予後を診断する目的で脳波検査を受けた場合に，頭部外傷が比較的軽症でてんかん発作がないにもかかわらず明瞭な突発波が記録され，頭部外傷と関係があるものかどうか判断に迷うことが少なくない．

第15章 頭部外傷の脳波

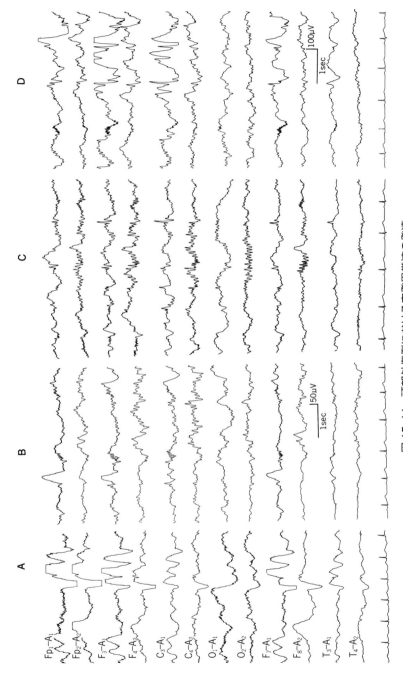

図15-11 頭部外傷例における突発異常波の発達

7歳,男児.頭蓋骨骨折,脳挫傷,外傷性失外套症候群.自動車にはねられ頭蓋骨骨折,意識消失.受傷8日後頃から上肢屈曲,下肢伸展,除脳強直の肢位.1カ月後指示に応じて開眼するまでに程度となる.Aは受傷3カ月.全体的に低振幅でアルファ波はみられず,ときおり2〜3Hzで左側優位の高振幅徐波が笑発性に出現するが,この時期にはまだ棘波はみられない.Bは受傷4カ月後,臨床症状は大差ない,睡眠記録で,右中心部,右前頭部には紡錘波が出現するが,左側では低振幅で,左前頭部,左中心部に棘波および速波(あるいは小棘波の群発)が出現,高振幅徐波も残存.Cは受傷6カ月後,左上肢の随意運動,咀嚼運動が可能になった時期の睡眠記録.紡錘波の左右差のほか,左前頭部,左中心部は Bにはみられない高振幅陰性棘波が出現,速波群発はわずかしかみられなくなっている.Dは受傷7カ月の睡眠記録.左前頭部,左中心部に高振幅の陰性棘波あるいは棘・徐波複合が出現している.臨床的にはけいれん発作はまだみられない.

第3節 外傷てんかん

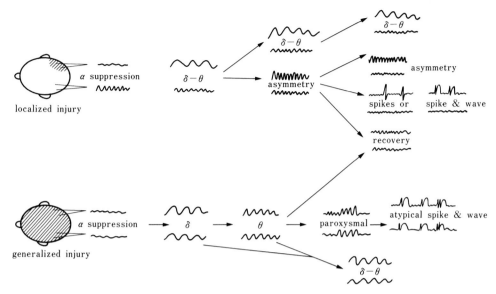

図 15-12 頭部外傷急性期から慢性期にかけての脳波変化(Bickford, 佐野改変；間中, 1980)

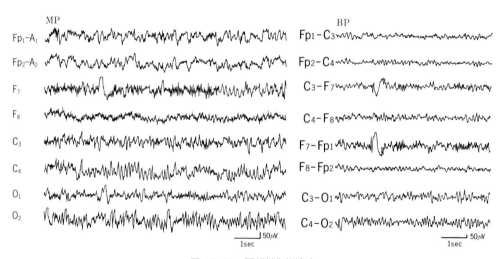

図 15-13 頭部外傷後遺症
6歳, 女児. 約1年前, 左側頭部に外傷を受け, 10時間意識消失. 脳波記録時には右下肢のけいれん発作, 短時間の失神発作, 腹痛発作などがある. 脳波は, 基礎律動は 9～10 Hz のアルファ波にシータ波を混ずる不規則な波形で, 左側頭部に散発性 spike-and-slow-wave complex が出現するほか, 18～20 Hz, 50～100 μV の速波が著明に出現する(β focus).

　一般に, 特別な愁訴をもたずふつうの日常生活を送っている健常小児(正常小児とはいえないかもしれないが)には, 小児期だけにみられる種類の突発異常波が出現することが知られている. たとえば, 川口ら[23](1976)が7～12歳の通学児童に脳波検査を行った結果では, 焦点性突発波 4.6%, 全般性棘・徐波 3.3%, 合計 8.0% に突発波がみられている. また 5～15歳の比較的軽症の小児頭部外傷例に脳波検査を行ったところ, 焦点性突発波 3.6%, 全般性棘・徐波 8.3%, 計 11.9% に突発波が見出されている.
　焦点性突発波の多くは, 中心部および側頭中部付近に出現するいわゆる rolandic spike である. 間中(1980)によると, 外傷後に棘波が発見された外傷群 24例, 臨床発作があって棘波が発見された発作群

第15章 頭部外傷の脳波

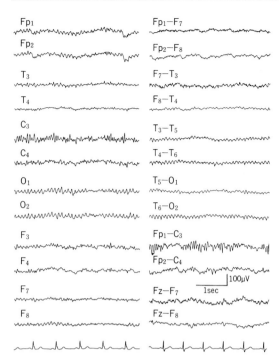

図15-14　焦点性速波
60歳，男性．左前頭・頭頂部髄膜腫．約5年前から記憶障害，計算障害，1年前全般強直間代発作．左前頭・頭頂部髄膜腫と診断され，摘除．この脳波は術後17カ月で，後遺症状はみられない時期の記録．左中心部（C_3）に15〜20 Hz，50μV前後の速波が局在性に出現．右側の双極導出では，14〜15 Hzの速波がミュー波様の波形を示している．

26例について比較を行った結果では，外傷群にみられるrolandic spikeはbenign childhood epilepsy with centro-temporal spikes，BCECT（219頁）の潜在型とみなされ，rolandic spikeがあって発作のないものは発作のあるものの100倍のオーダーで存在するものと推定されるという．間中は，小児で比較的軽度の頭部外傷で，意識障害の持続が1時間以内で神経学的症状を伴わないものでは，受傷後1カ月以降にみられる脳波異常は頭部外傷とは関係がないと考えたほうがよいと述べている．

第4節　頭部外傷例に対する賦活法の効果

　安静時にほとんど異常を示さない症例でも，過呼吸を行うと，先に述べたように挫傷部位にデルタ波焦点が現れたり，全般性異常が賦活されたりすることがある（Cohn, 1949）．また，最近はあまり行われないが，ペンテトラゾール賦活を行うと，安静時にまったく異常が認められない症例のうちにも，閾値の低下を示すものがかなりある（徐波群発12%，棘・徐波36%）．これは頭部外傷後遺症と呼ばれる慢性例における各種の愁訴が，外傷による器質的脳機能障害によるものか，心気症によるものかを判定するうえで重要な資料を提供する．後藤ら[10]（1959）も，空挺降下により頭部打撲の経験のあるものの20%にペンテトラゾール低閾値を認めている．

　そのほか注意すべきことは，てんかん発作のために倒れてその結果頭部に外傷を受けた場合に，正確な病歴がとられないときには，本来の頭部外傷かてんかん発作かの区別が困難なことである．このような場合に脳波に突発波が頻発していれば，てんかんを疑うことができるが，徐波化のみがみられるときには，継時的に脳波検査を行って経過を観察するとよい．てんかんの場合には徐波が比較的恒常的に存続し，頭部外傷のさいには時日の経過とともに全般性徐波は消退するのがふつうである．

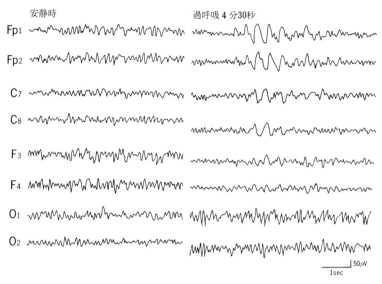

図 15-15　プロボクサーの脳波(順天堂大学神経科，直居，根岸による)
42歳，男性．ボクシング歴13年，最終試合後9年半．脳波では安静時基礎律動に徐波化がみられる．すなわち，アルファ波は8Hz前後で，前頭部，中心部にはシータ波が多く，不規則な波形である．過呼吸1分30秒頃から著明なbuild upがみられる．

第5節　ボクサーの脳波

　ボクサーはたえず頭部に打撲を受け，とくにアッパーカットなどでノックアウトされるときには，脳幹部などがかなり強い衝撃を受け，いわば慢性的にたえず軽度の頭部外傷を受けているものと考えられる．また意識を消失して倒れるときには無防御で頭部を床に強打することになる．したがって，ボクサーには徐波化，低電圧波型などの脳波異常を恒常的に示すものが多い[21]．とくに試合翌日には約半数が異常を示し，試合の2週間後にもシータ波が多少残存することが多く，fighter型のボクサーはboxer型の者よりも異常脳波出現率が高い(森安ら[33]，1964)．著者らの経験(根岸と直居[35])でも，13〜17年の長いボクシング歴をもつ著名なボクサー3名のうち2名に広汎性の徐波化をみており(図15-15)，そのほかにも同様な報告[20,28,38]がある．

文献

1) Bergamasco B, Bergamini L, Doriguzzi T, et al : EEG sleep patterns as a prognostic criterion in post-traumatic coma. Electroencephalogr Clin Neurophysiol 24 : 374-377, 1968
2) Chatrian GE, White LE Jr, Daly D : Electroencephalographic patterns resembling those of sleep in certain comatose state after injury to the head. Electroencephalogr Clin Neurophysiol 15 : 272-280, 1963
3) Chatrian GE, White BE Jr, Shaw C-M : EEG pattern resembling wakefulness in unresponsive decerebrate state following traumatic brainstem infarct. Electroencephalogr Clin Neurophysiol 16 : 285-289, 1964
4) Cobb WA, Guiloff RJ, Cast J : Breach rhythm ; The EEG related to skull defects. Electroencephalogr Clin Neurophysiol 47 : 251-271, 1979
5) Cohn R : Subdural hematoma ; An experimental study. Arch Neurol Psychiatry 59 : 360-367, 1948
6) Dow RE, Ulett G, Raaf J : Electroencephalographic studies in head injuries. J Neurosurg 2 : 154-169, 1945
7) Duensing F : Erfahrungen mit der Elektrencephalographie bei Schädelschussverletzungen. Dtsch Z

Nervenheilkd 159：514-536, 1948
8) Friedlander WJ：The electroencephalographic findings in 39 surgically proven subdural hematoma. Electroencephalogr Clin Neurophysiol 3：59-62, 1951
9) Gibbs FA, Gibbs EL：Atlas of Electroencephalography. Vol. 2, Addison-Wesley, Cambridge, 1952
10) 後藤彰夫，中村康一郎，原田敏雄，他：空挺降下による精神神経障害の研究．精神神経学雑誌 61：1293-1315, 1959
11) Gutierrez-Luque AG, MacCarty CS, Klass DW：Head injury with suspected subdural hematoma；Effect on EEG. Arch Neurol 15：437-443, 1966
12) 橋爪敬三，平川公義：小児の頭部外傷．小児外科・内科 3：161-170, 1971
13) Hoefer PA：The electroencephalogram in cases of head injury. In Brock S：Injuries of the Skull, Brain and Spinal Cord, pp 737-773, Williams & Wilkins, Baltimore, 1949
14) 堀 浩：頭部外傷の脳波．臨床脳波 1：135-150, 1959
15) 堀 浩，内海庄三郎，寺田近義，他：Diffuse alpha wave. 臨床脳波 6(特)：96-119, 1965
16) 堀 浩：頭部外傷脳波(Ⅰ)．臨床脳波 10：15-23, 1968, (Ⅱ). 臨床脳波 15：76-84, 1968, (Ⅲ). 臨床脳波 10：153-163, 1968
17) 星田 徹：脳外科疾患と脳波 6. 脳外科疾患における臨床症状と脳波．臨床脳波 45：667, 2003
18) 泉 周雄，早川伴和：頭部外傷後遺症の脳波的研究．脳と神経 8：395-402, 1956
19) Jasper HH, Kershman T, Elvidge A：Electroencephalographic studies of injury to the head. Arch Neurol Psychiatry 44：328-350, 1940
20) Jiménez Espinosa L, Espinosa Iborra J：Knock-out and syncope in professional boxing；An EEG study. Electroencephalogr Clin Neurophysiol 12：196-197, 1960
21) Johnson J：The EEG in the traumatic encephalopathy of boxers. Psychiatr Clin 2：204-211, 1969
22) 金田良夫：いわゆる外傷性神経症の臨床脳波学的研究．脳と神経 11：467-486, 1959
23) 川口 進，三田礼造，下山三夫，他：小児頭部外傷例の脳波．脳と神経 28：695-701, 1976
24) 河合逸雄：鞭打ち損傷の脳波．臨床脳波 13：641-646, 1971
25) 児玉 久，安地秀幸：低電位脳波の臨床的意義(第1報)，特に頭部外傷後遺症及びてんかんを中心に．臨床脳波 8：162-170, 1966
26) Korn A, Golan H, Melamed I, et al：Focal cortical dysfunction and blood-brain barrier disruption in patients with postconcussion syndrome. J Clin Neurophysiol 22：1-9, 2005

27) 間中信也：頭部外傷の脳波．小児脳波と臨床(福山幸夫，編), pp 197-226, 金原出版, 1980
28) Marquardsen J：Continued neurological, electroencephalographic and psychiatric investigation of boxers. Acta Psychiatr Neurol Scand 29：30, 1954
29) 松橋道方：頭部外傷後遺症の臨床的研究―とくに自覚症状と脳波との関連について．精神神経学雑誌 68：956-976, 1966
30) Meyer-Mickeleit RW：Das Elektrencephalogramm nach gedeckten Kopfverletzungen. Dtsch Med Wochenschr 1：480-484, 1953
31) 光宗哲夫：頭部外傷の脳波．脳と神経 11：1001-1027, 1959
32) 三浦辰彦，斎藤治哉，赤間良和，他：硬膜下血腫の臨床脳波について．脳と神経 12：413-418, 1960
33) 森安信雄，佐藤公典，楡井正義：ボクサーの脳波，一般頭部外傷との比較．脳と神経 21：757-765, 1969
34) 中村紀夫，平川公義，神保 実，他：外傷性遷延昏睡，第1報，臨床・脳波・予後について．脳と神経 17：989-998, 1965
35) 根岸達夫，直居 卓：職業ボクサーの脳波について(私信).
36) 奥村修三：閉鎖性頭部外傷の脳波，第1編，慢性期における異常脳波の出現率．脳と神経 19：977-982, 1967
37) 奥村修三：閉鎖性頭部外傷の脳波，第2編，慢性期における脳波の経時的観察．脳と神経 19：1127-1132, 1967
38) Rivina A：Results from examination of encephalograms and cranial radiographs in professional boxers. Press Med 63：419-420, 1955
39) 島 忠雄，前山隆太郎，岳野圭明，他：慢性硬膜下血腫の脳波．脳と神経 25：321-328, 1973
40) Silverman D：Electroencephalographic study of acute head injury in children. Neurology 12：273-281, 1962
41) 鈴木昭男，津島恵輔，小原徹也：硬膜下血腫の脳波―脳血管写との対比，および術後所見を中心に．臨床神経学 9：134-142, 1969
42) Torres F, Shapiro SK：Electroencephalograms in whiplash injury；A comparison of electroencephalographic abnormalities with those present in closed head injuries. Arch Neurol 5：28-35, 1961
43) Valente M, Placidi F, Oliveira AJ, et al：Sleep organization pattern as a prognostic marker at the subacute stage of post-traumatic coma. Clin Neurophysiol 113：1798-1805, 2002
44) Williams D：The electroencephalogram in traumatic epilepsy. J Neurol Neurosurg Psychiatry 7：103, 1944
45) 山本豊城，岡 宏，鈴木陽一，他：外傷性頭蓋内血

腫術後の脳波．脳と神経 21：1079-1087，1969
46) 吉井信夫：老年者頭部外傷の脳波的観察．臨床脳波 13：31-37，1971
47) Yoshii N, Matsumoto K, Oshida K, et al : Clinico-electroencephalographic study of 3200 head injury cases ; A comparative work between aged, adults and children. Keio J Med 19：31-46, 1970

第 16 章

脳器質性疾患の脳波

第 1 節　初老期および老年期の認知症の脳波

1　認知症と脳波

　一般に脳組織の比較的広範な萎縮が存在するさいの脳波変化は，基礎律動を形成するアルファ波の周波数減少(7～8Hzになる)，振幅減少，アルファ波の周期的振幅変動(waxing and waning)の減少と，それによる脳波パタンの単調化，広汎アルファ波型などと，これに加わる徐波の出現や脳波の不規則化である．脳に局在性の病変が存在するときには，局在性徐波(デルタ波あるいはシータ波)あるいは局在性振幅減少などが現れる．

　従来，初老期および老年期に認知症を示す疾患は，初老期認知症としてアルツハイマー病，ピック病，クロイツフェルトーヤコブ病，老年認知症，脳血管性認知症に分けられてきた．しかし最近，アルツハイマー病と老年認知症は神経病理学的に同質のものと考えられ，アルツハイマー型認知症の早発型と晩発型と呼ばれるようになった．アルツハイマー型認知症は大部分が晩発型であり，一次変性認知症(primary degenerative dementia)とも呼ばれる．脳血管性認知症(cerebral vascular dementia：VD)には脳出血と脳梗塞があり，大多数が多発梗塞性認知症(multiinfarct dementia)である．一般に老年性認知症疾患というときには，アルツハイマー型老年認知症(senile dementia of Alzheimer type：SDAT, DAT, AD)と脳血管性認知症(VD)を指すのが普通であり，両者を合併する例も少なくない．老年性認知症疾患の脳波は，病変の局在と重篤度によって全般性および局在性異常を示す．またアルツハイマー型認知症の初期には，認知症がかなり目立つのに脳波異常が比較的軽度の場合が多い．

2　老年性認知症疾患の脳波研究

　近年人口の高齢化に伴い，SDAT，VDなどの老年性認知症疾患の増加が社会的な関心事になるにつれ，その脳波研究，とくに脳波の周波数分析により脳波異常を定量的に分析し，自動的にSDAT，VDと健常者の鑑別を行おうとする研究が著しく増加している．

　一般に老年性認知症疾患の脳波は，基礎律動の周波数の徐化，基礎律動の消失，徐波(シータ波，デルタ波)の増加，速波帯の減少によって特徴づけられるが(図16-1)，最近の研究ではデータ処理に種々の分析技法が駆使されている．また脳波所見と

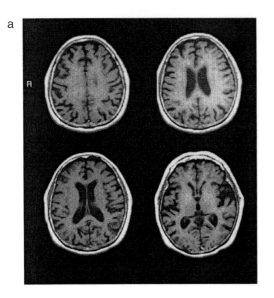
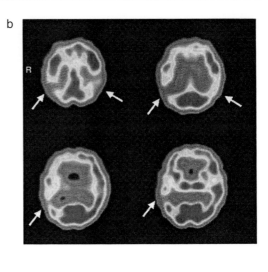
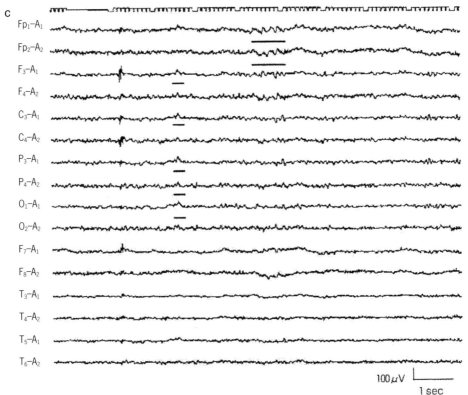

図 16-1　アルツハイマー型認知症(臼井, 2004)

75歳，女性．アルツハイマー型認知症．
a：MRI：両側の頭頂側頭葉の萎縮(とくに右側頭葉萎縮が著明)
b：SPECT：両側頭頂葉，右優位に両側内側側頭葉の血流低下
c：後頭部優位律動の周波数は正常範囲だが，律動性は不良で低振幅．下線は間欠的不規則徐波．

局所脳血流，代謝などの画像(PET，SPECT)とを対比する研究も行われている．

従来の視察的脳波の研究では，老年性認知症における異常脳波の出現率は50～100%(Harvald, 1958；根橋[40]，1972；Turton & Warren[66]，1960)と報告によりかなりの差があるが，これは対象の重症度や脳波異常の判定基準の差によるものとおもわれる．速波は健常老年者と比較すると出現率が低い(大友[43]，1984)．

老年性認知症とくにSDATの脳波像が健常老年者のそれと質的に異なるのか，量的な差異で老化が著しいものであるのかはなお論議の多い問題である．SDATの脳波の特徴のうち，健常老年者にもみられるものはアルファ波周波数徐化，広汎性のシータ波，デルタ波などの増加，側頭部デルタ波増加などであり，健常者と反対方向の所見はベータ波の減少である．

3 アルツハイマー型認知症，血管性認知症の脳波

従来の視察的脳波研究によると，SDATでは全般性脳波異常，すなわちアルファ波の徐化，振幅低下，シータ波出現(図16-1)[68]，重症の場合にはデルタ波出現，脳波平坦化などが広汎性，非限局性に出現する．病勢の進行に伴う脳波異常の増悪は，後に述べる若年(初老期)に発症するアルツハイマー病に似ているが，脳波異常の程度はやや軽度である．

また定量的脳波によってアルツハイマー病(AD)35例，うつ病者23例，健常老年者61例の脳波を比較すると，ADでは健常老年者に比べてシータ波，α_1(8～9.9 Hz)の増加，シータ波とベータ波の差の増加，平均周波数，β_1，β_2の減少がみられ，うつ病者はADよりもデルタ波，シータ波が少なく，健常老年者よりも，平均周波数，β_1，β_2は減少していた(Brennerら[6]，1986)．認知症患者を健常老年者やうつ病者と鑑別するうえでは，分析脳波は視察判定とあまり差はなかったという(Brennerら[5]，1988)．

SDATにおけるα_2，β_1，β_2などの速波帯の減少は，側頭・頭頂部に顕著であり，徐波帯と速波帯の差は左側でより顕著であるという(Schreiter-Gasserら[51]，1993)．

VDの視察脳波像はSDATのそれよりも多彩で，広汎アルファ波型，局在性徐波，鋭波などが出現する場合もあるが(梶原[24]，1968；根橋[40]，1972)，あまり顕著な異常がみられない場合もある．SDATとVDの脳波異常の程度を比較すると，認知症の程度がほぼ同等な場合，SDATのそれが顕著だとする報告(金子[25]，1967；根橋[40]，1972)と，VDのそれが強いとする報告(梶原[24]，1968；Kilohら[27]，1972；中野ら[39]，1976)があるが，どちらかというと後者のほうが多い．SDATのほうが脳波異常が強いとの報告では，基礎波の徐波化がSDATでより顕著であるという(金子[25]，1967)．VDの脳波異常がより顕著であるとの報告では，VDはSDATよりも早期に発症することが多いために，脳波異常の程度が強く，局在的異常とくに左右差がみられるという(Kilohら[27]，1972)．

Giannitrapani & Collins[19] (1988)はSDAT 16例，重症度を合わせた非SDAT(VDなど)16例，正常対照群10例の3群の脳波基礎律動の定量分析を行い，非SDAT例では周波数は7 Hz前後で低下しているものの優勢周波数の頂点がみられたが，SDATではパワスペクトルに優勢周波数の明瞭な頂点がみられなかったので，SDATでは基礎律動のリズム発生機序が障害されていると考えた．同様にSignorinoら[55] (1995)はSDAT，VD，正常対照群の脳波の周波数分析を行って，1～32 Hzのスペクトルのプロファイルから，脳波をA型：6～12 Hzの優勢周波数頂点を示すもの，B型：6.5～12 Hzの優勢周波数頂点を欠き1～6.5 Hzの徐波パワが大きいもの，C型：低振幅・平坦なスペクトル，の3型に分けたところ，VDのほとんどすべて，SDATの44%が平均周波数は正常対照群よりも低いがA型であり，優勢周波数の頂点が保たれていたが，SDATの44%はB型，12%はC型であったという(図16-2)．後者の研究でSDAT例の一部に優勢周波数の頂点が存続していたことは，重症度が前者の研究よりも軽度な症例が含まれているためであろう．

認知症患者では，検査に対する協力困難などにより，覚醒安静閉眼時の脳波記録が困難な場合が少なくない．そこで自然睡眠のREM段階で筋緊張が消失し眼球運動が出現していないtonic REM段階を自動的に検出し，その時期の脳波を自動分析してSDAT患者と健常対照者とを比較する方法が案出された(Prinzら[47]，1992)．tonic REM段階の

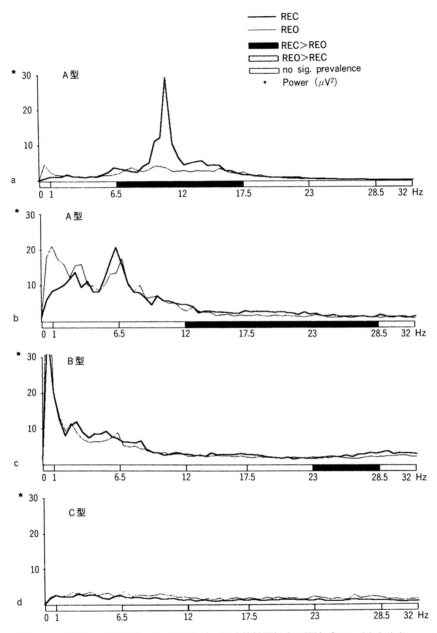

図 16-2　健常者，アルツハイマー型認知症，脳血管性認知症の脳波パワスペクトル (Signo-rino ら，1995)

A 型：6〜12 Hz の優勢周波数頂点を示すもの．a (最上段) は健常老年者の A 型，b (第 2 段) は血管性認知症患者の A 型．

B 型：6.5〜12 Hz の優勢周波数頂点を欠き，1〜6.5 Hz の徐波パワが大きいもの．c (第 3 段) はアルツハイマー型認知症の B 型．

C 型：低振幅・平坦なスペクトル．d (最下段) はアルツハイマー型認知症の C 型．

REC: Rest with eyes closed, REO: rest with eyes open.

各図の下の横柱は REO と REC の間の有意差を示す．

SDAT患者の脳波は健常者よりも周波数帯域は遅いほうに移動しており，シータ波とデルタ波(2〜8Hz)が増加，ベータ波(12 Hz以上)が減少しており，覚醒安静時の脳波異常の方向と類似しており，この結果を種々の方法で処理すると，SDATと健常対照群(Prinz, 1992)，SDATと老年期単極性うつ病者(Moeら, 1993)と高率に分別できるという．

従来の研究によると，脳波の高速フーリエ変換(fast Fourier transform : FFT)による帯域周波数分析のような線形の分析法で，SDATと健常対照群とを約80％の確率で分類できるが，非線形の分析法を併用すると分類精度をさらに上昇させることができるという(Pritchardら[48], 1994).

4 認知症の程度・経過と脳波異常

認知症の程度と脳波の間には，ある程度の相関がみられ，認知症が重症になると脳波異常も顕著になるとの報告が多い(McAdam & Robinson[34], 1956；Penttiläら[45], 1985；中野ら[39], 1976；Brennerら[5,6], 1986, 1988)．たとえば，アルツハイマー病42例についての検索で，軽症例では相対シータパワ値が増加し，アルファ帯域のパワ率，優勢周波数，アルファ帯域とデルタ帯域のパワ比($α/δ$)は認知症の重症化とともに直線的に減少したという(Penttiläら[45], 1985).

認知症の程度が比較的軽度の場合でも，認知症の程度と脳波異常との間に相関が認められている(中野ら[39], 1976；Merskeyら[36], 1980；伏見[18], 1998)．たとえば，中野ら[39](1976)は，認知症がないか軽度の老人ホーム入居者について検討し，知的機能と分析脳波の諸要素の間には相関があり，とくにベンダー－ゲシュタルト・テストの障害の程度と30$μ$V以上のシータ波出現量の間に直線的な関係があることを観察している．

また，伏見[18](1998)は，軽症認知症者で，知的機能の低下と遅い周波数帯域のパワ値の増加，知的機能の低下と早い周波数帯域のパワ値の減少との相関関係を頭皮上の広範な部位で認めた．しかし，MRI所見と知的機能評価とは相関を認めず，定量脳波分析のほうがMRIよりも，脳の障害の程度をより鋭敏に評価しうると推測している．

しかし，認知症の程度が軽い場合には，認知症の程度と脳波との間に相関を認めにくいとする報告もある(Busseら[8], 1956；Turton & Warren[66], 1960；篠原と十束[54], 1991).

認知症の進行と脳波の変化との関係を調べるために同一患者を追跡した研究として，Coben[13](1985)は軽症SDATを2.5年間追跡し，この期間にデルタ波，シータ波のパワ値増加，ベータ波，アルファ波パワおよび平均周波数の減少がみられた．Soininen & Riekkinen[57](1992)はSDAT患者を1年間追跡し，その半数にはアルファ波パワ減少，デルタ波パワ増加，平均周波数低下がみられ，あとの半数にはみられなかったが，すべての患者で認知症は悪化していたので，脳波がすべての場合に認知症の経過を反映するとは限らないとしている．

定量的脳波分析を2年余にわたって行い，臨床症状の予後推定の可能性を検討した研究では，右側のデルタ帯域パワがADL喪失と死亡の時期の推定に，右側のシータ帯域パワが失禁の時期の予測に役立ったという(Rodriquezら[50], 1996).

その後，発症後まもないADの脳波と生存予後に関する前方視研究で，頭頂後頭部ベータパワ低下とアルファパワ低下が死亡の独立した予測因子であることが報告されている(Clausら[11], 1998).

最近では，ADの前段階として，軽度認知機能障害(mild cognitive impairment : MCI)が注目されており，1年間に10〜15％がMCIからADに移行するといわれている．Huangら[21](2000)は，脳波発生源の振幅および3次元局在を，軽度AD，MCIおよび健常対照群で高速フーリエ変換(FFT)双極子近似を用いて調べた．ADはデルタ波およびシータ波の全野パワ global field power(GFP)の増加を示し，それは，対照者と比較した時にアルファ波GFPの著明な低下と同様に，全般化した脳波振幅に関係していた．アルファ波とシータ波を合わせたGFPが，ADと健常群間(84％の正確な分類)およびADとMCI間(78％の正確な分類)での最もよい識別変数だった．さらに，ADに至ったMCI(PMCI)とADに至らずに安定していたMCI(SMCI)間で継続して調べたところ，SMCIと比較して，PMCIはアルファ波GFPが減少し，シータ波，アルファ波およびベータ波帯域の発生源がより前方に局在していた．そのため，ADへの将来の進展の最もよい予測因子は，アルファ波帯域の前方－

後方局在であるとしている.

Claus ら[12](1999)は,軽症 AD と健常対照群の分析から,AD の診断に対して,律動性背景活動の頻度,広汎性徐波活動および律動性背景活動の反応性が有意に関連していたと報告している.また,その下位得点を用いた AD の診断では,特異性は 89.1%,感受性は 44.6% で,AD の予測値は 88.1% だったとしている.感受性が低いものの,AD の診断が疑わしいときには診断的評価として使用しうる可能性がある.

5 X 線 CT,PET,SPECT 所見と脳波異常の関係

X 線 CT における脳萎縮像の程度と脳波異常との関係については,両者の間に相関がみられるとする報告(Kaszniak ら[26],1979;田辺[63],1980;森ら[37],1988)と,相関がみられないとの意見(Stefoski ら[59],1976)とがある.相関が認められるとする報告としては,視察的に判定した徐波化の高度な群では脳萎縮(脳室と脳溝)の程度も高度であったとの報告(Kaszniak ら[26],1979),脳室比(側脳室体部面積と頭蓋内腔面積の比)の増加と脳波基礎律動徐化,アルファ波連続度低下,アルファ波振幅低下の間に相関があるとの報告(田辺[63],1980),脳室拡大(第 3 脳室径,側脳室径)の程度が増すと分析脳波のシータ波の出現率と平均振幅の増大,優勢周波数低下,アルファ波出現率低下などがみられるとの報告(森ら[37],1988)などがある.

SPECT によって測定した rCBF は,SDAT で認知症が軽度なうちは有意な低下を認めないが,認知症の進行に伴って,側頭・頭頂部で顕著な低下を示し,rCBF の低下とともに徐波帯域の増加,アルファ帯域,速波帯域(主な β_1)の減少がみられる(篠原と十束[54],1991).

長田ら[38](2000)は,軽度から中等症の AD と VD の定量脳波分析と PET による脳循環代謝測定を行い,AD ではアルファ波成分のピークは 8 Hz で,VD ではさらに徐波成分が増加してピークは 7 Hz であったと報告している.さらに,脳血流量と脳酸素消費量に関しては,AD では左半球優位に上側頭回や角回で低下し,VD では両側の前帯状回や上前頭回で低下していること,トポグラフィに関しては,AD では左半球優位に頭頂・後頭部でデルタ帯域のパワが増加し,VD では両側の前頭部でデルタ帯域のパワが著明に増加していることから,VD でのより強い徐波化は VD における皮質下構造の損傷を反映している可能性があるとしている.

PET による糖代謝測定では,病初期から大脳皮質全体の平均糖代謝低下がみられ,軽症認知症では側頭葉,頭頂葉での血流と代謝が低下し,重症認知症では前頭葉での低下も著明になる(Cutler ら[16],1985).SPECT による脳血流変化も PET 所見と同様の変化様式を示す(田中ら[64],1991).SPECT と脳波定量分析を同時に行うと,脳波では軽症ではシータ波増加,中等症ではアルファ波が減少し,重症になるとデルタ波の増加がみられ,SDAT の重症度との関連は脳波のほうが特徴的変化を示した(田中ら[64],1991).

SDAT,VD,健常対照者について,脳の糖代謝を画像的に示す fluoro-deoxy-glucose(FDG)PET の所見と脳波トポグラムを同時に測定した研究によると,FDG 所見(定型的な障害部位と非障害部位との代謝の比率)でも SDAT と VD,SDAT と健常対照群とを鑑別できたが,脳波所見のほうが鑑別精度が高く,SDAT の重症度の段階づけに役立つという(Szelies ら[62],1994).脳波と FDG-PET は併用すると相補的な効果を示す.

6 老年性認知症疾患の脳波コヒーレンス

脳各部位の脳波のコヒーレンスを計測すると,SDAT や VD では正常者よりもコヒーレンスが低下しており,とくにシータ,アルファ,ベータ帯域の半球内,半球間コヒーレンスが前頭部,中心部などで低下しており,SDAT,VD などの鑑別に役立つ(O'Connor ら[41],1979;Leuchter ら[29],1987;繁田ら[53],1990).これはニューロンの脱落,新皮質における disconnection などに起因すると考えられるという(Besthorn ら[3],1994).

しかし,Leuchter ら[29](1987)は SDAT,VD,健常対照群の脳波コヒーレンスを調べると,いくつかの周波数帯域で,VD は SDAT や健常対照群よりもコヒーレンスが大きく,とくに F_3-C_3 と P_3-O_1 との間の,ついで Fp_2-F_4 と F_4-C_4 の間のコヒーレ

第1節 初老期および老年期の認知症の脳波

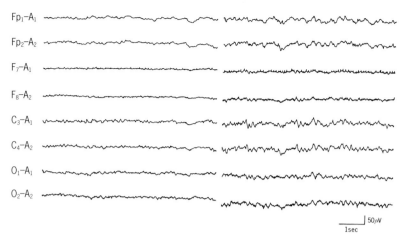

図 16-3 アルツハイマー型老年性認知症（早発型）
60歳，男性．脳波には，アルファ波範囲の波はほとんどみられず，全体として低振幅で，低振幅シータ波が中心部，前頭部に出現．右側の図のように増幅度を2倍にするとシータ波の存在が明らかになる．

ンス値が鑑別に大きな寄与をしたという．これら3群の判別分析を行うと24例中22例が正しく分類されたという．彼らは，VD群のコヒーレンス値が大きいのは皮質下の障害が大きいためであろうと考えている．

Stamら[58]（2003）は，コヒーレンスの新しい手法として同期化の程度を調べている．MCIおよび健常対照群に比べて，ADでは14〜18，18〜22 Hz帯域で有意に低下しており，ベータ帯域同期化の低下は発症してまもない軽症ADに起こるとしている．

また，Jeong[22]（2004）は，脳波の非線形力学分析によるAD脳波異常の特徴として，平均周波数の徐波化，複雑な活動の低下，皮質領野間のコヒーレンスの低下の3つをあげ，鑑別診断や早期診断に有用であるとしている．従来の分析ではADの進行が評価できないのに対し，この非線形力学分析が有用な情報を提供しうるとしている．

7 アルツハイマー型認知症（早発型）の脳波

アルツハイマー型認知症（早発型）は，従来は狭義のアルツハイマー病としてとくに注目されてきたので，その脳波研究について簡単に述べる．比較的初期には，脳波にはほとんど異常がないか，軽度の徐波化がみられるにすぎない（Cohn[14]，1949）（図16-3）が，病勢がある程度進行した時期には種々の程度の脳波異常が現れ（Letemendia & Pampiglione[28]，1958；Liddle[30]，1958；Swain[61]，1959；梶原[24]，1968），脳波異常出現率はSDATのそれよりも高いとされている．

Pucciら[49]（1999）は，早発型ADでは，6.5〜12 Hz帯域に優勢な頂点の欠如で特徴づけられた脳波スペクトルを有し，疾患の重症度とは別に，覚醒時脳波の特異的変化が認められたと報告している．松本と松元[33]（1979）はアルツハイマー病14例の脳波像を平均7年間縦断的に観察し，第1期（記銘・記憶障害を主とする知的障害の時期）には多くは正常脳波を示し，第2期（認知症の高度化とともに巣症状が目立つ時期）にはアルファ波が貧困化し，シータ波が混在し，相対的に速波優位の低振幅不規則波になり，第3期のうち，認知症が深刻化し高等な精神機能を認めえない動物的状態では，中〜高振幅のシータ・デルタ波にδburstを伴う大徐波優位波型になり，さらに進行して植物的状態になると，大徐波が低振幅・不規則化し，最後に脳波は平坦化する．このような脳波異常の進行速度や各時期の長さは症例によって異なる．経過の途中から睡眠脳波の紡錘波やK複合が低振幅化し（Letemendia & Pampiglione[28]，1958），徐波睡眠（139頁）は出現しなくなる（鈴木[60]，1966）．

第 16 章　脳器質性疾患の脳波

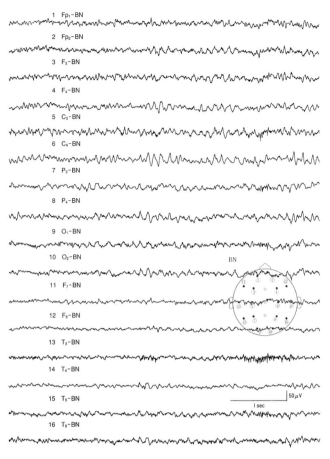

図 16-4　レビー小体型認知症(大熊ら, 2006)

73 歳，男性．70 歳からパーキンソン症状，幻視，抑うつ気分が出現，頭部 MRI で軽度脳萎縮，ラクナ梗塞を，SPECT（単光放出断層撮像法）で後頭部の血流低下を認めた．当時の脳波所見で基礎律動が 7～8 Hz であった．現在，Yahr 4 度のパーキンソニズム，改訂長谷川式簡易知能評価スケールで 26 点，断続的な幻視体験（主に人物像）がある．ドネペジル塩酸塩 5 mg/日とクエチアピン 100 mg/日を服用中．

8　レビー小体型認知症

　レビー小体型認知症 (dementia with Lewy bodies : DLB) は，病理学的に大脳皮質と脳幹の神経細胞脱落とレビー小体の出現を特徴とする疾患である（図 16-4）[42]．臨床的には，主として初老期ないし老年期に発症し，進行性の認知機能低下に加えて，パーキンソニズム，意識レベルによる認知変動や幻視などの特有症状を示す．近年，一疾患概念として統一されて臨床診断基準・病理診断基準が発表され，臨床的に DLB と診断されるケースが増えており，欧米と日本では変性認知症で AD についで多い認知症性疾患とされている．

　意識レベルの変動に関して，脳波所見上，90 秒間での平均周波数変動が AD や健常対照者よりも DLB で大きいとの報告がある（Walker ら[69]，2000）．しばしば病初期から基礎波の徐波化や前頭部優位の徐波混入を認めたり（Crystal ら[15]，1990），アルファ波の基礎律動を認めず，また側頭領域の一過性の徐波活動を示す報告（Briel ら[7]，1999）もある．また，脳波パワスペクトル分析で，DLB ではデルタおよびシータ帯域の脳波パワ度の増加を示し

たが，AD ではそのような相違は存在しなかったとする報告(Kai ら[23]，2005)などがあり，認知機能が同程度の AD と比較して，脳波異常がより明らかとしている．しかし，DLB と AD での脳波で相違はないという報告(Barber ら[1]，2000；Londos ら[32]，2003)もある．

また，最近では臨床診断基準が改訂され(McKeith ら[35]，2005)，従来の中核症状のほかに，REM 行動異常障害，抗精神病薬に関する感受性亢進，神経機能画像による線条体ドパミン・トランスポータの低下といった DLB を示唆する所見，さらに DLB を支持する所見の項目もある．その支持する項目のうちの1つに，脳波での側頭領域の一過性の鋭波を伴った徐波活動が含まれている．Bonanni ら[4](2008)は，後方導出からの脳波で，優勢な周波数が AD より DLB で低く，優勢な周波数変動もまた AD よりも DLB で大きいと報告している．2年間の経過観察で，後方導出からの脳波異常は DLB のすべてでみられていた．そのような異常があり，AD と最初に診断された4人の患者に，経過観察中に認知変動や REM 睡眠行動障害が出現している．そのため，改訂診断基準が適当に使用されるなら，脳波記録が認知症のごく早期段階での AD および DLB の鑑別ができるかもしれないとしている．しかし，この DLB と AD の相違は群間であり，感受性や特異性を示すデータもないため，DLB と AD を鑑別できる生物学的指標としての疾患特異的な脳波所見はないと思われる．

9 ピック病の脳波

ピック病では，脳萎縮の強い部位は症例により前頭葉，側頭葉，頭頂葉など差はあるが，後頭葉は異常が比較的少ない．脳波異常はアルツハイマー病や SDAT よりも軽く，精神症状が重篤な割合に脳波異常は軽度である(金子[25]，1967；松本と松元[33]，1979；梶原[24]，1968；Swain[61]，1959；Berg ら[2]，1984)．松本ら(1979)はピック病12例の脳波を縦断的に観察し，臨床症状が重篤なのに脳波は長い間正常範囲にとどまり，植物状態に近くなってはじめて異常を示したと報告している．ピック病のさいの脳波変化は，アルファ波出現率，振幅の低下，周波数徐化，シータ波の増加など広汎性徐波化が主である

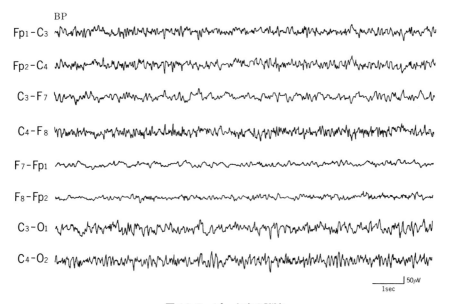

図 16-5 ピック病の脳波
60歳，女性．脳波は全体的に速波，4～7 Hz の徐波，アルファ波範囲の波などが不規則に入りまじったきわめて不規則な波形である．左側半球では，右側に比べて速波の振幅が小さく徐波がやや目立つ．

表 16-1 初老期・老年期の認知症の脳波所見一覧

	基礎律動		局在性異常	賦活効果			睡眠脳波	総合判定
	アルファ波	徐波化		過呼吸	光駆動	開眼抑制		
アルツハイマー型認知症(晩発型)	アルファ波の徐化，低振幅，出現頻度少，低振幅速波，不規則化	顕著シータ波多量	乏	徐波増加	減弱	減弱	低振幅 頭蓋頂鋭波，紡錘波，K複合，デルタ波出現乏し；REM段階短縮	高度異常
アルツハイマー型認知症(早発型)	アルファ波の徐化，低振幅，出現頻度低，不規則化	かなり顕著シータ波かなり多量	(−)	(−)	減弱	(+)	同上 REM段階短縮	中等度異常
ピック病	アルファ波多少徐化，出現頻度中等度，不規則化	軽度シータ波少量散発	(+)	(−)	(−)	(+)	著変なし	軽度異常
脳血管性(多発梗塞性，脳動脈硬化性)認知症	アルファ波の徐化，比較的高振幅，広汎アルファ波型の傾向	軽度シータ波少量散発	(+)	(−)	減弱	減弱	著変なし	中等度異常

が，速波や徐波の混在する不規則な脳波像を示すこともあり(図16-5)，アルツハイマー病の場合より軽度で(Penttilä ら[45]，1985)，アルファ波は徐波化，貧困化するが末期まで残存する．ピック病で脳波異常が比較的軽いのは，後頭葉や皮質下部が比較的保たれているためであろう．

最近では前頭葉，側頭葉に限局した萎縮を示す認知症を前頭側頭型認知症(frontotemporal dementia：FTD)と呼び，その代表的疾患がピック病である．

アルツハイマー病，ピック病，SDAT，脳血管性認知症の脳波の特徴を，梶原(1968)の表に諸家の報告を加えてまとめると，表16-1のようになる．

最近，FTDを対象にした報告がされている．Lindau ら[31](2003)は，定量的脳波解析を用いて，FTDはADに比べてデルタ波やシータ波の増加がみられないと報告している．また，Passant ら[44](2005)は，FTDを65歳を基準に晩発型と早発型に分けて報告している．晩発型では言語障害がみられ，皮質－皮質下変性であり，脳波は正常であるのに対して，早発型は行動徴候や気分変化優位で，皮質変性優位であり，脳波は軽度異常および変動性の異常が認められるとしている．これらの報告は，ピック病はADに比べて徐波の混入を主とする脳波異常が軽度であるとの報告に沿うものである．しかし，脳波異常はFTDの61%に認められ，脳波異常の程度は認知症の重症度の増大によるものであり，FTDとADとでは脳波異常の重症度に有意差はなかったとする報告もある(Chan ら[9]，2004)．この違いに関しては，今後FTDをより詳細に検討する必要がある．

第2節 パーキンソン症候群

筋強剛，振戦，無動などを主徴とする Parkinson 症候群(parkinsonism)は，本態性パーキンソニズム(振戦麻痺)，脳炎後パーキンソニズム，線条体・黒質変性症，Parkinson-dementia complex (Guam)，その他

のパーキンソニズム(中毒性,薬物性,頭部外傷後,動脈硬化性)に分けられるが,最も重要なのは,はっきりした外因なしに起こる振戦麻痺(paralysis agitans)である.

振戦麻痺の脳波には著しい異常がない場合が多い.脳炎後パーキンソニズムでは,脳炎の急性期症状が重篤な場合には異常波がみられることが多い(図16-6).これは,振戦麻痺では組織学的変化が黒質などに比較的に限局しているのに対し,脳炎後パーキンソニズムでは変化が黒質だけでなく,中脳,視床下部,大脳皮質その他かなり広範な領域に広がっていることからも当然予想される.

しかし,いずれにしても,出現する脳波異常は軽度の非特異的異常波であり,シータ波あるいはデルタ波が散発する程度である.脳波異常はふつう広汎性であるが,後頭部近くに出現することが最も多く[17],ときに一側が他側より優位であることもある.Englandら[17](1959)の75例についての調査では,39例に脳波異常がみられたが,振戦麻痺,脳炎後パーキンソニズムなど,病因による脳波異常の差異は明らかでなく,脳波異常はむしろ無動性(akinesia)の程度に関係するという.Sirakov & Mezan[56](1963)は,64例の患者の100の脳波記録のうち36に異常脳波をみているが,脳波が正常範囲内にあるものでも,アルファ波の周波数が遅い方に移動して9Hzに頂点を示すと報告しており,Yeagerら[70](1965)によると,定位脳手術前の脳波異常出現率は36%であったという.グアム島で地方病性にみられるParkinson-dementia complexのさいには,アルファ波の徐波化の進行,広汎性シータ波の出現などがみられ,脳波像はパーキンソン症候群よりもアルツハイマー型老年認知症初老期発症型に近いという(Chenら[10],1968).Pezardら[46](2001)は,L-DOPA治療を受けていないHoehn & Yahrの1から2までの早期段階で,認知症を呈していないパーキンソン病では,対照者と比べて,相対的パワ値ではベータ帯域のみ減少していると報告している.しかし,アマンタジンやビペリデンなどは服用しており,徐波を含めた薬物による影響を完全には否定できないと思われる.

パーキンソン症候群をもつ患者の脳波を記録するさいに注意を要することは,振戦による身体あるいは電極の動揺のためのアーチファクトを異常波とまちがえないことである.パーキンソン症候群をもつ患者に四肢の振戦と同期的な6Hz前後の徐波が出現するという初期の研究者の観察は,アーチファクトを徐波と見誤ったものである.このことは,脳波とともに,振戦の強い四肢の部分から筋電図を導出して同時描記すれば明らかになる[52](図16-6).振戦は,軽度の場合には,検者がその四肢をおさえた

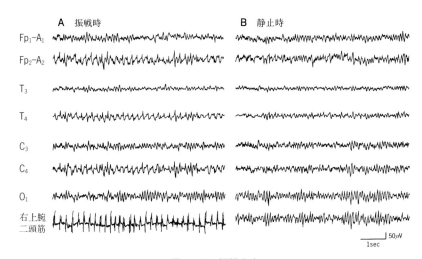

図16-6 振戦麻痺
53歳,女性.6年前から右上肢の振戦が始まり,現在両上下肢の振戦(右>左)と軽度の筋固縮がある.振戦が強い時期(A)には,脳波上に振戦によるアーチファクト(とくに右側)が出現するが,安静時(B)には,脳波にはほとんど異常がみられない.

り握ったりするだけで一時的に停止するから，たとえ短時間でも振戦のない時期の安静時脳波を記録できるようにつとめる必要がある．

なお狭義の脳波ではないがパーキンソン病ではCNV，P300などの事象関連電位(557頁)の潜時が延長しており(Hanschら[20]，1982；山田ら，1986)，これがパーキンソン病にみられる精神機能の遅鈍化(いわゆるbradyphrenia)や認知障害と関係があるとされている．事象関連電位の異常はL-DOPAなどにより，臨床症状の改善に並行して正常化の方向に変化するという．

一酸化炭素中毒の急性期の脳波には，広汎性持続性デルタ波，前頭部単律動デルタ波，平坦脳波などが出現し，その後臨床症状の軽快とともにデルタ波は消失してシータ波と遅いアルファ波を主とする波形になる[65]．低振幅脳波は，意識障害の持続が長いもの，重篤な精神神経症状を呈するものに高率にみられる[67]．

第3節　クロイツフェルト-ヤコブ病

Creutzfeldt-Jakob病(C-J病)は初老期に発病し，急速に進行する認知症を中核にして，これに錐体路症状，錐体外路症状，ミオクロニー，眼症状など多彩な神経症状を呈し，神経病理学的には大脳皮質，基底核から脳幹に及ぶ広範な領域に神経細胞の変性・脱落，海綿状態，星状グリア肥大増生などを示すもので，感染性のあるプリオンタンパクという特異的なタンパクによって起こることから，プリオン病と呼ばれている．

C-J病の脳波所見としては，多くの症例に，特徴的な周期性同期発射(periodic synchronous discharge：PSD；185頁)がみられ[1,3,15,17]，脳波の診断価値が高い．

C-J病の脳波異常は，病勢の進行とともに変化する[13]．発病初期には基礎律動の徐化とくにデルタ波出現など，非特異的で広汎性の変化がみられるが，左右差や局在性変化がみられることもある．認知症，ミオクロニーなどが著明になりC-J病の臨床像が完成する頃には，大多数の症例で上記のPSDが出現する．

PSDは，一定の周期で比較的規則的に反復する，広汎性，左右同期性の突発性異常波である(図16-7)[16]．突発波は鋭波，棘波，徐波などが単発性に出現するかそれらの複合波で，C-J病の場合には単発性鋭波の場合が多く，肝脳疾患にみられる三相波(434頁)に似た波形の場合もある．周期はC-J病の場合には比較的短く0.6～1.0秒である．PSDは感覚刺激などの影響を受けにくい．PSDはミオクロニーと同期して出現することもある[2,14]が，かならずしも同期しないこともある．PSDが出現する初期の頃は，周期性が不明瞭であることがあるが，しだいに安定して出現するようになり，末期にはPSDの周期が延長する[13,15]ことが多い．定型的PSDが出現する時期には背景脳波は低振幅徐波化し，末期にはほとんど平坦化する．

なお，C-J病ではPSDは覚醒水準が高い時期に出現するが，活動水準が低い時期にはシータ～デルタ活動が連続して出現する時期もあり，それぞれが数十秒間の持続で交互に繰り返して出現する脳波パタンは周期性脳波変化(cyclic EEG changes)と呼ばれる(Evans[9]，1975)．この周期性脳波変化は1日のうちでは夜間から午前中に出現し，低体温期に認められる(千葉と宮岸[5]，1991；千葉ら[6]，1989)．

PSDはC-J病だけではなく，亜急性硬化性白質脳炎(SSLE)その他の疾患[7,8]にも出現する(367頁)．SSLEのさいのPSDはC-J病のそれよりも周期がやや長く0.9～2.9秒であり(Cobb[7]，1966)，棘波，鋭波がなく徐波成分だけの複合波であることもあり，ミオクロニーを伴うことが少ないなどの特徴がある．ニューギニアにみられるkuru病はC-J病に類似の疾患と考えられているが，PSDは認められないという[8]．

PSDの出現機序として，Gloorら[12](1968)は大脳皮質および基底核が広汎に障害された場合にだけPSDが出現し，大脳皮質あるいは白質だけの病変では出現しないと述べており，おそらく皮質下のpacemakerや大脳皮質の不応期などが関連して周期性を形成するものとおもわれる．

C-J病の脳波所見は，わが国ではPSDとしているが，欧米では最近C-J病のPSDをperiodic

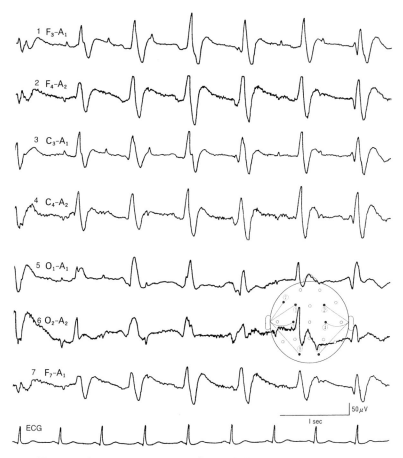

図 16-7 クロイツフェルト-ヤコブ病—周期性同期発射（大熊ら，2006）
60歳，男性．58歳ごろから物忘れが目立ち，次第に認知症が進行するとともに，歩行障害，ミオクローヌスけいれんなどが起こり，失外套症候群に近い状態になった．
背景脳波は平坦でアルファ波や速波などはみられず，全導出部位に同期的に接続 150 msec 前後，振幅 100～200 μV の二～三相性の高振幅鋭波が，周期的（約1秒間に1回，より正確には間隔 800 msec 前後）に出現し，定型的な周期性同期発射（PSD）の像を示す．PSD は本疾患にかなり特異的であるが，亜急性硬化白質脳炎（SSLE）その他の疾患にも出現することがある．

sharp wave complexes（PSWC）として，感度 66%，特異度 74% と報告されている（Zerr ら[20]，2000a）．Wieser ら[19]（2006）は，Glatzel ら[11]（2005）のデータを基にして，ヒトプリオン病のそれぞれ疾患と脳波の特徴をまとめているが，表 16-2 はそれを簡略化したものである．孤発性 C-J 病は，発症早期には徐波化や FIRDA といった非特異的な変化を示し，その後に PSWC が 60～70% の頻度で出現する．それに対して，家族性 C-J 病やゲルストマン-シュトロイスラー-シャインカー症候群（Gerstmann-Sträusser-Scheinker syndrome；GSS 症候群），致死性家族性不眠症（fatal familial insomnia：FFI）で

表 16-2 ヒトプリオン病と脳波上の変化

ヒトプリオン病	脳波
孤発性 C-J 病	PSWC：60～70%，早期段階での非特異的変化：徐波化，FIRDA
家族性 C-J 病	PSWC：～10%
GSS 症候群	非特異的変化，PSWC：<10%
FFI	非特異的変化，PSWC：まれ
医原性 C-J 病	孤発性 C-J 病と同様，PSWC は早期段階でしばしば片側性
変異性 C-J 病	非特異的変化，PSWC（−）

はPSWCの出現頻度はまれであり，変異性C-J病では出現しない．医原性C-J病は孤発性C-J病と同様だが，PSWCは早期の段階ではしばしば片側性に出現する．医原性C-J病に関して，感染部位から初期の脳波変化が出現することを示唆する報告がある(Fushimiら[10]，2002；Wieserら[18]，2004)．また，Zerrら[21](2000b)は，PSWCの出現頻度に関して，異常プリオンタンパクではタイプ1のほうがタイプ2よりも出現頻度が高いとし，プリオンタンパク遺伝子のコドン129におけるメチオニンないしバリンに対する同型接合性ないし異型接合性では，MM，MV，VVの順で出現頻度が高く，脳波でのPSWCの検出はMM1とMV1の患者でのみ臨床診断に有用だったと報告している．

C-J病の早期診断には，脳波とMRI拡散強調像の併用が有用とされている(Cambierら[4]，2003)．

第4節　ハンチントン舞踏病

ハンチントン舞踏病(Huntington's chorea)は，成年期または壮年期に発病し，舞踏病様運動と精神症状(性格変化，認知症)を示しながら慢性に進行する単優性遺伝変性疾患で，尾状核，新線条体，大脳皮質深層，視床，小脳などの小神経細胞の脱落・変性を示す．

脳波所見としては，ふつう萎縮性脳疾患にみられるような非特異性異常，すなわち基礎律動の低振幅化，アルファ波出現率低下，低振幅徐波の出現などが認められる[1~3,6,7]．とくに本症では低振幅脳波の出現率が高いとの報告が多い[1,5,7]．睡眠脳波では頭蓋頂鋭波，紡錘波などが出現しにくく，深睡眠期の徐波も出現しにくいが，REM段階の短縮はみられない[4]．6 Hz陽性棘波が出現しやすいとの報告もある．

第5節　脊髄小脳変性症

本症には特異的な脳波変化はみられない[1]との報告が多いが，基礎律動の徐波化がみられる[8]との報告もある．

Dyssynergia cerebellaris progressiva (myoclonica)，ラムゼイ・ハント(Ramsay Hunt)症候群は，神経病理学的には小脳歯状核，結合腕，赤核の萎縮が認められるが，Friedreich失調，ミオクローヌスてんかんとの異同については，いまだ議論が多い．

本症では他の小脳変性症に比べて脳波異常出現率が高い[2,6]．脳波所見[2~4,6]は，一般に基礎律動に徐波化がみられ，3~4 Hzの徐波の群発，不規則性棘・徐波あるいは多棘・徐波複合の群発などが出現し，ときにこのような突発波に臨床的ミオクロニーけいれんを伴う(図16-8)(長尾ら[4]，1961)．突発波とミオクロニーの関係は(図16-8B)，一般のミオクロニー発作のさいと同様である．

第6節　筋萎縮性側索硬化症

Amyotrophic lateral sclerosis(ALS)は上位および下位運動ニューロンの変性を生じ，臨床的には四肢とくに上肢末梢部から進行する筋萎縮を示す．一般にALSのさいには脳波異常はほとんどない．認知症を伴ったALSに低振幅脳波がみられたとの報告もある[5,7]．

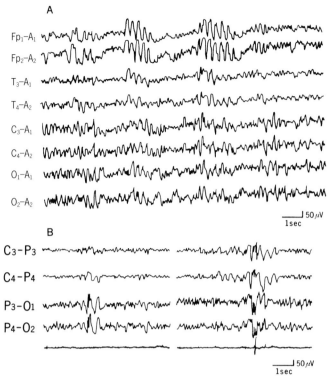

図 16-8 Dyssynergia cerebellaris myoclonica の脳波(長尾ら, 1961)

23歳, 女性. 11歳から歩行障害, 15歳両手指振戦, 18歳からミオクロニー発作. 脳波検査時には小脳症状とミオクロニー発作が前景に立っていた. 脳波には, 安静時から3〜4 Hzの徐波群が認められ, これに棘波要素を伴うこともある(A). また脳波上に, multiple spike-and-slow-wave complex が出現するとき, 臨床的ミオクロニー発作を伴うことがある(B).

第7節　神経・筋疾患── 進行性筋ジストロフィーと筋緊張性ジストロフィー

　進行性筋ジストロフィー(dystrophia musculorum progressiva)と筋緊張性ジストロフィー(dystrophia myotonica)は, 遺伝性筋変性疾患であるが, 筋病変だけではなく中枢神経系にも病変が存在し, 脳波にも種々の程度の異常が見出される[1,2,4〜6,8]. 筋緊張性ジストロフィーでは, かなりの症例にアルファ波の徐化(7〜8 Hzとなる)が認められる[2,4] (図 16-9). 進行性筋ジストロフィーでは, 報告者により多少の相違はあるが, 半数以上に徐波化や突発波などの脳波異常がみ

られ, とくに14 & 6 Hz 陽性棘波の出現率が高い(Winfieldら, 75％；Perlsteinら, 35％；Zellwegerら, 55％；朝長ら, 18％)といわれるが, この波形をみなかったという報告も多い. 患児の母親にもこの波形が出現するとの報告もある.

　多発筋炎(polymyositis：PM), 皮膚筋炎(dermatomyositis：DM)は, 筋を標的にした自己免疫疾患で, 骨格筋の破壊, 炎症反応を示す. 同じ膠原病であるSLEでは高率に脳波異常など中枢神経系障害がみら

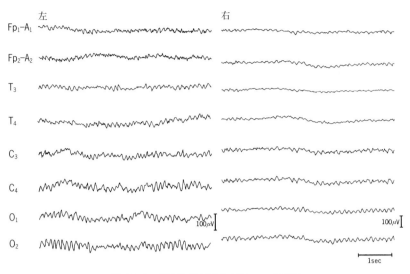

図 16-9　筋緊張性ジストロフィーの脳波
家族性に発生した同胞例の脳波．左例では基礎律動は 7〜8 Hz で，シータ波を混じ，右例では基礎律動は 8〜9 Hz で，前者より徐波化の程度は軽いが，両者とも基礎律動の全般的な徐化が認められる．左図では脳波計の利得が 2 倍になっている．

れるので，PM，DM について調べると，脳波異常は PM の 26%，DM の 35%，合計すると 30% にみられ，その内容は全般性徐波化，広汎性アルファパタンなどが多く，SLE に類似しており，何らかの中枢神経系障害が存在する可能性が示唆されるという（池田ら[3]，1989）．

第 8 節　ミトコンドリア脳筋症

ミトコンドリア脳筋症（mitochondrial encephalopathy：ME）は筋，脳細胞，平滑筋などを中心とした全身のミトコンドリアの機能異常を中心とする疾患群で，その中には mitochondrial encephalopathy with lactic acidosis and stroke like episodes（MELAS）などがある．ミトコンドリアは主として好気的エネルギー代謝を担っており，ミトコンドリア脳筋症では好気的エネルギー代謝の異常によって症状が出現する．ミトコンドリア脳筋症の脳波については，正常範囲内とするものもあれば，徐波化を示すとする報告もあり，てんかん発作を有するものでは棘波，棘・徐波複合などの突発性異常波がみられているが，特異的な脳波所見は報告されていない．背景脳波の周波数分析を行い，これと脳局所の血流 CBF，酸素消費量 $CMRO_2$，脳ブドウ糖消費量 CMRGlu との関係をみた研究では，ME 群では対照の脳血管障害群に比べて，デルタ帯域は前頭部優位であるが後頭部にも出現し，アルファ帯域は低振幅でパワが著しく低く，また ME 群では局所脳血流が増加するとデルタ帯域が増加し健常者や対照群と逆の傾向を示したという（湯屋ら[7]，1996）．

第9節　脱髄疾患

　Multiple sclerosis (MS) は，脳，脊髄，視神経などに2カ所以上の病巣による症状が，急性あるいは亜急性に起こり，寛解や再燃を示す脱髄疾患で，神経病理学的には大脳白質とくに脳室周辺，脳幹，脊髄，視神経その他広範な領域に不規則な脱髄巣が散在する．Devic病では急性両側性視神経炎と横断脊髄炎が起こる．

　MSにおける脳波異常の出現率や程度は，一般に病勢増悪期には強く，寛解期には軽快する．MSにおける異常脳波出現率の報告にかなりばらつきがあるのは[2,4,6,9,10]，脳波の記録時期と関係があろう．たとえば，Jasperら (1950) によると脳波異常出現率は急性増悪期88％，寛解期36％であった．

　脳波異常の種類としては，広汎性あるいは前頭部優位，あるいは局在性の5〜7 Hzのシータ波の出現が主で[7]，シータ波は非突発性で不規則に散発することが多く，突発性に出現することは少ない（図16-10）．基礎律動のアルファ波の周波数の徐化，振幅や周波数の左右差や不規則化など，いわゆる基礎律動のdisorganization（無秩序化，脱組織化）も特徴である（加藤[6]，1979）．急性増悪期にはデルタ波が出現することもある．またMSの脳波異常としては，広汎性の徐波化を伴う背景脳波の不規則化が最も多く，ときには半球性または焦点性徐波が一過性に出現するが，著明な焦点性徐波は認められないとの報告もある[7]．Devic病にも特徴的脳波所見はないが[3,8]，広汎性シータ波，後頭部優位のデルタ波が出現する場合がある．狂犬病予防接種後の脱髄性脳炎のさいの脳波像としては[5]，急性期には非特異的な広汎性の徐波の出現がみられるが，急性期を経過した後には，かなり著明な人格変化が後遺する場合でも，脳波像はほぼ正常に復する．

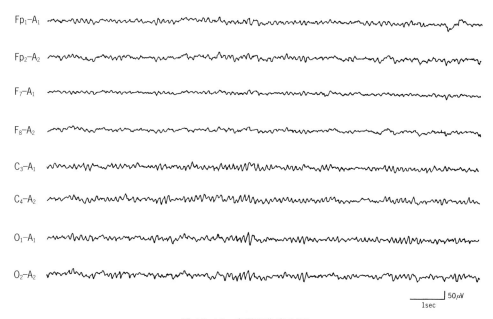

図16-10　多発硬化症の疑い

28歳，男性．複視，眼振，小脳性失調，構音障害，歩行障害，反射亢進，知覚障害などがあり，寛解と増悪を反復する．
　脳波は，アルファ波は8〜10 Hzで周波数は不揃いで不規則であり，5〜6 Hzのシータ波が各導出部位に散発するが，著しい徐波化や明瞭な左右差はない．

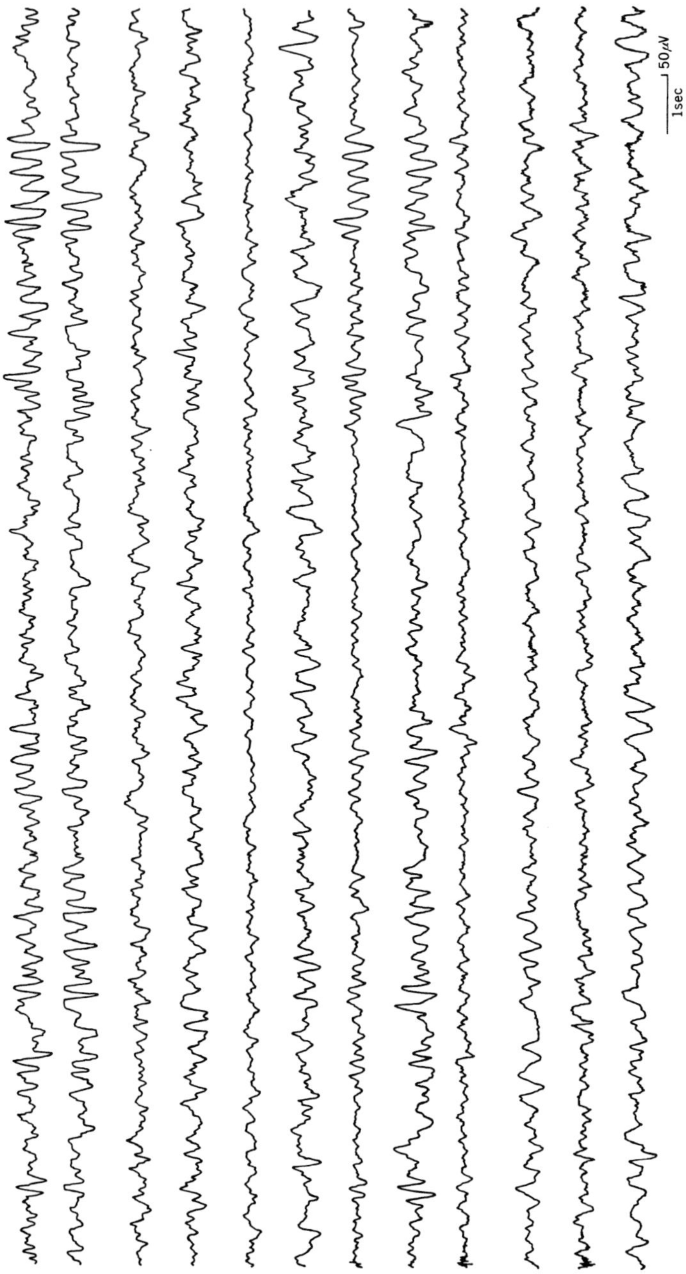

第16章　脳器質性疾患の脳波

図16-11　シルダー病の脳波
脳波には，全般性の高度の徐波化がみられるほか，とくに前頭部に3～5 Hzの高振幅徐波が周期的に反復して出現する．

いずれにしても，MSでは皮質下白質の病変に比べて大脳皮質の病変は比較的軽度なので，脳波異常はあっても軽度で，棘波などの突発性異常波は出現しないのがふつうである．

シルダー病(Schilder disease)は，近年の分類では大半が副腎脳白質変性症(adrenoleucodystrophy)とされ，極長鎖脂肪酸の増加がある．多くは学童期に発症する進行性脱髄疾患で，脳の汎性硬化(diffuse sclerosis)が起こる．脳波所見についての報告は少ない[1,11]．

脳波の異常には，疾患特異性はないが，病勢の進行に伴うアルファ波，ベータ波の消失と，シータ波，デルタ波など徐波の出現，ときに高振幅徐波の出現などがある(図16-11)．有馬らは，それぞれ低振幅波形を示した例と，高振幅の律動異常ならびに棘波，棘・徐波複合を示した例とを報告している．

第10節　先天代謝異常

1 アミノ酸代謝異常

フェニールケトン尿症(phenylketonuria : PKU)，フェニール焦性ブドウ酸性知的障害(oligophrenia phenylpyruvica)(304頁)．

2 脂質代謝異常

1. GM_2ガングリオシドーシス；テイ-ザックス病

遺伝性の酵素(β hexoseaminidase A)の欠損でganglioside の蓄積をきたす疾患．ふつう進行性の運動障害，視力障害，知能低下，けいれん発作などの諸症状があるが，けいれん発作を欠くこともあり，脳波像にもけいれん発作の有無によってかなりの相違がある．

有馬ら[1](1960)によると，テイ-ザックス(Tay-Sachs)病，ビールショウスキー(Bielschowsky)病などで，けいれん発作を有する症例の脳波には，基礎律動の著明な徐波化と律動異常がみられ，前頭部ときに頭頂部に両側同期性の高振幅徐波群をみる．テイ-ザックス病では，幼児てんかんにおけると同様に棘・徐波複合は出現しにくい．晩発性幼児型以上の年齢では左右対称性の鋭・徐波複合あるいは棘・徐波複合の形をとるが，ときには部位不定の棘波あるいは鋭波が混在することがある．

Cobbら[2](1952)は，小児の脂質代謝異常症にみられる脳波像の特徴として，基礎律動の徐波化のうえに二相性あるいは三相性の鋭波が広汎性あるいは局在性に出現することをあげている．脳波異常は覚醒時，睡眠時とも同様に認められ，健常者の睡眠時に出現する頭蓋頂鋭波や紡錘波は認めにくくなる．

テイ-ザックス病の臨床経過と脳波との関係を，本症の経過を4期に分けて観察すると(Morellら)，第1期(生後6～10カ月)には脳波は不規則な周波数の背景脳波に突発的に高振幅徐波群や局在性棘波が出現，第2期(1歳～1歳6カ月)には脳波は1～2 Hzの高振幅徐波が主で，これに両側性棘・徐波複合が頻発して，hypsarrhythmiaに似たパタンになる．第3期(1歳4カ月～2歳)には視力が低下または消失し，ミオクロニーが頻発するが，脳波は低振幅になり局在性突発波が出現し，覚醒反応は消失する．第4期(2歳)には視力が消失し全身けいれんが頻発，脳波は低振幅となり，突発波は出現しなくなる(Schneck[10]，1965；Eeg-Olofsson[3]，1966)．飯沼[6](1980)によると，低電圧速波が10カ月の初期に出現，高振幅の不規則な背景脳波に不規則な棘・徐波複合を伴う脳波が2歳前後に出現するという．

2. セロイドリポフスチノーシス

①先天性リポフスチノーシス
②ビールショウスキー病：2～4歳に発症．
③シュピールマイヤー-フォークト(Spielmeyer-Vogt)病：5～6歳に発病，運動麻痺，錐体外路症状，けいれん発作，視力障害を示す．
④クフス(Kufs)型

脳波では，基礎律動の徐波化，不規則化とともに

に，けいれん発作を有する例では左右対称性の棘・徐波複合，鋭・徐波複合が出現することが多く，局在性の棘波あるいは鋭波が出現することもある．一般に，けいれんをもたない症例では，脳波異常の程度は軽く，高振幅の徐波を示すことは少なく，棘波はみられない．

3. 幼児型異染性白質ジストロフィー

幼児型異染性白質ジストロフィー(late infantile metachromatic leucodystrophy)は Arylsulfatase A の欠損により脳白質その他の神経細胞に sulfatide または cerebroside sulfate が蓄積し，びまん性脱髄を生じる疾患で，常染色体劣性遺伝形式をとる．脳波所見は(隅[11]，1980)，第1期(6カ月～1年3カ月)には正常または軽度の律動異常がみられ，ときには左右差や棘波を認める．紡錘波は尖鋭化してくる(有馬)．第2期(3～6カ月間)には徐波または速波成分の増加が目立ち，紡錘波は欠如する．第3期(3カ月～3年5カ月)には，脳波に左右差，速波または徐波成分の増加，棘波などがみられる．第4期には脳波には速波成分が増加，棘波も増加し，紡錘波は完全に欠如し，臨床的には除脳硬直の状態になる．

本症を前記のテイ-ザックス病などと比較すると，本症は主として白質の病変，テイ-ザックス病などは主に灰白質の病変であり，前者では徐波成分，後者では棘波成分の出現が目立つ．これは，広汎性脳疾患のうち白質疾患では非突発性徐波が多く，灰白質の疾患では両側同期性突発波の出現が特徴的であるとする Gloor ら(1968)の意見に一致する．

3 ガーゴイリスム

ガーゴイリスム(Gargoylism)は，病理解剖学的には中枢神経系および，その他の身体諸臓器の細胞内に mucopolysaccharide の異常な蓄積が起こり，臨床的には知能障害が前景に立つもので，α-iduronidase 欠損による．知能障害の程度はテイ-ザックス病などよりも軽く，高度の運動障害やけいれんを伴うことも少ない．

脳波所見は，症例によってかなり異なり，正常範囲内にあるもの[4,7,9]，徐波を伴う律動異常[10]，棘波の出現[5,8]などが報告されているが，全般的にみると，テイ-ザックス病などにみられる脳波異常よりもはるかに軽度である．これはある程度臨床症状の重篤さの差異にも対応する所見である．

第11節　スタージ-ウェーバー病

スタージ-ウェーバー(Sturge-Weber)病は，一側大脳半球の皮質の萎縮と石灰化，これを覆う髄膜血管の血管腫化，および同側顔面の母斑などの症状からなる．脳波像は皮質における病変の局在および広がりにより，またけいれん発作の頻度によって異なる．多くは病変の存在する側に徐波化や突発波が出現するが，両側性に全般性の脳波異常が現れることも多く，ときにはきわめて高度の異常を示すこともある．

第12節　失外套症候群，慢性植物状態

失外套症候群，慢性植物状態(chronic vegetative state)とは外套(pallium)すなわち両側大脳皮質の機能が失われた状態という意味で，無酸素症，CO中毒，頭部外傷，脳炎などの後に両側大脳皮質の機能が広範に脱落した状態に対して Kretschmer(1940)が命名したものである．実験動物でいえば除皮質(decortication)あるいは除脳(decerebration)の状態に相当する．

この状態は，無言・無動で疎通性に欠けるため意識障害と混同されやすいが，覚醒時には目を開き，覚醒した「まなざし」を示し，身体の筋活動水準が高まるなど，原始的ではあるが覚醒に対応する行動を示す．

失外套症候群(apallic syndrome)の脳波像につい

てはいくつかの報告があるが，原疾患や脳の障害部位によって異なる[3,4,6]．すなわち，失外套症候群の場合には，平坦に近い脳波像と，広汎性の低振幅あるいは高振幅徐波（シータ波，デルタ波）の2種類が報告されているが，この相違は前者で大脳皮質がより強く障害されていることによる（図16-12）．失外套症候群の脳波所見をまとめると，①アルファ波の消失または著明な減少が共通してみられ，光刺激に対する反応がない，②大脳皮質全般の広汎な損傷（重症頭部外傷，その他広汎性脳障害）のさいには平坦脳波ないし低電圧徐波パタンが出現，③白質全般の損傷（CO中毒など）のさいには中等振幅あるいは高振幅徐波（シータ波が主）の出現と要約できよう（竹内と小柏[7]，1975）．

平坦脳波あるいは低電圧徐波の場合には，睡眠・覚醒により脳波像にほとんど変化がみられないので，状態の判定には筋電図，眼球運動などのポリグラフィが必要である[6]．

失外套症候群患者の睡眠・覚醒リズムを24時間にわたって記録すると，睡眠と覚醒の区別は存在するが，睡眠は分断され，睡眠が夜間に集まるという昼夜リズムが消失する傾向がみられる（青木ら，1979）．

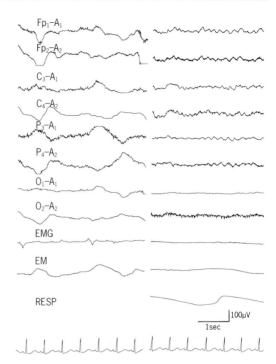

図16-12　失外套症候群の脳波

46歳，女性．肝脳疾患（猪瀬型）末期．図左は安静開眼時脳波．ほとんど平坦な脳波で，速波のようにみえるのは筋電図によるアーチファクトで，基線の動揺も体動やまばたきによるもの．図右は被検者が不穏なためアモバルビタール・ソーダ0.5g静注後の記録．被検者はやや安静になったが入眠しない．脳波には前頭極部，中心部，頭頂部に4～5Hzの低振幅シータ波が出現するが，デルタ波やbarbiturate fast activityは出現せず，大脳皮質機能の広範な障害が示唆された．

第13節　無動無言症

無動無言症（akinetic mutism）は無言ではあるが意識がはっきりしているようにみえる状態に対してCairns（1941）が名づけたもので，①軽い意識混濁と，②意志発動障害すなわち昏迷に似た状態が存在するため，問いかけに対しては無言であるが，目の前のものを視線で追うことができる状態である．失外套症候群のように非可逆的大脳機能脱落によるものではなく，視床，視床下部，脳幹部（中脳被蓋）の機能的障害によって起こる．

脳波異常は広汎性徐波（シータ波あるいはデルタ波）の出現が主である（図16-13）．すなわち，徐波はふつう高振幅で，前頭部優位に広汎性に出現し[2,5,8]，アルファ波は出現しない．Cairnsら[2]（1941）の症例では，1～3Hz，200～300μVの不規則な徐波と，2～5Hzの正弦波様の脳波とが広汎性に出現していた．

本症の睡眠脳波には，①完全な睡眠を示すもの，②REM段階が欠如するもの，③睡眠波型を示さないもの，④睡眠波型が不規則か疑わしい非定型睡眠を示すものの4型があるという（Bricoloら[1]，1968）．①は損傷が小さく中脳上部か間脳下部にあるもの，②は損傷がより大きく橋のREM睡眠発現

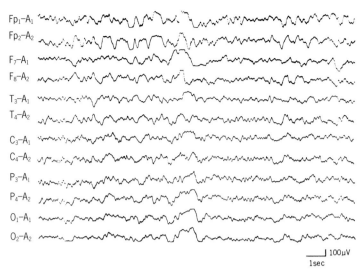

図16-13 無動無言症の脳波(竹内と小柏, 1978)
46歳, 男性. くも膜下出血, 左中大脳動脈閉塞症. 後頭部痛, 意識障害, 髄膜刺激症状, 右顔面神経麻痺などで発症. 髄液血性で, 脳動脈写で中大脳動脈閉塞と側副血行発達(モヤモヤ病)を認めた. その後側副血行形成が進行し, 左前大脳動脈の血管れん縮が加わり, 臨床的には脳梗塞と考えられた. この脳波は発症51日後の無言無動症を示す時期のもので, 100μV前後の高振幅の不規則な徐波が広範に出現しアルファ波は出現せず, 意識障害の存在を示唆する所見である. 後頭部, 側頭前部には振幅の左右差が著明である.

機構をも障害する場合, ③, ④はより広範な障害によると考えられる[1]).

第14節　脳死と脳波

近年蘇生術の進歩により, 心拍だけは保たれ身体は生きているが脳は機能的には死んでしまっている状態がつくられるようになり, 心臓移植を中心とする臓器移植のさいの死の判定の問題とも関連して, 脳死の問題の重要性が注目されている.

脳死(cerebral death)は, 日本脳波学会の「脳死と脳波に関する委員会[7)]」では次のように定義された. ①脳死とは回復不可能な脳機能の喪失をいう, ②脳機能には, 大脳半球のみでなく, 脳幹の機能も含まれる, ③大脳半球の機能喪失の判定には, 脳波が有用であるが, その方法と回復不可能性の決定については, 今後の検討を要する, ④現時点では, 脳波だけから脳幹の機能をうかがうことは困難であり, 今後の検討を要する. すなわち脳死とは, 脳幹を含めた脳の機能の不可逆的な喪失である.

脳死の判定基準は, 上記委員会の案によると, ①昏睡, ②両側瞳孔散大, ③呼吸停止, ④急激な血圧下降とそれに続く低血圧, ⑤平坦脳波, ⑥以上①〜⑤の所見が6時間たっても変わらない, ⑦参考条件として, non-filling angiography は有用であるが, 脊髄反射消失は必須条件ではない.

その後厚生省の「脳死に関する研究班」によって新・脳死判定基準(昭60年, 1985)が作成されたが, それによると, 脳死は「全脳髄の不可逆的(永久的)な機能喪失の状態」と定義され, その判定に以下の6項目があげられている. ①深い昏睡, ②自発呼吸の消失(100％酸素10分間, 5％炭酸ガスと95％酸素5分間を送った後, 10分間人工呼吸器を外し呼吸がないことを確かめる), ③瞳孔の固定, ④脳幹反射の消失, ⑤平坦脳波, ⑥以上の条件が満たされた後, 6時間経過をみて変化がないことを確認する.

脳波が脳死判定に果たす役割は大きいが, ヒトの頭皮上脳波で脳幹機能まで完全に判定することは困

第14節 脳死と脳波

表 16-3 心停止あるいは呼吸停止による急性無酸素症のさいの脳波の段階づけ (Hockaday ら, 1965)
Classification of EEG records

Grade I	Within normal limits :	a Alpha rhythm
		b Predominant alpha with rare theta
Grade II	Mildly abnormal :	a Predominant theta, with rare alpha
		b Predominant theta, with some delta
Grade III	Moderately abnormal :	a Delta, mixed with theta and rare alpha
		b Predominant delta, with no other activity
Grade IV	Severely abnormal :	a Diffuse delta, with brief isoelectric intervals
		b Scattered delta in some leads only with absence of activity in other leads
Grade V	Extremely abnormal :	a A nearly flat record
		b No EEG at all

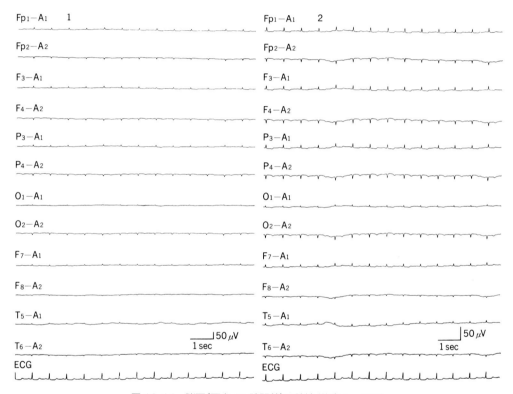

図 16-14 脳死(死亡 12 時間前)の脳波(竹内ら, 1978)

各導出ともまったく平坦化しており，心電図が混入している．これは右図のように増幅度を2倍に上げても同様平坦で，Hockaday の Grade Vb に相当する．心電図には ST 下降が認められる．なお種々の刺激による誘発を行っても脳の電気活動は出現しなかった．

この時点では自発呼吸停止し，人工呼吸器により呼吸が行われ，両側瞳孔散大，血圧 40 mmHg，外的刺激にまったく反応しない．この状態が 12 時間継続して死亡した．

この例は第3回目の出血発作後，脳死の状態を経て死亡したもので，死戦期における臨床上の一定の状態を示している．

難なので，脳波だけで脳死を判定することはできない．しかし，アメリカ脳波学会の脳死特別委員会が集めた 24 時間以上にわたって脳波が消失した症例 2,600 例のうちでは，後に神経機能の回復を示したものはわずか3例であったという[6]．したがって，中枢抑制薬などの薬物に起因するものを除くと，脳

に腫瘍，外傷，血管障害など重篤な器質病変があり，脳波が24時間以上にわたって連続的に消失しているときには，予後は絶対に不良であるといえる．竹内ら(1970)も，脳波が1時間以上にわたって消失した例はすべて1〜2週以内に死亡したと述べている．Hockadayら[4](1965)は一過性心停止または呼吸停止による急性無酸素症のさいの脳波を5段階(10型)に分類しているが(表16-3)，そのVa，bは平坦脳波であって，上記の脳死に相当する(図16-14)．

脳波が消失した状態は，従来は平坦脳波(flat EEG)あるいは等電位記録(isoelectric record)などの用語が用いられてきたが，これらの用語は非生理学的であるとして，国際臨床生理学会では電気的脳無活動(electrocerebral inactivity：ECI)，アメリカ脳波学会では電気的脳活動停止(electrocerebral silence：ECS)という表現を推奨している．

脳波が完全に消失しているかどうかを正確に判定するためには，脳波記録の技術的基準を定めておく必要がある．国際臨床神経生理学会連合IFCNでは「昏睡その他反応のない状態」における電気生理学的モニタリングの基準を発表している[3](1996)．アメリカ脳波学会特別委員会では10項目の基準を発表し[5]，1994年にアメリカ脳波学会のguidelinesを公表している[1]．日本脳波・筋電図学会の「臨床脳波検査基準」(1989)でも「脳機能喪失判定に関する脳波検査」の部に具体的な記録法が記されている．その後，2003年に日本臨床神経生理学会の「改訂臨床脳波検査基準2002」でも「脳死の判定に関する脳波検査」で記されている〔日本臨床神経生理学会ホームページ(http://jscn.umin.ac.jp)参照〕．これを要約すると，①脳波の記録は熟練した技術員または医師が行うこと，②較正は脳死判定に用いる記録部分は $10\mu V/5mm$ 以上の感度とすることのほかに，③予備的に $10\mu V/2mm$ 以上に上げて過大雑音の混入のチェックが望ましいこと，④雑音の鑑別として，頭皮外の部位からECI記録チャネルと同感度で同時記録すること，⑤シールド線や電極および導出リード線などの雑音除去対策を行うこと，⑥電極間の接触抵抗は $5k\Omega$ 以下，$1k\Omega$ 以上であること，⑦電極を少なくとも頭皮上の8カ所に装着し，基準電極導出と双極導出(電極間隔10cm以上の長距離双極導出を含む)の両者を行うこと，⑧記録時間は1回の記録で少なくとも30分間続け，6時間以上経過後に再検査を行うこと，⑨音・痛覚刺激を与え脳波上の反応をみること，などになる．ほかに，デジタル脳波計についての付加的な記載もなされている．

利得(感度)を $10\mu V/5mm (2\mu V/mm)$ 程度まで上げると，脳波とともに各種のアーチファクト，とくに心電図のアーチファクトなども増幅されて，脳波の判読が困難になることが少なくない．たとえば心電図のP波，T波などの遅い成分が増幅されると，脳波と鑑別しにくい場合がある．したがって，各種の基準や手引きに記されているように，たとえば集中治療室の一部に交流障害の少ない小部屋を用意し，各種のアーチファクト除去操作を行って，できるだけアーチファクトの少ない記録を得るように努める必要がある．

頭皮上脳波，皮質脳波は消失したが視床，橋など脳深部からの直接導出脳波は保たれていたとの報告[2]もあるが，深部脳波記録は限られた症例にしか実施できない．

なお，脳幹部の機能を反映する脳幹誘発電位も脳死判定に役立つ．たとえば短潜時聴覚誘発電位(聴性脳幹反応)の全成分の消失，短潜時体性感覚誘発電位の$\overline{N13}$あるいは$\overline{N20}$以降の成分の消失は，脳死の判定の参考になる(537，547頁参照)．

文献

1　初老期および老年期の認知症の脳波，
2　パーキンソン症候群(393-404頁)

1) Barber PA, Varma AR, Lloyd JJ, et al：The electroencephalogram in dementia with Lewy bodies. Acta Neurol Scand 101：53-56, 2000
2) Berg L, Danziger WL, Storandt M, et al：Predictive features in mild senile dementia of the Alzheimer type. Neurology 34：563-569, 1984
3) Besthorn C, Förstl H, Geiger-Kabisch C, et al：EEG coherences in Alzheimer disease. Electroencephalogr Clin Neurophysiol 90：242-245, 1994
4) Bonanni L, Thomas A, Tiraboschi P, et al：EEG comparisons in early Alzheimer's disease, dementia with Lewy bodies and Parkinson's disease with dementia patients with a 2-year follow-up. Brain 131：690-705, 2008
5) Brenner RP, Reynolds CF, Ulrich RF：Diagnostic efficacy of computerized spectral versus visual EEG analysis in elderly normal, demented and depressed subjects. Electroencephalogr Clin Neurophysiol 69：110-117, 1988
6) Brenner RP, Ulrich RF, Spiker DG, et al：Computerized EEG spectral analysis in elderly normal, demented and depressed subjects. Electroencephalogr Clin Neurophysiol 64：483-492, 1986
7) Briel RCG, McKeith IG, Barker WA, et al：EEG findings in dementia with Lewy bodies and Alzheimer's disease. J Neurol Neurosurg Psychiatry 66：401-403, 1999

8) Busse EW, Barnes RH, Friedman EL, et al : Psychological functioning of aged individuals with normal and abnormal electroencephalograms, I. A study of non-hospitalized community volunteers. J Nerv Ment Dis 124 : 135-141, 1956
9) Chan D, Walters RJ, Sampson EL, et al : EEG abnormalities in frontotemporal lobar degeneration. Neurology 62 : 1628-1630, 2004
10) Chen KM, Abrams BM, Brody JA : Serial EEGs of patients with Parkinsonism-dementia syndrome of Guam. Electroencephalogr Clin Neurophysiol 25 : 380-385, 1968
11) Claus JJ, Ongerboer de Visser BW, Walstra GJM, et al : Quantitative spectral electroencephalography in predicting survival in patients with early Alzheimer disease. Arch Neurol 55 : 1105-1111, 1998
12) Claus JJ, Strijers RLM, Jonkman EJ, et al : The diagnostic value of electroencephalography in mild senile Alzheimer's disease. Clin Neurophysiol 110 : 825-832, 1999
13) Coben LA, Danziger W, Berg L : Frequency analysis of the resting awake EEG in mild senile dementia of Alzheimer type. Electroencephalogr Clin Neurophysiol 61 : 101-112, 1985
14) Cohn R : Clinical Electroencephalography. McGraw-Hill, New York, 1949
15) Crystal HA, Dickson DW, Lizardi JE, et al : Antemortem diagnosis of diffuse Lewy body disease. Neurology 40 : 1523-1528, 1990
16) Cutler NR, Haxby JV, Duara R, et al : Clinical history, brain metabolism, and neuropsychological function in Alzheimer's disease. Ann Neurol 18 : 298-309, 1985
17) England AC, Schwab RS, Peterson E : The electroencephalogram in Parkinson's syndrome. Electroencephalogr Clin Neurophysiol 11 : 723-731, 1959
18) 伏見雅人：軽度痴呆患者における神経生理学的評価と形態学的評価との相関—定量的脳波解析とMRIとの比較—．脳波と筋電図 26 : 388-396, 1998
19) Giannitrapani D, Collins J : EEG differentiation between Alzheimer's and non-Alzheimer's dementias. In Giannitrapani D, Murn L : The EEG of Mental Activities. pp 26-41, Karger, Basel, 1988
20) Hansch EC, Syndulko K, Cohen SN, et al : Cognition in Parkinson disease ; An event-related potential perspective. Ann Neurol 11 : 599-607, 1982
21) Huang C, Wahlund L-O, Dierks T, et al : Discrimination of Alzheimer's disease and mild cognitive impairment by equivalent EEG sources : a cross-sectional and longitudinal study. Clin Neurophysiol 111 : 1961-1967, 2000
22) Jeong J : EEG dynamics in patients with Alzheimer's disease. Clin Neurophysiol 115 : 1490-1505, 2004
23) Kai T, Asai Y, Sakuma K, et al : Quantitative electroencephalogram analysis in dementia with Lewy bodies and Alzheimer's disease. J Neurol Sci 237 : 89-95, 2005
24) 梶原　晃：初老期および老年期における脳器質性疾患の臨床脳波学的検討．精神神経学雑誌 70 : 277-301, 1968
25) 金子仁郎：初老期および老年期痴呆の脳波．精神神経学雑誌 69 : 1071-1076, 1967
26) Kaszniak AW, Garron DC, Fox JH, et al : Cerebral atrophy, EEG slowing, age, education, and cognitive functioning in suspected dementia. Neurology 29 : 1273-1279, 1979
27) Kiloh IG, McComas AJ, Osselton JW : Clinical electroencephalography. 3rd ed., Butterworth, London, 1972
28) Letemendia F, Pampiglione G : Clinical and electroencephalographic observations in Alzheimer's disease. J Neurol Neurosurg Psychiatry 21 : 167-172, 1958
29) Leuchter AF, Spar JE, Walter DO, et al : Electroencephalographic spectra and coherence in the diagnosis of Alzheimer's-type and multi-infarct dementia. Arch Gen Psychiatry 44 : 993-998, 1987
30) Liddle DW : Investigation of EEG findings in presenile dementia. J Neurol Psychiatry 21 : 167, 1958
31) Lindau M, Jelic V, Johansson S-E, et al : Quantitative EEG abnormalities and cognitive dysfunctions in frontotemporal dementia and Alzheimer's disease. Dement Geriatr Cogn Disord 15 : 106-114, 2003
32) Londos E, Passant U, Brun A, et al : Regional cerebral blood flow and EEG in clinically diagnosed dementia with Lewy bodies and Alzheimer's disease. Arch Gerontol Geriatr 36 : 231-245, 2003
33) 松本秀夫，松元寛仁：Alzheimer病とPick病における脳波像の変遷とその病理学的背景，I．脳波基礎波型の変遷と臨床経過．神経研究の進歩 23 : 1219-1229, 1979 ; III．病理所見と脳波像の対応．神経研究の進歩 23 : 1237-1246, 1979
34) McAdam W, Robinson RA : Senile intellectual deterioration and the electroencephalogram ; A quantitative correlation. J Ment Sci 102 : 819-825, 1956
35) McKeith IG, Dickson DW, Lowe J, et al : Diagnosis and management of dementia with Lewy bodies : Third report of the DLB Consortium. Neurology 65 : 1863-1872, 2005
36) Merskey H, Ball MJ, Blume WT, et al : Relationships between psychological measurements and cerebral organic changes in Alzheimer's disease. Can J

Neurol Sci 7 : 45-49, 1980
37) 森　克己, 宮坂松衛, 中野隆史, 他：老年期痴呆患者における自動解析脳波と頭部 CT との関係について. 老年精神医学 5 : 541-555, 1988
38) 長田　乾, 横山絵里子, 湯屋博通：非侵襲的病態解析によるアルツハイマー病と血管痴呆の比較. 臨床神経生理学 28 : 362-370, 2000
39) 中野隆史, 宮坂松衛, 大森健一, 他：老年のぼけ・痴呆と脳波の自動解析. 臨床脳波 18 : 751-758, 1976
40) 根橋　裕：老年期脳器質性精神障害の臨床脳波学的研究. 東京慈恵会医科大学雑誌 87 : 493-513, 1972
41) O'Connor KP, Shaw JC, Ongley CO : The EEG and differential diagnosis in psychogeriatrics. Br J Psychiatry 135 : 156-162, 1979
42) 大熊輝雄, 松岡洋夫, 上埜高志：脳波判読 step by step 症例編. 第4版, pp 293-294, 医学書院, 2006
43) 大友英一：老人の脳波；老年者(脳波)の速波. 臨床脳波 26 : 397-403, 1984
44) Passant U, Rosén I, Gustafson L, et al : The heterogeneity of frontotemporal dementia with regard to initial symptoms, qEEG and neuropathology. Int J Geriatr Psychiatry 20 : 983-988, 2005
45) Penttilä M, Partanen JV, Soininen H, et al : Quantitative analysis of occipital EEG in different stages of Alzheimer's disease. Electroencephalogr Clin Neurophysiol 60 : 1-6, 1985
46) Pezard L, Jech R, Růžička E : Investigation of non-linear properties of multichannel EEG in the early stages of Parkinson's disease. Clin Neurophysiol 112 : 38-45, 2001
47) Prinz PN, Larsen LH, Moe KE, et al : EEG markers of early Alzheimer's disease in computer selected tonic REM sleep. Electroencephalogr Clin Neurophysiol 83 : 36-43, 1992
48) Pritchard WS, Duke DW, Coburn KL, et al : EEG-based, neural-net predictive classification of Alzheimer's disease versus control subjects is augmented by non-linear EEG measures. Electroencephalogr Clin Neurophysiol 91 : 118-130, 1994
49) Pucci E, Belardinelli N, Cacchiò G, et al : EEG power spectrum differences in early and late onset forms of Alzheimer's disease. Clin Neurophysiol 110 : 621-631, 1999
50) Rodriguez G, Nobili F, Arrigo A, et al : Prognostic significance of quantitative electroencephalography in Alzheimer patients : preliminary observations. Electroencephalogr Clin Neurophysiol 99 : 123-128, 1996
51) Schreiter-Gasser U, Gasser T, Ziegler P : Quantitative EEG analysis in early onset Alzheimer's disease : a controlled study. Electroencephalogr Clin Neurophysiol 86 : 15-22, 1993
52) Schwab RS, Cobb S : Simultaneous EMG's and EEG's in paralysis agitans. J Neurophysiol 2 : 36-41, 1939
53) 繁田雅弘, 西川嘉伸, 森　温理：Alzheimer 型老年痴呆の脳波半球間コヒーレンス. 臨床脳波 32 : 357-361, 1990
54) 篠原正夫, 十束支朗：アルツハイマー型痴呆の定量脳波分析および脳血流との関係. 臨床脳波 33 : 456-461, 1991
55) Signorino M, Pucci E, Belardinelli N, et al : EEG spectral analysis in vascular and Alzheimer dementia. Electroencephalogr Clin Neurophysiol 94 : 313-325, 1995
56) Sirakov AA, Mezan IS : EEG findings in parkinsonism. Electroencephalogr Clin Neurophysiol 15 : 321-322. 1963
57) Soininen H, Riekkinen PJ : EEG in diagnostics and follow-up of Alzheimer's disease. Acta Neurol Scand Suppl 139 : 36-39, 1992
58) Stam CJ, van der Made Y, Pijnenburg YAL, et al : EEG synchronization in mild cognitive impairment and Alzheimer's disease. Acta Neurol Scand 108 : 90-96, 2003
59) Stefoski D, Bergen D, Fox J, et al : Correlation between diffuse EEG abnormalities and cerebral atrophy in senile dementia. J Neurol Neurosurg Psychiatry 39 : 751-755, 1976
60) 鈴木良雄：初老期, 老年期精神障害の睡眠脳波. 精神神経学雑誌 68 : 512-525, 1966
61) Swain JM : Electroencephalographic abnormalities in presenile atrophy. Neurology 9 : 722, 1959
62) Szelies B, Mielke R, Herholz K, et al : Quantitative topographical EEG compared to FDG PET for classification of vascular and degenerative dementia. Electroencephalogr Clin Neurophysiol 91 : 131-139, 1994
63) 田辺規充：老年期痴呆疾患と CT. 臨床精神医学 9 : 785-796, 1980
64) 田中邦明, 一瀬邦弘, 内山　真, 他：アルツハイマー型痴呆の重症度による局所脳血流と定量脳波の変化. 臨床脳波 33 : 462-466, 1991
65) 立津政順, 清田一民, 東家　暁, 他：炭塵爆発により集団発生した一酸化炭素中毒患者の脳波学的研究. 精神神経学雑誌 69 : 71-97, 1967
66) Turton EC, Warren PKG : Dementia ; A clinical and EEG study of 274 patients over the age of 60. J Ment Sci 106 : 1493-1500, 1960
67) 梅崎博敏, 黒岩義五郎, 勝木司馬之助：急性一酸化炭素中毒症の低電位脳波について. 臨床脳波 7 : 53-60, 1965
68) 臼井桂子：目から学ぶ脳波；神経内科疾患と脳波；

5　痴呆をきたす変性疾患．臨床脳波 46：724-725, 2004
69) Walker M, Ayre G, Cummings J, et al: Quantifying fluctuation in dementia with Lewy bodies, Alzheimer's disease, and vascular dementia. Neurology 54：1616-1625, 2000
70) Yeager CL, Alberts WW, Delattre LD: The effect of stereotaxic surgery upon EEG status of parkinsonian subjects. Electroencephalogr Clin Neurophysiol 19：415-416, 1965

3　クロイツフェルト-ヤコブ病(404-406頁)

1) Abbott J: The EEG in Jakob-Creutzfeldt's disease. Electroencephalogr Clin Neurophysiol 11：184-185, 1959
2) Brownell B, Oppenheimer DR: An ataxic form of subacute presenile polioencephalopathy (Creutzfeldt-Jakob disease). J Neurol Neurosurg Psychiatry 28：350-361, 1965
3) Burger LJ, Rowan J, Goldensohn ES: Creutzfeldt-Jakob disease; An electroencephalographic study. Arch Neurol 26：428-432, 1972
4) Cambier DM, Kantarci K, Worrell GA, et al: Lateralized and focal clinical, EEG, and FLAIR MRI abnormalities in Creutzfeldt-Jakob disease. Clin Neurophysiol 114：1724-1728, 2003
5) 千葉　茂，宮岸　勉：Creutzfeldt-Jakob 病における周期性脳波変化―睡眠・覚醒との関連性について―．臨床脳波 33：398-402, 1991
6) 千葉　茂，毛利義臣，佐藤　譲，他：Creutzfeldt-Jakob 病における周期性脳波変化の検討．臨床脳波 31：585-591, 1989
7) Cobb WA: The periodic events of subacute sclerosing leucoencephalitis. Electroencephalogr Clin Neurophysiol 21：278-294, 1966
8) Cobb WA, Homabrook RW, Saunder S: The EEG of kuru. Electroencephalogr Clin Neurophysiol 34：419-427, 1973
9) Evans BM: Cyclic EEG changes in subacute spongiform and anoxic encephalopathy. Electroencephalogr Clin Neurophysiol 39：587-598, 1975
10) Fushimi M, Sato K, Shimizu T, et al: PLEDs in Creutzfeldt-Jakob disease following a cadaveric dural graft. Clin Neurophysiol 113：1030-1035, 2002
11) Glatzel M, Stoeck K, Seeger H, et al: Human prion diseases: molecular and clinical aspects. Arch Neurol 62：545-552, 2005
12) Gloor P, Kalabay O, Giard N: The electroencephalogram in diffuse encephalopathies; Electroencephalographic correlates of grey and white matter lesions. Brain 91：779-802, 1968
13) 後藤勝弥，梅崎博敏，末次基洋：Creutzfeldt-Jakob syndrome の脳波学的研究(抄)．Jpn J EEG-EMG 2：295, 1974
14) Katzman R, Kagan EH, Zimmermann HM: A case of Jakob-Creutzfeldt disease. J Neuropathol Exp Neurol 20：78-94, 1961
15) Lee RG, Blair RDG: Evolution of EEG and visual evoked response changes in Jakob Creutzfeldt disease. Electroencephalogr Clin Neurophysiol 35：133-142, 1973
16) 大熊輝雄，松岡洋夫，上埜高志：脳波判読 step by step 症例編．第4版，pp 289-290, 医学書院，2006
17) Titeca J: EEG in Jakob-Creutzfeldt-Heidenhain's disease. Electroencephalogr Clin Neurophysiol 23：282, 1967
18) Wieser HG, Schwarz U, Blättler T, et al: Serial EEG findings in sporadic and iatrogenic Creutzfeldt-Jakob disease. Clin Neurophysiol 115：2467-2478, 2004
19) Wieser HG, Schindler K, Zumsteg D: EEG in Creutzfeldt-Jakob disease. Clin Neurophysiol 117：935-951, 2006
20) Zerr I, Pocchiari M, Collins S, et al: Analysis of EEG and CSF 14-3-3 proteins as aids to the diagnosis of Creutzfeldt-Jakob disease. Neurology 55：811-815, 2000a
21) Zerr I, Schulz-Schaeffer WJ, Giese A, et al: Current clinical diagnosis in Creutzfeldt-Jakob disease: identification of uncommon variants. Ann Neurol 48：323-329, 2000b

4　ハンチントン舞踏病(406頁)

1) Adams A: Studies on the flat electroencephalogram in man. Electroencephalogr Clin Neurophysiol 11：35-41, 1959
2) Chandler JH: EEG in prediction of Huntington's chorea; An eighteen year follow up. Electroencephalogr Clin Neurophysiol 21：79-80, 1966
3) Heathfield KWG: Huntington's chorea; Investigation into the prevalence of this disease in the area covered by the North East Metropolitan Regional Hospital Board. Brain 90：203-232, 1967
4) 倉知正佳，山口成良，藤沢　清：Huntington's chorea の覚醒時および睡眠時の脳波所見．臨床脳波 14：172-176, 1972
5) Margerison JH, Scott DF: Huntington's chorea; Clinical EEG and neuropathological findings (Abstract). Electroencephalogr Clin Neurophysiol 19：314, 1965
6) Scott DF, Heathfield KWG, Toone B, et al: The EEG in Huntington's chorea; A clinical and neuropatho-

logical study. J Neurol Neurosurg Psychiatry 35 : 97-102, 1972
7) Sishta SK, Troupe A, Marszalek KS, et al : Huntington's chorea ; An electroencephalographic and psychometric study. Electroencephalogr Clin Neurophysiol 36 : 387-393, 1974

5　脊髄小脳変性症,
6　筋萎縮性側索硬化症(406 頁)

1) Brown JR : Degenerative cerebellar ataxias. Neurology 9 : 799-805, 1959
2) Kreindler A, Crighel E, Poilici I : Clinical and electroencephalographic investigations in myoclonic cerebellar dyssynergia. J Neurol Neurosurg Psychiatry 22 : 232-237, 1959
3) 三浦岱栄, 三浦勇夫, 森　文彦：フリードライヒ様失調を伴った Dyssynergia cerebellaris myoclonica の 1 例. 脳と神経 12 : 277-280, 1960
4) 長尾朋典, 武場　聡, 今村正道, 他：フリードライヒ氏失調を伴った Dyssynergia cerebellaris myoclonica の 1 症例. 脳と神経 13 : 277-280, 1961
5) 調　輝男, 井上尚英, 出水千二, 他：痴呆その他の精神症状を伴った筋萎縮性側索硬化症の 1 剖検例. 九州神経精神医学 16 : 208-215, 1970
6) Tassinari CA, Coccagna C, Mantovani M, et al : Polygraphic study of dyssynergia cerebellaris myoclonica (Ramsay Hunt syndrome) and of the intention myoclonus (Lance-Adams syndrome) during sleep. Eur Neurol 9 : 105-120, 1972
7) 湯浅亮一：痴呆を伴う筋萎縮性側索硬化症. 臨床神経学 10 : 569-577, 1970
8) 矢島一枝, 塩沢瞭一, 田辺　等, 他：脊髄小脳変性症の脳波. 脳波と筋電図 2 : 314, 1974

7　神経・筋疾患,
8　ミトコンドリア脳筋症(407-408 頁)

1) Barwick DD, Osselton JW, Walton JN : Electroencephalographic studies in hereditary myopathy. J Neurol Neurosurg Psychiatry 28 : 109-114, 1965
2) Friedlander WJ, Bittenbender JB : EEG findings in myotonia dystrophica. Electroencephalogr Clin Neurophysiol 17 : 564-566, 1964
3) 池田　憲, 木下真男, 岩崎泰雄, 他：多発筋炎, 皮膚筋炎における脳波異常に関する研究. 臨床脳波 31 : 605-608, 1989
4) 大熊輝雄, 更井啓介, 石野博志, 他：筋緊張性異栄養症の 3 家系 6 例—特に精神症状と脳波所見について. 脳と神経 22 : 77-85, 1970
5) Perlstein MA, Gibbs FA, Gibbs EL, et al : Electroencephalogram and myopathy. JAMA 173 : 1329-1333, 1960
6) 寺尾　章, 山田高春, 引地明義：遺伝性変性疾患の脳波—神経筋疾患ならびに脊髄小脳失調症についての小統計. 臨床脳波 5 : 244-251, 1963
7) 湯屋博道, 長田　乾, 渡引康公：ミトコンドリア脳筋症における脳波と脳循環代謝量との関連. 臨床脳波 38 : 245-249, 1996
8) Zellweger H, Niedermeyer E : Central nervous system manifestations in childhood muscular dystrophy (CMD), I. Psychometric and electroencephalographic findings. Ann Paediatr 205 : 25-42, 1965

9　脱髄疾患(409-411 頁)

1) 有馬正高, 福山幸夫, 長畑正道, 他：小児の遺伝性脳変性疾患の脳波, 1. 家族性黒内性白痴. 脳と神経 12 : 322-330, 1960, 2. 汎発性脳硬化症及び Gargoylism. 脳と神経 12 : 440-449, 1960
2) Ashworth B, Emery V : Cerebral dysrhythmia in disseminated sclerosis. Brain 86 : 173-187, 1963
3) Chattha AS, Lombroso CT : Electroencephalographic changes in childhood optic neuritis. Electroencephalogr Clin Neurophysiol 33 : 81-88, 1972
4) Gibbs FA, Becka D : Reappraisal of the electroencephalogram in multiple sclerosis. Dis Nerv Syst 29 : 589-592, 1968
5) 春原千秋：狂犬病予防注射による脳炎の精神神経症状について. 精神神経学雑誌 58 : 355-394, 1956
6) 加藤元博：脱髄性疾患(I), 脳波所見. 臨床脳波 7 : 503-510, 1979
7) Kiloh LG, McComas AJ, Osselton JW : Clinical Electroencephalography. p 162, Butterworth, London, 1972
8) Reilly EL, Wilson WP : EEG findings in Devic's disease. Electroencephalogr Clin Neurophysiol 27 : 549, 1969
9) 柴崎　浩, 黒岩義五郎：多発性硬化症の脳波異常. 臨床神経学 13 : 477-490, 1973
10) Tarlau M : The electroencephalogram in multiple sclerosis ; A comparison of acute and chronic cases. Electroencephalogr Clin Neurophysiol 12 : 548, 1960
11) 吉野邦夫, 松井　晨, 有馬正高：汎発性硬化症の脳波. 臨床脳波 18 : 525-534, 1976

10　先天代謝異常,
11　スタージ-ウェーバー病(411-412 頁)

1) 有馬正高, 福山幸夫, 長畑正道, 他：小児の遺伝性脳変性疾患の脳波, 1. 家族性黒内障性白痴. 脳と神経 12 : 322-330, 1960, 2. 汎発性脳硬化症及び

Gargoylism. 脳と神経 12：440-449, 1960
2) Cobb W, Martin F, Pampiglione G：Cerebral lipoidosis ; An electroencephalographic study. Brain 75：343-357, 1952
3) Eeg-Olofsson L, Kristensson K, Sourander P, et al：Tay-Sachs disease ; A generalized metabolic disorder. Acta Paediatr Scand 55：546-562, 1966
4) Gilbert EF, Guin GH：Gargoylism ; A review including two occurrence in the American negro. Am J Dis Child 65：69-80, 1958
5) Gloor P, Kalabay O, Giard N：The electroencephalogram in diffuse encephalopathies ; The electroencephalographic correlates of grey and white matter lesions. Brain 91：779-802, 1968
6) 飯沼一宇：Niemann-Pick 病．小児神経学Ⅲ（小林登，他編），p 45，中山書店，1980
7) 石郷岡寛：家族性黒内障性白痴について．脳と神経 11：361-372, 1959
8) 桑島克子，小宮和彦：脳リピドーシスの脳波．臨床脳波 18：701-708, 1976
9) 三浦 剛：同胞にみたガルゴイリズムの症例．小児科診療 19：531-534, 1956
10) Schneck L：The early electroencephalographic and seizure characteristics of Tay-Sachs disease. Acta Neurol Scand 41：163-171, 1965
11) 隅 清臣：変性疾患の診療と脳波．小児脳波と臨床（福山幸夫，編），pp 163-168，金原出版，1980

12　失外套症候群，慢性植物状態，
13　無動無言症(412-414 頁)

1) Bricolo A, Gentilomo A, Rosadini G, et al：Long-lasting post-traumatic unconsciousness. Acta Neurol Scand 44：512-532, 1968
2) Cairns H, Oldfield RC, Pennybacker JB, et al：Akinetic mutism with an epidermoid cyst of the 3rd ventricle. Brain 64：273-290, 1941
3) Jellinger K, Gerstenbrand P, Pateisky K：Die protrahierte Form der posttraumatischen Encephalopathie. Nervenarzt 34：145-159, 1963
4) 黒岩義五郎，梅崎博敏，加藤元博，他：失外套症候群の臨床病理学的研究．精神神経学雑誌 68：226-227, 1966
5) Messert B, Henke TK, Langheim W：Syndrome of akinetic mutism associated with obstructive hydrocephalus. Neurology 16：635-649, 1966
6) Okuma T, Ishino H, Sunami Y, et al：An autopsy case of relapsing form carbon monoxide intoxication with special reference to the apallic syndrome and sleep cycle pattern. Folia Psychiatr Neurol Jpn 22：43-53, 1968
7) 竹内一夫，小柏元英：無動性無言症，失外套症状群，脳死．脳波アトラス 3, pp 163-186，文光堂，1975
8) 横山茂生：「無動性無言症状群」臨床病理学的研究．精神神経学雑誌 69：291-308, 1967

14　脳死と脳波(414-416 頁)

1) American Electroencephalographic Society guidelines in electroencephalography, evoked potentials, and polysomnography. Guideline three：minimum technical standards for EEG recording in suspected cerebral death. J Clin Neurophysiol 11：10-13, 1994
2) Carbonell J, Carrascosa R, Dierssen G, et al：Some electrophysiological observations in a case of deep coma secondary to cardiac arrest. Electroencephalogr Clin Neurophysiol 15：520-525, 1963
3) Chatrian G-E (Chairman)：IFCN recommended standards for electrophysiologic monitoring in comatose and other unresponsive states. Report of an IFCN committee. Electroencephalogr Clin Neurophysiol 99：103-122, 1996
4) Hockaday JM, Potts F, Epstein E, et al：Electroencephalographic changes in acute cerebral anoxia from cardiac or respiratory arrest. Electroencephalogr Clin Neurophysiol 18：575-586, 1965
5) Silverman D, Masland R, Saunders M, et al：Minimal technical standards for EEG recording in suspected cerebral death. American EEG Society's ad hoc Committee on EEG criteria for the determination of cerebral death, 1969
6) Silverman D, Masland RL, Saunders MG, et al：Irreversible coma associated with electrocerebral silence. Neurology 20：525-533, 1970
7) 植木幸明：脳死と脳波─日本脳波学会「脳死と脳波に関する委員会」小委員会報告．臨床脳波 12：190-205, 1970

第 17 章

内分泌障害・代謝障害の脳波

第1節 低血糖

1 人為的低血糖の脳波に及ぼす影響

　抗精神病薬が開発される以前には，精神科領域ではインスリン衝撃療法が行われていた．これは50～300単位という，かなり大量のインスリンを皮下注射することによって，昏睡にまでいたる種々の程度の低血糖(hypoglycemia)を起こし，これを連日反復するものであり，そのさい，低血糖に伴って進行する急性の脳波変化[7,8,10]と，ブドウ糖投与によって血糖値が回復していく際の脳波変化を観察することができた．最近はインスリン衝撃療法はほとんど行われないが，ここでは以前の経緯をのべる．

　インスリン投与後時間とともに進行する脳波変化は，図17-1に示すように急速に進行する脳波の徐波化であり，シータ波の時期，デルタ波が群発性に出現する時期を経て，昏睡にいたる頃には脳波はほとんど不規則なシータ波によって占められる．デルタ波が広汎性に出現する前の時期に，前頭部優位の両側同期性律動性デルタ波がみられることがあり[8]，低振幅のアルファ波，ベータ波と高振幅デルタ波が同期性に交代して出現することも多い[5,9,10]．

ときには意識障害のかなり深い時期に，棘波，棘・徐波などの突発波が出現することもあり，筋搐搦を伴うことが多い．ブドウ糖の静注によって意識を回復するとともに，脳波像は比較的急速に注射前の状態にまで回復する．

　昏睡から回復した後にも残存する脳波変化は，アルファ波の周波数の減少，アルファ波の出現頻度の減少，不規則化，アルファ波の振幅変動の減少などで，この種の異常は過呼吸によって増強される．このような持続性脳波変化は一連の衝撃療法終了後10日前後で消退する．

2 ランゲルハンス島の機能亢進による低血糖

　膵のランゲルハンス(Langerhans)島の腺腫，腺腫様過形成，癌腫などの場合には，いずれもインスリン過剰による低血糖が持続的に起こるから，脳波にはインスリン療法反復のさいと同様に，ブドウ糖投与によって回復する種類の急性変化と，それによって影響を受けない，より持続的な変化とがみられる．

　ランゲルハンス島機能亢進による低血糖[3,11]のさ

第17章　内分泌障害・代謝障害の脳波

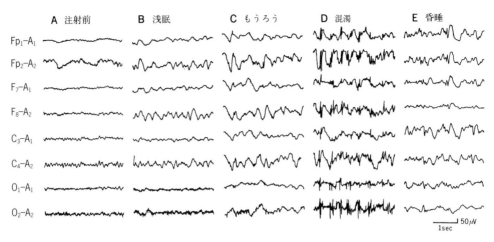

図 17-1　インスリン衝撃療法時の脳波

25歳，男性．統合失調症．早朝空腹時にインスリン100単位を筋肉内注射．浅眠(B)，もうろう状態(C)と，低血糖による意識障害が進行するにつれて，脳波の徐波化も増大する．この例では，意識混濁時(D)に，筋搐搦が強く起こり，脳波上にも spike-and-slow-wave complex（一部は筋活動によるアーチファクト）が出現した．昏睡時(E)には，脳波は全体として平坦になり，デルタ波や sharp-and-slow-wave complex が出現している．

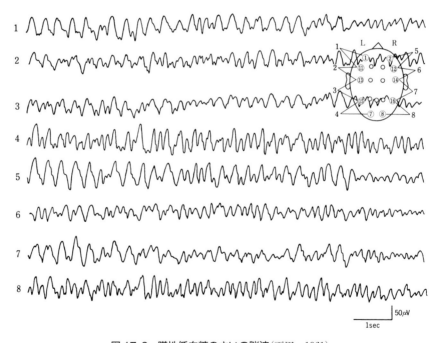

図 17-2　膵性低血糖のさいの脳波（下田，1961）

20歳，男性．血糖値 22.0 mg/dl．脳波には広汎性の高度の徐波化が認められる．

いの脳波では，アルファ波の周波数は遅く，不規則で，出現率も低く，振幅の変動も不十分である．また，シータ波の増加，高振幅のシータ波あるいはデルタ波の群発などが，主に前頭部優位ときには広汎性に出現する（図17-2）．徐波は過呼吸によって著明に賦活される．脳波変化や意識障害は空腹時に多く，摂食あるいはブドウ糖の注射によってほぼ正常に回復する．持続性脳波変化は，インスリン衝撃療法のときにみられるものとほぼ同様である．低血糖が持続して全身けいれん発作が起こるさいには，脳波上にも棘波，棘・徐波など突発異常波が出現する[5]．一般に脳波上の突発波は臨床上のけいれん発作よりも遅れて出現し，最初は可逆性で血糖値を上げると消失するが，しだいに非可逆性となる．発症年齢が早いほど突発波が固定し，脳に器質障害を残しやすい[5]．

第2節　糖尿病

合併症のないふつうの糖尿病のさいには，高血糖だけでは脳波には特別な異常は出現しない．糖尿病患者における脳波異常出現率には8[2]〜45[6]％とかなり幅があり，若年者や腱反射消失などの神経学的症状を有する例で異常率が高いという[6]．コントロール困難な不安定型糖尿病では，脳波異常出現率が高い[1,2,4]（50[2]〜80[1]％）．稲垣ら[4]（1973）によると，小児糖尿病75例において，14 & 6 Hz 陽性棘波 38.7％，6 Hz 棘・徐波複合（wave-spike phantom）24.0％，4〜5 Hz 棘・徐波複合 18.7％，シータ波の両側突発性出現 16.0％，焦点棘波 14.7％などがみられたという．

重症の糖尿病では高血糖とともにアシドーシスあるいは脱水症が起こり昏睡状態になることがあるが（糖尿病性昏睡），この場合には脳波にアルファ波消失，広汎性徐波出現などがみられる．

第3節　甲状腺機能障害

1　甲状腺機能亢進

甲状腺機能亢進としては，臨床的には古くからバセドウ（Basedow）病がよく知られているが，ここではまず，甲状腺機能低下に甲状腺製剤（チロキシン）を投与したさいに副作用として起こる人為的甲状腺機能亢進のさいの脳波像にふれ，ついで甲状腺機能亢進症の脳波について述べる．

1 チロキシン中毒

甲状腺機能低下に対してチロキシン（thyroxine）を長期間使用すると，体重減少，心悸亢進，振戦，不安，不眠などの甲状腺機能亢進症状を起こすことがあるが，脳波にもかなりの変化が現れる．脳波の変化にはまずアルファ波の周波数増加がある．たとえば Thiébaut ら[12]（1958）のあげている中毒症例では，アルファ波が10 Hzから13 Hzへと変化し，チロキシンを中止すると48時間後には13 Hzから12 Hzに戻ったという．アルファ波の周波数そのものは，基礎代謝の直接の指標にはならないが，甲状腺機能亢進のさいにアルファ波の周波数が増加することは，多くの研究者によって報告されており[12]，アルファ波周波数とタンパク結合ヨード（PBI），基礎代謝率（BMR）の間には正の相関が認められている．そのほか，チロキシン中毒時には，アルファ波の不規則化，アルファ波出現率の低下，より高頻度の光刺激に対する駆動（driving）の出現などがみられる．

2 甲状腺機能亢進症

甲状腺機能亢進症（hyperthyroidism）は，一般に甲状腺そのものに由来する一次性のものすなわちバセドウ病と，中枢神経系とくに視床下部の機能異常による二次性のものとに分けられる．

第17章　内分泌障害・代謝障害の脳波

一次性甲状腺機能亢進のさいの脳波変化[2,10,12]（図17-3）は，次のようである．①アルファ波の周波数が増加（9〜13 Hz）し，周波数に変化が多く，不規則で，振幅も不安定である．過呼吸には影響されにくいが，しばしば光刺激によりシータ波から速波にいたる幅の広い範囲の周波数にわたって駆動が出現する．②速波が一般に著明で，周波数は 15〜30 Hz，速波は中心部に優位で，開眼により影響を受けることが少なく，過呼吸でやや増加する．③ときに散発性徐波（シータ波）あるいは突発性徐波が出現する．④速波その他の異常所見は，甲状腺切除あるいは放射性ヨードの投与により軽快する．⑤脳波異常は閉経期前の女性に高率である．

これらのうち，アルファ波の周波数増加と速波増加は古くから認められている．このような脳波の速波化は症例の 20% 前後に認められ，基礎代謝

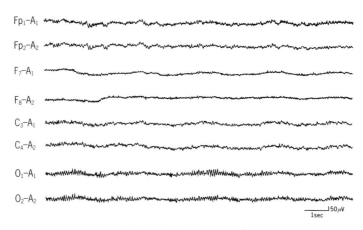

図 17-3　バセドウ病の脳波
30歳，女性．脳波は全体として低振幅で速波が多く，アルファ波は低振幅で周波数は比較的速い（12〜13 Hz）．

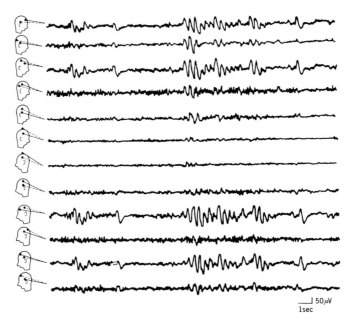

図 17-4　二次性甲状腺機能亢進症（Thiébaut ら，1958）
40歳，女性．脳波には両側同期性の徐波が群発性に出現している．

率[6,7,12]．[131]I 摂取率や PBI とある程度の並行関係がみられる．

Thiébaut らによると二次性甲状腺機能亢進のさい脳波変化としては，アルファ波はしばしば不規則となるが，視床下部・下垂体・甲状腺系の機能障害に関係があるため，とくに過呼吸に対して過敏で，徐波や鋭波が出現する．速波の出現は一次性の場合ほど著明ではなく，むしろシータ波が広汎性に出現する(図17-4)．この種の症例では，[131]I 投与により症状が改善されるとともに，まずアルファ波周波数や速波出現率が減少するが，徐波の消失は遅れ，ときに年余にわたり残存する(築山ら[13]，1966)．

甲状腺腫を伴う自己免疫疾患である橋本病のさいには，甲状腺機能亢進があるものには速波化，甲状腺機能低下を示すものに徐波が出現する傾向がみられる(難波[6]，1977)．

2 甲状腺機能低下

1 粘液水腫

甲状腺機能低下状態は，粘液水腫(myxedema)として知られているが，粘液水腫のさいの脳波所見[1,4,7,11]は，先天性の場合も後天性のものでも大差はない．小児の先天性粘液水腫の場合には，一般にアルファ波の周波数が年齢の割合に遅く，成熟不全の傾向がある[11]．成人の粘液水腫の場合にも，基礎律動をなすアルファ波の周波数は 8〜9 Hz で，遅いアルファ波に属することが多く，アルファ波の振幅の変調が不十分で単調な波形を示すことや，やや遅いアルファ波が異常な高振幅で出現する(図17-5)ことがある(Thiébaut[12]，1958)．また，全般的な振幅低下がみられることも多い．徐波とくにシータ波は約半数の例に出現する．

上記のような粘液水腫の脳波変化は，甲状腺製剤による治療によって正常化の方向に近づく[8]．

2 頭蓋骨過増殖症

神経内分泌性頭蓋骨過増殖症(hyperostosis of the skull)は，甲状腺機能低下に関係があると考えられているが，これには骨過増殖が前頭骨内面に生じるものと，頭蓋骨全般に及ぶものとがある．前頭骨内面骨過増殖[9]では，まれに徐波が出現するほか[11]前頭部に局在した 20〜25 Hz の速波が出現することが多く，この速波は開閉眼によってはあまり影響を受けない[11]．そのほかてんかん性の異常，たとえば鋭・徐波複合が出現した例[11]もある．

汎発性骨増殖症では，全般性に徐波すなわちシータ波あるいはデルタ波が出現することがあるが，脳波に異常が認められない症例もある．

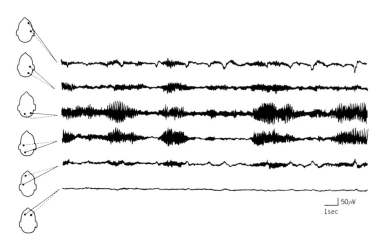

図 17-5 粘液水腫の脳波(Thiébaut ら，1958)

46歳，男性．先天性粘液水腫，基礎代謝 −10%，コレステロール 3 g/l，身長 1.53 m，体重 55 kg，知的障害．脳波には，やや遅いアルファ波が異常な高振幅をもって出現している．

第4節　副甲状腺疾患

副甲状腺ホルモンを投与すると，血清カルシウムが上昇し，血清無機リンが低下し尿中のリン排泄が増加する．副甲状腺を摘除すると低カルシウム血症が起こる．副甲状腺疾患のうち，脳波と関係が深いものにテタニーがあり，これは副甲状腺機能低下による低カルシウム血症によって起こる．

テタニーは，甲状腺摘出後テタニー，脳性（神経性）テタニー，自発性テタニーなどに分けられる[11]．

1　甲状腺摘出後テタニー（副甲状腺摘出後テタニー）

甲状腺腫摘出のさいに副甲状腺が同時に摘出されるか，副甲状腺腫摘出によって，副甲状腺機能が脱落する結果起こる低カルシウム血症によって出現する．発作をもつテタニーではほとんどすべての例で脳波の律動異常，シータ波からデルタ波にいたる種々の程度の徐波化などがみられ，突発波として鋭波，棘波やその複合体がみられることがある（Thiébaut ら[12]；1958）（図17-6）．また，過呼吸によって脳波異常が増強されることが多い．臨床発作をもつ手術後テタニーの脳波は，すべて異常であり（Thiébaut），脳波異常の程度は臨床症状の重篤度にほぼ並行するという．

カルシウム投与による治療で，上記の脳波異常は著明に改善される．

2　脳性テタニー

これは，二次性内分泌障害の1つと考えられているもので，視床下部などの内分泌中枢の機能障害から，二次的に副甲状腺の機能低下が起こるものである[11]．臨床的にはテタニー発作，けいれん発作，神経学的症状などがあり，脳波には過呼吸により高振幅デルタ波が出現することが多く[10]，てんかん性の異常も認められるという．

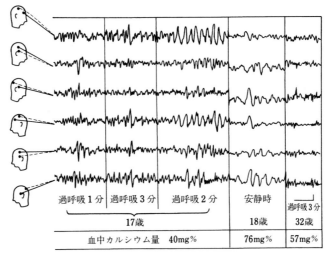

図17-6　副甲状腺摘出後テタニー（Thiébaut, 1958）
3症例における各種の脳波異常，とくに過呼吸による徐波や鋭波の出現を示す．

3 自発性テタニー

副甲状腺摘出が行われず,脳性の起源もはっきり認められないテタニーを,自発性テタニーと呼ぶ.

低カルシウム血症を伴う自発性テタニーの脳波[3]は正常のものから軽度の異常を示すものまであり,過呼吸によって,徐波たとえばシータ波群発などの出現や既存の異常の増強が著明にみられる.

なお,高カルシウム血症のさいの脳波所見の報告も[5]もある.

第5節 副腎皮質機能障害

副腎皮質機能の障害には,Addison病のような慢性副腎皮質機能不全と,慢性副腎皮質機能亢進とがある.

1 慢性副腎皮質機能不全

慢性副腎皮質機能不全の症例には,全般性の振幅低下がみられる程度で,著しい異常がみられないことが多いとの報告もあるが,かなり高率(70〜90%)[6,12]に異常脳波が出現するとの報告もある.脳波異常の内容としては,広汎性あるいは前頭部優位のシータ波出現[12],基礎律動の徐化(7〜9 Hz 波出現)などがみられる.とくに過呼吸に対し過敏で,シータ波増加,両側同期性の高振幅デルタ波の群発などが出現する[12].そのほか,てんかん性異常波出

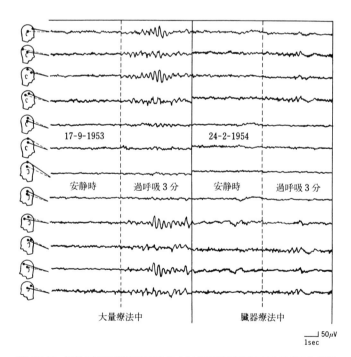

図17-7 慢性副腎皮質機能不全のさいの脳波像に対するDOCA療法の影響(Thiébautら,1958)

図の左は大量療法中の脳波で,過呼吸により徐波の群発が出現している.図の右は臓器療法により副腎皮質機能が代償され平衡を保っている時期で,過呼吸による徐波出現はみられない.

現の報告[2]もある．

本症ではしばしば crisis が起こるが，そのさいには脳波に 8〜10 Hz の遅いアルファ波が広汎性に出現し，前頭部優位に出現する徐波は著明ではない（難波）．

治療による脳波の変化のうち，DOCA（desoxycorticosterone acetate）の投与は，脳波をかなり変化させる．すなわち，DOCA とコルチゾンを併用した場合には脳波に著しい変化を生じないが，DOCA を単独で大量使用すると，治療前にあまり異常のなかった脳波に，安静時から徐波が出現したり，過呼吸に対する過敏性が高まったりすることがあり（図 17-7），これはおそらく水分代謝の障害による軽い脳浮腫によるものと考えられる．

同様に，他の疾患の治療に ACTH やコルチゾンを使用する場合にも[3,15]，ときに治療前にはみられなかった脳波異常が出現することがある．たとえば Pine ら[14]によれば，37 例の ACTH，コルチゾン使用例のうち，70％ はなんらの異常を示さなかったが，4 例に脳波異常が出現し，あるいは既存の異常が増悪した．しかし他方治療前異常脳波を示した 12 例のうち 7 例では，治療前に比べ顕著な改善が認められたという．

2 慢性副腎皮質機能亢進

慢性副腎皮質機能亢進症のうち副腎腫瘍によるクッシング症候群のさいには，一般に異常脳波が出現することは少ない．脳波像の特徴としては，速波がかなり著明に出現することが多く[12]，速波は全般性に出現することもあり，また後頭部に出現し，開，閉眼によく反応するものもあるとされているが，これには反論もある．左右対称性高振幅シータ波[20]や，過呼吸で高振幅棘・徐波の出現をみたとの報告もある．

第6節 視床下部下垂体性内分泌障害

1 脂肪生殖器症候群

脂肪生殖器症状を示す症例を成人と青少年期とに分けて観察すると，成人では脳波異常は少なく，まれに徐波の出現や，過呼吸に対する過敏さがみられる程度である[7]（図 17-8）．

青少年期の脂肪生殖器症候群（adiposogenital syndrome）の脳波異常は，Thiébaut によれば 2 つの型に分けられる．その第 1 の型は，持続性にシータ波が出現し，突発波はなく，過呼吸にも過敏ではないもの，第 2 の型は，律動異常があり，突発波出現の傾向があり，過呼吸で脳波異常が増悪するものである．彼は，第 2 の型は脳炎によるもの，第 1 の型は変性過程によるものと考え，その根拠として既往歴に脳炎が疑われるものはすべて第 2 の型をとること，変性疾患であるローレンス-ムーン-ビードル（Lawrence-Moon-Biedl）症候群の脳波が第 1 に近似していることをあげている．

2 尿崩症

尿崩症（diabetes insipidus）のさいの脳波には著しい異常がないのがふつうである[13]．しかし，脳波に軽度の徐波化を示す場合もあり[8]，また 15〜20 Hz，10〜30 μV の速波が，広汎性，あるいは中心部優位に出現し，開眼，過呼吸，光刺激などにより影響を受けにくいこともある．

3 先端巨大症

先端巨大症（acromegaly）は，下垂体腺腫によって起こる症候群であるが，その脳波像は，腺腫が小さくトルコ鞍内部に限局するときと，腺腫が拡大して鞍外部にまで及ぶ場合とではかなりの相違がある．

脳波の変化には，速波を含む律動異常を示すもの[4]，高振幅で波形の変化に乏しいアルファ波を示

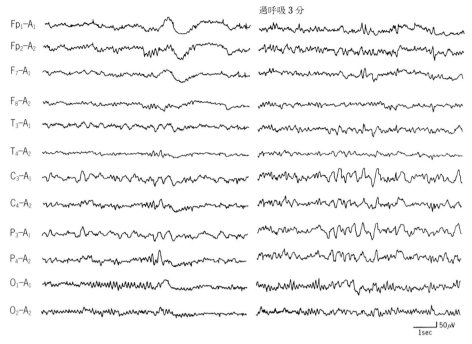

図 17-8 脂肪生殖器症候群
17歳，男子．基礎律動は 9 Hz のアルファ波であるが，中心部，頭頂部（とくに左側）に徐波が出現し，過呼吸で徐波が増加する．

すもの，てんかん性の突発波を示すものなどいくつかの型が区別できるが，先端巨大症に特有な脳波像はない．腺腫が鞍外にまで及ぶときには，腫瘍が鞍内に限局しているときよりも脳波異常が高度で安静時波形は不規則になるほか，過呼吸に対しても過敏になり，振幅が大きい両側同期性徐波が出現するようになる．

4 クッシング病

クッシング病（Cushing disease）は，副腎以外に脳下垂体に塩基好性細胞腺腫が存在するもので，クッシング症候群とは区別される．脳波[1]には徐波化その他著しい異常がみられないのがふつうであるが，ときにやや高振幅の速波が全領域にわたって出現することがある．

5 汎下垂体機能不全症

汎下垂体機能不全症（panhypopituitarism）は，思春期以前に起こると下垂体性こびと症，思春期以後に起こるとシモンズ（Simmonds）病になる．出産時の血管塞栓による下垂体壊死でシーハン（Sheehan）症候群が起こる．頭部外傷によって起こることもある．脳波所見は，腫瘍その他原因疾患に直接に起因する脳波異常を除くと，両側性のシータ波あるいはデルタ波が前頭部，中心部など優位に突発性に出現するといった遠隔性徐波の形をとり，脳波異常はホルモン療法によってかなり改善される（図 17-9）．

第17章　内分泌障害・代謝障害の脳波

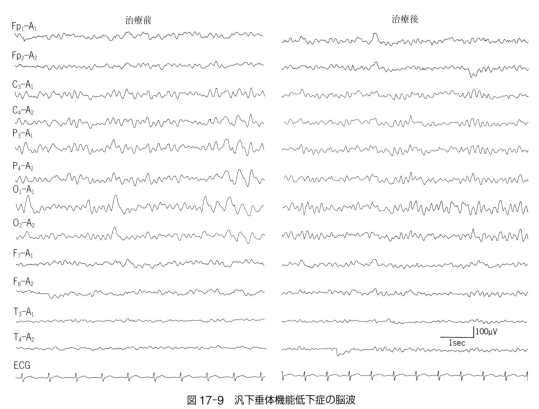

図17-9　汎下垂体機能低下症の脳波

23歳，男性．頭部外傷後汎下垂体機能低下症（panhypopituitarism）．16歳のとき頭部外傷で頭蓋底骨折．その後しだいに陰毛，腋毛の脱落，陰萎，意欲減退，易怒などが出現．脳波検査時には嗅覚障害，両側頭半盲，側脳室・第3脳室軽度拡大，下垂体前葉，甲状腺，副腎皮質，性腺などのホルモン分泌低下．図左の後頭部の脳波は7Hz前後のシータ波が主体で，3Hz前後の徐波が後頭部，頭頂部その他に単発性あるいは短い群発をなして出現し，徐波の出現頻度および振幅は左側のほうがやや大きい．その後乾燥甲状腺末治療を開始して精神症状は著しく改善，脳波上でも図右に示すように，3Hz前後の徐波はほとんど消失したが基礎律動の徐化は残っていた．

第7節　性周期

1　月経

　一般に月経開始時には脳波のアルファ波の周波数がやや遅くなる場合が多く，月経最中には軽い徐波化が起こる傾向があるといわれ（Dusser de Barenneら），脳波の周波数の変動は血漿ナトリウム量の動きと関係があるという[10]が，性周期と脳波の間には一定の関係はみられないとの報告もあり[11]，さらに厳密な検討が必要である．てんかん患者では，月経が近づくにつれ脳波異常が出現しやすくなることは経験的に知られている．

　性周期異常患者には，かなり高率に脳波異常が出現するとの報告がある．すなわちGautrayらは性周期異常患者の約3/4に，Korenら[9]（1963）は無月経患者の35%に異常脳波を認め，難波[11]（1963）は諸種月経異常や不妊を主訴とする患者のうちとくに無排卵性周期型を示すものに脳波異常を多く認めている．

2 妊 娠

妊娠時の脳波については，妊娠月数の進行とともに基礎律動が遅くなり，遅いアルファ波ないしシータ波が出現し，広汎アルファ波型の傾向がみられ，このような変化は妊娠 7～9 月に最も目立つが[17]，例外もあり，脳波に変化のないもの，周波数増加を示すものもある[5]．

3 妊娠高血圧症候群

妊娠高血圧症候群には，けいれん発作を起こす子癇（eclampsia）と，けいれん発作を起こすにはいたらないものとがある．20 例の子癇患者と 20 例の前子癇状態（pre-eclampsia）の症例について，分娩後種々の時間を経過した時期に脳波検査を行った結果では，子癇の 65%，前子癇状態の 10% に異常脳波がみられた（Rosenbaum & Maltby[16]，1943）．Gibbs & Reid[5]（1942）によると，妊娠高血圧症候群のさいには高振幅速波が優勢となることがあるといい，またけいれん後に約 60% に徐化，棘波・鋭波などを認めたが 7 日後の再検査で異常を示したのは 25% だけだったとの報告もある（Thomas ら[19]，1995）．

なお，子宮の絨毛性腫瘍のさいにも，症例の約半数に脳波異常がみられ，とくに 14 & 6 Hz 陽性棘波の出現が目立つという報告（武田[18]，1968）もある．

第 8 節　肝性脳症

肝の機能障害に関連して意識障害やその他の精神神経症状が起こる場合，これをまとめて肝性脳症（hepatic encephalopathy）と呼ぶ．肝性脳症には，急性の肝疾患あるいは重篤な肝疾患の末期などに起こる意識障害ないし肝性昏睡と，肝臓のみならず脳にも特異な組織学的病変をもつ肝脳疾患とがある．後者は慢性に経過する疾患で，ウイルソン病と肝脳疾患特殊型（猪瀬型）とがある．

これらのうち，肝性昏睡の場合の脳波変化は，広汎性の種々の程度の徐波化であって，急性，亜急性黄色肝萎縮，急性肝炎，あるいは慢性肝疾患の急性増悪期などに起こる急性のものと，肝硬変，肝癌，癌の肝転移など慢性肝疾患の経過中に起こるものとで，著しい相違はなく，肝疾患の種類よりもむしろ意識障害の存在とその程度に関係が深い[2,3,12]（図 17-10）．

肝性昏睡と，肝脳疾患特殊型にみられる意識障害のさいの脳波所見とは，多少の相違はあるが似ている点も多い．ここでは Bickford & Butt[2]（1955）およびその他[4,10]の記載を参照しながら，肝性脳症に由来する意識障害のさいの脳波所見の概略を述べる．

1 肝性脳症，主に肝脳疾患特殊型について

1 意識障害と脳波像の推移

第一に，肝疾患を有するが著明な精神障害を示さない症例では，脳波異常がほとんどみられないことから，肝疾患の存在そのものと脳波異常とは直接関係がないことがわかる[2]．

肝性意識障害の進行と脳波の関係をみると（築山[12,13]，1956，1968），意識障害の初期にすなわち軽い意識混濁の時期に最初にみられる脳波の変化は，アルファ波の周波数減少と不規則化である．意識混濁がやや進行して，場所や時に関する見当識が多少おかされる頃になると，4～7 Hz のシータ波が広汎性に出現する（図 17-11）（シータ波期）．さらに意識混濁が強くなり，痛覚刺激によっても覚醒が不十分な程度になると，特異な三相性の波（triphasic waves）が徐波の背景のうえに出現する（図 17-10～12）（三相波期）．意識混濁がいっそう強くなり，深い昏睡状態になると，三相波は消失して不規則な

第17章　内分泌障害・代謝障害の脳波

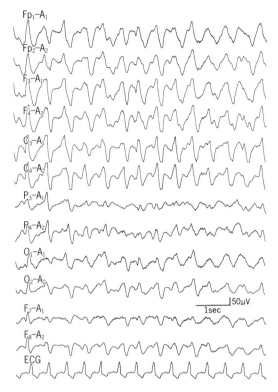

図 17-10　三相波
64歳，女性．肝性脳症．4カ月前，胆石症の手術後4日間意識混濁があったが，その後消失．1カ月前から意識混濁が出現．BUN 100 µg/dl，アンモニア 69 µg/dl，GOT 25, GPT 27，両上肢に羽ばたき振戦．脳波記録時は昏睡．脳波には三相波が連続して出現するが，三相波の徐波成分の振幅が大きく，鋭波成分の持続が長い．

デルタ波が広汎性に現れ（デルタ波期），意識状態がさらに悪化すると，脳波は全般的に平坦な波形に近づく．このような脳波変化は，意識混濁の強さとほぼ平行するが，意識に粗大な混濁がみられない時期にも著明なシータ波やデルタ波が出現することもあり，これは昏睡発作が近く起こることを予知するという意味で潜在性昏睡と呼ばれる（木谷[7]，1954；築山[12]，1956）．一般に肝性脳症のさいには，他の種類の意識障害の場合よりも，意識混濁の程度に比べて脳波の異常が強い傾向がある．

肝性脳症とくに肝脳疾患特殊型では，意識障害は発作性，挿間性に出現するので，意識が清明な時期の脳波像は，背景にある脳の機能状態，ないし脳の器質障害進行の程度を示す指標になる．基礎律動の徐化，徐波混入の増加，脳波の平坦化などは，病勢の増悪を示し，予後の不良を予測させる[8]．なお，塩化アンモン負荷試験[12]によりシータ波，デルタ波などが誘発される場合には，肝性脳症の存在が示唆され，診断に役立つ．

② 三相波について

三相波（triphasic wave）は，Bickford & Butt[2]（1954）が記載して以来，肝性脳症（肝性昏睡，肝脳疾患）にかなり特徴的な脳波として注目されている．これは原著によれば大きな陽性の振れの前後に小さな陰性の振れがあり，陰→陽→陰の三相性波を形成するものである（図 17-12A）が，この波の波形や極性には部位差や個体差があるので，波の各相への番号のつけ方にはあまりこだわる必要はないだろう（図 17-12A あるいは B）．三相性波が律動的に出現し，その間に徐波が介在すると，図 17-12B に示すように，sharp-and-slow-wave complex に似た波形を示すことがあり，これは a blunt（鈍い）spike and a slow wave（Adams ら）とも記載されている[1]．大きな振れの前後の振れが小さく，三相波と呼ぶよりむしろ，律動性鋭波（rhythmic sharp waves）と呼ぶのがふさわしいこともある（遠藤[4]，1957；島薗[9]，1959）．三相波の極性は，基準電極導出で記録した場合に，主体をなす大きな振れが陽性のこと

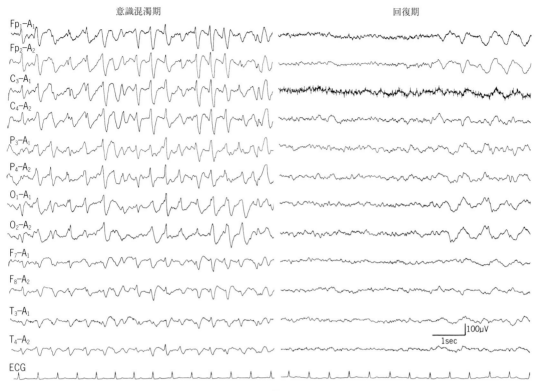

図 17-11　肝性脳症の脳波

49歳，女性．4カ月前から呼吸困難，易疲労，乏尿，7日前から意識混濁と羽ばたき振戦．BUN 83 μg/dl，GOT，GPT などは正常範囲．図左の脳波記録時には強い意識混濁と不穏，脳波には定型的三相波が出現しているが，鋭波成分の振幅が大きく，鋭・徐波複合に似た波形を示す．図右は図左記録3日後で意識混濁はかなり回復し振戦も消失した時期の脳波．アルファ波はほとんどみられず，低振幅のシータ波，速波その他種々の周波数の波が混じった不規則な背景脳波のうえに，ときおり1～3 Hz の徐波が群発性に出現している．

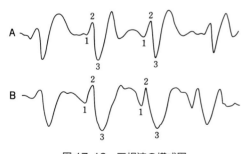

図 17-12　三相波の模式図

も陰性のこともあり[11]，部位によって相違することもある（島薗[9]，1959）．

　三相波の出現部位は，前頭部および中心部に最も著明で，後頭部では多くの場合振幅が小さい．三相波は多くの場合，アルファ波と同様開眼その他の覚醒刺激によって一時的に抑制され，背景をなす徐波のみが前景に出てくるが，意識混濁が強いときには覚醒刺激によってあまり影響を受けない．

　三相波の出現する時期は，一般に意識混濁が比較的軽いシータ波からデルタ波に移行する時期，およびデルタ波期の初期であるが，そのときの患者の意識状態はかならずしも一定ではない[4]．小林[6]（1963）によると三相波は意識が嗜眠状，せん妄状の時期に現れるが，最も多くみられるのは半昏睡の時期である．深昏睡から回復しはじめるときにも現れ，さらに意識が明瞭になると消失する．

　三相波に似た波形は，エーテル麻酔，けいれん性疾患[5]，うっ血性心不全，尿毒症，甲状腺中毒症などのさいにもみられることがあるから，これが出現したからといって，肝性脳症の可能性は高いが，それと断定することはできない．

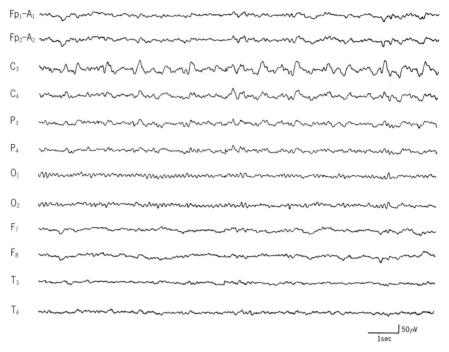

図 17-13　ウイルソン病の脳波
12歳，男子．肝硬変，カイザー-フライシャー角膜輪，言語障害，錐体外路性運動障害(右上下肢に強い)などがある．脳波には，前頭部，中心部，頭頂部などに徐波が多く，とくに左右中心部導出にデルタ波が散発性，あるいは連続性に出現する．

③血中アンモニア量と脳波異常の関係

　肝性昏睡のさいには，血中アンモニア量の上昇と，脳波異常の出現との間にかなり密接な関係がある[1,7)]ことが多いが，恒常的な並行関係はない[10)]．これは，脳波は代謝障害に基づく脳の全般的な機能障害を表すが，血中アンモニア量はこの代謝障害に関係するある1つの要素にすぎないことを考えると，むしろ当然といえよう．動物実験(佐藤[8)]，1957；木谷；吉田[14)]，1959)でも，ほぼ同様の所見が得られている．

④ウイルソン病の脳波

　ウイルソン(Wilson)病/肝レンズ核変性症(hepatolenticular degeneration)は，銅代謝障害と特有な臨床症状をもち，末期を除いては意識混濁発作を示さず，反復する意識障害を主徴とする肝脳疾患特殊型とは臨床的にも脳波所見のうえでもかなり異なっている．1993年，原因遺伝子が同定された．

　ウイルソン病のさいの脳波所見は，①ほとんど正常な場合，②シータ波が散発性に，あるいは群発をなして，あるいは連続性に出現し，軽度または中等度の徐波化を示す場合，③デルタ波が局在性あるいは広汎性に出現する中等度あるいは高度の徐波化などに分けることができ，脳波異常は約半数以上の症例に出現する[6,11)]．またときには脳波が平坦に近い波形を示すこともある[9)]．シータ波あるいはデルタ波は，ふつう広汎性に出現することが多いが，局在性のこともあり[11)]，臨床症状の強い側に対応する半球に優勢に出現することもある(図17-13)．

　定型的ではないが三相波に類似した波形がときにみられることは島薗[9)](1959)も記載し，筆者も経験しており，築山[13)](1968)は肝性昏睡におちいったときには三相波が出現すると述べている．

第9節　尿毒症および人工透析

1　尿毒症性脳症

尿毒症のさいにみられる中枢神経症状は尿毒症性脳症(uremic encephalopathy)と呼ばれ，重症になると意識障害を生じ，昏睡にいたる．尿毒症性脳症の脳波異常は特異的なものではなく，意識障害の程度とほぼ並行して，アルファ波の徐化，シータ波出現，デルタ波出現，平坦化といった変化を示す(築山)．すなわち脳波異常は広汎性徐波，両側同期突発性徐波などが主であり[4]，そのほかてんかん性突発波[4]，徐波を伴う低振幅脳波[2]なども報告されている．肝性脳症の場合と同様に，脳波の徐化が臨床的意識障害に先行することも多い[6]．

青木ら[1](1979)はこれらの脳波所見をまとめて4段階に分けた．Ⅰ度は正常ないし境界脳波，Ⅱ度は全般性シータ波を示すもので，そのうちⅡaは基礎律動の周波数が正常範囲のもの，Ⅱbは基礎律動の徐化のあるもの，Ⅲ度は高振幅徐波群発が頻発するもので，Ⅲaは群発波がデルタ波のもの，Ⅲbは三相波が出現するもの，Ⅳは光刺激で突発性棘・徐波複合ないし高振幅徐波群が誘発される場合である(図17-14)．彼らが人工透析前の症例について調べた結果では，74%に種々の程度の異常がみられ，Ⅱb程度のものが最も多かった．

脳波異常と血液生化学所見(血中尿素窒素，クレアチニン，カリウム，血糖，血液浸透圧など)はある程度並行するが，脳波の異常度と特異的に関連するものはない．

2　人工透析時の脳波変化

人工腎による血液透析時には，臨床症状の改善とともに脳波像も著明に改善することが多い(図17-15)．一般に透析開始後6カ月以内は脳波像の変動が大きいが，6カ月以後は安定化する．脳波の改善は透析前の脳波異常が軽いものほど良好で，たとえば透析後6カ月の脳波正常化率は，透析前脳波異常Ⅰ度のもの75%，Ⅱa度47%，Ⅱb度36%，Ⅲa度

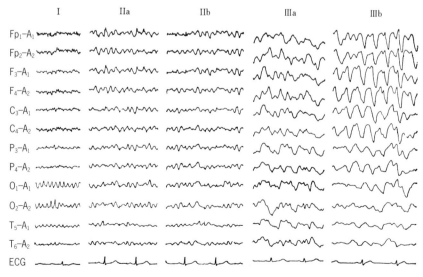

図17-14　尿毒症にみられる異常脳波の異常度による段階づけ(青木ら，1979)
Ⅰ～Ⅲbの説明は本文参照．

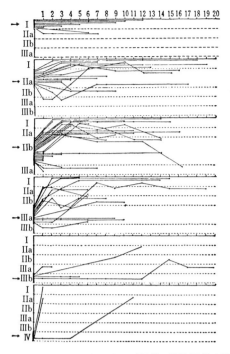

図 17-15 腎障害患者の人工透析前の脳波異常の程度（矢印）と，それらの患者の透析開始後の脳波の経時的変化（青木ら，1979）

矢印は透析導入前の脳波の各異常度を示す．大多数の患者で脳波の改善がみられている．

25％，Ⅲb 度 0％であったという（青木ら，1979）．しかし，血液所見の改善にもかかわらず一過性に頭痛，錯乱，興奮，筋れん縮などが出現することがあり，dialysis disequilibrium 症候群（DDS）と呼ばれる．このさい脳波にも一過性に悪化がみられる．

Disequilibrium 症候群のさいの脳波異常は，主に左右対称性の高振幅突発性徐波の出現で，そのほか基礎律動の徐波化[6]，高振幅不規則化，アルファ波減少，鋭波，棘波の出現などである．透析前の脳波異常が高度なほど，透析により徐波化が生じやすい．

人工透析技術の進歩により，透析液中のアルカリ化剤として酢酸を用いる酢酸透析よりも，重炭酸透析がより生理的なものとして導入されている．これら2種類の透析中の脳波変化を背景脳波の周波数分析を行って調べると，酢酸透析の場合にだけシータ帯域相対パワ値増加と α_2 相対パワ値の減少がみられ，重炭酸透析のほうが脳波に対する影響が少ないことがわかっている（大林[7]，1990）．また透析開始前の脳波異常と BUN，Cr とに相関があるとの報告は多いが，維持透析患者では脳波と生化学的検査値の間に関連はないとする報告が多い．

人工透析時に脳波異常が出現する機序についてはいくつかの考え方がある．Kennedy ら[5]（1963）は脳・髄液内の尿素クリアランスが血中よりも遅れ，両者の間に浸透圧差を生じ，水分が血中から脳・髄液内に移行し，髄液圧亢進，脳浮腫を起こすことによるとしており，Jacob ら[4]（1965）もこれをほぼ支持している．しかし Hampers ら[3]（1966）は，本症候群の出現には尿素の移動だけでなく他の多くの因子が関与するとしている．また脳波の徐化は耐糖能異常を伴った高血糖と関連があるとの説もある．

第 10 節　肺性脳症

慢性呼吸器疾患などのさいの肺機能不全に基づく中枢神経症状をまとめて肺性脳症（pulmonary encephalopathy）という．原因は CO_2 蓄積による呼吸アシドーシスで，これは CO_2 中毒症候群（CO_2 intoxication），CO_2 narcosis とも呼ばれ，傾眠から昏睡にいたる意識障害を中心に種々の精神神経症状が起こる．

CO_2 中毒症候群のさいの脳波所見は，意識障害の程度とも関係するが，ふつうは左右対称性の広汎性の徐波化である[9]．

第11節 その他の疾患

1 周期性麻痺

周期性麻痺(periodic paralysis)は，血清のカリウム量の低下によると考えられている．脳波像[4,19]は麻痺発作の時期にも著しい変化はなく，ときに5〜7 Hzのシータ波が増加する程度である．

2 いわゆる心身症 ─ 気管支喘息と胃潰瘍

気管支喘息[15]は，胃潰瘍，潰瘍性大腸炎などとともに，いわゆる心身症(psychosomatic diseases)の1つとも考えられている．脳波所見には，ほとんど異常はみられない．

胃ないし十二指腸潰瘍患者の脳波所見については，従来も心身医学的観点から，多くの研究がある[8]．それらによると，胃潰瘍患者の大部分は正常範囲内の脳波所見を示すが，まれに異常な速波や14 & 6 Hz positive spikesを示すものがあるといわれる(Kirschbaumら)．消化性潰瘍ではないが，胃下垂症の脳波の研究もあり，胃下垂症の脳波をアルファ型，徐波型，速波型に分けると，徐波型では間脳機能の低下，速波型ではその緊張亢進がみられるという説もある(中村ら[13], 1960)．特発性食道拡張症[19]の脳波についての報告もある．

以上のようないわゆる心身症の脳波所見が，どの程度疾患そのものに関係しているかについては，いまだ不明の点が多い．

3 緑内障

緑内障(glaucoma)は，発作性眼痛，頭痛，視力障害などを主訴とする眼疾患で，単性緑内障，炎性緑内障などに分けられる．緑内障の脳波についての報告はあまり数多くはないが，脳波異常としては少数例において軽度の徐波化，ペンテトラゾール賦活に対する低閾値などが報告されている．緑内障患者には，低振幅速波波型を示すものが多い(約40%)といわれている[6]．

4 皮膚疾患

狭義の皮膚疾患[5]とは異なるがペラグラ(pellagra)のさいには，発作にシータ波増加やデルタ波出現などが約2/3にみられ，精神症状を示す症例では脳波異常が強い(Srikantiaら[21], 1968)．

膠原病の1つである全身性エリテマトーデス(SLE)は，皮膚症状のほかに中枢神経症状(感情障害，不随意運動，けいれん，意識障害など)を伴う場合が約40%とされている．SLEにおける異常脳波出現率は，中枢神経症状の有無とは関係なく全体としてみると，60%前後(Russellら[16], 1951；長岡ら[12], 1981；古橋ら[2], 1977；宮崎[11], 1968；佐藤ら[18], 1967；柏崎ら[7], 1977)であり，中枢神経症状を伴う症例ではより高率で平均80%前後(Brandtら[1], 1975；Sergentら[20], 1975)，中枢神経症状を伴わない症例では30%前後とされている．脳波異常は全般性異常が多く，全般性徐波化が主であるが，中枢神経症状を伴う群では全般性徐波化を示すものが多く，中枢神経症状を伴わない群では棘波，群発波など突発異常波を示すものが多いという(古橋ら，1984)．SLEにおける脳波異常はSLEの活動性と関連し，たとえば血清抗体価や抗DNA抗体価と関連するといわれる(Russelら[16], 1951；長岡ら[12], 1981；柏崎ら[7], 1977)．

進行性全身性硬化症(PSS)も，中枢神経症状を伴うことは比較的少ないが，中枢神経症状の有無にかかわらず，異常脳波出現率は40%前後とされており(Štáva & Stein[22], 1961；Gottwald & Sturm[3], 1981；古橋ら[2], 1977)，脳波異常はシータ波を主とする全般性徐波，過呼吸賦活による徐波化などで，局在性異常はみられず，PSSに特異的な脳波像はみられない．

5 貧血とくに悪性貧血

一般の慢性貧血の場合には，赤血球数および血色量がかなり減少しても脳波にはほとんど異常がないのがふつうである[14]．慢性貧血のさいに，血色素量が70%以下になると基礎律動の軽度の徐波化と振幅増加が起こるとの報告もあり，再生不良性貧血[10]のさいには大多数の例で軽度の徐波化がみられる．

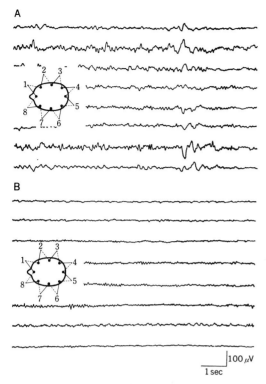

図 17-16 軽度の神経症状を伴う悪性貧血（Walton, 1954）
63歳，女性．
A. 治療前の記録．ヘモグロビン 40%，広汎性にシータ波，デルタ波などが出現している．
B. ビタミン B_{12} による治療開始後 64 日目の記録．ヘモグロビン 90%，脳波は正常範囲内にある．

が増加し，全体の振幅が減少し，いっそう正常な波形にと変化する．治療前に異常脳波を示した症例も，大部分は著しく異常が減少し，60～70% 以上において脳波は正常となる[15,19]．

脳波の異常が貧血の程度に並行せず，悪性貧血の場合だけとくに高率にみられることは，この脳波異常が貧血そのものによるのではなく，脳の代謝の特殊な欠陥に起因することを示すものと思われる．

これに対して，悪性貧血（pernicious anemia）では，かなり明瞭な異常脳波が出現することが多い．Walton ら[23]（1954）は増悪期にある 80 例の悪性貧血症例を観察し，臨床的には 24 例が脊髄の変性を，41 例が軽度の神経学的症状を示し，残りの 15 例は神経学的症状を示さなかったが，治療前の脳波像には全例に異常を認めた．脳波異常の内容は脳波の徐波化で，あるものでは高度で広汎性あるいは焦点性のデルタ波が出現し（図 17-16），他のものでは軽度でシータ波の増加程度である．Samson ら[17]（1952）も 14 例中 11 例に異常波を見出している．

ビタミン B_{12} による治療によって，多くの症例では，脳波像は臨床的改善にほぼ並行して著明な改善を示す（図 17-16）．治療前に正常範囲内の脳波と判定された例でも，治療によってアルファ波の周波数

文献

1 低血糖，2 糖尿病（423-425 頁）

1) Bleuler M, Hess R : Endokrinologische Psychiatrie. pp 362-371, Georg Thieme, Stuttgart, 1954
2) Condon JV, Becka DR, Gibbs FA : Electroencephalographic abnormalities in endocrine disease. N Engl J Med 251 : 638-641, 1954
3) Gibbs FA, Murray EL : Hypoglycemic convulsions. Electroencephalogr Clin Neurophysiol 6 : 674-678, 1954
4) 稲垣　直，三木英司，丸山　博，他：小児糖尿病の脳波にみられた異常波形．臨床脳波 15 : 33-40, 1973
5) 泉　達郎，青木文江，石塚俊太郎，他：小児低血糖症の臨床脳波学的研究．東京女子医科大学雑誌 47 : 35-51, 1977
6) 大村一郎，関　勝忠，奥広作三，他：糖尿病と脳波．臨床脳波 6 : 235-239, 1964
7) 佐藤玄一：静注式 Insulin Shock 療法の臨床的並に脳生理学的研究．脳と神経 3 : 142-146, 1951
8) 田中恒孝，松沢富男，滝井千尋，他：低血糖性昏睡時のポリグラム—特に脳波変化について．臨床脳波 11 : 439-444, 1969
9) 田中恒孝，松沢富男，宮尾三郎：強直性痙攣を頻発した島性低血糖症の脳波．臨床脳波 13 : 838-842, 1971
10) 和田豊治：Insulin 衝撃時の人体脳波．精神神経学雑誌 51 : 62-68, 1950
11) Wyke BD : Brain function and blood sugar ; Observation based on a case of islet cell adenoma of the pancreas. Electroencephalogr Clin Neurophysiol 4 : 339-350, 1952

3 甲状腺機能障害，4 副甲状腺疾患（425-429 頁）

1) Bradley PB, Eayrs JT, Schmalbach K : The electroencephalogram of normal and hypo- thyroid rats. Electroencephalogr Clin Neurophysiol 12 : 467-477, 1960
2) Condon JV, Becka DR, Gibbs FA : Electroencephalo-

graphic abnormalities in hyperthyroidism. Clin Endocrinol Metab 14 : 1511-1518, 1954
3) Hansted Chr, Brandt S : Electroencephalographic changes in siblings with hypocalcemia due to hypoparathyroidism. Electroencephalogr Clin Neurophysiol 5 : 101-104, 1953
4) 前田拓郎, 黒岩義五郎：内分泌疾患の脳波. 臨床脳波 1 : 151-158, 1959
5) Moure JMB : The electroencephalogram in hypercalcemia. Arch Neurol 17 : 34-51, 1967
6) 難波昌弘：内分泌疾患の脳波. 脳波アトラス 4, pp 177-208, 文光堂, 1977
7) 西谷 裕：内分泌疾患の臨床脳波学的研究, 第1編, 甲状腺疾患及び副甲状腺疾患. 内科宝函 9 : 358-380, 1962
8) 西谷 裕, 山敷祐亮：粘液水腫の脳波. 臨床脳波 6 : 157-163, 1964
9) Petit-Dutaillis Bertrand I, Messimy, Ribadeau-Dumas : Endocrinose diffuse du crâne avec hypérostose frontale chez un homme ; Trouble psychiques associés, queris aprés une double trepanation frontale. Rev Neurol 79 : 161-179, 1947
10) Ross IS, Loeser LH : Electroencephalographic findings in essential hypoglycemia. Electroencephalogr Clin Neurophysiol 3 : 141-148, 1951
11) Roth B, Nevsimal O : EEG study of tetany and spasmophilia. Electroencephalogr Clin Neurophysiol 17 : 36-45, 1964
12) Thiébaut F, Rohmer F, Wackenheim A : Contribution a l'étude électroencéphalographique des syndromes endocriniens. Electroencephalogr Clin Neurophysiol 10 : 1-30, 1958
13) 築山一夫, 小林義昭, 霜 護, 他：甲状腺機能亢進症と脳波. 臨床脳波 8 : 121-128, 1966

5　副腎皮質機能障害, 6　視床下部下垂体性内分泌障害, 7　性周期(429-433頁)

1) Austt EG Jr, Torrents E, Fournier JC : The Electroencephalogram in Cushing's syndrome. Electroencephalogr Clin Neurophysiol 2 : 103, 1950
2) Dreyfus-Brisac C, Mises R : Étude EEG de 28 addisoniens. Rev Neurol 87 : 468-470, 1952
3) Friedlander WJ, Rottger E : The effect of cortisone on the electroencephalogram. Electroencephalogr Clin Neurophysiol 3 : 311-313, 1951
4) Austt EG, Mussio-Fournier JC : Étude encéphalographique de l'acromégalie. Presse Méd 59 : 645, 1951
5) Gibbs FA, Reid DE : The electroencephalogram in pregnancy. Am J Obstet Gynecol 44 : 672-675, 1942
6) Hoffmann WC, Lewis RA, Thorn GW : Electroencephalogram in Addison's disease. Bull Johns Hopkins Hosp 70 : 335-361, 1942
7) Hughes RR, Summers VK : Changes in the electroencephalogram associated with hypopituitarism due to post-partum necrosis. Electroencephalogr Clin Neurophysiol 8 : 87-96, 1956
8) 乾 久朗, 築山一夫, 吉田秀雄, 他：内分泌疾患と脳波. 日本臨牀 15 : 1325-1333, 1957
9) Koren Z, Brzezinski A, Bental E, et al : Electrocephalographic changes in amenorrhea. Obstet Gynecol 22 : 1-7, 1963
10) Margerison JH, Anderson WM, Dawson J : Plasma sodium and the EEG during the menstrual cycle of normal human females. Electroencephalogr Clin Neurophysiol 17 : 540-544, 1964
11) 難波昌弘：性周期異常の脳波学的研究. 臨床脳波 5 : 156-170, 1963
12) 西谷 裕：内分泌疾患の臨床脳波学的研究, 第2編, 副腎疾患. 内科宝函 9 : 413-428, 1962
13) 西谷 裕：内分泌疾患の臨床脳波学的研究, 第3編, 間脳下垂体疾患. 内科宝函 9 : 470-487, 1962
14) Pine I, Engel. FL : The electroencephalogram in ACTH and cortisone treated patients. Electrocephalogr Clin Neurophysiol 3 : 301-310, 1951
15) Poser CM : Electroencephalographic changes and hyperammonemia. Electroencephalogr Clin Neurophysiol 10 : 51-62, 1958
16) Rosenbaum M, Maltby GL : Relation of cerebral dysrhythmia to eclampsia. Am J Obstet Gynecol 45 : 992-1004, 1943
17) 酒井 忠：妊娠時の脳波. 神戸医科大学紀要 27 : 464-491, 1965
18) 武田 秀：絨毛性腫瘍の脳波学的観察. 臨床脳波 10 : 29-37, 1968
19) Thomas SV, Somanathan N, Radhakumari R : Interictal EEG changes in eclampsia. Electroencephalogr Clin Neurophysiol 94 : 271-275, 1995
20) 虎谷良雄, 奥 喬：Cushing症候群の一例. 綜合臨牀 4 : 1327-1332, 1955

8　肝性脳症(433-436頁)

1) Abbott JA : Blood ammonia levels, electroencephalograms and states of consciousness. Electroencephalogr Clin Neurophysiol 8 : 525-526, 1956
2) Bickford RG, Butt HR : Hepatic coma ; The electroencephalographic pattern. J Clin Invest 34 : 790-799, 1955
3) Cloche R : Electroencephalographic study of some cases of hepatic coma. Electroencephalogr Clin Neurophysiol 8 : 726, 1956
4) 遠藤俊一：意識障害と脳波の関係についての臨床的研究. 脳と神経 9 : 687-707, 775-786, 1957

5) Heller CL, Kooi KA : The electroencephalogram in hepato-lenticular degeneration (Wilson's disease). Electrencephalogr Clin Neurophysiol 14 : 520-526, 1962
6) 小林義昭：肝性脳症にみられる三相波に関する研究．大阪大学医学雑誌 65 : 502-513, 1963
7) 木谷威男，戸田良郎，酒井幸男，他：肝性昏睡の臨床—特にその早期診断と治療効果判定に対する脳波の応用について．治療 36 : 931-939, 1954
8) 佐藤倚男：肝障害と中枢神経症状の相関—手術的肝機能疎外を中心として．精神神経学雑誌 59 : 1144, 1957
9) 島薗安雄：肝脳疾患と脳波．神経研究の進歩 3 : 483-502, 1959
10) Silverman D : Some observations on the EEG in hepatic coma. Electroencephalogr Clin Neurophysiol 14 : 53-59, 1962
11) Stephens JW : The EEG in hepato-lenticular degeneration. Electroencephalogr Clin Neurophysiol 4 : 110, 1952
12) 築山一夫：肝障害と脳波—特に血中のアンモニア量との関連．最新医学 11 : 1639-1645, 1956
13) 築山一夫：肝疾患の脳波と筋電図（Ⅱ）．臨床脳波 10 : 7-14, 1968
14) 吉田秀雄：肝障害における脳波と血中アンモニアの関連．大阪大学医学雑誌 11 : 141-155, 1959

9 尿毒症および人工透析 (437-438 頁)

1) 青木恭規，北脇雅之，関野　宏：人工透析と脳波所見．臨床脳波 21 : 29-34, 1979
2) Cadilhac J, Ribstein M : The EEG in metabolic disorders. World Neurol 2 : 296-308, 1961
3) Hampers CL, Doak PB, Callaghan MN, et al : The electroencephalogram and spinal fluid during hemodialysis. Arch Intern Med 118 : 340-346, 1966
4) Jacob JC, Gloor P, Elwan OH, et al : Electroencephalographic changes in chronic renal failure. Neurology 15 : 419-429, 1965
5) Kennedy AC, Linton AL, Luke RG, et al : Electroencephalographic changes during haemodialysis. Lancet 1 : 408-411, 1963
6) 小畑大吉，内堀勝史：尿毒症の脳波．臨床脳波 14 : 466-474, 1972
7) 大林公一：維持透析患者の脳波の定量的研究—酢酸透析と重炭酸透析の効果．脳波と筋電図 18 : 399-408, 1990

10 肺性脳症，11 その他の疾患 (438-440 頁)

1) Brandt KD, Lessell S, Cohen AS : Cerebral disorders of vision in systemic lupus erythematosus. Ann Intern Med 83 : 163-169, 1975
2) 古橋紀久，他：全身性エリテマトーデスの脳波異常．日本医事新報 2778 : 11-16, 1977
3) Gottwald W, Sturm U : EEG-Befunde bei 44 ausgewählten Patienten mit Sklerodermie. Nervenarzt 52 : 219-227, 1981
4) Hammes EM : Periodic paralysis ; A report of three cases. JAMA 146 : 1401-1405, 1951
5) 林原祐治：皮膚疾患と脳波．臨床脳波 10 : 367-374, 1968
6) 平沼　博，根岸達夫，三ツ井金吾：原発性緑内障の精神医学的研究．臨床眼科 14 : 1820-1827, 1960
7) 柏崎禎夫，岡田　純，古明地智，他：全身性エリテマトーデスの中枢神経障害に関する臨床的ならびに免疫学的研究．日本内科学会雑誌 66 : 405-413, 1977
8) 木谷威男，内堀勝史：胃下垂症について．医学 11 : 19-23, 1951
9) Meyer JS, Gotoh F, Tomita M : Acute respiratory acidemia. Neurology 16 : 463-474, 1965
10) 三上理一郎，大友英一：呼吸性脳症の臨床．呼吸と循環 12 : 655-672, 1964
11) 宮崎元滋：脳症状を呈した全身性紅斑狼瘡の脳波．臨床神経学 8 : 175-184, 1968
12) 長岡章平，谷　賢治，宮内利郎，他：全身性エリテマトーデスの脳波．臨床神経学 21 : 264-270, 1981
13) 中村　武，山本勝美，阿比留博之，他：胃下垂症の脳波学的研究．脳と神経 12 : 107-115, 1960
14) 難波昌弘，高橋利雄，兵頭浩二郎，他：再生不良性貧血の脳波．臨床脳波 9 : 320-327, 1967
15) Rubin S, Moses L : Electroencephalographic studies in asthma with some personality correlates. Psychosom Med 6 : 31-39, 1944
16) Russell PW, Haserick JR, Zucker EM : Epilepsy in systemic lupus erythematosus ; effect of cortisone and ACTH. AMA Arch Intern Med 88 : 78-92, 1951
17) Samson DC, Swisher SN, Christian RM, et al : Cerebral metabolic disturbance and delirium is pernicious anemia ; Clinical and electroencephalographic studies. Arch Intern Med 90 : 4-14, 1952
18) 佐藤　博，平島　毅，原　輝彦，他：特発性食道拡張症の脳波．脳と神経 19 : 655-660, 1967
19) Saunders MG : Electroencephalographic findings in a case of familial periodic paralysis with hypopotassemia. Electroencephalogr Clin Neurophysiol 6 : 499-501, 1954
20) Sergent JS, Lockshin MD, Klempner MS, et al : Central nervous system disease in systemic lupus erythematosus ; Therapy and prognosis. Am J Med 58 : 644-654, 1975
21) Srikantia SG, Reddy MV, Krishnaswamy K : Electroencephalographic patterns in pellagra. Electroencephalogr Clin Neurophysiol 25 : 386-388, 1968

22) Štáva Z, Stein J : Electroencephalography in scleroderma. Dermatologica 123 : 375-390, 1961
23) Walton JN, Kiloh LG, Osselton JW, et al : The electroencephalogram in pernicious anaemia and subacute combined degeneration of the cord. Electroencephalogr Clin Neurophysiol 6 : 45-64, 1954

第 18 章

精神疾患の脳波

　精神現象と脳波との関係については，脳波発見の初期から数多くの研究が行われている．しかし脳波は，睡眠，覚醒，その他の意識水準の変動に対応して変動するとともに，外的刺激や内的精神作業に対応してアルファ波減衰などの非特異的変化を示すが，高次の心理現象と脳波とを関係づけようとする試みは，ほとんど成功していない．脳波は多数の神経細胞の活動の総和であり，しかもこれを頭蓋骨や頭皮を隔てて記録するものであるから，心理現象に対応するような脳の複雑で微細な神経活動を頭皮上脳波から読みとることができないのはむしろ当然のことであろう．

　現在の段階では，脳波は統合失調症や気分障害などの疾患の診断には直接には役立たず，精神医学領域における応用は，①意識障害，器質性脳障害による精神障害，脳の発育障害による精神障害，てんかんならびに近縁疾患などの診断，②統合失調症や気分障害の鑑別診断において上記の疾患を除外すること，たとえばヒステリー発作とてんかんの鑑別，③いわゆる非定型精神病の診断，④行動異常児やパーソナリティ障害者のもつ脳機能異常の神経生理学的評価，精神神経作用薬物の作用様式の研究，いわゆる薬物脳波学(pharmaco-EEG)などがその主なものである．

　しかし，最近では統合失調症や気分障害などの内因精神疾患の脳波にも，一般にいう正常脳波の範囲内のものではあるが，種々の特徴や反応性・変化性の異常などが存在することがわかり，これらの疾患の本態についての研究にも脳波が応用されるようになってきている．

　またコンピュータの発達により，種々の認知課題の遂行に関連して出現する事象関連電位 ERP(557頁)を観察できるようになり，統合失調症などで ERP に変化がみられることがわかってきたので，精神疾患における臨床神経生理学的研究にも新しい展望が開けている．

第 1 節　人格と脳波

　健常者あるいはパーソナリティ障害者の人格と脳波との関係[5]については，従来多くの研究があるが，その大部分は，ただ人格傾向と脳波のアルファ波，速波などの出現率との相関を統計的に論じたもので，諸家の研究結果はかならずしも一致しない．

　しかしかなり多くの研究者に共通している所見は，それぞれ神経質[3](1944)，緊張しやすい，活動的，独立心が強い，落ち着きがない，統合失調気質などと記載される人では，アルファ波の出現率が低く速波が多く，反対に穏和，依存的，消極的，循環気質などと形容される人では，アルファ波の振幅や出現率が高い傾向があることである(図 18-1)．

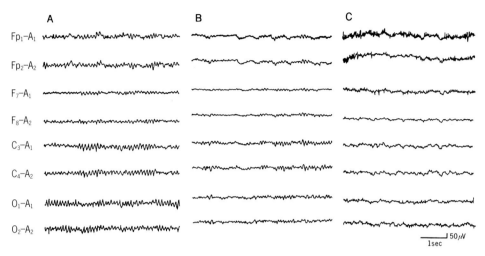

図 18-1 健常成人脳波におけるアルファ波の出現率の変異
　　A. アルファ波の出現率の高いもの.
　　B. アルファ波の出現率が中等度のもの.
　　C. アルファ波がほとんどみられないもの.

　たとえば，Lemere[4]（1936）は，統合失調気質の人はアルファ波に乏しく，循環気質の人ではアルファ波の出現率が高いと述べ，Gottlober[2]（1938）は，被検者の人格を外向性と内向性とに分け，アルファ波との相関をみた結果，アルファ波の出現率のよいのは主として外向性の人であるといえるが，逆に内向性の人はアルファ波に乏しいと結論することはできないと述べている．しかし外向性，内向性とアルファ波出現率の間には，なんらの相関も証明できないという反論もある．
　Saulら[9]（1949）は，被検者の脳波を，規則正しいアルファ波の優勢なA型，アルファ波の振幅も出現率も低く速波が多いB型，アルファ指数が両者の中間（25〜65）で，ときにアルファ波の周波数も速く，速波や徐波を混じるM型（混合型）とに分け，これと精神分析学的にみた人格傾向との相関を求め，消極的（依存的，従属的，逃避的）な人はA型，競争心が強く男性的な女性はB型を示す傾向があり，欲求不満が多く攻撃的で忍耐心に乏しい女性はM型を示すことが多いと結論している．
　多少見方が違うが，Gollaら[1]（1943）は，アルファ波の出現様式によって脳波をM型（目を閉じたときにもアルファ波に乏しいもの），R型（開眼や注意の集中によってアルファ波がふつうの反応を示すもの），P型（視覚的あるいは精神的緊張によってアルファ波がほとんどあるいはまったく抑制されないもの）の3型に分け，M型は視覚的表象を明瞭にもつ傾向の人に，P型は視覚的ではなく，言語あるいは運動の表象をもちやすい人に多く，R型は両者の中間に位置するのをみた．Mundy-Castle[7]（1957）は，人間の性格が，直接体験の基礎となる一次的機能と，その体験が意識面から後退した後に働く二次的機能とによって決定されるという仮説を立て，一次的機能の優勢な人は行動が速く刺激的，衝動的で，アルファ波の周波数は比較的速いが，二次的機能の優勢な人は，行動のろく保守的で，アルファ波の周波数は概して遅いという．
　種々の人格テスト所見と脳波との関係についての研究もいくつかある．Travis & Bennett[10]（1953）は，被検者を脳波のアルファ指数が50以上のものと50以下のものとの2群に分け，ロールシャッハ・テストのscoring categoriesとの相関をみると，アルファ指数の高い群では低い群に比べて全体反応（W%）が多いが，R, Dd-plus-S%などが低いという．しかし，一方では，アルファ指数90以上と10以下との2群の被検者について，ロールシャッハ・テストの20のmajor scoring categoriesを比較したところ，なんら有意の差がみられなかったという報告もある．
　安静時の脳波ではないが，前頭正中部シータ波（Fmθ）（113頁）と人格との関係についての研究がある（水木ら[6]，1985）．すなわち，クレペリン連続加算作業を負荷して脳波を記録し，Fmθの出現の程度と，同時に施行したTaylorの不安尺度（Manifest Anxiety Scale : MAS），モーズレイ人格検査（Maudsley Personality Inventory : MPI）の成績との相関をみると，Fmθ出現群ではMASの得点（不安）が低く，MPIの外向性尺度の得点が高く神経症的傾向尺度の得点が低く，Fmθ非出現群はその反対であった．すなわち，不安が低く外向的で神経症的でない者ではFmθが出現しやすく，不安が強く内向的で神経質な者はFmθが出現しにくい．このようにFmθ出現の個体差は，個人の不安水準や人格特性と関連があり，このことは

ジアゼパムなどベンゾジアゼピン系抗不安薬投与により状況不安が減少するとFmθが出現しやすくなる事実からも支持されるという．

また脳波そのものではないが，終夜睡眠脳波を記録し，朝早く起こして部分的断眠を行い，その翌夜（回復夜）におけるREM段階の反跳的増加を観察すると，反跳的増加の顕著さは，外向的，活動的，非神経質，楽天的などの人格と関連があり，これらの人格のものでは脳内ノルアドレナリンの生産・消費が高率であると推定されるという（中沢と小島[8]，1977）．

以上の諸研究の結果を総括すると，人格と脳波像との間にはいまだ明確な相関関係は証明されていないと考えてよかろう．人格とは，「人間の精神機能の持続的な特徴のうち情意面の特性をさす」もので，主として先天性に規定される気質が中心となり，これに環境の影響が加わって形成されるものである．したがって，まず人格という複雑な精神機能の構造を分析し，これを客観的に把握する方法を確立したうえで研究を行わなければ，脳波のような比較的単純な現象との間に相関がみられないのはむしろ当然であろう．

第2節　神経症性障害（精神神経症）

神経症性障害（精神神経症）の患者は，一般に不安，恐怖などをもち，精神的にも身体的にも緊張状態にあることが多いから，その脳波を観察する場合には，神経症そのものに原因的に関連する脳波異常と，不安緊張状態に伴ういわば症状的な脳波変化とを一応分けて考える必要がある．

1　感情的緊張状態

外的刺激によるアルファ波の減衰は，刺激の物理的な強さだけではなく，それが引き起こす内的活動，たとえば注意，緊張，不安などと密接な関係[3,19]がある．

本川によると，被検者に痛覚刺激を与えるか精神作業を負荷すると，脳波のアルファ波の消失とベータ波の出現は皮膚電気反射（SPR）の出現とよく並行するが，光刺激を与えた場合には，アルファ波の減衰はよく起こるが，SPRは刺激が驚愕など特別の心理的変化を起こしたときだけしか出現しないから，両者はかならずしも並行するとは限らないという．これはSPRの中枢が主に皮質下部にあり，脳波が主に大脳皮質に由来するものであることとも関係があろう．

Cohn[4]（1946）や本川によると，不安のさいの脳波には2つの型がある．第1の型はアルファ波が減衰して低振幅のベータ波が出現するもの，第2の型は比較的振幅の大きいベータ波が前頭部，頭頂部に出現し，これがアルファ波あるいはシータ波に重畳しているものである．第2の型を示すものは，多くは感情が高まっており，自律神経系の緊張が強く，SPRが現れやすい．要するに，感情的緊張状態のさいの脳波変化としては，アルファ波の出現率の低下，低振幅の速波成分の増加を示すものおよびアルファ波の周期の延長とシータ波の増加（Walter[21]，1959）を示すものなどがあって，その種類や程度は，感情的緊張の程度や持続などによって異なる．

2　神経症性障害，心身症

神経症性障害の脳波についての資料としては，Brazierら[1]（1945）の，100例の神経症患者と500例の健常者の脳波像を比較した業績がある．彼女らは，神経症者の脳波は正常範囲内にあるが，健常者のアルファ波の周波数分布曲線が10 Hzを中心とする二等辺三角形を示すのに対し，神経症者では速波傾向を示した2峰性になることをみている．

同様に岡嶋[14]（1961）は，神経症患者の脳波の周波数分析を行い，神経症者の脳波は正常範囲内にあるが，健常者に比べていくつかの特徴を示すのを観察した．すなわち多くの研究者が述べているように[15,20]，神経症ではシータ波，ベータ波の出現率が高く，アルファ波の出現率が低いことのほかにアルファ波の周波数分布をみると，8 Hz波は神経症群に多く，10 Hz，11 Hz波は健常者に多かった（図18-2）．精神症状とアルファ波の周波数分布との関

係をみると，とくに自律神経症状を伴う神経衰弱状態，不安状態を示すものでは両者の間に並行関係がみられ，臨床像の増悪期にはアルファ波出現率は減少し，アルファ波の周波数分布には速波化した2峰性の崩れ（右峰型）がみられ，改善に従ってアルファ波出現率の増加と，周波数分布に10Hzを頂点とする中心峰型への移行がみられたという．

最近の定量脳波による研究でも，神経症者では徐波，遅いアルファ波，遅い速波が健常対照群よりも多いとする報告が多い（Bondら[2]，1974；Shagassら[18]，1979；磯谷[9]，1993；斉藤と磯谷[17]，1995）．斉藤と磯谷[17]（1995）はパニック障害，心気症の脳波パワスペクトルを健常対照群と比較し，徐波，低域アルファ波（α_1：7.5〜9.5Hz），低・中域速波（β_1：14.0〜20.0Hz，β_2：20.0〜26.6Hz）のパワはパニック障害，心気症で健常対照群より大きかった．健常対照群では各帯域のパワ値は左側優位傾向があるが，パニック障害，心気症では健常対照群の左側優位性が減少あるいは消失する方向の所見がみられた．これらの所見は，神経症者における大脳機能の脆弱性および，不安・緊張などに由来する機能不安定性，左右大脳半球機能分化の減退などとして説明されている．

解離性障害（ヒステリー）の脳波も，多くは正常範囲内にあるが（図18-3），アルファ波の出現率は不安神経症などに比較すると一般に高い．アルファ波の周波数もやや遅いものが多く，後頭部徐波（posterior slow waves）が出現する場合もかなり多い（図18-3）．また，ペンテトラゾール，光-ペンテトラゾール賦活に対する閾値が低い例が多いことも注目されている．このような解離性障害患者の脳波の徐波化[6]やけいれん閾値の低下は，脳機能の脆弱性，あるいは脳の生理的な発達過程の未熟（Kidronら）を表すものではないかと想像される．岡嶋は，解離

	中心峰型		左峰型（緩徐波）		右峰型（速波）		計
	▲	⊞	◣	⌐	◢	⌐	
正常群	6	4	1	1	2	0	14
	71.4%		14.3%		14.3%		
神経症群	2	3	6	4	4	5	24
	20.8%		41.7%		37.6%		

$X^2 = 4.721$　　Pr. < 0.05

図18-2　健常者および神経症例におけるアルファ波の周波数のプロフィール（岡嶋，1961）
健常者では，中心峰型が多く，神経症では，左峰型，右峰型が多いことを示す．

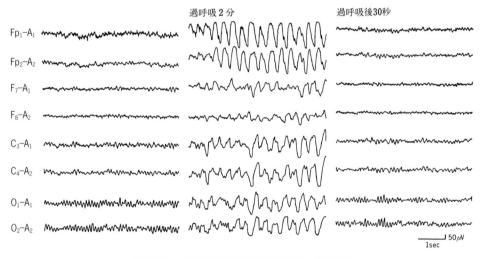

図18-3　小児の解離性障害（ヒステリー）の脳波
13歳，女子．解離性（ヒステリー性）意識消失発作，脱力発作がある．安静時脳波には異常はないが，過呼吸2分頃から著明なbuild upが起こる．しかし過呼吸を中止すると，徐波は急速に消失する．年齢を考慮すると，この程度のbuild upの意味づけは困難であるが，あるいは多少の成熟過程の遅延を意味するかもしれない．

第2節　神経症性障害(精神神経症)

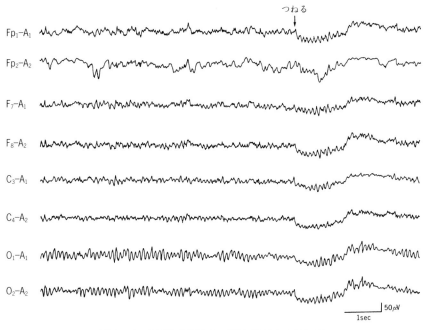

図 18-4　心因性意識障害の脳波(横浜市大神経科)
57歳，男性．心因性意識消失発作を繰り返し，脳波記録中につねる，針で刺すなどの刺激を与えても反応を示さない．図では，つねったときに基線の動揺がみられている．

性障害の脳波のアルファ波出現率，周波数分布の左峰性などが，不安状態の場合とは異なり臨床症状と並行して変動しにくいことを，脳波像が退行した安定状態にあるためであると考えた．

また解離性障害には，けいれん発作，意識障害などの解離性発作がみられることがあるが，脳波には異常が出現しないのがふつうである．図 18-4 に示した解離性(ヒステリー性)昏迷と考えられる症例では，被検者は，呼名や痛覚刺激などに対してまったく反応を示さないのに，脳波上には規則正しいアルファ波が連続的に出現している．心因性に誘発され臨床的には解離性発作と考えられるのに発作時に脳波に突発性異常波が出現するものを，hysteroepilepsy と呼んだこともあったが，発作の期間にてんかん性突発波が持続的に出現する場合には，てんかん発作と考えるのがよい．

近年心身症(psychosomatic diseases: PSD)に対する関心が高まり，その代表的な病態の1つである神経性食欲不振症(anorexia nervosa)，大食症(bulimia nervosa)のさいにも，かなり高率に脳波異常が出現することが報告されている．神経性食欲不振症は，主に思春期の女性に発症し，食行動異常，著明なるいそう，やせ願望，無月経などを伴うが，生理的，内分泌学的異常のほかに，やせによる二次的障害として X 線 CT や MRI で可逆性の脳萎縮像がみられるので，脳波異常についても，病因的な意味をもつ異常と，やせによる二次的障害による異常とを考慮する必要がある．

神経性食欲不振症における脳波異常の出現率を従来の報告についてみると，42%(Nellら[12]，1980)，67%(児玉ら[10]，1980)，65%(野沢ら[13]，1983)，59%(Crispら[5]，1968)のようにかなり高率である．しかし脳波異常の内容をみると，異常とはいっても境界的所見が多く，その意味づけには慎重を要する．すなわち，徐波化および過呼吸に対する過敏性が 20〜50% にみられているが，病状との関係には肯定的意見と否定的見解がある．突発性異常は従来は 10〜20% にみられるとされてきたが，野沢ら[13] (1983)は，睡眠記録を含む脳波検査で，約 60% に突発性異常波を認め，その内訳は小棘波(後頭部優位)，14 & 6 Hz 陽性棘波，6 Hz 棘・徐波(いわゆる phantom)などが主であったという．神経性食欲不振症のうちでも，大食症や強迫性摂食(compulsive eating)を伴う場合には脳波異常の出現率が高いと

されている (Nell, Crisp). なお治療により症状が改善されると, 脳波異常もかなり減少し, たとえば脳波異常出現率は臨床非改善群 71%, 改善群 55% であった (野沢ら[13], 1983).

3 強迫性障害 (強迫神経症)

強迫症状を有する患者, 主に強迫性障害 (obsessive-compulsive disorder) の患者は, 比較的高率に, 異常脳波を示すといわれている (Pacella ら[15], 1944 ; Rockwell & Simons[16], 1947 ; Ingram & McAdam[7] (1960)). 井上ら[8] (1960), 直居ら[11] (1963) が, 強迫症状を示す患者の臨床症候学的類型, ロールシャッハ・テストの結果と脳波所見とを 42 例の症例について検討した結果によると, 全症例のうち, 安静時から徐波化ないし律動異常を示したもの 22 例, ペンテトラゾール賦活により棘波を含む突発波を示したもの 3 例, ベメグライド賦活 (毎分 10 mg, 総量 150 mg) により突発波がみられたもの 17 例, 睡眠中に 14 & 6 Hz 陽性棘波を示したもの 3 例, 総計すると 42 例中 23 例 (54.8%) に種々の脳波異常が認められた. 強迫症状の内容と脳波異常との関係をみると, 強迫症状の内容が異質的なものほど異常脳波が多いという結果がみられた. ロールシャッハ・テストの結果では, 異常脳波を示す群に epileptic sign (Piotrowski's sign) が多く現れ (72%), 正常脳波を示す患者群 (31%) との間に明らかな相違がみられた.

薬物を投与していない強迫性障害患者の定量脳波と神経心理検査の結果を検討し, 健常対照群と比較して患者群ではアルファ帯域の活動が減弱し, それは実行機能検査課題の遂行時間の遅延と関連しており, 患者群の前頭葉ネットワークでの過剰活性化を示唆していた (Bucci ら[3], 2004).

以上のような所見は, 強迫症状の背後には脳波異常として現れるような素因性の異常が存在することを示唆するものとおもわれる.

第 3 節　パーソナリティ障害

パーソナリティ障害にみられる異常脳波[1]には, 全般性の不規則性, ならびに前頭部, 頭頂部, 側頭部優位に, ときには後頭部, 頭頂部優位に出現する両側性の散発性あるいは連続性シータ波などと, 14 & 6 Hz 陽性棘波, 6 Hz 棘・徐波複合などがある. パーソナリティ障害の脳波の基礎律動異常は軽度なものが多く, 約 35% にみられるが, 同様な軽度の脳波異常は健常者の 12%, てんかんの 82% に見出される (Höncke ら). パーソナリティ障害のうちでも, 感情の不安定な者, 爆発性のもの, 顕揚欲的なものでは異常脳波が出現しやすい.

犯罪者についての調査では, 全体的には異常脳波出現率はとくに高くはないが, 殺人者のそれは健常者に比べ高いという. 犯罪者のうちでも, 自己の犯罪に目的と動機をもって犯罪を巧妙に遂行する種類のものは, ふつう正常な脳波を示し, 明瞭な動機や目的なしに, あるいは些細な動機から法律をおかすような犯罪者には, 攻撃性あるいは爆発性パーソナリティ障害が多く, 脳波にも異常を示すことが多いという (Stafford-Clark & Taylor[4], 1949).

わが国の殺人を主とする暴力犯罪群についての研究でも, 脳波異常出現率は 40.9% で, 対照としたその他の犯罪群での 28.5% よりも高率であった. そして診断別にみると, パーソナリティ障害では脳波異常は暴力犯罪 52.0%, その他の犯罪 27.7% で暴力犯罪群が高率だったが, 統合失調症での脳波異常は暴力犯罪 34.8%, その他の犯罪 33.3% でほぼ同率であったという (一ノ渡ら[2], 1986).

パーソナリティ障害の脳波異常を, 正常の脳波発達が遅滞し, 未成熟な状態にとどまっているものとする考えもある. Hill[1] (1952) は, パーソナリティ障害において, 複雑部分発作 (精神運動発作) 患者の側頭前部焦点とは異なり, 側頭後部に焦点性のシータ波を見出し, これを脳機能の成熟遅滞によるものと考えている. Jung らも, 感情不安定性ならびに爆発性パーソナリティ障害で, 頭頂部, 側頭部など全般性にシータ波がみられ, これが 10～14 歳の小児の脳波像に似ていることから, やはりこの脳波異常を脳の成熟不全によるものと推測している.

パーソナリティ障害者のうちには, 40～50 歳になると一応社会に適応できるようになるものが多く, そのような例では, 脳波も年とともに漸時異常性を失い正常に近づく可能性があるという見解 (Schwab[3],

1951)は，上記の脳波成熟不全説を支持するようであるが，このような考えかたをパーソナリティ障害全般にあてはめることは困難であろう．

第4節　統合失調症，気分障害

脳波はその発見の当初には，内因性精神疾患の診断に役立つことが期待されたが，少なくとも現在の段階では，統合失調症や気分障害(躁うつ病)の診断には積極的には役立たない．しかし，脳波に異常を示し臨床的にもいくつかの特徴をもつ非定型内因精神病では，その診断に脳波が重要な役割を果たしている．また，統合失調症や気分障害についても，一般に正常脳波と判定されている範囲内ではあるが，基礎律動の特性，変動性，刺激に対する反応などにかなりの特異性があることが知られ，これらの疾患の病態生理の研究に脳波が1つの手がかりを与えるようになってきている．

1　統合失調症

統合失調症の脳波については，①統合失調症に異常脳波が出現するかどうか，②統合失調症の脳波に正常範囲内での変異(variation)ないし偏りがあるかどうか，の2つが問題になる．

1 統合失調症における脳波異常概観

統合失調症では正常対照群よりも異常脳波の出現率が高いという所見は従来から数多く報告されているが，その異常出現率には9～60％と大きな差がある(Ellingson[2], 1954；Itil ら[13], 1972)．Seidman[27] (1983)はこのような差異は，診断基準，脳波判定基準の差異や対照群の有無などによるものとし，これらの問題を考慮して1970年以降の報告をまとめたが，異常脳波出現率は健常者0～10％，躁病，うつ病，神経症では10～20％であるのに，統合失調症では20～40％で他群より高率であるとの報告が多かった．また統合失調症を過程統合失調症(内因精神病)と反応統合失調症に分けると，前者ではアルファ波が少なく全般性の徐波化が特徴であり，後者

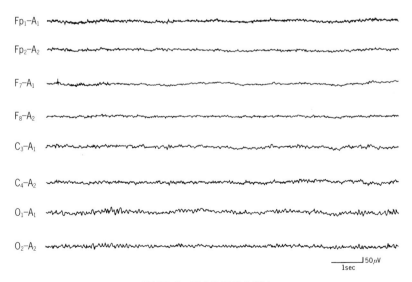

図18-5　統合失調症の脳波

22歳，男性．数カ月前から幻覚，妄想などがある破瓜型統合失調症．脳波は全体として低振幅で速波が多いほかは，特別の異常は認められない．

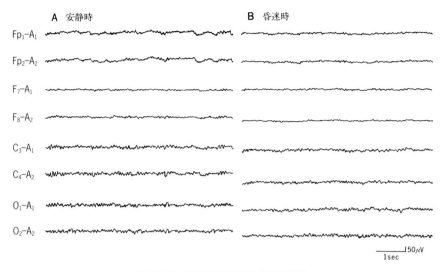

図18-6 緊張病性昏迷のさいの脳波
23歳，男性．A．寛解時の脳波．B．緊張病性昏迷(catatonic stupor)のさいの脳波．
寛解時に比べて，アルファ波の連続度が悪く，やや不規則であるが，著しい異常は認められない．

ではアルファ波は正常であるが棘波，徐波などの焦点性異常が多かった．統合失調症を慢性型と急性型に分けると，慢性型は徐波増加，アルファ波減少，ベータ波増加を伴う全般性異常や過安定性を示すのに対し，急性型では突発性異常，側頭葉の局在性異常などを示すものが多かった．

統合失調症の脳波については，病型との関連を検討することがある．統合失調症を破瓜型，妄想型，緊張型の3病型に分けると，視察的脳波では，破瓜型で多少の不規則性や速波優位がみられる以外にはほとんど異常がないのがふつうである(図18-5)．

これに対して，緊張型は，その病状の発現が周期的，相的であり，症状も非定型であることが多い点で，いわゆる非定型精神病に近似しており，脳波のうえでも異常所見を示すことが多い[8,10]．また緊張型では，光-ペンテトラゾール賦活の閾値が低いといわれている．これは，電気けいれん療法によって脳波異常あるいは臨床的けいれん発作を起こすものが緊張型や非定型のものに多い事実(直居[22]，1959；山崎[32]，1961)とも一致する所見である．このように病型によって脳波異常出現率に差異があることは，統合失調症という概念が，本態の異なるいくつかの疾患を含む可能性を示唆する．

統合失調症の緊張病性昏迷のさいにも，脳波には意識混濁のさいのような徐波は出現せず，覚醒安静時に近い脳波像がみられることが多い(図18-6)．下条[29] (1964)は，統合失調症性昏迷を3型に分け，幻覚・妄想に対する患者の反応として理解できる第1型では賦活型脳波を，途絶が主導的役割を果たす第2型では正常脳波を，主観的体験に乏しく豊富な身体症状を示す第3型では徐波化などの異常脳波がみられると述べている．

②統合失調症の脳波の基礎律動，主に定量脳波について

統合失調症では，異常脳波というわけではなく，正常範囲の変異(variation)としてではあるが，不規則な脳波，アルファ波が少なく速波が多い脳波を示すものが多いとの報告は少なくない．たとえばDavis & Davis[1] (1939)は，統合失調症の61%にいわゆるchoppy rhythm (choppyとは風によって海に逆波が立つこと)と呼ばれる26〜50 Hzの低振幅速波が主体の不規則な脳波像がみられると報告している(図18-7)．

脳波分析法の発達に伴い，統合失調症の脳波変化を定量的に把握しようとする試みが多くなされている．しかし肉眼的判読による研究の場合と同様に，周波数分析の場合にも診断基準の明確化や対照群との比較がなければ意味がない．

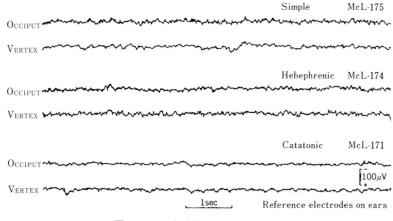

図 18-7　いわゆる choppy rhythm

Davis & Davis(1939)は，統合失調症にみられる 26〜50 Hz の低振幅速波が主体の不規則な脳波像を choppy rhythm(choppy とは風によって海に逆波が立つこと)と名づけ，この図のような脳波を例示している．

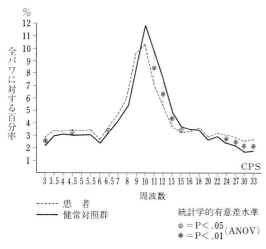

図 18-8　統合失調症 100 名と健常対照群の脳波のアナログ・パワ・スペクトル平均値(Itil ら，1972)

横軸に 24 周波数帯域を示す．統合失調症群は，健常対照群よりも，デルタ，シータ，fast β 帯域では高振幅，fast α とベータ帯域では低振幅を示した．

Itil ら[13](1972)は 100 例の慢性統合失調症群と 100 名の健常対照群について，右後頭部-右耳朶間の脳波をアナログ，デジタルの両方式を用いて分析した．24 の周波数帯域についてのアナログ方式分析では(図 18-8)，統合失調症群ではデルタ波，シータ波などの徐波帯，24 Hz 以上の速波帯の振幅が高く，11，12，13 Hz などのアルファ帯のうち速い成分の減少がみられた．デジタル方式の零交差法による周期分析(period analysis)で，原発波(primary wave)および時定数を小さくして重畳する速波を観察する第 1 派生波(first derivative)の出現率(% of time)をみると，原発波分析では統合失調症群は対照群に比べてデルタ波(1.3〜3.5 Hz)の増加，速波(13〜20 Hz)減少，第 1 派生波分析では速波(40〜50 Hz)の増加，10〜20 Hz 波減少がみられた(図 18-9)．

Itil ら[12](1974)は同様の研究を再度，より長期にわたって行ったが，やはり慢性統合失調症群は対照群よりも，原発波分析ではデルタ，シータ，ベータ帯域活動が多くアルファ帯域活動が少なく，第 1 派生波分析では徐波成分が少なく速波活動が多かった．統合失調症群では対照群に比べて振幅変動が少なく，3 週間にわたる週ごとの比較，3 カ月にわたる毎月の比較でも統合失調症群と対照群との差異は安定して認められた．

統合失調症の脳波基礎律動については，視察脳波，定量脳波とも，一般に徐波(デルタ波，シータ波)が多く，アルファ波が少なく，ベータ速波が多いとの報告が多い．またとくに思考障害を示す統合失調症では側頭部の徐波を示すものが対照群の 2 倍も多く，とくに左側頭部の徐波が多いとの報告もある(Abram ら)．

病型別の所見としては，急性緊張型ではデルタ波，シータ波が多いという(Stevens)．

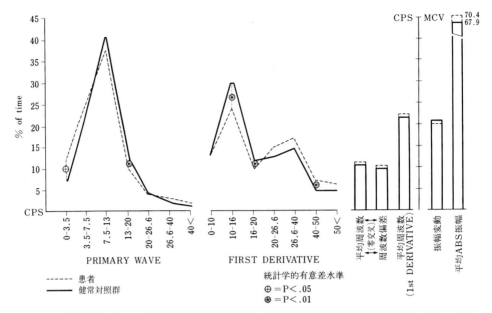

図 18-9　統合失調症 100 名と健常対照群の脳波のデジタル計算機周期分析の平均値(Itil ら，1972)
脳波分析の primary wave，first derivative，その他の計測値を示す．統合失調症群では健常対照群よりも，primary wave で 1.5〜3.5 Hz 活動が多く，13〜20 Hz 活動が少なく，first derivative で 40〜50 Hz の活動が多く，10〜16 Hz と 16〜20 Hz 活動が少ない．

表 18-1　脳波基礎活動からみた慢性統合失調症の脳波特徴(宮内，1996)

1. 徐波に差がない(Merrin, 1986) 　徐波(デルタ波，シータ波)が多い(Morihisa ら，1983；Morstyn ら，1983；竹内，1992) 　(前頭部：Morihisa ら，1983，左前側頭部：Serafetinides，1984，右後半部：Ulrich ら，1984，全般性：Karson ら，1987，1988 など) 2. アルファ波が少ない(Itil ら，1981；Shagass ら，1982；Karson ら，1988；竹内，1992) 　(右半球：Merrin ら，1986，左半球：Matousek ら，1981，左右差なし：Iacono，1982) 3. 速波が少ない(Fenton ら，1981；Shaw ら，1979；Guenther ら，1988) 　速波が多い(Flor-Henry ら，1976；Morihisa ら，1983；Saletu ら，1986) 　(左半球：Flor-Henry ら，1976，右半球：Volavka ら，1981，後半部：Morstyn ら，1983)

Shagass[28] (1991)は1986年までの統合失調症の脳波基礎律動分析の報告をまとめているが，これを含めて宮内[20] (1996)は慢性統合失調症の脳波特徴を表18-1のようにまとめている．これを要約すると，慢性統合失調症では健常者よりも徐波とくにデルタ波が多いとの報告が多いが，局在については前頭部，左側頭部，後半部に多いなど一定しない．アルファ波は減少するとの報告が多いが，左右差については一致していない．速波は増加するとの報告が多いが，減少するとの報告もあり，減少は薬物の影響ではないかとの説もある(Guenther ら，1988)．

上記の諸報告では向精神薬を服薬中の症例が含まれているので，向精神薬の影響を考えると，健常者では抗精神病薬は徐波増加，速波減少を起こし，抗コリン薬は徐波，速波とも増加させるとされる(Itil, 1972；Fink, 1974)が，統合失調症の脳波に対する影響は健常者の場合よりも少ない．

病型別にみると，統合失調症を陽性症状を主とするⅠ型と陰性症状を主とするⅡ型に分けると，Ⅰ型ではデルタ波，シータ波が多く，Ⅱ型ではベータ波，アルファ波が多い(Guenther ら，1988)．両型ともアルファ波が少なくベータ波が多いが，Ⅱ型では両側頭部，前頭部でデルタ波，シータ波が多い(Saletu ら[26]，1990)など，報告結果はかならずしも一致していない．

DSM-Ⅲ-R，ICD-10で診断した，抗精神病薬を服用していない未治療統合失調症50例について定

量脳波を検討した宮内の報告[20]（1996）によると，統合失調症は対照群に比べてデルタ波（2.0〜3.8 Hz），シータ波（4.0〜7.8 Hz）が後半部を中心に多く，α_1波（8.0〜9.8 Hz）が全般性に，β_1波（13.0〜19.8 Hz）が右頭頂部を中心に多く，α_2波（10.0〜12.8 Hz）が全般性に減少していた．

病型別では，破瓜型は対照群に比べてシータ波，β_1波が全般性に，デルタ波，α_1波が後半部に，β_2波（20.0〜29.8 Hz）が前半部に多く，α_2波は全般性に少なく，アルファ波の周波数が遅い方に偏っていた．妄想型では対照群よりもデルタ波が後半部で，α_1波が前半部で多く，α_2波が全般性に少なかったが，シータ波，β_1波，β_2波には有意差はなかった．破瓜型と妄想型を比較すると，破瓜型で全般性にシータ波が多く，α_2波が少なかった．

これらの脳波所見は従来の統合失調症脳波についての所見と同じ方向のものであるが，その臨床的意義について，徐波（デルタ波）の増加は皮質の脳代謝活動の低下，覚醒水準の低下など，アルファ波の減少とくに速いアルファ波の減少も代謝活動の低下，ベータ波の増加は皮質の過覚醒をあらわすなどの解釈が可能であろう．

宮内らは徐波，速波は治療による臨床症状の改善により減少するが，α_2波の減少は改善しないので，前者は統合失調症の状態像に依存し，後者は統合失調症自体の特性を反映するものと推定している．

③ 統合失調症の脳波研究と健常対照群

統合失調症群と脳波像を比較する対照としての健常者の脳波に，大きな個体差があり，アルファ波がほとんど出現しない健常者もあるという問題については，統合失調症脳波の研究のさいにも，あまり言及されていない．おそらく各研究者とも，健常者のうちアルファ波出現率が比較的に高いものを揃えて健常対照群にしているものとおもわれるが，これはかなり重要な問題である．

この点についての1つの対策として，Etevenonら[3]（1983）は健常対照群の脳波分析結果の多変量解析により，周波数スペクトルのアルファ帯域成分平均振幅およびアルファ帯域振幅百分率によって健常対照群を high alpha (HA) subgroup と low alpha (LA) subgroup とに2等分し，統合失調症群と健常対照群を比較するさいには，健常対照群全体，HA群，LA群の3者と比較する方法をとっている．この方法では，HA群，LA群の特性は，個々の実験で健常対照群が異なるにつれて多少異なるであろうが，ある実験ではHA群のアルファ波成分平均振幅 $38.8\pm7.4\,\mu$V，アルファ波振幅百分率 $76.4\pm7.4\%$，LA群では同じく $20\pm4.4\,\mu$V，$52.3\pm13.7\%$ であった．

したがって，アルファ波成分の振幅のこの程度の差異は健常者間にも存在することになり，統合失調症群の脳波の正常・異常を論じるときには，HA群，LA群のそれぞれと比較して，統合失調症群とのあいだに共通した差異がみられなければ，統合失調症群に異常があると断言することはできないことになる．統合失調症，気分障害（躁うつ病）などの定量的脳波研究の結果がかならずしも一致しないのは，1つには健常対照群の個体差の検討が不十分なためであろうと思われる．

統合失調症に，睡眠時に出現する特殊な異常波として Gibbs & Gibbs[6,7]（1963, 1964）は mitten patterns という波形の存在を提唱している．Mitten（ミトン，ミット）というのは，母指と，それ以外の手指をひとまとめにして入れる部分とからなる手袋である．Mitten pattern は，主として成人の軽〜中等睡眠期に現れ，前頭部に出現する紡錘波群発の最後の1つの波と，これに続く徐波とによって形成される鋭・徐波複合に似た波形で，速い成分と遅い成分とからなり，全体の形が図18-10のように上記の手袋に似ているところから，このように名づけられている．

Mitten patterns は，手袋の母指に相当する速い成分の持続（周期）の長短により，B-mitten（速い成分の持続が1/10〜1/12秒のもの），A-1 mitten（速い成分が1/8〜1/9秒），A-mitten（速い成分が1/6〜1/7秒）の3型に分けられる．Gibbs夫妻によれば，A-1 mitten は脳深部の腫瘍，脳血管障害，変性疾患などのときにしばしば出現し，A-mitten はパーキンソン症候群に，B-mitten は精神病に関係が深いという．B-mitten は精神症状を伴うてんかんに最も高率（42％）に出現し，非てんかん性疾患では統合失調症における出現率が37％で最も高く，気分障害，パーソナリティ障害，アルコール精神病などでは20％前後である．

しかし，この波形は健常者にも出現することがあり（Gibbsらによれば3％），その本態は不明であり，独立した波形としてとりあげることにも疑問があるので，これと精神病などとの関係を論じるには慎重でなければならない．

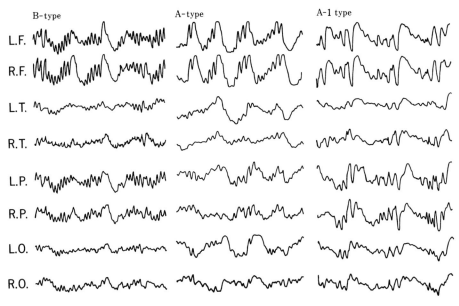

図18-10　Mitten pattern の3型(Gibbs & Gibbs, 1964)
B型は精神病によくみられる．A型はB型よりも遅く，parkinsonismに最もよくみられる．A-1型はさらに遅いmitten patternで，深在性脳腫瘍や脳中心部の灰白質をおかす脳血管障害にみられることが多いという．

4 統合失調症における脳波コヒーレンス

　脳波コヒーレンスは，電極下の2つの脳部位間の機能的関連性を客観的に示す指標として役立つ．統合失調症の脳波のコヒーレンスは健常対照群よりも高いとの報告が多い(Merrin[18], 1989；Ford[4], 1986)が健常者と差はないとの報告もあり(Nagaseら[21], 1992)，抗精神病薬の関与も推定されている．和田ら[31](1997)は未治療妄想型統合失調症17例について安静覚醒時ならびに光刺激時の脳波コヒーレンスを分析し，安静時にはデルタ帯域の両側の半球内コヒーレンスの高値と光刺激時の左半球での高値と光刺激の変化率の低下を認め，これは統合失調症における半球内機能結合の障害を示唆するものと考えている．

5 統合失調症脳波の反応性

　統合失調症では，脳波の反応性や慣れの機能の障害が認められる．たとえば，統合失調症では，脳波検査室のベッドに休ませ放置しておいても，健常者が容易に入眠するのに比べて入眠しにくく，一種の慣れの障害を示し，また音刺激，光刺激などを反復したときにも慣れが起こりにくい(Okumaら[23], 1973；大熊ら[24], 1977)．たとえば単発性閃光刺激を5〜15秒の間隔で反復して，それによって起こるアルファ波の減衰(ブロッキング)の持続時間を計測すると，健常者や新鮮な統合失調症では慣れによってアルファ波減衰は起こりにくくなるが，慢性統合失調症では慣れが起こりにくく，アルファ波減衰が持続して起こる(Milsteinら[19], 1969)．
　慢性統合失調症では健常者や急性統合失調症に比べて，脳波の振幅の時間的変動性が少ないといわれる(Goldsteinら[9], 1965；Margerisonら[17], 1968)．
　薬物に対する反応も，健常者と多少異なる．たとえばクロルプロマジン25 mgを内服させて3時間後に1時間にわたって脳波を記録すると，健常者では容易に入眠し覚醒波型出現率(%W-EEG)は22.9%にすぎないのに，統合失調症では抵抗が強く%W-EEGは69.2%に達する(Okumaら[25], 1976)．このような所見は，上述の統合失調症の脳波における反応性低下などに通じるもので，統合失調症の脳

における可塑性の低下,「過度の覚醒状態(hyperarousal)」(Venables[30], 1963)などから説明できよう.

統合失調症のうちでは,アルファ波出現率が高い正常脳波を示し脳波の反応性が乏しいものでは,治療に対する臨床的改善が困難であり,かえって律動異常を伴う不安定な脳波を示すもののほうが,一過性にせよ寛解しやすいといわれる.このような統合失調症の脳波における反応性の低下,固定化,過度の安定化傾向は,統合失調症の基礎にある病的過程をある程度反映しているものと想像される.

6 統合失調症脳波の変動性

統合失調症の脳波を,ある代表的な一領域(たとえば左後頭部,左中心部など)の脳波の周波数や振幅の特徴といった観点だけから観察する研究は,統合失調症の精神生理学的研究にはほとんど進展をもたらさなかった.したがって,多くの脳部位から同時に記録した脳波について,周波数分析結果に基づいて,単純な周波数や振幅についての情報だけでなく,変動係数(coefficients of variation:CV)による脳波の変動性の観察,半球内・半球間諸部位のあいだのコヒーレンスなどによる各部位間の相互関係の研究が進んだ.

たとえばEtevenonら[3](1983)は,中心部,頭頂部,後頭部を含む双極導出脳波についてパワスペクトル分析を行い,1〜50c/secの脳波の全体(raw EEG)および5つの周波数帯域(デルタ,シータ,アルファ,β_1, β_2)について,平均周波数,振幅平均値(絶対値μV),振幅百分率平均値を算出し,それぞれについて変動係数CV,半球内および半球間の比率(ratio)および非対称値(asymmetry values),共鳴係数(resonance coefficients),theta/alpha ratioなどを算出している.

脳波の変動性(variability)すなわち一定の状態における脳波の振幅,周波数などの自然の変動は,変動係数(CV)などを通して観察される.統合失調症についてはhyperarousal仮説があり,もし統合失調症の脳機能状態がhyperarousalの状態にあれば,脳波の変動性は減少するはずである.Goldstein(1965)は,統合失調症の脳波では変動係数が低く,hypovariability, hyperstabilityの状態にあることを指摘している.Etevenonも双極導出C_3-P_3の定

表18-2 健常対照群(N)と比較した場合の統合失調症患者群の脳波(左中心部-左頭頂部双極導出:C_3-P_3)のアルファ波の変動性低下 hypovariability(Etevenonら,1983)

	S	N
alpha %	39.82	50.33 **
s	2.26	3.92 ***
C. V. %	5.68	7.79

t-test:p≤5% **, p≤1% ***

表18-3 統合失調症の亜群における左中心部-左頭頂部(C_3-P_3)脳波の変動性低下(Etevenonら,1983)

alpha %	P	LA	R	HA
	24.43	40.50	49.74	60.80
s(alpha %)	2.5	4.26	1.64	3.55
C. V. %	6.71	10.52	5.03	5.84

t-test:p≤5% **, p≤1% ***

HA:high alpha 健常者,LA:low alpha 健常者,
P:統合失調症妄想型,R:統合失調症残遺型
s(alpha %)は標準偏差,C.V.は変動係数.

量脳波のアルファ波振幅百分率の分散を変動係数でみると,統合失調症群5.7%,健常対照群(全体)は7.8%で,統合失調症群では左中心・頭頂部の脳波の変動性が有意に低いことを見出している(表18-2).また健常対照群をHA群とLA群に分け,統合失調症群をDSM-Ⅲ基準などにより妄想型(P群),残遺型(R群),その他(O群)に分けてそれぞれの比較を行うと(表18-3),アルファ波振幅百分率はHA>R>LA>Pであり,変動係数はP群ではLA群よりも有意に低く,R群はHA群よりも低かったが,有意水準には達しなかった.

いずれにしても,統合失調症群ではアルファ波振幅の変動性が低く,統合失調症のhyperarousal仮説がある程度支持されるようである.

統合失調症の脳波の局所的部位差,半球間の差異(laterality)などについても,研究が行われているが,その結果はかならずしも一定しない.Flor-Henry(1984)は,慢性統合失調症群では,左前頭-側頭部で速波帯域波の振幅値が高いと報告し,これ

は彼らが提唱している，統合失調症では左前頭葉，気分障害(うつ病)では右前頭葉ないし右半球の機能障害が存在するという仮説を支持する所見であるとしている．

統合失調症では，各脳機能部位内や部位間の機能統合の障害が推定されているため，ニューロン間の振動の指標となるようなガンマ帯域振動などが注目されており(詳細は21章を参照)，いくつかの課題で早期誘発ガンマ波や後期誘導ガンマ波のさまざまな左右半球間不均衡，減弱，遅延が報告されている(Haigら[11]，2000；Kisslerら[14]，2000；Leeら[15,16]，2001，2003)．ニューロンの結合性に大きな影響が推定される抗精神病薬の影響を除外した研究では，未治療の統合失調症患者を対象に健常者と比較して，オドボール課題での標的刺激に対して右前頭部での後期ガンマ振動の減弱を認め，前頭葉ネットワークで神経相互作用の異常が示唆された(Gallinatら[5]，2004)．

低次から高次の認知機能を反映する事象関連電位を用いて広範な検討がなされさまざまな異常が報告されているが，詳細は21章を参照されたい．

2 小児統合失調症

1 高罹患危険児

両親の一方が統合失調症である小児を統合失調症に罹患する危険が高い小児(high risk children)と考え，高罹患危険児について各種の生物学的，心理学的観察を prospective に行う研究が行われている．デンマークで出生した71名の高罹患危険児と同数の対照群とについて，デジタル方式で周波数分析を行った結果によると(Itilら[12]，1974)，高罹患危険児では対照群に比べて，原発波分析ではデルタ帯域($1.3〜3.5\,Hz$)が多く，原発波，第1派生波とも速い速波帯の活動が多くアルファ帯域活動が少なかった．両群間の差異は右頭頂-右側頭間の記録で最も顕著だった．脳波の平均振幅および振幅の変化度も高罹患危険児では低かったという．これらはすべて成人の統合失調症患者と同じ方向の所見(図18-9)であった．

3 気分障害(躁うつ病)

気分障害(躁うつ病)の脳波についても，異常脳波出現の有無と正常範囲内の変異の有無が問題になる．

1 気分障害(躁うつ病)者の脳波の特徴

気分障害の脳波の多くは正常範囲内にあり，気分障害に特異的な脳波所見は認められていない[5]．Davisらの研究によると，81例の気分障害(うつ病52例，躁病22例，混合7例)のうち，うつ病にはA型脳波像(アルファ波優位なパタン)を示したもの42%，MS型(アルファ波と徐波が混合したパタン)が17%，M型(アルファ波，徐波，速波が混合したパタン)が27%に出現し，アルファ波の周波数(frequency)は$10\,Hz$あるいはそれよりも遅いものが多かった．これに対して躁病では，MF型(アルファ波と速波が混合したパタン)が54%，M型が18%，B型(低振幅速波パタン)が14%で，A型は14%にすぎず，うつ病よりも速波が優勢で，アルファ波の頻度も，$10\,Hz$あるいはそれよりも速いものが多かったという．

一般に気分障害，とくにうつ病では，アルファ波優位な脳波パタン，すなわち高いアルファ波出現率を示すものが多く，脳波の周波数については，躁病ではアルファ波の周波数が高く，うつ病ではアルファ波の周波数が低い傾向があるといわれている．しかし，これらはいずれも正常脳波範囲内での傾向である．

周波数分析による気分障害のアルファ波出現率の検討については，たとえばVolavkaら[30](1967)は8例のうつ病の脳波を縦断的に観察し，うつ病相には寛解期に比べてアルファ波の出現率が増加すること，抗うつ薬の投与によりデルタ波帯，シータ波帯の出現率が増加することも認めている．武村ら[27](1968)，長谷川[6](1972)も，うつ病の脳波について縦断的観察を行い，うつ病相にアルファ波の出現量が増加することを観察している．著者らも自動周波数分析を行って気分障害の脳波を観察したが，アルファ帯域のエネルギー率($α\%$)は，健常者では平均61.6%であるのに，うつ病相では66.7%，初老期う

つ病では71.4%で，うつ病相，とくに初老期うつ病は健常者よりも高い傾向を示したが，有意差はなかった（大熊と内田[19]，1968；内田[29]，1969）．

ところで，Blanc & Lairy[4]（1960）は，うつ病にみられる脳波像を臨床症状との関連から4つの類型に分類した．すなわち，第Ⅰ型は，アルファ波がうつ状態の進行とともに分布の特異性を失って全領域に広がり，寛解期には再び後頭部に局在した分布状態を示すもので，神経症性うつ病にみられることが多く，予後がよい．第Ⅱ型は，固定した正常脳波を示し，うつ状態の進行に伴って変化することはなく，イミプラミンなどの薬物投与によっても変化を受けないもので，これは病相を繰り返し，予後のよくない反復性うつ病にみられる．第Ⅲ型は，治療の経過中に脳波が種々の律動異常を示すが，臨床的に寛解した時期にも脳波像は正常化しないもので，遷延型うつ病や非定型要素を含む症例に多い．第Ⅳ型は，うつ状態の間は正常脳波を示し，寛解期には逆に異常脳波を示すもので，古く発病した周期性精神病にまれにみられるにすぎない．

このような4型についての観察から，彼らは，正常脳波が固定して出現し可塑性（変化性）に乏しいことは，かえって退行状態を示し，脳波が症状・経過・治療などの要因によって変形を受けやすいことが良性うつ状態の特徴であると述べている．

気分障害の脳波の定量脳波的研究もかなり行われている．しかしアルファ波などを一括して取り扱うだけでは，脳活動が亢進したのか低下したのかを判断することは困難であり，少なくともアルファ波をα-1，α-2に分け他の周波数帯域成分の変動と併せて考察する必要があろう．一般にうつ病ではアルファ活動が増加している．また躁病ではうつ病よりもアルファ波の周波数が高いとの報告が多い．森，遠藤ら（1972，1992）はうつ病の定量脳波のアルファ波振幅の左右差を検討し，うつ病者群では健常対照群よりも頭頂部に対する前頭部のアルファ波振幅比が高く，とくに劣位半球の前頭部でアルファ波振幅が相対的に高いことから劣位半球の機能障害を推測している．寛解期でもうつ病ではアルファ活動振幅が対照群よりも高いとの観察もある（Pollock & Schneider[20]，1989）．また単極性うつ病では左前頭部，右後頭部のベータ波動の増加，徐波の大脳半球間コヒーレンス減少がみられたとの観察もある（Lieber & Newbury[12]，1988）．

Kanoら[11]（1992）はDSM-Ⅲで診断した気分障害44例について脳波トポグラムを，significance probability mapping（SPM）を用いて対照群のそれと比較し，気分障害全体では左後頭部のアルファ活動優勢，メランコリーを伴わない大うつ病ではアルファ活動が右前頭部・側頭前部で減少，メランコリーを伴う大うつ病では右前頭・中心部のβ_2活動の増加，双極性障害では左側頭前部のアルファ活動の減少などを観察している．

しかしこれらの諸報告の所見はかならずしも一致しておらず，それが気分障害の状態依存性所見か素因依存性の所見か，再現性があるのかなど多くの問題がある．今後より多数の均質な症例についての検討が望まれる．

2 気分障害にみられる異常脳波

以上は主に視察脳波による気分障害の脳波の正常範囲内での変異に属する基礎律動の特徴であるが，気分障害には異常脳波の出現率が高いとの報告も多い．たとえば気分障害では19%，健常対照群では12%に異常脳波がみられた（Assael & Winnik[2]，1970），双極性障害の32%に主に徐波化を伴う脳波異常を認めた（Hays[7]，1976），双極性障害のうち男性20%，女性の29.7%に脳波異常を認めた（Taylor & Abrams[28]，1981）などの報告がある．うつ病の脳波異常度が高くなるにつれてデキサメサゾン抑制試験の非抑制者が増加するとの報告もある（Miller & Nelson[14]，1987）．

気分障害では一部に突発性脳波異常が出現するとの報告もある．たとえば双極性障害者とその第一親等にsmall sharp spikesが多くみられる（Smallら[26]，1975）との報告や，精神科患者の自殺念慮，自殺企図と14 & 6 Hz陽性棘波，small sharp spikes，6 Hz棘・徐波などと関連があるとの報告もある．一般に右側の側頭葉，前頭葉などに焦点をもつてんかん患者では感情障害を示しやすいといわれている（Flor-Henry，1983；Bear & Fedio[3]，1977；Abrams & Taylor[1]，1979；Schaefferら[24]，1983）．

3 脳波異常を伴ううつ状態

従来から，気分障害では健常者よりも異常脳波の出現率が高いという報告がいくつかあり[9]，たとえ

ば Hes[8] (1960) はうつ病相には正常範囲の脳波像を示し，躁病相にはてんかん性突発波を示した気分障害の1例を報告している．しかし，これらの脳波異常は気分障害に特異的なものではない．躁うつ状態を示しながら脳波異常を伴うのは非定型的な症例であるというべきであろう．

猪瀬ら[10] (1969) は内因性うつ病と思われる症例のうちに脳波異常を伴うものがあることに注目し，うつ病像を呈する8例と躁うつ病像を呈する1例とを報告している．しかし，その脳波所見は一定ではなく，散発性棘波，棘・徐波複合，陽性棘波その他がみられるが，焦点性所見は見出されなかった．この種の症例の臨床像については，刺激性に最も問題点があるが，頭痛，めまいなどてんかんに親和性のある症状は目立たず，状態像・治療・脳波所見の間には相関関係はみられなかったという．

なお，うつ病との関連で問題になるものに，発作性うつ病(ictal depression)がある．これはてんかん患者にみられる発作性のうつ状態で，Well は7例の側頭葉発作の患者において数分～14日間にわたる発作性うつ状態を観察し，これらの患者は自動症(automatism)と鉤発作(幻嗅発作；uncinate fit)を有することを示した．うつ状態は側頭葉発作に先行するかこれに続発することが多いが，発作の間欠期に起こることもある．わが国でも Yamada ら[32] (1967) は，15例の ictal depression の症例と同数の内因性うつ病とを比較し，前者では，抑うつ気分や不安が発作性に出現することのほか，hyperpathy, hypermetamorphosis, 幻嗅，記銘障害，強迫症状，離人体験などが目立ち，内因性うつ病によくみられる制止，劣等感，罪悪感などを示す例はきわめて少なかったと述べている．

4 閃光刺激に対する反応

気分障害の脳波の閃光刺激に対する反応について Hurst ら[9] (1954) は，4～20 Hz の光刺激に対して気分障害は健常者よりも大きな駆動反応を示したが，高調周波数反応には有意差はみられず，また躁病ではうつ病よりも高調周波数反応の出現率が高い傾向にあったという．

Shagass[25] (1955) は不安状態，うつ状態，健常者について 15 Hz と 10 Hz との閃光刺激に対する駆動反応の量の比率をみたところ，この比率は不安状態を示す患者で最大で，健常者がこれにつぎ，うつ病では最低で，この差異は女子患者については統計的に有意であったという．これは，不安状態の患者では高頻度閃光刺激に対する反応性が高く，うつ病ではこれが健常者よりも低いことを示している．

閃光刺激による駆動反応ではなく，光刺激に対する脳波上の覚醒反応を観察した研究もある．たとえば単一閃光刺激を不規則な間隔で与えながら各刺激に続いて起こる脳波上の覚醒反応の持続時間を計測すると，内因性うつ病では平均持続時間 1.18 秒，健常対照群のそれは 0.79 秒で，内因性うつ病のほうが覚醒反応を起こしやすいという結果が得られている (Wilson & Wilson[31], 1961)．

著者は，閃光刺激を反復したときに起こる慣れの現象を脳波を指標として観察して，興味深い所見を得ている (大熊と小椋[18], 1973；宮本[13], 1972)．すなわち，被検者を安静閉眼状態で放置すると，健常者の脳波は入眠波形に移行しやすく，反復閃光刺激を行うと入眠傾向がいっそう増大するが，気分障害では入眠傾向が少ない．この現象を量的に計測するために，一定の記録時間内の覚醒波形出現率(%W-EEG)を，安静時，閃光刺激反復時に，健常者と気分障害患者とで比較した．その結果によると，安静時における覚醒期(W)の出現率は，健常者では気分障害よりもはるかに低く，閃光刺激を反復している期間には，健常者では全体として入眠傾向が強まるのに対し，気分障害では覚醒波形出現率はほとんど変わらず，健常者のそれよりも有意に高い値にとどまっていた．

双極性障害のうつ病相と単極性うつ病のうつ病相との間には，明らかな差異はみられなかった．なお気分障害の覚醒波形出現率は寛解期にも病相期とほぼ同様の値を示すから，覚醒波形出現率の高値は病相期の存在と直接に関係したものではなく，気分障害の背景に存在する何らかの持続的機能障害あるいは素因(trait)を反映するものであろうと考えられる．気分障害にみられる高い覚醒波形出現率，いいかえれば"慣れ"の現象の欠如は，一種の抑制機序の障害であろうと推定される．しかし，同様の実験を統合失調症に行ってみると，統合失調症では慣れの欠如がより顕著に認められる．統合失調症における慣れの障害についての研究については，すでに述べた (458頁)．

気分障害は，抗うつ薬(イミプラミン)の鎮静作用

に対して，健常者よりも強い耐性をもつことが，上記と同様の覚醒脳波出現率の計測で明らかにされた（大熊と内田[19]，1968；大熊と小椋[18]，1973）．

うつ病患者に終夜睡眠ポリグラフィを行って，睡眠を客観的に観察すると，うつ病の睡眠は，睡眠時間の短縮とともに睡眠深度が全体として浅くなっているが（遠藤[5]，1962），REM段階が特異的に障害されているという所見はみられない（大熊ら[16,17]，1974，1977）．うつ病で，入眠後第1回目のREM段階が出現するまでの潜時（SREM latency）の短縮が注目されており，これが内因性うつ病のbiological markerになるとの考えもある（Kupferら）．

4 非定型内因精神病

非定型内因精神病のうちで臨床脳波学上とくに問題になるのは，統合失調症あるいは気分障害に近似した臨床症状をもち，同時にてんかん性脳波異常あるいはてんかん発作を起こす症例である[15,22,23]．これを，統合失調症，気分障害とてんかんとが合併したものと考える立場もあるが，これらの精神症状をすべててんかんそのものによるとする考え方もある．しかし，統合失調症あるいは気分障害とてんかんの遺伝圏の境界域に位置する1つの独立圏に属するものとする第3の考え方（満田）があり，沢[22]（1957）も脳波所見から同様な見方に立ち，これは類てんかん精神病とも呼びうると述べている．

このような非定型内因精神病の脳波所見（沢[22]，1957）は，安静時から4～6Hzの棘・徐波あるいは側頭部棘波を示すもの，またはペンテトラゾールによる突発波賦活閾値がきわめて低いもののいずれかである．とくにペンテトラゾール閾値は，非定型群では8mg/kg以下，平均4.5mg/kg以下で，てんかんの閾値平均2.7mg/kgに近く，健常対照群の平均閾値が8.1mg/kg，統合失調症のそれは健常者よりもさらに高いのに比べて，著しい閾値の低下がみられるという．

非定型内因精神病には，上記のようにてんかんに近縁なもののほか，統合失調症と気分障害の境界領域に位置し，てんかんとは直接の関係がなく，周期的，相的な症状の発現を主な特徴とする一群もある．このような非定型精神病では，脳波にもてんかん性異常脳波は出現せず，むしろ基礎律動の徐波化や不安定性がみられ，これは間脳付近の機能の脆弱性を示唆するものと考えられる（佐藤[21]，1962）．このような周期性精神病では，病相期に脳波異常が増強される型のほかに，病相期にはかえって徐波や突発異常波が減少し脳波が正常化し，てんかん精神病における強制正常化（268頁）に類似した現象を示す型もある（木村）．

第5節　司法精神医学と脳波

パーソナリティ障害の脳波所見についてはすでに述べたが，ここでは種々の犯罪者の精神鑑定のさいに脳波が果たす役割について簡単に述べておく（Gibbs[3]，1946）．ここで問題になるのは，脳波によって，てんかん，てんかん近縁疾患，脳器質疾患，薬物による脳機能障害などの存在ならびに程度を裏づけ，あるいはその存在を除外することである．

たとえば，てんかん患者が，精神運動発作そのほか意識障害が存在する期間に犯罪を行い，その間の出来事をほとんどあるいはまったく記憶していない場合，脳波にも臨床発作に対応した突発異常波が証明されれば，その犯罪は物事の理非を弁別する能力がまったく欠けているときに行われたことを裏づけることができる．

てんかん患者が発作間欠期に明らかな動機をもって犯罪を行った場合にも，間欠期脳波にてんかん性異常がみられる場合には，その犯罪者がてんかんであることが裏づけられ，彼が易怒性，爆発性の性格特徴をもっているときには，それがてんかんに伴う脳障害に関連するものである可能性が高くなる．犯罪が知的障害者や，脳の器質疾患による知能障害をもつ者によって行われた場合，脳波に器質脳損傷の存在を示す徐波化，律動異常，非対称，突発波などを証明することは，犯罪者に脳の器質的損傷，およびそれに基づく機能障害が存在することの証拠を提供することになる．

犯罪が飲酒時に行われた場合にも，犯行時と同程度の酒を与える飲酒試験のさいに脳波を記録することにより，脳波異常の程度から酩酊あるいは意識障害の程度をある程度推測することができる（五十嵐[4]，1961）し，病的酩酊者ではある時期から急激に著明な徐波が

第18章　精神疾患の脳波

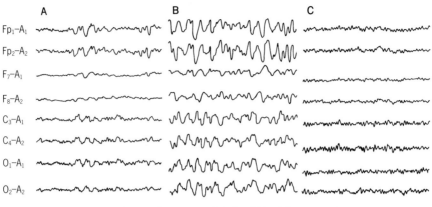

図18-11　電気けいれん療法時の脳波（小島ら，1959）
A．治療5日目：1日3回法で治療5日目の脳波．かなり顕著な徐波化がみられる．
B．治療終了後3日目：1日3回法で5日間治療し，終了後3日目．高度の徐波化がみられる．
C．治療終了後3週間目：脳波はほぼ正常に回復している．

出現することがある（638頁参照）．慢性アルコール中毒者では，アルコールの飲用を長期間絶っても，脳波に基礎律動の徐波化や広汎性シータ波がみられることがあり，脳にすでに回復不能の器質性損傷が生じていることが推測されることがある．

パーソナリティ障害における異常脳波の出現は，なんらかの素因性の異常を推測させる．そのほか，犯罪者に脳器質疾患や外傷の既往があるときには，脳波異常の出現は後遺障害の存在の裏づけとなることがある．

第6節　電気けいれん療法のさいの脳波

電気けいれん療法の脳波に及ぼす影響[2]は，①けいれん時およびそれに続く急性の影響，②何回かの電気刺激を行った後に生じる比較的持続的な，しかし可逆的な変化，③頻回の電気刺激施行によって脳に起こった永続的変化の表現としての脳波異常などに分けられる．

通電によって惹起されるけいれん発作最中の脳波は，てんかんの全般強直間代発作のさいの脳波（250頁）と大差はない．第1回目のけいれん発作終了後，一時的に脳波像を支配する徐波はしだいに消退し，30分後にはほぼ治療前の脳波像にまで回復する．

しかし，電気刺激によるけいれん発作の回数を重ねるにつれて，けいれん後の脳波異常の持続時間が長くなるので，脳波が治療施行前にまで回復しないうちに次の電気刺激を迎えることになり，このようにして電気刺激の継続につれて持続性の脳波異常がしだいに強くなっていく（図18-11）．電気刺激の反復によって生じる脳波異常の種類は，前頭部，中心部，頭頂部を中心とするシータ波ないしデルタ波の散発あるいは群発であり，徐波化の程度は，電気刺激施行の回数と施行の密度とに関係し，電気刺激の副作用として起こる記銘力障害の発現とほぼ並行する．

電気けいれん療法を1週に2～3回の頻度で行うときに比較して，この療法を毎日行うか，電気けいれん療法[5,6]として1日に2回以上の頻度で連日施行すると，脳波の徐波化の進行が速い．とくに電気けいれん療法の場合には，高度の記銘障害を伴ういわゆる電撃ぼけの出現に並行して，アルファ波はほとんど消失し，高振幅のデルタ波が全領域に出現する（図18-11）．

電気けいれん療法のクール終了後には，脳波はふつう4～6週間でほぼ電気刺激施行前に戻る．電気刺激施行中には，安静時脳波に徐波化が目立たなくても，過呼吸に対して過敏であり，顕著な広汎性の徐波反応を示すことが多い．バルビツール酸系剤の静注によって脳波に出現する徐波も，電気刺激施行

回数の増加とともに出現しやすくなる[7,8]．

電気けいれん療法によって出現する脳波変化と治療効果との関係についての研究もかなり多数ある[7,8]が，脳波に出現する徐波の多寡と治療効果の良否とを簡単に結びつけることはできない．

電気けいれん療法の頻回施行は，脳に持続的な器質障害を生じる可能性があり，これは電気けいれん療法の合併症として自発性てんかん発作がまれに出現すること[1]からも明らかである．自発発作を示す症例には，基礎律動の徐波化や突発波の出現がみられることが多い．臨床的てんかん発作の発現にまでいたらなくても，脳波に種々の異常波を示し，ペンテトラゾール賦活に対する突発波誘発閾値が低いものが多く，これは電気刺激の頻回施行によって，脳に潜在性機能障害が発現していることを推察させる（直居）．

第7節　禅，ヨーガ，催眠と脳波

坐禅，およびヨーガの修行は，有意的努力と訓練とによって意識状態を変化させるものであり，催眠は暗示によって心因性意識変化を起こすものである．これらの状態のさいの脳波の研究は，意識の神経生理学的研究にとって重要な問題である．

1　禅およびヨーガ

禅およびヨーガは，ともに東洋的な精神統一の修行法であり，禅の修行によって到達する境地は無念無想，忘我などと呼ばれている．

このような禅の修行時の脳波を，坐禅を例にとってみると，修練を積んだ修行者では，半ば開眼しているにもかかわらず，坐禅の進行とともに脳波には安定したアルファ波が著明に出現してくるが，禅の修練を積んでいない対照者が坐禅をしても，脳波は安静開眼時のアルファ波に乏しい波形そのままで，安定したアルファ波の出現はほとんどみられない（図18-12）．

この脳波変化をさらに詳しくみると，禅定に入って約1分頃からアルファ波が出現しはじめ，以後アルファ波の振幅増大→その周期延長→α burst，sharp α の出現→シータ波出現という一連の変化を示す．また坐禅中には，外的および内的刺激によってアルファ波は一時減衰するが，短時間ですぐもとのアルファ波形に戻る．音響刺激（クリック）などを一定の間隔で反復して与えると，対照者ではま

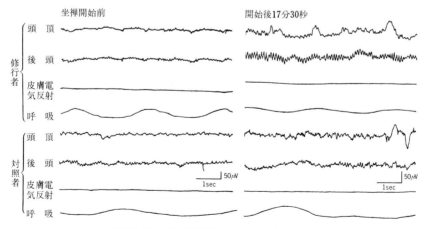

図18-12　禅と脳波（笠松ら，1957 より改変）
脳波，皮膚電気反射，呼吸の同時描記．坐禅の進行につれて，修行者は，半ば開眼しているのに規則正しいアルファ波が連続するようになるが，対照群ではアルファ波に乏しい不規則な波形である．左は坐禅開始前の開眼時記録，右は開眼坐禅中．

もなく慣れ(habituation)が起こって脳波上にも反応がみられなくなるが，坐禅中には慣れが起こりにくく，脳波上には反復して一過性のアルファ波減衰が出現する(平井[7]，1960)．このような脳波変化は，坐禅の修練を積むことによって，一種の注意集中性の緊張解放とでもいうべき状態が導かれることによるものと考えられる．そして，坐禅のさいの，アルファ波が安定して持続する状態は，いわば脳の興奮水準が多少低下した一種の抑制状態であって，「目にみえるもの，耳に聞こえることをはっきり意識しながら，しかもこれに心が動かされず，自然に心が澄んでくる」といった内的体験に対応するものと考えられる(笠松ら[11,12]，1957，1966；平井[7]，1960；木下[14]，1975)．

ヨーガ[2,8]は，禅とは多少の相違はあるが，Kasamatsu & Hirai[12] (1966)によれば，ヨーガ修行時の脳波像は，坐禅のさいの脳波変化と大差はない．

2 催眠状態(hypnotic state)

催眠時の脳波所見については，古くはLoomisの発表以来多くの研究があるが，催眠時の脳波は覚醒安静時のそれとほとんど変わらないとの説，催眠時には脳波の同期化が起こりアルファ波出現率が高くなるとの説，逆にアルファ波出現率が低くなり徐波成分が増加するとの報告など，諸家の研究結果はかならずしも一致していない[3,5,6,15,16]．その理由は各研究者が対象にしている催眠の内容が同一でないことによる．

そこで，まず催眠と呼ばれる状態を正確に規定すると(Barolin[4]，1968)，催眠は，催眠状態の枠づけをする催眠性基礎状態あるいは空虚催眠状態と，このような基礎状態のうえに個体の内界あるいは外界からつけ加えられたものとの2つの要因から構成されていると考えることができる．

催眠性基礎状態は，暗示の内容が活発な心的行動を要求しない場合，あるいは心身機能の弛緩が積極的に暗示される場合の催眠状態であって，自律訓練[13]などはこれに相当し，脳波にはアルファ波の出現率増加，振幅の増加，周波数の軽度減少などの同期化傾向がみられる(図18-13)．これに対して第2の要因は，第1の要因すなわち催眠の枠組のなかに積極的に内容が付加されたときに生じる状態であ

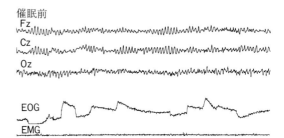

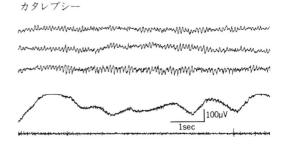

図18-13　催眠時(カタレプシー)の脳波

28歳，男性．図上は坐位における閉眼覚醒安静時記録．脳波には11～12Hzのアルファ波が高率に出現，眼球運動(EOG)には立ち上がりの急な眼球運動がみられる．
図下は「右手が額にぴったりついて離れない」という暗示により，カタレプシーの状態となり，右手を額から離そうと努力している時点の脳波で，アルファ波の周波数は催眠前より1Hzくらい遅く，10～11Hzになっている．またアルファ波が出現しているのにEOGには緩徐な眼球運動が出現し，催眠前よりも脳活動水準がやや低下していることを示している．

り，負の方向のものとしては睡眠暗示による催眠性睡眠，正の方向のものとしてはカタレプシー，幻視その他があり，暗示によって惹起される精神活動の内容や強度に応じて，脳波の睡眠パタンへの移行，あるいは反対に脳波の賦活・脱同期化が起こる．催眠時の脳波は，これら2つの要因の組み合わせとして理解すべきである．

催眠のさいに睡眠が暗示された場合すなわち催眠性睡眠の場合の脳波像については，Barker & Burgwin[3] (1949)，藤沢ら[5,6] (1960，1963)とも，外界との感覚的関係が減少しているが催眠者と被検者の間のcommunicationが保たれている時期(催眠性睡眠Ⅰ)には，脳波上ではアルファ波が消失して睡眠第1段階に相当する低振幅パタンとなる．脳波パタンがさらに深い睡眠段階に相当する時期になると初めてcommunicationが不可能になる(催眠性睡眠Ⅱ).

覚醒閉眼,自律訓練,催眠,入眠期,REM段階など各状態の脳波分析値を,各帯域のエネルギー百分率として計算して比較すると,催眠時には,デルタ帯域,シータ帯域のエネルギー率が閉眼安静時,自律訓練時,REM睡眠期などのうちで最も低く,これに対してアルファ帯域のエネルギー率は最も高かった(大熊[15],1974).

Ulett,Itilらも,催眠時の脳波を電算機を用いて周波数分析し,催眠時にはアルファ波出現率の増加,徐波成分の減少とともに速波成分の増加を認めており,催眠時の脳波についての従来の報告のうちに徐波成分の増加がみられているのは睡眠要素が混入しているものであるとしている.

第8節 意識障害時の脳波

各種の意識障害時の脳波所見については,すでに各疾患別に詳しく述べたが,ここで,意識障害を示す患者を,脳波所見の面からどのように考えるべきかを簡単にまとめてみたい.意識障害は種々の原因によって起こりうるが,結局,脳機能の全般的な低下の結果であるから,その脳波上での表現は,多少の差はあっても,かなり共通している.

まず,意識障害のある症例が示す脳波像を細かい局在性異常などを除外して大別すると,①徐波化→平坦化,②睡眠波形,③突発異常波,④正常脳波などに分けることができる.

1 徐波化 → 平坦化

これは,意識障害の基本型である意識混濁に対応する脳波変化である.最も定型的なのは各種の麻酔のさいの脳波変化(631頁)で,模式図的に示したように(図24-1,2)意識混濁の進行とともに,アルファ波の周波数徐化(slow alpha 出現),アルファ波消失,シータ波出現,デルタ波出現,平坦期の挿入による burst-suppression 波形出現,完全な平坦化といった段階をたどる.この種の脳波変化は,脳の機能が全般的に低下し,とくに脳全体の統合機序が障害されたときに出現するもので,脳炎,頭部外傷,脳血管障害,薬物中毒(アルコール,睡眠薬など),代謝障害(低血糖,肝性昏睡,尿毒症など),低酸素状態など,各種の原因によって起こりうる.

これらの原因を脳波所見のうえから鑑別する手がかりとしては,バルビツール中毒(自殺未遂など)の場合には,特有の速波(635頁)がみられることがあり,肝性意識障害ではいわゆる三相波(434頁)が出現することが多い.なお,肝不全による肝性脳症の閉眼安静脳波の視察判定(定性判定,背景活動の主な周波数)ならびにコンピュータ解析(パワスペクトラム解析)によって,臨床病期を特定してその後の予後判定に使用することが試みられ,ある程度有用であることが示された(Amodioら[1],2006).アルファ波や徐波に顕著な左右差がある場合には,全身的な原因よりも頭蓋内の病変(腫瘍,血管障害,外傷など)が推定される.

せん妄状態で,意識混濁とともに精神運動興奮があるときには,徐波化した背景脳波のうえに,興奮過程に対応する速波成分がみられることがある(640頁).このような場合に,脳波とともに眼球運動,頤筋筋電図などをポリグラフィ的に記録すると,REM睡眠に類似した急速眼球運動が出現するが筋活動は低下ないし特殊な状態がみられることがあり,これは stage-1-REM with tonic EMG などと呼ばれる(640頁).

臨床的に判別に苦しむようなごく軽度の意識障害の場合には,脳波にもあまり変化がみられないことがある.しかし,アルファ波の周波数の軽度の徐化,少量のシータ波の混入などがあり,放置するとすぐアルファ波がとぎれやすい場合に,感覚刺激を与えると,一過性にアルファ波周波数の速化,シータ波消失など脳活動水準の上昇がみられる場合がある.これは軽度の意識障害に対応する脳波所見と考えることができる.いずれにしても,意識障害を示す症例の場合には,覚醒刺激に対する脳波上の反応の有無や程度も,脳波判読の有力な指標になる.

なお,ごく軽い意識障害の有無の判定には,眼球運動記録が役立つことが多い.たとえばアルファ波に乏しい低振幅脳波がみられる場合に,眼球運動に

遅い振子様の眼球運動が出現していれば，脳活動水準のごく軽度の低下が推定できる．

脳波の縦断的観察も重要である．たとえば意識がさらに清明になった時期に再検してみると，アルファ波周波数が9Hzから10〜11Hzに増すなど，脳波の正常範囲内の変動がみられ，以前の脳波がこの患者にとっては異常であったことがわかる場合もある．

2 睡眠波形の出現

意識障害を示す患者の脳波に正常範囲の各段階の睡眠脳波波形が出現する場合はかなり多い．これは本来の覚醒機構障害（ナルコレプシー，周期性傾眠症）の場合もあるが，前項で述べたような意識混濁を示す患者が，たまたま自然睡眠に移行した場合もありうる．健常者の自然睡眠では，強い刺激を与えて被検者を覚醒させれば，正常な覚醒脳波が出現するが，意識混濁を有する症例では，覚醒刺激によって睡眠波形は消失しても，背景にある脳波の徐波化は存続するので，鑑別が可能である．一般に，意識障害を示す被検者の場合には，脳波と同時に眼球運動や筋電図を同時に記録すると，ナルコレプシーその他の鑑別に便利である．なお昏睡状態のさいにはふつう広汎性にデルタ波が出現する（δ-coma）のがふつうであるが，昏睡状態にあるのに脳波には自然睡眠時に似た紡錘波が出現する場合があり，これはspindle comaとも呼ばれる（380頁）．これはバルビツール系睡眠薬の静注による麻酔時の状態に似ているといえよう．

紡錘波昏睡は，薬物過量服用，頭部外傷，てんかん発作，脳腫瘍，代謝性脳症，心肺停止，脳血管障害などに伴って起こるが，これまでの報告例全体の23%が不良な転帰（死亡，遷延性植物状態）を示した．病因は予後予測因子となり，薬物，脳症，てんかん発作によるものは最も予後良好である一方，脳血管障害や脳腫瘍によるものは最も不良であった．また，病因とは独立して脳波の反応性も予後予測因子となり，特に反応性がある場合には死亡例はなかった．ただし，反応性がない場合でも半数以上は回復した（Kaplanら[10]，2000）．

3 突発異常の出現

これは，欠神発作，複雑部分発作などてんかん発作のさいの意識障害にみられるが，てんかん発作というよりもてんかん性挿間性意識障害で棘・徐波複合が連続性に出現する，いわゆるspike-wave stuporもある（245頁）．亜急性脳炎，脳の変性疾患などでも，意識障害時に突発波がみられることがある．精神病症状出現時に発作間欠時に出現していた突発波が消失し脳波がかえって正常化するforced normalization（268頁）についても注意を要する．

4 正常脳波

解離性（ヒステリー性）意識障害，催眠状態などの場合には，臨床的に意識障害が存在するのに，正常範囲内の脳波がみられる．しかし，脳幹部の障害（血管性障害など）で，昏睡状態にあるにもかかわらずアルファ波範囲の波が連続して規則正しく出現する場合もあり，α-comaと呼ばれる（380頁）．このような場合，正常脳波と異なる点は，感覚刺激を与えても脳波上に，覚醒反応がほとんどみられないことである．なお，アルファ昏睡の原因には心肺停止が多く，ほかに感染症，代謝障害，頭部外傷，薬剤，脳卒中，低酸素で，予後は全般に不良だが，特に心肺停止と脳卒中では約90%が死亡し，また脳波の反応性の乏しいものほど予後が不良であった（Kaplanら[9]，1999）．

文献

1 人格と脳波（445-447頁）

1) Golla FL, Hutton EL, Walter WG : Objective study of mental imagery ; Physiologic concomitants ; Appendix on new method of electroencephalographic analysis. J Ment Sci 89 : 216-223, 1943
2) Gottlober AB : The relationship between brain potentials and personality. J Exp Psychol 22 : 67-74, 1938
3) 藤森聞一：脳波及び精神電流現象における個人差の問題，特にこれと神経質との関係について．海軍医学会雑誌 33：677-681，1944

4) Lemere F : The significance of individual difference in the Berger rhythm. Brain 59 : 366-375, 1936
5) Lindsley DB : Psychological phenomena and the electroencephalogram. Electroencephalogr Clin Neurophysiol 4 : 443-456, 1952
6) 水木 泰, 三好 明, 錦織 悟, 他：不安の生理学的指標としての frontal midline theta activity (Fmθ). 精神神経学雑誌 87 : 902-907, 1985
7) Mundy-Castle AC : The electroencephalogram and mental activity. Electrencephalogr Clin Neurophysiol 9 : 643-655, 1957
8) 中沢洋一, 小島民衷：ヒトの REM 睡眠の部分的選択的遮断後にみられる反跳現象. 臨床脳波 19 : 427-435, 1977
9) Saul LJ, Davis H, Davis PA : Psychological correlations with the electroencephalogram. Electroencephalogr Clin Neurophysiol 1 : 515, 1949, Psychosom Med 11 : 361-376, 1949
10) Travis LE, Bennett CL : The relationship between the electrencephalogram and scores in certain Rorschach categories. Electroencephalogr Clin Neurophysiol 5 : 474, 1953

2　神経症性障害（精神神経症）(447-450 頁)

1) Brazier MAB, Finesinger JE, Cobb S : A contrast between the electroencephalograms of 100 psychoneurotic patients and those of 500 normal adults. Am J Psychiatry 101 : 443-448, 1945
2) Bond AJ, James DC, Lader MH : Physiological and psychological measures in anxious patients. Psychol Med 4 : 364-373, 1974
3) Bucci P, Mucci A, Volpe U, et al : Executive hypercontrol in obsessive-compulsive disorder : electrophysiological and neuropsychological indices. Clin Neurophysiol 115 : 1340-1348, 2004
4) Cohn R : The influence of emotion on the human electroencephalogram. J Nerv Ment Dis 104 : 351-357, 1946
5) Crisp AH, Fenton GW, Scotton L : A controlled study of the EEG in anorexia nervosa. Br J Psychiatry 114 : 1149-1160, 1968
6) 稲垣 卓, 井上照雄, 内田又功：ヒステリー患者の脳波異常. 精神医学 8 : 844-850, 1966
7) Ingram IM, McAdam WA : The electroencephalogram ; Obsessional illness and obsessional personality. J Ment Sci 106 : 443, 1960
8) 井上令一, 塩島永都子, 直居 卓：強迫症候と脳波. 臨床脳波 2 : 205-211, 1960
9) 磯谷俊明：神経症の定量脳波学的研究. 精神科診断学 4 : 333-359, 1993
10) 児玉 久, 石津 宏, 中原俊夫, 他：神経性無食欲症で認められた異常脳波について. 臨床脳波 22 : 719-729, 1980
11) 直居 卓, 井上令一, 桑村智久, 他：異常脳波を示す 2, 3 の疾患の所見からみたてんかん境界領域の検討. 精神医学 5 : 225-230, 1963
12) Nell JF, Merikangas JR, Foster FG, et al : Waking and all-night sleep EEG's in anorexia nervosa. Clin Electroencephalogr 11 : 9-15, 1980
13) 野沢胤美, 鵜沢立枝, 柴芝良昌, 他：Anorexia nervosa の脳波. 臨床脳波 25 : 742-748, 1983
14) 岡嶋喜代子：精神神経症の脳波, 経過からみた α 波の変動を中心として. 精神神経学雑誌 63 : 516-526, 1961
15) Pacella BL, Polatin P, Nagler SH : Clinical and electroencephalographic studies in obsessive-compulsive states. Am J Psychiatry 100 : 830-838, 1944
16) Rockwell FV, Simons DJ : The electroencephalogram and personality organization in the obsessive-compulsive reactions. Arch Neurol Psychiatry 57 : 71-77, 1947
17) 斉藤正己, 磯谷俊明：恐慌性障害と心気症の臨床脳波. 定量脳波学的解析の試み. 臨床脳波 37 : 75-79, 1995
18) Shagass C, Straumanis JJ, Overton DA : Correlations between psychiatric diagnosis and some quantitative EEG variables. Neuropsychobiology 5 : 16-26, 1979
19) Stennett RG : The relationship of alpha amplitude to the level of palmar conductance. Electroencephalogr Clin Neurophysiol 9 : 131-138, 1957
20) 武村信男：神経症治癒過程の脳波的研究―とくに不安を主症状とする神経症者について. 日大医学雑誌 20 : 1-26, 1961
21) Walter WG : Living Brain. Gerald Duckworth & Co., 1953, 生きている脳（懸田克躬, 内薗耕二訳）. 岩波書店, 1959

3　パーソナリティ障害(450-451 頁)

1) Hill D : EEG in episodic psychotic and psychopathic behavior. Electroencephalogr Clin Neurophysiol 4 : 419-442, 1952
2) 一ノ渡尚道, 東 和也, 辰沼利彦：犯罪と脳波（I）. 臨床脳波 28 : 609-611, 1986, （II）. 臨床脳波 28 : 691-695, 1986
3) Schwab RS : Electroencephalography in Clinical Practice. W.B. Saunders, Philadelphia, 1951
4) Stafford-Clark D, Taylor FH : Clinical and electroencephalographic studies of prisoners charged with murder. J Neurol Neurosurg Psychiatry 12 : 325-330, 1949

4 統合失調症，気分障害
1 統合失調症，2 小児統合失調症(451-458頁)

1) Davis PA, Davis H : The electroencephalogram of psychotic patients. Am J Psychiatry 95 : 1007-1025, 1939
2) Ellingson RJ : The incidence of EEG abnormality among patients with mental disorders of apparently nonorganic origin ; A critical review. Am J Psychiatry 111 : 263-275, 1954
3) Etevenon P, Peron-Magnan P, Campistron D, et al : Differences in EEG asymmetry between patients with schizophrenia and normals assessed by Fourier analysis. In Flor-Henry P, Gruzelier J : Laterality and Psychopathology. pp 269-290, Elsevier Science Publishers, North Holland, 1983
4) Ford MR, Goethe JW, Dekker DK : EEG coherence and power in the discrimination of psychiatric disorders and medication effects. Biol Psychiatry 21 : 1175-1188, 1986
5) Gallinat J, Winterer G, Herrmann CS, et al : Reduced oscillatory gamma-band responses in unmedicated schizophrenic patients indicate impaired frontal network processing. Clin Neurophysiol 115 : 1863-1874, 2004
6) Gibbs FA, Gibbs EL : The mitten pattern ; An electroencephalographic abnormality correlating with psychosis. J Neuropsychiatry 5 : 6-13, 1963
7) Gibbs FA, Gibbs EL : Atlas of Electroencephalography. Vol. 3, Neurological and Psychiatric Disorders, pp 38-39, 462-463, Addison-Wesley, Cambridge, 1964
8) Gjessing LR, Harding GFA, Jenner FA, et al : The EEG in three cases of periodic catatonia. Br J Psychiatry 113 : 1271-1282, 1967
9) Goldstein L, Sugerman AA, Stolberg H, et al : Electrocerebral activity in schizophrenics and non-psychotic subjects ; Quantitative EEG amplitude analysis. Electroencephalogr Clin Neurophysiol 19 : 350-361, 1965
10) Gunne LM, Holmberg G : Electroencephalographic changes in a typical case of periodic catatonia. Acta Psychiatr Neurol 32 : 50-57, 1957
11) Haig AR, Gordon E, De Pascalis V, et al : Gamma activity in schizophrenia : evidence of impaired network binding? Clin Neurophysiol 111 : 1461-1468, 2000
12) Itil TM, Hsu W, Saletu B, et al : Computer EEG and auditory evoked potential investigations in children at high risk for schizophrenia. Am J Psychiatry 131 : 892-900, 1974
13) Itil TM, Saletu B, Davis S : EEG findings in chronic schizophrenics based on digital computer period analysis and analog power spectra. Biol Psychiatry 5 : 1-13, 1972
14) Kissler J, Müller MM, Fehr T, et al : MEG gamma band activity in schizophrenia patients and healthy subjects in a mental arithmetic task and at rest. Clin Neurophysiol 111 : 2079-2087, 2000
15) Lee K-H, Williams LM, Haig A, et al : An integration of 40 Hz Gamma and phasic arousal : novelty and routinization processing in schizophrenia. Clin Neurophysiol 112 : 1499-1507, 2001
16) Lee KH, Williams LM, Breakspear M, et al : Synchronous gamma activity : A review and contribution to an integrative neuroscience model of schizophrenia. Brain Res Rev 41 : 57-78, 2003
17) Margerison G, Krause AE, Keogh RP : Variability of the EEG in schizophrenia ; Quantitative analysis with a modulus voltage integrator. Electroencephalogr Clin Neurophysiol 24 : 35-41, 1968
18) Merrin EL, Floyd TC, Fein G : EEG coherence in unmedicated schizophrenic patients. Biol Psychiatry 25 : 60-66, 1989
19) Milstein V, Stevens J, Sachdev K : Habituation of the alpha attenuation response in children and adults with psychiatric disorders. Electroencephalogr Clin Neurophysiol 26 : 12-18, 1969
20) 宮内利郎：未治療分裂病患者の脳波基礎律動．臨床脳波 38：616-621，1996
21) Nagase Y, Okubo Y, Matsuura M, et al : EEG coherence in unmedicated schizophrenic patients : topographical study of predominantly never medicated cases. Biol Psychiatry 32 : 1028-1034, 1992
22) 直居 卓：脳波による電撃療法の検討．精神神経学雑誌 61：871-894，1959
23) Okuma T, Kawahara R, Umezawa Y, et al : An electroencephalographic study on the tolerance of psychiatric and neurologic patients to the hypnotic effect of diphenhydramine. Folia Psychiatr Neurol Jpn 27 : 85-104, 1973
24) 大熊輝雄，古賀五之，川原隆造：精神分裂病の神経生理学的背景―薬物にたいする感受性の特性から．精神医学 19：425-433，1977
25) Okuma T, Koga I, Uchida Y : Sensitivity to chlorpromazine effects on brain function of schizophrenics and normals ; A preliminary report. Psychopharmacology 51 : 101-105, 1976
26) Saletu B, Kufferle B, Anderer P, et al : EEG-brain mapping in schizophrenics with predominantly positive and negative symptoms. Eur Neuropsychopharmacol 1 : 27-36, 1990
27) Seidman LJ : Schizophrenia and brain dysfunction :

an integration of recent neurodiagnostic findings. Psychol Bull 94 : 195-238, 1983
28) Shagass C : EEG studies of schizophrenia. *In* Steinhauer SR, Gruzelier JH, Zubin J : Handbook of schizophrenia. pp 39-69, Elsevier Science, Amsterdam, 1991
29) 下条和敏：精神分裂病性昏迷状態の脳波．精神神経学雑誌 66：627-649，1964
30) Venables PH : The relationship between level of skin potential and fusion of paired light flashes in schizophrenic and normal subjects. J Psychiatr Res 1 : 279-287, 1963
31) 和田有司，南部裕子，越野好文：未治療精神分裂病における脳波コヒーレンス．臨床脳波 39：435-439，1997
32) 山崎光夫：精神分裂病と癲癇の合併例に関して，精神分裂病の経過中に癲癇発作の出現した症例について．精神神経学雑誌 63：913-927，1961

3 気分障害(躁うつ病)，
4 非定型内因精神病(458-461 頁)

1) Abrams R, Taylor MA : Differential EEG patterns in affective disorder and schizophrenia. Arch Gen Psychiatry 36 : 1355-1358, 1979
2) Assael M, Winnik HZ : Electroencephalographic findings in affective psychoses. Dis Nerv Syst 31 : 695-702, 1970
3) Bear DM, Fedio P : Quantitative analysis of interictal behavior in temporal lobe epilepsy. Arch Neurol 34 : 454-467, 1977
4) Blanc C, Lairy GC : Modifications de l'EEG au cours des syndrome dépressifs. CR Soc Biol 154 : 371-374, 1960
5) 遠藤四郎：神経質症性不眠の精神生理学的研究．精神神経学雑誌 64：673-707，1962
6) 長谷川行洋：脳波帯域周波数分析による抑うつ状態の縦断的研究．日大医学雑誌 31：961-976，1972
7) Hays P : Etiological factors in manic-depressive psychoses. Arch Gen Psychiatry 33 : 1187-1188, 1976
8) Hes JP : Manic-depressive psychosis. Electroencephalogr Clin Neurophysiol 12 : 193-195, 1960
9) Hurst LA, Mundy-Castle AC, Beerstecher DM : The electroencephalogram in manic-depressive psychosis. J Ment Sci 100 : 220-240, 1954
10) 猪瀬 正，平田一成，梶原 晃，他：脳波異常を伴う「うつ状態」について―内因性うつ病の鑑別，診断への寄与．精神神経学雑誌 71：764-775，1969
11) Kano K, Nakamura M, Matsuoka T, et al : The topographical features of EEG in patients with affective disorders. Electroencephalogr Clin Neurophysiol 83 : 124-129, 1992
12) Lieber AL, Newbury ND : Diagnosis and subtyping of depressive disorders by quantitative electroencephalography : IV. Discriminating subtypes of unipolar depression. Hillside J Clin Psychiatry 10 : 173-182, 1988
13) 宮本慶一：躁うつ病のポリグラフィ的研究―脳波覚醒波形出現率および皮膚電気反射について．米子医学雑誌 23：382-403，1972
14) Miller KB, Nelson JC : Dexamethasone nonsuppression and EEG abnormalities. Biol Psychiatry 22 : 1151-1155, 1987
15) 根岸達夫：精神分裂病とてんかんとの境界領域に位置する非定型症例について―臨床的ならびに脳波学的研究．精神神経学雑誌 67：1102-1124，1965
16) 大熊輝雄：睡眠の臨床．医学書院，1977
17) 大熊輝雄，今井司郎，中村一貫：うつ病と睡眠．臨床脳波 16：277-285，1974
18) 大熊輝雄，小椋 力：躁うつ病にたいする神経生理学的接近．精神神経学雑誌 75：281-291，1973
19) 大熊輝雄，内田又功：躁うつ病のポリグラフィ的研究(第1報)，脳波分析値および Imipramine の効果を中心に．精神神経学雑誌 70：129，1968
20) Pollock VE, Schneider LS : Topographic electroencephalographic alpha in recovered depressed elderly. J Abnorm Psychol 98 : 268-273, 1989
21) 佐藤時治郎：非定型精神病の脳波．臨床脳波 4：195-203，1962
22) 沢 政一：非定型内因精神病における癲癇性要因．精神神経学雑誌 59：73-111，1957
23) 沢 政一，山本 武，花井諦二，他：てんかん並びに正常人に於ける Metrazol 閾値．脳と神経 10：333-338，1958
24) Schaffer EE, Davidson RJ, Saron C : Frontal and parietal electroencephalogram asymmetry in depressed and nondepressed subjects. Biol Psychiatry 18 : 753-762, 1983
25) Shagass C : Differentiation between anxiety and depression by the photically activated electroencephalogram. Am J Psychiatry 122 : 41-46, 1955
26) Small JG, Small IF, Milstein V, et al : Familial associations with EEG variants in manic-depressive disease. Arch Gen Psychiatry 32 : 43-48, 1975
27) 武村信男，長谷川洋，渡辺治道：抑うつ状態治癒過程の脳波的研究(第3報)．臨床脳波 10：309，1968
28) Taylor MA, Abrams R : Gender differences in bipolar affective disorder. J Affect Dis 3 : 261-277, 1981
29) 内田又功：躁うつ病のポリグラフィ的研究―自律神経機能および脳波について．米子医学雑誌 20：24-46，1969
30) Volavka J, Grof P, Mrklas L : EEG frequency

analysis in periodic endogenous depressions. Psychiatr Neurol 153:384-390, 1967
31) Wilson W, Wilson H: Observations on the duration of photically elicited arousal responses in depressive psychoses. J Nerv Ment Dis 133:438-440, 1961
32) Yamada T, Kotani K, Kishima C, et al: A clinico-electroencephalographic study of ictal depression. In Mitsuda H: Clinical Genetics in Psychiatry. pp 253-261, Osaka Medical College, Takatsuki, 1967

5 司法精神医学と脳波,
6 電気けいれん療法のさいの脳波(461-463頁)

1) 荒木　督，安田陽太郎，青木典太，他：電気衝撃療法による癲癇性痙攣の自然発呈について．脳と神経 10:541-547, 1958
2) Callaway E: Slow wave phenomena in intensive electroshock. Electroencephalogr Clin Neurophysiol 2:157-162, 1950
3) Gibbs FA: Medicolegal aspects of electroencephalography. Can Bar Rev 24:359-388, 1946
4) 五十嵐　新：飲酒時の血中酒精濃度上昇と脳波像の変化について．精神医学 3:671-680, 1961
5) 小島　真，石田元男，田中穂積，他：耳介通電けいれん重積法施行にともなう脳波像の変化．精神医学 1:319-323, 1959
6) 野村栄央：頭部通電痙攣の重積に伴う大脳機能障害の脳波的研究．精神神経学雑誌 54:55-80, 1952
7) Roth M: Changes in the EEG under barbiturate anesthesia produced by electroconvulsive treatment and their significance for the theory of ECT action. Electroencephalogr Clin Neurophysiol 3:261-280, 1951
8) Roth M, Kay DWK, Shaw J, et al: Prognosis and pentothal induced electroencephalographic changes in electro-convulsive treatment. Electroencephalogr Clin Neurophysiol 9:225-237, 1957

7 禅，ヨーガ，催眠と脳波,
8 意識障害時の脳波(463-466頁)

1) Amodio P, Pellegrini A, Ubiali E, et al: The EEG assessment of low-grade hepatic encephalopathy; Comparison of an artificial neural network-expert system (ANNES) based evaluation with visual EEG readings and EEG spectral analysis. Clin Neurophysiol 117:2243-2251, 2006
2) Anand BK, Chhina GS, Singh B: Some aspects of electroencephalographic studies in Yogis. Electroencephalogr Clin Neurophysiol 13:452-456, 1961
3) Barker, W, Burgwin S: Brain wave patterns during hypnosis, hypnotic sleep and normal sleep. Arch Neurol Psychiatry 62:412-420, 1949
4) Barolin GS: Hirnelektrische Korrelate in hypnoiden Zuständen; Studie zum naturwissen-schaftlichen Verständnis der Hypnose Herrn Prof. Dr. J.H. Schultz ergebenst zugeeignet. Fortschr Neurol Psychiatr 36:227-246, 1968
5) 藤沢　清，小保内虎夫：催眠性睡眠の生理学的研究―主として脳波による実験的研究．心理学研究 31:94-102, 1960
6) 藤沢　清：催眠性睡眠と自然と異同について．催眠研究 63:55-72, 1963
7) 平井富雄：坐禅の脳波的研究―集中性緊張解放による脳波変化．精神神経学雑誌 61:76-105, 1960
8) Hoenig J: Medical research on Yoga. Confin Psychiatr 11:69-89, 1968
9) Kaplan PW, Genoud D, Ho TW, et al: Etiology, neurologic correlations, and prognosis in alpha coma. Clin Neurophysiol 110:205-213, 1999
10) Kaplan PW, Genoud D, Ho TW, et al: Clinical correlates, and prognosis in early spindle coma. Clin Neurophysiol 111:584-590, 2000
11) 笠松　章，島薗安雄：意識障害の臨床概念とその神経生理学的基礎．精神神経学雑誌 59:969-999, 1957
12) Kasamatsu A, Hirai T: An electroencephalographic study on the Zen meditation (Zazen). Folia Psychiatr Neurol Jpn 20:315-336, 1966
13) 木村政資，銅直春雄，大野喜暉：自律訓練法に関する生理学的研究．精神身体医学 4:208-211, 1964
14) 木下和朗：坐禅時脳波の呼名刺激に対するα波抑制反応について．精神神経学雑誌 77:623-658, 1975
15) 大熊輝雄：催眠と睡眠とくにREM睡眠について．催眠学研究 17:63-67, 1974
16) 菅野久信，木村政資，大野喜暉，他：催眠現象についての深部脳波学的研究．臨床脳波 11:23-27, 1969

第Ⅲ編

応用編

第 19 章 直接導出脳波 …………………………473
第 20 章 脳波分析，脳磁図，脳画像 …………497
第 21 章 誘発電位，事象関連電位 ……………531

第 19 章

直接導出脳波

　頭皮上に装着した電極によって記録される脳波は，大脳皮質と電極の間に髄液，硬膜，頭蓋骨，頭皮などが介在するから，電極の下にある直径約2～3 cmの範囲の皮質電気活動の総和を表すものと考えられる（図19-1）．したがって，皮質表面に電極をおいて直接に記録した脳波とは，振幅，波形ともにかなり異なるのは当然である．その説明として，皮質電位を頭皮上で記録する場合には，介在する脳脊髄液と頭蓋骨の影響を受けるという smearing effect があるといわれている（Geislerら[6]，1961；森岡ら[13]，2007）．電導性の高い脳脊髄液のより電位分布が拡散し，電導性の低い頭蓋骨により電位振幅が減衰するために起こる．さらに皮質下諸核の電気活動は，頭皮上電極による脳波からは間接的に推察されるにすぎない．

　脳外科学の発達とともに，てんかん原焦点の切除によるてんかんの治療が広く行われるようになり，そのさい大脳皮質を電気刺激して運動領，感覚領などを確かめたり，大脳皮質あるいは皮質下部の電気活動を直接に導出して，突発波出現範囲を電気生理学的に決定し，その範囲を切除する方法が不可欠になってきている．

　このように大脳皮質あるいは皮質下の諸構造から直接に導出した脳電気活動は，直接導出脳波，皮質電図，深部電図などと呼ばれるが，皮質，脳深部からの記録を同時に行うことも多いので，これらを一括して頭蓋内脳波と呼び，頭蓋外脳波（主に頭皮上脳波で，基底部導出なども含む）と対置するとわかりやすい．

　そのほか，皮質および皮質下電図の記録は，脳腫瘍などの局在，定位脳手術のさいの深部電極の位置決定にも用いられるほか，頭皮上導出脳波に対する理解を深め，ヒトにおける大脳皮質および皮質下諸構造の機能を，神経生理学的に検索する方法としても重要である．

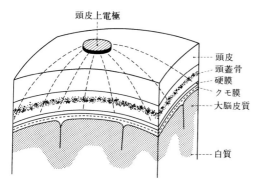

図 19-1　頭皮上電極がその下にあるかなり広い皮質領域の電気活動を記録することを示す模式図

第1節　皮質電図

皮質電図〔electrocorticogram（ECoG），cortical electrogram〕は，脳外科手術のさいに，穿頭孔を通して，あるいは広く骨弁を開いたあと硬膜を切開し，大脳皮質表面に直接に記録電極をおいて記録する[2,7]ものである．脳硬膜を切開せず，硬膜表面から記録する硬膜導出法（Jasper, 1941）もある．

1　皮質電図記録の手技――電極の種類と保持法など

記録電極は，ふつう銀線の先端を加熱融解して銀球をつくり，先端を除いて被覆絶縁し，先端を塩化して銀塩化銀電極とし，さらにこれを綿球で包むかあるいはこれに綿糸をよった芯（cotton wick）をつけ，リンゲル液をひたしたものを用いる．銀球を直接皮質表面に当てることもあり，頭皮上導出に用いる盃状電極をそのまま用いる方法[18]もある．

このような記録電極を皮質表面に装着し安定な状態に固定するために，いくつかの皮質電極保持装置が工夫され，そのうち2，3は市販されている．

図19-2に示したのはGrassにより考案されたもので，任意の幅に調節できる馬蹄形の枠に多数の球状の棒電極挿入部が装置してあり，この球はuniversal jointで電極を任意の位置に固定できる．図19-3のJasperらの電極保持装置もほぼ同様であるが，図のようにuniversal jointからなる接点が上下2段に配列されている．

てんかんに対する外科手術に先だって，いったん開頭術を行って，硬膜下あるいは硬膜上に記録電極を挿入し，一定期間これを留置して，自然発作時および間欠時の皮質電図を記録する方法が用いられることが多い．このさい使用される電極は，一定間隔で電極を1列に並べて固定したものが多いが（図19-4），多数の電極を碁盤の目状に並べて一定の皮質領域を覆うものも使用されることがある（図19-5）（Lüders[11], 1986）．現在，一般的に使用されているのはstrip型電極とgrid型電極であり，比較的狭い範囲の脳波測定にはstrip型電極を用い，広範囲の脳波測定にはgrid型電極を用いている．

図19-6は著者らが経験したてんかんの手術例に用いられた硬膜下電極の模式図で，左右の前頭半球面内側，同外側，半球内側面，右側頭半球面などに合計8本の電極列が挿入されている．

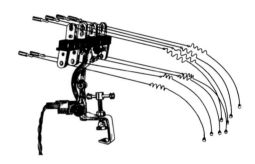

図19-3　Jasperらの皮質電極保持器および皮質電極
（Penfield & Jasper, 1954）

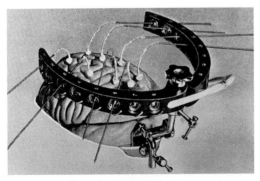

図19-2　Grassにより考案された馬蹄形の皮質電極保持器と皮質電極（Gibbsら，1951）

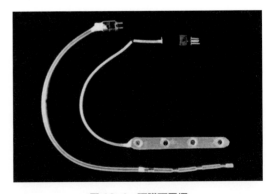

図19-4　硬膜下電極
Strip型（上）とtube型（下）を示す．ともに4極である．

第1節　皮質電図

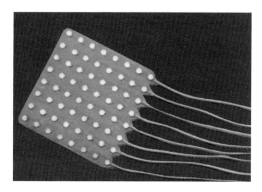

図19-5　硬膜下電極
碁盤の目のように電極が配列されたgrid型電極（AD-TECH社パンフレットより）．

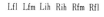

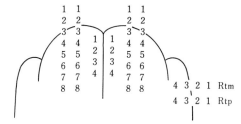

図19-6　硬膜下電極配置の1例
31歳，男性（図19-15，16；480，481頁に記載した症例）．Lfl：左前頭半球面外側電極列，Lfm：左前頭内側，Lih：左半球内側面，Rih：右半球内側面，Rfm：右前頭内側，Rfl：右前頭外側，Rtm：右側頭中部，Rtp：右側頭後部．各電極列の電極間距離は1cm．

　図19-5はgrid型電極で，これによりたとえば誘発電位の各成分の分布を正確に同定することができる．
　ここで手術室における脳波記録手技についての注意事項を述べると，まず記録のさいには電気メスその他の交流電源は差し支えない範囲でなるべく切ったほうがよい．基準電極導出で記録するさいには，脳からなるべく離れた皮膚片に基準電極をつける．双極導出のほうが交流その他アーチファクトが入りにくい．
　患者の接地は装置とともに一点接地とし，接地がループをつくらないようにする．手術台は，碍子などで床面から絶縁するか，手術台の下に金属板を敷いてこれを接地するかし，手術台そのものも別に接地する．手術台の金属部分はなるべく被検者に直接に接触しないほうがよい．手術野の周囲に用いられる多数の止血鉗子が，体動により相互に接触摩擦してアーチファクトを生じることがあるから注意を要する．

　なお側頭葉てんかんなどで，先端が硬膜上の空間に達するように頭蓋骨に先端以外を被覆したネジ釘電極を装着すると，頭皮上電極では記録できない，あるいは筋電図で判別できない発作起始時の高周波数の突発波やシータ波を記録できるという（Drury[5]，1997）．

2　皮質電図の特性

　皮質電図と頭皮上脳波との間には振幅，波形にかなりの差異がある．皮質電図は電気活動の発生部位の近くで記録するから，頭皮上脳波よりも振幅が大きいのは当然であるが，両者の振幅の比率については，約10：1（Jasper[7]，1954），6〜8：1（Brazier[3]，1954），2：1（Sem-Jacobsenら[15]，1955），5〜6：1（Abraham & Ajmone-Marsan[1]，1958）などの数値が報告されている．皮質脳波と頭皮上脳波の振幅比は，比較的広い領域で同期的に出現する脳波成分については2：1程度であるが，極度に局在した成分については5,000：1にも減衰し，少なくとも6 cm^{2}の範囲の皮質脳波が同期しないと頭皮上脳波には記録されないという（Cooperら[4]，1965）．
　このように，頭皮上脳波は皮質電図に比べるとかなり振幅が小さいため，皮質電図のうちの低振幅の現象は頭皮上脳波には明瞭には認められない．頭皮上脳波ではとくに速波成分の振幅が皮質電図よりも小さく記録される傾向がある[8,10,14]．たとえば図19-7のように，中心部の皮質付近には速波が著明に記録されるが，頭皮上脳波にはごく低振幅の速波がみられるにすぎない（大熊[14]，1956）．
　皮質電図の波形は，頭皮上脳波の波形にほぼ対応するが，部位による波形の相違は皮質電図のほうがはるかに明瞭である．そもそも皮質の細胞構築に対応して，皮質の各領域に特有の脳波像が存在すると考えたのはKornmüllerであるが，その後の研究では，ごく大まかに分けた脳領域にはそれぞれかなり特徴的な脳波像があるが，厳密に細胞構築の差異に対応する脳波像の差異はみられていない．
　直接導出において最も顕著な所見は，中心溝付近に速波がきわめて優勢に出現することである（Jasper & Penfield）．図19-8からも明らかなように，中心溝付近とくに中心前回（gyrus precentralis）には振幅50〜100μV前後の速波が連続して出現し，アルファ波に乏しい．中心後回（gyrus postcentra-

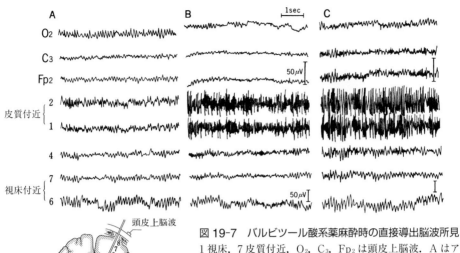

図 19-7　バルビツール酸系薬麻酔時の直接導出脳波所見
1 視床，7 皮質付近，O_2，C_3，Fp_2 は頭皮上脳波．A はアモバルビタール静注前の皮質および視床電図．B では，注射の進行とともに，皮質付近の速波の振幅が著しく増大，視床および頭皮上ではアルファ波が抑制され，C では，速波が全領域にみられる．

lis)では，速波の連続性が中心前回より低く，アルファ波範囲の波が多少混入してくる．さらに後方に向かうと，頭皮上脳波所見におけると同様に，頭頂部，側頭部，後頭部では 10 Hz 前後のアルファ波が優勢で速波に乏しく，とくに後頭部ではアルファ波の振幅が最も大きい．

中心溝から前方に向かうと，20〜25 Hz の速波が優勢な中心前回を経て，中間前頭領域である前運動領では 17〜20 Hz の速波とアルファ波あるいは 6〜8 Hz のシータ波が混在し，前前頭領では，後頭部よりも振幅が小さく周波数もやや遅いアルファ波がふたたび出現するようになる．側頭部のアルファ波も，頭頂，後頭部よりも振幅が小さく不規則である．島および辺縁系では，14〜16 Hz の低振幅の波に 2〜4 Hz の徐波がときおり混ずるような波形である．

運動領皮質である中心前回に出現する速波は，Jasper & Penfield(1949)が示したように(図 19-9)，その皮質部位に対応する四肢の随意運動を行うと顕著に抑制されるので，これによって，従来行われている電気刺激による方法と同様に，運動領皮質における局在決定を行うことができるという(Jung & Riechert[10]，1952)．拳を握るなどの持続的運動のさいには，運動の最初と運動の最後の拳をゆるめる運動のさいに速波が抑制されるが，常に注意の集中を要する反復運動を行うと，運動の継続中を通じて速波の抑制がみられる(図 19-9)．しかし中心前回の速波の抑制は，かならずしも局在性ではなく，たとえば指を随意的に動かしても，上肢領域だけではなく下肢領域の速波までが抑制されるのが普通である(図 19-9)．しかし，ほかの領域の速波の変化は対応部位皮質の速波の抑制に比べると顕著ではない．

このように，大脳皮質の中心溝付近の速波には，14〜20 Hz の振幅が大きく遅い速波と，20〜40 Hz の振幅の小さい速い速波とがあり(大熊[14]，1956；Sem-Jacobsen ら[15]，1955)，四肢の運動や，精神活動時などには，速い速波が優勢になり，安静状態では両者が混合している．

中心溝付近の速波は，躯幹や四肢の運動によって最も著明な影響を受け，光刺激や精神活動によっては比較的影響の受けかたが少ない[15]といわれているが，同様に前頭葉や側頭葉に出現するアルファ波は，後頭葉のアルファ波に比べると光刺激に対する反応が弱いという．中心部皮質付近から記録されることがあるミュー波(アルソー波，弓状波)(107 頁)も，開閉眼や光刺激によってはあまり影響を受けず，体の知覚や運動にさいして著明な変動を示す点

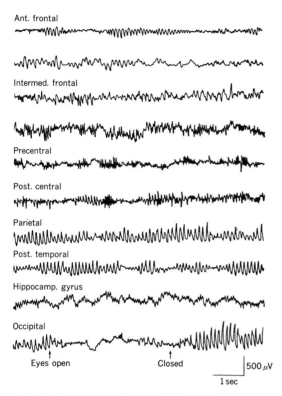

図19-8 各皮質領域から記録した皮質電図(Penfield & Jasper, 1954)

銀・塩化銀-綿芯電極による双極導出により記録．Precentralでは比較的純粋なベータ波が出現，intermediate frontal, precentral, postcentralには速波がみられる．Hippocampal gyrusには，徐波に14～16 Hzの波が重畳して出現，アルファ波はparietal, posterior temporal, occipitalに最も優勢である．

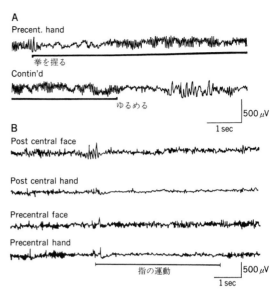

図19-9 中心前回(手の領域)の速波が，手の運動によって抑制されるのを示す図(Jasper & Penfield, 1949)

Aは，速波は拳を握ったときとゆるめたときにだけ抑制される．握り続けている時期には，速波が回復するが，Bで指の反復運動を行うと，速波は持続的に抑制される．

で，中心部皮質の速波に似ている．

3 てんかんにおける皮質電図

皮質電図の応用面のうち最も重要なものは，てんかんの脳手術におけるてんかん原焦点の範囲の決定である．頭皮上脳波では，焦点のおおよその局在づけはできても，焦点の範囲を正確に決定することはできないが，皮質電図の記録を行えば，かなり正確に異常部位を局在づけることができる[7,12,16]．

一般に，てんかん原焦点になるのは，皮質の瘢痕ではなく，これをとり囲む正常組織との移行部であり，皮質電図の記録によっても，瘢痕部位よりもこれを囲む部位に著明な突発波が出現することが多い．したがって脳外科的に焦点を切除するときには，肉眼的にみられる瘢痕組織だけではなく，その周囲にあって突発波を示す組織をも含めて切除しなければならない．このてんかん原焦点に関して，Juhászら[9](2000)は，ポジトロンCTで発作間欠期のグルコース代謝を基にして低代謝，正常代謝，低代謝皮質と正常皮質間での境界(代謝"境界地帯")に分け，硬膜下電極を用いて調べている．その結果，てんかん発作起始部は低代謝や正常代謝よりも代謝境界地帯にあり，低代謝領域の境界の皮質領野がよりてんかん原性でありうるとし，術前評価を慎重にすべきであるとしている．

1 皮質電図にみられる突発波

焦点部位に出現する突発波の種類は，本質的には，頭皮上脳波にみられる突発波と大差なく，散発性あるいは連続して短い群発を形成する単発性棘波，多発性棘波，棘・徐波複合などである(図19-

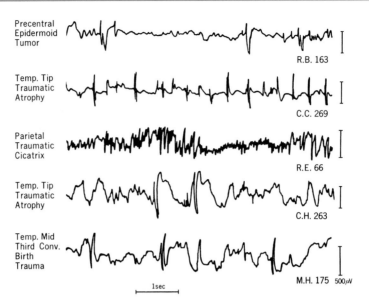

図19-10 種々の皮質てんかん原損傷部位に記録された棘波(Jasper & Penfield)
このような棘波はどの皮質の領域からもほぼ同様に出現しうる．

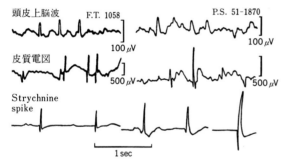

図19-11 頭皮上脳波(EEG)と皮質電図(ECoG)における棘波の比較(Jasper & Penfield)
左と右とは別の症例で，ともに側頭中央部の焦点から記録．皮質電図では，頭皮上記録に比べて，棘波の持続が短く振幅が大きい．最下列には，比較のためのネコの大脳皮質のstrychnine spikeを示した．

10)．そのうち散発性陰性棘波が，原発性てんかん焦点の最も信頼できる指標である(Jasper[7], 1954)．

皮質電図における棘波は，頭皮上導出で記録されるものよりはるかに明瞭であり，振幅も数倍あるいはそれ以上に達し，持続も短く，頭皮上棘波が60 msec前後であるのに対して，20〜30 msecである(図19-11)．棘波の局在は，直接皮質表面から導出すると，頭皮上から記録する場合よりもはるかに局在性であるが，頭皮上脳波による局在にほぼ一致す

ることが多い．

術中皮質電図によって，切除後の間欠性てんかん形活動の存在が予後に影響するかどうかに関して，側頭葉てんかんでは一定の見解を得ていない．前頭葉てんかんに関しては報告数が少ないが，Wennbergら[17](1998)は，切除前のてんかん形活動を，欠如，焦点性(1つの脳回)，領域性(2つの脳回)，葉性(3つの脳回)ないし多葉性(前頭回＋側頭回)に分類し，切除後のてんかん形活動を，欠如，切除境界域に限定，切除境界域から離れた部位での記録に分類して，棘波の頻度により定量化して検討している．それによると，切除前のてんかん形活動の葉性ないし多葉性分布と切除後の切除境界域から離れた部位での持続性のてんかん形活動は予後不良因子である．それに対して，切除前のてんかん形活動の限定された分布や切除後のてんかん形活動の欠如は予後良好因子としている．

皮質電図の棘波と頭皮上脳波のそれとの関係について，Abraham & Ajmone-Marsan[1](1958)は，側頭葉の棘波を資料に詳細な研究を行っている．彼らによると，皮質電図と頭皮上脳波の棘波の振幅の比率はおよそ5〜6：1であるが(図19-12)，皮質の棘波の振幅が大きいからといってこれに対応する頭皮上脳波の棘波がかならずしも大きいとはかぎらない．頭皮上電極が皮質の棘波焦点の上にあっても，棘波の6〜12％は頭

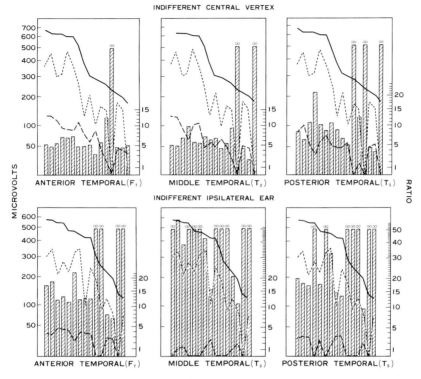

図 19-12　頭皮上導出と皮質電図の棘波の関係(Abraham ら，1958)
図の実線は皮質電図に記録された棘波の振幅で，棘波は振幅の大きい順序に並べてある．点線はその近くの皮質電極に伝播して同時に記録された棘波の振幅，破線はそれに対応して頭皮上電極で記録された棘波の振幅．図の上列は頭蓋頂部に基準電極をおき，下列は同側耳朶に基準電極をおいて記録したもの．斜線をほどこした柱は，皮質電図と頭皮上脳波における棘波の振幅の比率を表したもの(その数値は図の右側の縦軸に示されている)．この比率の変量が大きいこと，および比率無限大すなわち皮質電図に棘波が出ているのに頭皮上脳波には対応した棘波がみられないことがかなりあることは注目に値する．

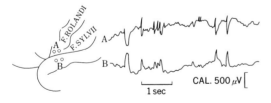

図 19-13　原発性棘波と伝達された二次性棘波(Jasper & Penfield, 1949)
A は上皮腫の境界部(Sylvius 溝上部)からの記録で陰性および長い陽性要素をもつ原発性の棘波が記録されるが，Sylvius 溝を隔てた反対側の B では伝達性の持続が長い棘波が記録される．

皮上脳波には出現しない．したがって皮質棘波が頭皮上に伝達されるためには，棘波の振幅の大小だけではなく，他の要因たとえば皮質焦点における棘波が近傍の皮質や脳深部にも広がることなども関与するという．

皮質電図においても，頭皮上脳波と同様に原発性の棘波と，遠隔の焦点からの伝達によって生じた二次性棘波とを区別することが必要であり，この判定を誤ると，健康な皮質を切除してしまう危険がある．伝達によって生じた棘波は，一般に低振幅で持続が長く(図19-13)，比較的正常な基礎律動の背景のうえに出現し，原発性棘波ほど局在性でなく，原発性焦点の切除によって消失する．したがって棘波発射は，①皮質の損傷に一致して出現している場合，②背景をなす皮質電図が異常で正常な基礎律動がみられない場合にだけ，てんかん原焦点の診断に決定的な重要性をもつ(Jasper[7], 1954)．

第 19 章　直接導出脳波

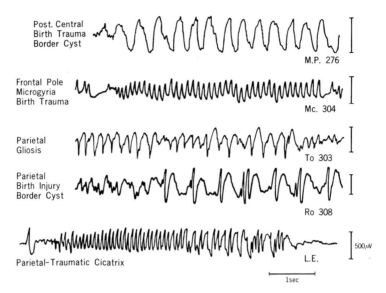

図 19-14　皮質てんかん原損傷から記録した各種の突発性律動波 (Penfield & Jasper, 1954)

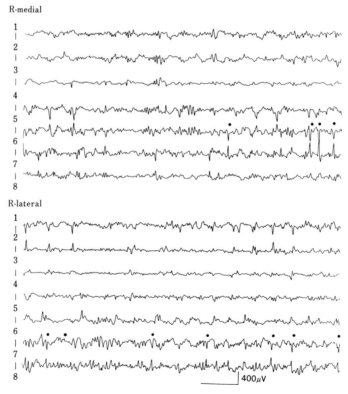

図 19-15　てんかん患者の直接導出脳波 (硬膜下電極によるてんかん原焦点の推定)

31歳, 男性. 硬膜下電極の配置は図 19-6 に示した. この図では, R-medial (右前頭半球面内側電極列) の 5-6 と 6-7 の間 (電極 6 は右上肢野の前方の前運動野) と, R-lateral (右前頭半球面外側電極列) の 6-7 と 7-8 の間 (電極 7 は右顔面野) で, それぞれ位相を逆転する独立した棘波焦点が, 発作間欠時にみられている. この症例は左上肢のけいれん, 左顔面のけいれんをもち, それぞれの発作が別個に上記 2 つの焦点に起始することが, 発作時記録 (図 19-16) で証明されている.

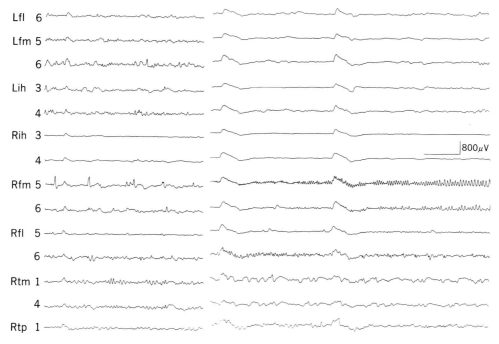

図19-16 てんかん患者の直接導出脳波(硬膜下電極による皮質脳波)(東京都立神経病院脳神経外科)
Lfl：左前頭外側, Lfm：左前頭内側, Lih：左半球内側面, Rih：右半球内側面, Rfm：右前頭内側, Rfl：右前頭外側, Rtm：右側頭中部, Rtp：右側頭後部.
図左：発作間欠期, 図右：部分けいれん起始時. 発作間欠期に, 右前頭葉前運動野内側の電極(Rfm5)から散発性棘波が, 発作時には同部位に始まる突発性律動波がみられており, この部位にてんかん原焦点が存在すると推定された.

2 突発性律動波と後発射

焦点部位に出現する突発性律動波(paroxysmal rhythms)は, やはり頭皮上脳波にみられる波形と同様に, 高振幅の10 Hz前後の律動波, 5～6 Hzの律動性徐波, 2～4 Hzの高振幅徐波群発, 鋭・徐波複合などである(図19-14).

皮質電図における焦点の発見あるいは確認のためには, 通常の脳波検査に使用するペンテトラゾール, 睡眠などの賦活法のほかに, 皮質の電気刺激による後発射(after-discharge)の記録がある. 皮質に強い電気刺激を与えると, 正常な部位でも後発射を生じるが, てんかん原焦点の領域では, 後発射を惹起する閾値が低く, 他の部位に比べて後発射が長く続くことが多い(Walker ら[16], 1960). 後発射の出現と同時に, 患者が平生示す前兆や焦点性運動現象が発現するならば, いっそうの確実性をもって, その部位が焦点であると決定することができる.

後発射としては, 図19-14に示すようにほとんどあらゆる形の突発性律動波が出現する.

ここに硬膜下導出法によるてんかんの発作間欠期および発作時の脳波の1例を示す. 症例は31歳男性, 原因は不明だが, 小児期から左上肢に始まる運動発作, 左顔面けいれん発作があり, ときに二次性に全般化する. きわめて難治性である. X線CT, MRIで右前頭部に萎縮がみられる. 図19-6に示したように左右の前頭半球面外側, 前頭半球面内側, 前頭内側面, 右側頭半球面にstrip電極を挿入して留置. 発作間欠期(図19-15)には, 右前頭半球面内側電極列の5-6と6-7の間(電極6は右上肢野の前方の前運動野)で位相を逆転する棘波焦点, 右前頭半球面外側電極列の6-7, 7-8の間(電極7は右顔面野)で位相を逆転する, 上記とは同期しない棘波焦点がみられた. 左上肢のけいれん発作時(図19-16)には右上肢野前方の電極6に始まる突発性律動が出現し, ここには示さないが, 左顔面の発作時には右顔面野電極7に突発性律動波が起始し, 2つの別個

な焦点があることがわかった．手術によりこれらの領域を吸引除去し，術後に麻痺を残すことなく，発作はほぼ完全に消失した．

③ 脳腫瘍のさいの皮質電図

脳腫瘍のさいの皮質電図および直接導出記録についてはすでに第12章で述べたので，これを参照されたい（329頁）．

第2節　深部電図（深部脳波）あるいは皮質下脳波

皮質下諸領域の電気活動の記録は，一般に深部電図（深部脳波）あるいは皮質下脳波（depth electrogram, subcortical electrogram, electrosubcorticogram）と呼ばれ，たとえば視床の電気活動の記録はthalamic electrogram あるいは electrothalamogramと呼ばれる．

1　深部電図記録の手技

深部電図の記録は，脳室撮影のさいの穿頭孔を通して，あるいは脳手術で開頭したさいに行うことができるが，正確に特定の脳深部諸構造から導出するためには，定位的脳手術器（stereoencephalotome）を用いて記録電極を定位的（stereotaxically）に脳深部に挿入する必要がある[30,34]．深部電図の記録は，手術室で比較的短時間のうちに行うこともできるが，診断あるいは治療上の必要があって数日間電極を脳内に留置することが許される場合には，覚醒，睡眠，発作時その他種々の状態における深部電図をいっそう詳しく記録することができる．

記録電極：深部電図の記録には，ふつう多導出針電極（multi-lead needle electrode）が用いられる．これはたとえばGrassから市販されている電極のように（図19-17），一定の間隔（たとえば1cm）をおいて数個の電極を直径1～2mmの一定の針に装着したもので，先端を所定の部位に向けて挿入すれば，皮質から深部にいたる種々の深さにおける電気活動を同時に記録することができる．この種の電極は何種類か発表されている[8]が，細いエナメル銅線あるいは銀線を用いた手製のものでも十分使用に耐える．最近の日本光電から市販されている針電極（図19-18）は，直径0.22mm，ステンレス製で，20本組でリード線は7色に色分けされている．

長時間脳内に留置する植込電極（implanted electrode）のためには，被覆絶縁した細い銀線，スチール線あるいは銅線を何本か撚りあわせて作った可撓性の多導出電極が用いられる．これを種々の外套針あるいは誘導針によって所定の位置に挿入し，電極をその部位に残して誘導針だけを引き抜くことにより，電極を脳内に留置することができる[18,45]．電極の位置はさらにX線写真によって確かめる必要がある．なお定位脳手術のさいに，外套針を通して皮質下の諸核に微小電極（タングステン電極など）を挿入すれば，それぞれの部位のニューロンの単位活動の細胞外導出を行うことができる（楢林と大江[31]，1971；Rayport[38]，1975）．

2　深部電図の特性

深部電図は診断あるいは治療を目的として記録されることが多いから，従来かなり詳しく検索されている部位は，脳手術の対象になる部位すなわち視床，淡蒼球，尾状核，内包，扁桃核，海馬，前頭葉白質などにかぎられており，手術の危険を伴う中脳以下についての報告はほとんどない．

大脳皮質から，視床にいたる各深さの電気活動の波形をみると，まず，皮質電図にみられるアルファ波あるいは速波は，連結双極導出で記録すると皮質の深層あるいは白質の表層で位相を逆転するものが多く，また白質に深く入ると急速に振幅を減ずるか

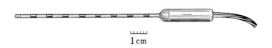

図19-17　Grassの多導出針電極（Gibbsら，1951）

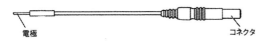

図19-18　日本光電の頭皮内脳波用針電極

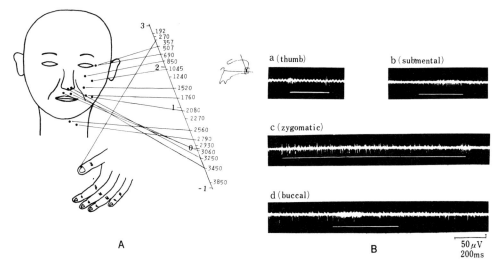

図19-19　ヒトの視床感覚中継核における単位ニューロン活動の記録(楢林と大江, 1971)

A. Parkinson病患者で記録した視床VPの細胞活動の記録点とそれぞれの末梢受容野．右側の小さな第3脳室の模式図で四角に囲った範囲が中央に拡大してある．3〜−1はintercommissural line上を0としたときの距離をmmで示した．192〜3850の数字は3の点からの距離をμで示した各細胞の記録場所を示す．左側の顔と手の模式図に描いた黒点は，それと線で結んだ位置で記録した細胞の受容野のほぼ中心を表す．

B. Aに示した細胞のうちの代表的反応の例．傍線はガーゼによる軽いtouchを示す．a：対側母指の先端に受容野がある細胞の反応(Aの270)，b：頤部に受容野がある細胞の反応(Aの2560)，c：頰骨部に受容野がある細胞の反応(Aの850)，d：頰部に受容野がある細胞の反応(Aの1520)．

ら(図19-7)，これらの波は皮質付近に由来するものとおもわれる．皮質下白質からも，基準電極導出で記録すれば，皮質付近のそれに似た波形が，かなりの振幅で記録されるが，大部分は皮質脳波の波及によるものであろう．

視床電図には，皮質よりも振幅が小さいが，主としてアルファ波がみられ，これに種々の周波数の速波が混じており，波形は頭皮上脳波に似ていて，組織学的および機能上から予想されるような特徴はない．しかし皮質のアルファ深部のアルファ波の間にふつうかなり密接な関係があり，開眼，閉眼などのさいにはほぼ並行して変動することが多いが，ときに無関係になることもある[17,22,34]．視床のアルファ波と，皮質のアルファ波との位相の関係はあまり密接ではなく，著者らの印象では，前頭部のアルファ波と視床のアルファ波とは同位相のものが多く，後頭部のアルファ波と視床のアルファ波とは逆位相の場合が多いようであるが，皮質と視床のアルファ波の位相はまったく無関係であるとする説もある[46,47]．

視床だけではなく，淡蒼球や尾状核にも，それぞれの部位に特異的な波形は認められず，視床の電気活動に似て，アルファ速波を混じた波形が記録されるにすぎない[34]．扁桃核，海馬など一般に辺縁系[35]と呼ばれている部位の電図は，大脳皮質や視床の電図とやや異なり，速波と不規則な高振幅の徐波成分とが多いが，やはりこの波形だけから，これらの部位を同定できるほどの特異性はない．しかし，針電極の先端で脳波を記録しながら電極をゆっくりと挿入していくと，電極先端が辺縁系構造に入ったとき，損傷電位として顕著な発作発射が一過性に出現するので，電極先端の位置を知ることができる．

微小電極による単位発射の記録では，粗大電極の場合よりも，それぞれの構造に特徴的な電気活動を記録することができる．たとえばヒト視床の感覚中継核VP内に電極を挿入していくと，たとえば顔面のきわめて限局した部位(受容野)の触刺激にだけ応答してニューロン活動の増加を示す視床内の部位を見出すことができる(図19-19)(楢林と大江[31], 1971；Albe-Fessard[1], 1975)．

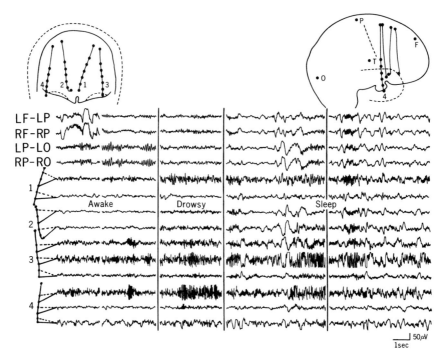

図 19-20　ヒトの自然睡眠時の皮質および皮質下直接導出脳波(Sem-Jacobsen ら，1955)
覚醒安静時に皮質付近に出現する速波は，入眠時にやや振幅を増す．徐波や紡錘波は皮質と皮質下部でほぼ同時的に出現する．

3　睡眠，麻酔時における皮質および深部電図の変動

睡眠および麻酔時の頭皮上脳波の変動についてはすでに述べたが，皮質電図および深部電図の変動も，本質的には頭皮上脳波の変動と大差はない[27,33,34]．

自然睡眠のさいには，皮質および深部のアルファ波が消失し，しだいに睡眠第1，第2段階に移行する（図19-20）．中心溝付近にみられる速波は，入眠期に多少振幅を増すこともあるが，しだいに振幅を減じ，紡錘波期にはほとんどみられなくなる．紡錘波は，皮質と視床とでは同時的に出現することが多いが，皮質に出現していても視床にはかならずしも出現しないことがある．

バルビツール酸系麻酔薬を静注したさいには，中心部皮質付近の速波は，最初著しく振幅を増大し，ついでしだいに周期を延長する[5,17,33,34]（図19-7）．バルビツール酸系薬物の速波（barbiturate fast activity）と呼ばれているものは，中心部にすでに存在していた速波が，振幅を増大したため，頭皮上導出にまで出現するにいたったものである．視床でも，アルファ波は消失し，振幅は小さいが速波が出現して，皮質付近に類似した波形になる．麻酔が深くなると，皮質付近の速波の振幅は減少し，周期の延長した速波あるいは紡錘波に似た波形が出現する．

バルビツール酸系薬物以外の麻酔薬が皮質および深部電図に及ぼす影響は，薬剤の種類によって異なるが（大熊ら[33,34]，1954），薬物の用量やその投与経路の差異に由来する薬剤の作用速度がきわめて大切である．

4　てんかんの深部電図

1　てんかんの深部電図の記録方法

てんかんの術前にてんかん原性域の局在と広がりを診断する頭蓋内脳波記録として，頭蓋内電極を数日間以上留置して記録する慢性頭蓋内脳波記録と手術中に行う術中頭蓋内脳波記録がある（森岡ら[28]，2007）．

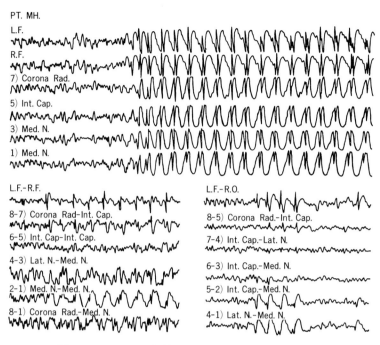

図 19-21　てんかん欠神発作の深部組織(Hayne ら，1949)
3 Hz spike-and-slow-waves は皮質，視床などにほぼ同時に出現することが多いが，皮質に出現し，視床には出現しないことも，視床では位相がずれていることもある．

　慢性頭蓋内脳波記録は，発作症状のビデオ・モニタリングをも併せて行うことにより，脳波異常域，発作起始域，初発症状域を正確に同定して，てんかん原性域を正確に診断できる．しかし，長期間の電極留置は患者の心理的負担だけでなく，頭蓋内感染の危険性があるので，注意する必要がある．この点に関して，grid 型電極でのビデオ脳波モニタリング中の合併症の報告がある(Hamer ら[16]，2002)．最近では grid の技術，外科手術法，術後管理の進歩によって合併症が減っているとはいえ，左側 grid を留置する場合，多くの電極数のついた grid を使用する場合，長時間モニタリングする場合などには感染症や一過性の神経学的障害などの合併症が発生しやすいとしている．
　術中頭蓋内脳波記録は，患者に苦痛を与えることなく簡便に行うことができるが，術中の限られた時間での記録のため，正確なてんかん原性域の診断が困難との弱点がある．しかし，CT スキャンや MRI で器質性病変が明らかであり，その付近にてんかん原性域を想定できる場合には，きわめて有用な検査法である．

2 てんかん欠神発作の深部電図

　てんかん欠神発作のさいの皮質および深部電図の研究は多いが[22,46,47,51,52]，その所見はかならずしも一定しない．その問題点は 3 Hz spike-and-slow-waves が，皮質に初発するか，深部に初発するか，皮質，深部に同時に出現するかである．Hayne ら[17](1949)は，3 Hz spike-and-slow-waves は，皮質下部よりも大脳皮質に著明に出現すると報告し(図 19-21)，Jung らもほぼ同様の所見を報告している．
　Williams[51](1953)は，欠神発作が始まるときには，まず視床に 3 Hz の徐波が出現し，これに皮質で発生し伝達してくる棘波が続くようになって，視床および皮質に wave and spike 波形が持続する．やがて棘波の振幅がしだいに小さくなると，発作は終了する．皮質に棘波が発生しないときには視床の徐波はそのまま消滅して，発作にはならない．したがって，突発波の維持には皮質起源の棘波が重要な役割を果たすという．切替[22](1954)は，てんかん欠神発作のさいには，皮質には spike-and-slow-waves 波形が，視床付近ではこれと逆位相の徐波のみが記録されると報告して

第19章　直接導出脳波

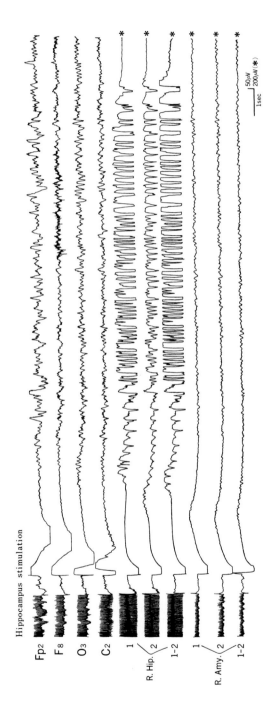

図19-22　ヒトの海馬に局在する発作発射（楢林，吉田ら）

海馬に留置した電極を用いて電気刺激を行うと，海馬に局在する発作発射が誘発されるが，右扁桃核，新皮質，右扁桃核にはほとんど波及せず，患者はこの間他覚的，自覚的にほとんど変化なく，クレペリン連続加算検査を行うことができた．＊のチャネルは増幅度を1/2にして記録．
R. Hip.：右海馬，R. Amy.：右扁桃核

いる.

これに対して, Spiegel ら[46,47] (1950, 1951) はてんかん欠神発作には, 3 Hz spike-and-slow-waves が視床に最初に出現しついで皮質にも出現する場合があり, また視床だけに一過性に突発波が出現することもあることから, 欠神発作が主に視床の機能異常によるものと考えている.

そのほか, 薬物投与, あるいは電気刺激によって誘発した全般性強直間代発作の最中の皮質および深部電図の記録も行われているが, 全般性強直間代発作のさいには皮質と深部の電図との間には明らかな相違は見出されない.

③ 深部電図に局在する異常波

一般にてんかんの深部電図において, 重要な所見は, 頭皮上脳波には突発波がみられないにもかかわらず, 皮質下諸領域, とくに扁桃核, 海馬などに棘波その他の突発波が出現することがあることである[4,13]. すなわち, 脳の深部(脳の裂溝の奥深く埋もれている皮質をも含む)に発生する突発波は, ①頭皮上脳波にも対応する波が出現することもあるが, ②律動的に連続する棘波のうち最初の1つだけが頭皮上脳波にも現れる[7]といった具合に部分的に頭皮上に出現する場合もあり, ③頭皮上脳波にはまったく出現しないこともある.

Brazier ら[6] (1954) は, 精神運動発作を有する患者の扁桃核に電極を植え込み, そのほとんど全例に散発性の棘波をみた. そのうち1例は自発性に律動性発作発射を示したが, 発作発射が出現している間には, 他覚的に行動の変化がみられることもあり, また, 自覚的にも他覚的にもなんらの変化がみられないこともあった. 適当な強さで深部を電気刺激すると, 深部だけに局在した発作発射を惹起するが, 自覚的, 他覚的な変化は起こらないことがある. 楢林ら[30] (1961) も, 扁桃核手術のさい側頭葉てんかんや興奮性知的障害者の一部に, 扁桃核に局在し頭皮上脳波には波及しない突発波をみている. 海馬についてもほぼ同様な所見がみられる. 図 19-22 は, 海馬に植え込んだ電極を通して電気刺激を行い, 海馬に局在して発作発射が出現しているが頭皮上脳波には著変はなく, 患者は刺激前から行っていたクレペリン連続加算テストを継続することができた例を示している(楢林, 吉田ら). なお Brazier は, 海馬に留置した電極からの脳波について, 周波数分析, チオペンタール注射法など種々の方向から観察を行い, 棘波が出現しなくても背景脳波のパタンで患側を決定できると述べている. たとえば, 少量のチオペンタールを静注すると, 健側には速波が出現するが, 患側では速波がみられない場合がある(図 19-23).

④ 側頭葉てんかんにおける頭蓋内脳波

最近は, 難治性の複雑部分発作(側頭葉発作)の手術前に, 辺縁系その他に電極をかなり長期間留置して, 臨床発作時, 種々の日常行動時などの脳深部の電気活動を記録し, 手術部位などの決定に役立てることが行われており, これは立体脳波(stereo-electroencephalography)と呼ばれている(Bancaud & Talairach[3], 1975).

図 19-24 は辺縁系からの直接導出脳波の1例で, 右辺縁系(右海馬)に焦点をもつ複雑部分発作の症例である. 発作開始時にはまず右海馬および扁桃核に

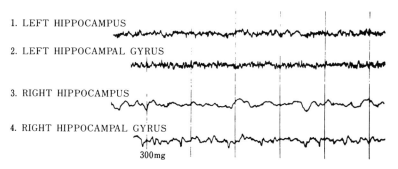

図 19-23　両側海馬の直接導出脳波(Brazier, 1971)

チオペンタール静注に対して, 患側(右側:3, 4)では, barbiturate fast activity がみられない.

第19章　直接導出脳波

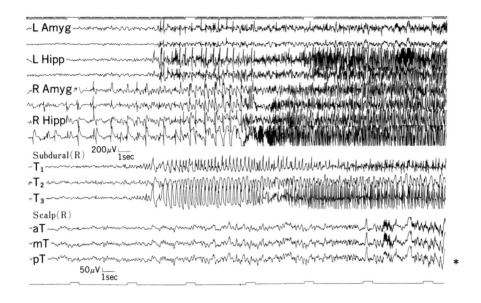

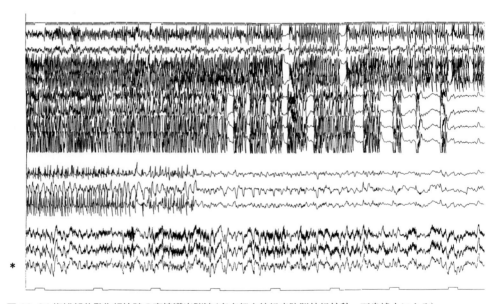

図 19-24 複雑部分発作起始時の直接導出脳波（東京都立神経病院脳神経外科，石島博士による）
Amyg：扁桃核，Hipp：海馬，Subdural：硬膜下電極，T1，T2，T3：側頭葉半球面皮質の硬膜下電極導出，Scalp：頭皮上脳波．
右辺縁系（右海馬）に焦点をもつ複雑部分発作の症例．発作開始時にはまず右海馬，扁桃核に孤立性棘波が頻発しはじめ，ついで左海馬，左扁桃核に突発波が広がるとともに，側頭葉皮質半球面の硬膜下電極にも突発波が出現，約7秒後に右海馬に高振幅，高頻度の連続性棘波が出現，行動上も臨床発作が始まり，患者はうす目を開き，まぶたをけいれんさせ，意識は混濁する．頭皮上脳波では，深部での棘波出現開始時には著変なく，行動上の発作症状が出現する頃になって高振幅徐波が出現した．

第2節 深部電図(深部脳波)あるいは皮質下脳波

孤立性棘波が頻発しはじめ，ついで左海馬，左扁桃核に突発波が広がるとともに，側頭葉皮質半球面の硬膜下電極にも突発波が出現，約7秒後右海馬に高振幅，高頻度の連続性棘波が出現，行動上も臨床発作が始まり，患者はうす目を開き，ついでまぶたをけいれんさせ，意識は混濁する．右海馬，扁桃核の突発波は約23秒で終わったが，左海馬，扁桃核の突発波の終息は数秒遅れた．頭皮上脳波には，深部での発作波出現開始時には著変はなく，行動上の発作症状が出現する頃になってはじめて高振幅徐波が出現した．

頭蓋内電極留置の位置決定は，十分な頭蓋外脳波記録によって，脳波上の焦点ひいててんかん原焦点の推測をしたうえで行うのは当然であるが，一定の方式がある．たとえばわが国の静岡東病院(てんかんセンター)では，原則として，両側の海馬と扁桃核に脳内電極を刺入，両側の側頭葉底部に硬膜下電極を挿入し，さらに，頭皮上脳波記録で推定した焦点側に対し，脳内電極を海馬傍回と眼窩前頭回に，硬膜下電極を前側頭葉，側頭・後頭葉，側頭・頭頂葉，側頭・前頭葉の方向に挿入し，留置術の1週間後から発作・脳波同時記録を連続的に行う(三原と清野[25]，1991)．

三原と清野は頭蓋外脳波と頭蓋内脳波を比較するために，すでに側頭葉切除術を行った55例について，まず頭蓋外脳波の棘波焦点を，一側性(棘波が一側の側頭部だけに出現するもの，27例)，一側優位性(棘波が両側の側頭部に非周期性に出現し，4:1の比率以上に一側が明らかに優勢なもの，14例)，両側性(一側優位性以外の両側性出現，14例)に分けた(表19-1)．また臨床発作症状と頭蓋内脳波所見から，てんかん原焦点を，一側型(捕捉されたすべての発作が一側の側頭葉から起始するもの，40例)，両側型(対側の側頭葉からも独立した臨床発作

が2回以上記録されたもの，8例)，一側優位型(上記以外のもの，7例)に分けた．そして，棘波焦点とてんかん原焦点の関係をみると，棘波焦点が一側性，一側優位性を合わせた41例では，てんかん原焦点も38例(93%)で一側型か一側優位型であった．棘波焦点が両側性であった14例のてんかん原焦点は，5例(30%)が両側型で8例は一側型，1例は一側優位型であった．

てんかん原焦点の決定に脳内電極あるいは硬膜下電極で記録した脳波上の早期発作現象(early ictal events)が役立つとの研究もある(Alarconら[2]，1995)．これは，焦点から両側への広がりあるいは二次性全般化が起こる以前に出現するもので，原則的には1つの電極，1つの電極束，1つの脳葉などに局在していて，次のような種類がある．

(1) electrodecremental events(EDE)：脳波の振幅の局在性あるいは広汎性の減少(パワスペクトルでは40 Hz以下の振幅減少で表される)
(2) 低振幅・高周波数活動の出現(20 Hz以上の周波数帯のパワ振幅の増大)
(3) 不規則な鋭波の短い群発，シータ波あるいは速いデルタ波と混合している．
(4) 規則的棘波，棘・徐波あるいは鋭・徐波
(5) 律動性発作性変換(rhythmic ictal transformation)：ふつうは20 Hz以下の律動性鋭波が徐々にあるいは突然始まる．高振幅徐波が先行することもある(Wieser[50]，1983)．

側頭葉てんかんの患者に，側頭葉手術前に深部電極を海馬を中心に留置して複雑部分発作の起始時(反対側に伝播する前の)の発作パタンを記録し，外科的に切除した海馬病変の程度や手術成績と対照した研究もある(Parkら[36]，1996)．これによると，発作起始時の脳波パタンには，①背景脳波の減衰，②律動波(rhythmic activity：RA)(ベータ波範囲)，③反復性棘波あるいは棘・徐波複合とがあった．発作起始時に発作波が多電極電束の3個かそれ以下に限局している場合を焦点性起始とし，4個以上から同時に記録されるものを領域性起始とした．すると律動波は軽度のグリオーゼに，反復性棘波は重度のグリオーゼに対応した．また焦点性起始の症例は手術成績が極めてよかったという．

いずれにせよ，散発性あるいは持続性の突発波が脳深部だけに局在して出現する事実は，頭皮上導出

表19-1 棘波焦点とてんかん原焦点の側方性の比較
(三原と清野，1991)

		てんかん原焦点		
		一側型(40)	一側優位型(7)	両側型(8)
棘波焦点	一側性 (27)	25	1	1
	一側優位性(14)	7(1)*	5	2
	両側性 (14)	8	1	5

( )*：棘波焦点側とてんかん原焦点側が逆転していた症例

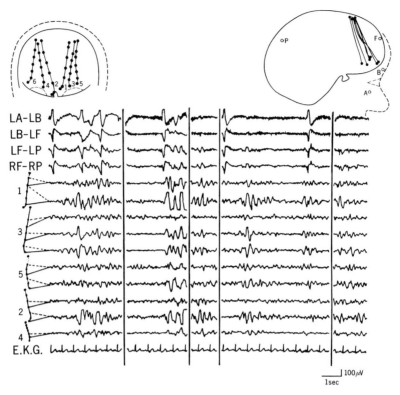

図 19-25　統合失調症者の前頭葉深部電図にみられた 2〜5 Hz の rhythmic burst
(Sem-Jacobsen ら，1955)
前頭葉内側部付近に徐波の群発が記録されるが，これは頭皮上電極には出現しない．

脳波と臨床症状との対応を考えるうえできわめて重要である．このような可能性を考えれば，臨床的には発作が起こっているのに頭皮上脳波にはほとんど異常波が出現しない症例を説明することもできるし，臨床的には明らかな焦点発作であるのに，頭皮上脳波では焦点性異常が発見できない症例があることも理解できる．しかしまた，この深部電図記録の機会を生かして，深部電図に発作発射が出現している時期の頭皮上脳波をさらに詳しく検討し，頭皮上脳波の読みを深めるという方向への努力も必要であろう．

5　その他の精神神経疾患のさいの深部電図

定位的脳手術の対象になることの多い Parkinson 症候群やアテトーゼの患者の淡蒼球電図については，徐波などの異常波がみられるという報告[39]もあるが，大多数の例では淡蒼球だけに局在した異常波は認められない．

精神病，とくに統合失調症の深部電図は，前頭葉白質切截術(prefrontal lobotomy)，視床切離術[46](thalamotomy)，扁桃核手術(amygdalotomy)などのさいにかなり検索されている．Sem-Jacobsen ら[37,42](1953,1955)は頭皮上脳波に異常を示さない多数の統合失調症者の前頭葉深部から電図を記録し，アルファ波や速波のほかに，2〜4 Hz の非律動的(arrhythmic)な徐波が主に前頭葉の吻内側部に出現し，また症例の半数に 2〜5 Hz の高振幅徐波の突発性，律動性群発(図 19-25)が出現することを報告した．これらの徐波は，頭皮上脳波には出現せず，その意味は不明であるという．

そのほか，Heath[18](1954)，Monroe ら[26](1957)は，統合失調症のさいに彼らのいう中隔部(septal region)に棘波その他の突発異常波が出現するという．しかし彼らの所説はかならずしも一般に認められてはいない．同じ研究グループの Lesse ら[23](1955)は，深部電極を植え込んだ患者に精神医学的面接を行い，扁桃核

第2節　深部電図(深部脳波)あるいは皮質下脳波

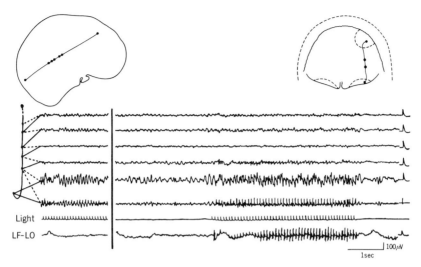

図 19-26　閃光刺激によるヒトの後頭葉皮質付近の誘発電位 —— 植込電極法による
(Sem-Jacobsen, 1956)

に記録される速波が，情動に結びついた体験に関する問診のさいに増強されることから，扁桃核と情動との関連を推論している．

そのほか，LSD25，mescalineなどの幻覚物質が深部脳波に及ぼす影響についての報告[41]もある．

6　深部電図と誘発電位

各種の感覚刺激に対する脳の誘発電位は，頭皮上脳波にもある程度認められるが，特殊な感覚系の誘発電位は比較的狭い領域に局在して出現するから，直接にその系の付近に電極を挿入して記録しなければ，明瞭な誘発電位や反応を記録することはできない．たとえば深部電極を視放線内に挿入すれば，光に対する誘発電位が 45～50 msec の潜時をもって記録[7,44]され(図 19-26)，同じく聴覚系付近からはクリック刺激に対する誘発電位が記録される[10]．Photo-oculoclonic (myoclonic) response のさいには，頭皮上脳波には棘波はみられないが，直接導出脳波では後頭部から波及した棘波が前頭部その他脳の広い領域から記録される[10]．視床の体性感覚中継核に電極を挿入して，末梢に感覚刺激を与えれば，20～50 msec の潜時で誘発電位が記録される (Ervin & Mark[12]，1960)．このように直接導出法によって，光や体性感覚刺激に対する誘発電位を記録し，種々の意識状態あるいは心理状態(精神作業時や催眠術の暗示)における変化を観察する研究も行われている．ヒトの大脳皮質電気刺激による直接皮質反応(direct cortical response)の記録や，誘発電位とDC電位の変動の記録も，試験的に行われるようになった[9,14]．

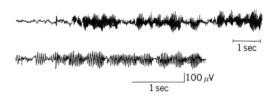

図 19-27　嗅刺激(リラの花のにおい)に対する嗅球の反応(Sem-Jacobsenら，1956)
誘発活動の waxing and waning と，誘発波には2種類，あるいは，それ以上の周波数成分があることに注意．

錐体外路性疾患や疼痛疾患に対する視床およびその付近の定位的脳手術が発達するとともに，挿入した電極を通して各深部構造に電気刺激を行い，皮質脳波あるいは頭皮上脳波における各種の誘発電位を記録して，これを電極の位置決定の一助とするようになった．その結果によると，ヒトの場合にも，ネコなどの実験動物の場合と同様に，視床特殊核，非特殊核刺激による皮質誘発電位の特性が異なり，augmenting response，recruiting response などを記録できることがわかってきている[19,40,48,49,53]．

そのほか感覚刺激に対する反応としては，嗅覚刺激に対する嗅球の反応がある．嗅球は，嗅覚刺激がないときには 36～40 Hz の速波を示すが，種々の嗅覚刺激が与えられると 25～39 Hz の振幅の大きい速波の出現をもって著明に反応する(図 19-27)．においを生じる物質の種類によって，誘発される速波の周波数に多少の差異があるが，物質の種類に特異的とはいえない(Sem-Jacobsenら[43]，1956)．扁桃核も嗅覚刺激に対して種々の形の誘発反応を示すから，扁桃核手術の

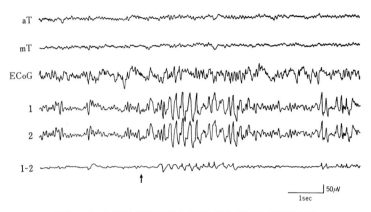

図 19-28　扁桃核電気活動の嗅覚刺激に対する応答（楢林）
嗅覚刺激（エーテル）により扁桃核に高振幅のシータ波群発が出現する．aT，mT：頭皮上脳波の側頭前部，側頭中部．ECoG：皮質電図（頭頂部）．1，2：扁桃核内同心電極の外套および内針．

さいに，この反応を利用して電極が扁桃核に正確に挿入されていることを確かめることができる（図19-28）．

P300の発生源に関して，てんかんの外科的治療を目的として焦点部位検索のために海馬傍回の内側最上端に硬膜下電極を留置したてんかん患者3例について，聴覚性オドボール課題を用いて硬膜下電極と頭皮上電極からERPを導出記録した報告がある（中川ら[29]，1995）．それによると，海馬傍回に留置した電極から潜時300 msec付近で陽性の波が全例から記録され，頭皮上P300よりはやや早く，かつ課題関連性に出現することから，海馬傍回およびそれに近接する部位が頭皮上P300発生源の有力な候補の1つであることを示唆するとしている．その後，Halgrenら[15]（1998）は，注意の方向性に関連するP3aは傍辺縁および前頭頭頂帯状皮質に中心があり，認知の文脈的な統合と関連するP3bは腹側頭前頭前皮質（下側頭，鼻周囲および腹外側前頭前皮質），連合皮質（上側頭溝および後頭頂皮質）および視床が関係し，活性化は広範囲に及んでいるとしている．

7　脳手術後の深部電図

脳手術とくに前頭葉白質切截術（lobotomy）後の頭皮上脳波については，すでに多数の報告があるが，切截直後に出現する徐波は1〜3カ月のうちにしだいに消失する．白質切截の前に前頭部および視床に電極を挿入して，切截前後の皮質および深部電図の変化をみると，切截直後には，切截面より前方にある皮質では高振幅の徐波が出現，切截面の後方にある視床では，振幅および周期の増大を示す場合と，視床電図が消失してデルタ波が出現する場合とがある（小倉[32]，1960）．

視床手術後には，脳波に変化がみられない例もあるが，約1/3では術後早期にデルタ波が一過性に出現し，またアルファ波周波数減少，シータ波や鋭波の出現がみられる症例もある[20]．

大脳半球切除術前後の脳波像[11,14,21,24]についても，いくつかの報告がある．

一側大脳半球の切除により，切除側では脳波の発生源がなくなるが，残存半球から脳脊髄液を介して物理的伝播が起こり，切除側にも低振幅ではあるがアルファ波が記録されることが多い．残存する半球の基礎律動は，術前よりも低振幅を示すことも高振幅を示すこともあるが，振幅が不変のことが最も多い[21]．異常脳波，とくにてんかん性異常波の術後の消長をみると，棘波成分はほとんどすべての症例で消失し，徐波成分も減少することがある[24]が，棘波成分に比較すると術後に残存することも多い[21]．全体的にみると，大脳半球切除術によって，残存側の脳波異常は86％において消失あるいは改善される[21]．

文献

1　皮質電図（474-482頁）

1) Abraham K, Ajmone-Marsan C : Patterns of cortical discharges and their relation to routine scalp electroencephalography. Electroencephalogr Clin Neurophysiol 10 : 447-461, 1958
2) Berger H : Über das Elektrenkephalogramm des Menschen, Ⅲ. Arch Psychiatr 94 : 16-60, 1931
3) Brazier MAB : The action of anaesthetics on the nervous system ; With special reference to the

brain stem reticular system. *In* Delafresnaye JF : Brain Mechanism and Consciousness, pp 163-193, C.C. Thomas, Springfield, Ill. 1954
4) Cooper R, Winter AL, Crow HJ, et al : Comparison of subcortical, cortical and scalp activity using chronically indwelling electrodes in man. Electroencephalogr Clin Neurophysiol 18 : 217-228, 1965
5) Drury I, Schuh L, Ross D, et al : Ictal patterns in temporal lobe epilepsy recorded by epidural screw electrodes. Electroencephalogr Clin Neurophysiol 102 : 167-174, 1997
6) Geisler CD, Gerstein GL : The surface EEG in relation to its sources. Electroencephalogr Clin Neurophysiol 13 : 927-934, 1961
7) Jasper H : Electrocorticography. *In* Penfield W, Jasper H : Epilepsy and the Functional Anatomy of the Human Brain, pp 692-738, Little Brown, Boston, 1954
8) Jasper H, Penfield W : Electrocorticograms in man ; Effect of voluntary movement upon the electrical of the precentral gyrus. Arch Psychiatr Ztschr Neurol 183 : 163-174, 1949
9) Juhász C, Chugani DC, Muzik O, et al : Is epileptogenic cortex truly hypometabolic on interictal positron emission tomography? Ann Neurol 48 : 88-96, 2000
10) Jung R, Riechert T : Eine neue Methodik der operativen Elektrocorticographie und subcorticale Elektrographie. Acta Neurochir 2 : 164-180, 1952
11) Lüders H, Lesser RP, Hahn J et al : Basal temporal language area demonstrated by electrical stimulation. Neurology 36 : 505-510, 1986
12) Meyers R, Knott JR, Hayne RA, et al : The surgery of epilepsy ; Limitations of the concept of the cortico-electrographic "spike" as an index of the epileptogenic focus. J Neurosurg 7 : 337-346, 1950
13) 森岡隆人, 橋口公章, 吉田史郎, 他：侵襲的脳波記録法 臨床脳波を基礎から学ぶ人のために No. 17. 臨床神経生理学 35：154-161, 2007
14) 大熊輝雄：人間の大脳皮質および皮質下部の脳波について（第１報）多電極誘導所見とそのいわゆる脳幹麻酔剤による変動．精神神経学雑誌 55：670-682, 1953, （第２報）種々の麻酔時，精神神経学雑誌 58：247-277, 1956
15) Sem-Jacobsen CW, Petersen MC, Lazarte JA, et al : Electroencephalographic rhythms from the depths of the frontal lobe in 60 psychotic patients. Electroencephalogr Clin Neurophysiol 7 : 193-210, 1955
16) Walker AE, Lichtenstein RS, Marshall C : A critical analysis of electrocorticography in temporal lobe epilepsy. Arch Neurol 2 : 172-182, 1960
17) Wennberg R, Quesney F, Olivier A, et al : Electrocorticography and outcome in frontal lobe epilepsy. Electroencephalogr Clin Neurophysiol 106 : 357-368, 1998
18) Wyler AR, Ojemann GA, Lettich E, et al : Subdural strip electrodes for localizing epileptogenic foci. J Neurosurg 60 : 1195-1200, 1984

2 深部電図（深部脳波）あるいは皮質下脳波
（482-492 頁）

1) Able-Fessard D : Electrophysiological techniques used to differentiate thalamic nuclei. *In* Rémond A : Handbook of Electroencephalography and Clinical Neurophysiology, 10B, pp 46-58, Elsevier, Amsterdam, 1975
2) Alarcon A, Binnie CD, Elwes RDC, et al : Power spectrum and intracranial EEG patterns at seizure onset in partial epilepsy. Electroencephalogr Clin Neurophysiol 94 : 326-337, 1995
3) Bancaud J, Talairach J : Macro-stereo-encephalography in epilepsy. *In* Rémond A : Handbook of Electroencephalography and Clinical Neurophysiology, 10B, pp 3-33, Elsevier, Amsterdam, 1975
4) Bickford RG : Depth recording from the human brain. Electroencephalogr Clin Neurophysiol 16 : 73-79, 1964
5) Bickford RG, Faulconer A Jr, Sem-Jacobsen CW, et al : Some effects of barbiturate anesthesia on the depth electrogram. Proc Staff Meet Mayo Clin 28 : 162-165, 1953
6) Brazier MAB, Schröder H, Chapman WP, et al : Electroencephalographic recordings from depth electrodes implanted in the amygdaloid region in man. Electroencephalogr Clin Neurophysiol 6 : 702, 1954
7) Chatrian GE, Bickford RG, Uihlein A : Depth electrographic study of a fast rhythm evoked from the human calcarine region by steady illumination. Electroencephalogr Clin Neurophysiol 12 : 167-176, 1956
8) Chatrian GE, Dodge HW Jr, Petersen MC, et al : A multielectrode lead for intracerebral recordings. Electroencephalogr Clin Neurophysiol 11 : 165-169, 1959
9) Chatrian GE, Perez-Borja C : Depth electrographic observations in two cases of photo-oculoclonic response. Electroencephalogr Clin Neurophysiol 17 : 71-75, 1964
10) Chatrian GE, Petersen MC, Lazarte JA : Responses to clicks from the human brain ; Some depth electrographic observations. Electroencephalogr

Clin Neurophysiol 12 : 479-489, 1960
11) Cobb W, Sears TA : A study of the transmission of potentials after hemispherectomy. Electroencephalogr Clin Neurophysiol 12 : 371-383, 1960
12) Ervin FR, Mark VH : Stereotactic thalamotomy in the human. Arch Neurol 3 : 368-380, 1960
13) Fischer-Williams M, Cooper RA : Depth recording from the human brain in epilepsy. Electroencephalogr Clin Neurophysiol 15 : 568-587, 1963
14) Fois A, Gibbs EL, Gibbs FA : "Flat" electroencephalograms in physiological decortication and hemispherectomy (recording awake and asleep). Electroencephalogr Clin Neurophysiol 7 : 130-134, 1955
15) Halgren E, Marinkovic K, Chauvel P : Generators of the late cognitive potentials in auditory and visual oddball tasks. Electroencephalogr Clin Neurophysiol 106 : 156-164, 1998
16) Hamer HM, Morris HH, Mascha EJ, et al : Complications of invasive video-EEG monitoring with subdural grid electrodes. Neurology 58 : 97-103, 2002
17) Hayne RA, Belinson L, Gibbs FA : Electrical activity of subcortical areas in epilepsy. Electroencephalogr Clin Neurophysiol 1 : 437-445, 1949
18) Heath RG : Studies in Schizophrenia ; A multidisciplinary approach to mind-brain relationships. Harvard Univ. Press, Cambridge, 1954
19) Housepian EM, Purpura DP : Electrophysiological studies of subcortical-cortical relations in man. Electroencephalogr Clin Neurophysiol 15 : 20-28, 1963
20) Jurko MF, Andy OJ : Serial EEG study following thalamotomy. Electroencephalogr Clin Neurophysiol 18 : 500-503, 1965
21) 金谷春之，白方誠弥，大沢謙一，他：脳性小児片麻痺に対する大脳半球剔除術前後の脳波学的考察．脳と神経 12 : 646-656, 1960
22) 切替辰哉：視床脳波とその臨床生理学的意義．間脳の機能と臨床（石橋俊実，編），pp 61-77, 医学書院，1954
23) Lesse H, Heath RG, Mickle WA, et al : Rhinencephalic activity during thought. J Nerv Ment Dis 122 : 433-440, 1955
24) Marshall C, Walker AE : The electroencephalographic changes after hemispherectomy in man. Electroencephalogr Clin Neurophysiol 2 : 147-156, 1950
25) 三原忠紘，清野昌一：頭皮脳波にみられる棘波焦点と深部脳波によるてんかん原性焦点の相関．臨床脳波 33 : 311-321, 1991
26) Monroe RR, Heath RG, Mickle WA, et al : Correlation of rhinencephalic electrograms with behavior. Electroencephalogr Clin Neurophysiol 9 : 623-642, 1957
27) Monroe RR, Heath RG, Mickle WA, et al : A comparison of cortical and subcortical brain wave in normal, barbiturate, reserpine, and chlorpromazine sleep. Ann NY Acad Sci 61 : 54-71, 1955
28) 森岡隆人，橋口公章，吉田史章，他：侵襲的脳波記録法　臨床脳波を基礎から学ぶ人のために　No. 17. 臨床神経生理学 35 : 154-161, 2007
29) 中川和美，古賀良彦，武正建一，他：硬膜下電極による事象関連電位（P300）発生源の研究．脳波と筋電図 23 : 312-320, 1995
30) 楢林博太郎，長尾朋典，斎藤陽一：興奮性精神薄弱に対する定位的扁桃核手術．脳と神経 13 : 907-913, 1961
31) 楢林博太郎，大江千広：ヒト視床の細胞活動．臨床脳波 13 : 309-314, 1971
32) 小倉孝夫：ロボトミーの術中および術後の脳波の変化，特に視床脳波の変化について．精神神経学雑誌 62 : 1757-1774, 1960
33) 大熊輝雄，福田富夫，山桝恵美子，他：深部脳波―主に麻酔時の所見について．間脳の機能と臨床（石村俊実，編），pp 48-60, 医学書院，1954
34) Okuma T, Shimazono Y, Fukuda T, et al : Cortical and subcortical recordings in non-anesthetized and anesthetized periods in man. Electroencephalogr Clin Neurophysiol 6 : 269-286, 1954
35) Pagni CA, Marossero F : Some observations on the human rhinencephalon ; A stereo-electroencephalographic study. Electroencephalogr Clin Neurophysiol 18 : 260-271, 1965
36) Park YD, Murro AM, King DW, et al : The significance of ictal depth EEG patterns in patients with temporal lobe epilepsy. Electroencephalogr Clin Neurophysiol 99 : 412-415, 1996
37) Petersen MC, Bickford RG, Sem-Jacobsen CW et al : The depth electrogram in schizophrenic patient. Proc Staff Meet Mayo Clin 28 : 170-175, 1953
38) Rayport M : Stereotaxic microelectrode recording in human focal epilepsy. In Rémond A : Handbook of Electroencephalography and Clinical Neurophysiology, 10B, pp 34-58, Elsevier, Amsterdam, 1975
39) Rosner BS, Blankfein RJ, Davis RA : Depth electrographic studies on the caudate nucleus in man. Electroencephalogr Clin Neurophysiol 20 : 391-396, 1966
40) 佐野圭司，吉岡真澄，小柏元英，他：ヒト脳幹の調節機構．脳と神経 19 : 439-446, 1967
41) Schwarz BE, Sem-Jacobsen CW, Petersen MC : Effects of mescaline, LSD-25 and adrenochrome on depth electrograms in man. Arch Neurol Psychiatry 75 : 579-587, 1956

42) Sem-Jacobsen CW, Petersen MC, Lazarte JA, et al : Electroencephalographic rhythms from the depths of the frontal lobe in 60 psychotic patients. Electroencephalogr Clin Neurophysiol 7 : 193-210, 1955
43) Sem-Jacobsen CW, Petersen NC, Dodge HW, et al : Electric activity of the olfactory bulb in man. Am J Med Sci 242 : 243-251, 1956
44) Sem-Jacobsen CW, Petersen MC, Dodge HW, et al : Electroencephalographic rhythms from the depths of the parietal, occipital and temporal lobes in man. Electroencephalogr Clin Neurophysiol 8 : 263-278, 1956
45) 深部脳波. 医学のあゆみ 16 : 156-164, 1953
46) Spiegel EA, Wycis HT : Thalamic recordings in man with special reference to seizure discharges. Electroencephalogr Clin Neurophysiol 2 : 23-27, 1950
47) Spiegel EA, Wycis HT, Reyes V : Diencephalic mechanisms in petit mal epilepsy. Electroencephalogr Clin Neurophysiol 3 : 473-475, 1951
48) Uno M, Kubota K, Ohye C, et al : Topographical arrangement between thalamic ventro-lateral nucleus and precentral motor cortex in man. Electroencephalogr Clin Neurophysiol 22 : 437-443, 1967
49) Walter RD, Rand RW, Crandall PH, et al : Depth electrode studies of thalamus and basal ganglia. Arch Neurol 9 : 388-397, 1963
50) Wieser HG : Electroclinical Features of the Psychomotor Seizure, pp 185, Gustav Fischer-Butterworth, Stuttgart-London, 1983
51) Williams D : A study of thalamic and cortical rhythms in petit mal. Brain 76 : 50-69, 1953
52) Williams D, Parsons-Smith G : Thalamic activity in stupor. Brain 74 : 377-398, 1951
53) Yoshida M, Yanagisawa N, Shimazu H, et al : Physiological identification of the thalamic nucleus. Arch Neurol 11 : 435-443, 1964

第 20 章

脳波分析，脳磁図，脳画像

第 1 節　脳波分析

　臨床脳波の判読は，視察によってアルファ波，速波，徐波などの存在や，その周波数，振幅，位相，波形，頭蓋上の分布などのおおよそを観察し記載することによって行われている．これはいわば肉眼的に脳波を分析し，再構成を行っているわけであるが，たとえば徐波化の程度や不規則性などの判断になると，多分に主観的誤差を生じやすい．脳波の分析ないし量的表示の目的の1つは，このような目測による脳波判読の欠点を補うという臨床的要望に沿うことであるが，それと同時に複雑な脳波曲線を数学的に分析することにより，その性状に対する理解を深めようという期待もある．

　脳波の分析を広い意味に解すると，これには，フーリエ解析と周波数スペクトル，自己相関係数，相互相関係数などを数学的に計算する方法，帯域周波数分析装置を用いて周波数スペクトルを知る方法，タコグラフによる分析法，一定の基準を決めて目測法を用手的計測に移すアルファ波百分率，周波数ヒストグラム法，電子計算機に脳波パタンを判読させようという試み[23,50]などがあり，さらに最近では誘発電位加算装置によるヒトの頭皮上誘発電位の観察も行われている．

　脳波の分析は脳波学の基礎から臨床にわたるかなり広い領域に関連をもつので，ここでそれらのすべてについて詳述することはできない．ここでは，まず数学的方法による脳波の量的表示法の原理と方法について述べ，ついでより実際的な臨床面の諸問題に簡単にふれるにとどめたい．

1　脳波の量的表示

　脳波を量的に表示するためには，まず脳波曲線を数字によって表さねばならない．図 20-1 の A 曲線を数字によって表すには，横軸を適当な等間隔で分割する直線をひいて，その交点を一定の基準点 B からはかり，その値をたとえば(p, q, r, s, t, u)としてそれを曲線の表示とする．

　図 20-2 では，A の原曲線を，(pqrs…y)の分割をした場合と($\alpha\beta\varepsilon\cdots\eta$)の分割ではかった場合を比べているが，前者による B の曲線では，A の曲線のなかの a, b, c の点は無視されて，その値だけからふたたび A 曲線を再現すれば B 曲線となる．ところがそ

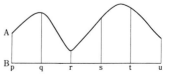

図 20-1　脳波曲線の分割

れを $\alpha\beta\cdots\eta$ の分割ではかればC曲線となってしまう．B曲線もC曲線もA曲線とはかなり異なっている．それで次にp-y分割線とα-η分割線をあわせて（pαq$\beta\cdots\eta$y）で分割するとD曲線を得る．D曲線はA曲線に似ているが，依然としてA曲線のb，cはD曲線には出ていない．したがって，等間隔という以外に，この分割間隔が十分に小さいことが，もとの曲線を忠実に再現する測定値を得る条件になるわけである．

1 定常性の問題

ある一定時間の脳波記録を量的に表示する場合には，まずその時間内の脳波あるいはその源である脳の活動が，はたして均一の状態にあるかどうかが問題になる．この均一な状態を定常状態と名づける．もし不均一であるならば，これをいくつかの定常状態に小分けして量化したほうがよい．なぜなら，不均一なものを量化すると均一にはなるが，せっかく存在する変化が相殺されて無性格なものになってしまうからである．定常状態にあると考えられる時間を定常時間という．これは，その時間幅のうちでは，あるindexがさほど大きな変化を示すまいと考えられる時間である．最も簡単な定常時間は，はかりうる最小の時間幅であり，最も効率のよい定常時間はどれにも合うような最大の時間である．この想定される最大の定常時間を分析時間という．分析時間は，脳波の状態や観察の目的によって任意に変えてよいわけであるが，成人の頭皮上脳波では0.5〜1秒，小児の脳波では2〜3秒くらいである．

2 脳波の分析法

1 フーリエ解析

どのような複雑な曲線でも，それがそのなかに含まれるある期間のものの反復と考えられるときには，それはいくつかの三角関数の代数和として表すことができる．換言すれば，τ秒間にわたる曲線が，もしその前後において同じ経過で反復すると考えれば，そのτ秒間の曲線はいくつかの三角関数の代数和として表すことができる．このように1つの周期的な波動を，調和的関係にある正弦波（sine wave）の集まりとして分析する方法をフーリエ解析（Fourier transformation：FT），あるいは調和解析法（harmonic analysis）という．

与えられた曲線の形を
$$y = x(t)$$
とすれば
$$y = x(t) = \frac{a_0}{2} + \sum_{n=1}^{\infty}(a_n \cos 2\pi nft + b_n \sin 2\pi nft)$$

となる．この場合，fは基本周波数と呼ばれ，分析を行う時間Tに対してf=1/Tとなる．波形x(t)は，周波数がnf（n=1，2，3…n）である正弦波と余弦波とに分解される．a_nとb_nはフーリエ係数と呼ばれ，それぞれの成分波の振幅に相当する．

この方法で実際に脳波の分析を行うには，まず脳波をΔt（Δ秒）ごとに区切って（図20-3），順次N個の振幅値を求め，上式に代入してN元一次連立方程式を解けば，N個のフーリエ係数が得られる．成分周波数nfの振幅$A(nf)=\sqrt{a_n^2+b_n^2}$であるから，横軸に周波数nfをとり縦軸にA(nf)をとれば振幅スペクトルを描くことができる．縦軸を$A^2(nf)=a_n^2+b_n^2$の形で描いたものはパワ・スペクトルと呼ばれる．これらを総称して周波数スペクトルという．

分析時間と分析の精度との関係についてみると，S=(N-1)/2（Nは奇数）あるいはS=N/2（Nは偶数）とすると，スペクトルはfHzからfHzおきにsfHz

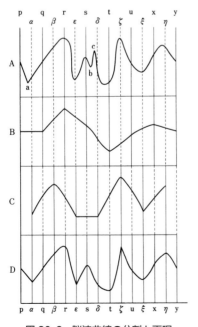

図20-2 脳波曲線の分割と再現

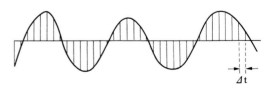

図20-3 脳波の振幅計測

まで求められ，f Hz 以下の周波数は解析できないのでfは分解能とも呼ばれる．たとえば遅い成分を1 Hz まで解析したいとき，すなわち分解能を1 Hz にすると，分析時間は1秒以上必要であり，速い成分を30 Hz まで解析するためには60項以上の時系列の値を測定する必要があることになる．

このような解析は，用手計算では莫大な時間がかかるが，コンピュータの利用で容易に行うことができるようになった（高速フーリエ解析 fast Fourier transformation：FFT）（図20-4, 5）．しかし，ここで注意を要することは，これはあくまで数学的な原

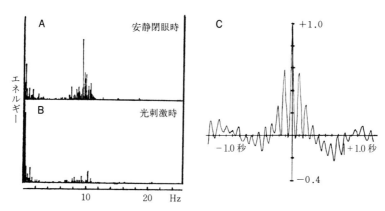

図 20-4　脳波の周波数スペクトル自己相関図
A．ヒト後頭部の脳波，安静閉眼時．20秒間のパワ・スペクトル．光刺激前には 9.8 Hz の波が優勢．
B．5 Hz の閃光刺激でアルファ波が抑制されている．
C．後頭部脳波，縦軸は相関値．約 0.1 秒（10 Hz）の周期性があることがわかる．
いずれも三栄測器製シグナル・プロセッサの固定プログラムによる解析（津村ら，1979）．

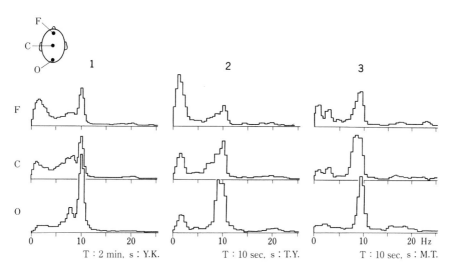

図 20-5　正常成人脳波のパワ・スペクトル（鈴木[41]，1972）
F, C, O の脳波のコレログラムをフーリエ変換して求めたパワ・スペクトル．
$\Delta f = 1/3$ Hz．T は分析時間．
1. 2つのピークのみられる例
2. F と O のアルファ波の周波数が異なる例
3. F と O のアルファ波のピークが一致するが C に異なる成分がみられる例

第20章　脳波分析，脳磁図，脳画像

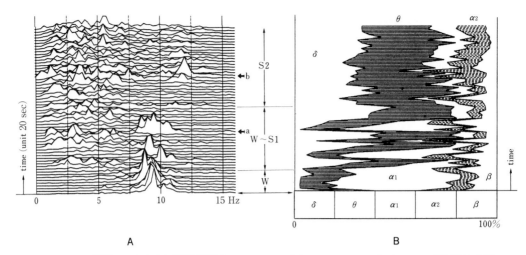

図20-6　周波数スペクトル圧縮連続記録（compressed frequency spectral array : CSA）の1例

入眠時脳波（F_z-O_z間の双極導出）のCSA，図Aは0〜15 Hzの周波数スペクトル（20秒間の脳波）を図下から上に向かって継時的に並べたもの．最初「W」の部分でアルファ波の頂点が遅い方にずれていき，「W〜S1」の部分では徐波成分が増加してゆき，矢印aの部分で物音で覚醒しアルファ波が再出現したが，以後アルファ波は消失し，「S2」の矢印bの部分では12〜14 Hz紡錘波成分が目立っている．図Bは図Aを周波数パワ百分率で表したもの（δ: 1〜3.5 Hz，θ: 4〜7.5 Hz，α_1: 8〜10 Hz，α_2: 10.5〜12.5 Hz，β: 13〜32 Hz）．

理に基づく分析であって，生体現象としての脳波ないし脳機能に正弦波に相当する現象が存在することを示すものではないことである．図20-4は光刺激前後の脳波の調和分析によるパワ・スペクトルを示し，図20-5は正常成人の前頭部，中心部，後頭部の脳波像をパワ・スペクトルで比較したものである（鈴木[41]；Suharaら[40]）．

高速フーリエ変換（FFT）によって得た脳波周波数連続スペクトルを継時的に圧縮して配列し，各周波数成分の時間的変動を観察できるようにした記録を，周波数スペクトル圧縮連続記録（圧縮配列 compressed frequency spectral array : CSA）と呼ぶ（図20-6A）．また，FFTによって得た周波数スペクトルを各周波数帯域パワ値の出現百分率で表し，これをCSAと同様に継時的に配列すると，各周波数帯域の出現率の変動を観察できる（図20-6B）．

2 相関分析法

調和解析法では脳波の時間的変化は無視されるが，相関分析法（correlation analysis）では波の時間的変動を解析することができ，またこれを通して波の周期性成分をとり出すことができる．

一般に時間とともに変動する信号においては，時間的に近傍の2点間についてはかなり高い相関があるが，時間間隔が離れるにつれて相関は低くなっていく．この時間とともに相関が低下していく様態は信号の性質によって異なるので，これを観察すれば信号の性質を明らかにすることができる（自己相関分析 autocorrelation analysis）．

ある信号（曲線）について，ある時点の電圧とそれから$m\Delta t$（遅延時間）だけ時間が経過した時点の電圧との相関$R_{xx}(m\Delta t)$を順次計算してグラフに描くと，自己相関図（autocorrelogram）をつくることができる．

この場合 $R_{xx}(m\Delta t) = \dfrac{1}{N}\displaystyle\sum_{k=0}^{N-(m-1)} x_k x_{k+m}$ である．

時間的に完全に不規則な波の場合には，遅延時間0の点以外は相関は0となる（図20-8g）．脳波でアルファ波が優勢な場合には，相関曲線は時間が離れるにつれて低下して，いったん0になり，さらに負（−）になった後，ふたたび増大して0になり，さらに正（＋）に移り，こういった波動を繰り返しながら減衰していく．このことは原波形のなかにこのような周期過程が存在することを示し，これを潜在周期過程という（図20-7）．この場合$R_{xx}(m\Delta t)$は減衰振動を示す．

自己相関曲線と周波数スペクトルとは数学的に一定の関係にあり，一方が求められればこれから他方を求めることができる．両者の関係を模式図的に示

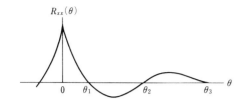

図20-7 潜在周期過程の自己相関曲線(Sato, 1964)

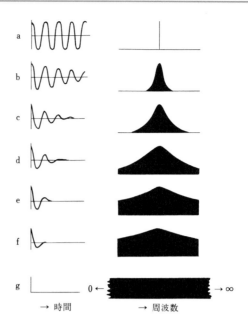

図20-8 自己相関曲線(左)とそれらの周波数スペクトル(右)(佐藤, 1957)

すと図20-8のようになる(佐藤).

相互相関分析(cross correlation analysis)は,解析の原理は自己相関分析と同じであるが,2つのアナログ波形の間の時間的,周期的共通性を検出しようとするものである.

すなわち,2つの信号 $x(t)$, $y(t)$ について,ある時点における曲線 $x(t)$ の電圧と,それから $m\Delta t$ だけ経過した時点における曲線 $y(t)$ の電圧との相関 $Rxy(m\Delta t)$ を計算すると相互相関図(cross-correlogram)を描くことができ,この場合,

$$Rxy(m\Delta t) = \frac{1}{N}\sum_{k=0}^{N-(m-1)} x_k x_{k+m}$$

となる.相互相関分析は,各記録部位間の脳波の相関性,とくに左右対称部位間の脳波の類似性の検定などに利用できる.

2つの信号間の相関の程度は,相互相関スペクトルでは定性的にしかみることができない.これを定量的にみる方法,すなわち相関の程度を示す関数として,コヒーレンス関数(coherence)が用いられる.

コヒーレンスは次の式で表される.

$$\hat{\gamma}^2{}_{AB}(f) = \frac{|\hat{P}_{A\cdot B}(f)|^2}{\hat{P}_A(f)\cdot\hat{P}_B(f)}$$

ここで $\hat{\gamma}^2(f)$ はコヒーレンス,$\hat{P}_A(f)$,$\hat{P}_B(f)$ は信号A,Bのパワ・スペクトル,$\hat{P}_{A\cdot B}(f)$ は両者のクロス・スペクトルの推定値である.

コヒーレンスは,もし両信号の間に線型関係にある同一周波数の成分があり,しかもこの両者に共通に含まれる成分以外にはこれと同じ周波数の成分がないとすれば,値は1となり,最大の相関を表す.その値が小さければ,両者に同じ周波数の成分があっても,相互の相関性が少ないことになる(鈴木).

たとえばヒトの頭蓋上の前方から後方に電極をおいて,各部位の脳波のパワ・スペクトル,後頭部と他部位間のクロス・スペクトル,コヒーレンスを計算してみると(図20-9),前頭部と後頭部とでは,クロス・スペクトルでもアルファ波成分がピークをなし,コヒーレンスもアルファ波成分が0.6以上の高い値を示すが,他の周波数帯域では0.2以下の低い値になっている.後頭部に近い中心部あるいは頭頂部では,周波数の全域でコヒーレンス値が高いが,アルファ波帯域では前頭部よりもコヒーレンス値が低い.後頭部に対する他の部位のコヒーレンス値を等高線で示すと図20-10のようになる.アルファ波帯域以外の成分のコヒーレンスが,後頭部から距離が遠くなるにつれてほぼ距離に反比例して低くなることは,容積導体内の脳波の物理的波及によるものと考えられるが,アルファ帯域波のコヒーレンスが前頭部で高いことは,物理的波及よりも生理的伝達が関与しているためと考えられるという(鈴木).

③周波数帯域フィルタによる分析

フーリエ解析など数学的な分析方法は,かなり煩雑であるので,脳波のように時間的に変動しやすい現象を臨床像との相関において観察しようとする場合には,長時間の記録を簡単に分析する方法が必要

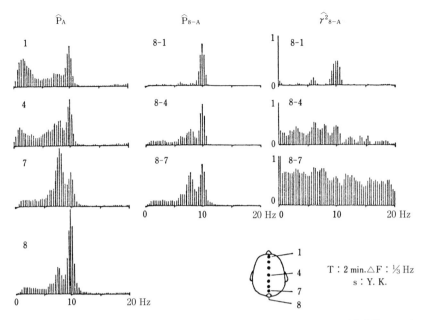

図 20-9　脳波のパワ・スペクトルとクロス・スペクトルとコヒーレンス(鈴木[41], 1972)
　$\widehat{P}_A$：番号で示す各部位のパワ・スペクトル
　$\widehat{P}_{8-A}$：8の部位に対する他の各部位のクロス・スペクトル
　$\widehat{r}^2_{8-A}$：8の部位に対する他の各部位のコヒーレンス(説明は本文参照)

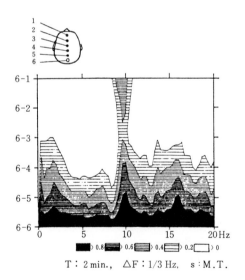

図 20-10　後頭部に対する他の各部位脳波のコヒーレンスの等高線表示(鈴木[41], 1972)
　タテ：誘導部位(F→Oの8部位)
　ヨコ：周波数(1/3 Hz ステップ)
　コヒーレンスは0.2レベルを等高線で示し，陰影が濃いほど高いレベルを示す．

になる．このような目的で，周波数帯域フィルタを利用したWalter型(アナログ型)脳波自動分析装置が製作された．

　Walterの装置は1～30 Hz周波数帯を，狭帯域濾波器(resonator)によって24個の周波数成分に分解するものであったが，わが国で製作されている同様な方式による脳波分析装置は，脳波をアルファ波，シータ波，ベータ波などいくつかの周波数帯域に分析する方式[17,34]をとっている．

　また10秒間の各周波数帯域の積分値とともに，各周波数帯の時々刻々の分析値(瞬時分析値)を連続的に描記できるようになっており，過渡的な現象が平均化されて見失われるという周波数分析一般の欠陥を補うように工夫されている(図20-11)．分析時間はふつう10秒間であるが，比較的細かい変動をみたいときには5秒間，経過の長い現象たとえば睡眠脳波の観察などには30秒間の分析時間を用いることもある．

　分析された積分値の表示方法としては，各周波数帯濾波器ごとに正弦波発振器による較正電圧と比較して，各積分値の棘高をmVに換算して表示する．

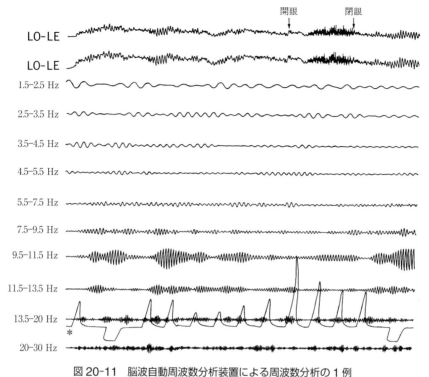

図20-11 脳波自動周波数分析装置による周波数分析の1例
上の2列は脳波を示し，下の10列は各周波数帯域の瞬時値を示す．また図の下方(＊)には10秒間の各周波数帯域の積分値を示す．

デルタ波，シータ波，アルファ波，ベータ波など2つ以上を加え合わせたさらに広い周波数帯域の電圧を求めるためには，その帯域に属する各周波数成分の棘高の2乗値を加え合わせて，その平方根をとる．

また各種の研究において自動的周波数分析を行ったさいに，各周波数帯域についてエネルギー，すなわち振幅の2乗値を算出し，これによって各周波数成分を表示する方法が用いられることがある．

振幅の2乗値で表示しておくと，必要な場合には各周波数帯域の数値をそのまま加算することができるから便利である．しかし，同一の症例について各周波数成分の変動を比較観察するためには，強いて面倒な計算をしてエネルギーに換算する必要はない．

異なる症例の間で分析値を比較するときには，各周波数成分の振幅値あるいは振幅2乗値の総和に対する各周波数成分の百分率(振幅2乗値の場合にはエネルギー百分率と呼ぶ)を求め，これによって各周波数成分の多寡を表示する．

各周波数帯の積分値をそれぞれ別個に連続的に描記[50]すれば，その周波数成分の比較的長時間にわたる変動を概観することができる(古閑[21])．

いずれにしても，周波数分析はある時間の間一定している脳波成分について行うことに意味があり，スパイクなどのような過渡性の現象の分析には役立たない．したがって，臨床的には主として脳波の基礎律動の年齢的発達，徐波化の有無[40]，左右差，生理的変動や薬物による変化などの判定，光駆動脳波の量的評価[50]などの目的に応用されている．脳波周波数分析の臨床的応用の1例(大田原[34])(図20-12)を示しておく．

しかし，アナログ型帯域周波数分析法では，脳波に関する情報が一定期間の脳波の各成分の積分値という形に要約され，脳波の各構成波の波数，出現率(%time)などといった日常の視察判読で得られる情報が失われるので，研究には活用されてきたが，初期の期待に反して，臨床診断には応用されるにはいたらず，最近ではFFTによるパワ分析がより広く

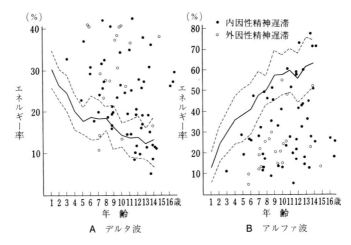

図 20-12　精神遅滞児の後頭部基礎波のデルタ波およびアルファ波出現率(大田原[34], 1965)
──：健常児平均値，……：標準偏差

用いられている．

　帯域フィルタによる分析法の問題点としては，あるフィルタの通過周波数特性は両側にかなり広がっていること，フィルタの出力は入力に対してわずかに遅れがあり，積分器にはかなり大きな遅れがあるので，表示された積分値にはそのエポックよりも以前の成分が多少含まれていること，体動などのアーチファクトが種々の周波数成分に混入することなどである．

　このほか，脳波の周波数自動分析装置としては，Hoeferの分析装置もある．

④ タコグラフによる分析

　脳波分析法の1つに，アルファ波波長解析装置（アルファ波タコグラフ）[21,46]がある．アルファ波の周波数は脳の活動水準の変動に応じて時々刻々の変化を示すが，その周波数の変動はタコグラフにより記録できる．タコグラフの原理は（図20-13），まず脳波をアルファ波帯域濾波器を通して濾波し，ついでこの波を任意の基線で切って，波の上行脚と下行脚とが基線と交わる点をパルスに変換し，さらにそのパルスの間隔をペンの位置の高低（振幅）に変換して連続的に記録するものである．あらかじめペンの高さを各周波数の正弦波によって較正しておけば，タコグラムの振幅からその波の周波数を知ることができる（図20-14）．

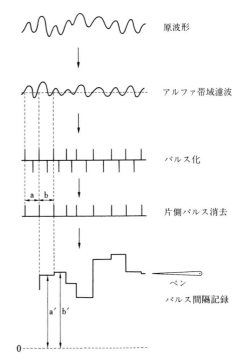

図20-13　アルファ波タコグラムの原理(古閑[21], 1965)
原波形をアルファ帯域濾波器を通したうえ，パルス化し，パルス幅（図のa, b）をペンの振れの高さ(a′, b′)に変えて記録する．

5 藤森法(ヒストグラム法)

われわれが日常行っている脳波の肉眼的判読では，脳波の周波数，振幅，各周波数波の出現量などを目測によって概括的に量的に分析している．すなわち，構図的に図20-2に示すような時間軸の分割を行って，脳波を構成する各個の波の周波数(持続)や振幅を判定しているわけである．このような肉眼的判読の原理をより明確にし，それに従って脳波を計測すれば，用手的に簡便に脳波の周波数や振幅の分析を行うことができる．

藤森[6,8]は，いくつかの波が重畳している場合の波のとりかたと，振幅の測定法について，図20-15に示すような基準をつくった．周期は，時間軸である紙の走る方向に波の両側の谷から垂線をおろしてそれらの垂線の間隔をはかる．振幅は，波の頂点から時間軸に垂線をおろし，これと波の両脚の谷を結ぶ直線との交点を求め，この交点と頂点との距離を波の振幅とするが，このさい便宜上徐波では30 μV，アルファ波およびベータ波では10 μV 以下の波は捨てて計算に入れない．ただし，主波が20 μV 以下の場合には，20 μV までの徐波をとる．

このように一定の基準を設け，一定時間の脳波を測定した結果の整理法としては，いくつかの方法がある．たとえば，アルファ波帯域だけの波をとりあげて，一定の記録時間のうちにアルファ波(厳密にいえばある大きさ以上の振幅をもつアルファ波)が出現している時間を計測し，これの全記録時間に対する百分率を求めるアルファ波百分率(%time alpha)あるいはアルファ指数(alpha index)(103頁)も，用手的分析結果の整理法の1つである．

しかし一般に用いられるのは，ヒストグラム作成による表示法である．すなわち，一定の分析時間内における各周波数の波の個数，あるいは振幅の総和をヒストグラムによって表現する方法である(図20-16)．分析の時間は，20秒程度で十分役立つと考えられる(藤森)．

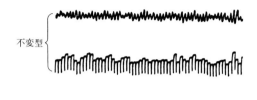
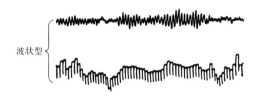
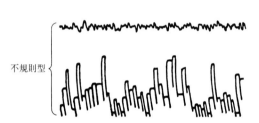

図20-14 タコグラフによる周波数分析の1例
上列は脳波の原波形，下列はアルファ波のタコグラム．タコグラムでは基線の下降は周波数が速くなったことを示す．これはタコグラムを利用してアルファ波周波数の変動様式を3型に分類したもの(和田ら[46]，1962)．

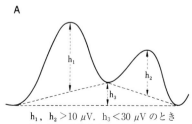
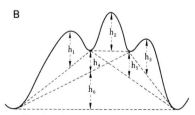

A h_1, h_2 > 10 μV, h_3 < 30 μV のとき
h_1, h_2 の2波をとる

B h_1, h_2, h_3 > 10 μV h_4, h_5 < 30 μV
h_6 > 30 μV
したがって h_1, h_2, h_3, h_6 をとる

図20-15 脳波の簡易分析法における波のとり方(藤森[6]，1957)

第20章　脳波分析，脳磁図，脳画像

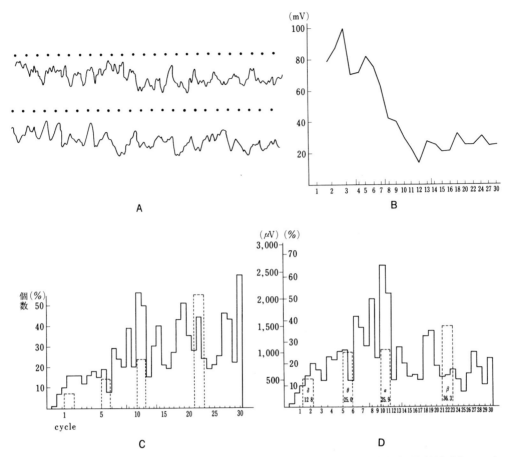

図20-16　帯域周波数自動分析装置および用手的ヒストグラム法による脳波分析成績の比較（藤森[6]，1957）
A．分析装置およびヒストグラム法分析の対象となった脳波の一部．
B．分析装置による分析成績．Aに示す脳波の分析装置による分析成績（12秒間隔5区間の平均）．
C．波数のヒストグラム．Aに示す波形の1分間の分析成績を示す．Dに比較してベータ波が強調されているが，この場合は徐波の振幅がとくに高くないので，徐波成分には著しい差はみられない．点線で示したものはデルタ，シータ，アルファ，ベータの各帯域にまとめた値．
D．振幅和のヒトグラム．同じくAに示す波形の分析成績を示す（1分間）．

このような用手的脳波分析法は，藤森法と呼ばれている．ヒストグラムの作成に，波数をとるか振幅和をとるかについては，徐波の振幅が低い場合には問題はないが，徐波の振幅の高い場合には，波数法と振幅和法とで徐波の部分にかなりの相違が出る．またベータ波は，一般に振幅が小さく波数が多いので，波数ヒストグラムでは著しく強調される（図20-16）．藤森は，デルタ波の振幅の大小はかなり臨床的意義があること，他の分析法の成績との比較などから，波数よりも振幅和のヒストグラムを作成することをすすめている．

自動周波数分析装置と視察による用手的ヒストグラム法による分析結果を比較すると，両者の間にはかなりの相違がある．たとえば視察ではアルファ波が優勢でデルタ波，シータ波などがほとんどみられない脳波についてみると，ヒストグラム法によると視察による印象に近い周波数分布が得られるが，分析装置によると徐波成分がかなり著明に現れる（図20-17）．これは，視察による判読法ではアルファ波などに重畳している低振幅の徐波成分がある程度無視されていることを示している．

藤森法は，先に述べた数学的分析法に比べて，視

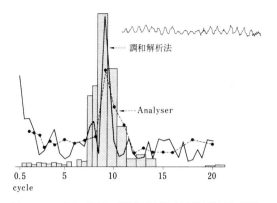

図20-17 同一資料の帯域周波数自動分析装置，調和解析および用手的ヒトグラム法による分析成績

右上に示すように，アルファ波の多い波形の分析成績．アルファ波成分はいずれにおいても著明であるが，自動分析装置，調和解析法では低周波徐波成分もかなり顕著であり，原波形を目でみた印象との間にかなりの懸隔がある．

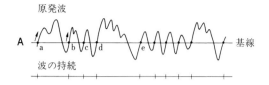
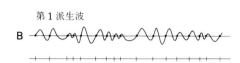

図20-18 零交差法による脳波の周波数分析の模式図

たとえば脳波 A（原発波 primary wave）が基線と上方に向かって矢印の方向に交差する点 a, b, c, d, e, …の距離 ab, bc, cd, de, …を，連続する波の持続（周波数）とすると，波 ab, bc, de に重畳していて基線と交差しない小さな波はこの方法では見逃される．重畳波を観察するには同じ脳波を時定数を小さくして記録し（B：第1派生波）同様の分析を行う必要がある．

察的判読に近い結果を与える点で臨床的に応用しやすいが，用手的に行うと多大の時間を要する．そこで最近，ほぼ藤森法の原理による分析を小型コンピュータを用いて自動的に行う装置が開発されている（島薗[38]；中野ら[32]；万丸ら[25]；山本[50]）．

この自動分析法は波形認識法による脳波自動周波数分析法と呼ばれ，各帯域の脳波の波数，平均振幅，出現頻度（%time）などを視察判読に近い形で算出することができ，アナログ型周波数分析装置よりも実用性が高い（松浦ら）（99頁）．この方法を用いて，各年齢層の健常者の標準値（松浦ら）（188頁），それをもとにした脳波の正常・異常の自動判定（加藤ら），高齢者の脳波の研究（中野ら[32]）などが行われている（130頁）．

6 零交差法

脳波の周波数を分析する方法の1つに零交差法がある．これは脳波の基線に相当する直線に対して，波が交差する点を計測して個々の波の持続（周波数）を測定する方法である．この方法は簡便であるが，遅い波に振幅の低い速い波が重畳しているときに速い成分が見逃されるという欠点がある（図20-18）．したがって，零交差法を用いるときには，ふつうの時定数（0.3, 0.1）で記録した脳波のほか，低周波数成分をカットする濾波器を通し短い時定数で記録した脳波についても別に零交差法を用いて分析する必要がある．

Itil[15]，斎藤ら[36]は，ふつうの時定数によって記録した脳波の周波数分析結果を原発波（primary wave），時定数 0.003 で記録した脳波の周波数分析結果を first derivatives と呼んでいる（図20-18）．短い時定数を使用するかわりに，分析時間を短くする（たとえば 150 msec）ことによっても，遅い成分を除き速い成分を分析することができる（斉藤ら）．

零交差法による脳波分析の実例については，統合失調症（Itil）（456頁），薬物脳波（646頁）の項で述べてある．

7 ウェイブレット変換

ウェイブレット変換（Wavelet Transform）は，比較的最近開発された信号解析技術で，脳波解析へ応用されつつある（井上[13]，2009；井上ら[14]，2009）．この手法は，フーリエ解析などでは難しい局在して出現する突発性異常脳波などの解析に最も有効な手段の1つである（杉[39]，2005）．水野ら（2012）は，情動ストレス刺激直後における脳波の継時的変化の定量的評価にウェイブレット解析を用いた．心身状態の違いにより，情動ストレス負荷後の脳波の継時的変化に違いがみられた．

8 LORETA

　LORETA(Low Resolution Brain Electromagnetic Tomography)は，隣接するニューロン群はほぼ類似した活動をしているとの仮説に基づき，頭皮上で得られた脳波データから，脳内の神経活動の広がりをトモグラフィで三次元的に描写するものである(田中ら[44]，2002)．背景脳波，誘発電位，事象関連電位，てんかん，薬物脳波などに応用されている(吉村ら[51]，2003；兒玉ら[20]，2011，田中ら[43]，2011)．

9 高密度脳波

　高密度脳波(Dense Array EEG)は，脳波の弱点である低い空間解像度を向上させるため，多数の電極を頭部に装着して，脳波を得，信号源推定などを行うものである．

　256チャネルなど多数の電極を装着するため，通常の電極配置法である国際10/20法の19部位ではなく，独自の配置による．

10 高周波振動HFO，ガンマバンド

　臨床脳波として，30Hz以上の高周波帯域は，ガンマ帯域(ガンマバンド)と呼ばれ，ヒトの脳内の情報処理に関連した活動とみられている．神経細胞群が同じリズムで同期して発振することで，一時的な神経集合体を形成し，まとまった知覚や行為を生み出すと考えられ，これを支持するような神経細胞群の同期現象がガンマ帯域の周波数で報告されている(松岡ら[27]，2000)．

　大坪ら[35](2015)は，High Frequency Oscillation (HFO)の原理を次のようにまとめている．HFOは80Hz以上の高周波振動のことであり，一般にripple(80～200Hz)とfast ripple(FR)(250～500Hz)に分類される．Rippleは短時間のoscillatory field potentialsであり，錐体細胞の速い抑制性シナプス後電位を反映し，錐体細胞とインターニューロンネットワークのsynchronousした求心性興奮で発生すると考えられている．

　秋山[1](2015)は，HFOの技術的な面について概説した．HFOは，とくにてんかん外科において注目されており，外科的切除領域の決定にHFOの出現部位を考慮することにより，術後の発作抑制成績を改善できる可能性があるとしている．また，HFOは頭蓋内脳波のみならず頭皮上脳波でも記録することができる．

　山口ら[49](2008)は，てんかん発作時の頭蓋内脳波におけるHFOの特徴を解析し，その臨床的な有用性を検討した．その結果，切除側の決定にHFOの解析が有用である可能性が示唆された．

11 脳波トポグラフィ，二次元脳電図

　脳波の基礎律動や誘発電位などの各種の脳電気活動の頭蓋上の分布を二次元の等高線図(等電位図)として表現する方法は，脳波トポグラフィ，二次元脳電図と呼ぶ．その方法や実例については脳波検査法の章(80頁)に述べられており，108頁，649頁などにも記してある．

12 各種分析方法

　松崎ら[28](2008)は，ニューロン活動の不均一性は頭皮上電位に影響を与えるので，その頭皮上分布の歪みから，アルツハイマー病(AD)のMCI(軽度認知障害)を感度よく検出する技術(Diagnosis Method of Neuronal Dysfunction：DIMENSION)を開発した．この技術には，安価，非侵襲，高感度，高信頼度，操作の簡便性の長所がある．異常ニューロン活動部位は，SPECTによる脳血流低下部位とよい対応を示した．

　ブラインド信号分離のなかで元となる信号源が互いに独立であることを仮定して解く方法である独立成分分析(Independent Component Analysis：ICA)の脳波解析の応用がなされている(杉[39]，2005)．小林ら[19](2005)は側頭葉てんかんを応用し，棘波を背景基礎活動から分離することができた．さらに，分離した棘波成分の空間情報は双極子発生源推定に応用でき，各双極子の活動波型を推定することができた．また，水野ら[30](2005)は，ICAを応用して，脳波を用いた簡便な刺激方法で非侵襲的に小児の性格安定度に関連した脳機能反応を調べることが可能であるとした．

3 てんかん性突発波の自動分析

　棘波の検出は経験を積んだ脳波判読医にとっても，artifactsとの判別を含めて，容易ではない．棘波をコンピュータで自動検出することは，脳波定量分析の夢の1つであるが，まだ十分に実用になっていない．

　てんかん性突発波の自動分析には，発作間欠期の棘波の検出，発作発射〔たとえば欠神発作の3Hz棘・徐波複合(Ehrenburg, Penry[2], 1976)〕の検出，その他の臨床発作の自動検出などいくつかの目的があり，それぞれによって検出の原理や装置が異なる．とくにてんかん患者に対する外科的手術や抗てんかん薬の効果を脳波上の突発波や発作から判定するために，長時間の脳波記録が行われるようになったので，その膨大な脳波記録を判読するために，自動判定に対する要望が大きくなっている．

　発作間欠期の棘波の検出のためにはさまざまな方法が工夫されているが，その原理は周期・振幅分析period-amplitude analysisなどによって脳波を分析し，棘波や徐波をその周辺の背景脳波から区別できる波として認識し，多チャンネル分析によって棘波の分布・局在を調べるものである．最も困難な問題は，体動や眼球運動に伴う筋電図や遅い基線の動揺などのアーチファクトとの鑑別，尖鋭な形をしたアルファ波やK複合などとの鑑別であり，これが棘波自動分析の効率を著しく低下させている．

　てんかん性突発波，発作の自動検出装置にはさまざまあるが，たとえばカナダのGotmanらは1976年頃から棘波検出器spike detectorを開発し改良を重ねており(Gotmanら[3,6,7], 1976, 1985, 1991, 1992)，近年では被検者の状態state(活動的覚醒，安静覚醒，各睡眠段階など)に応じてパラメータを変更してアーチファクトの問題の解決を図っている．コンピュータによる自動分析と視察的判読との比較をした研究もいくつかあり，棘波の検出については，経験を積んだ5名の判読者の視察判定の相関が0.79であった(Wilsonら[16], 1996)のに対し，自動検出はこれよりも劣る(Koszer[10], 1996；Hosteller[8], 1992)が，かなり役に立つとの評価を得つつある．

　棘波のコンピュータ処理のその他の応用としては，棘波が頭皮上のいくつかのチャンネルにほぼ同時に出現している場合に，視察だけではそれらの棘波の時間的前後関係を判定しにくいが，ある1つのチャンネルの棘波の最大陰性頂点をトリガーにして複数のチャンネルを併行して同時に加算平均すると，各チャンネルの棘波の微小な時間差を測定して，棘波の伝播パタンを知ることができる．たとえば側頭葉てんかんでは，棘波は側頭前部から側頭極へ伝播することが多い(Emersonら[1], 1995)．

　Wilsonら[15](2002)は，その時点で提案されているスパイク検出のアルゴリズムの精度は，熟練者より劣っており，熟練者の精度もおそらく一般に信じられているほどではないと結論している．

　西田ら[11](2001)は，相似係数を用いて脳波の単発波形の振幅と持続を推定する方法を提案した．スパイク波形とP300波形の特徴抽出に適応し，良好な結果が得られたとしている．振幅は標準波形の相似波形と対象波形との誤差の2乗和の最小化により，持続は相似係数における時間スケールパラメータを用い推定している．さらに西田[12](2009)は，閃光刺激に誘発されるスパイクの自動検出法を提案した．モルフォロジィフィルタにより棘波成分と徐波成分を個別に抽出し，相似係数を用いてスパイクを検出した．

　Schergら[14](2012)は，てんかん棘波に類似した脳波を自動検出し，波形や空間分布に基づいてグループ化するクラスタリング機能を用いて判読者の判定と比較し，高い一致率(91%)が得られたとしている．櫻庭ら[13](2014)は，同じソフトウェアを用いて，長時間ビデオ脳波モニタリングの「てんかん棘波様」活動の自動検出について検討した．視察による判読結果と比較検討して，長時間脳波判読の効率的な補助ツールとしては有用だが，一部，見落とされる所見(不一致率24.1%)があるため，さらなる改良が必要とした．さらに板橋ら[9](2014)は，このソフトウェアを用いて新人脳波技師と脳波判読医との「てんかん棘波様」活動の検出の一致率を検討し，高い一致率(91%)が得られた．このソフトウェアは判読者の負担を軽減し，経験の浅い判読者が正しい判読を行うための補助ツールとして期待されるとしている．

第20章 脳波分析,脳磁図,脳画像

4 脳の直流電位

　脳の電気現象のうちで,従来主に研究されてきたのは脳波で,これは0.5〜60 Hzの範囲の現象であるが,脳の電位変動には,脳波のように比較的速やかに変動する現象のほかに,もっと遅い速度で変動する現象があり,これを直流電位(DC potential) (steady potential, slow potential change)と呼ぶ.

　直流電位は,mV次元の定常電位(stationary potential)とμV次元の緩変動電位(slowly changing potential) (緩電位変動 slow potential change)とに分けて考えると便利であり(佐野ら[12,13]),これらと脳波との関係を模式図的に示すと図20-19のようになる.直流電位のうちでは,緩電位のほうが,とくに動物について広く研究されている.

　直流電位の研究,とくに臨床面での応用がまだほとんど行われていない理由の1つは,記録電極,増幅器などの問題で,安定した記録を得ることが容易でないことにある.

　直流電位の記録には,不分極電極として甘汞電極あるいは銀・塩化銀電極が用いられる.緩電位記録用の直流増幅器としては,直結平衡型直流増幅器と交流変換型(chopper type) RC結合直流増幅器とがあるが,チョッパー型直流増幅器のほうが増幅器固有の基線動揺(ドリフト)が少ないので好んで用いられる.定常電位記録にはふつうの高感度直結直流増幅器を使用する.最近ではヒトの脳定常電位記録法として,頭皮上の90点から電位を記録し,電算機によって補間的計算を行って自動的に電位分布図を作成し,これをブラウン管面にカラーの電位図として提示し,あるいは数字で電位の等高線図を打ち出す脳定常電位計が開発されている(佐野ら).記録法の詳細については,これに関連した諸論文を参照されたい[6,9,10,13].

　動物実験において観察される緩電位変化[10,11]については別に述べる(608頁).臨床脳波と関連して観察される緩電位の変化としては,すでにspike-and-slow-wave paroxysmに一致して陰性の緩電位変動が生じることを述べた(Cohn[1]) (図5-14, 165頁).緩電位は0.5 Hz以下,50μV〜数mV(佐野ら)の変動であり,上記のようなてんかん性突発波に伴って変動するほか,催眠のさいには最初に陽性,後に陰性の偏位がみられ(Ravitz),精神作業のさいには陽性変動がみられる.睡眠のさいには,動物の場合(Caspers & Schultze)と同様に,陽性の緩電位変動が起こり,刺激を与えて覚醒させた場合や,REM睡眠期には,緩電位は陰性に変動する.覚醒時の光刺激や痛み刺激は,緩電位に陰性方向の変動を生じる.過呼吸時には陰性の緩電位変動,低呼吸時にCO_2を吸入したときには陽性の変動が生じ,この場合の緩電位変動は呼気中の$PACO_2$水準の変化に伴う大脳皮質の興奮性を反映すると考えられる(Tomita-Gotoh[15], 1996).

　定常電位は,鼻根部に基準電極をおき,活性電極を頭皮上において測定すると,数mV〜30 mV程度の陽性の電位差として記録され,脳の正常な細胞構造が保たれているかぎり,感覚刺激,精神活動,睡眠,覚醒などによってはほとんど変化しない(佐野[12]).ところが脳腫瘍が存在すると,腫瘍の直上部では定常電位は低電位となり,周囲よりも陰性になる.定常電位はまた,全般性けいれん発作のさいにも変動を示す.

　佐野らによると,緩電位変動はシナプス後電位,樹状突起電位などに関係するものと脳の代謝に関係するものとがあり,定常電位は脳のイオン分布の総合されたものと考えられるという.

　いずれにしても,中枢神経系の電気活動として脳波の変動だけを観察することは,海にたとえれば表面のさざ波だけを観察していることになり,直流電位は大きなうねりや海の深さなどを表すといえよう.このような意味から,直流電位の研究は,脳の電気現象の重要な構成要素の研究として重要であるだけでなく,脳波の変動だけからでは十分に説明ができなかった種々の現象を解明していくうえにも,多くの手がかりを与えるものと期待される.

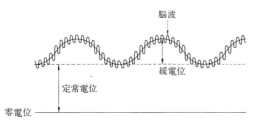

図20-19　脳の電気現象の模式図
脳の電気現象は定常電位,緩電位,脳波が加わったものである(佐野ら,1966より改変).

長らく，計測の困難であった直流電位について，1990年代に入り，デジタル脳波が臨床に応用されるようになり，また増幅器の性能の向上により，臨床レベルで比較的容易に記録できるようになった．とくにてんかんについては，頭蓋内電極による記録で，直流電位は発作開始時点に出現して発作開始焦点の検索に有用であるなど，臨床的意義が明確にされつつある（Imamura[5]，2011；池田[4]，2015；Kanazawa et al.[7]，2015；金澤ら[8]，2015）．

5 双極子追跡法

1 双極子追跡法の開発

脳波の電源は，ニューロン群の興奮に伴って発生する電流である．頭皮上から記録される脳波は，三次元的な広がりをもった体積導体（volume conductor）の中にある電源の電位変化と位置変化による電界の変化を，隔たった場所から導出した電位である．そして，電源は，興奮したニューロン群の位置と電流量，電流が流れる方向（ベクトル）により等価的電流双極子（equivalent current dipole：ECD）として表現することができる．

頭皮上で記録される脳波や誘発電位などの電気現象の電位分布から，その脳内における起源を探索することは，これらの記録法の最終的目的である．従来の臨床脳波学では，脳波，とくに異常脳波の局在の判読においては，頭皮上の電位の分布から経験的にその電源の位置を推定してきており，外科的治療に必要な場合には直接に脳内に電極を挿入するなどして，病変部位を確認してきた．最近ではコンピュータの進歩により，頭皮上あるいは脳表で記録される各種の誘発電位などから，逆に脳内でそれを発生させる電源を双極子（dipole）として求める非観血的な方法が発達してきた（Kavanaghら[7]，1978；Sidmanら[17]，1978；Lopes da Silva[9]，1988）．これらには脳電位の等電位分布図（トポグラム）などがあるが，これらの方法では，脳電位が電流双極子の発生で説明できることを明らかにはできるが，その発生源の三次元的位置を推定することまではできない．

わが国で本間，武者[2]（1987）などによって開発された双極子追跡法（dipole tracing method）は，コンピュータを用いての計算により，脳電位から逆にその発生源を推定する，いわゆる逆問題解（inverse problem resolution）によって発生源を推定する試みの1つである．なお，脳磁図（magnetoencephalogram：MEG）も非観血的な脳電位の電源推定に応用されているが，これについては別に述べる．

2 双極子追跡法

1．頭部モデル

一般に生体電位の逆問題を解くには，生体のモデルを作製して，複雑な計算をする必要がある．脳電位の逆問題解の目的には，従来は頭部を単層あるいは3層の球モデルとして扱い，解析的に発生源を求める方法が用いられてきた．しかし，球形モデルでは，推定された電源の位置が脳のどの部位に相当するのかがわからない．

そこで本間，武者らの双極子追跡法では，被検者の頭部の形（頭皮の表面の形）を実際に計測したうえで頭部モデルを作製し（実形状頭部モデル），同時に頭部のCT，MRIを撮影して，推定された電源双極子と脳の解剖学的部位とを直接に対比できるようにした．そして，最初は，頭皮の形状を脳の内部と外部の境界とし（境界要素法），脳内の導電率を一定と仮定して逆問題を解く実形状単層頭部モデルを使用し，その後，電源推定の精度を高めるために，境界要素法と頭皮・頭蓋・脳実質の導電率の差異を考慮した実形状頭部3層モデル（scalp-skull-brain head model/dipole tracing：SSB/DT法）が開発されている．

また局在性棘波の電源位置推定の場合のように脳内に1個の双極子を仮定する一双極子法（one dipole分析）だけでなく，広範な領域の電気活動に関連すると考えられる徐波などの場合には2個の双極子を仮定する二双極子法（two dipole分析）も工夫されている．

2．双極子追跡法の原理

双極子追跡法は，一双極子法の場合には，頭皮上に複数の電極を配置して，ある時刻における脳波の頭皮上電位分布を測定し（Φobs），一方で，頭部モデル内の一部位に電流双極子を想定して頭部モデル上に計算によって電位分布を求め（Φcal），両者がで

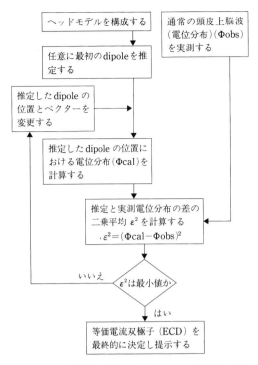

図20-20 双極子追跡法(one dipole分析)のフローチャート(岩佐ら，1993の図を和訳したもの)

きるだけ近似するまで電流双極子の位置と大きさを試行錯誤的に次々と変え，最もよく近似できた電流双極子の位置と大きさとを脳電位の発生源とするものである．これをフローチャートに示すと図20-20のようになる．二双極子法の場合にも，原理は同様である．

脳内に推定する電流双極子は，位置をあらわすx，y，zの3つの変数と，大きさ(強度)をあらわす「モーメント」で表現され，モーメントのベクトル量は吸い込みと湧き出しの間隔，電流の積，および吸い込みから湧き出しの方向の3つの成分で定められるので，推定双極子は合計6つの成分で表現される．この6つの成分を適当に選び，脳内に電流双極子を推定し，これに基づいて頭皮上の電位を計算し，これをΦcalとする．これを実測値Φobsに近似させていくわけである．

推定の精度を表現するものとして，双極子性(dipolarity：D)という値がある．双極子性は

$$D = \sqrt{1 - \frac{(\Phi cal - \Phi obs)^2}{\Phi obs^2}}$$

であらわされ，活動しているニューロン群がある個所に局在していればΦcalとΦobsの2乗誤差は非常に小さくなり，Dは1に近づく．すなわち，実測値と推定値が完全に一致する理想的な場合には双極子性は百分率であらわすと100%になる．現実には雑音や非双極子成分の混入など双極子性は100%以下になるが，98%以上であれば推定の精度は高いとされている．98%以下の場合には，脳内の起電力が複数に分かれて存在しているか，活動部分が広く分布しているかである．このような場合には複数個の等価双極子が必要になるが，等価双極子の数が増えるといわゆる逆問題解の不適切性が強く現れ，意味のある結果が得られなくなるので，現在では二双極子法が限度である．

3．双極子追跡法の応用

(1) 突発性異常波の電源位置推定 てんかんにみられる単発性棘波のように，脳内の比較的に限局した部位に局在する脳電位の位置推定は，双極子追跡法の最も得意とする領域である．またこれは，てんかん発作型の診断に役立つだけでなく，とくに脳外科的手術の適応や手術部位の決定に極めて重要であるので，最も早期から研究が行われてきた．

最も多いのは側頭葉てんかんの複雑部分発作症例についての側頭前部棘波の局在の推定であり，多くの症例で，頭皮上脳波像から想定される側頭葉内側部の海馬，扁桃核などに電源が推定されている．また双極子法の精度を確認するために，側頭部に留置した電極による直接導出脳波と双極子法による推定部位を対比した研究も行われている．また側頭部内側部に留置した電極に微弱な電流を流し，それによって双極子法の精度を確かめる研究も行われている(Hommaら[3]，1994)．

局在性棘・徐波複合の双極子推定も行われている．たとえば右頭頂部で振幅が最も大きく，前頭部，中心部，頭頂部に両側性に出現する棘・徐波複合について双極子追跡を行った研究(紫田ら[16]，1997)がある．棘波成分は前頭領域内に位置する1個の表面電流双極子(ECD)で良好に近似され，徐波成分は脳深部領域と前頭浅層領域に同時に位置する2個のECDで近似されるので，棘・徐波複合の発生には，棘波成分に対応する興奮性と考えられる電気活動が前頭内の限局した領域に生じ，続いて徐波成分に対応した抑制性の電位が脳内の2つあるいは広汎に広がった領域に生じていることが示唆され

第1節　脳波分析

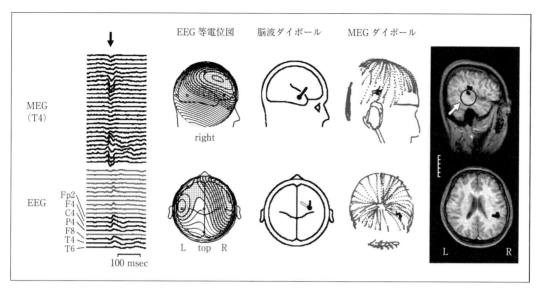

図20-21　双極子追跡法の解析例(側頭葉てんかん)
MRI(図右端)の上図の○印にT2延長がみられ，てんかん原性焦点と考えられる．脳波と脳磁図(図左端)には，棘波がみられ，解析すると，双極子は脳磁図ではMRI病変に推定され，脳波では病変より前方に推定される．

るという．

一方，全般性棘・徐波複合の例として，レノックス-ガストー(Lennox-Gastaut)症候群の広汎性遅棘・徐波複合(diffuse slow spike and wave：DSSW)の双極子法による電源位置推定を行った研究(岩佐ら[4]，1995)によると，一双極子追跡では等価電流双極子ECDは脳内の中心よりやや上方などの限局した1部位に推定された．二双極子法では，ECDは2カ所の部位に推定されたが，そのうちの1つは一双極子法で推定された中心領域の近傍に推定され，もう1つはこれとは異なる皮質付近の領域に集中して推定された．これらの領域がそれぞれ視床付近および皮質領域の電気活動を反映している可能性があることは，全般性棘・徐波複合出現の神経生理学的機序を考えるうえで興味深い．

中心・側頭部に棘波をもつ良性小児てんかん(benign childhood epilepsy with centrotemporal spikes：BCECT)における焦点性棘波の局在を双極子追跡法で調べた研究(吉永ら[20]，1992)によると，複数個の棘波を平均加算したうえでその電位分布を調べると，中心・側頭部の棘波の双極子の大部分はローランド溝に沿って分布しており，安定性も高かったが，これに対して中心・側頭部に棘波を示すがBCECT以外のてんかん患者では，棘波の双極子の位置は不安定であった．このことはBCECTの病態の単一性を示唆するという．

さらに，吉永ら[19](2004)は，異なった波形の起源の同一性を確認するのに双極子分析が有用であることを示した．一般には，てんかん性波形とみなされない群発性波形が，てんかん発射と近似したてんかん原性を有する可能性を示しているものと考察している．

渡辺ら[18](2000)は，MEGを併用した臨床応用を報告している(図20-21)．

近年，コンピュータ技術の進歩とともに，高速で計算できるようになり，双極子追跡法に関するソフトウェアが開発され，臨床へ応用されつつある(岡本[13]，2004；本間ら[1]，2004)．

(2) 誘発電位の各成分の電源位置の推定　最初双極子の分析は主に各種の誘発電位を目標に行われてきた．これは，加算平均で得られた波であるため，基礎波やアーチファクトによる影響が少なく分析に適していたためと，その分布の解剖学的部位が従来の生理学的知識からほぼ予想できることによる．

たとえば左右の正中神経を電気刺激して生じる体性感覚誘発電位SEPの成分のうちのN18，腓骨神

経を刺激して生じるSEPのP37を一双極子法で分析し，その電源の位置を推定すると，上肢の刺激では対側の中心後回の外側部に，下肢の刺激では対側の中心後回の正中部，すなわちそれぞれ手，足の投射野に一致して分布していることが示される（中島[10,11]，1992）．

6 BMI，BCI

BMI (Brain-machine interface) あるいは BCI (Brain-computer interface) は，脳波などの脳由来の生体信号を利用し，機械を動かす総称である．筋萎縮側索硬化症（ALS）や脊髄損傷などの患者の意思伝達の方法として開発が進んでいる．脳内に微小電極を留置して神経の電気信号を直接取り出す侵襲型と，頭皮上脳波などを用いた無侵襲型がある．

田乃上ら[4]（2004）は，脳波を用いた意思伝達の実験を行い，視覚刺激に効果的な刺激呈示方法と脳波の周波数解析の検討を行った．それにより，背景色変化法と 2～5 Hz パワースペクトラム解析は，意思伝達に有効な手段になりえることが示唆されている．

村山[2,3]（2008）は，早期視覚誘発電位，事象関連電位 P300，Slow Cortical Potentials，および脳波の周波数分析を応用した BCI システムについて概説した．

7 ECT

電気けいれん療法 ECT（Electric Convulsive Therapy）は，頭部に通電して，けいれん発作を起こすことで治療する方法である．現在，日本では，修正型電気けいれん療法 m-ECT（modified-Electric Convulsive Therapy）が，統合失調症や気分障害などの精神疾患に対する安全で有効な治療法として実施されている．脳波上，けいれん発作が発生したかどうか確認する必要がある．本橋ら[1]（2013）のガイドラインにも，頭皮上脳波は最低1チャネルでモニターし，発作持続時間を確認する必要性が述べられている．

第2節 脳磁図

1 概説

脳波（脳電図）は脳内の複雑なニューロン網に発生する電気現象を電位変動として導出するものであるが，この電気現象を磁界の変動としてとらえるものを脳磁図（magnetoencephalogram：MEG）という．これを模式図的に示すと，図20-22に示すように，脳波が脳内の発電源である神経細胞群によってつくられた電流双極子（dipole）を水平面でとらえているとすると，脳磁図はdipoleに対して垂直面につくられた磁界をとらえることになる（江部[5]，1988）．

脳波と脳磁図の相違点の1つは，脳波の電位は脳およびそれを覆う組織（頭皮，頭蓋骨，髄膜など）を含む体積導体（volume conductor）を介して頭皮上に投射されるので，脳の一部位の発電源から発生した電位は，頭皮上のかなり広範囲から記録されるが，これに対して，磁界は体積導体にかかわりなく頭皮上につくられるので，脳磁図のほうが脳内の各部位の発電源の活動をより限局的にとらえることができることである．

2005年には，日本臨床神経生理学会脳磁図ガイドライン作成委員会が「臨床脳磁図検査解析指針」を公表した（橋本ら[8]，2005）．日本では，脳神経外科手術術前の MEG 検査が健康保険適用されている．また，MEG 標準化制定研究プログラムの研究により，日本国内の MEG 検査の実態と問題点がまとめられた（白石ら[28]，2012）．さらに同プログラムは，てんかん（平田ら[9]，2012），虚血性脳血管障害（露口ら[34]，2012），小児疾患（白石ら[29]，2012），精神科疾患（石井ら[11]，2013），脳腫瘍（鎌田ら[13]，2013），神経変性・脱髄疾患と神経リハビリテーション（尾崎ら[22]，2013）の各疾患に関するMEG検査の臨床応用について文献レビューした．

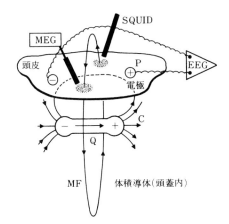

図 20-22　頭蓋内電流双極子に伴う磁場と電位（江部，1988）
磁場（MF）は細胞内電流（Q）に伴って発生し，電位（P）は導体内電流（C）によって発生する．頭皮上ではSQUIDによって磁場を計測し，電極によって電位を導出する．

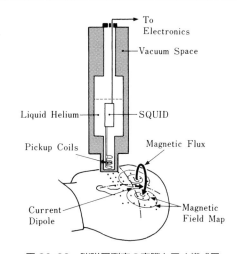

図 20-23　脳磁図測定の実際を示す模式図
（UCLAのDr. Beattyの原図から引用；丹羽ら[20]，1988）

2　脳磁図の記録法

　脳波の電位は脳およびそれを覆う組織（頭皮，頭蓋骨，髄膜など）を含む体積導体を介して頭皮上に投射されるので，電極を頭皮に接着しなければ記録できない．しかし，磁界は体積導体にかかわりなくつくられるので，検出のための装置（センサー）は頭皮あるいは脳に直接に接触させる必要はなく，頭皮の近くに位置させればよい．
　脳のニューロン活動によって発生する磁界はきわめて微小なので，これを検出するには，被検者を磁気シールドルームに入れて記録するとともに，高感度のセンサーが必要である．脳の磁気活動の記録は，1968年に米国MITのCohenらによってSQUID（superconducting quantum interference device 超伝導量子干渉素子）磁束計を用いて行われた．現在行われている脳磁図測定の原理は，およそ図20-23に示すとおりで，センサーは二次勾配型と呼ばれる検出コイル（second-order gradiometer）と，この検出コイル（pickup coils, detection coils）に接続されて，検出した磁気を効率よく電気信号に変換するSQUIDからなる（丹羽ら[20]，1988）．検出コイルとSQUIDとは，一種の魔法瓶（デュワー dewar）のなかで液体ヘリウムによって絶対温度の零度（約－270℃）近くに冷却されているが，これは超伝導現象を利用するためである．
　脳磁図測定用のSQUID磁束計は米国のBTi社で商品化され，1986年には7素子の脳磁図計測システムがNeuromagnetometerとして市販されている．センサーの先端にある7個のコイルはそれぞれ直径18mm，これが中央に1個，その周囲に6個のコイルが同心円状に配列され，この円の直径は43mmである．検出コイルと頭皮との距離は20mmである．
　1990年代から，多チャネル化が進み，現在は100チャネル以上の全頭型が一般的となっている．

3　脳磁図の特性，脳波との比較

　脳磁図の検出コイルは頭皮（脳表面）に平行におかれるので，脳磁図に寄与する磁界は表面に対して垂直なものだけである．したがって，脳表面に平行な電流の流れだけが記録される磁界を発生する．大脳皮質はこのような磁界発生に適したニューロンの神経突起の走行と構造をもっているので，脳磁図の検出に適している．しかし深部の神経核ではニューロンの神経突起の走行が多方向に分散しているので，脳磁図の検出には適さない．また検出コイルが検出

第20章 脳波分析，脳磁図，脳画像

表20-1 脳波と脳磁図の比較(柴崎, 2008)

	脳波	脳磁図
記録電極	不可欠	不要
頭部固定	必ずしも必要でない	不可欠
シールド室	必ずしも必要でない	不可欠
頭蓋骨の影響	著明に減衰	なし
シャント効果	影響大	影響なし
電流発生源の推測		
法線方向	可能	不可能
接線方向	可能	良好
浅層部	可能	良好
深部	ある程度可能	不利
記録可能な低周波数	0.005 Hz〜	0.1 Hz〜
機器の経費・維持費	比較的経済的	非常に高価

できる深さ(距離)にも制限がある(現在は検出コイル面から数cm程度)ので，現在のところ大脳皮質の脳磁図が主に計測されている．

脳磁図は脳波(脳電図)と比べて次のような特徴をもつ(丹羽ら[20], 1988)．
(1) 発生源とセンサーの間に導体を必要としないので，発生源から空間的に離れた位置から計測できる．
(2) 記録のさいに，脳波の基準電極のような基準点は必要とせず，一部位を定めればその脳磁図を記録できる．
(3) 記録電極を必要としないので，電極に関連した抵抗やアーチファクトの問題がない．
(4) 脳波の電位は，電流が流れた神経組織だけでな

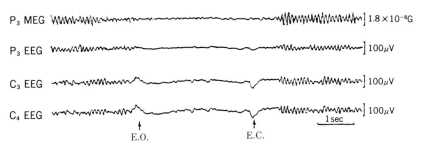

図20-24 脳磁図(MEG)(左頭頂 P_3)とEEG(左頭頂 P_3, 左右中心 C_3, C_4)の同時記録(Reiteら[23], 1976)
E.O.：開眼，E.C.：閉眼

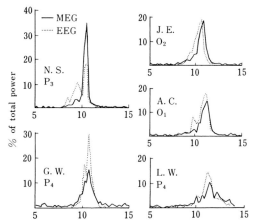

図20-25 5名の被検者における脳磁図(MEG)とEEGの同時記録のさいの，1分間の平均パワ・スペクトル(Reiteら[23], 1976)

5〜15 Hz, 0.25 Hz で解析．導出部位は P_3：左頭頂，P_4：右頭頂，O_1：左後頭，O_2：右後頭．MEGとEEGはかなりよく一致している例もあるが，ピーク周波数が多少ずれている例もある．また，N.S.例のように徐波成分がよく出現している例もある．

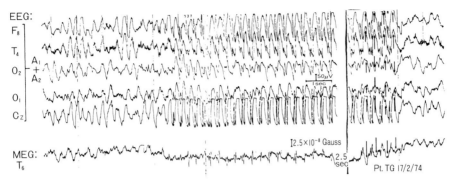

図20-26　3 Hz の棘・徐波複合の脳磁図(MEG)と脳波(EEG)(Hughesら[10], 1977)
EEG(F_3, T_4, O_2, O_1, C_z)と MEG(T_6), 右方の縦線は患者の体動による 2.5 秒間の記録の中絶を示す. その右方の記録中の矢印は EEG と MEG に示された 3 Hz 棘・徐波複合の徐波成分の位相関係を示す.

くその周辺に発生する電気活動の総和であるが, 脳磁図は発生源の電流のみに依存する. したがって脳磁図では, センサーから空間的に離れた脳内の限局した部位の活動が記録でき, 逆にいえば脳内の発生源の位置を正確に同定できる.

柴崎[27] (2008) は, 脳波と脳磁図を比較した (表20-1).

4　脳磁図記録の実際

脳磁図と脳波とをほぼ同じ部位から導出して比較する研究は, Cohen[3] (1968) 以来いくつか行われているが, 脳磁図に脳波と同様の波形がみられるかどうかについては, かならずしも意見が一致していない.

たとえば Cohen[4] (1972) は正常者の閉眼時には脳波, 脳磁図ともアルファ波が出現し, 開眼すると両者ともアルファ波がブロックされることを示した. 徐波については両者に差異がみられ, 精神運動発作患者の過呼吸賦活時に脳磁図では 1〜2 Hz の大徐波が出現したが, 脳波には大徐波は目立たず, 他方脳波には 5 Hz 前後のシータ波が出現したが, 脳磁図にはこれがみられなかったという.

アルファ波範囲の波が脳磁図と脳波でかなりよく一致することは, Reite ら[23] (1976) も報告している (図20-24). 両者のパワ・スペクトルをみると, 多少周波数ピークや徐波成分出現率が異なる場合があるが, やはりかなりよく一致する (図20-25). しかし振幅や位相に多少のずれがみられる.

徐波成分の不一致については, Cohen の報告とは逆に, 脳波に出現する徐波が脳磁図には出現しにくい, 脳波の徐波のうち正弦波様波形のものは脳磁図にも低振幅ながら出現するが, 陽性の肢をもつ徐波は脳磁図にはほとんど出現しないとの報告もある (Hughes[10], 1977). 3 Hz 棘・徐波複合については, 脳磁図では徐波成分は目立たないが, 棘波成分は, 脳磁図と脳波とで同調していたという (図20-26) (Hughes[10], 1977).

てんかん患者の焦点性棘波は, 脳磁図において脳波よりも限局性に導出されるので, 発生源の位置, 深さ, 極性などを知り, 外科的治療に役立てるうえでは, 脳波よりも優れているという (Modena ら[16], 1982 ; Barth ら[1], 1982 ; Sato ら[26], 1987 ; Sutherling ら[31], 1987).

5　てんかんの脳磁図

脳磁図 MEG の臨床応用の最も重要なものの 1 つは, てんかん患者のてんかん焦点の推定である. てんかん原焦点は脳波では棘波, 棘・徐波複合として現れ, 脳磁図でもほぼ同様な棘波形として記録されるが, 両者は物理的性質が異なるので, その波形や局在はかならずしも一致しない. したがって後に述

べるように，両者は相補的な情報を与え，両者を記録することは臨床的に意義がある．

てんかんの脳磁図では，電流源(dipole)の位置の推定が主であるが，その波形の観察と脳波波形との比較も重要である．

てんかん性の脳電気活動の記録に関して，脳磁図と脳波を比較すると，次のような相違点がある．頭蓋骨直下の外側皮質では錘体細胞が頭皮に垂直に配列しているために，dipoleも頭皮に垂直になる(radial dipole)．脳溝に接する皮質内では錘体細胞は頭皮に対して水平方向に位置しdipoleも頭皮に平行になる(tangential dipole)．磁場はdipoleの周囲を回転するように生じるので，radial dipoleでは磁力線は頭蓋外には出てこないがtangential dipoleでは磁力線が頭蓋外に出るので，前者すなわち脳回の外側部分に限局した神経活動は脳磁図では記録されにくく，脳溝内の活動は脳磁図でよく記録される．これに対して，脳波はradial，tangentialの両者を記録できるが，radial dipoleではその直上の頭皮上で最大振幅を示すが，tangential dipoleでは最大振幅は電源の真上ではなくdipoleの延長線上の離れた場所になる．

脳波と脳磁図の電源から記録電極までの距離による減衰の速さをみると，脳波は距離の二乗に反比例して信号が減衰するのに対し，脳磁図では距離の三乗に反比例して減衰する．

空間的分解能をみると，脳波は比較的広範囲の信号を拾う．これは脳磁図では脳内の活動部位から測定器までの間に介在する組織(頭皮，骨，髄液，脳実質)などの透磁率には大きな差はないので，磁気は真っ直ぐに測定器に到達するのに対し，導電率には最大100倍程度の差があるので，電気活動は頭皮上に到達するまでに周囲にも広がって出てくる．したがって脳磁図のほうが空間分解能がよい．

脳波と脳磁図には周波数に対する感度の差があり，一般に脳磁図のほうが高い周波数の信号の振幅が大きい．すなわち，脳波では棘波の持続は80〜120 msecであるが，脳磁図では棘波の持続は20〜40 msecのものも観察され，脳波では単独の棘波が脳磁図では複数の鋭い棘波に分かれることもあり，脳磁図のほうが時間的分解能もよいといえる．

実際に脳磁図と脳波とを同時に記録して，その所見を比較すると，①両者に異常を認めるが所見が異なり，たとえば脳波では棘波が単一なのに脳磁図で

表20-2 MEGとEEGの症候性部分てんかんでの棘検出率(渡辺ら，1997)

	FLE	TLE	OLE	PLE	計
患者数	68	43	19	7	137
EEG(+)/MEG(+)	56	40	15	6	117
EEG(−)/MEG(+)	7	—	—	1	8
EEG(+)/MEG(−)	—	—	3	—	3
EEG(−)/MEG(−)	5	3	1	—	9

EEG(−)/MEG(+)とは，EEGに棘がみられず，MEGでは棘が認められる者．他の3行の表記もこれに準じる．
FLE：前頭葉てんかん，TLE：側頭葉てんかん
OLE：後頭葉てんかん，PLE：頭頂葉てんかん

は多棘波になっている場合，②脳波には棘波はみられないが脳磁図に棘波を認める場合，③脳波で棘波を認め脳磁図では認めない場合，④脳波で棘波を認めるが脳磁図では脳波よりも先行して棘波がみられ，より本質的な情報を与える場合などがあり，これらは上に述べた脳波と脳磁図の性質の相違から理解できる(渡辺[37]，1996)．

脳波と脳磁図の棘波検出率を比較すると，静岡東病院(てんかんセンター)の274名のてんかん患者についての成績では，脳波で棘波を記録できなかった例が22名ありそのうち11例では脳磁図で棘波が記録され，一方脳磁図で棘波が記録されないものが18例ありそのうち7例では脳波で棘波が見出された．これらの症例のうち，症候性部分てんかん137例について，焦点の部位によってMEGとEEGで棘波検出率に差があるかどうかを調べると，前頭葉てんかんではMEGだけで棘波が観察される例が多く，後頭葉てんかんではEEGのみで棘波が記録される例が多かったが，その理由は明らかではない(表20-2)(渡辺ら[38]，1997)．

図20-27の症例で，黒矢印1の棘波がMEGのみにみられ，黒矢印2の棘波がMEGとEEGの両方に記録されたことは，この患者の棘波の本来の発生源は脳溝内(または頭皮に垂直な皮質表面)にあり，頭皮に平行な双極子(tangential dipole)を記録しやすいMEGでは容易に記録されるが，活動が強いときにはtangential dipoleと頭皮に垂直方向のradial dipoleの両方を検出する脳波にも記録されるに至ったものと考えられる．EEGとMEGとを同時に記

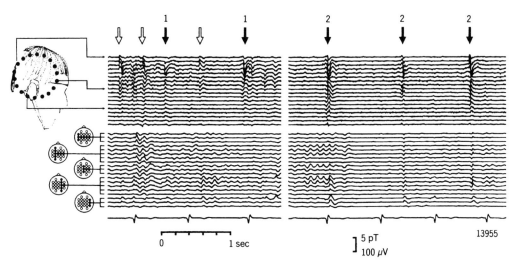

図 20-27　脳磁図で棘波が出現し，その一部に脳波にも対応する棘波がみられる例(渡辺ら，1997)
上段は脳磁図(MEG)，下段は脳波(EEG)．MEG は図左に示す 18 個のセンサーからの記録を時計回りに示してある．EEG は図左のモンタージュのように 10-20 法による両側耳朶連結基準電極導出．黒矢印 1 の棘波は MEG のみに出現，黒矢印 2 の MEG 棘波には脳波にも F_8, T_4 に棘波がみられている．黒矢印 1 と 2 の棘波は磁場の分布が似ていることから，実質的には同じ棘波でありながら，2 のほうが活動域が広いために EEG でも棘波が記録されたものと考えられる．白矢印の MEG 棘波は，黒矢印 1，2 とは磁場の分布が異なり，別の電流源と推定される．最下列は心電図．

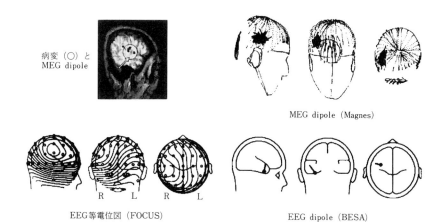

図 20-28　脳磁図と脳波での双極子推定の比較(渡辺ら，1997)
図 20-27 と同じ患者の黒矢印 1 と 2 の棘波の双極子推定．括弧内は使用したソフトウエア名を示す．MEG 双極子の向きは頭皮に平行であるが，EEG 双極子は上方外側向きである．MEG 双極子の推定位置は MRI の病変とよく一致しているが，脳波の双極子はそれより前方の深い位置に推定されている．EEG 双極子推定のための脳波記録は 10-10 法による 64 チャンネル記録を行っている．

録すれば，EEGだけに棘波が記録されMEGには記録されないときには，外側面の皮質に限局した焦点，MEGのみに記録されれば脳溝に限局した焦点，両者に記録されるときには脳溝と外側面にまたがった焦点であると推測でき，脳内のてんかん焦点をより立体的に把握できる．

また図20-28に示すように，脳磁図に記録されたてんかん性棘波は，その分布から電流源(dipole)の位置と方向，大きさなどを理論的に推定することが容易であり，脳波所見よりも正確にてんかん原焦点の局在部位を推定することができる．脳磁図によるdipoleの位置推定の精度を，脳内留置電極による脳波記録や，留置電極への実験的通電などによって検定する研究もいくつか行われており，その精度を向上するための努力がされている．

6 誘発脳磁図

脳波における誘発電位と同様に，感覚刺激を与えてそれに対する誘発磁場をコンピュータを用いて加算して誘発脳磁図(誘発磁界，誘発磁気反応)を記録することができる．誘発脳磁図では脳波の誘発電位よりも発生源の位置を細かく同定できる．

1. 視覚誘発脳磁図(visual evoked field：VEF)

後頭極(inion)の上にSQUIDをおいて，視覚刺激(図形刺激)に対する誘発脳磁図(VEF)を記録し，視覚誘発電位(VEP)と比較すると，両者の波形はある程度類似しているが，VEPに出現するアルファ波成分がVEFには出にくいという(Kouijzerら[14]，1985)．

中里[19](2010)は，これまでの研究成果により，次のようにまとめた．一次視覚野は，後頭葉内側面に近い鳥距溝周辺に存在している．視覚誘発電位では，臨床的に安定した反応を得るためにパタン反転刺激がよく用いられ，同じ刺激で脳磁図でも視覚誘発磁界を測定できる(図20-29)．

2. 体性感覚誘発脳磁図(somatosensory evoked field：SEF)

正中神経刺激によるSEFと体性感覚誘発電位(SEP)を記録し，等磁界マップと等電位図を描く

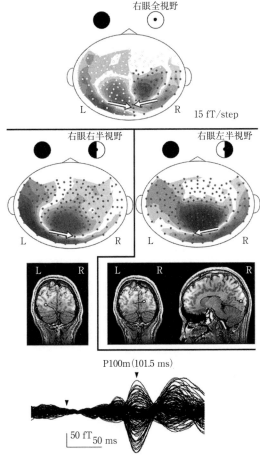

図20-29 左頭頂葉血管奇形症例におけるパターン反転刺激視覚誘発磁界(中里，2010)
耳側/鼻側の半視野刺激ではそれぞれ対側/同側の後頭葉に1個のP100m双極子パターンが出現するが，全視野刺激では左右に2個のP100m双極子パターンが出現(最上段)．

と，等価dipoleの方向が脳磁図と脳波でおよそ90度回転した位置を占めるという(Woodら[40]，1985)．

中里[19](2010)は，次のようにまとめた．体性感覚誘発脳磁図は，四肢・体幹・頭部の末梢神経・皮膚・粘膜などを刺激することにより誘発され，臨床応用が最も進んでいる．とくに潜時の短い初期成分は中心溝後壁の一次体性感覚野より発するため，信号源推定により身体部位別機能局在の同定が可能である(図20-30)．

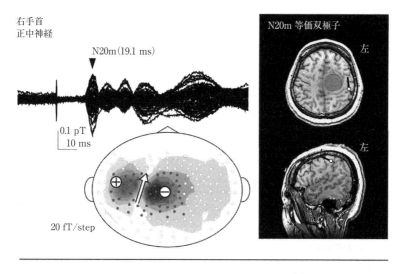

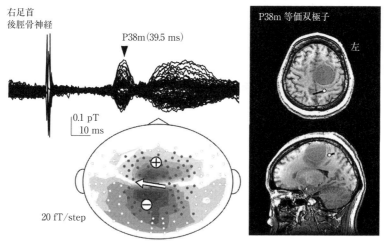

図20-30 左前頭葉腫瘍症例の術前の体性感覚誘発磁界(中里, 2010)
第1波頂点の等磁界図と, MR上に表示した等価電流双極子を示す.

3. 聴覚誘発脳磁図(auditory evoked field : AEF)

現在最も注目されている誘発脳磁図研究領域は,聴覚誘発脳磁図(AEF)によるヒトの大脳皮質聴覚領の局在性の観察である. たとえば, ヒトに異なる周波数の音刺激(200, 600, 2,000, 5,000 Hz)によって生じた誘発脳磁図から等磁界(等高線)マップを描き, 磁界 flux の皮質からの吹き出し口(出口〔+〕)と沈み込み点(入口〔-〕)の円の中心の間の距離から等価電流 dipole の位置(深さ)—— 中心間距離が長いほど dipole の位置が深い —— を求めると, 刺激音の周波数が高くなるほど dipole の位置が深く

なることがわかった(Romani ら[24], 1982). 大脳皮質の一次聴覚領が音の周波数に従って配列されていることは, 動物では微小電極法によって証明されているが, これがヒトにも当てはまることが示唆される.

また視覚情報処理のさいの誘発脳磁図の観察から, 脳波の視覚誘発電位の N100, P200 などが側頭上部皮質から発生することが示唆されている(Hari ら[7], 1987). 事象関連電位の1つである P300 については, その発生源が海馬であると推察する報告もある(Okada ら[21], 1983).

中里[19](2010)は, 次のようにまとめた. 聴覚誘発

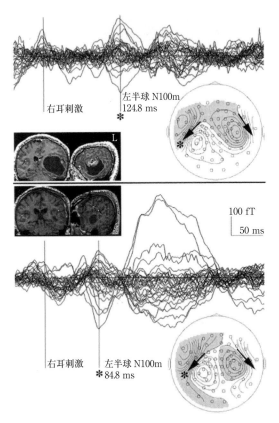

図20-31　左側頭葉腫瘍の摘出術前後の聴覚誘発磁界
　　　　（中里，2010）
振幅低下と潜時延長を示した術前の患側N100m反応（＊）は術後に正常化している．

脳磁図の一次反応は左右の側頭葉上面の後方に位置する．単純なトーンバーストなどの刺激を用いたとき，最も振幅が大きく安定して検出されるものがN100m反応である（図20-31）．N100m反応は心理的な「聞こえの反応」としての相関が証明されており，聴覚野の機能マッピングだけでなく，大脳皮質の聴覚機能の定量評価法として利用価値がある．

7　経頭蓋磁気刺激法

　1985年，Barkerらによって磁気刺激法が報告されてから，非侵襲的にヒト大脳皮質刺激が可能となった．電気刺激法に比べ疼痛や不快感を伴わないことが利点である．経頭蓋磁気刺激法（Transcranial Magnetic Stimulation：TMS）は，頭蓋骨などで磁場強度が減衰することなく，コイル内の電流から発生する磁場を介して，誘導される脳内渦電流により，ヒトの脳を刺激することが可能となった．中村ら[18]（2009），寺尾ら[32]（2009），鯨井[15]（2012）の総説がある．

第3節　脳画像

1　概　説

　頭蓋内の脳実質に関する画像として最初の検査法であるX線CTは，脳にかぎらず身体内部を観察することができる革命的な診断技術であった．開発者のハウンズフィールドとコーマックはその功績により，1979年のノーベル生理学医学賞を受賞している．1980年代以降，このX線CTは臨床に適用されるようになり，とくに頭蓋内の占拠性病変については，精密な診断が可能となってきた．

　1990年代後半以降，MRI（Magnetic Resonance Imaging，磁気共鳴画像）が臨床応用されるようになり，脳実質ひいては頭蓋内の病変についてさらに精度の高い診断ができるようになってきたことは周知のことである．
　柴崎[31]（2008）は，非侵襲的脳機能検査を電気生理学的検査法と血流動態原理に基づく脳機能イメージングの2つに大別した（図20-32，表20-3）．前者には，脳波（EEG），脳磁図（MEG），経頭蓋磁気刺激法（TMS）があり，後者には磁気共鳴画像（MRI），ポジトロンCT（PET），シングルフォトン断層撮影（SPECT），近赤外線スペクトロスコピー（NIIS）な

表20-3 非侵襲的検査法による皮質ニューロン活動の検出に影響する因子（柴崎, 2008）

皮質ニューロン	配列		頭蓋表面に対する方向		シナプス入力	
	統一	ランダム	法線	接線	興奮性	抑揚性
脳波	可能	不可能	可能	可能	可能	不可能*
脳磁図	可能	不可能	不可能	可能	可能	不可能*
PET/fMRI	可能	可能	可能	可能	可能	可能？

* 周波数領域の解析によって可能になるかもしれない.
？ まだ確定的ではない.

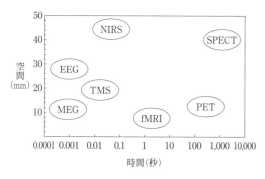

図20-32 非侵襲的検査法の時間・空間分解能を示す模式図（柴崎, 2008）
時間（横）軸および空間（縦）軸の数値は, 機種やその他の条件によって異なるので, 絶対的な値ではない.

どがある. Roy and Sherrington (1890) は, 神経活動の変化に伴ってなんらかの代謝産物が脳内血管を拡張させ, その結果, 局所脳血流が変化することを提唱している（神経血管カップリング neurovascular coupling）. 脳血流動態は, 神経電気活動のなかでもニューロンの発射よりもシナプス活動をより強く反映しているものと考えられている.

脳に関する検査については, 時間軸（時間分解能, 時間解像度）と空間軸（空間分解能, 空間解像度）の2つの軸でその特性が説明される. 一般には, 脳波や脳磁図はきわめて時間分解能がよく, 空間分解能が不良で, その反対にX線CTやMRIなどは空間分解能が良好であるが時間分解能は不良である. PETやSPECT, fMRIなどは, 空間分解能が良好で, 時間分解能は不良とされるが, 時間経過も観察できる.

2 PET, SPECT

PET (positron emission computed tomography, 陽電子放出断層撮影法) は, 陽電子（ポジトロン positron）崩壊を起こす放射性同位元素（ポジトロン放出核種）で標識した放射性薬剤を投与して, その体内分布を体外から検出する検査である. ポジトロン放出核種は, 原子核から陽電子を1個放出し, 質量数は変わらず, 原子番号が1つ小さい原子となる. 放出された陽電子は, 近傍にある電子と結合して消滅する. このとき, 180度方向に2本の消滅放射線（ガンマ線）を放出する. ポジトロン放射線核種は, SPECT核種と比べ, 半減期が短い. 利点としては, 反復投与が可能であること, 被曝が少ないことがある. その欠点としては, 施設内のサイクロトロンによる合成が必要である.

SPECT (single photon emission computed tomography, 単光子放出断層撮影法) は, ^{123}I や ^{99m}Tc などで標識された放射性医薬品から放出されるガンマ線を検出し, 画像とするものである. PETと比較すると, 大型の設備の必要がなく, 安価であるが, 解像度が低く, 定量性にも劣るとされている.

3 MRI, MRS

MRI (magnetic resonance imaging, 磁気共鳴画像) は, 磁気共鳴を利用した画像法である. 鬼塚ら[25] (2008) は, MRIの利点を次のようにまとめている.

① mm単位の空間分解能をもつため, 病変の発見が比較的容易である.
② 体中のどのような部位においても任意の断面が撮影可能である.
③ 造影剤を使用せずに血管撮影やミエログラフィを行うことも可能である.
④ 撮像方法を変えることで, fMRIとして脳機能を画像化することが可能である.

⑤ X線を使うX線撮影法やCTのようなX線被曝がない．
⑥ 骨や脂肪組織の影響を比較的受けにくい．

　MRS（magnetic resonance spectroscopy，磁気共鳴スペクトロスコピー）は，MRIと同様の磁気共鳴現象に基づく機能画像である．ミクロレベルでの神経細胞の機能や代謝の状態を検出することができ，非侵襲的に生体内の代謝，循環，機能などの解析が可能である．現在，臨床で普及しているのは，1H-MRSであり，通常の臨床に用いられる1.5T以上のMR装置でMRI画像と同時に測定することができる．脳腫瘍の悪性度，変性疾患の判定などに臨床応用されつつある．

4　fMRI

　fMRI（functional magnetic resonance imaging，機能的磁気共鳴画像）は，Ogawaら（1990）によって提唱されたBOLD（blood oxygenation level-dependent）効果に基づいている．その原理は，脱炭素化ヘモグロビン（deoxyhemoglobin）が常磁性体であることを利用して，刺激により賦活された脳部位の酸素消費量増加をMR画像とすることである（小阪[13]，2008，図1，21頁）．組織のブドウ糖と酸素の代謝要求が増加し，血流量が増え，相対的に脱酸素化ヘモグロビンが低下している部位として，脳の賦活部位を知ることができる．

　fMRIは，空間分解能がmm単位と良く，時間分解能も秒単位で比較的良好であり，放射線被曝がなく非侵襲性であることが特徴とされる．

　松浦ら[18]（2000）は，電極・導線・抵抗などを工夫することにより，脳波とfMRIの同時記録を実施し，頭皮上脳波に出現する発作間欠期てんかん性放電を活用して，てんかん源性脳部位を同定できる可能性を示した．

　松浦[16,17]（2008a，2008b）は，脳波とfMRIの同時記録について，次のように知見をまとめた．

　安静閉眼時，アルファ律動の出現と前頭-頭頂の注意関連皮質回路の血流低下が相関した．また，ベータ波の出現は，前頭葉内側-前楔部-角回路（default mode network）の血流増加が相関した．睡眠時，K複合出現では聴覚野を含む広範な領域の血流が低下し，紡錘波出現では，前帯状回，視床，中脳の血流が増加した．REM睡眠時，鋸歯状波出現では，視床や辺縁系を含む広範な皮質下領域の血流が増加した．

　部分てんかんでは，発作間欠期の頭皮上棘波に一致したてんかん焦点部位とてんかん源性領域の広がりを検出できるようになった．全般てんかんでは，広汎性棘徐波複合に伴って視床の賦活と前頭・頭頂・前楔部のBOLD信号低下が生じる．

　寒ら[10]（2009）は，睡眠ポリグラフとfMRIを同時記録し，自発性K複合に伴うfMRIの変化を調べた．その結果，K複合に伴うfMRIの増加を小脳，腹側視床，脳幹背側部，側脳室周囲白質，脳室（大大脳静脈槽）で認め，減少は右半球島皮質前部でみられた．さらにK複合に伴うfMRIの増加の程度は，付随する心拍変動の大きさに比例していた．以上の結果より，K複合に伴う一過性の心拍変動が特定の脳部位におけるfMRI信号変化に影響を及ぼしうることが示された．

5　NIRS

　NIRS（near infrared spectroscopy，近赤外線スペクトロスコピー）（光トポグラフィ）は，近赤外光を用いて組織内の血液量・酸素代謝について検討することができる．近赤外光は，生体組織を透過しやすい特徴をもち，その波長によって血液中のヘモグロビンによる吸収のされ方が異なることが知られている．

　滝沢ら[37]（2008）は，NIRSの利点と限界を次のようにまとめている．

利点：
① 放射線や高磁場を利用せず，安全性の確立した光を用いており，侵襲性が少ない．
② 閉塞感や騒音を伴うことなく，体動制限も少ないため，自然な姿勢・環境下で測定が可能である．
③ 装置が小型・可搬性があり，維持費も低廉である．
④ 長時間の連続記録が可能である．
⑤ 空間分解能はそれほど高くないが，時間分解能が比較的高い．
⑥ 局所血液動態を検討する指標として，酸素化・脱酸素化ヘモグロビン高度変化の双方の情報がある．

限界：
① 脳表層(大脳皮質)の機能計測に限定される．
② 光路やその長さが実測困難である．
③ 測定できるのは変化量である．

牧ら(2008)は，脳波として睡眠紡錘波とアルファ波に着目し，NIRSとの同時記録により解析した．その結果，入眠時，睡眠紡錘波とNIRS信号のあいだに10数秒の時間差で負の相関をもつ同期現象があり，覚醒過渡期には，アルファ波とNIRS信号のあいだに10数秒の時間差で正の相関がある同期現象がみられた．

竹内ら[35](2009)は，NIRSと脳波を同時記録し，血行動態に基づく脳活動の変化は，脳波解析(双極子および電流原密度解析)による神経反応の電気変化と相関することを見出し，脳機能マッピングに有用であることを示唆した．

文献

1 脳波分析
1 脳波の量的表示，2 脳波の分析法(497-508頁)

1) 秋山倫之：高周波振動(HFO)の実際の記録・解析．臨床神経生理学 43：499-503, 2015
2) Barlow JS：Autocorrelation and crosscorrelation techniques in EEG analysis. Electroencephalogr Clin Neurophysiol, Suppl. 20：31-36, 1961
3) 杠葉竹二：正常脳波の自己相関曲線とそのスペクトル密度について．精神経誌 62：902-910, 1960
4) Cooper R, Osselton JW, Shaw JC：EEG Technology, Butterworth, London, 1969
5) Fink M：Quantitative EEG and human psychopharmacology. In Wilson WP：Applications of Electrocephalography in Psychiatry, pp 226-240, Duke Univ. Press, Durham, 1965
6) 藤森聞一：脳波の臨床的簡易分析法としてのヒストグラム法とその臨床応用．脳波の分析とその応用，pp 101-119, 医学書院, 1957
7) 藤森聞一，他編：脳の電気現象の分析法とその応用．医学書院, 1966
8) Fujimori B, Yokota T, Ishibashi Y, et al：Analysis of the electroencephalogram of children by histogram method. Electroencephalogr Clin Neurophysiol 10：241-252, 1958
9) Hermann CS, Demiralp T：Human：EEG gamma oscillations in neuropsychiatric disorders. Clin Neurophysiol 116：2719-2733, 2005【Invited Review】
10) 平井伸英，西多昌規，三分一史和，他：ヒト側頭葉皮質における視覚情報処理時のガンマバンド活動．臨床脳波 47：83-89, 2005
11) 平井伸英，内田　直，前原岳健寿，他：ヒトの後頭葉皮質におけるガンマオシレーション．臨床脳波 43：479-484, 2001
12) Holmes MD：Dense array EEG：Methodology and new hypothesis on epilepsy syndromes. Epilepsia 49 (Suppl. 3)：3-14, 2008
13) 井上勝裕：ウェーブレットの脳波解析への応用．数理解析研究所講究録, 1622：97-110, 2009
14) 井上勝裕，藤尾光彦，前田　誠，他：ウェーブレット手法の脳波解析への応用．システム/制御/情報 53：34-40, 2009
15) Itil TM：Quantitative pharmacoelectro encephalography. In Itil TM：Modern Problems of Pharmacopsychiatry, Vol. 8, pp 43-75, S. Karger, Basel, 1974
16) 神保真也，大熊輝雄：脳波と周波数分析．綜合臨牀 13：1003-1007, 1964
17) Kaiser E, Petersén I, Selldén U, et al：EEG data representation in broadband frequency analysis. Electroencephalogr Clin Neurophysiol 17：76-80, 1964
18) 笠置泰史，下山一郎：脳波解析における高次スペクトルの意義．臨床脳波 47：76-81, 2005
19) 小林勝弘，井上拓志，菊本健一，他：独立成分分析の脳波解析への応用―てんかん発射を中心として―．臨床脳波 47：71-75, 2005
20) 兒玉隆之，中村紘二，池田拓郎，他：腱振動刺激による運動錯覚時の脳内神経活動の空間的解析―sLORETA解析を用いて―．臨床神経生理学 39：505-512, 2011
21) 古閑永之助：ポリグラフ．日本精神医学全書(2), pp 239-271, 金原出版, 1965
22) Koga E：A new method of EEG analysis and its application to the study of sleep. Folia Psychiatr Neurol Jpn, 19：269-278, 1965
23) Leader HS, Cohn R, Weihrer AL, et al：Pattern reading of the clinical electroencephalogram with a digital computer. Electroencephalogr Clin Neurophysiol 23：566-570, 1967
24) Leissner P, Lindholm L-E, Petersén I：Alpha amplitude dependence on skull thickness as measured by ultrasound technique. Electroencephalogr Clin Neurophysiol 29：392-399, 1970
25) 万丸章三，安藤克己，安藤晴延，他：Medazepam の脳波と眼球運動におよぼす影響の定量的分析―diazepamとの比較検討を含めて．脳波と筋電図 4：6-16, 1976
26) Matousek M：Frequency analysis in routine electroencephalography. Electroencephalogr Clin Neurophysiol 24：365-373, 1968
27) 松岡孝裕，豊嶋良一，飯田英晴，他：事象関連γ帯

域同期発振現象について．鶴　紀子（編著）：臨床脳波と脳波解析．pp.271-278，新興医学出版社，2000
28) 松崎晴康，武者利光：異常ニューロン活動部位表示法 L-DIMENSION—アルツハイマー病への応用—．臨床神経生理学 36：201-206，2008
29) 水野（松本）由子，小室寛子，小縣拓也，他：情動ストレス刺激による脳波の時空間的変化．臨床神経生理学 40：61-72，2012
30) 水野（松本）由子，鵜飼　聡，石井良平，他：性格安定度は脳波でわかるかについての一考．臨床神経生理学 33：215-219，2005
31) 森　温理：てんかん脳波の基礎律動に関する考察，成人てんかん脳波の周波数分析．脳神経 16：481-487，1964
32) 中野隆史，宮坂松衛，大森健一，他：老年のぼけ・痴呆と脳波の自動分析．臨床脳波 18：751-758，1976
33) 大熊輝雄：睡眠脳波の分析．脳の電気現象の分析法とその応用（藤森，他編），pp 149-163，医学書院，1966
34) 大田原俊輔：脳波の発達—自動周波数分析による正常小児脳波の発達に関する研究．臨床脳波 6（特）：143-157，1965
35) 大坪　宏，諸岡　光，馬場史郎：HFO の原理について．臨床神経生理学 43：497-498，2015
36) 斎藤正己，南　克昌，喜多成价，他：臨床脳波の定量的解析—その方法と試用．脳波と筋電図 4：27-40，1976
37) 佐藤時治郎，一條貞雄：周波数分析器による光駆動脳波の研究—分析結果の整理法（レスポノグラム）について．臨床脳波 6：206-213，1964
38) 島薗安雄：脳波診断におけるコンピューターの応用．日本医師会雑誌 66：614-620，1971
39) 杉剛　直：最近の脳波解析法とその利用．臨床神経生理学 33：5-12，2005
40) Suhara K, Suzuki H, Sameshima M, et al: An attempt of tridimensional display concerning the correlation among multichannel EEG. Digest of 10th International Conference on Medical and Biological Engineering, pp 365, 1973
41) 鈴木宏哉：前頭部と後頭部のアルファ・リズム．臨床脳波 14：505-514，1972
42) 高嶋良太郎，田中秀明，渡邉由佳，他：片頭痛患者の脳波における光駆動と臨床背景についてのトポグラフィを用いた検討．臨床神経生理学 39：206-218，2011
43) 田中秀明，新井美緒，平田幸一：二次元・三次元解析を加えた P3 の加齢性変化の再検討．臨床神経生理学 39：141-154，2011
44) 田中秀明，平田幸一：Low Resolution Brain Electromagnetic Tomography(LORETA)をもちいた脳機能マッピングの新たな展開．臨床神経生理学 30：95-101，2002
45) Vanhatalo S, Voipio J, Kaila K : Full-band EEG (FbEEG) : an emerging standard in electroencephalography Clin Neurophysiol 116 : 1-8, 2005
46) 和田豊治，清水隆磨，秋谷　浩，他：脳波タコグラフ分析装置—α 波周期の一新自動分析の試み．臨床脳波 4：1-8，1962
47) Walter DO : Practical application of the frequency approach to EEG analysis. Electroencephalogr Clin Neurophysiol Suppl. 27 : 9-25, 1969
48) Walter WG : An automatic low frequency analyser. Electr Engin 16 : 9-13, 1943
49) 山口みや子，寺田清人，馬場好一，他：内側側頭葉てんかん患者における発作時頭蓋内脳波の高周波成分．臨床神経生理学 36：615-623，2008
50) 山本紘世：波形認識法を用いたコンピュータ解析による健康成人脳波諸要素の正常値に関する研究．精神神経学雑誌 79：309-347，1977
51) 吉村匡史，磯谷俊明，柳生隆視，他：新しい脳波空間解析手法の応用—軽症アルツハイマー型痴呆の脳電位場構造とその塩酸ドネペジルによる変化—．臨床神経生理学 31：5-12，2003

3　てんかん性突発波の自動分析(509 頁)

1) Emerson RG, Turner CA, Pedley TA, et al : Propagation patterns of temporal spikes. Electroencephalogr Clin Neurophysiol 94 : 338-349, 1995
2) Ehrenburg BL, Penry JK : Computer recognition of generalized spike-wave discharges. Electroencephalogr Clin Neurophysiol 41 : 25-36, 1976
3) Gotman J, Gloor P : Automatic recognition and quantification of interictal epileptic activity in the human scalp EEG. Electroencephalogr Clin Neurophysiol 41 : 513-529, 1976
4) Gotman J, Gloor P, Schaul N : Comparison of traditional reading of the EEG and automatic recognition of interictal epileptic activity. Electroencephalogr Clin Neurophysiol 44 : 48-60, 1978
5) Gotman J, Ives JR, Gloor P : Automatic recognition of interictal epileptic activity in prolonged EEG recordings. Electroencephalogr Clin Neurophysiol 46 : 510-520, 1979
6) Gotman J, Wang L-Y : State-dependent spike detection : concepts and preliminary results. Electroencephalogr Clin Neurophysiol 79 : 11-19, 1991
7) Gotman J, Wang L-Y : State dependent spike detection : validation. Electroencephalogr Clin Neurophysiol 83 : 12-18, 1992
8) Hostetler WE, Doller HJ, Homan RW : Assessment of a computer program to detect epileptiform spikes. Electroencephalogr Clin Neurophysiol 83 : 1-

11, 1992
9) 板橋　泉, 岩崎真樹, 神　一敬, 他：Brain Electrical Source Analysis (BESA) Epilepsy を使用した長時間脳波判読補助：新人脳波技師と脳波認定医の比較〜少人数での予備的検討〜. 臨床神経生理学 42：100-105, 2014
10) Koszer S, Moshé SL, Legatt AD, et al：Surface mapping of spike potential fields：experienced EEGers vs. computerized analysis. Electroencephalogr Clin Neurophysiol 98：199-205, 1996
11) 西田茂人, 中村正俊, 池田昭夫, 他：相似係数を用いた脳波単発波形の振幅と持続の推定法. 臨床神経生理学 29：49-56, 2001
12) 西田茂人, 杉　剛直, 池田昭夫, 他：閃光刺激誘発スパイクの自動検出. 臨床神経生理学 37：10-17, 2009
13) 櫻庭理絵, 岩崎真樹, 神　一敬, 他：Brain Electrical Source Analysis (BESA) Epilepsy を使用した長時間脳波判読補助：棘波検出の効率化の検討. 臨床神経生理学 42：78-83, 2014
14) Scherg M, Ille N, Weckesser D, et al：Fast evaluation of interictal spikes in long-term EEG by hyperclustering. Epilepsia 53：1196-1204, 2012
15) Wilson SB, Emerson R：Spike detection：a review and comparison of algorithms. Clin Neurophysiol 113：1873-1881, 2002
16) Wilson SB, Harner RN, Duffy FH, et al：Spike detection. I. Correlation and reliability of human experts. Electroencephalogr Clin Neurophysiol 98：186-198, 1996

4　脳の直流電位 (510-511 頁)

1) Cohn R：DC recordings of paroxysmal disorders in man. Electroencephalogr Clin Neurophysiol 17：17-24, 1964
2) Cowen MA：Biochemical modulations of the transcephalic direct current circuit in humans. Psychiatr Q 44：408, 1970
3) Gumnit RJ, Takahashi T：Changes in direct current activity during experimental focal seizures. Electroencephalogr Clin Neurophysiol 19：63-74, 1965
4) 池田昭夫：てんかん性 DC 電位 (緩電位)：総論. 臨床神経生理学 43：483-488, 2015
5) Imamura H, Matsumoto R, Inouchi M, et al：Ictal wideband ECoG：Direct comparison between ictal slow shifts and high frequency oscillations. Clin Neurophysiol 16：1500-1504, 2011
6) 岩間吉也：誘発電位と緩電位変化の記録法. 中枢神経実験法 (時実, 大熊, 編), 生理学編, pp 180-189, 医学書院, 1967
7) Kanazawa K, Matsumoto R, Imamura H, et al：Intracranially recorded ictal direct current shifts may precede high frequency oscillations in human epilepsy. Clin Neurophysiol 126：47-59, 2015
8) 金澤恭子, 池田昭夫：発作時 DC 電位の実際の記録・解析. 臨床神経生理学 43：489-496, 2015
9) 間中信也：脳の直流電位. 臨床神経生理学入門 (中西孝雄, 島村宗夫, 編), その基礎と臨床的応用, pp 92-110, 真興交易, 1979
10) 三宅浩之：頭皮上の定常電位測定による器質的脳疾患の診断. 脳神経 17：901-917, 1965
11) Motokizawa F, Fujimori B：Fast activities and DC potential changes of the cerebral cortex during EEG arousal response. Electroencephalogr Clin Neurophysiol 17：630-637, 1964
12) 佐野圭司, 間中信也：脳定常電位検査. 医学のあゆみ 86(31)：185, 1973
13) 佐野圭司, 三宅浩之, 真柳佳昭：脳の直流電位の測定装置および臨床. 脳の電気現象の分析法とその応用 (藤森, 他編), pp 251-270. 医学書院, 1967
14) 菅野久信：Transcephalic DC 電位 (TCDC) について. 機能的脳波学 (稲永, 編), p 283, 医歯薬出版, 1970
15) Tomita-Gotoh S, Hayashida Y：Scalp-recorded direct current potential shifts induced by hypocapnia and hypercapnia in humans. Electroencephalogr Clin Neurophysiol 99：90-97, 1996

5　双極子追跡法 (511-514 頁)

1) 本間生夫, 政岡ゆり：EEG からの双極子追跡法. 臨床脳波 46：761-769, 2004
2) Homma S, Nakajima Y, Musha T, et al：Dipole tracing method applied to human brain potentials. J Neurosci Methods 21：195-200, 1987
3) Homma S, Musha T, Nakajima Y, et al：Location of electric current sources in the human brain estimated by the dipole tracing method of the scalp-skull-brain (SSB) head model. Electroencephalogr Clin Neurophysiol 91：374-382, 1994
4) 岩佐博人, 古閑啓二郎, 柴田忠彦, 他：Two-dipole 分析による Lennox-Gastaut 症候群における diffuse slow spike & wave の脳内電源推定—局在関連性てんかんにおける焦点性棘波との比較検討を中心に—. 脳波と筋電図 23：39-48, 1995
5) 梶村尚史, 関本正規, 加藤昌明, 他：双極子追跡法による frontal midline theta rhythm (Fmθ) と睡眠時θリズムの局在. 脳波と筋電図 25：337-344, 1997
6) 上條憲一, 宝金清博, 喜友名朝春, 他：双極子推定法による脳内活動源の解析とその臨床応用. 臨床脳波 43：413-418, 2001
7) Kavanagh RN, Darcey TM, Lehmann D, et al：

Evaluation of the method for three-dimensional localization of electrical sources in the human brain. IEEE Trans Biomed Eng BME 25:421-429, 1978
8) 古閑啓二郎, 岩佐博人, 柴田忠彦, 他:局在関連性てんかんにおける突発波の脳内電源の推定―双極子追跡法(Dipole tracing)を用いた研究―. 脳波と筋電図 22:38-49, 1994
9) Lopes da Silva FH:Localization sources with the electrical and magneto EEG. Brain Topography 1:138-150, 1988
10) 中島祥夫:双極子追跡法(Ⅰ)―脳電位の逆問題解―. 臨床脳波 34:543-546, 1992
11) 中島祥夫:双極子追跡法(Ⅱ). 臨床脳波 34:615-617, 1992
12) 越智文子, 大坪 宏:小児の局在関連性てんかんにおける発作間欠期脳波の双極子解析. 臨床脳波 43:419-424, 2001
13) 岡本良夫:脳電位と脳磁場の双極子解析. 臨床脳波 46:755-760, 2004
14) 大久保修, 淵上達夫, 藤田之彦, 他:視活動性事象関連電位における脳内活動源の臨床応用. 臨床脳波 43:425-428, 2001
15) 西条寿夫, 柴田 孝, 小野武年:双極子追跡法による視覚認知機能に関する脳内電流発生源の推定. 臨床脳波 46:778-784, 2004
16) 柴田忠彦, 伊藤寿彦, 岩佐博人, 他:SSB/DT法による焦点性棘・徐波複合の脳内電源の推定―徐波成分に関する分析を中心に―. 脳波と筋電図 25:249-259, 1997
17) Sidman RD, Baker Kearfott R, Major DJ, et al: Development and application of mathematical techniques for the non-invasive localization of the sources of scalp-recorded electric potentials. In Eisenfeld J, Levine DS, Witten M:Biomedical Modeling and Simulation. pp 133-157, Elsevier, Amsterdam, 1989
18) 渡辺裕貴, 渡辺雅子:ダイポール解析によるてんかん焦点同定―MEGも含めて. 鶴 紀子(編著):臨床脳波と脳波解析. pp.179-187, 新興医学出版社, 2000
19) 吉永治美, 遠藤文香, 菊本健一, 他:新しい視点からの双極子分析の応用. 臨床脳波 46:771-777, 2004
20) 吉永治美, 水川美智子, 佐藤正浩, 他:Rolandic spikes の dipole tracing による検討. 臨床脳波 34:219-223, 1992

6　BMI, BCI(514頁)

1) 牧 敦, 内田(太田)真理子, 宇都木契:光トポグラフィの開発と今後の研究展開―脳波との比較, ブレイン・マシン・インターフェイス―. 臨床脳波 50:368-375, 2008
2) 村山伸樹:Brain-Computer Interface(BCI)1. 種々の脳波解析とこれを用いた意思伝達システム. 臨床脳波 50:47-53, 2008a
3) 村山伸樹:Brain-Computer Interface(BCI)2. われわれが開発を目指す意思伝達会話(BCC)システム. 臨床脳波 50:101-109, 2008b
4) 田之上和也, 村山伸樹, 伊賀崎伴彦, 他:脳波による意思伝達システムの開発―1. 健常人における画像刺激法の比較と周波数解析―. 臨床神経生理学 32:662-672, 2004

7　ECT(514頁)

1) 本橋伸高, 粟田主一, 一瀬邦弘, 他:電気けいれん療法(ECT)推奨事項 改訂版. 精神神経学雑誌 115:586-600, 2013
2) 鈴木陽子, 宮島美穂, 吉田典子, 他:電気けいれん療法の自律神経機能の継時的変化. 臨床神経生理学 42:37-43, 2014

2　脳磁図(514-522頁)

1) Barth DS, Sutherling WJE, Jr, Beatty J:Neuromagnetic localization of epileptiform spike activity in the human brain. Science 218:891-894, 1982
2) Baumgartner C:Controversies in clinical neurophysiology. MEG is superior to EEG in the localization of interictal epileptiform activity:Con Clin Neurophysiol 115:1010-1020, 2004【Invited Review】
3) Cohen D:Magnetoencephalography;Evidence of magnetic fields produced by alpha rhythm currents. Science 161:784-786, 1968
4) Cohen D:Magnetoencephalography;Detection of the brain's electrical activity with a superconducting magnetometer. Science 175:664-666, 1972
5) 江部 充:脳波(EEG)と脳磁図(MEG)との比較. 日本生体磁気学会誌 1:11-25, 1988
6) Grosse P, Cassidy MJ, Brown P:EEG-EMG, MEG-EMG and EMG-EMG frequency analysis physiological principles and clinical applications. Clin Neurophysiol 113:1523-1531, 2002
7) Hari R, Pelizzone M, Makela JP, et al:Neuromagnetic responses of the human auditory cortex to on- and off-sets of noise bursts. Audiology 26:31-43, 1987
8) 橋本 勲, 柿木隆介, 白石秀明, 他:臨床脳磁図検査解析指針. 臨床神経生理学 32:69-86, 2005
9) 平田雅之, 亀山茂樹, 後藤 哲, 他:脳磁図の臨床応用に関する文献レビュー(第1報):てんかん. 臨床神経生理学 40:140-146, 2012

10) Hughes JR, Cohen J, Mayman CI, et al : Relationship of the magnetroencephalogram to abnormal activity in the electroencephalogram. J Neurol, 217 : 79-93, 1977
11) 石井良平, 渡辺裕貴, 青木保典, 他：脳磁図の臨床応用に関する文献レビュー（第4報）：精神科疾患・認知症. 臨床神経生理学 41：29-45, 2013
12) 柿木隆介：誘発脳磁図. 臨床神経生理学 36：122-134, 2008
13) 鎌田恭輔, 露口尚弘, 中里信和, 他：脳磁図の臨床応用に関する文献レビュー（第5報）：脳腫瘍. 臨床神経生理学 41：46-53, 2013
14) Kouijzer WJJ, Stok CJ, Reite D, et al : Neuromagnetic fields evoked by a patterned on-offset stimulus. IEEE Trans Biomed Eng BME-32 : 455-458, 1985
15) 鯨井　隆：TMS. 臨床神経生理学 40：210-215, 2012
16) Modena I, Ricci GB, Barbanera S, et al : Biomagnetic measurements of spontaneous brain activity in epileptic patients. Electroencephalogr Clin Neurophysiol 54 : 622-628, 1982
17) 長峯　隆：脳磁図計測法の基礎. 臨床神経生理学 39：110-116, 2011
18) 中村耕一郎, 宇川義一：磁気刺激法の基礎. 臨床神経生理学 37：446-452, 2009
19) 中里信和：脳磁図による脳機能診断. 臨床神経生理学 38：83-88, 2010
20) 丹羽眞一, 四元秀毅：脳磁図の実用化. BME（日本ME学会誌）2：667-675, 1988
21) Okada Y, Kaufman L, Williamson SJ : The hippocampal formation as a source of the slow endogenous potentials. Electroencephalogr Clin Neurophysiol 55 : 417-426, 1983
22) 尾崎　勇, 井口義信, 白石秀明, 他：脳磁図の臨床応用に関する文献レビュー（第6報）：神経変性・脱髄疾患と神経リハビリテーション. 臨床神経生理学 41：57-70, 2013
23) Reite M, Zimmerman JE, Edrich J, et al : The human magnetoencephalogram ; Some EEG and related correlations. Electroencephalogr Clin Neurophysiol 40 : 59-66, 1976
24) Romani GL, Williamson SJ, Kaufman L : Tonotopic organization of the human auditory cortex. Science 216 : 1339-1340, 1982
25) Salmelin R : Clinical neurophysiology of language : The MEG approach. Clin Neurophysiol 118 : 237-254 2007【Invited Review】
26) Sato S, Rose DF, Kufta CV : Localization of interictal spikes using a seven-channel magnetometer. 第6回国際生体磁気学会論文集, pp 100-101, 1987
27) 柴崎　浩：非侵襲的脳機能計測法の現状と将来. 臨床神経生理学 36：114-121, 2008
28) 白石秀明, 尾崎　勇, 井口義信, 他：本邦における脳磁図検査施行の実態とその問題点. 臨床神経生理学 40：119-130, 2012
29) 白石秀明, 尾崎　勇, 井口義信, 他：脳磁図の臨床応用に関する文献レビュー（第3報）：小児疾患. 臨床神経生理学 40：203-208, 2012
30) Stam CJ : Nonlinear dynamical analysis of EEG and MEG : Review of an emerging field. Clin Neurophysiol 16 : 2266-2301, 2005【Invited Review】
31) Sutherling WW, Crandall PH, Engel J Jr, et al : The magnetic field of complex partial seizures agrees with intracranial localizations. Ann Neurol 21 : 548-558, 1987
32) 寺尾安生, 宇川義一：磁気刺激法―基礎. 臨床神経生理学 37：453-458, 2009
33) 飛松省三, 湯本真人, 橋本　勲：視覚誘発脳磁図の記録及び刺激パラメータに関する文献レビュー. 臨床神経生理学 40：555-559, 2012
34) 露口尚弘, 鎌田恭輔, 中里信和, 他：脳磁図の臨床応用に関する文献レビュー（第2報）：虚血性脳血管障害. 臨床神経生理学 40：115-202, 2012
35) 浦上裕子, 西谷信之：睡眠紡錘波と大脳皮質内活動との関係―脳波・脳磁場同時記録による解明―. 臨床神経生理学 34：28-37, 2006
36) 浦上裕子：器質性病変例における睡眠紡錘波と大脳皮質内活動との関連―脳波脳磁場同時記録を用いて―. 臨床神経生理学 36：1-11, 2008
37) 渡辺裕貴：てんかん患者の脳磁図所見と dipole 推定. 脳波と筋電図 24：275-283, 1996
38) 渡辺裕貴, 深尾憲一朗, 平岩里佳, 他：側頭葉てんかん棘の脳磁図による分析. 臨床脳波 38：222-227, 1996
39) 渡辺裕貴, 平岩里佳, 深尾憲二郎, 他：てんかん原性焦点の脳磁図による検討. 臨床脳波 39：7-12, 1997
40) Wood CC, Cohen D, Cuffin BN, et al : Electrical sources in human somatosensory cortex ; Identification by combined magnetic and potential recordings. Science 227 : 1051-1053, 1985

3　脳画像(522-525頁)

1) 麻生俊彦, 福山秀直：機能的 MRI（基礎）. 臨床神経生理学 38：44-49, 2010
2) Brookings T, Ortigue S, Grafton S, et al : Using ICA and realistic BOLD models to obtain joint EEG/fMRI solutions to the problem of source localization. NeuroImage 44 : 411-420, 2009
3) De Munck JC, Goncalves SI, Huijboom L, et al : The hemodynamic response of the alpha rhythm : An EEG/fMRI study. NeuroImage 35 : 1142-1151, 2007

4) 海老原彰，紺野武彦，田中裕一，他：酸素吸入法を用いた光トポグラフィーによる脳虚血側判断．臨床神経生理学 37：77-84, 2009
5) 福田正人，須田真史，青山義之，他：NIRS の神経生理学的基礎．臨床精神医学 37：1283-1294, 2008
6) Iacoboni M, Baron J-C, Frackowiak RSJ, et al: Emission tomography contribution to clinical neurology. Clin Neurophysiol 110: 2-23, 1999【Invited Review】
7) 池田英二：SPECT．平安良雄，笠井清登（編）：精神疾患の脳画像解析・診断学．pp.54-61, 南山堂, 2008
8) 今村悦子，松田博史：PET．平安良雄，笠井清登（編）：精神疾患の脳画像解析・診断学．pp.44-54, 南山堂, 2008
9) 伊藤公輝，佐藤典子，松田博史：SPECT の標準的施行法と精神疾患の診断．三國雅彦，福田正人，功刀 浩（編著）：精神疾患診断のための脳形態・機能検査法，pp.46-54, 新興医学出版社, 2012
10) 寒 重之，小池耕彦，三崎将也，他：自発性 K 複合に伴う fMRI 信号変化と心拍変動との関係―EEG/fMRI 同時計測を用いた検討．臨床神経生理学 37：423-431, 2009
11) 桂 卓成，牧 敦：光トポグラフィ 基礎．臨床神経生理学 38：32-38, 2010
12) 桐野衛二，福田麻由子，稲見理絵，他：fMRI と脳波の同時計測による統合失調症の MMN の検討．臨床脳波 51：332-340, 2009
13) 小阪浩隆：fMRI．福田正人（編）：精神疾患と脳画像（専門医のための精神科リュミエール 2），pp.20-33, 中山書店, 2008
14) 松田博史：PET, SPECT．福田正人（編）：精神疾患と脳画像（専門医のための精神科リュミエール 2），pp.34-44, 中山書店, 2008
15) 松田哲也：fMRI でみる心の世界―基本と応用．臨床精神医学 37：745-749, 2008
16) 松浦雅人：脳波と機能画像(1)．臨床脳波 50：297-303, 2008a
17) 松浦雅人：脳波と機能画像(2)．臨床脳波 50：360-367, 2008b
18) 松浦雅人，松田哲也，大久保起延，他：脳波と機能的 MRI の同時記録．臨床神経生理学 28：350-355, 2000
19) 宮内 哲：ヒトの脳機能の非侵襲的測定―これからの生理心理学はどうあるべきか―．生理心理学と精神生理学 15：11-29, 1997
20) 宮内 哲：脳を測る―改訂 ヒトの脳機能の非侵襲的測定―．心理学評論 56：414-454, 2013
21) 長田 乾：脳波トポグラフィと脳機能画像．臨床神経生理学 26：299-313, 1998
22) 長田 乾：ポジトロン CT（PET）応用．臨床神経生理学 38：187-205, 2010
23) 根本清貴：sMRI-VBM．平安良雄，笠井清登（編）：精神疾患の脳画像解析・診断学．pp.12-18, 南山堂, 2008
24) 鬼塚俊明：sMRI-ROI．平安良雄，笠井清登（編）：精神疾患の脳画像解析・診断学．pp.4-11, 南山堂, 2008
25) 鬼塚俊明，重藤寛史：MRI．福田正人（編）：精神疾患と脳画像（専門医のための精神科リュミエール 2），pp.2-19, 中山書店, 2008
26) 大石直也，美馬達哉，福山秀直：局所脳波パワー変化の神経機構：EEG と PET の同時計測．臨床脳波 51：325-331, 2009
27) 大森晶夫，小阪浩隆，和田有司：functional MRI における高次脳機能評価(1)―基礎と臨床応用―．臨床脳波 47：54-61, 2005a
28) 大森晶夫，小阪浩隆，和田有司：functional MRI における高次脳機能評価(2)―認知機能と精神疾患研究―．臨床脳波 47：127-134, 2005b
29) 大西 隆：fMRI．平安良雄，笠井清登（編）：精神疾患の脳画像解析・診断学．pp.37-44, 南山堂, 2008
30) Shibasaki H: Human brain mapping: Hemodynamic response and electrophysiology. Clin Neurophysiol 119: 731-743, 2008【Invited Review】
31) 柴崎 浩：非侵襲的脳機能計測法の現状と将来．臨床神経生理学 36：114-121, 2008
32) 椎野顕彦：プロトン MR スペクトロスコピーの臨床応用．最新医学 60：1036-1042, 2005
33) 菅野 巌：PET による脳機能測定 基礎．臨床神経生理学 39：163-168, 2011
34) 住谷さつき，原田雅史：MRS．平安良雄，笠井清登（編）：精神疾患の脳画像解析・診断学．pp.30-36, 南山堂, 2008
35) 竹内幹伸，遠藤俊郎，小野武年，他：全頭型 NIRS と EEG 同時計測による脳機能評価．臨床脳波 51：340-347, 2009
36) 滝沢 龍，福田正人：NIRS．平安良雄，笠井清登（編）：精神疾患の脳画像解析・診断学．pp.61-70, 南山堂, 2008
37) 滝沢 龍，丸茂浩平，木納 賢：NIRS．福田正人（編）：精神疾患と脳画像（専門医のための精神科リュミエール 2），pp.45-55, 中山書店, 2008
38) 谷脇孝恭：機能的 MRI（fMRI）の応用．臨床神経生理学 38：50-59, 2010
39) 徳野博信（編），宮内 哲，星 詳子，菅野 巌，他（著）：脳のイメージング．共立出版, 2016
40) 渡辺英寿：光トポグラフィ 応用．臨床神経生理学 38：39-43, 2010
41) 八幡憲明：fMRI でみる向精神薬の薬理作用．臨床精神医学 37：811-817, 2008

第21章

誘発電位，事象関連電位

第1節 定義

　誘発電位(evoked potentials：EP)は，種々の感覚様式(modalities)の刺激が受容器に入力されてから大脳皮質に到達するまでの種々の部位(脊髄，脳幹部，大脳など)で記録される一過性の電位変動をいう．これは，誘発反応，誘発応答(evoked response)とも呼ばれることがある．誘発電位には視覚性，聴覚性，体性感覚性などの大脳誘発電位，脳幹誘発電位，脊髄誘発電位などがある．

　一方，誘発電位には，感覚刺激に対して受動的に生じる神経系の電気的応答だけでなく，感覚刺激などに関連した注意，認識，課題解決，随意運動など心理的な活動によって変動する成分(P300，随伴陰性変動，運動関連電位など)があり，これらは事象関連電位(event-related potential：ERP〔狭義〕)と呼ばれている．事象関連電位という用語は，「ヒトの感覚や認識，課題作業や運動に対応して記録できる電位」とし，従来からの誘発電位をも含めて広義に使用する場合と，心理的な過程に関連して出現する成分だけを事象関連電位とする狭義の使い方とがあるが，一般には狭義に使用されることが多い．

　誘発電位，事象関連電位に対応する用語に外因性電位(exogenous potential)と内因性電位(endogenous potential)とがある．外因性電位は，外から与えられた感覚刺激に直接的，受動的，物理的に反応してほぼ恒常的に出現する電位で，振幅，潜時，頭皮上分布などがほぼ一定している成分をいい，従来の大脳誘発電位はこれに属する．外因性電位も，刺激の強さや，脳の状態(覚醒・睡眠，麻酔のレベルなど)によって一定の変動を示すが，これは個体の能動的な心理的活動によって生じるものではない．これに対して内因性電位は，種々の実験パラダイムのさいに，被検者の脳内の能動的な神経活動に対応して出現する．

1　ヒトの誘発電位研究の沿革

　誘発電位は動物実験では大脳皮質表面に電極を装着して記録できるため，十分な振幅をもち，容易に観察できるが，ヒトの場合にはふつう頭皮上電極しか使用できないので，振幅が小さく，そのままでは観察が困難であった．

　このような困難を克服し，ヒトの頭皮上電極によって大脳誘発電位を記録する方法として，Dawsonは重畳法(重ね合わせ法，superimposition method)を案出した．これは，刺激時点を揃えて多数の誘発電位記録を重ね合わせ，それらのうちの共通成分としての誘発電位を浮き上がらせる方法であ

第21章 誘発電位，事象関連電位

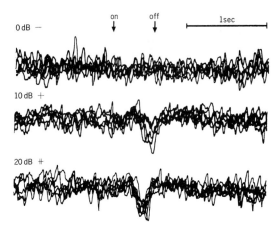

図21-1 重ね合わせ法(Dawson)による他覚的聴力測定(鈴木, 1960)
15歳，女子．500 Hz，0 dB SL では反応は認められないが，＋10 dB，＋20 dB では明瞭な誘発電位が認められる．頭頂部よりの基準電極導出，陰性変動が上向き．重ね合わせ10回．

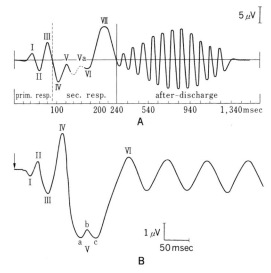

図21-2 視覚誘発電位の各成分を示す模式図
A. Cigánek の双極導出法(O_Z-P_Z)による VEP の平均模式図(Cigánek, 1961)．
B. Gastaut らの基準電極導出(O_Z-耳朶)による VEP (Bergamini ら, 1967)．

る(図21-1)．しかし，この方法では，誘発電位の振幅そのものはもとのままなので，誘発電位の微細な部分まで観察することは困難であった．

その後，電子工学の発達とともに，小型コンピュータを用いて誘発電位を平均加算する方法が広く用いられるようになった．この方法は，刺激時点を揃えて刺激に対する反応波形の瞬時値を加算していき，これを記憶回路に蓄積して再生する方法である．この方法によると，重畳法と異なり，誘発電位の成分は加算されて振幅が大きくなり，背景脳波の部分は平均化されて零に近くなるので，原波形の振幅が小さい誘発電位でも明瞭な形で記録，観察できる．この種のコンピュータは誘発電位平均加算装置と呼ばれる．

2 誘発電位の波形と記載法

誘発電位の波形は感覚刺激の種類によって異なるが，かなり共通の部分もある．

たとえば Ciganek[2](1961)は，後頭部からの双極導出(O_Z-P_Z)による VEP を図21-2のように模式図的に示している．すなわち，光刺激に対する反応としては，まず大脳誘発電位が起こり，それにひき続いて，およそアルファ波の周波数に相当する律動性後発射(rhythmic after-discharge)がみられる．誘発電位の部分は7個の要素に分けられるが，これはさらに，平均潜時28.62 msec の陰性波 I からはじまる I～III の電位変動と，潜時約90 msec ではじまる IV～VII の電位変動とに分けられる．Ciganek は，前者(I～III)が後頭部優位に出現し，刺激頻度を変えても波形が変化しないこと，睡眠や麻酔時にも潜時は延長するが振幅は変動しないことなどから，これを一次反応(primary response)とし，特殊投射系を経て直接に視覚領皮質に現れるものと考えた．これに対して後者(IV～VII)は，高頻度刺激により減弱あるいは消失し，麻酔時には増強すること，睡眠中や麻酔時には視覚刺激以外のほかの種類の感覚刺激でも同様の反応が生じることなどから，これを二次反応(secondary response)とし，非特殊投射系を介して波及するものと考えた．

一次反応，二次反応は成分の生理学的意義を類推して命名された用語であるので，より客観的な用語として早期成分(early component)，後期成分(late component)を用いる場合が多い．早期成分はおよそ潜時100 msec 以内の成分をいい，ほぼ一次反応に相当する．

大脳誘発電位の記録にあたっては，陰性成分を上向きの振れとして記録する人が多いが，陽性を上向

きに記録する場合もある．したがって記録を提示するときには陰性，陽性を記載しておく必要がある．

誘発電位の波形（各頂点）の記載法は，頂点の潜時や，振幅に個体差，年齢差があること，導出法（基準電極導出，双極導出，電極間距離）によっても差があることなどの理由で，かなり不統一である．最初は，頂点が出現する順と極性とによってN₁，P₃などと命名する方法が多く用いられたが，どれを最初の頂点とするかによってP₃がP₄になったりする欠点がある．そこで最近では頂点の極性に潜時をつけて表示する方法が提唱されている（大脳誘発電位に関する国際シンポジウム方法委員会）．これによるとN20は潜時20 msecの陰性頂点，P300は潜時300 msecの陽性成分ということになる．しかし潜時にはかなり個体差があるので，たとえばP300といってもP280，P310などを含めた一定の幅を設定しないと，頂点の名称が著しくふえて混乱するおそれがある．N₁〔41〕というように極性，出現順位，頂点時を併記する方法もある．

なお，正常成人の標準波形についての標準的頂点潜時は，$\overline{N11}$などのようにその数字の上に横線を引いて表示する．この標準的頂点潜時には，健常成人の平均値や最頻値などが使用される．個別的な検査で得られた頂点潜時の実測値はN11というように数字だけ記し，上に横線は引かない．

極性に頂点潜時を併記する方法は，体性感覚誘発電位，視覚誘発電位では比較的用いられているが，聴覚誘発電位ではDavisやJewettの命名も慣用されている．

各種の感覚刺激に対する誘発電位の比較，あるいはそれら相互の収束（convergence）あるいは相互作用（interaction）についての研究もいくつか行われている[3]．

視覚，体性感覚，聴覚による誘発電位のほか，嗅覚刺激によっても，潜時450～550 msecの陽性波が頭蓋頂付近優位に出現する．

3　定常反応

通常の誘発電位では，ある一連の刺激が与えられるが，その刺激間間隔はそれぞれの刺激に対してニューロンが十分に反応し，次の刺激が与えられる前にベースラインに回復するだけの時間的余裕が確保される．これに対して，定常反応（steady-state response：SSR）は，ベースラインに回復する以前の一定の短い刺激間間隔で刺激したさいの反応である．

一般臨床で行われている光刺激賦活で得られるいわゆる光駆動反応はその代表例で，閃光刺激では10～18 Hzで最もよく出現する．さまざまな視覚刺激特徴（たとえば，有色と無色刺激）（Arakawaら[1]，1999）や選択的注意（Müller & Hillyard[4]，2000）による定常反応への影響なども検討されている．聴覚刺激では，約40 Hzでの連続刺激による定常反応が最大の振幅を示し，その発生源は一次聴覚野と考えられている．こうした聴覚の急速な処理に右半球以上に左半球が優位にかかわることが示されている（Yamasakiら[6]，2005）．同様に体性感覚刺激の1つである振動刺激では，視覚と聴覚の場合の中間にあたる21 Hzにおいて一次体性感覚野での定常反応が得られる（Tobimatsuら[5]，1999）．

第2節　体性感覚誘発電位

1　概説

体性感覚誘発電位（somatosensory evoked potential：SEP）は，現在では①短潜時体性感覚誘発電位（P9，P11，P13-14など）（図21-3，6），②中潜時（約18～100 msec）・長潜時（100 msec以後）体性感覚誘発電位（図21-7）とに大別される．歴史的にみると，SEPの研究は，Dawson（1947）の重畳法の考案に始まり，ついで同じくDawsonによりコンピュータを用いた加算平均法（averaging technique）が開発され，最初は中・長潜時成分を中心に研究が進められてきた．中・長潜時成分は主に大脳皮質に由来する成分であり，頭皮上の分布や発生源の研究により，その初期成分は末梢神経刺激と反対側の大脳皮

質感覚野に起源を有することが示された．またこれらの正常所見の観察が進むにつれて，臨床応用も行われるようになった．

しかし，その後 Jewett(1970)によって聴覚系の遠位電場電位が報告され，ついで Cracco(1972, 1973)によって同じく体性感覚系の皮質下起源の遠隔電場電位が検出され，以後短潜時 SEP(short latency SEP)の研究が急速に発達した．短潜時 SEP は，末梢神経刺激による感覚インパルスが感覚路を上行するさいに脊髄，脳幹部，皮質下諸核などで発生する電位を遠隔電場電位(far field potential)(536, 593頁)としてとらえるもので，意識状態や薬物によって影響を受けにくく恒常的に出現するので，その発現機序の研究が活発に行われるとともに臨床面での診断や研究にも広く応用されるようになった．そして，短潜時 SEP の研究の進展に伴って，中潜時 SEP の研究もふたたび見なおされてきている．なお，SEP の誘発にはふつうは電気刺激が用いられるが，より自然に近い機械的刺激による SEP も研究されている．

2 短潜時体性感覚誘発電位

1. 導出方法

記録電極の配置は，国際式 10-20 法を使用するほか，手または足の感覚野に相当する部位すなわち，ローランド溝後部野(postrolandic area：PR)(国際法 C_z の 2 cm 後方〔C_z'，足領野〕および C_z' と外耳孔を結ぶ線上で 7 cm 外側〔手領野〕；後者のかわりに C_3，C_4 の 2 cm 後方 C_3'，C_4' でもよい)にもおく．基準電極は，記録目的に応じて耳朶(片側または両側連結)，肩，手背，膝，頭皮上(F_z など)などにおく．なお頭皮上以外の部位でも，脊椎骨棘突起上(たとえば第7頸椎棘突起上のときは C7S—S は spine—と記す)，鎖骨上窩(Erb's point, EP と略記)などに電極をおいて記録することがある．

2. 記録用増幅器，加算，記録

周波数帯域はふつう 20～2,000 Hz(−3 dB)でよい．加算回数は上肢刺激の場合は 500～2,000 回，下肢刺激の場合は 1,000～4,000 回，分析時間は，上肢刺激の場合はふつう 40 msec(遅い成分をみるためには 80 msec 記録併用)，下肢刺激の場合はふつう 60 msec(100 msec も併用するとよい)とする．

3. 刺激方法

電気刺激として持続 0.2～0.3 msec 単相性矩形波を用いる．刺激強度は，運動神経に対しては支配筋に軽い収縮を起こす程度，感覚神経に対しては閾値の 3 倍を目安にする．刺激頻度はふつう 4～7 Hz で，ふつうは周期的刺激が用いられるが，慣れを生じるためランダム間隔刺激を用いることもある．

刺激部位は，上肢刺激の場合には手指部で正中神経(medium nerve：MN)を刺激し，陽性電極を手根部，陰性電極を 1～3 cm 近位部におく．刺激電極と神経の位置関係が変わらないように，前腕部を副木などで固定してもよい．電気刺激によるアーチファクトの混入を防ぐためには，刺激電極よりも近位の部分で鉛板などで上肢を輪状に囲みこれを接地するとよい．刺激は片側刺激法と両側同時刺激法があり，後者のほうが SEP の振幅が増大する．手指刺激は感覚線維を選択的に刺激できる利点があるが，SEP の振幅が低い．下肢刺激の場合には，脛骨神経を足関節部で，腓骨神経を膝窩部で刺激する．

短潜時 SEP は薬物の影響を受けにくいので，筋電図に由来するアーチファクトなどを除くために，検査時にジアゼパムを投与(たとえば 7 mg 静注)してもよい．

1 上肢刺激による短潜時体性感覚誘発電位

1. 記録モンタージュ

ふつう 4 素子を使用する．たとえば次のようなモンタージュで記録を行う．

① C_3' または C_4'(C_3 または C_4 の後方 2 cm の点，左右の postrolandic areas〔PR〕)——刺激と反対側の耳朶．

② C_3' または C_4'——刺激と反対側の肩，手背，Erb 点(EP)など．

③ CS(後頸部：第 5 頸椎 C5 または C2 の頸椎棘突起上；S は棘突起 spine)——F_z あるいは A_1，A_2

④ 右 Erb 点(EP_2)——左 Erb 点(EP_1)

2. 短潜時 SEP の成分と名称

アメリカ脳波学会では SEP の各成分について図

第2節 体性感覚誘発電位

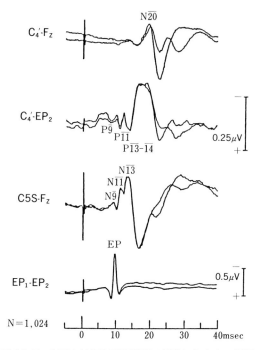

図21-3 左正中神経を手関節部で刺激したときの短潜時体性感覚誘発電位(Craccoら, 1984)
アメリカ脳波学会(1984)による各成分の命名法. EP_1は左Erb点, EP_2は右Erb点.

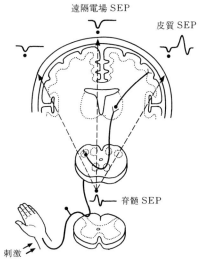

図21-4 皮質SEPおよび短潜時SEP(黒点)の発生源を示す模式図(Shibasakiら, 1982)
体性感覚誘発電位の短潜時成分は, 体性感覚神経路の途中に電位変化が生じたもの, すなわち遠隔電場電位(far field potential)である(皮質体性感覚誘発電位とは異なる). 脊髄体性感覚誘発電位は近接電場電位(near field potential)と呼ばれ, シナプス後電位または上行性の活動電位を反映し, 体性感覚神経路に沿う体表面におかれた電極から記録される. 一方, 遠隔電場電位は容積伝導により頭皮上から記録される.

21-3に示すような命名法を提唱している. すなわち上向きの振幅をN, 下向きの振れをPとし, その平均潜時を数字としてつけて表示する.

図21-3にみられるように, 左右のErb点間の導出では, 潜時約10 msecのEP(Erb点での電位) 〔図21-3では左正中神経刺激で, 左Erb点(EP_1)をグリッド1に入れているので陰性電位(近接電場電位 near field potential)として記録されている〕が出現する. C5S-F_z導出では陰性のN$\overline{9}$, N$\overline{11}$, N$\overline{13}$が記録され, これは近位電場電位である(図21-4). 頭皮上のC_4'とErb点間の導出では, 陽性のP$\overline{9}$, P$\overline{11}$, P$\overline{13}$-$\overline{14}$などの遠隔電場電位が記録される.

頭皮上におかれた2つの電極C_4'とF_zとの間の導出では, 遠隔電場電位として両電極でほぼ同様に記録される短潜時成分P$\overline{9}$, P$\overline{11}$, P$\overline{13}$-$\overline{14}$などは相殺されて記録されず, N$\overline{20}$以後の皮質成分だけが記録されている.

また(C_3'またはC_4')-(A_1またはA_2)の間の導出では, P$\overline{14}$, N$\overline{20}$, P$\overline{23}$が記録され, (C_3'またはC_4')-(頭部外基準電極)の導出では, P$\overline{9}$, P$\overline{11}$, P$\overline{13}$, P$\overline{14}$, N$\overline{20}$, P$\overline{23}$が記録される.

各成分の正常者における平均頂点潜時および頂点間潜時は表21-1に示すとおりである(Tsujiら[7], 1984).

3. 短潜時SEPの異常判定

SEPの異常は, 正常者では出現するある特定の成分が出現するかどうか, 出現する場合には潜時, 振幅に変化があるかどうかによって判定する. 短潜時SEPの成分のうち, 頭部外基準導出法で恒常的に記録されるのはP$\overline{9}$, P$\overline{13}$, N$\overline{16}$, N$\overline{18}$であり, F_z基準導出法ではEP, N$\overline{13}$, N$\overline{20}$である. 異常判定のためには, ふつうは潜時が用いられる. 頂点潜時は上肢の長さによって影響を受けるので, 上肢長による補正が必要になる. 頂点間潜時は上肢長の影響が少ないので使いやすく, これにはEP-N$\overline{13}$, N$\overline{13}$-N$\overline{20}$, EP-N$\overline{20}$, P$\overline{9}$-P$\overline{13}$, P$\overline{13}$-N$\overline{18}$, P$\overline{9}$-N$\overline{18}$などがある. 潜時延長の判定のさいの正常上限は,

表 21-1　正常者における平均頂点間潜時(辻，1986)

頭外基準導出法		F_z 基準導出法				
成分	潜時(msec)	成分	潜時(msec)	Luedersら	成分	潜時(msec)
$\overline{P9}$	8.19±0.41(19)	EP	8.97±0.55(18)	9.1±0.8　9.20±0.51		
$\overline{N9}$	9.31±0.50(19)				EP-$\overline{N13}$	4.6±0.3(15) *
$\overline{P11}$	10.24±0.50(19)	$\overline{N11}$	10.84±0.47(16)　11.6±0.6(11)	10.8±0.8　11.18±0.65		
$\overline{N11}$	11.27±0.56(20)				$\overline{N13}$-$\overline{N20}$	5.9±0.4(15) **
$\overline{P13}$	12.72±0.86(20)	$\overline{N13}$	12.54±0.54(18)　13.6±0.6(15)	12.5±0.9　12.27±0.81		
$\overline{N16}$	16.03±0.65(17)				EP-$\overline{N20}$	10.3±0.5(21) **
$\overline{N18}$	18.21±0.80(20)	$\overline{N20}$	18.39±0.91(18)　19.4±1.1(21)	18.15±0.77		
周波数域(Hz)	8～3,000		8～3,000　　32～300	160～3,000　150～1,500	*160～3,000	**32～300

Mean±S.D.(number of subjects)．正中神経刺激．

正常者の平均潜時 ±3SD(標準偏差)あるいは平均潜時 ±2.5SDが一般に用いられる(辻[6]，1986)．

短潜時SEPの各成分の振幅は，正常者の間でばらつきが大きく，また振幅分布は正規分布しないので，異常の判定には用いにくく，その成分が消失したときにだけ異常と判定するのが安全である．

4. 上肢刺激による短潜時SEP各成分の起源

現在のところ各成分の起源については，およそ次のように考えられている(辻[6]，1986)．

(1) 頭皮上電極(F_z，A_1，A_2など)を基準電極としたSEPの起源

EP：上腕神経叢起源

$\overline{N11}$：第6頸髄後根ないし下部頸髄後索路

$\overline{N13}$：頸髄後索路上行線維起源の誘発電位で，その部位については上部頸髄，大後頭孔レベル，延髄楔状束核，脳幹部内側毛帯(Hashimoto[1]，1984)などの意見がある．

$\overline{N14}$：脳幹部内側毛帯起源

$\overline{N20}$：第一次大脳感覚野起源

(2) 頭部外基準導出法によるSEPの起源　頭部外基準電極および頭皮上の基準電極(F_zなど)を使用し，探索電極を頭皮上あるいは頭部外において記録したSEPの各成分の起源の対応関係をみるとおよそ次のようになる．すなわち，図21-3にみられるようにEPとP9，$\overline{N11}$とP11，$\overline{N13}$とP13などは同一起源と考えられている．しかしP13-14の起源については，なお種々の見解がある．なおN20の上行脚に2個の頂点$\overline{N16}$，$\overline{N17}$が出現することがあり，N16は視床，N17は視床-皮質放線起源とする説がある(Tsujiら[7]，1984)．

5. 遠隔電場電位の発生機序

遠隔電場電位は，探査電極から遠く離れた部位に誘発電位が出現したときに，これが神経路による伝導を介さず体積導体(volume conductor)を介して体積伝導されて周囲に広がり，遠隔部位で記録されるものである．一般に遠隔電場電位の発生は，一定部位の固定した誘発電位ではなく伝導性の電位について次のように説明されている．たとえば，上肢で正中神経を電気刺激し，感覚インパルスが脳幹部の体性感覚路を上行しているとき，脳幹部に探査電極をおいて記録すると，これは近接電場電位(near field potential)として陰性電位が記録され，このときそれより離れた上位の大脳皮質など(頭皮上でも)ではこれが遠隔電場電位(far field potential)として陽性電位として記録される(図21-4)．

しかし，この説明ではたとえば正中神経刺激による上行性，伝導性の活動電位は，遠隔部位ではスムーズな1峰性の陽性電位として記録されるはずであるのに，実際には潜時が一定したいくつかの成分をもつSEPが記録されること，すなわち，伝導性のインパルスが上行する途中で，とくにシナプスなどが存在しない部位で，いくつかの非伝導性の固定電位が出現することを説明することはできない．

この非伝導性電位の発生は，活動電位が神経線維を伝導するときに，その神経線維が通過する体積導体のインピーダンスが急に変化する部位があると，その境界部で電位変化が発生するという事実で説明されている．

第2節 体性感覚誘発電位

すなわち，わが国のNakanishi[4] (1982) は，細長い直方体の箱を薄い隔壁で8区画に区切り，隔壁の中心に小孔をあけてその中にウシガエルの坐骨-腓骨神経を通し，箱をリンゲル液で満たし，神経端の一方を電気刺激し，神経活動電位を8区画のうちの2区画を種々の組み合わせで選んでリンゲル液のなかにおいた電極（液体電極）で記録した（図21-5）．すると隣接する2区画間の記録では陰陽二相性の活動電位が記録され，潜時は刺激部位からの距離と相関し，振幅は電極間抵抗に比例した．2つの記録電極を区画を隔てて離して記録すると，2電極間の区画数に等しい数の頂点が活動電位に出現した．2電極間の区画を一部とり除くと，電位の頂点数はその分だけ減少した．この結果は，刺激信号が体積導体の抵抗が急に変化する部位を通過するときに活動電位の頂点（固定電位）が出現することを示唆している．

Kimuraら[2] (1983) は正中神経あるいは橈骨神経の走行上に沿って多数の電極をおき，近位部を電気刺激し，電極以外の小指に基準電極をつけて，逆行性活動電位を記録したところ，電極列の各電極からは伝導性の陰陽二相性活動電位が記録されたが，電極列末梢端の手指では潜時が固定した陽性電位（P_1, P11）が記録され，この陽性電位の潜時はインパルスが手関節に達したとき，ついで中手指関節部を通過する時点に一致していた．このことは，中西の実験結果にも一致し，伝導性電位が体積導体の境界部に達すると，その部位の電場密度が急変し，それに応じて発生する境界部前後の電位差が遠隔電場電位として記録されるものと説明されている．

上記のような実験結果から考えると，正中神経刺激によるSEPの場合にも，上行性感覚インパルスが上腕神経叢，頸髄後根，大後頭孔など体積導体の境界部を通過するときに固定電位が出現すると考えると，先に述べたような各成分を理解しやすい．

6. 上肢刺激による短潜時 SEP の臨床応用

短潜時SEPは，その発生に関係する脳幹部付近の病変，すなわち，上腕神経叢や頸髄後根の病変，多発硬化症（Shibasakiら[5], 1982）などの脱髄疾患，脳幹から大脳にかけての腫瘍，梗塞・出血など血管性病変などのさいに異常を示すことがある．

また頸部，脳幹部手術中の脳機能モニタリングのためにも，短潜時SEPの連続的観察が役立つ．手術中にSEPが消失したり潜時が延長したりすれば，循環障害，脳幹部圧迫などを疑って，その原因を除去する必要がある（Lesserら[3], 1981）．脳死の場合には，EPは正常，$\overline{N13}$ は約70%の例で出現するが，$\overline{N20}$ 以降の成分は消失する（Goldieら, 1981）．昏睡状態の症例では，EP，$\overline{N13}$ は全例でみられたが，$\overline{N20}$ は消失する場合，一側のみ出現する場合などがあるが，SEPから昏睡の予後を判定するのは難しいという．

②下肢刺激による短潜時体性感覚誘発電位

1. 刺激法と記録法

下肢刺激による短潜時SEPは，上肢刺激のそれに比べると，明瞭な記録を得ることが技術上より困難であることなどから，研究がやや遅れている．しかし脊髄を経過して大脳皮質にまでいたる感覚神経路についての情報が得られる点で重要なSEPである．

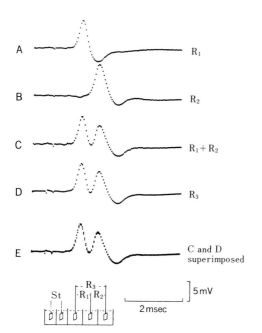

図21-5 体積導体の急激なインピーダンスの変化が固定電位の起源に関連することを示した実験
(Nakanishi, 1982)

カエルの坐骨-腓骨神経の活動電位を液体電極（fluid electrode）で記録したもの．図下は液体電極の模図で，最左の2区画（St）は刺激電極．Aは液体電極R_1．Bは液体電極R_2による記録．CはAとBを重ね合わせたもので，液体電極R_3による記録Dと等しい．EはCとDを重ね合わせたもの．

第21章 誘発電位，事象関連電位

下肢刺激の短潜時SEPの記録には，多くの研究の結果，基準電極には刺激と反対側の膝蓋骨が最適である．

記録のモンタージュは，日本脳波・筋電図学会(1985)の指針では，次のようである．
(1) L3(第3腰椎)――L3の4cm上方
(2) T12(第12胸椎)――T12の4cm上方
(3) T6(第6胸椎)――T6の4cm上方
(4) C_z'(C_zの2cm後方)――Fp_z'(Fp_zとF_zの中間点)

2. 健常者の基本波形とその成因

各成分の名称(図21-6)は，脊椎骨上の記録はL3脊椎電位，T12脊椎電位と呼び，頭皮上の記録は$\overline{P17}$, $\overline{P24}$, $\overline{P27}$, $\overline{P31}$, $\overline{N35}$, $\overline{N37}$と呼ぶ．これらのなかには膝窩部刺激，双極導出では出現せず，足関節部刺激，頭部外基準電極導出を用いないと認められない成分も含まれている(図21-6)．

ここで下肢刺激による短潜時SEPの各成分の起源を上肢刺激SEPのそれと対比しながら考えてみる．

下肢刺激(脛骨神経刺激)によるP17は仙骨神経叢に由来し上肢刺激のP9に対応する．下肢刺激のP24は，脊髄円錐部への入口またはその近位部に起源があり，上肢刺激のP11(頸髄への入口から頸髄後索にいたる部分に起源)に相当する．下肢刺激によるP27は，上肢刺激のP13(上部頸髄・大後頭孔付近)に対応する．下肢刺激のP13は，上肢刺激のP14に対応し，ともに脳幹の内側毛帯に由来すると考えられている．下肢刺激によるN35, N37は，上肢刺激によるN17, N19に対応し，視床，視床皮質投射線維あるいは皮質による電位と考えられる．

3. 臨床応用

下肢刺激によるSEPは上肢刺激のそれよりも臨床的応用は未だしであるが，脊髄に関する情報が得られるという利点があり，今後その応用が拡大されるべきであろう．一般に末梢神経障害では，SEPの皮質電位の潜時の遅延が認められる．

脊髄疾患でもSEPの皮質電位の潜時延長がみられる．また脊髄の横断性障害などの場合には障害レベルから上部に由来するSEP成分は消失するので，脊髄誘発電位の測定とあわせて，障害レベルの診断を行うことができる．

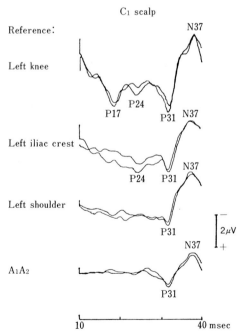

図21-6 下肢刺激による短潜時体性感覚誘発電位(Yamadaら，1982)
基準電極の部位による頭皮上の遠隔電場電位の比較．

3 中潜時体性感覚誘発電位および長潜時体性感覚誘発電位

1. 概説

上肢の感覚神経を電気刺激して出現する体性感覚誘発電位(SEP)のうち，潜時約18～100msecの成分は，刺激と反対側の大脳皮質体性感覚野上肢支配域上の頭皮付近に限局しており，これを中潜時成分という．長潜時成分は，潜時約100msec以後の成分で，頭皮上の頭蓋頂(vertex, C_z)で最も高い振幅を示す．

2. 刺激法，記録法

短潜時SEPに準じるが，刺激間隔は1秒以上のランダム間隔にする．探査電極は両側のPR(post-rolandic area)(534頁)その他におき，基準電極は耳朶を用いる．増幅器の周波数帯域は0.5～2,000Hzとし，分析時間は中潜時成分100～150msec,

第2節 体性感覚誘発電位

表 21-2　電気刺激による上肢 SEP の中・長潜時成分の平均頂点潜時(msec)(加藤, 1986)

報告者	N18	P24	N33	P45	N55	P85	N140	P220	N380
今井*	19	26	34	47	62				
塩田*	16.3	22.8	31.4	44.1	75.4	111.7	144.3		
Lüders*	18.1	24.7	32.1	45.3	58.7	83.7	137.8	224.9	380.6
加藤ら*	18.3	24.3	32.5	43.5	54.7				
青木ら*	19.29	25.73	32.08	41.39	74.18	106.89			
Goffら	20	25		48	65	85	135	220	
Giblin	19.39	26.78	36.00	45.29					
Dominoら	19.2	24.3	31.3	47.2	79.3				
De Weedら	20.1	22.8	34.0	42.3					

*は日本人被検者における成績.

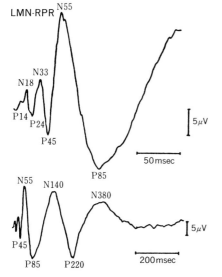

図 21-7　正中神経手関節部刺激による SEP 中・長潜時成分の正常所見(加藤[13], 1986)
上段と下段で分析時間が異なることに注意. LMN-RPR:左正中神経刺激-右 PR 記録. PR は大脳皮質感覚野, 手の支配領域直上の頭皮部. 基準電極は同側耳朶.

長潜時成分では 500〜1,000 msec で, 100 回前後の加算を行う. 記録中は被検者が眠らないように, 背景脳波のモニタリングを行う.

3. 健常者の基本波形とその起源

刺激と反対側の PR に最も明瞭な中・長潜時 SEP がみられる. 正中神経を手関節部で電気刺激したときの正常波形としては, 図 21-7 に示すように, 中・長潜時成分として P14, N18, P24, N33, P45, N55, P85, N140, P220, N380 などが出現する(表 21-2).

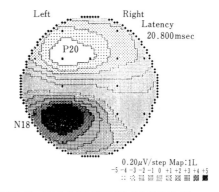

図 21-8　N18 と前頭部陽性成分(P20)(辻, 1986)
右正中神経刺激による SEP. 基準電極は左右耳朶電極の連結. 電極の配置は 10-20 国際電極法による. N18 に対応する成分は前頭部では陽性頂点(P20)としてみられる. トポグラムでみると, N18 と P20 の 2 個の異なる極性の成分が明らかに認められる.

各成分の頭皮上分布や成因を考えると, P14 は遠隔電場電位で頭皮上に広く分布する. P18 以後の成分は皮質起源の近接電場電位である. そのうち, 潜時が短い成分ほど刺激と反対側の PR によく限局し(図 21-8), 覚醒水準, 麻酔などの影響を受けにくく, 二発刺激時の回復が早く, 一次感覚領と密接な関係をもつ一次反応(primary response)である. これに対して, 潜時が長くなるにつれて頭皮上の分布領域は広くなり, N140, P220 以後の成分は頭蓋頂(vertex)で最大振幅を示し, 左右対称性に分布し, vertex potential と呼ばれる. 長潜時成分は覚醒水準, 注意水準, 鎮静作用をもつ薬物などの影響を受けやすく, 感覚による特異性が少なくなり, 視覚誘発電位, 聴覚誘発電位の長潜時成分と共通性をもち, おそらく皮質連合野や皮質・皮質下系に由来す

るものとおもわれる.

体性感覚刺激と同側の頭皮上に出現するSEP成分は, 初期の5つの陽性成分は対側よりも頂点時が数msecずつ長いので, 体積導体による伝播ではなく, 対側から脳梁を伝わって伝達されたものと考えられる(Tamura[24], 1972). 後期成分(P85, N135)については対側との差が早期成分ほど著しくないので, 後期成分の発生には両側性に投射する広汎視床投射系なども関与するものとおもわれる(黒岩ら, 1974).

SEPの成分の起源の研究にはトポグラフィが有用である. たとえばN18の分布をトポグラフィ的に観察すると, N18は中心溝の後方に分布するが, 中心溝の前方にはこれと鏡像的な電位分布を示すP20がみられる(図21-8). このことから, N18は中心後回の中心溝に埋もれた部分(36野)に存在する, 頭皮面に水平な双極子(dipole)によって発生すると考えられる. しかし詳細に分析すると, 複数の発生源が存在する可能性も否定できない.

SEPの加齢による変化としては, SEPの早期成分(N20, P25)の潜時は乳幼児期には長く, 8歳頃には成人と同程度になる(Desmedtら[5], 1967).

睡眠時には, SEPの早期成分はあまり変化を受けないが, 後期成分とくにV電位は, 徐波睡眠期には振幅を増大する(Goffら[7], 1966; Desmedtら, 1970; 松下[17], 1974). REM段階には覚醒期に近い波形を示す.

SEPの回復曲線についてみると, SEPはVEPよりも安定性が高いので, 各成分の回復曲線の観察が行われている[1,20,21]. Allisonによると, 成分1(N20, P25)は, 50 msecでかなり回復後, 200 msecで完全に回復, 成分2の計測は難しいが, 200 msecで80%前後の回復を示し, 成分3(P45), 4(N55, P85)は完全な回復には少なくとも1秒を要する. 成分5(V電位)は, 完全な回復には少なくとも数秒を要する. Click-shock recovery functionを調べると, 成分5だけが条件刺激によって影響を受ける. Shagass & Schwartz (1962)によると, 成分1は, 15～20 msecのところで一過性の急峻な回復の峰を示し, ふたたび回復曲線は下がり, 100 msec付近でふたたび回復に近づくという.

4. 臨床応用

中・長潜時SEPは短潜時SEPに比べて, 種々の条件で変動しやすいこと, 起源が明らかでないことなどの理由で, 短潜時SEPに比べると臨床応用がそれほど行われていない.

梗塞, 出血, 腫瘍などのさいの損傷部位と中・長

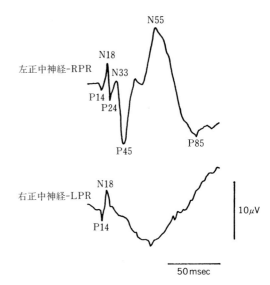

図21-9 頭頂葉傍正中部髄膜腫例(59歳男性)(加藤[13], 1986)
右下肢の脱力があるが感覚障害はない. 左PRの反応ではN18は出現するが, 以後の成分がはっきりしない.

潜時SEPの関係をみると, SEP全成分の欠如, あるいはN18の振幅低下, 潜時延長などは視床の感覚中継核から大脳皮質一次感覚野の損傷, N18は正常であるがそれ以後の成分が異常を示すのは頭頂葉付近の病巣による(Stöhrら[23], 1983)(図21-9). 脳の変性疾患や脱髄疾患で感覚障害がない場合にも中・長潜時SEP異常, とくに振幅低下がみられることがある. 大脳の広汎性障害, たとえば失外套症候群または脳死に近い状態では, SEPがまったく欠如するが(加藤ら[14], 1970), 波形が単純または不規則で波形成分を区別できない場合がある.

進行性ミオクローヌスてんかんなどでは, 振幅が正常の数倍に達する異常高振幅の巨大なSEP(giant SEP)がみられ, このさいP24-N33-P45成分とN140の振幅増大と頂点潜時の遅延がみられ, N55が欠如する(加藤[12,13], 1974, 1986)(図21-10).

脊髄障害では, 電気刺激によるSEPの場合, インパルスは主に脊髄後索を上行するので, 後索に関係の深い深部感覚障害例では表面感覚障害例よりもSEP異常が現れやすい(加藤ら; Halliday & Wakefield[9], 1963; Larsonら[16], 1966)(図21-11). 異常所見は頂点時延長と振幅低下で, これは脊髄における伝導障害を反映する. 末梢知覚神経の伝導速度を測定すればニューロパチーと鑑別で

また末梢神経障害では，SEPを発生させる求心インパルスの中枢への伝導が障害されるので，SEPの各成分の頂点時の遅延，振幅低下と，各成分の持続時間の延長がみられる(Bergaminiら：加藤と村井[15]，1973)(図21-12)．同一末梢神経上の2カ所を別個に刺激して得られるSEP(とくに短潜時成分)の潜時の差から，末梢神経の伝導速度を測定することもできる(Desmedt & Noël[6]，1973；Ballら[2]，1971)．

精神疾患については，解離性障害(ヒステリー)あるいは催眠による感覚脱失状態ではSEPには変化

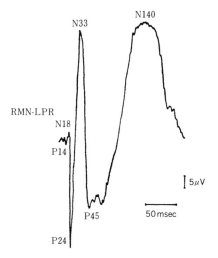

図21-10 進行性ミオクローヌスてんかん例のSEP (加藤[13]，1986)
17歳，男子．P24-N33-P45成分とN140の振幅が異常に増大し(右下の較正電圧を参照)，頂点潜時も遅延している．N55は欠如．RMN-LPR：右正中神経刺激-左PR記録．

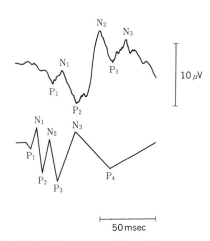

図21-12 多発性ニューロパチー症例のSEP(加藤[12]，1974)
53歳，男性．正中神経刺激．下段の正常波形の模図に比較し，すべての頂点時が遅延し，各成分の波が幅広く持続時間が増加している．分析時間125msec．

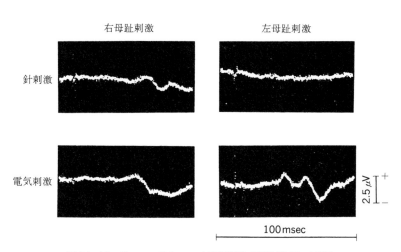

図21-11 Brown-Séquard症候群のSEP(島田，1980)
頸椎障害により右半身の運動および深部感覚障害と，左半身表在感覚障害を認めた症例．右母趾は深部感覚障害があるため電気刺激によるSEPは異常を示すが，深部感覚障害を認めない左母趾では，電気刺激により正常のSEPが得られた．これに対し針刺激では逆の所見を示す．

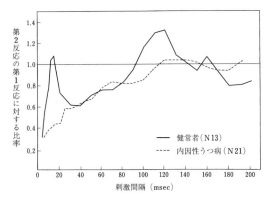

図 21-13 うつ病における体性感覚誘発電位の回復曲線(Shagass & Schwartz, 1962)

健常者で最初の 20 msec の間隔でみられる回復が,うつ病者では欠如している.

がみられないことが多いが(Bergamini ら[4], 1965; Halliday & Mason[8], 1964),SEP が消失したとの報告もある(Hernandez-Peón[10], 1963).

Schwartz & Shagass[20,21] (1962, 1963),Shagass[22] (1972)は,うつ病者の SEP の二重刺激に対する回復曲線を検討し,最初の陰性波(潜時 20 msec)から最大の陽性波(潜時 26 msec)までの振幅を計測し,健常者では刺激間隔 20 msec 以内に早期の回復があり,100 msec で完全な回復がみられるのに,内因うつ病者では早期の回復が欠如するのをみた(図 21-13).この結果はきわめて興味深いが,筋原性反応も除外せねばならない.統合失調症でも回復曲線に特徴がみられるという(Shagass ら).

4 機械的刺激による体性感覚誘発電位

1. 概説

SEP の誘発には一般に末梢神経の電気刺激が用いられているが,皮膚に機械的刺激を与えて触覚,圧覚,痛覚などに関係する誘発電位を記録することができれば,臨床的にさらに有用である.しかし,機械的刺激は電気刺激に比べて方法的に複雑で困難な点も多い.

2. 機械的刺激による SEP の記録方法

機械的刺激方法はいろいろ工夫されている.たとえば馬毛,鈍針,鋭針その他を,電磁作用によって動く刺激素子にとりつけ,これを電気刺激装置のパルスなどを用いて駆動し,その先端を皮膚に接触させたり皮膚を叩打したりして刺激を与える方法がある.また,空気の噴射(air puff, air jet)も刺激の強さ,面積などを変えることができるなどの利点があり,最近は鋭い立ち上がりの刺激を可能にする装置も工夫されている(橋本).

機械的刺激の頻度は 8〜9/sec まではそれより低頻度の場合と SEP の波形,振幅などが変わらないとされている.電磁的に動く刺激素子による刺激の持続は,5 msec,7.5 msec などの矩形波電流で決定される.機械的刺激は電気刺激に比べて弱く,SEP の振幅が低いので,加算回数を多くする必要があり,3,000〜5,000 回の加算を行う研究者もある(Kakigi & Shibasaki[11], 1984).

3. 健常者における基本波形とその成因

機械的刺激による SEP を SEP(M, mechanical),電気刺激による SEP を SEP(E, electrical)と呼ぶと(Kakigi & Shibasaki[11], 1984),SEP(M)の正常基本波形は陰・陽・陰・陽の W 形波形である(図 21-14)が,その前に小さい陽性成分があり,その潜時はたとえば Kakigi らは中手指背部の叩打刺激の場合は P19, N24, P29, N36, P49 としている.SEP(M)と SEP(E)の波形は,SEP(M)で潜時が多少長いが,基本的には同じである(図 21-14).SEP(M)の頭皮上分布は SEP(E)のそれとほぼ同様で,刺激と反対側の中心部で最も著明である.

SEP(M)の各成分の成因については,頭皮上で記録される P19 は遠隔電場電位で上部頸髄あるいは後索核に由来するもの,N24 は体性感覚野の一次ニューロンの反応と考えられるが,それ以後の成分の起源の詳細は不明である.

臨床応用の 1 例としては,感覚の分離を示し温・痛・触覚は失われているが関節感覚が保たれている患者では患側刺激による SEP(E)は出現するが患側刺激の SEP(M)は出現せず,逆に関節感覚が消失し,温・痛・触覚が保たれている患者には SEP(E)は出現せず SEP(M)は出現することから,SEP(M)は脊髄視床路を経由するものと推定されている(Nakanishi ら,1973).痛覚に関連した SEP(M)の研究も行われている(橘,1971;及川と藤谷[18],1985).

第3節 聴覚誘発電位

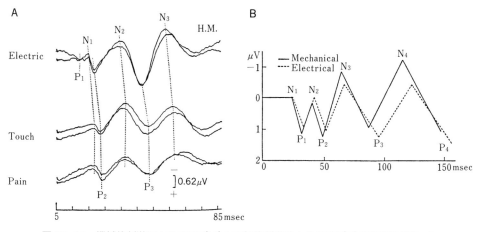

図21-14 機械的刺激によるSEP(M)と電気的刺激によるSEP(E)の典型的パターン
A. F_zに対してC_4のSEP(E)とSEP(M)の記録．双極性ではあるがF_zを基準とする基準導出（単極導出）といってもよい．実際に結合両耳朶に対して得られたSEP(E)とパタンは同じである．1,000回加算．3つの異なった刺激によってもパタンが同じであることに注意．P_2, P_3は一般的にはP_1, P_2と命名されているものである(Kakigiら, 1984)
B. SEP(M)とSEP(E)の模図的なまとめ．ただし，単一感覚点刺激によるSEP(M)である．SEP(M)の方がSEP(E)より潜時が短いのは一般的所見と違うが，単一感覚点刺激の場合のためと思われる．また振幅も大きいことが注目される(Yamauchiら, 1981)

4. CO_2レーザーによる痛みの体性感覚誘発電位

痛みは，異なる神経投射システムで処理される．内側システムは内側視床核から前頭前野，前部帯状回，島への投射で構成され痛みの知覚的要素（部位，強度，持続）の処理と関係し，一方，外側システムは外側視床核から一次と二次体性感覚皮質，島への投射で構成され，情動，動機付け，評価の処理と関係する(Bentleyら[3], 2004)．CO_2レーザーなどによって生成される短時間の放射熱パルスは，皮膚表層の神経終末を刺激し針で刺したような痛みと頭蓋頂優位に出現する広範なN2-P2電位(laser-evoked potentials：LEPs)を惹起する．この複合電位は，前部帯状回で生成され，これに島領域も関与する．また，これに先行する小さなN1は二次体性感覚皮質で生成される(Truiniら[25], 2005)．課題を工夫することで内側と外側システムの成分を抽出することができる(Bentleyら[3], 2004)．これらの電位の分析から，痛覚経路のAδ線維（鋭い痛みの生成）とそれより遅く出現する痛みと関連するC線維（灼熱痛の生成）の障害を弁別的に検出することができる(Qiuら[19], 2002)．

第3節 聴覚誘発電位

1 概説

聴覚誘発電位(auditory evoked potential：AEP)は多くの成分（約15個）から構成されており，潜時によって，①短潜時成分(1〜8 msec)，中潜時成分(middle latency responses)(8〜50 msec)，長潜時成分(50〜300 msec)に分けられる（図21-15, 19）．

聴覚による誘発電位としては，睡眠時に聴覚刺激で誘発されるK complex(Loomisら, 1938)(137頁)，覚醒時に誘発される頭蓋頂電位(vertex potential)(137頁)などがあるが，狭義の誘発電位の研究は他の誘発電位と同様に加算平均法の導入によって

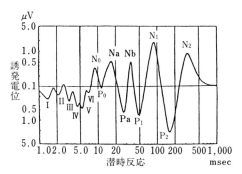

図21-15 聴覚誘発電位の成分(Pictonら，1974)
聴覚誘発電位は15個の成分から構成される．これらの成分を図式的に示す．潜時および振幅が対数表示されていることに注意．波の出現する潜時によって，短潜時成分(8 msec未満)，中潜時成分(8 msec以上50 msec以下)，長潜時成分(50 msec超)に分類される．短潜時成分は脳幹聴覚路に起源するので，特に聴覚脳幹誘発電位と呼ばれる．

発展し，最初クリックなど音刺激によって誘発される中潜時成分の研究が行われた．この中潜時成分は，最初は皮質起源と考えられたが，Bickfordら[1] (1964)は，これを筋原性(myogenic)のものとし，その本態に関して活発な議論が行われた．現在では神経原性反応と筋原性反応の区別が可能になっている．

その後Sohmer & Feinmesser(1967)によって聴覚誘発電位の短潜時脳幹成分が記載され(橋本[8]，1986)，Jewettら[12] (1970)は短潜時AEPをヒトの頭皮上から明瞭に記録し，これが発生源から遠く離れた頭皮上の各部位ですべて同じ波形で記録されることから，遠隔電場電位と名づけた．聴覚性短潜時AEPは，その起源が脳幹にあるので，聴覚脳幹誘発電位(auditory brain stem response〔evoked potential〕；ABR〔ABEP〕)と呼ばれるが，その各成分の起源については，ネコなどによる動物実験，ヒトの手術中の脳幹部からの直接記録(Hashimotoら[11]，1981)などによって解明されつつあり，臨床的にも広く応用されている．

2 聴覚脳幹誘発電位（聴覚誘発電位短潜時成分）

1 聴覚脳幹誘発電位の記録法

1．探査電極，基準電極と記録モンタージュ

日本脳波・筋電図学会(1985)の指針によると，電極をC_z, Ai(音刺激と同側の耳朶)，Ac(音刺激と反対側の耳朶)，Fp_zに装着し，記録モンタージュはC_z-Ai, C_z-Acとし，Fp_zを接地電極にする．1チャネルならばC_z-Aiを記録する．

2．記録用増幅器，加算回数など

帯域周波数は30～3,000 Hz(-3 dB)でよい．加算平均回数は1,000～2,000回．

3．聴覚刺激法

被検者は安静にさせる．乳幼児以外はとくに鎮静薬を必要としないが，鎮静薬を投与しても波形に変化はない．

音刺激の種類としては，クリック音が最も多く用いられるが，周波数特性の点からtone burstを使用することもある．クリック音は極性を明示する．聴覚脳幹電位は本質的にはonset responseである．クリック音は持続0.1～0.2 msec程度の矩形波で，減衰器(attenuator)を介してイヤホーンに入力して得られる．

音刺激の強度の表示は，物理的な強さである音圧レベル(sound pressure level：SPL)で表す方法，正常人の平均自覚閾値を0 dBとして音圧を聴覚レベル(hearing level：HL)で表す方法，被検者自身の閾値を基準として感覚レベル(sensation level：SL)で表す方法がある．

2 聴覚脳幹誘発電位の健常者における所見

聴覚脳幹誘発電位(ABR)(図21-16)は，Jewettに従ってローマ数字でⅠ，Ⅱ，Ⅲ，Ⅳ，Ⅴ，Ⅵ，Ⅶと命名されるが，P_1, P_2…とすることもある．

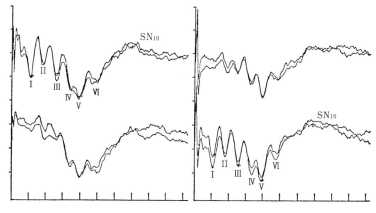

図21-16 聴覚脳幹誘発電位(ABR)の正常波形(橋本,1986)
左は左刺激に対する反応.右は右刺激に対する反応.上段はC_z-A_1導出,下段はC_z-A_2導出による記録.上向きの振れは陰性.

表21-3 ABRの正常値(Chiappaら,1979)

	Absolute latencies(msec)				Interpeak latencies				Interear interpeak differences		
Wave	Mean	S.D.	Mean+3SD	Wave	Mean	S.D.	Mean+3SD		Mean	S.D.	Mean+3SD
I	1.7	0.15	2.2	I-III	2.1	0.15	2.6		0.10	0.09	0.37(0.4)
II	2.8	0.17	3.3	I-V	4.0	0.23	4.7		0.13	0.10	0.43(0.5)
III	3.9	0.19	4.5	III-IV	1.2	0.16	1.7		0.12	0.14	0.54(0.6)
IV	5.1	0.24	5.8	III-V	1.9	0.18	2.4		0.10	0.11	0.43
V	5.7	0.25	6.5	IV-V	0.7	0.19	1.3		0.15	0.14	0.57(0.8)
VI	7.3	0.29	8.2	V-VI	1.5	0.25	2.3		0.22	0.19	0.79(0.8)

絶対潜時(absolute latencies),頂点間潜時(interpeak latencies),両耳間頂点間潜時差(interear interpeak differences)の平均(mean)と標準偏差(standard deviation, SD)およびmean+3SDの値を示す.刺激は0.1 msec, 60 dB SLクリックを毎秒10回の頻度で与えた.

ABRは,V波を頂点とするゆるやかな陽性波と,それに続く陰性波(SN_{10})のうえに,I〜V波,VI〜VII波が重畳して出現する.臨床的には頂点間潜時(interpeak latency:IPL)とくにI-III,III-V,I-Vなどの測定が重要なので,I,III,V波の同定がとくに必要である(表21-3).V波は最も大きな波で,音圧を下げていくと最後まで残る.C_z-Ac導出ではC_z-Ai導出よりもIV波とV波の分離がよいので,V波同定の参考になる.I波はC_z-Ai導出では記録されるが,C_z-Ac導出では記録されない.これはI波の極性がC_zでは陽性,Aiでは陰性で逆相になり,差動増幅器では記録されやすくなるためである.III波はI波とV波の中間にある.I-III潜時は第8脳神経(聴神経)を含む下部脳幹をインパルスが伝導するのに要する時間,III-V潜時は上部脳幹の伝導時間を反映する.両耳を同時に刺激すると,片側刺激のABRの代数和よりもIV,V成分の振幅が小さく,収束(convergence)がみられる.

3 聴覚脳幹誘発電位の各成分の発生機序

従来のヒトおよび動物での観察結果をまとめると,ABRの各成分の成因はおよそ次のように考えられる(図21-17).

I波の発生源は第8脳神経の末端部と考えられる(Hashimotoら[11],1981),II波は蝸牛神経核細胞の活動が主成分をなすとおもわれる.III波は,台形体を交差する二次ニューロンの線維路とその投射核である上オリーブ核の近辺であると推定される.IV波

第21章 誘発電位，事象関連電位

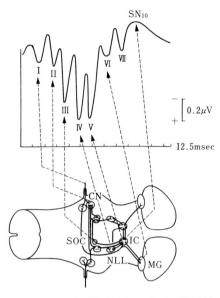

図21-17 聴覚脳幹誘発電位(ABR)の正常波形と各成分の発生源(橋本, 1986)

I波は蝸牛神経末端部，II波は蝸牛神経核(cochlear nucleus: CN)，III波は上オリーブ核(superior olivary complex: SOC)，IV波は下丘(inferior colliculus: IC)，VI波は内側膝状体(medial geniculate body: MG)，そしてSN₁₀は下丘と考えられている．NLLは外側毛帯核．

は最初下丘が発生源と考えられたが，現在ではこれより尾側の橋部聴覚路の誘発電位と考えられている．V波の発生源は反対側下丘が有力である．VI波，VII波は出現の有無，波形などが不安定で，臨床的にも有用性は低いが，VI波は内側膝状体付近が考えられ，VII波の起源はネコでは皮質聴覚野とされているが，ヒトでは不詳である．

I～V波が重畳するゆるやかな陽性波は，その後半部は下丘の活動が関係するとされている．この陽性波に続く陰性波は，頂点がほぼ10 msecなので，SN₁₀と呼ばれる(Davis & Hirsh[6], 1979)．SN₁₀は頭皮上では刺激と反対側で優位であり，刺激反対側の下丘に由来するものと考えられている．

④聴覚脳幹誘発電位の臨床応用

ABRは各成分と聴覚伝導路との対応関係がある程度わかっており，意識状態，麻酔などの影響を受けにくいので，聴覚系を含む脳幹部の解剖学的構造変化の部位診断に役立つ．

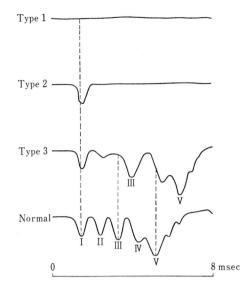

図21-18 聴神経腫瘍におけるABR所見の分類(橋本, 1986)

Type 1は無反応，type 2はI波のみ，type 3はI-V(I-III)波間潜時の延長を示す．下段は正常(normal) ABR．

1. 後頭蓋窩腫瘍

小脳橋角腫瘍のうち，聴神経腫瘍のさいには，ABRは，①無反応，②I波のみ出現，③I-V頂点間潜時(IPL)延長(患側で)の3種類の異常を示す(橋本, 1986)．ABRは聴神経腫瘍の鋭敏なスクリーニングテストとして役立ち，腫瘍が大きいときには無反応になり(図21-18)，小さい腫瘍ではABRは出現するが頂点間潜時延長などがみられる．頂点間潜時延長が聴神経腫瘍の診断に最も役立つとの報告もある(Chiappa[5], 1983)．聴神経腫瘍以外の小脳橋角腫瘍には髄膜腫，類上皮腫などがあり，ABR所見は聴神経腫瘍のそれに類似するが，無反応になることは少ない．

小脳腫瘍は後方から脳幹部を圧迫するのでABRの異常を生じやすいが，ABR異常の左右差の有無は腫瘍の種類や部位により異なる(Hashimotoら[10]，1979)．脳幹部の髄内腫瘍にはグリオーマなどがあるが，I波は正常で，腫瘍の局在によってII波以下の成分が異常を示す．

2. 血管障害

脳幹部の出血では，出血が橋尾側と両側蝸牛神経核に及ぶとI波だけになり，橋尾側被蓋出血ではIII

波以降に異常，橋吻側部出血ではⅣ波以降の異常が起こる．橋吻側，中脳の出血では出血と反対側耳刺激に対してⅤ波の消失が起こる(橋本[9]，1985)．

3. 脱髄疾患

多発硬化症のうち脳幹症状を示すものではABRの異常が出現しやすく，Ⅴ波の消失または振幅低下が最も多く(87％)，Ⅲ-Ⅴ頂点間潜時延長がこれにつぐ(28％)(Chiappa[4]，1980)．

4. 頭部外傷，脳死

頭部外傷が重症の場合には，大脳皮質障害ではABRは正常，中脳障害ではⅣ，Ⅴ波異常，橋部障害ではⅢ波に異常を生じる．頭部外傷による昏睡状態のABRは，脳損傷の部位や程度により異なるが，これを①Ⅴ波潜時の著明な延長あるいはⅤ波消失と，②Ⅰ波を除く無反応に分けると，後者の生命および機能予後は不良であるという(Tsubokawaら[19]，1980)．

脳死の判定基準を満たす症例のABR所見は，無反応が最も多く(59％，Starr[17]，1976；77％，Goldieら[7]，1981；74％，佐々木ら[16]，1984)，Ⅰ波あるいはⅡ波が記録される症例もあるが，これは完全な脳死状態にいたるまえの過渡的現象であるとされている．

その他ABRは，ゲンタマイシンなどアミノ酸耐糖体系抗菌薬による内耳障害，小児の細菌性髄膜炎による難聴，新生児高ビリルビン血症による脳幹聴覚路障害などのモニタリングに用いることができる．

3 聴覚誘発電位の中潜時成分

1 概説

中(間)潜時成分(middle latency response, middle latency AEP : ML-AEP)(8〜50 msec)は，図21-19のような波形を示し，各成分の呼称にはN₀，P₀，Na，Pa，Nb(Pictonら[14]，1974)が用いられる．そのうち早い成分(N_0，P_0，Na)は皮質下起源であるので鎮静薬の影響を受けないが，遅い成分は影響される．

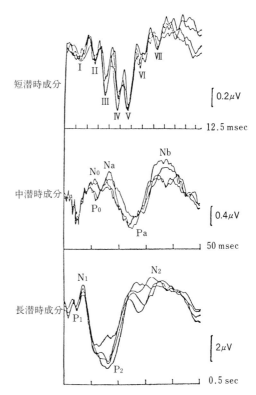

図21-19　聴覚誘発電位の成分(Pictonら，1974)
聴覚誘発電位は15〜16個の成分から構成される．波の出現する潜時により，短潜時成分(0〜8 msec)，中潜時成分(8〜50 msec)，長潜時成分(50〜300 msec)に分類される．短潜時成分は脳幹聴覚路に起源するので，とくに聴覚脳幹反応(ABR)と呼ばれている．

2 記録法

記録電極の配置やモンタージュは聴覚脳幹誘発電位(ABR)の場合に準じる．音刺激の種類，強度もABRに準じるが，刺激間隔は毎秒4回の規則的間隔あるいは平均4回のランダム間隔で，加算回数は500回，記録系の帯域周波数は10〜3,000 Hz(以上日本臨床神経生理学会指針)．なお，強い音刺激を使用すると，反射性に筋原性反応(後耳介筋反応 postauricular myogenic response, PMR)が誘発され，ML-AEPに重畳するので，背景脳波をモニターするなどして筋電図が混入している部分を加算から除外する必要があり，さらにジアゼパム5 mg静注時の入眠・安静時の記録を行うことがすすめられている．

3 正常所見と各成分の意義

ML-AEP が筋原性のものであるかどうかについては従来も論議が多かった．Bickford ら[1]（1964）は 6～30 msec の間に記録されるものは，音刺激による前庭神経由来の頭蓋近傍の筋肉の反射であるとし，Rudge（1983）は，これは聴神経，顔面神経を介する反射で，postauricular muscle reflex（PMR）であるとしている．ML-AEP の波形や振幅が覚醒時から入眠安静時にいたる間に顕著に変化するところから，横山ら[23]（1986）は，覚醒時には陰性（頂点潜時 9.85±1.21 msec），陽性（頂点潜時 13.1±1.21 msec）の二相性波が現れるが，これは PMR であり，ジアゼパム投与による入眠安静時にみられる N_0, P_0 も潜時が PMR のそれにほぼ一致するところから，PMR の遺残と考えられ，本来の ML-AEP は Na, Pa, Nb 波であると考えている（図 21-20）．Pa, Nb は皮質起源と考えられてきたが，横山ら[23]（1986）はこれが脳幹網様体から大脳半球にいたる非特殊聴覚路の活動を反映するものであるという．聴覚領皮質から直接に導出すると，潜時 10 msec の初期陽性波が出現し，その後 26～40 msec，振幅 10～25 μV の成分が記録される（Celesia ら[2,3]，1968, 1971）．

4 聴覚誘発電位の長潜時成分

長潜時成分（50～300 msec）には P_1, N_1, P_2, N_2 がある（図 21-19）．クリック刺激は毎秒 1 回の規則的あるいはランダム間隔で与え，加算回数は 100 回前後，増幅器の特性は 1～500 Hz で記録する．長潜時成分はいわゆる V-potential（vertex potential, K complex）（137, 561 頁）に相当するもので，頂点潜時は，P_1 40～70 msec, N_1 90～150 msec, P_2 170～260 msec, N_2 250～300 msec である．Rapin & Graziani[15]（1967）によると，クリックあるいは純音による誘発反応は頂点時 90～150 msec の vertex negative peak（N_1）と，頂点時 180～260 msec の vertex positive peak（P_2）とからなる．

V-potential 類似の波形は，音刺激以外の感覚刺激によっても出現するので，非特異的な反応ではないかと考えられているが，その分布が vertex の前側方にあるところから第一次聴覚領に発生源があるとする考えもある（Vaughan & Ritter[20], 1970）．

一般に AEP の潜時は新生児，小児，成人と加齢とともに短縮する（Weitzman ら）．AEP の長期成分は意識状態，注意などによって大きく変化し，睡眠時の変化としては，N_2, P_3 の振幅は覚醒から睡眠に移行するにつれて増大し，第 4 段階で最大値を示し（Weitzman & Kremen[21], 1965），潜時もこれと並行して延長するが，REM 段階には覚醒時もほぼ同程度になる（図 21-21）．

1 中・長潜時 AEP の臨床応用

1. 聴覚検査（evoked potential audiometry）

AEP は聴覚系の機能障害の診断とくに他覚的聴力検査の目的に用いられている．

一般に健常成人では，AEP の遅い成分は自覚的聴覚閾値に近い，あるいはそれより 10～20 dB 強い音刺激で誘発される．乳幼児や 10 歳以下の小児では，成人よりも出現閾値がやや高いが，30～40 dB のクリック音に対してはほとんど全例が AEP を示す．そして，難聴児を対象に行った Rapin の成績では，過半数の例では AEP の出現閾値と自覚的聴覚閾値の差は ±10 dB 以内で，全例の 2/3 では AEP 出現閾値のほうがむしろ低いという．AEP は睡眠時には変動が大きく，第 2 段階に最も顕著に

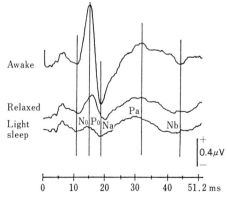

図 21-20　覚醒より入眠安静にいたるまでの中潜時聴覚誘発電位の変化（横山ら，1986）
覚醒より入眠安静にいたる間に，波形が変化していく．

第4節 視覚誘発電位

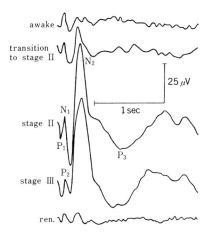

図21-21 覚醒時および睡眠各期の聴覚誘発電位（AEP），音刺激を4秒間に1回の割合で100回与えて得られたvertexのAEP（Weitzman & Kremenら[21]，1965）

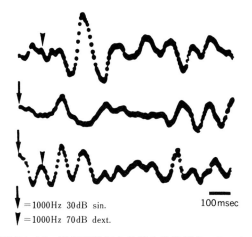

図21-22 閾値刺激による聴力検査例（Burianら，1969）
上段は70dBの聴覚刺激により明瞭な聴覚誘発電位（AEP）が出現している．30dBの刺激では中段のようにAEPは明瞭ではない．このとき下段のように30dBの刺激の後に70dBの刺激を与えると，後者によるAEPの変化が起こり，30dBの刺激が中枢神経系に影響を与えたことがわかる．

出現する（図21-22）（Weitzman & Kremen[21]，1965）．浅眠時にはAEPは変動しやすいので，徐波睡眠期に観察を行うのがよい（Suzuki & Taguchi[18]，1968）．

2. 精神神経疾患

自閉症児では，AEPのN_2の振幅が，健常児とは逆に，REM段階で徐波睡眠期よりも大きく，REM段階には急速眼球運動出現時が非出現時よりも振幅が大きい．この所見の説明として，健常児ではREM段階にはAEPの振幅を減少させる抑制的神経機序が働いており，自閉症児ではこの神経機序の障害（中枢性前庭機能障害）があるとされている（Ornitzら[13]，1968）．

小児期の獲得性てんかん性失語症として知られているランドー－クレフナー（Landau-Kleffner）症候群では，てんかんの回復後に聴覚検査での異常を伴う側頭皮質障害を示すことが多い．健常者との比較で患者での早期，中潜時，後期の聴覚誘発電位を検討したところ，早期と中潜時の誘発電位は正常であったが，聴覚連合皮質由来の電位の振幅が障害耳反対側で顕著に減弱していた（Wiolandら[22]，2003）．

第4節　視覚誘発電位

1　概説

視覚誘発電位（visual evoked potential : VEP）の研究の発達は，他の誘発電位と同じくDawson[14]（1954）による平均加算法の導入以来のことであり，1960～70年代には閃光刺激によるVEPの正常値や臨床応用についての研究が進展した．

他方，1960年代後半から1970年代にかけて，パタン反転刺激（pattern reversal stimulation）という新しい視覚刺激方法が開発され，単眼の半側視野刺激が可能なこともあって，急速に普及してきた．また1970年代末頃から短潜時視覚誘発電位の研究も行われている（Cracco & Cracco[13]，1978；Harding & Rubinstein[22]，1982）が，臨床応用は短潜時SEP，AEPに比べると遅れてスタートしている．

しかし，視覚生理学の発展とともに，要素的な刺

激特徴(たとえば，形状，色，方向，動き，奥行き，相貌)の並列的分析機序，さらにそれらの刺激特徴が連続処理において統合されていく処理過程が明らかになりつつあり，個々の刺激の固有の評価方法が発展し，その結果，視覚経路における病巣部位が複数の評価方法の組み合せで診断できるようになってきた(Tobimatsu & Celesia[37]，2006)．

2 視覚誘発電位の記録法

1. 刺激法

(1) 閃光刺激　クセノン放電型ストロボスコープを用い，開眼で眼前30～45 cm の距離から刺激を行う．閃光時間は10～40 μsec，刺激間隔は1～3秒で，周期的あるいはランダムとする．加算回数は30～50回である．閃光刺激を用いて図形刺激を行うには，ストロボスコープの前面に図形スクリーンを装着する．また特殊な図形刺激装置も製作されている．閃光刺激は刺激頻度を連続的に，広範囲に変えることができる利点があるが，光が散乱するのでパタン反転法のような半側視野刺激を行うことはできない．網膜の一部を限局性に刺激するにはMaxwellian view を用いる．

(2) パタン反転刺激　パタン反転法(pattern reversal)は，白黒の格子縞模様(checkerboard)を反転させる刺激法で，閃光刺激よりも安定した誘発電位が得られるので，現在では優先的に使用される(図21-23)．

刺激のさいの視野の半径は視角8°～16°(度degree)以上がよく，白黒模様の大きさは視角30′(分min)～1.0°くらいがよい．ただし1°＝60′，1°前後の視角(θ)の計算式は$\theta = 57.3 \times (r/d)$，rは一辺の長さ，dは距離である．パタン反転刺激にはスライドプロジェクション方式とテレビジョン方式とがあるが，後者はテレビのブラウン管画面を用いて格子縞模様を反復反転する．パタン反転の時間間隔は500 msec(白黒1周期が1秒)かそれ以上で，周期的またはランダム間隔とする．加算回数は200回，分析時間は250～300 msecくらい，左眼と右眼の刺激を交互に2回あるいはそれ以上行う．

全視野刺激の場合は，片眼ずつ開眼で行い，被検者には視野の中心に視点を固定させる．半側視野刺激も片眼ずつ開眼で行う．片側視野刺激では，固視点を，刺激視野と非刺激視野の境界線の中点を非刺激側に1°ずらせた点にするとよい．パタン反転刺激がVEPの誘発に効果的なのは，大脳視覚領ニューロンを興奮させるには，均一な光よりも境界線をもつコントラストが重要であるからである(Hubel & Wiesel[26]，1959)．

なお，オシロスコープ上に白黒の縦縞模様をつくり，これを一定時間間隔で位置を交換するgrating patternが使用されることもある．

2. 電極配置と記録モンタージュ

(1) 電極配置　Hallidayらが提唱した電極配置が一般に用いられているが，これは図21-27のように，後頭結節(inion)から上方5 cmの部位をMO(正中後頭電極)とし，MOと耳介前点を結ぶ線上で左右に5 cm側方にLO，RO(外側後頭電極)，10 cm側方にLT，RT(外側側頭電極)をおく．

基準電極は，閃光刺激の場合には両耳朶電極A_1，A_2を連結したものを，パタン反転刺激の場合は鼻根部(nasion)から12 cm上の正中前頭電極(MF)を用いる．閃光刺激の場合はMFは網膜電図の影響を受け，パタン反転刺激の場合はA_1，A_2は誘発電位の影響を受けるので，基準電極としては不適切である．

(2) 記録モンタージュ

1) 閃光刺激の場合

 a) LO-A_1A_2(両耳朶連結)：F_zを接地．
 b) MO-A_1A_2
 c) RO-A_1A_2
 d) C_z-A_1A_2

2) パタン反転刺激の場合

 a) LT-MF(C_zを接地)

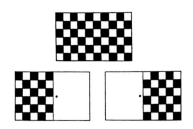

図21-23　パタン反転刺激(黒岩，1986)
上図が全視野刺激，左図が左半側視野刺激，そして右図が右半側視野刺激を示す．

b) LO-MF
c) MO-MF
d) RO-MF
e) RT-MF

4チャネルの増幅器を用いる場合，全視野刺激ではLT，RTを省略してもよい．半側視野刺激では刺激同側の側頭部導出（LTかRT）を省略してもよい．

記録用増幅器は，帯域周波数は低域が0.2～1.0 Hz，高域は200～300 Hz（－3 dB）くらいがよい．

3 健常者における視覚誘発電位所見

視覚誘発電位には，1 Hz前後の頻度の刺激によって生じるtransient型誘発電位と，頻度の速い反復刺激によって生じるsteady-state型誘発電位とがある（図21-24）（黒岩[30]，1986）．

1 閃光刺激によるtransient型視覚大脳誘発電位

正常波形は，刺激から250 msec以内に5～7個の頂点をもち（図21-25）[30]，それらはCigánek（1969）によって0（P20-25），I（P40），III（N55），IV（P75），V（N95），VI（P110），VII（N160）と命名されている．VEPの反応や潜時には個人差が大きいので，臨床的には単眼刺激で出現するはずの反応が欠如したり著しい振幅の左右差が存在するときだけ臨床的に意味づけができる．

VEPの主成分の頭皮上分布は頭蓋の後1/3の部分である．Allisonら[1]（1977）は基準電極導出によるVEPの各成分の頭皮上分布とその性質から，各成分の出現機序を考えた．N20，P50，P65は眼窩の近くに分布し，色覚刺激に反応する態度からみるとそれぞれ網膜電位のアルファ波，カイ波，デルタ波に相当し，N80は網膜電位の後発射と考えられる．P40，N70，P80，P95は後頭部に分布し，神経性の起源のものと考えられる．N145，P190はvertex potentialの陰性波および陽性波に相当し，P130は前頭筋による筋原性成分と後頭部の神経原性成分が混じたものと考えられる．

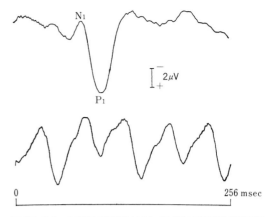

図21-24 比較的低頻度（1 Hz前後）の光刺激（格子縞反転）によって誘発されるtransient型誘発電位と高頻度刺激によって誘発されるsteady-state型誘発電位（光駆動波）（黒岩，1986）

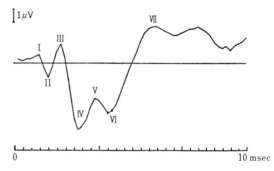

図21-25 閃光刺激によるtransient型視覚大脳誘発電位（黒岩，1986）
Cigánekの命名によるI～VIIの各ピークが示されている．

閃光刺激の強さを弱めると，VEPの振幅が減少し，頂点潜時が延長し，波形にも変化が起こる（Cobb & Dawson[11]，1960；江部と伊藤[15]，1964）．

白色閃光刺激によるVEPは，閉瞼時と開瞼時とではかなり異なる．開瞼時のVEPは閉瞼時のそれよりも早期成分の振幅が大きく，後期成分の振幅が小さい．閉瞼時には眼瞼が赤色フィルター作用と光刺激の拡散作用を及ぼす．

刺激光の形態すなわち，単純な閃光刺激か，図形による刺激かなどの相違によっても，VEPの波形が異なり，図形刺激では表面陽性の遅い成分（180～375 msec）が顕著に出現するという[19,33]．高橋ら[34,35]（1971，1977）は色光，図形，およびその組み合わせで

第21章　誘発電位，事象関連電位

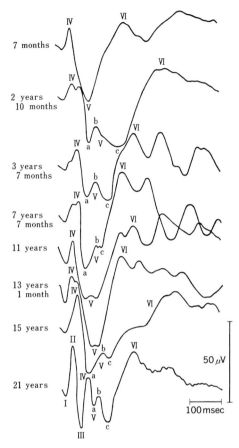

図21-26　加齢によるVEP波形の変化
（Gastautら，1964）

視覚刺激を行う装置を作製し，これを用いて各種の刺激に対するVEPを記録し，赤色，赤色＋図形の刺激で最も明瞭な波形がみられることを観察している．

　一般に，両眼刺激では単眼刺激よりもVEPの振幅が増大する．左右の眼にそれぞれ異なった刺激を与えるdichotic stimulationを行った場合，たとえば一側に図形刺激を与えると他側の非図形刺激によるVEPが抑制されるといった相互作用が観察できる（Mackay[31]，1968；Cigánek[10]，1970）．

　各年齢層におけるVEPを比較すると（Gastautら）（図21-26）．新生児では潜時が延長しており，成人と同様の波形成分が認められるのは6歳頃からである．小児期には一般に振幅が高く，成人に達すると安定し，老年期には速い成分が増大し，遅い成分が減少する．性差については，女性は男性よりも振幅が大きく潜時は短い（Rodinら）．

2 パタン反転刺激によるtransient型視覚大脳誘発電位

　全視野刺激の場合には，正中後頭電極（MO）を中心にして，陰・陽・陰の三相性波形（$\overline{N75}$，$\overline{P100}$，$\overline{N145}$）が現れる（図21-27A）．

　半側視野刺激の場合には，MOおよび刺激と同側半球側に陰・陽・陰の三相性波形（$\overline{N75}$，$\overline{P100}$，$\overline{N145}$）が現れる（図21-27B，C）．刺激視野と反対側の視覚領に出現するはずの誘発電位が刺激視野と同側の頭皮上から記録される逆説的側性化（paradoxical lateralization）は，ヒトの視覚野（Broadmann，17野）が後頭葉の内側面に存在するため，そこで生じた誘発電位のベクトルが刺激視野と同側の方向を向いているためと説明されている（Barrettら[4]，1976）．

3 閃光刺激によるsteady-state型視覚大脳誘発電位

　高頻度の反復閃光刺激による正弦波様の視覚誘発電位は，steady-state型の誘発電位と呼ばれるが，従来は光駆動反応（photic driving response：PDR）と呼ばれてきた．光駆動反応を正中後頭電極（MO）から加算して記録すると，ある周波数以上（図21-28の例では76 Hz）になると駆動波が認められなくなる．この限界周波数をcritical frequency of cortical photic driving（cortical CFPD）と呼ぶ（Celesia & Daly[9]，1977；Ramaniら，1984）．脳波と同時に網膜電図を加算すると，網膜電位の限界周波数（retinal CFPD）を測定できる．健常者では皮質と網膜のCFPDはほぼ一致し，差は10 Hz以下である．CFPDは加齢とともに低くなる（Celesia & Daly[9]，1977）．

4 パタン反転刺激によるsteady-state型視覚大脳誘発電位

　全視野刺激，半側視野刺激の場合とも正中後頭部（MO）で振幅が最大で，外側後頭部，外側側頭部の順に振幅は低下し，左右ほぼ対称である．

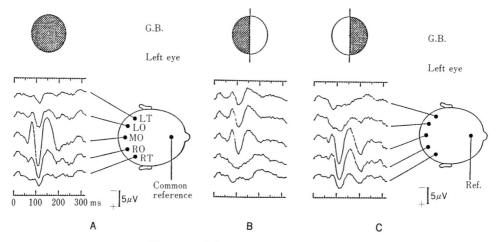

図 21-27　視覚誘発電位(Barrett ら，1976)
A. パタンリバーサル刺激を全視野(0〜16°)に与えたときの誘発電位.
B, C. パタンリバーサル刺激を左側半視野(B)および右側半視野(C)に与えたときの誘発電位.

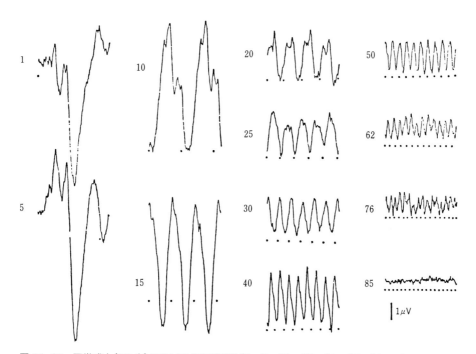

図 21-28　正常成人(23 歳)において各種周波数(1，5，10，15，20，25，30，40，50，62，76，85 Hz)の閃光刺激を与え，正中後頭部からの脳波を加算したもの(黒岩，1986)
76 Hz が critical frequency of photic driving(CFPD)である.

5 閃光刺激による短潜時視覚誘発電位

乳様突起付近に探査電極をおき，C_zを基準電極とし，2〜6Hz閃光刺激，500〜2,000回加算，分析時間60〜70msec，低域フィルタ60〜100Hz，高域フィルタ0.7〜2,500Hzなどの条件で記録すると，P20.6，N26.2，P33.8が記録できる（図21-29）。Hardingらは，これをvisually evoked subcortical potentials(VESP)と呼んだ。耳朶を基準電極として正中前頭部(F_z)から記録すると，約100Hzのearly oscillatory potentials (Cracco & Cracco[13], 1978)が記録される。

6 相貌認知と視覚誘発電位

人の顔の認識は，単なる対象物の認識とは異なる脳過程が推定されており，近年，視覚誘発電位を用いて検討されている。最初，左右の紡錘状回と下側頭回に発生源を有し，顔の基本構造の符号化と関連する外側側頭後部の頭皮上N170が見出された。人種による顔の違いの特徴などは早い段階で処理されるが(Caldaraら[7]，2003)，親しい顔かどうかといった意味情報の処理はこの電位のより後半部が関連し，親しい顔とは不一致な場合はN400（後述）が後続する(Eimer[16]，2000；Mnatsakanian & Tarkka[32]，2004)。相貌認知と発達の関連については，右側頭後部のN170が小児期から成人にかけて振幅が増大する(Taylorら[36]，1999)。

4 視覚誘発電位の臨床応用

1 視覚系を中心とする疾患 —— 主に閃光刺激法による研究

VEPに特有の臨床応用としては，網膜から視覚伝導路を通って視皮質にいたる視覚系の各レベルにおける各種疾患がその対象となる。しかし，そのほかに，視覚過敏てんかんにおけるVEPのように，視覚系だけでなく脳全体の機能状態の観察が含まれる場合もある。

この場合には，VEPとともに網膜電図(ERG)を同時に記録し，視力障害の様式をあわせ考えて視覚系全体の機能を判定するという見方が必要である（江部と伊藤[15]，1964）。

VEPとERGとの出現様式の組み合わせを4つの型に分け，これを各種症例についてみると，表21-4のようになる（江部ら）。すなわちⅠ型：ERG，VEPともに出現するもの，Ⅱ型：ERGは消失あるいは振幅低下著明であるが，VEPはよく現れるもの，Ⅲ型：ERGは出現するが，VEPは消失あるいは振幅低下著明のもの，Ⅳ型：ERG，VEPとも消失あるいは振幅低下著明なものとすると，白内障ではⅠ型が多く，網膜性疾患ではⅠ〜Ⅳ型にわたって広く分布し，視神経性疾患ではⅣ型が比較的多く，脳性疾患ではⅢ型が多くみられる。すなわち，網膜

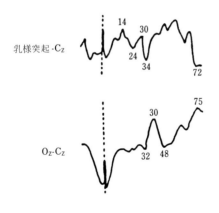

図21-29 健常者における短潜時視覚誘発電位(Hardingら，1982)
C_z，neckの2種類の基準電極を用いるが，いずれにおいても乳様突起上部からP24-N30-P34が記録される。O_zからは視覚誘発皮質電位も記録される。

表21-4 疾患による網膜電図(ERG)，視覚誘発電位(VEP)の現れかた（江部ら，1968）

型	ERG・VEP		白内障	網膜性	視神経性	脳性
Ⅰ	＋	＋	43	14	4	2
Ⅱ	−↓	＋	2	5	1	0
Ⅲ	＋	−↓	0	4	2	6
Ⅳ	−↓	−↓	5	8	3	0
合計			50	31	10	8

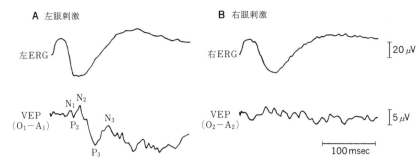

図21-30 右眼失明例(視神経障害)の網膜電位(ERG)と視覚誘発電位(加藤,1974)
44歳,女性.多発硬化症.ERGは左右それぞれの単眼刺激で出現するのに対し,VEPは右眼刺激時に出現しない.

疾患たとえば網膜色素変性では,ERGは症状が進むにつれて消失するが,VEPはERGとともに消失する,波形異常と回復曲線異常がみられる,あまり変化しないなどの報告がある.

視神経萎縮では,ERGは正常であるが,VEPは障害が軽度のときには頂点時が延長し,高度になると振幅が低下し,反応の消失にいたる(図21-30).この場合単眼ずつの刺激が必要である.多発硬化症でVEPを記録すると,臨床症状のないものでもVEP異常がかなりみられ,とくにpattern reversal stimuliを用いると異常率は60〜90%となり,視神経のsubclinicalの異常の発見率が高まるという(Hallidayら[20,21],1973;Asselmanら[3],1975).

視交叉より高位の視覚系に損傷がある場合とくに同名半盲がある症例について,ほぼ共通する所見として,患側における早期成分の潜時,頂点時の延長,振幅低下,V成分の振幅低下など,健側との非対称や波形の不規則化などが認められている(Vaughan[38],1963;加藤ら[29],1970).皮質性視覚障害とくに皮質盲では,VEPの消失,波形異常などがみられる(平野[24],1974).

2 視覚系を中心とする疾患
── パタン反転法による研究

網膜と視神経の疾患ではtransient型パタン反転誘発電位の潜時が延長することが多い.網膜疾患と視神経疾患の鑑別には限界周波数(CFPD)が役立ち,視神経疾患ではretinal CFPDは正常でcortical CFPDだけ低下し,網膜疾患では両者とも低下する.多発硬化症では視覚異常の症候のない場合にも約半数で誘発電位の潜時延長がみられ,視神経の異常の診断に役立つ(Celesia & Daly[8,9],1977).縞模様と格子模様を併用すると多発硬化症で異常検出率が高まるという(Bodis-Wollnerら[5],1979).

黒岩[30](1986)はパタン反転全視野単眼刺激を30分間連続すると,最初は正常な反応を示すのに刺激継続中に潜時遅延や反応消失を認め,刺激中止後正常に戻る例があるなど,多発硬化症などにおける潜在性視神経病変の検出に有効であると報告している.外傷性視神経障害例では,患側の眼の閃光刺激ではVESP(短潜時成分)が記録されない.

視交叉部の腫瘍の場合には,それが鞍内腫瘍か鞍外腫瘍であるかにより視神経線維の損傷され方が異なるが,それぞれの眼の全視野刺激,半側視野刺激の結果では損傷神経部位に対応した変化がみられる.たとえば,左眼の左半側視野パタン反転刺激と右眼の右半側視野刺激では大脳誘発電位は消失する.また,閃光刺激による短潜時VEP検査では,左眼の閃光刺激では左側の頭皮上だけから,右眼の閃光刺激では右側の頭皮上だけからVESPが記録される.

視神経交叉後の病変では,視野欠損のある側の半側視野を刺激すると,パタン反転VEPの著明な振幅減少または消失がみられることがある.視野欠損のある側の半側視野を刺激すると,刺激視野と反対側の頭皮上でVEPの振幅が大きくなることがある.

全視野単眼刺激を行うと,視野欠損のある側と同側の頭皮上からのVEPに異常がみられ,また潜時の延長もみられることがある.

Steady-state型パタン反転VEPでも,transient

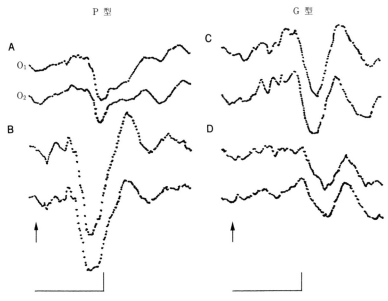

図21-31 光過敏てんかんのP型(後頭部型)とG型(全般化型)の視覚誘発電位の比較(Aoki, 1969)
症例A, BはP型, 症例C, DはG型. 較正は10μV, 100msec. P型では早期成分の振幅が大きく, G型では後期成分の振幅が大きい.

型の場合と同様に, 視野欠損のある側の半側視野を刺激するとVEPが著明な振幅低下または消失を示す例が多い.

3 各種神経変性疾患

Parkinson病患者のVEPをgrating pattern方式の視覚刺激を用いて記録すると, その約60%に潜時の延長がみられ, levodopa/carbidopa療法により半数以上に正常化を認めたという(Bodis-Wollnerら, 1978).

4 てんかん

一般にてんかん患者では, 閃光刺激によるVEPの早期成分の振幅低下, 後期成分の振幅増加がみられるが, 正常者との差は顕著ではない(Gastautら). 光過敏てんかんではVEPの振幅が増大する(Broughtonら[6], 1969; Hishikawaら[25], 1967; 高橋ら[35], 1971). Broughtonらは光過敏てんかんのVEPでは, 早期成分(Ⅱ〔N40〕~Ⅳ〔N75〕), 後期成分(Ⅶ〔N120〕~Ⅷ〔N140〕)の頂点時遅延, 振幅増大がみられ, VEPの分布が後頭部から中心部に

かけ前方に拡大することをみている. 光過敏てんかんを, 突発波が広汎性に出現する「全般型, G型」と突発波が後頭部から出現する「後頭部型, P型」に分けると, 前者では後期成分の振幅増大が, 後者では早期・後期両成分の頂点時短縮, 振幅増大がみられ(Aoki[2], 1969)(図21-31), 後者のほうが高振幅VEPが多い[2,13]. ミオクローヌスてんかんでも, VEPの各成分の振幅が著しく増大する(稲永ら; 加藤)(図21-10). 光過敏性ミオクローヌスを示す症例では, 長経路反射(long-loop reflex)の亢進がみられるので, これを検討するには閃光刺激によるVEPと骨格筋の反射性電位を同時にそれぞれ加算して分析する. 筋活動はジアゼパム静注によって顕著に減衰するので, 視覚性中潜時誘発電位の場合のように, ジアゼパムによる入眠安静時の所見も観察して, VEPの筋活動成分の混入を除外する(黒岩[30], 1986).

5 精神疾患

二重刺激によるVEPの回復曲線については, 正常者では30~35msecの刺激間隔で過剰期を認める(Speckら), 100~180msecの間隔で過剰期がみられ

る(Florisら[18], 1967)との報告がある．統合失調症患者では100～140 msecの刺激間隔で過剰期がみられ，幻覚を有する症例では140 msecで最大促進を示すとの報告(Ishikawa[27], 1968)があるが，反対に統合失調症患者では過剰期がみられにくく治療により正常に回復するとするものもある(Heninger & Speck[23], 1966)．

なお精神疾患患者に精神作業負荷としてクレペリン連続加算法を行わせて，その前後のVEPのIII～IV間の頂点間振幅の変動を計測すると，統合失調症患者では負荷後の振幅変動が健常者とは異なった経過を示し(Kadobayashiら[28], 1977)，うつ病者では負荷によって振幅が低下し回復が遅れる(遠藤ら[17], 1979)という報告があるが，VEPの特定の成分の振幅増減の生理学的意義や正常対照群との比較などに関し慎重な考慮が必要であろう．

6 視力，視野測定への応用

小児，解離性障害(ヒステリー)，意識障害，詐病などで患者の陳述に信頼がおけない場合に，VEPの検査は患者の視覚系の機能状態に客観的指標を与え，ERGと同時に記録すれば，視力障害の有無や種類をある程度判定することができる．

視野測定には，小さな光点を視野の種々の部位に与えて，VEPが出現するかどうかを順次検査していけばよい(Copenhaver & Beinhocker[12], 1963)．

第5節　事象関連電位(狭義)

さきに述べたように，広義の事象関連電位には誘発電位と狭義の事象関連電位(event-related potentials : ERP)が含まれるが，前者は外因性電位，後者は内因性電位と呼ばれる(531頁)．

狭義の事象関連電位には，P300，随伴陰性電位(CNV)，運動関連電位(movement-related cortical potentials : MRCP)などがある．

広義の事象関連電位は，刺激が末梢の感覚受容器から大脳皮質の一次受容野に到達するまでに発生する感覚誘発電位すなわち外因性電位と，受容野に到達した感覚刺激のインパルスが次々に処理されていくさいに発生する電位，あるいは外的刺激なしでも思考や判断に関連して発生する電位すなわち内因性電位が合わさったものである．狭義の事象関連電位は，さまざまな認知過程に関連する電位から構成されている合成波形であるので，原波形の頂点とある特定の認知過程とはかならずしも一対一で対応はしない．そこで，ある特定の認知過程に対応する事象関連電位を特定するためには，異なる認知活動に関係する反応を差し引き(引算)したり，主成分分析など多変量解析のような統計的手法を用いたりする．とくに電算機が得意とする引算波形の利用は，特定の認知過程に対応する事象関連電位を同定するうえで威力を発揮している．しかし，現在の段階では内因性電位と外因性電位を時間や領域で厳密に区別することは困難であり，刺激後早期には外因性成分が主で，刺激後50～150 msec頃には外因性成分と内

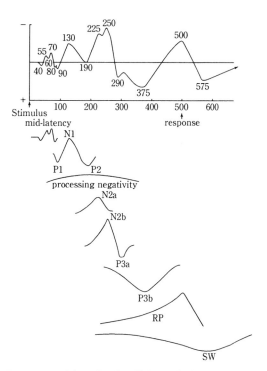

図21-32　事象関連電位を構成する各成分を分解して出現時間の順序に模式的に示した図(Gevins & Cutillo, 1986)

上段の波形は，視覚性標的弁別課題で，低頻度標的課題に対する事象関連電位の模式図，その下に各構成成分を示す．

因性成分が混在し，その後は内因性成分が主になると考えられている．

従来の多くの研究結果を総合し，原波形の分析，引算波形，主成分分析，頭皮上分布などに基づいて，事象関連電位を構成する成分を分解して模式図的に示すと図 21-32 のようになる (Gevins & Cutillo[7], 1986)．各成分の説明は後に譲る．本書では，歴史的ならびに臨床的重要性から，まず P300 (late positive complex : LPC) について述べ，その後に他の成分についてもごく簡単に説明する．

1 P300 および これに関係する事象関連電位

1 概説

P300 は米国の Sutton ら[14] (1965) によって最初に記載された．彼らは刺激の不確実さ (uncertainty) と誘発電位との関係について実験していたさいに，第 1 刺激 (手がかり刺激) を与えた後に第 2 刺激 (テスト刺激) として音か光を呈示し，それがどちらかを予測させる課題を用いて ERP を記録したところ，第 2 刺激がどちらであるかを知らされていない場合にだけ，潜時約 300 msec の大きな陽性電位が出現することを発見した．Sutton らは，その後の実験結果から，P300 は情報呈示 (information, delivery) による被検者の心理的不確実さの解決 (uncertainty solution) に関連して出現し，刺激の情報内容により変動する内因性の電位であると考えた．

その後 P300 の注意機能，認知機能との関係を明らかにするために，多くの研究が行われてきたが，P300 に関する ERP 記録に用いられる実験課題 (パラダイム paradigm) には，Sutton らのような予測課題と，オドボール課題 (oddball paradigm) とがある．

オドボール課題とは，識別可能な 2 種類の感覚刺激たとえば 1,000 Hz と 2,000 Hz の純音刺激 (持続時間 50～100 msec，強度 40～60 dB SL) をランダムの順序で呈示 (呈示間隔 inter-stimulus interval : ISI は平均 1.5 sec ── 1.0～2.0 sec の間でランダム) し，一方の刺激の呈示頻度を他方よりも少なくし (たとえば 1,000 Hz と 2,000 Hz の刺激呈示頻度を 1 : 4 と

する)，呈示頻度の低い，まれな刺激が呈示されたときに，それに応じて所定の反応を行わせる (たとえばまれな刺激の数をかぞえる．まれな刺激のときにスイッチを押す) 課題をいう．呈示頻度のまれな刺激を標的刺激 (target stimuli)，呈示頻度が高いほうの刺激を標準刺激 (非標的刺激，standard stimuli, non-target stimuli) と呼ぶ．

このようなオドボール課題を負荷して，標的刺激，標準刺激によって誘発される電位をそれぞれ別個に頭皮上たとえば F_z，C_z，P_z で記録 (20～50 回加算) すると，図 21-33 のようないくつかの頂点をもつ電位がみられる[9]．このうち，N100，P200 は狭義の誘発電位，先に述べたいわゆる外因性電位であり，標的刺激 (図 21-33 太線)，標準刺激 (細線) の両方によって同様に誘発される．これに対して N200，P300 は標的刺激に対して出現する．

P300 は後期陽性複合体 (late positive complex : LPC) とも呼ばれ，その名が示すように，いくつかの成分によって構成されている．まず，P3a は比較的に短い潜時 (220～280 msec) で出現し，刺激の物理的特徴の偏倚に対して誘発され，標的刺激に対してだけでなく，標的刺激でなくても低頻度の刺激に

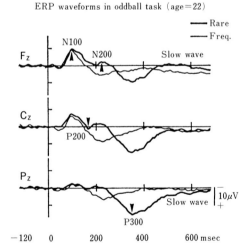

図 21-33 聴覚刺激による事象関連電位 (日本脳波・筋電図学会, 1985)

純音刺激 (1,000 Hz と 2,000 Hz) によるオドボール課題における P300 を中心とした電位．太線が標的刺激による反応，細線が標準刺激による反応．標的，標準刺激ともに N100，P200 成分を誘発するが，N200，P300 成分は標的刺激によってのみ誘発される．P300 の振幅は P_z で最高である．

対しては誘発される．P3a は早期 P300，early P300，P300E とも呼ばれ，刺激様式とは関係なく，Fz，Cz 優位に出現する．これに対して，P3b は P3a よりも潜時が長く（310～380 msec），後期 P300，late P300，P300L とも呼ばれ，オドボール課題の標的刺激に対して N2b-P3a に引き続いて出現し，いわば P300 の主成分であり，P3a とは異なり頭頂部（Pz）優位である（Squires ら[13]，1975）．

P3a は期待に基づいた刺激の感知，あるいは期待された刺激とのミスマッチを感知する信号の登録（signal registration）に関連するのに対し，P3b は刺激感知後に，それを同定するためにさらに評価・分析が行われるときに出現し，認知過程における文脈の更新（context updating）に関連するものと考えられている．また標的ではない低頻度の新奇（novel）な刺激に対しても P300 様の成分が出現し，novelty P300 と呼ばれている（Courchesne ら[4]，1975）．以下の P300 に関する記述は，主に P3b に関するものである．

なお P300 の記録法の具体的事項については，日本臨床神経生理学会の誘発電位測定指針（1997）に解説されている〔日本臨床神経生理学会ホームページ（http://jscn.umin.ac.jp）参照〕．

2 P300 の生理学的性質

1．出現部位，振幅

P300 は頭皮上では正中部（正中線上）で振幅が高く，ふつう Pz で最大（10～20 μV）で，Cz，Fz の順に低下する（図 21-34）．振幅には個人差が大きい．振幅は加齢によっても変化し，小児期には成長とともに増大し，15 歳頃が最高で，以後は加齢とともに低下する傾向を示す（下河内ら[12]，1986）．

2．潜時

P300 の潜時（頂点潜時）は 250～500 msec で，年齢，標的刺激識別の難易度などによって異なる．加齢との関係をみると，小児期には長く，成長とともに短縮して 15 歳頃に最短になり，以後加齢とともに延長する．成人での加齢に伴う潜時延長率は，1 歳あたり日本人では 1.104 msec/年（下河内ら[12]，1986），内外での報告も 1.1～1.8 msec とされている．

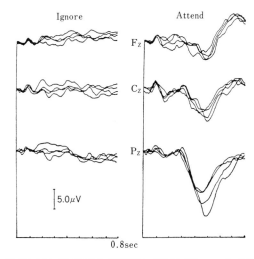

図 21-35 注意集中の有無と P300（Picton & Hillyard，1974）
強弱 2 種類のクリック音のうち，弱い音を標的刺激とした場合の聴覚誘発電位．左は被検者に本を読ませて刺激から注意をそらさせた場合（ignore），右は刺激に注目させた場合（attend）．後者にのみ P300 が出現し，Pz で振幅が最大である．

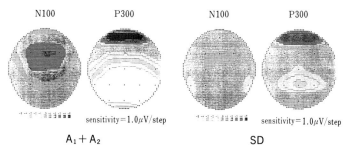

図 21-34 事象関連電位（P300）のトポグラム
基準電極は両側耳朶連結（A_1+A_2）と発生源導出（SD）．N100（黒）は Fz，P300（白）は Pz を頂点とする左右対称な分布を示す．

3. P300の各種条件下での変動

① P300は，聴覚，視覚，体性感覚など感覚刺激の種類には関係なく，標的刺激に対して出現する．これに対して，同じ種類のparadigmでも，早期に出現する外因性電位は，感覚の種類によって異なり，たとえば図21-33のN100，P200は聴覚刺激に依存して出現する．

② P300が生じるためには課題遂行中に被検者が標的刺激に注意をしている必要があり，検査中に注意をそらす（たとえば本を読ませたり暗算をさせたりする）とP300は出現しなくなる（図21-35）[10]．

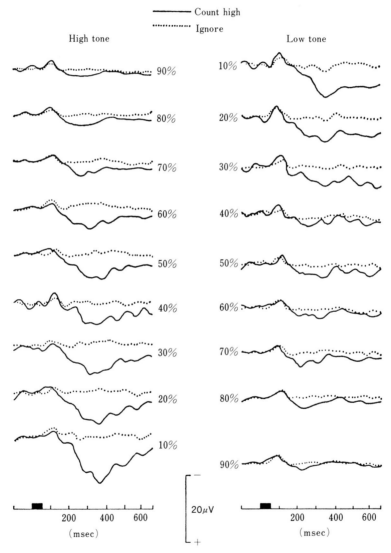

図21-36 刺激呈示頻度とP300（Duncan-Johnson & Donchin, 1977）
高低，2種類の音を呈示し，高音の呈示回数を数えさせたときの聴覚誘発電位．高音が頻回（90%）に呈示される場合（最上段）には，高音によるAEPにはP300がほとんどみられず（左側），逆に低頻度刺激である低音によるAEPに明瞭なP300がみられる（右側）．高音の頻度を少なくすると（10%，最下段），高音によるAEPにP300が明らかに出現し（左側），低音によるAEPにはP300がほとんどみられない（右側）．

③ 標的刺激の呈示頻度が標準刺激のそれに比べて低いほどP300が明瞭に出現する(図21-36)[6]．
④ 標的刺激(T)と標準刺激(S)との呈示のしかたが規則性であるほど，つまり被検者が標的刺激の出現を予測しやすいほど，P300は不明瞭になる．たとえばSSSSTSSSSTSSSST……の場合にはSSTSSSSSTSTSSS……よりも不明瞭になる．
⑤ 標的刺激を標準刺激の系列のなかから識別しにくい――たとえば2つの音刺激の周波数の差がわずかで識別しにくい場合――ときには，P300の潜時は延長する．

4. P300の心理・生理学的意義

P300が内因性電位であり，心理過程に関連した脳の活動に由来することについてはほぼ異論はない．しかし，どのような脳の活動がP300に反映されているかについては種々の見解があり，かならずしも一致をみていない．

先に述べたように，P300の心理学的意味づけについてはHillyardの選択的注意に関するresponse set説，Suttonらのuncertainty resolution説などがあるが，Donchin[5](1979)は，心理学的情報処理モデルの各段階と生理学的ERPデータを直接対応づけることを批判し，P300は被検者の期待度(expectancy)(主観的確率subjective probability)に関連し，刺激評価(stimulus evaluation)における認知文脈(context)や図式(schemata)の更新(updating)過程を反映するという．これをよりわかりやすく説明すると，たとえばA(標的刺激)，B(標準刺激)という2種類の刺激が1対9の頻度割合で呈示されるオドボール課題を遂行する場合に，標的刺激が出現してこれを識別(認知)し，それに所定の反応(たとえばスイッチ押し)をした場合を考えてみる．標的刺激は10回に1回しか現れないから，被検者の期待度(確信度，expectancy)は低く，期待度が低い刺激を認知した場合にP300は明瞭に出現する．また期待度が低い標的刺激を認知すると，一方ではそれに対応して所定の反応を行うことを決定するという反応選択過程が現れるが，それと同時に，これで一仕事終わったので次の仕事に備えてふたたび態勢を整えるという認知文脈更新(context revision, context updating)の過程が生じ，P300は後者の過程を主に反映するとされている．

丹羽，平松，斉藤ら(1985)は，ERP記録に用いられる認知課題を遂行するさいの過程について，刺激処理系(stimulus processing system)とこれを制御する組織制御系(organizing system)とを考え，P300は組織制御系の機能のうち，主として刺激処理系に対する制御プロセスを反映するものであり，認知文脈の更新とはいえ，組織制御系全体の再編成を反映するというよりも，組織制御系を通じた刺激処理システムの再編成を反映すると考えている．

③ P300の発生機序

P300の発生源は課題や感覚様式によって異なるが，主に，P3aは前頭葉と島，P3bは側頭・頭頂の感覚野傍連合野皮質と感覚様式非特異的連合野皮質が関係する(松岡と中村[8]，2005)．神経伝達物質との関連では，P3aは前頭葉ドパミン経路，P3bは頭頂葉ノルアドレナリン経路との関連が示唆されている(Polich[11]，2007)．REM睡眠において聴覚オドボール課題によりP3が出現することや(Cote & Campbell[3]，1999)，サブリミナルな視覚刺激によるオドボール課題でP3が誘発されることから(Bernatら[2]，2001)，能動的な意識が作動していない状況でも感覚識別能力が機能している．小児期でのP3振幅の発達において，ドパミン(異常)とP3の関連はよく知られているが，ドパミン受容体(DRD2)の遺伝子多型がP3の振幅や潜時に影響することが報告された(Bermanら[1]，2006)．

2 その他の事象関連電位

① 頭蓋頂電位

知覚刺激後50〜150 msecに出現する陰性(N1)，陽性(P2)の複合体で，頭蓋頂(Cz)を中心に現れるので頭蓋頂電位(vertex potential：VP)と呼ばれる(Bancaudら[3]，1953)．頂点潜時は聴覚刺激ではN115-P180，体性知覚刺激ではN140-P190，視覚刺激ではN145-P190である．外来刺激に対する連合皮質などの非特異性反応とみなされていたが，最近，認知活動に関連してN1領域には，後に述べるNd，NA，N2aなどの種々の陰性成分が重畳していることがわかっている．先に述べたように，N1，

第21章　誘発電位，事象関連電位

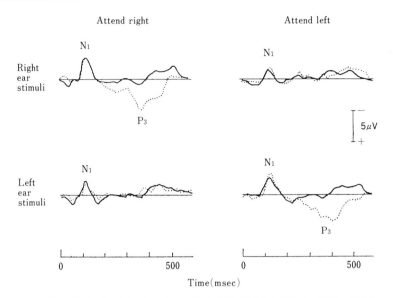

図21-37　Dichotic listening 法を用いたパラダイムにおける N100(N₁)と P300(P₃)の出現様式(Hink ら，1978)
コンピュータで作成した持続 100 msec の 4 音節(Ba, Da, Ga, Ja)を，一側耳には男性話者，他側耳には女性話者の声で左右の耳に呈示し，被検者はどちらかの耳に注意して 4 つのうち 1 つの音節にのみ注意するような課題が与えられている．左列は右耳入力刺激に，右列は左耳入力刺激にそれぞれ注意を向けた場合，実線は標準刺激(non-target)，点線は標的刺激(target)に対する ERP. target(点線)，non-target(実線)を問わず注意を向けた耳に呈示された音すべてに N_1 が増強して現れている(54%)が，P_3 は注意を向けた耳の target 刺激のみに出現しており，non-target 音には出現していない．

P2 は標準刺激と標的刺激の両方で誘発されるが，これに続く N2, P3 は標的刺激によってだけ誘発される．

②処理陰性電位 Nd

Hillyard ら[15](1973)，Hink ら[16](1978)は，両耳分離聴課題(dichotic listening)，すなわち，4 種類の音刺激を 2 種類ずつ左右の耳にランダムに呈示し，一側の耳に入力する 2 種類の音刺激のうち一方を標的音として識別し反応する課題を行わせると，標的音が呈示される耳の側(注意耳側)に入力した 2 種類の音刺激に対する N100 成分の振幅が，非注意耳側に入力した 2 種類の音刺激に対する N100 の振幅よりも増大することと，標的音に対してだけ P300 が出現することを示した(図 21-37)[16]．彼らは，この結果を Broadbent(1971)の注意理論に従って解釈し，N100 成分には channel selection の効果が反映され，これは stimulus set を反映し，P300 成分には target detection の効果が反映され，これは response set を反映すると考えた．

しかし，その後の研究によって，Hillyard らが当初 N100 成分に反映されると考えた選択的注意は，N100 そのものにではなく，これに重畳して出現する内因性の陰性電位によって N100 の振幅が見かけ上増大するものであることが引算波形によって明らかになった．

すなわち，Näätänen ら[33](1978)は注意すべき(attend)刺激が入力されたときと注意する必要のない(unattend)刺激が入力されたときの ERP を電算機で減算した波形を観察すると，潜時約 50 msec から出現しはじめ，約 200 msec に頂点をもつ緩徐な陰性電位が認められ(図 21-38)[13]，この電位が選択的注意(selective attention)を反映する内因性成分であると考え，これを処理陰性電位(processing negativity)と名づけた．この電位の潜時は弁別の

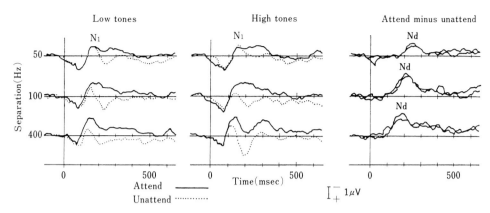

図 21-38 刺激に対する注意に関連した陰性電位 Nd を示す図 (Hansen ら, 1980)
高低 2 種類の音からなる刺激系列を用い, いずれか一方の音 (注意刺激) に含まれる持続の長い音を標的として反応を求めた場合の課題遂行時の ERP 記録. 図は, 非標的刺激に対する C_z 導出の ERP で, 被検者 12 名の総加算平均波形 (各被検者ごとの刺激総数は 200〜250). 具体的には 300 Hz を基準として, おのおの 50 Hz, 100 Hz, 400 Hz 離れた 2 種類の周波数音の組み合わせを 3 通り用いて, 300 Hz (low) を注意刺激とした場合の結果を左列 (low tones) に, 350 Hz, 400 Hz, 700 Hz (high) をおのおの注意刺激とした場合の結果を中央列 (high tones) に, 注意刺激 (attend) に対する ERP は実線で, 非注意刺激 (unattend) に対する ERP は点線で示した. 右列 (attend minus unattend) は各組み合わせにおいて注意刺激に対する ERP から非注意刺激に対する ERP を差し引いて求めた差波形である. 他の説明は本文参照.

難易度や刺激呈示間隔の長短など情報処理上の負荷の程度によって変動するので, 随意的注意を反映する電位であると考えられた. この処理陰性電位は, Nd (negative difference, negative displacement) とも呼ばれる (Hansen ら[14], 1980). Nd は早期 Nd (early Nd : Nde) とその後約 500〜1,000 msec 続く後期 Nd (late Nd : Ndl) に分けられる (Woods[45], 1990). 処理陰性電位, Nd は, 刺激の課題関連性 (task relevancy) に関連した選択的注意機能を反映する注意関連電位である. これに対して, P300 は注意よりも課題の認知面を反映する電位であるとされている.

前頭葉皮質連合野が注意, 認知に関し中枢的役割を果たしていることなどから, Nd は前頭連合野との関連で検討されているが (Knight ら[23], 1981), Nd の刺激様式特異分布についてみると, 聴覚では前頭・中心部, 視覚では後頭・頭頂部, 体性感覚では中心部で顕著であることから各感覚領野の関与も推定され, Nd の発生源には複数の脳部位がかかわっているだろう.

3 NA

標的弁別課題と非弁別的な単純反応時間課題とを別々に行い, 標的弁別課題の非標的刺激に対する電位と単純反応時間課題における電位との差を引算によって求めた電位である (Ritter[39], 1982). これは, 両者に共通する刺激の物理的特徴に依存する外因性成分と刺激の感知にかかわる成分を取り除いて, 標的弁別課題にのみ存在する刺激感知後の刺激の同定や刺激の符号化に関連する内因成分を取り出そうとしたものである.

視覚性 NA は, 刺激後約 130〜150 msec から後頭部優位に立ち上がり, 約 225〜320 msec に最大頂点をもつが, 少なくとも 3 個のサブコンポーネントから構成されている. 聴覚性 NA は刺激後約 40〜70 msec から C_z, P_z 優位に立ち上がり 140〜170 msec に最大頂点をもち, 2 個のサブコンポーネントをもつ.

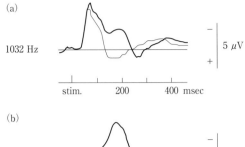

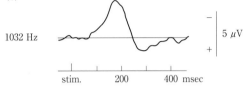

図 21-39 聴覚性ミスマッチ陰性電位(MMN)(Samsら,1985より改変して引用)
読書を行い聴覚刺激を積極的に無視する条件下で,1,000 Hz トーンバーストを標準刺激,1,032 Hz を偏倚刺激としたときのMMN.(a)は細線は標準刺激,太線は偏倚刺激に対する記録,(b)は引き算波形でMMNが示されている.

④ ミスマッチ陰性電位

近年精神疾患の研究に活発に応用されている.聴覚刺激を用いた課題において,標準刺激のなかにまれに偏倚刺激(周波数,強度,持続時間,空間的部位,音素などの物理的特徴の偏倚したもの)が現れると,偏倚刺激に対して刺激後約 200 msec に頂点をもつ前頭部優位の陰性電位が注意側,非注意側,標的,非標的を問わず出現し,これをミスマッチ陰性電位(mismatch negativity:MMN または N2a)(Näätänen[31],1982)という(図 21-39).分布は感覚様式に特異性を示し,課題効果や主観的要因とは関連しないところから,短期記憶に関連する自動的かつ前認知的な感覚過程を反映する一種の定位反応と考えられている(Näätänen[32],1986).

標準刺激に純音を使用した場合,MMN の発生源はヘシェル回近傍にあり,音楽刺激(母音「あ」「お」など)MMN の発生源はそれより後方の側頭平面付近にあるので,純音 MMN,音素 MMN をそれぞれの部位の機能のプローブとして利用できるという(笠井).

聴覚領域での研究がすすんでおり,その発生源として一次および二次聴覚野および背外側前頭前野が,そして NMDA 受容体が関連するグルタミン酸系の関与が指摘されている(松岡と中村[28],2005).最近の脳磁図などを用いた研究によって,とくに高次の認知過程にも感受性のあることがわかってきており,たとえば,文法,言葉の意味,聴覚皮質での刺激予期,音の変化に対する注意スイッチの影響を受け,とくに聴覚処理の基礎研究に有用であり(Näätänen[34],2007),さらに覚醒・睡眠や発達との関連についても多くの研究が行われている.視覚(Maekawa ら[27],2005)や体性感覚(Akatsuka ら[1],2005)での検討も行われている.

⑤ プレパルス抑制

感覚運動情報制御機能はプレパルス抑制(prepulse inhibition:PPI)で検討されている(Braff & Geyer,1990).プレ驚愕反応 acoustic startle response(びっくり反応)が起こるが,大きな音刺激の直前に驚愕反応を起こさない程度の小さい事前刺激(prepulse,予告刺激)を与えておくと,通常生じるはずの驚愕反応が抑制される現象をいう.驚愕刺激に対する反応は眼輪筋の筋電図により計測できる.これは強い感覚刺激に対する過剰な反応を抑制する目的で生体に備わっている合理的な反応である.

⑥ N2b

注意を向けているチャネル内でまれに偏倚刺激が現れると,これに対して刺激様式とは無関係に鋭い陰性成分が前頭・中心部優位に出現し,これを N2b と呼ぶ(Fitzgerald & Picton[8],1983).これに続いて P3a と SW が現れる.

⑦ 欠落刺激電位

欠落刺激電位(missing stimulus potential:MSP,omitted potential)とは1秒前後の一定の時間間隔で感覚刺激を与えて,被検者に刺激に注意を向けさせておくと,途中でときどき刺激を除いても電位が生じる現象をいう.この電位は頭頂部から記録され,仮想の刺激から 200〜240 msec の N,340〜370 msec の P,450〜500 msec の N 成分からなり,P が最も目立つという(Klinke ら[22],1968)(図 21-40).Simson ら[42]はこれを MSP と呼んでい

が類似の陰性電位が出現する．この種の電位は，刺激を知覚した後にそれが期待と異なることを感知し，さらに付加的処理を必要としたときに出現する電位と考えられる．N400 は右半球優位に出現するという報告が多い．

N400 に関連する神経ネットワークは用いる課題によって異なる．頭蓋内記録では両側の前中側頭葉が関与していることが指摘されてきたが，高密度多チャネル脳波でもそれが支持された(Johnson & Hamm[19]，2000)．脳波図での研究によると，文章課題では左半球優位の前頭・側頭領域が関与し，時間的にはウェルニッケ野に始まり，次に腹側前側頭葉，最後にブローカ野に広がるとされている(Halgren ら[12]，2002)．意味的一致の場合には，劣位半球の後方に N400 の下位成分が出現する(Franklin ら[9]，2007)．さらに，小児を対象とした検討で，言語発達との関連も検討されている(Bonte & Blomert[5]，2004)．

⑨Slow wave (SW)

Squires ら[43](1975)は，P300 が出現するのと類似した条件で，標的刺激，非標的刺激にかかわらず，課題遂行に関する刺激系列に対して，P300 に引き続いて出現する 400〜500 msec に頂点をもつ遅い波があることを観察し，slow wave (SW) と名づけた．P300 と SW とは，予測課題と検出課題では異なった変化を示し，主成分分析でも分離できる (Ruchkin & Sutton[41]，1983)．また SW には頭頂部優位な陽性の SW と前頭部優位の陰性の SW とが独立に存在するとされている．

⑩事象関連電位の臨床応用

1. 精神疾患

統合失調症患者の ERP についての報告は数多い (Roth & Cannon[40]，1972)が，統合失調症患者では P300 の潜時は健常者と有意差はないが，振幅は有意に低下しているとの報告が多い．亀山ら[20](1985)は非服薬統合失調症患者の治療前，非服薬時と薬物治療開始 2〜6 カ月後 (服薬時) の 2 回にわたり，シラブル弁別による両耳分離聴課題 (dichotic listening) 遂行時の ERP を記録した．その結果，統合失調症患者の Nd は健常者に比べて低振幅であるが，

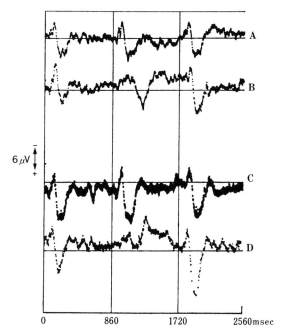

図 21-40 "Missing stimulus potential"(Klinke ら，1968)
A, B と C, D の記録は，2 人の被検者についての頭蓋頂部 (vertex) からの記録．振動パルスを 0.86 秒に 1 回の割合で指先に与え，80 回加算して得たもの．B と D において 2 番目の波形 (連続した 3 つのうち中央) が，刺激が除かれた状態で生じた電位である．

るが，これを emitted potential と呼ぶものもある(Renault ら[38]，1977)．これは反復刺激が与えられることによって成立した一種の反射 (Sokolov の定位反射) とも考えられる (一条[17]，1978)．

⑧N400

意味課題や語彙決断課題において，期待される文脈や意味範疇と一致しない語に対して，Pz, Cz を中心に広範囲に出現する陰性の電位である (Kutas ら[25,26]，1980，1984)．たとえば，男性の声で単音節の単語から構成される文章をヘッドフォンを通して呈示し，その最後の単語に，文章的に一致しない語，一致する語，文章的には一致するが物理的に一致しない語 (女性の声) を呈示すると，意味不一致の場合だけ N400 が出現する (図 21-41)[29]．刺激の感覚様式特異性は認められず，その他の言語的課題や相貌認知などの非言語的な課題でも，分布は異な

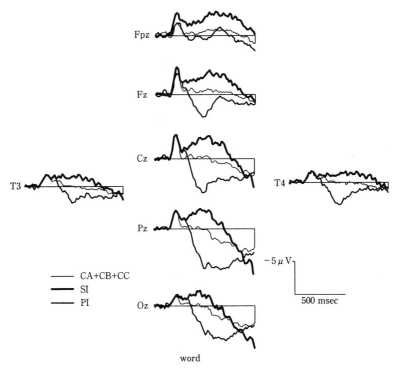

図21-41 聴覚性意味課題におけるN400(McCallumら，1984)
単音節の単語で構成される文章を男性の声(平均70 dB)でヘッドフォンを通して呈示し，最後の単語(図の最下段のwordの時点)に，文章の意味上一致しない語(SI)，一致する語(CA+CB+CC)，文章の意味上は一致するが物理的に一致しない語(PI：女性の声)を提示する実験のさいの事象関連電位．
3条件とも刺激開始後100〜120 msecに頂点をもつN1がみられる．2つの不一致条件(SI，PI)では250 msec付近に頂点をもつ小さなN2を認める．意味的不一致(SI)では450 msec付近に頂点をもち，中心の前頭部優位のN400，物理的不一致では400 msec付近に頂点をもつ頭頂部優位の後期陽性電位，一致条件では頭頂部優位に緩徐で低振幅の陽性電位がみられる．

抗精神病薬療法後増大する傾向がみられた．またP300にはNdのような治療による変化はみられず，P300振幅は2回とも振幅が低下したままだった．この結果は統合失調症に対する抗精神病薬療法によって注意障害は改善するが，認知障害は改善しないという説(Killianら[21]，1984)を裏づけるという．
さらに，統合失調症では聴覚情報の早期自動処理の生理学的指標であるPPIとMMNの異常が報告されている．PPIに関しては，プレパルスによる驚愕反応抑制の程度が減弱しており，これは驚愕反応を抑制する感覚フィルター機能が障害されていることを示唆している．とくに，プレパルスと驚愕刺激の提示間隔が120 msec，音圧90 dBの条件で観察しやすいという．PPIは動物でも観察できるので，PPIが遺伝的に減弱しているマウスなどを利用した研究も活発に行われている．MMNではその振幅の減弱が統合失調症で報告されている．このMMN減弱は対刺激として提示された音の周波数の異同を弁別する課題での遂行能力と相関しており，周波数弁別能力障害が聴覚皮質レベルでの前注意的処理の障害に起因する可能性が指摘されている．さらに，このMMN減弱は陰性症状の程度と関連しており，その背景にはNMDA神経伝達の障害が推定されている(Javittら[18]，2000)．同様に，統合失調症でのMMN減弱が聴覚刺激の時間弁別遂行とも関連することが明らかにされた(Toddら[44]，2003)．
N400は意味処理と関連する電位だが，意味範疇課題において単語を反復したさいのN400を検討し

たところ，健常者とは異なり統合失調症では反復効果（プライミング効果）を認めず，先行刺激の記憶情報を効率的に利用することに障害を認めた（Matsumoto ら[30]，2001）．

うつ病者の事象関連電位については，聴覚刺激によるオドボール課題で，低頻度刺激に対する P300 の振幅が健常者よりも小さく，高頻度刺激に対する N200 成分が健常者よりも大きいことが見出されている（小椋ら[35]，1985；小村[24]，1989）．N200 成分に関する特徴は大うつ病のみにみられ，またうつ病の病前性格とされる執着性格者にもみられるので，素因（trait）を表すのかもしれないという．

うつ病患者を対象に，複数の記憶負荷を用いた作業記憶課題遂行中の事象関連電位を検討したところ，早期の選択的注意の障害を反映する陰性電位の減弱を示し，記憶負荷には感受性がなかった．さらに，より後半の抑制機序あるいは代償機序の障害を反映する陰性電位の増大と後期陽性電位の減弱がみられ，これら変化は記憶負荷に感受性があったことから，記憶関連過程の障害が推定された（Pelosi ら[36]，2000）．

2. 器質脳障害

認知症性疾患患者では P300 の潜時が同年齢層の健常者に比べて遅延している．この潜時遅延は脳の器質病変による非特異的な異常ではなく，認知症と特異的に関係するものと考えられ，潜時延長の程度と認知症の程度とは相関するといわれている（Polich ら[37]，1986）．P300 の振幅低下も報告されている（Goodin ら[10]，1978）．その他，パーキンソン病患者では聴覚刺激による P300 の潜時の延長がみられ，これは大脳の内的処理過程の速度低下によると推定されている（Hansch ら[14]，1982）．

アルコール症患者での聴覚 MMN を健常者を対照にして検討したところ，刺激間間隔が短い場合は健常者と変わりなく自動的な刺激変化検出機構は正常だが，刺激間間隔を長くすると MMN は消失しており聴覚性感覚記憶の障害が示された（Grau ら[11]，2001）．種々の物質使用障害患者は，健常者と比較して視覚弁別課題での P3 減弱を認め，それは病前の小児期の行為障害および物質依存からの回復過程と関連し，複雑な脳機能障害の相互作用を反映していることが示唆された（Bauer[4]，2001）．

3. 薬物の影響

ナロキソン（naloxone）は健常者 ERP の前頭部の Nd を増大させるという報告がある（Arnsten ら[2]，1983）．多動児などにメチルフェニデート（methylphenidate）を投与すると，反応時間は短縮するが P300 潜時は変化しない（Callaway ら[6]，1982）．ピラセタム（piracetam）は読書障害児の左頭頂部の P300 を増大させるとの報告がある（Conners ら[7]，1984）．

3 随伴陰性変動（CNV）

1 概要

音刺激（クリック）を与えてから一定時間後に光刺

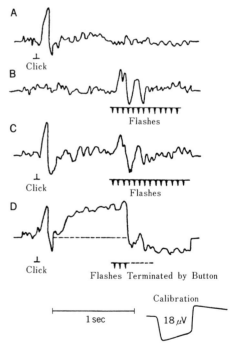

図 21-42 随伴陰性変動（CNV）の成立過程（Walter ら[11]，1964）
A はクリック（音）だけを，B はフラッシュ（光）だけを与えた場合で，C は両方を組み合わせたときの記録である．D のように被検者にボタンを押させると，その直前にゆっくりした電位の持ち上がりが生じ（破線の上の部分）これが CNV と呼ばれる．上向きの電位が陰性である．

第21章 誘発電位，事象関連電位

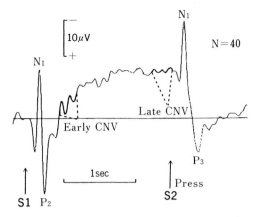

図21-43 C_zで記録された随伴陰性変動（CNV）
（Cooperら，1980）

激（閃光刺激）を与え，閃光刺激がはじまったらできるだけ早くスイッチを押して閃光刺激を中断するという実験のように，一定間隔で1対の刺激を与え，第2刺激に対して一定の反応（スイッチ押しなど）をさせる「予期的反応時間課題」を行わせると，第1刺激に続き，反応に先行して，頭皮上電極にゆっくりと立ち上がる陰性の電位変動が記録される（図21-42, 43）．この電位は，刺激-反応過程に随伴するので，随伴陰性変動（contingent negative variation：CNV）と名づけられた（Walterら[11]，1964）．第1刺激（S1）は予告刺激，警告刺激，条件刺激，第2刺激（S2）は命令刺激，反応を命令反応と呼ぶ．CNVは期待波（expectancy wave）とも呼ばれる．

2 記録方法

1. 課題（paradigm）

S1-S2間隔は，CNV測定において最も重要なパラメータであり，後述の初期（early）CNVと中間成分と後期（late）CNVの3成分を完全に分離するためには，最低4秒の間隔が必要である．しかし初期CNVと後期CNVとを重畳させないようにするには，その間隔が2秒程度でよいので，これが実用的な間隔である．

刺激としては，S1には純音（50〜100 msec）あるいはクリック音など比較的強度の弱い音刺激を用いるのがよい．S2にはS1と感覚の種類を変えた刺激（視覚）が適当であり，できれば被検者の反応によってこのS2刺激を終わらせる（中断する）ような課題

がよい．

2. 記録電極，加算法

F_z, C_z, P_zに探査（記録）電極をおき，基準電極は両耳朶連結とし，前額部を接地する．眼窩上縁においた電極によって眼球電図（EOG）も記録する．

増幅器は，直流増幅器でなくてもよいが，かなり低い低域遮断周波数（大きい時定数）を必要とし，S1-S2間隔の3〜4倍の大きさの時定数を目安にする．音域は30 Hz（-3 dB）を使用してもよい．

原波形の記録を肉眼的に視察して，大きなEOGが出現している試行の部分を除き，最低20回の加算を行う．加算期間はS1前500 msecからS2の開始時点，またはS2後600 msecくらいまでとする．

3 正常波形および起源

CNVの成分は，S1後400〜700 msecの間にF_z優勢に出現する緩徐な陰性成分である初期（early）CNVと，S2前1,000 msecくらいからS2後にかけてC_z優勢に出現する緩徐な陰性成分である後期（late）CNVからなる（図21-43）．これらCNVの各成分の振幅は，S1前の平均電位を基線にして，各出現期間中の平均振幅（たとえば後期CNVの場合にはS2前500 msecの平均振幅）が計測される．

初期CNVはS1に聴覚刺激を用いると前頭部の後部に最大値をもつというように，S1の感覚の種類に特異的な分布を示す．これはS1に対する定位反応に関係し，S1刺激による第一次，第二次皮質領野の賦活，異常を反映するものとおもわれる．後期CNVはS2直前に生じ，中心部，前中心部に起源をもち，S2に対する期待や運動反応に対する準備を反映し，運動関連電位（MRCP）の準備電位（BP）に似た成分を含んでいると考えられる．すなわち，後期CNVには，S2刺激によって得られる情報に対する期待を反映する電位と，中心部に分布する運動に対する準備電位が含まれていると考えられる．後期成分も脳幹網様賦活系を介して，大脳皮質が賦活されて生じるものとおもわれる．Gaillard[3]（1976）は，初期CNVをO波（定位波 orienting wave），後期CNVをE波（期待波 expectancy wave）と呼んでいる．多チャネル脳波記録では，初期CNVは前頭葉，後期CNVは補足運動野・帯状回，一次運動野などを含む広範な皮質領野

から出現していた(Cuiら[2], 2000).

後期CNVとBPの異同については，BPは随意運動によって出現し，筋運動の反対側運動野により大きく現れ左右差を示すが，CNVはかならずしも運動を伴う必要はなく，BPよりも振幅が急激に増大し，振幅もCNVのほうが大きい．

4 CNVと心理的要因

CNVは反応としてスイッチ押し運動をしなくても，押すつもりになっただけでも生じる．CNVが生じるようになった後に第2刺激を除いてもCNVは残存するが，振幅はしだいに減少し，第2刺激をふたたび与えると振幅が増大する(Weinbergら, 1974)．S2として閾値付近の弱い刺激を用いたほうがCNVが大きく現れる．またS2に絵や文字などを用いてこれを認知させる課題を用い，刺激の強度を閾値程度の弱いものにして，認知の正確度とCNV振幅との関係をみると，振幅の高いCNVが出現したときのほうが正しく認知するとの報告がある．課題遂行中に注意散乱(distraction)を起こさせるとCNVの振幅は低下する．CNVの大きさとS2に対する反応時間の間には逆相関があるとの報告もある(Hillyard, 1969)．このような所見は，CNVの振幅には注意，覚醒，意欲，期待，動作の準備などの心理的過程が反映されることを示唆するとおもわれる．

なお，CNV出現中には，これに平行して，心拍，呼吸，皮膚電気活動など，自律系機能の変動も観察されている．

5 CNVの臨床応用

CNVの臨床における応用としては，一般に局在性脳障害のときにはその部位に，広汎性脳障害では広範に，CNVの振幅低下がみられる(McCallum & Knott[4], 1973)．精神障害については，神経症では不安状態で振幅が多少低下し，強迫性障害(強迫神経症)では振幅が増大する(Callawayら[1], 1978 ; McCallum & Knott[4], 1973)との報告がある．統合失調症では，振幅低下のほかに終末波形が長引き，plateauやdomeのような波形異常が出現するといわれる(Timsit-Berthierら[9], 1973 ; McCallum & Walter[5], 1968 ; 中村ら[6], 1982)．

うつ病者では，CNVの振幅が低下し(Timsit-Berthierら[9], 1973)，ときに陽性の成分すなわちcontingent positive variationが出現する(Small & Small[8], 1971)といわれており，中村ら[6](1982)は双極型うつ病ではCNV振幅低下が認められるが，単極型うつ病では健常対照者と有意差はなかったとしている．また，中村ら[7](1984)はCNV記録のさいに第2刺激に対する反応をさせない条件でのCNVの回復の様式から，うつ病の類型分類を試みている．

S2後に自己の反応の正確性に関連する命令後陰性変動(post-imperative negative variation : PINV)が出現するが，統合失調症においては注意障害を反映するCNV減弱と，反応の不確実性を反映する持続性PINVが報告されてきた．その機能的意味を検討したところ，前頭部CNVの減弱は精神症状とは関連しない安定性の指標，中心部CNV減弱は精神症状と関連する状態指標，一方，持続性PINVは抗精神病薬の錐体外路性副作用と関連することが示された(Verlegerら[10], 1999)．

4 運動関連電位

1 概説

ヒトの随意運動に伴って発生する脳電位変化を運動関連電位(movement-related cortical potential : MRCP, motor potential : MP)という．最初Kornhuber & Deecke[2](1965)は随意運動開始点より一定時間遅れた時点でパルスを発生させ，磁気テープを逆方向に再生してパルスをトリガーに加算し，運動開始に先行する電位変化を記録した．現在では，逆行性加算平均プログラム(opisthochronic averaging)を利用すると磁気テープ逆方向再生を必要とせず，on-lineで記録できる．

2 運動関連電位の記録法

1. 頭皮上記録電極

運動皮質を含めて，できるだけ多くの電極を配置する．手の運動野は手の体性感覚野(C_zの2cm後方の点と外耳孔を結ぶ線上で正中線から7cm外

第21章 誘発電位，事象関連電位

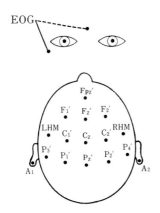

図 21-44　運動関連電位(MRCP)記録のためのモンタージュ(Shibasakiら，1980)
LHMとRHM：左および右の手の運動野．

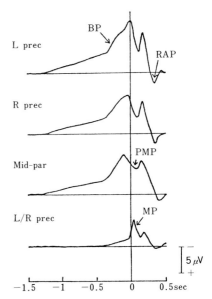

図 21-45　健常人の右手第2(示)指運動時の運動関連電位(柴崎，1980)
Kornhuberらの成績と名称によって模式化したもの．準備電位(BP)は広く分布し，運動前陽性電位(PMP)は頭頂部に著明である．運動電位(MP)は，両側中心前野を結ぶ双極導出で初めて明らかになる．RAP: reafferente Potentiale．約800回の加算平均による．筋電図開始時点を0とする．

方)の2cm前方とする(左LHM，右RHM)．足の運動野はCz，LHMとCzの中点をC₁'，RHMとCz'の中点をC₂'，C₁'，Cz，C₂'の5cm前方にF₁'，Fz'，F₂'，またFz'の5cm前方にFpz'，LHM，C₁'，Cz，C₂'，RHMの5cm後方にP₃'，P₁'，Pz'，P₂'，P₄'をおく(図 21-44)⁵⁾．LHM，RHMはC₃，C₄に近いのでこれで代用してもよい．眼球運動をモニターする必要がある．基準電極はA₁，A₂の連結を用いる．

2. 運動とトリガーパルス

随意運動たとえば中指伸展運動(中指先端を挙上)を行わせ，収縮する筋の筋腹直上の表皮上に2つの円板電極を3cm間隔でおき，時定数0.01〜0.03で筋電図を記録し，増幅，整流し，整流筋電図が一定レベルに達したときパルスを発生させる．この方法では，随意運動のさいの筋放電の波形は毎回異なるので，運動とパルスの時間的関係が一定しない欠点がある．この欠点を克服するには，脳波，眼電図，筋電図をデジタル化してスクリーン上で肉眼的に筋電図の開始時点を決定し，この時点をトリガーとして加算するとよい(Barrettら¹⁾，1985)．

増幅器の時定数は3〜5sec，運動回数は4〜8秒に1回(間隔3秒以上)，加算回数約50回を1セッションとして，休憩をはさみ，同じ運動を3〜4セッション繰り返す．

3 運動関連電位の正常波形とその起源

示指や中指の伸展や屈曲のような迅速な運動を約3秒ごとに反復させるときのMRCP成分のうち，運動開始の1〜2秒前から立ち上がり，Czを中心に左右対称性に出現する陰性電位はBereitschaftpotential(BP)と呼ばれる(図 21-45)．運動開始の約500 msec前(筋放電立ち上がり点をトリガーとした記録では約300 msec前)に，運動と反対側の中心前部(図 21-46ではLHM)でこの陰性電位が急峻になり，先行するBPから明らかに区別されるnegative slope(NS')が現れる(図 21-46)．NS'は運動と同側半球では運動開始90 msecに出現する陰性頂点($\overline{N-90}$)として終わり，そのあとに小さい陽性電位$\overline{P-50}$がみられる．運動開始の10 msec前に，運動と反対側の中心前部に小さい陰性頂点$\overline{N-10}$が現れる．運動開始直後(約50 msec後)には前頭部やや反対側よりに鋭い陰性電位がみられる($\overline{N+50}$)．運動開始90秒後には反対側中心後部か

第5節　事象関連電位(狭義)

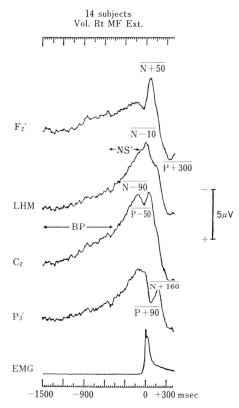

図21-46　右手指伸展運動に伴う運動関連電位(MRCP)の各成分の命名法(Shibasakiら，1980)

ら中心前部にかけて陽性電位 $\overline{N+90}$ が，160 msec後には反対側中心後部に $\overline{N+160}$ が現れる．運動開始300 msec 後には，大きな陽性電位 $\overline{P+300}$ が現れる．すなわち運動開始前に4成分，開始後に4成分が識別される(柴崎[3]，1986)．筋放電の立ち上がり時点をトリガーとして加算する方法(Barrett)を用いると，BPとNS'の中間にもう1つのスロープが識別され，これは intermediate slope (IS) と呼ばれる．

各成分の起源として，BPは手指の受動運動では出現しないので，随意運動に対する準備状態を反映していると考えられ，大脳皮質から発生するが，これが前頭葉を中心とした広範な部位から出現するか，補足運動野の限局性興奮を反映するのかなど詳細はわかっていない．ISは運動前野での活動を反映しているとおもわれる．NS'は，運動前陰性電位のなかでは運動開始時点に最も近く出現し，対側の運動野で最大であることから，運動皮質自体で生

じ，左右対称性に広く分布するBPよりもその運動に特異的に関係した電位であると考えられる．

$\overline{P-50}$ は運動と同側の中心前部，中心後部に出現し，Deekeらの運動前陽性電位(PMP)に相当するが，その意義は明らかでない．$\overline{N-10}$ は運動開始直前に出現し，運動皮質の錐体路細胞の興奮を反映していると考えられる．$\overline{N+50}$，$\overline{P+90}$ は運動開始後に中心溝付近に出現し，同じ中指の受動的運動のさいにもほぼ同じ部位に $\overline{N70}$，$\overline{P65}$ が出現するところから，随意運動に限らず，運動感覚フィードバックを反映している可能性が高い(Shibasakiら[4,5]，1980)．$\overline{N+160}$ も運動感覚に関連した電位，$\overline{N+300}$ は Deeke らの reafferente Potentiale, Vaughanらの P_2 に相当し，大脳皮質の広範な部分の活動を反映しているものとおもわれる．

MRCPの臨床応用は，パーキンソン病の運動緩慢(akinesia)や小脳失調症における運動前陰性後電位の振幅低下，チック，舞踏病様運動などにおける運動前陰性電位の出現の有無による不随意運動と随意運動の鑑別などの研究が行われているが，今後臨床応用の進展が期待される．

5　Go/NoGo 電位

標的弁別課題などにおける運動条件で，標的だけで反応するGo/NoGo課題では，運動反応を必要とする標的刺激をGo刺激，反応を必要としない非標的刺激をNoGo刺激と呼ぶ．それぞれの事象関連電位を比較すると一般にN2とP3成分に差異がみられ，それにはNoGo条件での積極的な抑制過程や競合する反応間の葛藤が反映されると仮定されてきた．

反応プライミングの影響を検討した研究では，そうした抑制や葛藤の影響はP3にみられるが(Smithら[7]，2007)，N2への影響は反応活性化と関連する可能性が指摘された(Bruinら[2]，2001)．しかし，NoGo-N2(Falkenstein[3]，2006)，NoGo-P3(Salisburyら[6]，2004)の機能的意義については議論がある．Go/NoGo電位の分布に関するLORETA解析(後述)によると，Go条件とNoGo条件ではP1，N1には差異がみられなかったが，NoGoでのみみられたN2は右外側前頭眼窩皮質と帯状回皮質が，NoGo-P3は左外側前頭眼窩皮質(Go-P3は頭頂皮

質)に認められた．そのため行動の抑制性制御は外側前頭眼窩皮質と前帯状回，抑制性の認知機能は両半球と関連することが示唆された（Bokura ら[1]，2001）．Go/NoGo 電位は視覚や聴覚の刺激様式で検討されているが，体性感覚刺激でもみられ刺激様式非特異的な反応と考えられる（Nakata ら[5]，2004）．

頭皮上脳波では，皮質から頭皮までの体積伝導の問題などから正確な電位分布を示すことが難しい，そこで数学的手法を用いて電位分布を三次元画像表示するLORETA（Low-Resolution Brain Electromagnetic Tomography）が開発されている．LORETA は隣接する神経細胞群は類似した活動を行う（smoothness）と仮定することで，頭皮上で測定された脳波や脳磁図データから脳の電気活動を反映する電流密度を計算する逆問題の解法である．また，脳実質内に数千の正立方格子を想定し，平方ラプラシアンの和を最小化してsmoothness をはかることで電源推定を可能としており，未知の活動部位や同時に複数の活動部位が存在する場合においてもそれらを推定することが可能である（松岡と中村[4]，2005）．

第6節 脊髄誘発電位

1 概説

下肢の末梢神経を刺激して脊髄誘発電位を記録する研究は1960年代から行われていたが，Cracco ら[1,2]（1973，1975）の報告以来多くの研究が発表されている．脊髄誘発電位の記録法には，表皮上に電極を装着して記録する方法と，電極を脊椎腔内に挿入して硬膜外から記録する方法とがある．表皮上記録では，脊髄誘発電位と大脳 SEP を同時に記録することにより，脊髄と大脳皮質との間の中枢伝導速度，脊髄伝導速度などの測定を行うことができる．

2 表皮上記録による脊髄誘発電位

1 刺激法

下肢の腓骨神経または後脛骨神経（足関節部または膝窩部）を一側性あるいは両側性に電気刺激する．刺激は持続 0.2～0.3 msec，刺激間隔は 200～900 msec のランダム間隔，刺激の強さは筋収縮閾値より 10 V 高い値，探査電極（記録電極）は第4腰椎棘突起から頸椎上端の後頭下穿刺部との間を10等分した位置に表面電極を装着，さらに大脳誘発電位記録のために頭皮上電極を左右頭頂部に装着，増幅器の時定数は脊髄 SEP は 0.001，大脳 SEP は 0.1，加算回数は 1,000 回である．

2 正常波形

1．双極導出法

Cracco[2]（1973）の方法に準じて，頸椎上端の後頭下穿椎部位（N）から第4腰椎棘突起までを10等分して配置した電極を上から順次結んで連結双極導出を行っていくと，頸椎部では二相性，腰椎部では三相性の波が現れ，図21-47にみられるように第10チャネルと第11チャネルの間で脊髄 SEP に位相逆転がみられる（寺尾ら[8]，1977）．この第10チャネルの中枢側の電極（グリッド1に入れてある）をLとすると，Lは末梢神経刺激が脊髄内に到達した点と仮定できる．NL間の距離を第3チャネルと第10チャネルの陽性波の頂点潜時の差で除すると，脊髄伝導速度が算出できる．また，脛骨神経感覚伝導速度（sensory conduction velocity：SCV）は，足関節刺激部位の中枢側電極の位置からLまでの皮膚上の距離を，第10チャネルの脊髄 SEP 陽性頂点の潜時で除すると算出できる．

脊髄 SEP は一般に腰椎部では出現しやすく，上部胸椎上では出現しにくい．片側刺激では両側刺激の場合よりも出現しにくく，たとえば上部胸椎での出現率は両側刺激 85.7%，片側刺激 40% であった（寺尾[7]，1986）．また健常者の脊髄伝導速度は 70.1±8.4 m/sec，脛骨神経伝導速度は 57.5±2.5 m/sec であった．

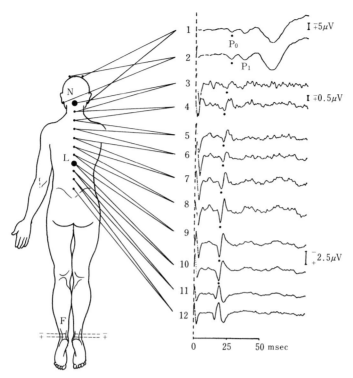

図 21-47　大脳および脊髄 SEP 記録法（双極導出法）（寺尾，1986）
N：頸椎上端（後頭下穿刺部）
L：SEP の位相逆転を示す第 10 誘導中枢側電極
F：足関節部中枢側刺激電極

各種神経疾患では，脊髄の病変レベルに一致した脊髄 SEP 異常がみられ，たとえば横断性病変があるとその上部には SEP は認められない．

2. 基準電極導出法

足関節部で後脛骨神経を電気刺激（5〜9 回/sec）し，刺激と同側の膝窩部（PF）で脛骨神経上に記録電極をおき，膝窩部の内側の基準電極との間で脛骨神経 SEP を記録する．脊髄 SEP は第 3 腰椎棘突起上（L3S），第 12 胸椎棘突起上（T12S），第 6 胸椎棘突起上（T6S）の表皮上記録電極と，刺激と反対側の膝蓋窩上の基準電極の間で，大脳 SEP は C_z より後方で感覚領に相当する C_z' と F_{pz} と F_z の中間（F_{pz}'）の間で記録する（図 21-48）[7]．

PF（膝窩部）電極からは陽・陰二相性，L3S，T12S，T6S からは二ないし三相性（陽・陰・陽），C_z'-F_{pz}' 導出では陽性からはじまる多相性電位が記録される．これらの電位の各頂点潜時は，中枢に向かうにつれて延長する．これらの電位はその平均的潜時により，PF の電位は P5.6，L3S の電位は P14 および N18，T12S の電位は N20，T6S の電位は N22，C_z'-F_{pz}' の電位は P37 と名づけられる．これらの頂点潜時に基づいて，末梢神経および脊髄内，脊髄・大脳皮質間の伝導速度を算出することができる．臨床的観察では，多発硬化症など脊髄病変をもつ疾患では，病変レベルに関連して，そのレベルおよび上部で，脊髄 SEP 成分の欠如や潜時延長，伝導速度の低下が認められる（表 21-5）．

脊髄 SEP の各成分の起源については，N18 は坐骨神経が脊椎管に入る直前の上行電位（Tsuji），N20 は後脛骨神経からのインパルスが T12 のレベルで脊髄に入るので，脊髄円錐部での entry zone を示す電位（Yamada），N22 は脊髄を上行する伝播性電位（travelling wave）である（寺尾[7]，1986）．

第21章 誘発電位，事象関連電位

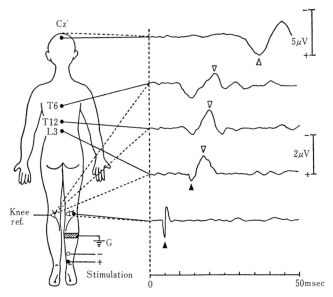

図 21-48 大脳，脊髄および末梢神経 SEP 記録法（基準電極導出法）(寺尾，1986)
基準電極：刺激の反対側の膝蓋骨上(knee ref.)
▲〜▲：末梢神経伝導時間
▽〜△：脊髄〜頭頂皮質伝導時間

表 21-5A　SSEP 頂点潜時(m/sec)

Cz'-Fpz'	P37	36.48±2.08
T6S	N22	22.01±1.39
T12S	N20	19.62±1.39
L3S	N18	18.65±1.70
	P14	14.35±1.34
PF	P5.6	5.59±0.50

表 21-5B　末梢・中枢 SCV(m/sec)

T6S(N22)-FS	28.28±3.48
T12S(N20)-FS	35.05±3.50
L3S(N18)-FS	37.17±3.07
PF(P5.6)-L3S(P14)	72.09±4.21
Ankle-PF(P5.6)	65.34±3.97

3　硬膜外記録による脊髄誘発電位

1 記録電極刺激

持続硬膜外麻酔は広く行われているが，これを利用して硬膜外腔へ電極を挿入する方法が開発された(Shimoji ら[5]，1971)．これは Tuohy 針を脊椎骨棘突起傍正中部から脊椎管内の硬膜外腔に挿入し，この針に沿って硬膜外麻酔用ポリエチレンチューブを挿入し，チューブ先端を針先端よりも 2〜3 cm 進め，さらにあらかじめチューブ内に挿入しておいた直径 250 μm の鋼線をチューブ先端から 5 mm 程度露出させ，Tuohy 針を抜きとり，チューブ，鋼線を絆創膏で固定して探査電極にする．ポリエチレンチューブの先端に 10 mm 間隔で 3 個の白金電極をつけた電極もある．基準電極は，探査電極刺入部棘突起間に針電極を刺入する．

末梢神経刺激には 0.5 msec の矩形波を用い，心電図の混入を避けるため心電図の T 波と P 波の間で脊髄電位を誘発するようにする．加算回数は 25〜50 回．

2 ヒトの正常波形

末梢神経刺激による脊髄誘発電位(evoked spinal cord potential：ESCP)には，刺激された神経に所属する脊髄分節から導出される分節性脊髄誘発電位

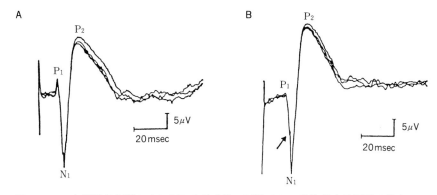

図21-49 末梢神経刺激により所属脊髄分節に誘発される分節性脊髄誘発電位(Seg. ESCP) (Maruyamaら, 1982)
A. 尺骨神経を刺激し, C6椎体レベル後部硬膜外腔より導出したSeg. ESCP.
B. 後脛骨神経を刺激し, T12椎体レベル後部硬膜外腔より得られたSeg. ESCP.
同一被検者における検索. 矢印は初期スパイク電位の陰性部分を表示. 刺激強度は閾値の6倍, 50回の加算平均. 各記録は加算波形を3回重ね合わせたもの. 本図および以下の図においては, すべて上向き陽性で示す.

(segmental ESCP, Seg. ESCP)と, より上位の脊髄から導出される伝導性脊髄誘発電位(conductive ESCP, Con. ESCP)とがある(Shimojiら[5,6], 1971, 1972).

脊髄背側の硬膜外で記録されるSeg. ESCPでは, 初期の陽性スパイク電位に続いて陰性・陽性電位が現れ, これは脊髄後角起源の電位と考えられている. Con. ESCPはこれよりも振幅が小さく, 多相性スパイク電位からなり, 脊髄内伝導路の活動電位であると推定される.

Seg. ESCPの基本波形は, 図21-49[4]に示すように, 初期陽性スパイク電位(P_1)と, これに続く尖鋭な陰性電位(N_1)と緩徐な陽性電位(P_2)からなる. この基本波形は脊髄分節の位置(頸髄, 腰髄など)によっても変わらないが, P_1からN_1, P_2までの潜時(中枢潜時)は腰膨大部のほうが頸膨大部からの導出よりも1.5 msecほど長い.

Con. ESCPはSeg. ESCPよりも低振幅で, スパイク電位が主で, 後脛骨神経などふつうの末梢神経刺激では導出できない場合が多いが, 馬尾神経をL3-4椎体レベル以下で硬膜外腔から刺激すると, 頸膨大部硬膜外腔から多相性スパイク電位からなるCon. ESCPが誘発される(図21-50)[4].

ヒトのESCPの成因としては, Seg. ESCPのP_1は脊髄へ流入する神経活動電位で径の大きい線維に由来するものと考えられる. N_1成分は末梢神経の

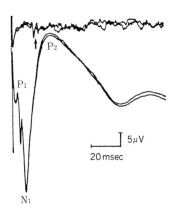

図21-50 馬尾神経刺激(L3-4椎体レベル)により腰膨大部に誘発される分節性脊髄誘発電位(下部掃引)と頸膨大部に誘発される伝導性脊髄誘発電位(上部掃引)の同時記録(Maruyamaら, 1982)
閾値の12倍の刺激強度による記録.

神経線維のうちAα, Aβ線維によって駆動される脊髄後角介在ニューロンの活動を反映する電位, P_2は第一次求心線維終末に生じる脱分極(primary afferent depolarization)であると考えられる.

③硬膜外導出ESCPの臨床応用

Con. ESCPは脊椎, 脊髄外科手術の術中の脊髄機能のモニタリングに役立つ. すなわち手術中に, 手

術野をはさんで下位で(たとえば馬尾神経)刺激を行い,上位でCon. ESCPを記録すると,手術により脊髄機能が障害されるとCon. ESCPが消失したり振幅低下を示したりし,きわめて鋭敏なモニタリング法になる.

神経疾患のうち,たとえば後根,後角,後索などの脱髄変性を示す脊髄癆では,腰膨大部,頸膨大部などのSeg. ESCPは消失ないし振幅低下を示し,Con. ESCPも消失する.脊髄型の脊髄小脳変性症では,後索症状のある場合にはSeg. ESCP, Con. ESCPの種々の異常が認められる.

④脊髄刺激による脊髄誘発電位

硬膜外腔,あるいはクモ膜下腔に電極をおいて脊髄を刺激し,そこから離れた脊髄の硬膜外あるいは硬膜内に記録電極をおいて記録すると,上行性あるいは下行性の脊髄活動電位を記録できる.この方法は,脊髄以外の組織の影響を受けずに脊髄の機能を観察できること,末梢神経刺激法よりも波の振幅が数倍以上も大きい誘発電位が記録できること,主要な電位の伝導路がわかっているなどの利点がある.

健常者での基本的波形は,刺激後短潜時で出現する棘波(第1電位)とこれに続く第2電位がある(図21-51)[3]. 第1電位に脊髄側索後部の背側脊髄小脳路を伝導する活動電位,第2電位は後索を伝導する活動電位であると考えられている.

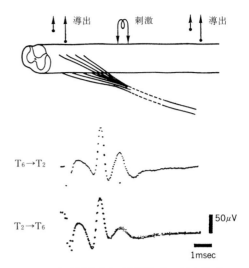

図21-51 脊髄刺激法脊髄誘発電位の基本波形(黒川, 1986)

上段はT_6に刺激電極,T_2に導出電極を置き,下段はこれらの電極位置はそのままに刺激と導出を入れかえた場合の波形.刺激電極,導出電極ともに硬膜外腔にある.潜時が短く振幅の大きい第1電位と,潜時と持続時間が長く振幅が小さい第2電位の波形は,上行性,下行性ともにほぼ同じである.

臨床応用としては,脊髄障害の高位診断,脊椎,脊髄手術中の脊髄機能モニター,脊髄伝導路の研究などに応用されつつあるが,詳細は専門書に譲る(黒川[3], 1986).

第7節 薬物による誘発電位の変化

先に述べたように,誘発電位のうち短潜時成分(脳幹誘発電位)は通常用量の向精神薬によってはほとんど変化しないので,薬物の影響が問題になるのは大脳誘発電位すなわち中潜時成分(早期成分)および長潜時成分(後期成分)である.一般に大脳誘発電位は,その波形や振幅に個体差,および個体内の変異が大きいので,薬物の影響を観察するにはかならずしも好適の生理学的指標とはいえず,むしろ脳波の基礎律動の観察のほうが恒常性の高い結果を与えてくれる.

薬物の種類別に,誘発電位に及ぼす変化を概観すると,まず中枢抑制薬であるバルビツール,アルコール,ベンゾジアゼピンなどのうち,バルビツールたとえばチオペンタール麻酔時には視覚誘発電位(VEP)の早期成分の潜時延長がみられ(Cigánek),チアミラールの浅麻酔では早期成分の振幅増大,深麻酔では全体的振幅減少がみられる(Domino).体性感覚誘発電位(SEP)については,チオペンタール麻酔では早期成分はほとんど影響を受けず,後期成分のP_1とP_2の間の陰性部分が著明になる(図21-52)(Abrahamianら;Allisonら;Rosnerら;Shagass[7,8], 1972, 1974).

アルコールは各種の誘発電位の振幅を全体的に低下させる(Shagass[8], 1974; Grossら[1], 1966;

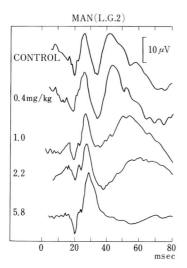

図 21-52 体性感覚誘発電位 SEP に対するチオペンタールの影響(Allison ら, 1963 より改変)
頂点時が遅い成分は,麻酔の進行とともに振幅を減少する.

Lewis ら).

抗不安薬については,ジアゼパムは VEP,SEP で振幅を減少させ,SEP では潜時を延長させるという(Shagass).Saletu らは SEP に 12 個の peak を識別し,それぞれの peak の潜時と振幅を薬物投与前と後とで比較し,誘発電位の t-profile をつくって詳細な検討を行っているが,ジアゼパムでは早期の成分までの潜時は延長するか不変であり,遅い成分の peak の潜時は短縮するとともにほとんどの peak の振幅が減少することを観察した.クロルジアゼポキシドによる変化もジアゼパムのそれとほぼ同様である.フェノバルビタールでは peak 3 までの振幅が増大するので区別できる.

中枢刺激薬のうち,覚醒薬デキストロアンフェタミンは誘発電位の振幅にははっきりした変化を生じないが,すべての peak の潜時を短縮する(Saletu ら[6], 1979).メタンフェタミンは早期成分の振幅を多少減少,後期成分の振幅を増大させる点がデキストロアンフェタミンと異なり,メチルフェニデートもメタンフェタミンに似た変化を示す(Saletu ら).

LSD については,VEP の早期成分の振幅を減少させること(Shagass),after-rhythm の周波数増加(Shagass),after-rhythm の減少(Chapman ら)などが報告されている.SEP では,早期成分の振幅

と潜時の減少がみられる(Shagass).シロシビンも VEP の after-rhythm を減少させる場合がある(Rynearson ら[4], 1968).

フェンサイクリジン(PCP)は NMDA グルタミン酸受容体を介して作用し,統合失調症の陽性症状と陰性症状を引き起こすことで,統合失調症の薬理学的モデルとして知られている.PCP をヒトと類似の聴覚脳構造をもつサルに投与したさいの聴覚事象関連電位を検討したところ,刺激間間隔が長い場合に一次聴覚野が重要な発生源である P1 と N1 の振幅が低下し,統合失調症でみられる所見と類似していた(Javitt ら[2], 2000).

抗精神病薬については,Saletu ら[5](1973)が体系的研究を行っているが,一般に抗精神病薬(神経遮断薬)は前述の SEP の 12 個の peak のうちすべての peak の潜時を延長し,後の peak ほど潜時延長が著しく,振幅は全体として減少傾向を示す.彼は患者と健常者の SEP が示す変化は異なること,患者に長期投与後中止して偽薬におきかえると SEP に反跳現象がみられることなども報告している.

抗うつ薬のうち,イミプラミン,アミトリプチリンは健常者では早期成分の潜時を短縮し振幅を増大させ,後期成分の潜時を延長し振幅を減少させる(Saletu ら).このうち,アミトリプチリンは潜時延長と振幅増大,イミプラミンは潜時短縮と振幅減少が目立つという(Saletu ら).MAO 抑制薬は SEP のすべての peak の潜時を短縮し,中枢刺激薬と類似した変化を示す.リチウムは SEP の早期成分の振幅を増大させ(Shagass),甲状腺ホルモンも振幅を増大させる(Short ら[9], 1968).

気分障害の少なくとも一部はセロトニン作動性ニューロン活動との関連が示されており,セロトニン再取り込み阻害薬 selective serotonin reuptake inhibitors(SSRIs)がうつ病の治療薬として使用されている.セロトニンが一次聴覚皮質での処理にかかわっていることから,聴覚誘発性の N1/P2 反応の音量依存性を利用して,大うつ病患者を対象に SSRI の治療反応性を脳波の電流密度による LORETA を用いて解析した.その結果,うつ病評価尺度での改善と事象関連電位の反応性が相関し,N1/P2 反応の音量依存性がセロトニン作動系の解析に有用であることが示された(Mulert ら[3], 2002).

Shagass は,①中枢抑制薬(バルビツール,アルコール,抗不安薬)は誘発電位の潜時延長,振幅減

少を生じる，②抗精神病薬(神経遮断薬)は中枢抑制薬よりも変化が多様で，健常者は，潜時延長を示すが，患者は潜時延長，振幅低下を示すものもあれば変化を示さぬものもあり，患者では変化を示すもののほうが治療に反応しやすい可能性が考えられる，③三環系抗うつ薬は潜時延長は示さないが振幅減少を示すことがある，④リチウムは早期成分の振幅を増大させる，などと述べている．

いずれにしても，誘発電位を指標に薬物の影響を観察するときには，個体間，個体内の変異性を十分に考慮し，統計学的有意性を十分に検討して結果を解釈することが大切である．

第8節　大脳誘発電位と心理的要因

①誘発電位と注意焦中，注意散乱，慣れ

一般に，感覚刺激に対して注意を集中すると(attention[2,4〜7])，誘発電位のうちの速い成分は振幅を増すが[1,2,9]，遅い成分は不変であるか，あるいは振幅を減じることも多い[1,9]．ほかに注意を向けさせることによって感覚刺激から注意をそらす(注意散乱 distraction)と，誘発電位の速い成分は振幅を減少する．

クリックと神経電気刺激とを交互に与え，そのどちらかに注意を集中するようにすると，注意を集中したほうの誘発反応が促進され，他方が抑制される傾向がある[8]．

感覚刺激を一定の周期で反復すると，慣れ(habituation)の現象を生じる．Garcia-Austt ら[3](1964)は，光刺激を反復して慣れが起こるとVEPの振幅が減少し，このとき網膜周辺部に at random な閃光刺激を与えて dehabituation を行ったり，閃光刺激の数をかぞえさせるなど注意集中をさせると，減少した VEP の振幅がふたたび増大すること

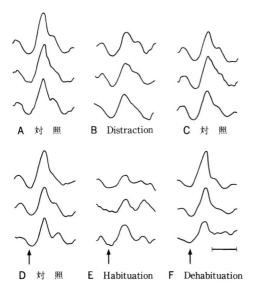

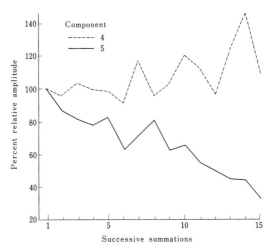

図21-53　視覚性誘発電位(VEP)における distraction, habituation の効果(Garcia-Austtら，1964)

網膜中心部を1/sec閃光で刺激．40回平均加算．Bで視野周辺部に atrandom の刺激を追加して注意をそらす(distraction)と，VEPの振幅が低下する．Eは刺激反復による慣れ(habituation)による振幅低下．FはBと同じく視野周辺部に刺激を与えると慣れが除かれることを示す．較正：100 msec.

図21-54　体性感覚誘発電位(SEP)の各成分の時間的変動の差異(Allison, 1962)

約2時間反復刺激を加え，30回加算のSEPを継時的に記録した場合のSEPの成分4と成分5の振幅の変化．成分5はしだいに減衰するが，成分4はほとんど変化しない．

を示している(図21-53).慣れの起こりやすさは誘発電位の成分によって異なり,たとえばSEPについては,反復刺激によって成分4(潜時65〜100 msec 陰・陽)の振幅は減衰せず,成分5(100〜135 msec 陰性)はしだいに振幅を減少する(Allison)(図21-54).

第9節　神経振動,事象関連脱同期,事象関連同期

様々な事象に関連する脳活動に一致して律動性活動の脱同期(事象関連脱同期 event-related desynchronization：ERD)や同期(事象関連同期 event-related synchronization：ERS)が出現する.この領域の研究は,従来の事象関連電位との同時記録や頭蓋内電極記録などを用いて近年詳細に検討されるようになった.

古くから知られているものはアルファブロッキングとアルファ律動で,これはある特定の事象と関連して起こる神経振動 neural oscillation のそれぞれ減少あるいは増大によって生じると考えられている.シータ帯域とアルファ帯域の変化は,記憶・学習(Luu ら[10],2004；Gomarus ら[3],2006),作業記憶(Bastiaansen ら[2],2002),発達(Krause ら[8],2001)との関連でよく知られている.自発的な四肢の運動を行うと,運動反対側優位の運動直前に出現するベータ帯域とアルファ帯域の ERD,運動実行中の両側対称性のベータ帯域とアルファ帯域の ERD,運動終了直後に運動反対側優位にみられる反動性のベータ帯域 ERS が観察される.

てんかんの外科手術の際に,直接,皮質からの脳波を記録することで,頭皮上記録ではわかりにくい,より限局性の ERD/ERS(とくに30 Hz 以上のガンマ活動)を観察することができるようになった.これによると,自発性の四肢運動では広範なミュー波とベータ波の ERD に加えて,より限局性のさらに速い周波数(60〜90 Hz)の ERS が認められた(Pfurtscheller ら[13],2003).誘発電位自体と振動の間の関連も検討されており,視覚性 N70 とベータ帯域振動ならびにガンマ帯域振動とがそれぞれ異なる関連を示した(Tzelepi ら[16],2000).

近年の脳波や脳磁図での計測技術の進歩によってさらに神経振動の様態が明らかになりつつあり,とくに大脳皮質内の錐体ニューロンと介在ニューロンとの相互連絡で出現すると考えられているガンマ帯域(約30〜80 Hz,主に40 Hz)の振動が,情動や精神活動さらに精神神経疾患との関連で注目されている(Müller ら[12],1999；Aoki ら[1],1999；Gruber ら[4],1999；Sannita[15],2000；Hermann & Demiralp[5],2005).ガンマ帯域振動の機能的特徴としては,記憶や注意のような認知過程で調整されるような,種々の脳部位で符号化されるある対象物の複数の特徴を統合することと関連すると考えられ,さらにこれらの増減が種々の精神神経疾患のさいの症状と関連し,記憶照合を中心とした脳機能障害を反映すると仮定されている(Hermann & Demiralp[5],2005).ガンマ帯域振動には,課題刺激後100(または150)msec 以内にみられる早期の誘発振動 evoked oscillation と 200 msec 以降の後期の誘導振動 induced oscillation が区別され,早期の振動は注意や感覚処理の指標で,後期の振動は文脈処理や情報統合との関連が示唆されている(Lee ら[9],2001).

さらに最近ではてんかんの外科手術のさいの頭蓋内脳波記録などから 100 Hz 以上のより高い周波数の高周波振動 high frequency oscillations(HFOs)とてんかん発作との関連の検討も可能となっている(Jirsch ら[6],2006；Urrestarazu ら[17],2007).同様の被検者で硬膜下電極を使用して,体性感覚誘発電位と 400〜1,000 Hz の HFOs が検討され,それらが一次感覚運動野付近で生成され(Maegaki ら[11],2000),しかも明確な体性局在を示す(Kojima ら[7],2001).健常者を対象に鼻咽頭電極を用いて正中神経刺激による HFOs を計測し,覚醒状態に依存する感覚入力調整が脳幹レベルで起こっている可能性が示唆された(Restuccia ら[14],2004).

文献

1 定義(531-533頁)

1) Arakawa K, Tobimatsu S, Tomoda H, et al : The effect of spatial frequency on chromatic and achromatic steady-state visual evoked potentials. Clin Neurophysiol 110 : 1959-1964, 1999
2) Cigánek L : The EEG response (evoked potential) to light stimulus in man. Electroencephalogr Clin Neurophysiol 13 : 165-172, 1961
3) Gastaut H, Régis H, Lyagoubi S, et al : Comparison of the potentials recorded from the occipital, temporal and central regions of the human scalp, evoked by visual, auditory and somato-sensory stimuli. Electroencephalogr Clin Neurophysiol Suppl. 2 : 19-28, 1967
4) Müller MM, Hillyard S : Concurrent recording of steady-state and transient event-related potentials as indices of visual-spatial selective attention. Clin Neurophysiol 111 : 1544-1552, 2000
5) Tobimatsu S, Zhang YM, Kato M : Steady-state vibration somatosensory evoked potentials : physiological characteristics and tuning function. Clin Neurophysiol 110 : 1953-1958, 1999
6) Yamasaki T, Goto Y, Taniwaki T, et al : Left hemisphere specialization for rapid temporal processing : a study with auditory 40 Hz steady-state responses. Clin Neurophysiol 116 : 393-400, 2005

2 体性感覚誘発電位
1 概説
2 短潜時体性感覚誘発電位(533-538頁)

1) Hashimoto I : Somatosensory evoked potentials from the human brainstem ; Origins of short latency potentials. Electroencephalogr Clin Neurophysiol 57 : 221-227, 1984
2) Kimura J, Mitsudome A, Beck DO, et al : Field distribution of antidromically activated digital nerve potentials ; Model for far-field recording. Neurology 33 : 1164-1169, 1983
3) Lesser RP, Lueders H, Hahn J, et al : Early somatosensory potentials evoked by median nerve stimulation ; Intraoperative monitoring. Neurology 31 : 1519-1523, 1981
4) Nakanishi T : Action potentials recorded by fluid electrodes. Electroencephalogr Clin Neurophysiol 53 : 343-345, 1982
5) Shibasaki H, Kakigi R, Tsuji S, et al : Spinal and cortical somatosensory evoked potentials in Japanese patients with multiple sclerosis. J Neurol Sci 57 : 441-453, 1982
6) 辻　貞俊：短潜時体性感覚誘発電位．中西孝雄（編）：脳脊髄誘発電位．p 11, 朝倉書店, 1986
7) Tsuji S, Shibasaki H, Kato M, et al : Sub-cortical, thalamic and cortical somatosensory evoked potentials to median nerve stimulation. Electroencephalogr Clin Neurophysiol 59 : 465-476, 1984

3 中潜時体性感覚誘発電位および長潜時体性感覚誘発電位,
4 機械的刺激による体性感覚誘発電位(538-543頁)

1) Allison T : Recovery function of somatosensory evoked responses in man. Electroencephalogr Clin Neurophysiol 14 : 331-343, 1962
2) Ball GJ, Saunders MG, Schnabl J : Determination of peripheral nerve conduction velocities in man from stimulus response delays of the cortical evoked potentials. Electroencephalogr Clin Neurophysiol 30 : 409-414, 1971
3) Bentley DE, Watson A, Treede R-D, et al : Differential effects on the laser evoked potential of selectively attending to pain localisation versus pain unpleasantness. Clin Neurophysiol 115 : 1846-1856, 2004
4) Bergamini L, Bergamasco B, Fra L, et al : Somatosensory evoked cortical potentials in subjects with peripheral nervous lesions. Electromyography 5 : 121-130, 1965
5) Desmedt JE, Brunko E, Debecker J : Maturation of the somatosensory evoked potentials in normal infants and children, with special reference to the early N1 component. Electroencephalogr Clin Neurophysiol 40 : 43-58, 1967
6) Desmedt JE, Noël P : Average cerebral evoked potentials in the evaluation of lesions of the sensory nervous and of the central somatosensory pathway. In Desmedt JE : New Developments in Electromyography and Clinical Neurophysiology, Vol. 2. pp 352-371, S. Karger, Basel, 1973
7) Goff WR, Allison T, Shapiro A, et al : Cerebral somatosensory responses evoked during sleep in man. Electroencephalogr Clin Neurophysiol 21 : 1-9, 1966
8) Halliday AM, Mason AA : The effect of hypnotic anaesthesia on cortical responses. J Neurol Neurosurg Psychiatry 27 : 300, 1964
9) Halliday AM, Wakefield GS : Cerebral evoked potentials in patients with dissociated sensory loss. J Neurol Neurosurg Psychiatry 26 : 211-219, 1963

10) Hernánder-Peón R, Chavez-Ibarra G, Aguilar-Figueroa E : Somatic evoked potentials in one case of hysterical anaesthesia. Electroencephalogr Clin Neurophysiol 15 : 889, 1963
11) Kakigi R, Shibasaki H : Scalp topography of mechanically and electrically evoked somatosensory potentials in man. Electroencephalogr Clin Neurophysiol 59 : 44-56, 1984
12) 加藤元博：臨床神経学と大脳誘発電位（Ⅲ）．臨床脳波 16 : 563-572, 1974
13) 加藤元博：体性感覚誘発電位．中西孝雄（編）：脳脊髄誘発電位．pp 26-36, 朝倉書店，1986
14) 加藤元博，Lüders H, 三好正堂，他：大脳誘発電位の臨床的研究．Ⅰ．体性感覚誘発電位．臨床神経学 10 : 539-547, 1970
15) 加藤元博，村井由之：大脳誘発電位の臨床的応用．臨床神経学 13 : 64-67, 1973
16) Larson SJ, Sances A Jr, Christenson PC : Evoked somatosensory potentials in man. Arch Neurol 15 : 88-93, 1966
17) 松下棟治：ヒトの睡眠時における体性感覚誘発反応（SER）についての研究．米子医学雑誌 25 : 168-186, 1974
18) 及川俊彦，藤谷嘉子：機械的刺激による体性感覚誘発電位．脳と神経 37 : 861-870, 1985
19) Qiu Y, Inui K, Wang X, et al : Effects of attention, distraction and sleep on CO_2 laser evoked potentials related to C-fibers in humans. Clin Neurophysiol 113 : 1579-1585, 2002
20) Schwartz M, Shagass C : Effect of different states of alertness on somatosensory and auditory recovery cycles. Electroencephalogr Clin Neurophysiol 14 : 11-20, 1962
21) Schwartz M, Shagass C : Reticular modification of somatosensory cortical recovery function. Electroencephalogr Clin Neurophysiol 15 : 265-271, 1963
22) Shagass C : Evoked Brain Potentials in Psychiatry. Plenum Press, New York, 1972
23) Stöhr M, Dichgans J, Vogt K, et al : The significance of somatosensory evoked potentials for localization of unilateral lesions within the cerebral hemispheres. J Neurol Sci 61 : 49-63, 1983
24) Tamura K : Ipsilateral somatosensory evoked responses in man. Folia Psychiatr Neurol Jpn 26 : 83-94, 1972
25) Truini A, Galeotti F, Romaniello A, et al : Laser-evoked potentials : normative values. Clin Neurophysiol 116 : 821-826, 2005

3 聴覚誘発電位（543-549 頁）

1) Bickford RG, Jacobson JL, Coby DTR : Nature of average evoked potentials to sound and other stimuli in man. Ann NY Acad Sci 112 : 204-223, 1964
2) Celesia GG, Broughton RJ, Rasmussen T, et al : Auditory evoked responses from the exposed human cortex. Electroencephalogr Clin Neurophysiol 24 : 458-466, 1968
3) Celesia GG, Puletti F : Auditory input to the human cortex during states of drowsiness and surgical anesthesia. Electroencephalogr Clin Neurophysiol 31 : 603-609, 1971
4) Chiappa KH : Pattern shift visual, brain stem auditory, and short-latency somatosensory evoked potentials in multiple sclerosis. Neurology 30 : 110-123, 1980
5) Chiappa KH : Brain stem auditory evoked potentials ; Interpretation. In Chiappa KH : Evoked Potentials in Clinical Medicine, pp 144-190, Raven Press, New York, 1983
6) Davis H, Hirsh SK : A slow brain stem responses for low-frequency audiometry. Audiology 18 : 445-461, 1979
7) Goldie WD, Chiappa KH, Young RR, et al : Brain-stem auditory and short-latency somatosensory evoked responses in brain death. Neurology 31 : 248-256, 1981
8) 橋本　勲：聴覚誘発電位．中西孝雄（編）：脳脊髄誘発電位．pp 91-129, 朝倉書店，1986
9) 橋本　勲：脳幹障害．船坂宗太郎，大西信次郎（編）：聴性脳幹反応—その基礎と臨床．pp 158-169, メジカルビュー社，1985
10) Hashimoto I, Ishiyama Y, Totsuka G, et al : Diagnostic significance of brainstem auditory evoked responses in acoustic neurinomas and other posterior fossa lesions. Neurol Med Chir 19 : 605-615, 1979
11) Hashimoto I, Ishiyama Y, Yoshimoto T, et al : Brain-stem auditory-evoked potentials recorded directly from human brain-stem and thalamus. Brain 104 : 841-859, 1981
12) Jewett DL, Romano MN, Williston JS : Human auditory evoked potentials ; Possible brain stem components detected on the scalp. Science 167 : 1517-1518, 1970
13) Ornitz EM, Ritvo ER, Panman LM, et al : The auditory evoked response in normal and autistic children during sleep. Electroencephalogr Clin Neurophysiol 25 : 221-230, 1968
14) Picton TW, Hillyard SA, Krausz HI, et al : Human

auditory evoked potentials, I. Evaluation of components. Electroencephalogr Clin Neurophysiol 36 : 176-190, 1974
15) Rapin I, Graziani LJ : Auditory-evoked responses in normal, brain damaged, and deaf infants. Neurology 17 : 881-894, 1967
16) 佐々木勝, 坂本哲也, 山下雅知, 他：脳死状態における聴性脳幹反応(auditory evoked brain-stem responses : ABRs). 脳と神経 36 : 917-924, 1984
17) Starr A : Auditory brain-stem responses in brain death. Brain 98 : 543-554, 1976
18) Suzuki T, Taguchi K : Cerebral evoked response to auditory stimuli in young children during sleep. Ann Otol Rhinol Laryngol 77 : 102, 1968
19) Tsubokawa T, Nishimoto H, Yamamoto T, et al : Assessment of brainstem damage by the auditory brainstem response in acute severe head injury. J Neurol Neurosurg Psychiatry 43 : 1005-1011, 1980
20) Vaughan HG Jr, Ritter W : The sources of auditory evoked responses recorded from the human scalp. Electroencephalogr Clin Neurophysiol 28 : 360-367, 1970
21) Weitzman ED, Kremen H : Auditory evoked responses during different stages of sleep in man. Electroencephalogr Clin Neurophysiol 18 : 65-70, 1965
22) Wioland N, Rudolf G, Metz-Lutz MN : Electrophysiological evidence of persisting unilateral auditory cortex dysfunction in the late outcome of Landau and Kleffner syndrome. Clin Neurophysiol 112 : 319-323, 2003
23) 横山徹夫, 龍 浩志, 他：脳神経外科患者46例における中潜時聴覚誘発電位の臨床的意義について. 脳波と節電図 14 : 157-165, 1986

4 視覚誘発電位(549-557頁)

1) Allison T, Matsumiya Y, Goff GD, et al : The scalp topography of human visual evoked potentials. Electroencephalogr Clin Neurophysiol 42 : 185-197, 1977
2) Aoki Y : Clinical electroencephalographic study on photosensitive epilepsy, with special reference to visual evoked potential. Folia Psychiatr Neurol Jpn 23 : 103-119, 1969
3) Asselman P, Chadwick JW, Marsden CD : Visual evoked responses in the diagnosis and management of patients suspected of multiple sclerosis. Brain 98 : 261-282, 1975
4) Barrett G, Blumhardt L, Halliday AM et al : A paradox in the lateralisation of the visual evoked response. Nature 261 : 253-255, 1976
5) Bodis-Wollner I, Hendley CD, Mylin LH, et al : Visual evoked potentials and the visuogram in multiple sclerosis. Ann Neurol 5 : 40-47, 1979
6) Broughton R, Meier-Ewert KH, Ebe M : Evoked visual, somatosensory and retinal potentials in photosensitive epilepsy. Electroencephalogr Clin Neurophysiol 27 : 373-386, 1969
7) Caldara R, Thut G, Servoir P, et al : Face versus non-face object perception and the 'other-race' effect : a spatio-temporal event-related potential study. Clin Neurophysiol 114 : 515-528, 2003
8) Celesia GG, Daly RF : Visual electroencephalographic computer analysis (VECA) ; A new electrophysiologic test for the diagnosis of optic nerve lesions. Neurology 27 : 637-641, 1977
9) Celesia GG, Daly RF : Effects of aging on visual evoked responses. Arch Neurol 34 : 403-407, 1977
10) Cigánek L : Binocular addition of the visually evoked response with different stimulus intensities in man. Vision Res 10 : 479-487, 1970
11) Cobb WA, Dawson GD : The latency and form in man of the occipital potentials evoked by bright flashes. J Physiol 152 : 108-121, 1960
12) Copenhaver RM, Beinhocker DG : Objective visual field testing, occipital potentials evoked from small visual stimuli. JAMA 186 : 767-772, 1963
13) Cracco RQ, Cracco JB : Visual evoked potential in man ; Early oscillatory potentials. Electroencephalogr Clin Neurophysiol 45 : 731-739, 1978
14) Dawson GDA : Summation technique for the detection of small evoked potentials. Electroencephalogr Clin Neurophysiol 6 : 65-84, 1954
15) 江部 充, 伊藤弘多加：ヒトの視覚誘発電位. 眼科臨床医報 58 : 815-834, 1964
16) Eimer M : Event-related brain potentials distinguish processing stage involved in face perception and recognition. Clin Neurophysiol 111 : 694-705, 2000
17) 遠藤俊吉, 恩田 寛, 佐伯 彰, 他：視覚誘発電位によるうつ病の研究(その1)―精神作業負荷後の振幅の変化について. 精神医学 21 : 27-36, 1979
18) Floris V, Morocutti C, Amabile G, et al : Recovery cycle of visual evoked potentials in normal and schizophrenic subjects. Electroencephalogr Clin Neurophysiol Suppl 26 : 74-81, 1967
19) Gross EG, Vaughan HG, Jr, Valenstein E : Inhibition of visual evoked responses to patterned stimuli during voluntary eye movements. Electroencephalogr Clin Neurophysiol 22 : 204-209, 1967
20) Halliday AM : Evoked responses in organic and functional sensory loss. *In* Fessard A, Lelord G : Activités évoquées et leur conditionnement chez

l'homme normal et en pathologie mentale. pp 189-212, Editions Inserm, Paris, 1973
21) Halliday AM, McDonald WI, Mushin J : Visual evoked response in diagnosis of multiple sclerosis. BMJ 4 : 661-664, 1973
22) Harding GFA, Rubinstein MP : The visually evoked subcortical potential to flash stimulation in normal subjects and patients with lesions of the visual pathway. *In* Courjon J, Mauguière F, Revol M : Clinical Applications of Evoked Potentials in Neurology, pp 31-39, Raven Press, New York, 1982
23) Heninger G, Speck LB : Visual evoked responses and mental status of schizophrenics during and after phenothiazine therapy. Arch Gen Psychiatry 15 : 419-426, 1966
24) 平野正治：巣症状における視覚誘発電位．臨床脳波 16 : 90-98, 1974
25) Hishikawa Y, Yamamoto J, Furuya E, et al : Photosensitive epilepsy ; Relationships between the visual evoked responses and the epileptiform discharges induced by intermittent photic stimulation. Electroencephalogr Clin Neurophysiol 23 : 320-334, 1967
26) Hubel DH, Wiesel TN : Receptive fields of single neurones in the cat's striate cortex. J Physiol 148 : 574-591, 1959
27) Ishikawa K : Studies on the visual evoked responses to paired light flashes in schizophrenics. Kurume Med J 15 : 153-167, 1968
28) Kadobayashi I, Nakamura M, Kato N : Changes in visual evoked potentials of schizophrenics after addition test. Electroencephalogr Clin Neurophysiol 43 : 837-845, 1977
29) 加藤元博, Lüders H, 三好正堂, 他：大脳誘発電位の臨床的応用，Ⅱ．視覚誘発電位．臨床神経学 10 : 548-555, 1970
30) 黒岩義之：視覚誘発電位．中西孝雄（編）：脳脊髄誘発電位．pp 130-161, 朝倉書店, 1986
31) Mackay DM : Evoked potentials reflecting interocular and monocular suppression. Nature 217 : 81-83, 1968
32) Mnatsakanian EV, Tarkka IM : Familiar-face recognition and comparison : source analysis of scalp-recorded event-related potentials. Clin Neurophysiol 115 : 880-886, 2004
33) Spehlmann R : The averaged electrical responses to diffuse and to patterned light in the human. Electroencephalogr Clin Neurophysiol 19 : 560-569, 1965
34) 高橋剛夫, 青木恭規：精神生理学的諸指標の記録法とその生理学的意義, C, 誘発電位．現代精神医学大系, 20B, pp 245-263, 中山書店, 1977
35) 高橋剛夫, 青木恭規, 三塚浩四郎：てんかんの大脳誘発電位．医学のあゆみ 76 : 33-34, 1971
36) Taylor MJ, McCarthy G, Saliba E, et al : ERP evidence of developmental changes in processing of faces. Clin Neurophysiol 910-915, 1999
37) Tobimatsu S, Celesia GG : Studies of human visual pathophysiology with visual evoked potentials. Clin Neurophysiol 117 : 1414-1433, 2006
38) Vaughan H G Jr, Katzman R, Taylor J : Alterations of visual evoked response in the presence of homonymous visual defects. Electroencephalogr Clin Neurophysiol 15 : 737-746, 1963

5　事象関連電位（狭義）
1　P300およびこれに関係する事象関連電位
（557-561頁）

1) Berman SM, Noble EP, Antolin T, et al : P300 development during adolescence : Effects of DRD2 genotype. Clin Neurophysiol 117 : 649-659, 2006
2) Bernat E, Shevrin H, Snodgrass M : Subliminal visual oddball stimuli evoke a P300 component. Clin Neurophysiol 112 : 159-171, 2001
3) Cote KA, Campbell KB : P300 to high intensity stimuli during REM sleep. Clin Neurophysiol 110 : 1345-1350, 1999
4) Courchesne E, Hillyard SA, Galambos R : Stimulus novelty, task relevance, and the visual evoked potential in man. Electroencephalogr Clin Neurophysiol 39 : 131-142, 1975
5) Donchin E : Event-related brain potentials ; A tool in the study of human information processing. *In* Begleiter H : Evoked Potentials and Behavior, Vol. 2, pp 13-88, Plenum Press, New York, 1979
6) Duncan-Johnson CC, Donchin E : On quantifying surprise ; The variation in event-related potentials with subjective probability. Psychophysiology 14 : 456-467, 1977
7) Gevins AS, Cutillo BA : Signals of cognition. *In* Lopezs da Silva FH, Soorm van Leeuwen W, Remond A : Handbook of Electroencephalography and Clinical Neurophysiology, Revised Series Vol. 2 : Clinical Applications of Computer Analysis of EEG and Other Neurophysiological Signals, pp 335-381, Elsevier, Amsterdam, 1986
8) 松岡洋夫, 中村真樹：統合失調症の認知障害と脳波．精神神経学雑誌 107 : 307-322, 2005
9) 日本脳波・筋電図学会誘発電位検査委員会報告（下河内稔, 他）：誘発電位測定指針．脳波と筋電図 13 : 97-104, 1985
10) Picton TW, Hillyard SA : Human auditory evoked potentials, Ⅱ. Effects of attention. Electroencepha-

logr Clin Neurophysiol 36 : 191-199, 1974
11) Polich J : Updating P300 ; An integrative theory of P3a and P3b. Clin Neurophysiol 118 : 2128-2148, 2007
12) 下河内稔, 投石保広, 花田百造, 他：長潜時内因性ERPの加齢による変動. 臨床脳波 28 : 386-391, 1986
13) Squires NK, Squires KC, Hillyard SA : Two varieties of long-latency positive waves evoked by unpredictable auditory stimuli in man. Electroencephalogr Clin Neurophysiol 38 : 387-401, 1975
14) Sutton S, Baren M, Zubin J, et al : Evoked-potential correlates of stimulus uncertainty. Science 150 : 1187-1188, 1965

2 その他の事象関連電位(561-567頁)

1) Akatsuka K, Wasaka T, Nakata H, et al : Mismatch responses related to temporal discrimination of somatosensory stimulation. Clin Neurophysiol 116 : 1930-1937, 2005
2) Arnsten AFT, Segal DS, Neville HJ, et al : Naloxone augments electrophysiological signs of selective attention in man. Nature 304 : 725-727, 1983
3) Bancaud J, Bloch V, Paillard J : Contribution EEG a L'etude des potentiels evoques chez l'homme au niveau du vertex. Rev Neurol 89 : 399-418, 1953
4) Bauer LO : CNS recovery from cocaine, cocaine and alcohol, or opioid dependence : a P300 study. Clin Neurophysiol 112 : 1508-1515, 2001
5) Bonte M, Blomert L : Developmental change in ERP correlates of spoken word recognition during early school years : a phonological priming study. Clin Neurophysiol 115 : 409-423, 2004
6) Callaway E, Halliday R, Peeke S, et al : How does methylphenidate (MP) affect information processing in man ? Psychopharmacol Bull 18 : 205-206, 1982
7) Conners CK, Blouin AG, Winglee M, et al : Piracetam and event-related potentials in dyslexic children. Psychopharmacol Bull 20 : 667-673, 1984
8) Fitzgerald PG, Picton TW : Event-related potential recorded during the discrimination of improbable stimuli. Biol Psychol 17 : 241-276, 1983
9) Franklin MS, Dien J, Neely JH, et al : Semantic priming modulates the N400, N300, and N400RP. Clin Neurophysiol 118 : 1053-1068, 2007
10) Goodin DS, Squires KC, Starr A : Long latency event-related components of the auditory evoked potential in dementia. Brain 101 : 635-648, 1978
11) Grau C, Polo MD, Yago E, et al : Auditory sensory memory as indicated by mismatch negativity in chronic alcoholism. Clin Neurophysiol 112 : 728-731, 2001
12) Halgren E, Dhond RP, Christensen N, et al : N400-like magnetoencephalography responses modulated by semantic context, word frequency, and lexical class in sentences. Neuroimage 17 : 1101-1116, 2002
13) Hansen JC, Hillyard SA : Endogenous brain potentials associated with selective auditory attention. Electroencephalogr Clin Neurophysiol 49 : 277-290, 1980
14) Hansch EC, Syndulko K, Cohen SN, et al : Cognition in Parkinson disease ; An event-related potential perspective. Ann Neurol 11 : 599-607, 1982
15) Hillyard SA, Hink RF, Schwent VL, et al : Electrical signs of selective attention in the human brain. Science 182 : 177-179, 1973
16) Hink RF, Hillyard SA, Benson PJ : Event related brain potentials and selective attention to acoustic and phonetic cues. Biol Psychol 6 : 1-6, 1978
17) 一条貞雄：臨床神経生理学における最近の研究—CNV, 誘発電位, 脳波の分析など. 臨床精神医学 7 : 799-806, 1978
18) Javitt DC, Shelley A-M, Ritter W : Associated deficits in mismatch negativity generation and tone matching in schizophrenia. Clin Neurophysiol 111 : 1733-1737, 2000
19) Johnson BW, Hamm JP : High-density mapping in an N400 paradigm : evidence for bilateral temporal lobe generators. Clin Neurophysiol 111 : 532-545, 2000
20) 亀山知道, 丹羽真一, 平松謙一, 他：分裂病の注意・認知障害に対する向精神薬の効果の生理学的検討. 生物学的精神医学最近の進歩, ヘスコインターナショナル, 1985
21) Killian GA, Holzman PS, Davis JM, et al : Effects of psychotropic medication on selected cognitive and perceptual measures. J Abnorm Psychol 93 : 58-70, 1984
22) Klinke R, Fruhstorfer H, Finkenzeller P : Evoked responses as a function of external and stored information. Electroencephalogr Clin Neurophysiol 25 : 119-122, 1968
23) Knight RT, Hillyard SA, Woods DL, et al : The effects of frontal cortex lesions on event-related potentials during auditory selective attention. Electroencephalogr Clin Neurophysiol 52 : 571-582, 1981
24) 小村文明：うつ病者の事象関連電位. 精神神経学雑誌 91 : 512-530, 1989
25) Kutas M, Hillyard SA : Reading senseless sentences : brain potentials reflect semantic incongruity. Science 207 : 203-205, 1980

26) Kutas M, Hillyard SA : Brain potentials during reading reflect word expectancy and semantic association. Nature 307 : 161-163, 1984
27) Maekawa T, Goto Y, Kinukawa N, et al : Functional characterization of mismatch negativity to a visual stimulus. Clin Neurophysiol 116 : 2392-2402, 2005
28) 松岡洋夫, 中村真樹：統合失調症の認知障害と脳波. 精神神経学雑誌 107 : 307-322, 2005
29) McCallum WC, Farmer SF, Pocock PV : The effects of physical and semantic incongruities on auditory event-related potentials. Electroencephalogr Clin Neurophysiol 59 : 477-488, 1984
30) Matsumoto K, Matsuoka H, Yamazaki H, et al : Impairment of an event-related potential correlate of memory in schizophrenia : effects of immediate and delayed word repetition. Clin Neurophysiol 112 : 662-673, 2001
31) Näätänen R : Processing negativity : an evoked-potential reflection of selective attention. Psychol Bull 92 : 605-640, 1982
32) Näätänen R : N1 wave of the evoked potential : scalp reflection of neuronal mismatch of orienting theory? In Strelau J, Farley FH, Gale A : The Biological Bases of Personality and Behavior Vol. 1 : Psychophysiology, performance, and application, pp 59-75, Hemisphere, New York, 1986
33) Näätänen R, Gaillard AWK, Mantysalo S : Early selective-attention effect on evoked potential reinterpreted. Acta Psychol 42 : 313-329, 1978
34) Näätänen R, Paavilainen P, Rinne T, et al : The mismatch negativity (MMN) in basic research of central auditory processing ; A review. Clin Neurophysiol 118 : 2544-2590, 2007
35) 小椋 力, 投石保広, 松林 実, 他：精神分裂病者, うつ病者の事象関連電位とその臨床診断への応用. 精神神経学雑誌 87 : 944-951, 1985
36) Pelosi L, Slade T, Blumhardt LD, et al : Working memory dysfunction in major depression : an event-related potential study. Clin Neurophysiol 111 : 1531-1543, 2000
37) Polich J, Ehlers CL, Otis S, et al : P300 latency reflects the degree or cognitive decline in dementing illness. Electroencephalogr Clin Neurophysiol 63 : 138-144, 1986
38) Renault B, Ragot R, Furet J, et al : A trial by trial topographical study of the "emitted potentials" obtained to the omission of expected visual stimuli. Electroencephalogr Clin Neurophysiol 43 : 471 (Abstract), 1977
39) Ritter E, Simson R, Vaughan HG Jr, et al : Manipulation of event-related potential manifestations of information processing stages. Science 218 : 909-911, 1982
40) Roth WT, Cannon EH : Some features of the auditory evoked response in schizophrenics. Arch Gen Psychiatry 27 : 466-471, 1972
41) Ruchkin DS, Sutton S : Positive slow wave and P300 : association and disassociation. In Gaillard AWK, Ritter W : Tutorials in ERP Research : Endogenous components. pp 233-250, Elsevier North Holland, Amsterdam, 1983
42) Simson R, Vaughan G Jr, Ritter W : The scalp topography of potentials associated with missing visual or auditory stimuli. Electroencephalogr Clin Neurophysiol 40 : 33-42, 1976
43) Squires NK, Squires KC, Hillyard SA : Two varieties of long-latency positive waves evoked by unpredictable auditory stimuli in man. Electroencephalogr Clin Neurophysiol 38 : 387-401, 1975
44) Todd J, Michie P, Jablensky A : Association between reduced duration mismatch negativity (MMN) and raised temporal discrimination thresholds in schizophrenia. Clin Neurophysiol 114 : 2061-2070, 2003
45) Woods DL : The physiological basis of selective attention : implications of event-related potential studies. In Rohrbaugh JW, Parasuraman R, Johnson Jr R : Event-Related Brain Potentials : Basic Issues and Applications. pp 178-209, Oxford University Press, New York, 1990

3　随伴陰性変動（567-569頁）

1) Callaway E, Tueting P, Koslow SH : Event-related Brain Potentials in Man. Academic Press, New York, 1978
2) Cui RQ, Egkher A, Huter D, et al : High resolution spatiotemporal analysis of the contingent negative variation in simple or complex motor tasks and a non-motor task. Clin Neurophysiol 111 : 1847-1859, 2000
3) Gaillard AWK : Effects of warning-signal modality on the contingent negative variation (CNV). Biol Psychol 4 : 139-154, 1976
4) McCallum WC, Knott JR : Event-related slow potentials of the brain ; Their relations to behavior. Electroencephalogr Clin Neurophysiol Suppl. 33, 1973
5) McCallum WC, Walter WG : The effects of attention and distraction on the contingent negative variation in normal and neurotic subjects. Electroencephalogr Clin Neurophysiol 25 : 319-329, 1968
6) 中村道彦, 飯田英晴, 福居義久, 他：Melancholia（内因性うつ病）と無反応条件後の CNV 回復試験.

臨床脳波 24：821-828, 1982
7) 中村道彦, 松岡俊樹, 飯田英晴, 他：CNV の臨床応用―うつ病の分類. 臨床脳波 26：628-633, 1984
8) Small JG, Small IF : Contingent negative variation (CNV) correlates with psychiatric diagnosis. Arch Gen Psychiatry 25：550-554, 1971
9) Timsit-Berthier M, Delaunoy J, Koninckx N, et al : Slow potential changes in psychiatry, (Ⅰ) Contingent negative variation. Electroencephalogr Clin Neurophysiol 35：355-361, 1973
10) Verleger R, Wascher E, Arolt V, et al : Slow EEG potentials (contingent negative variation and post-imperative negative variation) in schizophrenia : their association to the present state and to Parkinsonian medication effects. Clin Neurophysiol 110：1175-1192, 1999
11) Walter WG, Cooper R, Aldridge VJ, et al : Contingent negative variation ; An electric sign of sensori-motor association and expectancy in the human brain. Nature 203：380-384, 1964

4 運動関連電位(569-571頁)

1) Barrett G, Shibasaki H, Neshige R : A computer-assisted method for averaging movement related cortical potentials with respect to EMG onset. Electroencephalogr Clin Neurophysiol 60：276-281, 1985
2) Kornhuber HH, Deecke L : Hirnpotentialänderungen bei Willkürbewegungen und passiven Bewegungen des Menschen ; Bereitschaftspotential und reafferente Potentiale. Pflugers Arch 284：1-17, 1965
3) 柴崎 浩：運動関連脳電位. 中西孝雄(編)：脳脊髄誘発電位. pp 215-233, 朝倉書店, 1986
4) Shibasaki H, Barrett G, Halliday E, et al : Components of the movement-related cortical potential and their scalp topography. Electroencephalogr Clin Neurophysiol 49：213-226, 1980
5) Shibasaki H, Barrett G, Halliday G, et al : Cortical potentials following voluntary and passive finger movements. Electroencephalogr Clin Neurophysiol 50：201-213, 1980

5 Go/NoGo 電位(571-572頁)

1) Bokura H, Yamaguchi S, Kobayashi S : Electrophysiological correlates for response inhibition in a Go/NoGo task. Clin Neurophysiol 112：2224-2232, 2001
2) Bruin KJ, Wijers AA, van Staveren ASJ : Response priming in a go/nogo task : do we have to explain the go/nogo N2 effect in terms of response activation instead of inhibition? Clin Neurophysiol 112：1660-1671, 2001
3) Falkenstein M : Inhibition, conflict and the Nogo-N2. Clin Neurophysiol 117：1638-1640, 2006
4) 松岡洋夫, 中村真樹：統合失調症の認知障害と脳波. 精神神経学雑誌 107：307-322, 2005
5) Nakata H, Inui K, Nishihira Y, et al : Effects of go/nogo task on event-related potentials following somatosensory stimulation. Clin Neurophysiol 115：361-368, 2004
6) Salisbury DF, Griggs CB, Shenton ME, et al : The NoGo P300 'anteriorization' effect and response inhibition. Clin Neurophysiol 115：1550-1558, 2004
7) Smith JL, Johnstone SJ, Barry RJ : Response priming in the Go/Nogo task : The N2 reflects neither inhibition nor conflict. Clin Neurophysiol 118：343-355, 2007

6 脊髄誘発電位(572-576頁)

1) Cracco JB, Cracco RQ, Graziani LJ : The spinal evoked response in infants and children. Neurology 25：31-36, 1975
2) Cracco RQ : Spinal evoked response ; Peripheral nerve stimulation in man. Electroencephalogr Clin Neurophysiol 35：379-386, 1973
3) 黒川高秀：脊髄誘発電位, 硬膜外記録. 中西孝雄(編)：脳脊髄誘発電位. pp 192-203, 朝倉書店, 1986
4) Maruyama Y, Shimoji K, Shimizu H, et al : Human spinal cord potentials evoked by different sources of stimulation and conduction velocities along the cord. J Neurophysiol 48：1098-1107, 1982
5) Shimoji K, Higashi H, Kano T : Epidural recording of spinal electrogram in man. Electroencephalogr Clin Neurophysiol 30：236-239, 1971
6) Shimoji K, Kano T, Higashi H, et al : Evoked spinal electrograms recorded from epidural space in man. J Appl Physiol 33：468-471, 1972
7) 寺尾 章：脊髄誘発電位, 表皮上記録. 中西孝雄(編)：脳脊髄誘発電位. pp 162-174, 朝倉書店, 1986
8) 寺尾 章, 荒木淑郎, 松田盈子, 他：体表面の脊髄誘発電位による脊髄および脛骨神経伝導速度の測定. 臨床脳波 19：597-601, 1977

7 薬物による誘発電位の変化(576-578頁)

1) Gross MM, Begleiter H, Tobin M, et al : Changes in auditory evoked response induced by alcohol. J Nerv Ment Dis 143：152-156, 1966
2) Javitt DC, Jayachandra M, Lindsley RW, et al :

Schizophrenia-like deficits in auditory P1 and N1 refractoriness induced by the psychomimetic agent phencyclidine (PCP). Clin Neurophysiol 111 : 833-836, 2000

3) Mulert C, Juckel G, Augustin H, et al : Comparison between the analysis of the loudness dependency of the auditory N1/P2 component with LORETA and dipole source analysis in the prediction of treatment response to the selective serotonin reuptake inhibitor citalopram in major depression. Clin Neurophysiol 113 : 1566-1572, 2002

4) Rynearson RR, Wilson MR, Bickford RG : Psilocybin-induced changes in psychologic function, electroencephalogram, and light-evoked potentials in human subjects. Mayo Clin Proc 43 : 191-204, 1968

5) Saletu B, Saletu M, Itil TM : The relationships between psychopathology and evoked responses before, during and after psychotropic drug treatment. Biol Psychiatry 6 : 45-74, 1973

6) Saletu B, Grünberger J : Evaluation of pharmacodynamic properties of psychotropic drugs ; Quantitative EEG, psychometric and blood level investigations in normal and patients. Pharmacopsychiatry 12 : 45-58, 1979

7) Shagass C : Evoked Brain Potentials in Psychiatry. Plenum, New York, 1972

8) Shagass C : Effects of psychotropic drugs on human evoked potentials. Mod Probl Pharmacopsychiatry 8 : 238-257, 1974

9) Short MJ, Wilson WP, Gills JP Jr : Thyroid hormone and brain function, IV. Effect of triiodothyronine on visual evoked potentials and electroretinogram in man. Electroencephalogr Clin Neurophysiol 25 : 123-127, 1968

8 大脳誘発電位と心理的要因(578-579頁)

1) Cigánek L : Visually evoked potentials correlates of attention and distraction in man. Psychiatr Clin 2 : 95-108, 1969

2) Donchin E, Cohen L : Averaged evoked potentials and intramodality selective attention. Electroencephalogr Clin Neurophysiol 22 : 537-546, 1967

3) Garcia-Austt E, Bogacz J, Vanzulli A : Effects of attention and inattention upon visual evoked response. Electroencephalogr Clin Neurophysiol 17 : 136-143, 1964

4) Gross MM, Begleiter H, Tobin M, et al : Auditory evoked response comparison during counting clicks and reading. Electroencephalogr Clin Neurophysiol 18 : 451-454, 1965.

5) Guerrero-Figueroa R, Heath RG : Evoked responses and changes during attentive factors in man. Arch Neurol 10 : 74-84, 1964

6) Morrell LK, Morrell F : Evoked potentials and reaction times ; A study of intraindividual variability. Electroencephalogr Clin Neurophysiol 20 : 567-575, 1966

7) Ritter W, Vaughan HG Jr, Costa LD : Orienting and habituation to auditory stimuli ; A study of short term changes in averaged evoked responses. Electroencephalogr Clin Neurophysiol 25 : 500-556, 1968

8) Satterfield JH : Evoked cortical response enhancement and attention in man ; A study of responses to auditory and shock stimuli. Electroencephalogr Clin Neurophysiol 19 : 470-475, 1965

9) Wilkinson RT, Morlock HC : Auditory evoked response and reaction time. Electroencephalogr Clin Neurophysiol 23 : 50-56, 1967

9 神経振動, 事象関連脱同期, 事象関連同期(579頁)

1) Aoki F, Fetz EE, Shupe L, et al : Increased gamma-range activity in human sensorimotor cortex during performance of visuomotor tasks. Clin Neurophysiol 110 : 524-537, 1999

2) Bastiaansen MCM, Posthuma D, Groot PFC, et al : Event-related alpha and theta responses in a visuo-spatial working memory task. Clin Neurophysiol 113 : 1882-1893, 2002

3) Gomarus HK, Althaus M, Wijers AA, et al : The effects of memory load and stimulus relevance on the EEG during a visual selective memory search task ; An ERP and ERD/ERS study. Clin Neurophysiol 117 : 871-884, 2006

4) Gruber T, Müller MM, Keil A, et al : Selective visual-spatial attention alters induced gamma band responses in the human EEG. Clin Neurophysiol 110 : 2074-2085, 1999

5) Herrmann CS, Demiralp T : Human EEG gamma oscillations in neuropsychiatric disorders. Clin Neurophysiol 116 : 2719-2733, 2005

6) Jirsch JD, Urrestarazu E, LeVan P, et al : High-frequency oscillations during human focal seizures. Brain 129 : 1593-1608, 2006

7) Kojima Y, Uozumi T, Akamatsu N, et al : Somatosensory evoked high frequency oscillations recorded from subdural electrodes. Clin Neurophysiol 112 : 2261-2264, 2001

8) Krause CM, Salminen P-A, Sillanmäki L, et al : Event-related desynchronization and synchronization during an memory task in children. Clin Neurophysiol 112 : 2233-2240, 2001

9) Lee K-H, Williams, LM, Haig A, et al : An integration of 40 Hz Gamma and phasic arousal ; novelty and routinization processing in schizophrenia. Clin Neurophysiol, 112 : 1499-1507, 2001
10) Luu P, Tucker DM, Makeig S : Frontal-midline theta and the error-related negativity ; neurophysiological mechanisms of action regulation. Clin Neurophysiol 115 : 1821-1835, 2004
11) Maegaki Y, Najm I, Terada K, et al : Somatosensory evoked high-frequency oscillations recorded directly from the human cerebral cortex. Clin Neurophysiol 111 : 1916-1926, 2000
12) Müller MM, Keil A, Gruber T, et al : Processing of affective pictures modulates right-hemispheric gamma band EEG activity. Clin Neurophysiol 110 : 1913-1920, 1999
13) Pfurtscheller G, Graimann B, Huggins J, et al : Spatiotemporal patterns of beta desynchronization and gamma synchronization in corticographic data during self-paced movement. Clin Neurophysiol 114 : 1226-1236, 2003
14) Restuccia D, Marca GD, Valeriani M, et al : Brainstem components of high-frequency somatosensory evoked potentials are modulated by arousal changes ; nasopharyngeal recordings in healthy humans. Clin Neurophysiol 115 : 1392-1398, 2004
15) Sannita WG : Stimulus-specific oscillatory responses of the brain ; A time/frequency-related coding process. Clin Neurophysiol 111 : 565-583, 2000
16) Tzelepi A, Bezerianos T, Bodis-Wollner I : Functional properties of sub-bands of oscillatory brain waves to pattern visual stimulation in man. Clin Neurophysiol 111 : 259-269, 2000
17) Urrestarazu E, Chander R, Dubeau F, et al : Interictal high-frequency oscillations (100〜500 Hz) in the intracerebral EEG of epileptic patients. Brain 130 : 2354-2366, 2007

第 IV 編

基礎編

- 第 22 章 脳波の神経生理学的基礎 ……………………591
- 第 23 章 生理学的変化と脳波 …………………………625
- 第 24 章 薬物と脳波 ……………………………………631

第 22 章

脳波の神経生理学的基礎

臨床脳波の知見は，その生理学的意義が解明されてはじめて有効に活用される．ところが神経生理学の現段階では，脳波の電気発生，脳波律動を形成する要因，発作発射形成の神経機序など臨床脳波を理解するうえに最も重要な事項については，種々の基礎的実験や仮説が提出されてはいるものの，まだ十分に解明されているとはいえない．しかし，Bremer, Magoun らにはじまる覚醒系についての知見や Andersen らによる視床ニューロンのシナプス電位についての研究などのように，脳波を理解する基礎となる重要な実験的研究もいくつか確立されている．

本章では，臨床脳波を理解するために必要な基礎的知識の概略を述べる．まず頭皮上電極のようないわゆる粗大電極によって脳波を記録するときの理論的根拠にふれ，ついで，脳波の構成要素となる可能性がある脳内電気活動の各種を，要素的なものから複雑なものにいたるまで概説し，さらにこれらを結合するものとして覚醒系の問題を述べ，最後に臨床脳波学で最も問題になるてんかん性の発作発射についての基礎的問題に簡単にふれる．

第 1 節　脳電気活動のとらえ方

中枢神経系の単一ニューロンの活動を単位活動（unit activity）と呼び，単位活動が多くのニューロンについて合成されたものを記録する場合には，これを集合活動（mass activity）と呼ぶ．ふつう臨床脳波検査に使用する頭皮上電極や，皮質電極，皮質下電極などは，単一ニューロンの大きさに比べるとはるかに大きいため，集合活動だけしか記録できない．このような電極を総称して，粗大電極（gross electrode）という．

単一ニューロンと比較しうる大きさ（ふつう直径 30 μm 以下）またはそれ以下の記録表面をもつ電極を微小電極（microelectrode）という．微小電極には，材料により，金属針による針電極（needle electrode）と，電解液（KCl, K_2SO_4, NaCl など）を満たしたガラス毛細管電極（glass capillary electrode）の 2 種類がある．細胞内記録に用いる超微小電極は，ふつうガラス毛細管型である．

微小電極による記録には，ニューロンの近傍でニューロン間の体積導体から導出する細胞外記録（extracellular recording）と，きわめて細い微小電極（先端直径 1 μm 以下）を細胞膜を通して細胞内に挿入して得られる細胞内記録（intracellular recording）とがある．

この細胞外記録法と細胞内記録法という単位活動記録の 2 つの方法は，それぞれ相補的な特徴をもっている．単位活動の分離という点では細胞内記録が

最も完全であるが，細胞外記録では，数個のニューロン活動，およびその部位の集合活動を同時に記録できる利点がある．

第2節　体積導体中で記録される電位

ヒトの脳波を頭皮上においた粗大電極で記録する場合に，それがいかなる電気現象を記録しているかの理論的基礎を考えるうえで最も重要なのは体積導体の問題である．

脳波の記録とは，要約すれば，①多数の神経細胞の集合活動を，②細胞外で，しかも③組織液のような三次元の広がりをもつ電導性の媒質〔これを体積導体(volume conductor)または容積導体という〕を介して記録するのである．したがって，脳波を理解するためには，体積導体中で記録される電位の意味づけについての基礎的知識が必要になる．

1　体積導体中の電流場

1 電流場の成立

まず三次元で考えてみる（図22-1）と，導体の大きな（理論的には無限大の）板の中央に2つの端子c, dをとり，これを直流電源（たとえば100Vとする）に接続すると，電源は1つの端子から他の端子へ板を通って流れ，板の中には定常的な空間的電流場ができる．これによって生じる板面上の電圧分布を，たとえば図22-2のようにVのような探針つきの電圧計を用い，一方の探針を板の端などの基準点におき，他方の探針で測定すると，2つの端子を中心にしてこれを囲む等電位線（三次元では等位面，図22-2の破線）が得られる．c, dの垂直2等分線上の点は電位0であり，これをゼロ電位線(zero potential line)と呼ぶ．電流の方向（実線）はどこでも等位線に直角に通過する[17]．

空間のある点での単位面積あたりの電流を，電流密度という．すなわち電流密度 $G = dI/dF$ となり，Fは等位面上の面積である．電流密度は，流線の分布密度によって図示することができる．

また電流密度を G，電場の強さを E，体積導体の導電率を κ とすると，$G = \kappa E$ の関係がなりたつ．導電率 κ のかわりに固有抵抗 ρ を用いれば，
$$E = \rho G$$
となる．

2 点電源

大きな体積導体中に埋められた小さな電源（半径 r_0 の球）から遠隔の電極に向かう電流の流線は，球表面から放射状に出てゆくから，等位面は同心球面となる．球の中心から r の距離での電流密度は，
$$G = \frac{I}{4\pi r^2}$$
球面上の電場の強さは，
$$E = \frac{1}{\kappa}G = \frac{I}{4\pi \kappa r^2}$$

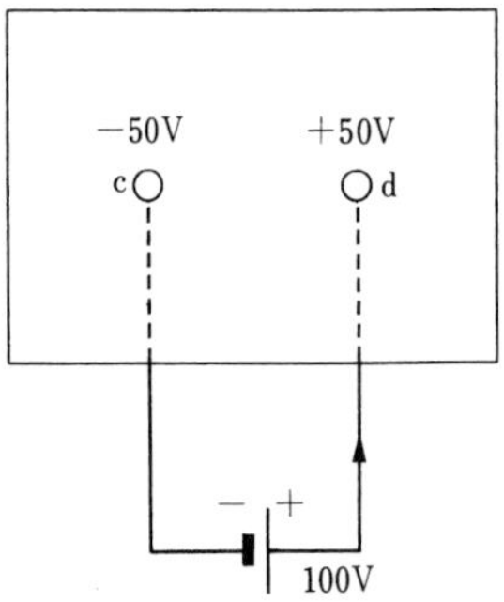

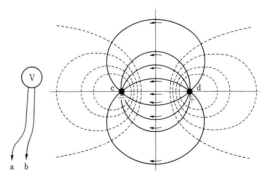

図22-1　電流場
説明は本文参照．

図22-2　伝導体中の双極子 c, d の周囲に生じる電位の場と電流を示す図 (Lloyd, 1949)
等電位線は破線で，電流は実線で示す．

となる.

球の周囲における電圧分布は，全電流Iが与えられた場合には電極の大きさに無関係であり，半径が無限小の球でも等しい電位を得る．このような場合を点電源と名づける．点電源のまわりの電位は，

$$\varphi = \frac{I}{4\pi\kappa r}$$

で与えられる.

多数の点電源が存在するときには，個々の電位を重畳することができる（重畳の原理）．それゆえ，体積導体中の2点電源 Q_1 および Q_2 があり，その距離は l で，電流が一方から他方に流入する，すなわち体積導体の側からみると Q_1 は電流の流れ出し口(source)であり，Q_2 は電流の流れ込み口(sink)であるとすると，任意の点 p の電位は，

$$\varphi = \frac{I}{4\pi\kappa r}\left(\frac{1}{r_1} - \frac{1}{r_2}\right)$$

となる（図22-3）.

そしてこの2点電源のまわりの等位線は，山岳の等高線と同様に考えることができる．これは Q_1（図22-2ではd）で円錐状に盛り上がり，Q_2（図22-2のc）では漏斗状に凹んでいる．このような反対符号をもつ等価の2点電源を双極子(dipole)という.

2 ニューロンのまわりにできる電流場

脳内に，ニューロン活動によって起こる電位は，ニューロン膜の部位間の膜電位の差により体積導体中を流れる電位によって起こる.

生体内に生じる電流場の例として最も簡単な例は，体積導体中においた神経線維束の周囲に生じる電流場である.

図22-4は，導体平面上においた神経線維束の活動

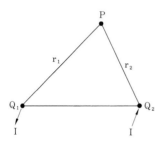

図22-3　重畳の原理

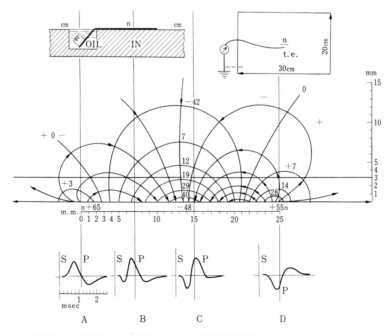

図22-4　神経インパルスのまわりの電流の電場（Lorente de Nó, 1947）

この模式図は，下の曲線におけるPの瞬間に，記録電極を何百もの位置において測定したものである．Sはそれぞれの場合の刺激の時点を表す．挿入図の上図右：濾紙の中央に(n)をおき，これに測定電極(t.e.)と濾紙の片隅付近に遠隔電極を配したところ．上図左：神経を鉱物性油槽内で電気刺激し，その軸索はリンゲル液でひたした濾紙の上にのせてある.

電位の分布を，ある時点において測定したものである．この場合活動部位は電気的に陰性になるから（電流の吸い込み口sink），隣接した前後の非活動性部位（電流の吹き出し口source）から活動部位に向け電流が流れ込み，図にみられる2本の零電位線を境にして陽性・陰性・陽性の3つの区域ができる．それゆえ神経近傍においた電極は，このようなインパルスの通過によって陽性・陰性・陽性の三相性スパイクを記録する．この三相性スパイクの前の陽性期を前陽性期（prodromal positivity），後の陽性期を後陽性期（metadromal positivity）ということがある[19]．

図22-4の下段の波形および図22-5は，体積導体中の神経の一端から他端へインパルスが伝導されたときの活動電位を模図的に示したものである．神経の中央

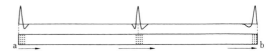

図22-5 体積導体中の神経線維の一端aから他端bへインパルスが伝導したときの各部位の活動電位

部では，上に述べた典型的な三相性波形がみられるが，インパルスが発生するa端では前陽性期がなく，インパルスが停止するb端では後陽性期がみられない．

第3節 脳波の発現機序

1 脳波の電気発生──脳波の構成要素としてのニューロン活動

脳波を構成する要素的な波，いわゆる素波(elementary wave)はなにかという問題については，Adrian & Matthews[1] (1934)のスパイク集合電位説や，Bremer[3] (1935)の脳電位の自発的変動によるという説などがあったが，当時は実証的根拠はなかった．近年微小電極法が中枢神経系に適用されるようになって，単一ニューロン発射と皮質波の関係や単一ニューロンの各部分が示す膜電位変動や活動電位が詳しく調べられるようになった．また皮質波や誘発電位のような集合電位の電位分析も，微小電極法により，皮質構造との相関において研究されるようになった．

ところで，脳波のうちアルファ波の発生については，これを眼球の動きと関係づける考えがある．たとえばLippoldは脳波と外眼筋の筋電図を同時に記録し，両者の波形や周波数がよく似ていることから，外眼筋の生理的振戦がアルファ波のリズム形成に直接に関与しているとした．眼球の位置がアルファ波と密接な関係にあり，眼球を上向けその位置に維持すると，アルファ波が増強されるとの報告もある(Mulholland)．アルファ波のリズム形成に眼球の動きが直接

に関与しているとの見解には反論も多く，現在の時点では脳のニューロン活動に起源を求めるのが正統的な考え方である．

ここではまず，脳波の構成電位の候補となりうる単一ニューロンの種々の電気発生について述べる．

1 ニューロンの構造，シナプスの構成と各種の電気活動

1. 静止膜電位と活動電位

1個のニューロンは，細胞体(soma)と軸索(axon)に分けられるが，前者には樹状突起(dendrite)が付属している．軸索の末端は，細く分岐して，シナプス終末(synaptic endings)を形成し，これが他のニューロン，または効果器の細胞に接触し，シナプス(synapse)を形成する．大部分のシナプスは細胞体と樹状突起起始部に集合しており，これは軸索・細胞体間シナプス(axo-somatic synapse)と呼ばれる．しかし，シナプスには尖端樹状突起などと軸索との間に存在する軸索・樹状突起間シナプス(axo-dendritic synapse)もある．

ニューロンの諸部分の電気活動に関する知識は，主に脊髄のニューロンについて細胞内電極法を用いた研究によって得られてきた．

ネコの脊髄前柱細胞に微小電極を挿入して記録する

第3節 脳波の発現機序

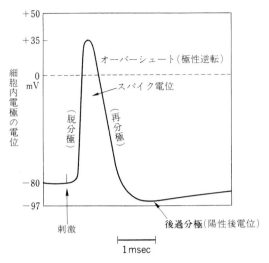

図22-6 活動電位の経過

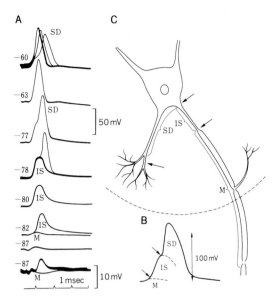

図22-7 運動ニューロンの逆方向性スパイクと膜電位との関係(Eccles, 1957)
説明は本文参照。

と(Eccles[8], 1957)，最初に約 $-70\,\mathrm{mV}$ の静止膜電位が観察される(図22-6)．細胞膜は，あるイオンは通過させるがほかのイオンは通過させないという特別の性質があり，陽イオンは膜の外側に出，陰イオンは内側に残り，膜を隔てて陽・陰イオンが対峙して分極(polarization)の状態をつくるので，細胞膜の内側は外側に対して陰性になっている．

神経細胞が興奮すると，持続(duration)が約0.8 msecで振幅80～100 mVの活動電位が出現するが，これは興奮した細胞膜の部位の性質が変わり，イオンが通過しやすくなるので，その部位の分極が失われるためである．これを脱分極(depolarization)という．しかしこのさい，膜電位が零になるのではなく，神経細胞の活動電位は逆に膜の内側は外側に対して $+40\,\mathrm{mV}$ も陽性になり，オーバーシュートを示す．これは，興奮前は細胞膜の外側にはNaイオンが多く，内側にはKイオンが多いが，興奮によって膜の性質が変わって，最初膜の外側のNaイオンが膜内に入って内側を陽性にするためであり，ついで内側のKイオンが外側に出て外側がふたたび陽性になるのである．

この活動電位をさらに分析するために，脊髄運動ニューロンの逆方向性刺激に対する反応をみると，図22-7Bに示すように活動電位の立ち上がりの部分に折れ目が2つあり，これが3つの成分電位からできていることがわかる．すなわち，Mスパイクは軸索有髄部(myelinated part)の活動電位，ISスパイクは軸索起始部の無髄部の活動電位，SDスパイクは細胞体および樹状突起近位部(somatoden-dritic)の活動電位である．Mスパイクにより脱分極がすすむとISスパイクが加わり，ISスパイクが一定の振幅に達するとSDスパイクが発火する．

ニューロンの順方向性発火のさいには，前柱細胞には2,000個以上の細胞から促通性および抑制性の神経終末(シナプス小頭部)が接着しているので，それらによるEPSPとIPSP(図22-8)が空間的，時間的に加算されて総和が10 mV以上の脱分極になると，細胞体スパイクが出現する．この場合IS部の閾値はSD部のそれよりも低いので，逆方向性反応の場合と同様にまずこの部に発火が起こり，ただちに軸索スパイクを生じる[6]．軸索に伝導性インパルスが発生するためには，SDスパイクは無関係で，SDスパイクはむしろISスパイクによってひき起こされる二次的な現象である．

スパイク電位出現後には，約100 msecにわたって逆に最高5 mVに及ぶ過分極の状態が起こり，しだいに興奮前の状態に戻る．これを後過分極(after-hyperpolarization)といい，この間は細胞膜の分極が強まり，細胞の興奮性が低下している．

2. シナプス電位

中枢神経系におけるシナプスには，神経細胞の樹状突起のうち，皮質第1層を水平に走る尖端樹状突

第22章 脳波の神経生理学的基礎

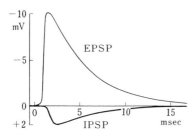

図22-8 EPSPとIPSPの時間的経過を示す模式図
（伊藤，1966）

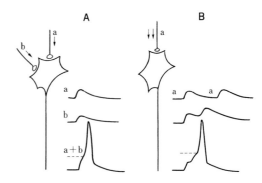

図22-9 EPSPの空間的加重(A)とEPSPの時間的加重(B)（伊藤，1966）
上2列の記録a，bはそれぞれEPSPを示し，3列目は空間的(同時性)加重(A)と時間的(継時性)加重(B)を示す．

起などとの間に存在する軸索・樹状突起間シナプスと，細胞体あるいは細胞体に近い樹状突起起始部にある軸索・細胞体間シナプスがある．ニューロンには促通性ニューロンと抑制性ニューロンとがあり，それぞれほかのニューロンとの間に興奮性シナプス，抑制性シナプスを形成し，活動のさいに興奮性シナプス後電位(excitatory postsynaptic potential：EPSP)(神経細胞膜の静止膜電位の減少，脱分極現象 depolarization)と抑制性シナプス後電位(inhibitory postsynaptic potential：IPSP)(静止膜電位の増加，過分極現象 hyperpolarization)とを生じる（図22-8）．EPSPはシナプス後部の膜の脱分極を起こしてその興奮性を高め，IPSPはその過分極を起こして興奮性をおさえる[14]．

シナプス電位は持続が長く，スパイク電位と異なって悉無律(all or none law)に従わず，この期間に到達する第2のインパルスによって生じる第2のシナプス電位と容易に加重(summation)を起こし，その効果も加重する．加重には図22-9に示すように，1つの神経細胞に2つ以上の他のニューロンからのインパルスが同時に到達したとき，それぞれのシナプス電位が加重される空間的加重(spacial summation)と，同一のニューロンから2つ以上のインパルスが相次いで継時的に到達したときに起こる時間加重(temporal summation)とがある．

以上は脊髄前柱細胞についての所見であるが，大脳皮質の神経細胞たとえば錐体細胞についても同様の所見がみられている．たとえば，尖端樹状突起に結合する軸索・樹状突起間シナプスは，主に広汎投射系からの線維によって駆動され，その単一入力による活動によっては，神経細胞の細胞体にEPSPがわずかに波及するにすぎない（図22-10のA-I）(Andersenら[2]，1970)．しかし反復刺激によってEPSPが加重していき，その電位が一定の電位（臨

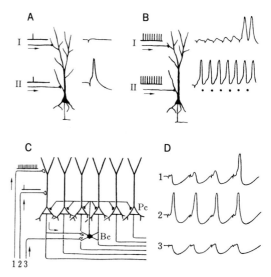

図22-10 錐体細胞の興奮様式(Andersenら，1970)
Aは単発入力による興奮，Bは反復入力による興奮で，それぞれのIは積分型，IIは発火型興奮を示す．C，Dは各種入力(1，2，3)による錐体細胞(Pc)の興奮と抑制．Bc：抑制性細胞．

界値は10mV前後)に達すると細胞体の活動電位（スパイク電位）を発火させるので，「積分型」integratorの作動様式を示す（図22-10のB-I）．これに対して細胞体あるいはそれに近い部位にある軸索・細胞体間シナプスは，特殊投射系によって駆動され，その単一入力によって細胞体に大きなEPSPを起こし，スパイク電位を発射させるので，「発火型」の作動様式であるといえる（図22-10のA-

Ⅱ）．反復刺激のさいには，それぞれの刺激に対してスパイク電位が生じる（図22-10のB-Ⅱ）．

細胞体スパイクの持続は1msec以下できわめて短いのに対し，EPSP，IPSPなどのシナプス電位の持続は十数msecでかなり長く，脳波のように遅い現象の発生に関与する可能性がある．

3. インパルス伝導機序

ニューロンには，促通性ニューロンと抑制性ニューロンとがあって，他の神経細胞にそれぞれの影響を及ぼすが，たとえば脊髄前柱細胞では軸索から側枝が出て，これが介在細胞の一種であるレンショウ（Renshaw）細胞を経て，もとの前柱細胞や他の前柱細胞にIPSPを発生して興奮性をおさえる反回抑制（recurrent inhibition）が存在し，神経系の他の部位でも，この種のフィードバック機構が存在する（図22-11）[14]．

1つの神経細胞が他の神経細胞に抑制的影響を及ぼす機序としては，IPSPの他にシナプス前抑制（Eccles[10]，1964）がある．これは図22-11に示すように，神経終末が相手の細胞に接着するまえに，別の細胞からのシナプスがその神経終末付近の神経線維に接着してその部分を過分極させ，その線維の活動電位を弱め，興奮伝達を抑制するものである．

中枢神経系内のニューロンのインパルス伝導機序は，促通性シナプスの活動によって，あるトリガー領域（IS）に活動電位が生じ，これが軸索に伝導すること，および抑制性シナプスの活動によって膜電位の過分極が起こり，促通性シナプス活動の効果が抑制を受けることである．

Grundfest[13]（1957）は，ニューロンの3つの基本機能を，図22-12のように模式図化して示している．図の上は，模式的な表現であり，下は電気現象を示す．

入力部は，ニューロンの細胞体および樹状突起にあって，ある特殊の刺激によって生じる化学刺激

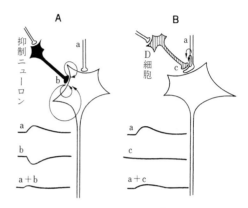

図22-11 抑制のシナプス結合（伊藤，1966）

A．シナプス後抑制，a：EPSP，b：IPSP，a＋b：EPSPとIPSPの加重．

B．シナプス前抑制，a：EPSP，c：シナプス前抑制のインパルスでは何のシナプス後電位も現れない．a＋c：EPSPの大きさが抑制により減少．

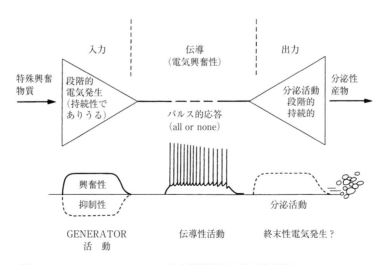

図22-12 ニューロンの3つの基本機能要素を示す模式図（Grundfest, 1957）
上は模式的表現．下は電気現象を示す．

(普通はシナプス伝達物質)に対してだけ反応する.出力部は,軸索の末端に存在して分泌機能をもち,入力信号を伝達する伝導部の命令を受けて活動する.入力部は,正および負の段階的,持続的電気活動(非伝導性)を示し,ここに脱分極が起こると,これは電気緊張的に伝導部に広がる.これが膜の発火レベルに達すれば,悉無律に従う同一振幅,同一持続のスパイク電位が発生する.スパイクは,減衰することなく伝導部の全長を通過し,その終末部に到着して特殊なシナプス前電位を発生し,終末から分泌物が遊離される.

細胞体や樹状突起部は,インパルスの伝導部としてよりも,むしろシナプス電位の受容,統合を主な役割としているようにおもわれる.脊髄運動ニューロンについて Eccles[9] (1958) は,SD 膜の発火の後にみられる長い後過分極は,ニューロンに次のインパルスが発生することをある一定の時間抑制し,運動ニューロンが筋を興奮させるためのインパルスの頻度を制限することに役立っていると述べている.

②脳波の構成要素としてのニューロンの電気活動

ニューロンの電気活動には,大別して,①非伝導性の比較的遅い電位(シナプス電位,後過分極電位など),②伝導性のスパイクの2種類があり,これらはすべて,なんらかの形で,集合活動(mass activity)に反映しうるものと考えられる.

脳波を構成する要素としては,歴史的に次のようなものが考えられてきた.

1. スパイク電位

Adrianらは,皮質ニューロンが自発性にあるいは感覚刺激に誘発されてたえずスパイク電位を発射しているところから,これらのスパイク電位が一致して 10 Hz で同期的に発生すれば,スパイク電位は持続が数 msec 以内できわめて短いが,同期活動の包絡線(envelope)が脳波を構成しうると考えた.

しかし,細胞体(SD)スパイクと脳波との関係については,脳波の上行脚,頂点,下行脚などに一致してスパイクが発火するもの,波とは無関係に発火するものなどさまざまであって,細胞体スパイクの集合による包絡線がそのまま脳波になるという所見は得られていない(Jung).逆方向性または正方向

性の同期性インパルスにより多数の皮質ニューロンの同期性発火が起こる誘発電位の場合,または同様の同期性発火が自発的に起こる発作発射の場合に,一部 SD スパイクの集合による集合電位がみられることがあるが,これもその他の遅い電位成分に比較すればほんの小部分を占めるにすぎない.

細胞体スパイクの後過分極(図22-6, 595頁)が重畳して大きな集合活動になるという考えもあるが,後過分極のような速く伝導する持続の長い活動の場合には,膜の各部の電位差が少ないので,細胞外には響きにくいと考えられる.

2. 樹状突起の電位

皮質表面の単一直接電気刺激によって皮質に誘発される電位を直接皮質反応(direct cortical response: DCR)という.図22-13は,皮質直接刺激の強さを次第に強めたときの表面電位の変化を示している[20].Aは最も弱い刺激によるもので,シナプス電位様の経過をもつ単相陰性電位で,皮質のごく

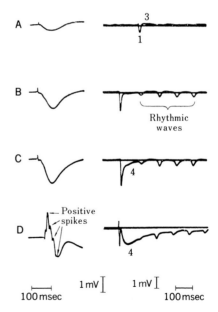

図 22-13 直接皮質反応と刺激の強さ(Mingrinoら,1963)

サルの前中心回皮質での記録で,AからDに向けて電気刺激の強さが大きくなっている.右列最上段の1:一次性陰性波.3: after-positivity, 4: slow negativity. 刺激が強くなる(D)と,positive spikes が出現するとともに,表面陰性の緩電位変動が現れる.この図では下向きの振れが陰性.

表層（0～400μm）に認められるにすぎない．刺激を強める（B，C）と陰性電位の振幅は増大するが，さらに刺激を強める（D）と強い陽性成分がみられるようになる．陽性成分は，皮質中層の陰性電位に対して表面が吹き出し口（source）となることによって記録されるものである．直接皮質反応の発現機序についてChangは，錐体細胞の尖端樹状突起の水平枝またはその垂直部に起こった興奮が皮質表層方向に向かって伝わることにより発生すると考えたが，Purpuraら[25,26]（1956，1964）は，皮質表層の水平線維の興奮が，それとシナプス接続している錐体細胞の尖端樹状突起にシナプス後電位を生じることによるものとしている．

その後海馬や小脳の樹状突起に活動電位が生じるとの説（Fujitaら[11,12]，1968，1962），子ネコの樹状突起分岐点から活動電位が記録されるとの説（Purpuraら[24,27]，1967，1965）などが提出されている．このような尖端樹状突起におけるシナプス後電位も，脳波の構成要素の1つである可能性があるが，最近では皮質深部の電気活動が脳波の成因としてより重視されている．

3．シナプス電位

現在までに得られている知見に基づいて考えると，Eccles[7]（1951）がはじめて提唱したシナプス電位説（synaptic potential theory）が，現在のところ最も事実に近いとおもわれる．

2 誘発電位と皮質構造 ── 新皮質の誘発電位

これまでは主として，脳波の構成電位となりうる単一ニューロンの種々の電気発生につき述べたが，これらと脳波との関係を考えていくために，以下に，求心系その他を単一刺激することによって起こされる誘発電位，すなわち同期性の集合電位の特性と，これと皮質構造との関連を説明する．

図22-14は基本的な2，3の皮質求心系の皮質内分布を示す模式図である．図の右方から皮質第5層の錐体細胞とその軸索（図22-14の2），皮質第4層に終末をもつ特殊求心系（図22-14の1），皮質第6層に始まり脳梁を経て対側半球対称点皮質に達する脳梁ニューロン（図22-14の3），脳幹網様系，視床

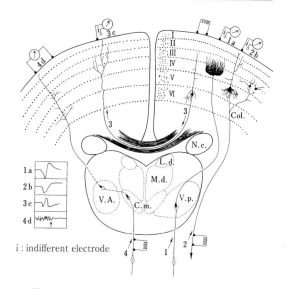

図22-14　大脳皮質，視床間の連絡を示す模式図
1．特殊感覚系（上行），2．錐体路系（下行），3．脳梁・交連系，4．非特殊系（上行）
1a：正方向性誘発電位，2b：逆方向性反応，3c：脳梁反応，4d：覚醒反応

非特殊核を経て皮質全層とくに皮質第1，第2層に分布する非特殊投射系（図22-14の4）を示す．

以下，このようなニューロン構成との関連において，新皮質ニューロンの代表的な誘発電位（集合電位）の説明を行う．

1 逆方向性電位

延髄錐体の単一刺激によって，ウサギの運動領皮質に逆方向性に起こされた誘発電位を図22-15に示す[5]．錐体細胞層，あるいはそれよりやや深めのところで鋭いスパイク電位がみられ，それより表層ではスパイク電位は逆転して陽性となる．それにひき続いて陰性電位が現れるが，これはしだいに位相を後方に移動して表面にいたる．尖端樹状突起層の陰性電位については，Changは樹状突起を上行する活動電位によるものとしているが，Purpuraは，皮質表層の介在ニューロンが，軸索側枝を経て上行性にあいついで賦活され，これが尖端樹状突起に軸索尖端樹状突起性シナプス接続を形成し，シナプス電位を発生させたものとみている．

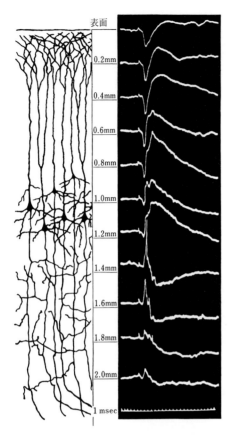

図 22-15　延髄錐体刺激による逆方向性応答（Chang, 1955）
太さ 25μm の電極により，ウサギの大脳皮質のいろいろの深さでとった記録．錐体細胞層の付近で，最も大きい陰性電位が出現している．

② 順方向性電位

1. 放線反応（radiation response）

視床中継核またはそれから上行する特殊投射路の単一刺激によって皮質の表層および深層にみられる誘発電位は，特有の陽性スパイク成分をもつ陽性波と，それにひき続く表面陰性波からなる．図 22-16 は，視束刺激により視覚領皮質に誘発された電位[23]であるが，視覚系では，放線刺激に対する誘発電位は，潜時が短くなるほかは，基本的には視束刺激の場合とまったく同様である．これらの誘発電位各成分の成因については，図 22-16 の C-1 は，インパルスが求心線維終末に達したことを示す二相性スパイク，C-2 以下が皮質ニューロンによる遅い電位と

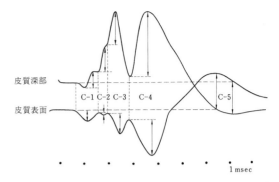

図 22-16　視束刺激による視覚領皮質表面（下）および皮質深部（上）における誘発電位（上向きの振れが陰性）（中村，1960）

スパイク電位の重畳した複雑な波形を示している．このうち C-3 はおそらく単シナプス性の錐体細胞発火を示し，C-4 は多シナプス性の複合シナプス電位と皮質ニューロンの反復発火による活動電位成分とからなるものとおもわれる．C-5 は，位相推移によって深層の C-4 から移行しているようにみえる．

2. 脳梁反応

対側皮質対称点または，脳梁の単一刺激によって得られる皮質反応を脳梁反応（callosal response）（Curtis[6], 1940）という（図 22-14 の 3c）．皮質表面では短い陽性期に続いて著明な陰性緩電位が認められる．

脳梁線維終末は，組織学的には，主として皮質第 1～3 層に分布しているが，実際の電位分布をみると，表面陽性期に対応して深部陰性の電位がまずみられており，放線反応の場合と明確な差異を見出しがたい．

3. 感覚誘発電位

動物で，皮膚刺激，光，音などを与え，それぞれの大脳皮質感覚野で感覚誘発電位（sensory evoked potential）を記録すると，皮膚表面では，陽・陰二相性の電位が記録され，これは一次反応（primary response）と呼ばれる．皮質の層別にこの誘発電位をみると，最初の陽性波は皮質深層の陰性波に対応している（図 22-17）[22]．視床の特殊核（VPL, VPM, GL, GM など）の電気刺激でも，ほぼ同様の反応が得られ，これは放線反応の項で述べたように，陽性波が数個の成分に分化している．特殊感覚系神経線

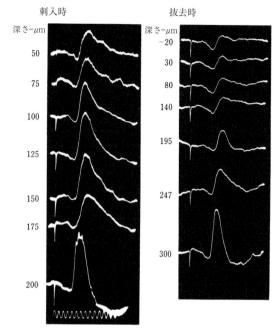

図22-17 ネコの体性感覚誘発電位の一次反応
（Mountcastle ら, 1957）
下肢の皮質に電気刺激を与え, 微小電極を皮質に刺入時（左）および抜去時（右）の皮質の各深さにおける一次反応. 時間指標：500 Hz. 表面では陽性の波が深さ200～300μm付近では陰性（上向きの振れ）になっている.

維は大脳皮質の主として第Ⅲ, 第Ⅳ層に投射して錐体細胞体に EPSP 出現やニューロン発射を起こすが, 皮質表面で記録した一次反応の陽性波はこの深層における EPSP が電流の吸い込み口（sink）となるための電流の吹き出し口（source）であり, 表面陰性波は尖端樹状突起における EPSP であると考えられる[26].

3　自発電位変動 ── 脳波リズムの成因

1 脳波リズムの発現機序概論

脳波リズムの発生機序としては, まずアルファ波が第1の関心事となるが, アルファ波はヒト以外には安定して出現せず, また実験動物に出現しても覚醒安静時にしか出現しないので, アルファ波が出現しているさいの単一神経細胞の活動の観察・記録などは困難である. したがって, 従来はアルファ波に周波数や振幅が近い睡眠紡錘波（sleep spindle）をモデルにした研究が行われてきた.

しかし, 睡眠紡錘波の発現機序についても, 古くは Morison, Dempsey ら, Jasper らの研究があり, その後 Creutzfeldt ら, Andersen らの研究が行われてきたが, その成因については十分に解明されているとはいえない. 近年, 視床の網様核（reticular nucleus：RE）, 視床・皮質核（thalamo-cortical relay nuclei：Th-Cx）や大脳皮質のニューロンの細胞内記録によって観察される膜電位の律動的変動と, これに関連する視床, 皮質, 脳幹部などを結ぶ神経回路によって, 睡眠紡錘波, 睡眠時徐波, 速波などの発生を説明する Steriade らの考え方が引用されることが多い.

ここでは Steriade[28,29]（1993, 1998）, Lopez da Silva ら[18]（1980）, 加藤[15,16]（1998）の総説に基づいて, 脳波リズムの成因についての考え方の概略を述べる.

2 脳波のリズム形成に関係する脳部位

最初に, 脳波のリズム形成に関係すると考えられる神経回路の解剖学的構造と, ニューロンの神経伝達様式を模式図で示す（図22-18）. 視床網様核は視床を取り囲む薄い網様構造の核で, 視床・皮質核に GABA 性の抑制性入力を送る. 視床網様核は視床網様核内の多くの介在ニューロンにも GABA 性の抑制性入力を送る. 視床・皮質核は興奮性の出力を大脳皮質の錐体細胞に送る. 皮質の錐体細胞は, グルタミン性の促通性入力を視床網様核と視床・皮質核とに送り, 視床-皮質-視床回路を形成する. 一方, 視床よりも尾側の脳幹網様体（脳橋被蓋核〔pedunculopontine tegmental nucleus：PPT〕, 外背側被蓋核〔laterodorsal tegmental nucleus：LDT〕）からは, アセチルコリン性の経路が, 視床網様核には抑制性の入力, 視床・皮質核には促通性の入力を送る. また前脳基底部のマイネルト核からはアセチルコリン性の入力が錐体細胞および視床網様核に送られる.

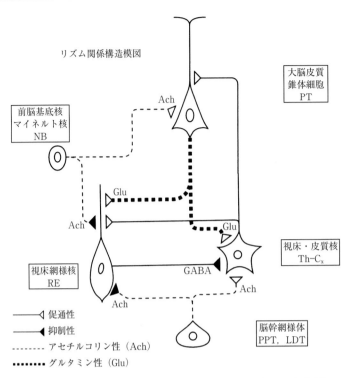

図22-18 脳波リズム形成に関係する神経回路(加藤1998を改変)

③睡眠紡錘波の発現機序

　睡眠紡錘波の成因の研究には，実験動物としては主にネコが用いられ，バルビツールは紡錘波を促進するのでバルビツール麻酔が多く用いられる．これに対して，睡眠徐波はバルビツールによって抑制されるので，徐波の研究には深いウレタン麻酔が主に使用される．
　紡錘波は視床網様核(RE)で形成されると考えられ，これは視床網様核および視床・皮質核からの細胞内記録における一連の変化から推論できる．まず視床網様核にゆっくりと立ち上がり減衰していく脱分極と，それに重畳して7〜14Hz以内の頻度の連続性スパイクが出現すると，同時に視床・皮質核にも7〜14Hzの頻度の過分極(IPSPs)が群発的に出現し，場合によってはこれが高頻度(200〜400Hz)のリバウンド群発(rebound bursts)を発現させる(図22-19)．
　視床・皮質核のスパイク群発(7〜14Hz)は紡錘波出現にとって重要な現象である．この群発は視床核の神経細胞の内在性の特性であるが，この特性は静止膜電位(resting membrane potential)(約−60mV)のときや，より脱分極した状態では不活性であり，膜電位が約7〜15mVだけ過分極化されたときに，はじめて活性化されて群発を出現させる(図22-20)．この過分極の程度は，脳波が同期化している睡眠(NREM睡眠)のさいにみられる視床-皮質ニューロンの過分極に相当する．そして，視床・皮質核における高頻度スパイク群発は，速いソジウム活動電位であり，これは普通の発火閾値よりもずっと低い閾値で出現する遅いスパイクによってトリガーされる．この低閾値で発火するスパイクは低閾値スパイク(low threshold spike：LTS)と呼ばれる．
　紡錘波の周波数は視床・皮質核における過分極の長さによって決定され，たとえば150〜200msecの長い過分極は7Hzあるいはそれよりも遅い周波数の紡錘波を発生させ，より短い過分極は周波数の高い紡錘波を発生させる．
　視床網様核と視床・皮質核での紡錘波に関連する波動(oscillation)が反対方向の像を示すことから(図22-19)，視床・皮質核の周期的なIPSPsは視床網

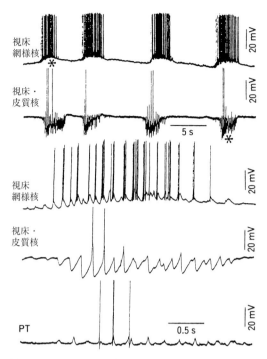

様核のGABA作動性ニューロンの律動的な興奮によって発生すると考えられる．視床網様核に起源があることは，視床網様核を周囲の構造から離断しても，大脳皮質を除去しても，視床網様核の細胞内記録で紡錘波のリズム(7～14 Hzおよび0.1～0.2 Hz)が存続することからもわかる．

以上に述べた視床網様核および視床・皮質核の活動を，覚醒状態から睡眠に移行するさいの脳幹網様体の機能の変動との関係で考えると，睡眠に移行すると脳幹網様体ニューロンの活動が低下するので，視床・皮質核では促通性の入力が減少して脱促通状態による過分極が生じ，視床網様核では抑制性の入力が減少して脱抑制状態による脱分極が起こる．

視床網様核ニューロンの脱分極は，他の視床網様核内ニューロンと，軸索を通してだけでなく樹状突起・樹状突起間接触によってもGABA作動性抑制性伝達を生じ，他の視床網様核ニューロンに次々と過分極を起こし，ペースメーカーである視床網様核全体の紡錘波波動が同期化する．

この視床網様核の興奮性過程は，先に述べたように7～14 Hzのスパイクを発生させ(図22-19)，GABA性ニューロンによって視床・皮質核ニューロンに周期的な過分極電位を生じる．この過分極がリバウンドとして低閾値スパイク(LTS)を発生させ，これによって高頻度活動電位群発がトリガーされる．このようにして視床・皮質核にも紡錘波リズムが発生し，この視床・皮質核のリズム性活動による出力が大脳皮質に入力されて，大脳皮質錐体細胞に同期的なEPSPを生じ，ここにも紡錘波を出現させる．

なお，睡眠時の紡錘波には，7～14 Hzのリズムのほかに，0.1～0.2 Hzの波がある(後述)．

図22-19 視床網様核(RE)，視床・皮質核(Th-Cx)，大脳皮質運動領皮質ニューロンの紡錘波波動出現時の細胞内記録(Steriade, 1993)．
上の2列は圧縮された時間軸の記録で，視床網様核では5～10秒おきに2～3秒間続く脱分極電位に，視床・皮質核では2～3秒間続く過分極電位に重畳して，それぞれスパイク群発が出現し，それに活動電位が乗っている．
下の3列は上の10倍の時間軸拡大記録で，上2列の視床網様核，視床・皮質核記録の＊部分を拡大したもの．最下列は皮質錐体細胞からの記録．視床網様核では長い脱分極に重畳して，視床・皮質核では長い過分極に重畳して，律動的な過分極・脱分極電位として紡錘波が出現．これにときに波動電位が乗っている．

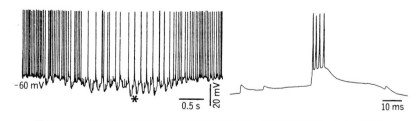

図22-20 静止膜電位の変化に伴う紡錘波リズム出現と抑制(Steriade, 1993)．
視床・皮質核(中心外側髄板内核)の細胞内記録．静止膜電位が−60 mVのとき(左図の左端)には持続性発火を示し，図中央部で自発性過分極が起こって膜電位が−70 mVくらいになると，律動性(約8 Hz)のスパイクが出現し，ときにこれに高頻度の活動電位が重畳している．右図は＊の部分を拡大したもので，スパイクに活動電位発火が重畳している．

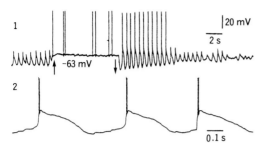

図22-21 視床・皮質核(外後側核)の細胞内記録におけるデルタ帯域の律動の出現(Steriade, 1993)
視床外後側核(lateroposterior nucleus：LP)に投射する大脳皮質が除去されたネコでの記録．
上図左側では細胞は1.7Hzで自発性に波動(oscillation)を示しており，矢印の間で0.5 mAの脱分極電流を通すと波動が抑制され，通電をやめると波動が再開する．下図は脱分極電流を中止した直後の波動3周期を時間軸を拡大して示したもの．過分極状態から脱分極(低閾値Caスパイク)が起こり，その上に高頻度活動電位発火が乗っている．

4 睡眠時のデルタ波の発生機構

先に述べたように，睡眠徐波の動物実験による研究は，主に深いウレタン麻酔下で行われる．徐波のうち1～4Hzの波と0.1～0.8Hzの波とは発生機序が異なるので，Steriadeらは前者をデルタ波と呼び，1Hz以下の波を徐波slow waveと呼んでいる．

Steriadeらのネコにおける細胞内記録による研究によると，デルタ波も視床で作られ，紡錘波形成の場合のように，視床核の膜電位の変動に伴う内在性のリズムに関連して発現する．

すなわち，深いウレタン麻酔のもとで視床・皮質核から細胞内記録を行うと，2～3Hzの脱分極・過分極電位からなる膜電位の律動的変動がみられ，脱分極時には活動電位の群発が出現している(図22-21)．このデルタ帯域の膜電位変動は，静止膜電位が-65 mVよりも深くなる(過分極側に偏倚する)ときに発生し，過分極が強くなるほど顕著になり，自発性律動の反復回数も増加する(図22-21)．視床・皮質核ニューロンが投射する大脳皮質を除去すると，同様のデルタ帯域の膜電位変動と活動電位群発が認められる．この除皮質による視床・皮質核ニューロンの膜電位の過分極側への偏倚は，皮質から視床・皮質核ニューロンへの興奮性入力の減少に

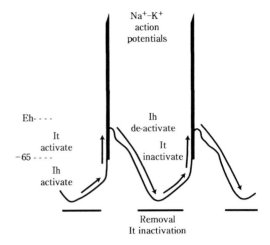

図22-22 視床・皮質核細胞のデルタ帯域波動が，2つの固有の電流Ih(過分極により賦活された電流；Na，Kイオンによる電流)とIt(低閾値Ca電流)によって発生することを示す模式図(Steriade, 1993)
過分極状態によってIhが賦活され，低閾値Ca電流Itが賦活され，これが膜を脱分極させて，NaおよびK依存性の速い活動電位の群発を発生させる．この脱分極は，Caスパイクの直前まで活性だったIhの部分を不活性化する．ついでItの不活性化によって膜の再分極が起こり，Ihの脱分極効果の減少によって過分極性のovershootが起こる．この過分極は順次にItの不活性化をとり除き，Ihを活性化し，これによって膜を脱分極させて次のCaスパイクを発生させる．

よると考えられる．

視床・皮質核ニューロンが-65 mV以上の過分極時にデルタ帯域の膜電位波動を発生する機序は，膜電位が過分極状態になると，Na，Kイオンによる電流(hyperpolarization-activated current：Ih)が生じ，膜電位が脱分極側に偏倚して，静止膜電位近くまで上昇する(図22-22)．この膜電位変化によって低閾値Ca電流(It)が誘発されて，持続の長いCaスパイク(低閾値スパイク〔low threshold spikes：LTS〕)が生じ，さらに脱分極側への偏倚が起こり，発火閾値を超えるとNa，Kによる活動電位が群発する．この活動電位群発の後に生じる後過分極電位によって"Ih"は抑制され，"It"も発生しなくなって，脱分極はしだいに減少してもとの過分極状態に戻る．

この過分極，脱分極，過分極の反復によって，視床・皮質核のニューロンにデルタ帯域のリズムが発生し，このときに発生する活動電位が大脳皮質錘体

細胞に同じ周期のシナプス電位（EPSPとIPSP）を発生させて，1〜4Hzのデルタ波が出現する．皮質錐体細胞のEPSPによって発生する活動電位は，下行性に視床・皮質核ニューロンに促通性の，視床網様核ニューロンに抑制性の影響を及ぼし，視床・皮質核ニューロンにおけるデルタ帯域の膜電位変動の同期性をいっそう高める役割を果たす．

深睡眠時のデルタ波も深麻酔時と同様の機序によって発生すると考えられる．睡眠によって，脳幹網様体と前脳基底核（マイネルト核）ニューロンの活動が低下すると，脳幹網様体ニューロンの活動低下は視床・皮質核ニューロンの脱促通による過分極を生じ，マイネルト核のニューロンの活動低下は大脳皮質ニューロンの脱促通による抑制を生じ，これが視床・皮質核ニューロンの過分極を増強する．これら2つの要因による視床・皮質核ニューロンの過分極状態が，デルタ帯域の膜電位変動を発生させると考えられる．

このように，デルタ波は視床・皮質核ニューロンの膜電位が-65〜70mV以上の高度の過分極状態のときに発生するが，睡眠紡錘波は先に述べたように，-60mV程度の中等度過分極状態のときに発生する．したがって，視床・皮質核ニューロンの膜電位のデルタ帯域変動は，過分極が軽くなった睡眠紡錘波出現時期には抑制されている．

5 デルタ波よりも遅い徐波（0.1〜0.8Hz）の発現機序

すでに述べたデルタ波においては，その細胞内記録におけるLTSからAHP（after hyperpolarization）（後過分極）に至る連続的過程が1〜4Hzできわめて規則的であるが，実際に睡眠時脳波などにみられるデルタ波は周波数も波形もはるかに不規則である．このような不規則性は，皮質および視床のネットワーク諸核における種々のタイプのデルタ波（1〜4Hz）とそれよりも遅い0.1〜0.8Hzの波動の混合によって生じるとおもわれる．

事実，大脳新皮質，視床の視床網様核，視床・皮質核ニューロンから，細胞内記録で遅い（0.1〜0.8Hz）波動（oscillation）が記録され，それらのパタンは著しく似通っている．深いウレタン麻酔下で，皮質ニューロンは，ニューロンによって周期は異なるが，1.5〜10秒ごとに繰り返す自発性波動を示す（主に0.2〜0.5Hz，最も多いのは0.3Hz）．この遅い波動は，0.2〜1秒間続く脱分極エンベロープ（約0.3Hzで反復）に重畳するEPSPとFPPs（fast prepotentials）からなる．他のニューロンでは，遅い波動はIPSP群で構成され，これはシナプスを形成しているGABA作動性の局所性回路の活動を反映したものである．

これに対応して，視床網様核ニューロンは，皮質のそれによく似た約0.3Hzの遅い自発性のリズムを示す．これは長く持続する脱分極エンベロープとそれを中断する長く持続する過分極から構成される．この波動は膜電圧依存性で，-100mVよりも陰性の膜電位の過分極状態では著明に抑制されるか消失する．皮質で作られた遅い波動は，大部分はNMDA受容体の活性化を介して視床網様核に伝達される．

視床・皮質核も，皮質から視床に向かうニューロンおよび視床網様核ニューロンの遅い波動を反映する．視床・皮質核のニューロンには，皮質・視床ニューロンからの影響によって0.1〜0.8Hzの脱分極（EPSPとFPPからなる）が生じ，視床網様核ニューロンの律動的脱分極とスパイク発射によって律動性（0.3Hz）のIPSPsが出現する．これら3カ所のニューロンにおいて，単一細胞の細胞内記録における0.3Hzの波動は，皮質表面および視床で記録される脳波とよく同期している．

6 ベータ波（20〜40Hz）の発現機序

脳波の賦活（activation）の機序については，Moruzzi & Magoun以来多くの研究がある．脳波の賦活はしばしば脱同期（desynchronization）と同義に考えられがちであるが，賦活のさいには，遅い律動が抑制されると同時に，速い律動が増大していることが重要である．

従来は一般に，ベータ波は主に皮質に起源をもつと考えられてきたが，Steriadeらの研究では，ベータ波は大脳皮質と視床の両方に出現し，相互に密接な関係をもって発生するとされている．またSteriadeらは，速波の周波数は，皮質および視床のニューロンの脱分極の程度によって決定されるので，たとえば30Hzを境にしてベータ波とガンマ波を分けることには意味がないと述べ，一応20Hz以上の律動をベータ波と呼んでいる．

第22章 脳波の神経生理学的基礎

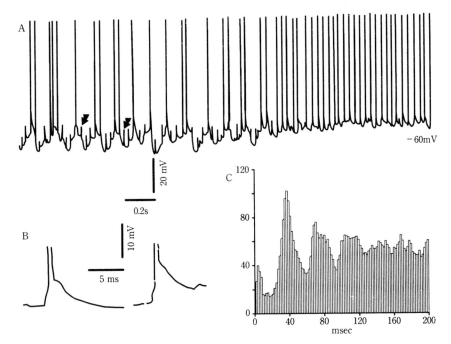

図 22-23 視床・皮質核ニューロンにおける速波（ベータ波）発生機序(Steriade, 1993)
A．視床の中心外側核ニューロンの細胞内導出．図の右側の静止膜電位−60 mV の状態では持続性脱分極がみられるが，左側の自発性過分極の時期には FPPs(fast prepotentials)が規則性に発現し（矢印），ときには FPPs は完全な活動電位にまで発展する．
B．A の記録からとったもので，FPPs が完全な活動電位に発展した2つの例の時間軸拡大記録．
C．FPPs と完全な活動電位から計算した自己相関図で，約28 Hz の律動性（ベータ帯域）が認められる．

覚醒時のベータ波の出現機序は，次のように考えられている．睡眠から覚醒に移行するときには，まず脳幹網様体の脳脚橋被蓋核ニューロン(pedunculopontine tegmental nuclei：PPT)，外背側被蓋核ニューロン(laterodorsal tegmental nuclei：LDT)および前脳基底核（マイネルト核）のアセチルコリン作動系の活動が高まり，発射頻度が増加する．それによって，視床・皮質核ニューロンには促通性入力による脱分極が起こり，視床網様核ニューロンには抑制性入力による過分極が起こる．この視床網様核ニューロンの過分極は，核内に発生していた睡眠紡錘波リズムを消失させる．また視床・皮質核ニューロンの脱分極は紡錘波やデルタ波のリズムを消失させ，その代わりに 20〜40 Hz（ベータ波周期）の脱分極発生と活動電位の発火を生じる．このベータ帯域のリズム発生には，視床・皮質核ニューロンに規則的に発生する fast prepotential(FPP)が関与しており，FPP は場合によってはその上に活動電位を発生させる（図 22-23）．このベータ帯域のリズムは視床・皮質核ニューロンの内在性の特性である．

皮質錐体細胞にも，膜電位の脱分極によってベータ帯域周期の活動を発生させる内在性の特性があり，この波動は電位依存性持続性 Na 電流によって作り出される．また，このリズムの発現には，興奮後抑制(後過分極)や，反回性抑制による過分極電位も関与している．

大脳皮質および視床・皮質核に発生したベータ活動は，視床・皮質間の相互回路によってリズムの調整を受ける．ベータ活動の発現に関与する皮質・視床間の反響回路は，40 Hz 前後という速い周波数に関係するところから，紡錘波やデルタ波に関係する回路よりも単純な，シナプス数が少ない回路であると考えられる．

ベータ波が，単なる覚醒状態に対応するだけでなく，体性感覚，視覚，聴覚などの感覚刺激に注意を集中したさいなどに，一次感覚領野に出現し，また

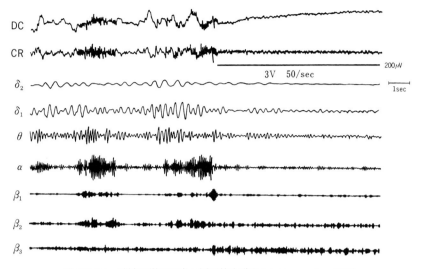

図22-24　脳波の覚醒反応と緩電位変動（Motokizawa ら，1964）
ネコの中脳網様体に 50 Hz の刺激を加えたところ，通常の脳波計でみた波形（CR）は低振幅の速波となったが，直結増幅器で観察した波形（DC）は刺激中しだいに上昇し，陰性緩電位変動を示した．同時に周波数分析で 30～60 Hz の β_3 帯域波が増加している．

各種の認知活動に関連してベータ波の振幅や周波数が変動することも知られている．その機序も，以上に述べたような皮質，視床，脳幹部などの機能変化によるものと考えられるが，その詳細は今後の問題である．

7 アルファ波の発現機序

最初に述べたようにアルファ波と睡眠紡錘波とは生理学的特性が著しく異なっており，これまで述べた紡錘波の発現機序からアルファ波のそれを推測することはできない．

イヌのアルファ波についての研究によると（Lopes da Silva ら，1973，1977，1978，1980），①アルファ波は視覚皮質，視覚関係視床（外側膝状体，視床枕）から記録される，②皮質第Ⅳ，Ⅴ層の錘体細胞の細胞体，基底部樹状突起のレベルを中心とする等価双極子層（an equivalent dipole layer）によって発生する，③皮質の隣接する（2 mm 以内）領野の間のアルファ波のコヒーレンスは視床・皮質間のアルファ波のコヒーレンスよりも常に大きい，などの所見が得られている．これに基づいて，表面に平行な方向の皮質内線維結合がアルファ波の拡延に関与し，大脳皮質に対する視床核の影響は軽度なものであるという結論がなされている．いずれにしても，脳波学の大きな問題であるアルファ波の成因はまだ今後の問題として残されているといってよかろう．

8 DC 電位あるいは緩電位

DC 電位（510頁）は，たとえば脳波の覚醒反応，漸増反応（recruiting response），あるいは発作発射出現などのさいに陰性の変動を示す（図 22-24, 25）．これは，これらの場合に，神経細胞そのものは脱分極を示すから細胞は陽性の方向への電位変動を示し，その結果電場としては陰性の電位変動を示すために起こる現象として考えられる．

大脳皮質の活動水準が上昇した場合に脳波が低振幅化することは，脳波のエネルギーという点からみると低下であるが，これと同時に脳の DC 電位を記録すると（Arduini, 1957；Caspers & Schulze[4], 1959），脳波の覚醒反応のさいには表面陰性の緩電位変動（510頁）が出現するので，大脳皮質全体としての電気活動はかならずしも低下していない（Motokizawa & Fujimori[21], 1964）（図 22-24）．

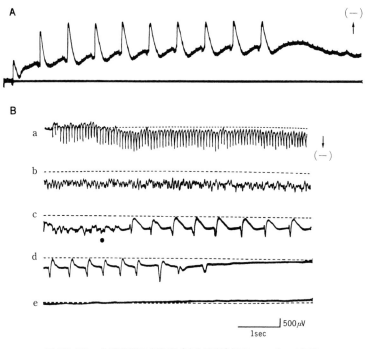

図22-25 大脳皮質の緩電位(DC電位)(O'Learyら, 1959)
A. ウサギの視床刺激による漸増反応に伴う陰性緩電位.
B. 視床腹前核の20Hz刺激による皮質発作波出現時の陰性緩電位. cの黒点で刺激中止. eは刺激後の平坦期で陽性緩電位がみられる. Aでは, 上方への振れが陰性, Bでは, 下方への振れが陰性を示す.

第4節　脳波と脳の活動水準
──覚醒系, 視床広汎投射系, 睡眠

　脳波は脳の活動水準に応じて変動するので, 脳波にみられる諸現象を理解するためには, 覚醒系その他脳活動水準の調節機序についての知識が必要である.

　動物脳を中脳上端で切断したいわゆる上位離断脳(cerveau isolé)標本では, 脳波は持続的な徐波および紡錘波(spindle burst)を示し, 中脳網様体の頻数電気刺激は, 睡眠中の動物を覚醒させる[24]ことなどから, 脳幹部に行動的および脳波的覚醒を維持する中枢が存在することが推定されてきた. その後の諸研究から, このいわゆる覚醒系または賦活系(activating system)が, 脳幹網様体のみならず, 広く視床, 視床下部などに広がる網様系(reticular system)として, 大脳皮質, 皮質下諸中枢, 下位の感覚運動系などに対して, 広く促通的または抑制的な統制を行っていることが明らかになっている.

1　網様系の構造

　脳幹網様体のニューロン構築についてはまだ不明の点が多いが, Scheibel & Scheibel[28](1957)の研究によれば, 脳幹網様体の大細胞核のニューロンは, 偽双極性に長い軸索を脊髄および視床諸核, ことに

第4節　脳波と脳の活動水準——覚醒系，視床広汎投射系，睡眠

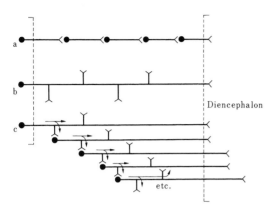

図22-26　脳幹部網様体のいくつかの可能な伝導回路の形式を示す模式図（Scheibel ら，1957）

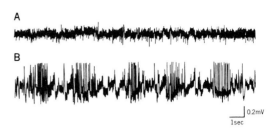

図22-27　脳幹部切断の新皮質脳波に及ぼす影響
（Bremer, 1954）
A．下位離断脳のさいの覚醒波
B．上位離断脳のさいの定型的な紡錘波と徐波

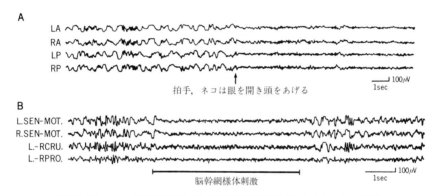

図22-28　ネコの自発脳波に対する覚醒刺激の影響（Lindsley ら，1959）
A．拍手
B．脳幹網様体の高頻度電気刺激によって行動的覚醒と同時に低振幅速波型（覚醒波型）が出現することを示す．

広汎投射核に送っているのみならず，この主枝から多数の短い側枝を出して他の網様体ニューロンおよび各種の神経核と結合している．すなわち，網様系ニューロンは図22-26のaのような直列の連鎖ではなく，同図cのような縦に並んだ偽双極性ニューロンの側枝による連鎖体であると考えられ，網様体電気刺激の影響が分散した非同期性の持続的な影響を大脳皮質に及ぼすことは，このような構造とも関連があると考えられる．

2　上行性脳幹賦活系（ascending brainstem activating system）

延髄下端で脳を離断したいわゆる下位離断脳（en-céphale isolé）標本では，覚醒刺激により脳波は完全な覚醒波型を示しうる（図22-27のA）が，これに中脳上端の切断を加えると，脳波は持続的な徐波および紡錘波の混合パタンになる（図22-27のB）．それゆえ両切断面の間に脳波覚醒に必要な構造があり，この構造が脳幹網様体であると考えられる[1]．

このことは次のような種々の刺激および破壊実験により証明されている[19,20,22]．図22-28のAの記録は慢性植え込みネコの自然睡眠時の皮質波で，大徐波に紡錘波が混在しているが，図の中央矢印の時点で拍手音によりネコが目を開き頭をあげると同時に，脳波は低振幅速波型，いわゆる覚醒波型を示す．脳幹網様体の高頻度電気刺激でも上記と同様な覚醒波型が出現する（図22-28のB）．

一方，脳幹部で感覚求心路だけを破壊した動物は覚

醒状態を保ちうるのに対し，感覚求心路を残して脳幹網様体を選択的に破壊した動物は，行動上でも脳波上でも昏睡状態になる．したがって覚醒の維持に必要なのは上行性の感覚刺激インパルスそのものではなくて，脳幹網様系の機能であることがわかる．

3 視床網様系

視床の網様核(thalamic reticular system)，髄板内核，centre médian，中心核群などいわゆる非特殊核に低頻度(6～8 Hz)の電気刺激を加えると，両側大脳皮質に振幅の漸増漸減を繰り返す特徴的な誘発電位いわゆる漸増反応(recruiting response)が出現する[12,13,23]．

漸増反応は両側性，広汎性(diffuse)であるが，多少は投射に局在傾向があり，同側皮質の反応が強いことが多い．

漸増反応の波形は，皮質表面では小さな陽性の振れとこれに続く陰性波からなるが，陰性波は振幅の小さい短潜時の成分と，より遅く振幅の大きい成分とからなり，低頻度刺激の場合には第1の成分の振幅はしだいに減衰し，第2の成分の振幅は著明に増強される(図22-29)[3]．Bishop らは第1の成分を decremental wave (1)，第2の成分を incremental wave (2) と呼んでいる．Jasper は(1)は augmenting response の混入によるものと考えているが，Bishop らは皮質の樹状突起層に生じる陰性波の基本的な成分としてこの2つがあると考えている．(4)は，ネコよりウサギにおいて比較的著明にみられ，3 Hz 程度の刺激では，(1)，(2)の複合波と(4)とが，spike and wave 様に連続して出現する．

Hunter & Jasper[11] (1949)はネコの広汎投射系の3 Hz 刺激が，ヒトの小発作波とよく似た波形を生じ，臨床的にも motor arrest reaction を起こすことをみている(図22-30)．仔ネコの視床の髄板内核あるいは中脳網様体にアルミナクリーム alumina cream を注入すると[10]，臨床的にも脳波的にも欠神発作(小発作)に近い状態を実験的につくりだせるという．

視床広汎特殊核に高頻度電気刺激を与えると，中脳網様体刺激のときとほぼ同様な低振幅速波パタンが現れ，刺激後しばらく覚醒パタンが続く．しかし脳波覚醒効果は，中脳網様体刺激のほうがはるかに持続が長い．他方 Hess によって発見された視床の

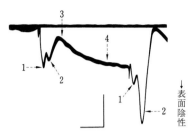

図22-29 ウサギ視床内側核刺激による漸増反応の最初の2つを示したもの(Clare ら，1956)
1：decremental，2：incremental，3：after-positivity，4：遅い陰性波．陰性は下向き，較正は0.5 mV，50 msec．

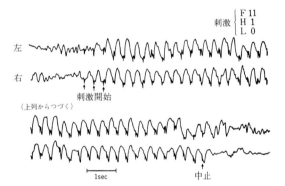

図22-30 ネコの視床非特殊核を3 Hz で電気刺激したさいの3 Hz 棘徐波 spike-and-slow-waves 様波形(Jasper, 1956)

催眠領域(hypnogenic area)は Hess, Jr. によれば視床広汎投射系そのものであり，視床広汎投射系の低頻度刺激を長時間行うと，動物は睡眠におちいることが多い．視床網様系の機能について Jasper は，脳幹網様系が，一般的な覚醒(alertness, wakefulness)に本質的な役割を果たす構造であるのに対して，視床網様系はより高次の分化した意識活動，たとえば注意(attention)のような機能に関係するのではないかと考えている．

ところで，視床の特殊核と脳波のデルタ波との関係について，興味深い研究が行われている．視床下部を両側性に破壊すると皮質の広範な領域にデルタ波が出現するが，視床の体性感覚特殊核を破壊すると同側の体性感覚野に局在性デルタ波を生じる．視床下部破壊によるデルタ波は，体性感覚特殊核の高頻度刺激によって抑制される．その他の実験結果を総合して，Nakamura & Ohye[25] (1964)は，視床特殊核はその投射する皮質領域のデルタ波を抑制する働きがあり，こ

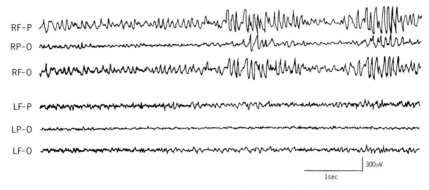

図22-31 橋中央部片側切断(左側)と同側では，睡眠時にも紡錘波が出現せず，反対側(右側)のみに紡錘波と徐波が出現することを示す(Cordeau & Mancia, 1959)

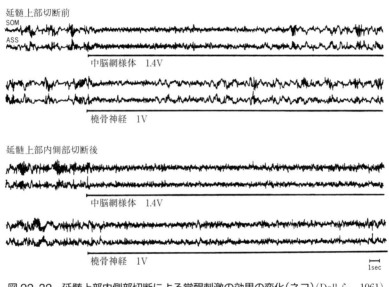

図22-32 延髄上部内側部切断による覚醒刺激の効果の変化(ネコ)(Dellら，1961)
切断前には覚醒刺激(中脳網様体刺激，橈骨神経刺激)を続けると，しだいに徐波が出現するが，切断後には覚醒効果が衰えることなく持続し，延髄からの負のフィードバックが遮断されたことを想像させる．

れは広汎投射系とは直接の関係はないと述べている．この広汎性デルタ波と局在性デルタ波とは皮質の層別の分布が異なり，前者は深層，後者は表層のほうが振幅が大きい．広汎性デルタ波は，主に特殊投射系に関連し，錐体細胞体層の EPSP であり，局在性デルタ波は広汎投射系が主役を占め，錐体細胞端樹状突起層の IPSP に由来するという(Nakamura & Ohye[26], 1968)(337頁)．

4 脳幹網様系の機能分化

脳幹網様系を，橋中央部で三叉神経根の直前のレベルで切断(midpontine pretrigeminal transection)すると，中脳網様体破壊とは逆に，持続的な低振幅速波の覚醒パタンが出現する．脳幹の切断を半側だけ行うと，切断側の大脳皮質には睡眠時にも紡錘波や徐波は出現せず，低振幅速波を示し，切断反対側にのみ紡錘波が出現する[4](図22-31)．Moruzzi & Magoun[24] (1949)は，このような事実から，下位脳幹，おそら

くは，延髄レベルに，脳波を同期化させる中枢(synchronizing center)が存在するのではないかと考えた．
Dellら[5](1961)によると，中脳網様体の高頻度刺激を長時間続けると，刺激中にもかかわらずしだいに徐波および紡錘波が出現しはじめ，順応現象を示すが，延髄上部でその内側部を切断するかあるいは孤束核の吻側付近を破壊すると，順応としての徐波や紡錘波が

出現しにくくなる(図22-32)．これは，延髄網様系は中脳網様系に対して，直接あるいは間接的に抑制作用を及ぼしており，中脳網様体を電気刺激すると延髄網様体も同時に興奮して，中脳網様体に負のフィードバックがかかるために順応が起こるが，延髄上部を切断するとこのフィードバックがなくなるために順応が起こりにくくなるのであると考えている．一方，脳幹

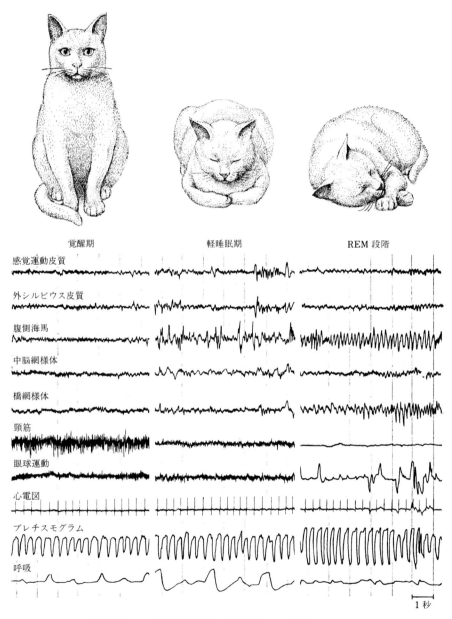

図22-33　ネコの各睡眠段階のポリグラフィ所見(Jouvet, 1967)
REM段階の皮質脳波は覚醒期のそれに似ている．REM段階には眼球運動が出現，筋緊張が消失，海馬には律動波が出現，呼吸が浅く不規則になる．

網様系は大脳皮質から下降性の影響を受けていることもよく知られており[9]，Adey らは，大脳皮質の単一刺激が，脳幹網様系内の誘発電位に対し，促通および抑制の両効果をもつことを証明している．このように，網様系は上行性に大脳皮質その他の機能を統合し，末梢の感覚受容系や運動効果系に下降性の影響を与えると同時に，大脳皮質からのコントロールを常に受けて，複雑な機能を営んでいるものと考えられる．

5 睡眠および覚醒時の脳波とその神経機序

ヒトや動物の自然睡眠のうちに，脳波に徐波や紡錘波がみられず，むしろ入眠期の波形に似た低振幅波型を示す時期があり，Dement ら[6,7]（1957，1958）はこれを賦活睡眠（activated sleep），Jouvet ら[14,16]（1961，1959）は逆説相（phase paradoxale du sommeil）と名づけたが，この睡眠期は最近では REM（レム）睡眠あるいは REM 段階と呼ばれ，それ以外の睡眠期は NREM（ノンレム）睡眠と呼ばれている（図 4-44，140頁）．動物では新皮質には低振幅速波，海馬では覚醒時のような規則的な律動波がみられ，頂筋の筋電図がまったく消失し，急速な眼球運動が出現する（図 22-33）．

睡眠の発現機序はまだ十分には明らかになっていない．NREM 睡眠に関係が深い部位は古典的な睡眠中枢である視床下部前部，REM 睡眠の中枢はこれよりも下位の橋網様体付近と考えられてきた．睡眠の神経化学的機序については，最初はアミン仮説があり（Jouvet ら[14~16]），REM 睡眠は青斑核（locus coeruleus：LC）で産生されるカテコールアミンと関係が深く，NREM 睡眠は中脳・橋付近の縫線核（raphé）で産生されるセロトニンによって支えられるとされた．しかし最近の考え方では，橋の青斑核腹側部（LCα）とその内側の網様核（peri-α）を含む背内側被蓋野ならびに延髄の大細胞網様核の主としてコリン作動性ニューロンが REM 睡眠の中枢を形成し，これによって脳波脱

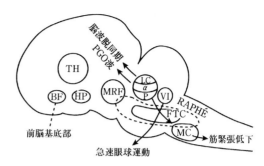

図 22-34 睡眠に関係すると考えられる神経機構の模式図

REM 睡眠：青斑核（LC），青斑核 α（α），peri-α（P）が中心となり，延髄の大細胞網様核（MC）を介して筋緊張低下を生じ，LC およびその付近の背内側被蓋野からの上行経路により脳波の脱同期化および PGO 波を生じ，また PGO 波に関連して外転神経核（VI）を介して急速眼球運動が現れる．REM 睡眠の発現には，コリン作動性ニューロンが主役を演じる．

NREM 睡眠：覚醒系の中脳網様体（MRF），視床下部後部（HP）などが抑制され，睡眠物質により前脳基底部（BF）などが活動して NREM 睡眠（徐波睡眠）が出現する．破線で囲んだのは脳幹部の縫線核（RAPHÉ，セロトニン神経系），TH は視床．

同期化，眼球運動，筋緊張消失を起こす上行・下行路が駆動されて REM 睡眠の諸現象が起こる（前田[21]，1981；酒井[27]，1981）．

NREM 睡眠（徐波睡眠）は，ポリペプチドなどの睡眠（誘発）物質（デルタ睡眠誘発ペプチド，ウリジン，ムラミルペプチド，プロスタグランジン D_2 など）が覚醒系を抑制し，延髄網様体から前脳基底部に至る NREM 睡眠関連部位を活動させることによって発現するとされている（図 22-34）．REM 睡眠出現の神経機構は，夢，せん妄，ナルコレプシーの症状などを理解するうえで重要である．

第 5 節　脳波と辺縁系

1 辺縁系の構造

下等動物では，嗅覚に関連して発達したいわゆる嗅脳（rhinencephalon）が大脳の大きな部分を占め，これと結合をもつ領域が，脳全体の統合活動（integration）に重要な役割を果たしているが，系統発生的に高等な動物，ことにヒトでは，新皮質の著しい発達によって嗅脳が大脳両半球の下部および内側部に圧迫され，大脳において占める相対的比重が比較的低い．しかし，近年嗅脳は精神活動，ことに種族保存および自己保存

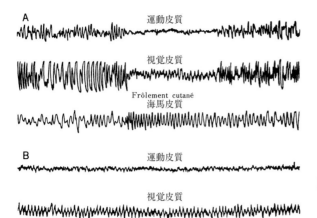

図22-35 ウサギの新旧皮質における覚醒反応
(Bremer, 1961)
A．毛をなでる短い刺激による覚醒反応．
B．エゼリン注射による同様な効果．
上から運動皮質，視覚皮質，海馬皮質の脳波．新皮質では，低振幅速波，海馬では4〜6Hzの律動波が出現する．

機能に結びついた情動行動と密接な関係があることが強調され，嗅脳と呼ばれる旧・古皮質系の研究がにわかに脚光をあびるようになった．嗅脳のうち直接に嗅覚を受容するところを除いた部分を，1つの機能系として辺縁系(limbic system)と呼び，これには海馬，梨状葉(ヒトでは海馬回)，帯回を中心にして，これに嗅脳系の皮質下諸核を加えた広義の嗅脳が含まれる．

辺縁系の脳波は，新皮質とは異なった特徴を有するとともに，辺縁系は容易に損傷発射(injury discharge)を生じやすく，てんかん原焦点を形成しやすいために，臨床脳波学上きわめて重要である．

2　海馬の脳波

辺縁系の最も大きい部分である海馬の脳波は，下等哺乳動物では新皮質とは異なるきわだった特徴をもっている．すなわち図22-35のAに示すよう[2]に，覚醒刺激(この場合触覚刺激)を与えると，新皮質(運動領と視覚領)には徐波の消失と低振幅速波化がみられるのに対して，海馬では4〜6Hzの律動性徐波いわゆる海馬覚醒波が出現する．図22-35のBは同様にエゼリン(eserine)〔別名フィゾスチグミン(physostigmine)〕投与によって，新皮質脳波は覚醒パタンになり，海馬にはAと同様な律動波が連続するのを示している．海馬律動波は，ウサギではきわめて優勢に出現するが，ネコ，イヌなどではウサギほど顕著でなく，サルやヒトではほとんど認めがたくなる．

一方，川村ら[17](1961)は，上位離断脳(cerveau isolé)標本では，新皮質脳波が徐波および紡錘波を示すにもかかわらず，海馬には律動波が出現するいわゆる

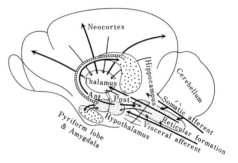

図22-36　上行性賦活系の模式図(川村らによる)
脳幹網様体は主に新皮質系に，視床下部は主に旧古皮質系に対して賦活作用を及ぼす．

解離(dissociation)がみられることから，視床下部は，海馬覚醒系の単なる上行路ではなく，辺縁系覚醒系の主役を演ずる部位であると考えている(図22-36)．

3　扁桃核の脳波

辺縁系に属するもう1つの大きな構造である扁桃核の電気活動も，海馬のそれとは異なるが，かなり特徴的である．ネコやイヌでは，覚醒時には扁桃核には新皮質よりはるかに高振幅の20〜40Hzの律動性速波が出現し，これは覚醒刺激が与えられたときに増強される．これに類似した律動性速波は，動物の嗅球からも記録される[8]から，これは嗅覚系と関係をもつ波形なのかもしれない．ヒトの扁桃核脳波についても同様な速波の出現が報告されている[18]．

第6節　発作発射

てんかん患者にみられる発作発射については，すでに5章「異常脳波」(155頁)および8章「てんかんの脳波」(207頁)に詳しく述べたので，ここでは，それらの基礎となり，理解を深めるのに役立つような動物実験の資料を多少紹介するにとどめる．

1 局在性散発性棘波とストリキニーネ波

ヒトにみられる局在性散発性棘波と同種類のものは，動物の大脳皮質にストリキニーネ，ペンテトラゾール，ペニシリンなどのけいれん性薬物を局所的に適用することによってつくることができる．Penfield & Jasper[9](1954)によれば，ストリキニーネ波はほとんどすべての点で臨床脳波にみられる局在性散発性棘波に類似しているという．

ストリキニーネ波は，皮質表面で記録すると陽・陰・陽の三相性を示し，皮質深層では位相を逆転して，陰・陽・陰になる．波の主要な要素は，表面陰性・深部陽性期である．単一ニューロン活動の細胞外記録を行うと，皮質の単位発射は，皮質各層における第1陰性期に一致して高頻度の反復発射を示すものが多い(図22-37)[18]．

ペンテトラゾール静注によるけいれんの前後の皮質表面脳波記録および細胞内導出を行うと，けいれん直前で脳波に陰性波の振幅増大がみられる時期には，細胞内記録ではこれに対応して脱分極が増大する．けいれんが始まり，脳波に陽・陰二相性あるいは陽・陰・陽三相性の突発波が出現するときには，細胞内記録では表面の陽性波に対応して脱分極が，陰性波に対応して過分極が出現する(図22-38)(Creutzfeldtら)．細胞体の脱分極に対応した表面陽性波は，紡錘波の場合と同様に，体積導体により皮質表面が深部の陰性の活動(吸い込み口sink)に対し，電流の吹き出し口(source)になったためである．

表面脳波に突発波が出現する部位の周辺部では，突発波出現部の細胞の大部分が大きな脱分極電位を示すのに対し，顕著な抑制(過分極)を示し，surround inhibitionを形成する．発作が開始すると，周辺部の細胞も脱分極を示すように動員されていく(Prince & Wilder[11]，1967)．

電気刺激によって皮質発作発射が出現し，これが伝播(propagate)した部位では，細胞膜の持続性脱分極が起こるが，発作発射が投射(project)した部位では持続性脱分極は起こらず，皮質波における発作発射と同時に分極波が周期的に出現するだけであって，伝播と投射とでは細胞内での現象も異なっている(Sawaら[17]，1968)．

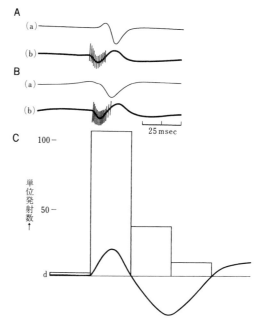

図22-37　ストリキニーネ波と単位発射との関係(竹中，1959)
A．誘発ストリキニーネ波，(a)：皮質表面記録．
　(b)：皮質深部記録(1,130μ)．
B．自発ストリキニーネ波．
C．皮質深部ストリキニーネ波の各相における単位発射の数．
A，Bでは下向きの振れが陰性，Cでは上向きが陰性．

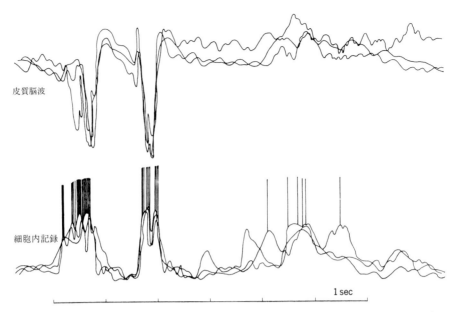

図 22-38　皮質脳波の棘波と細胞内記録のスパイク発射との関係（Mergenhagen ら，1968）
低血糖時の表面皮質脳波（上）と postcruciate gyrus の錐体細胞からの細胞内記録（下）．図左側では皮質陽性波がスパイク発射を伴う大きな脱分極波に対応し，図右側では，細胞内記録の遅い脱分極電位が皮質脳波に対応している．

② てんかんの発作間欠期および発作時の突発波の発生機序

　発作間欠期のスパイク，あるいは発作時脳波に対応する細胞レベルでの電気生理学的変化を観察するために，表面脳波，細胞外記録，細胞内記録を同時に行って比較すると（Ayala ら[1]，1973），図のようになる（図 22-39）．たとえば，大脳皮質や海馬などにペニシリンを局所的に適用すると，脳波の上に発作間欠期の散発性棘波が自発的に出現し始め，しだいにその頻度を増し，最終的には発作発射へと移行する．細胞内記録を行うと，発作間欠期の脳波上の棘波に対応して，持続 100〜200 msec の巨大な脱分極波（EPSP）とこれに重畳する活動電位の高頻度発射（bursting discharge）が起こり，これを発作性脱分極偏位（paroxysmal depolarization shift：PDS）と呼ぶ．PDS はこれに続く長い後過分極波（after hyperpolarization：AHP）によって終止する．
　通常状態では刺激によるグルタミン酸シナプス終末からの神経伝達物質の放出により，樹状突起の AMPA 受容体の活性化が起こり，"fast-EPSP" と呼ばれる速い EPSP が発生し，引き続いて GABA 性介在ニューロンのフィードバック機構によって IPSP が発生する．てんかん性ニューロン（興奮性が高まっているニューロン）では，"late EPSP" と呼ばれる持続の長い EPSP と活動電位のバースト発火がみられる．これには，興奮性アミノ酸神経伝達の増大と NMDA 受容体の活性化，抑制性 GABA 系の脱抑制，イオンチャンネルの障害による細胞興奮性の増大の三者が重要である．
　発作間欠期の発作波が，発作発射に移行するメカニズムは，PDS に続く後過分極波（抑制機序 IPSP）が減弱することによって，PDS の EPSP が加重，持続的脱分極が生じ，その上に高頻度活動電位が同期的に発生して，脳波上では強直性発作期となり（図 22-39 右），そのうちに抑制機構が回復して過分極波が復活，脱分極，過分極が反復する間代期に移行する．最後に PDS の完全抑制により発作が終わる．このような細胞レベルの変化が脳波上の発作波として現れる程度になるためには多くのニューロンが同期的に発火する必要があり，その機序には経シナプス性反回興奮，遠心線維による逆向性刺激，細胞外電流による相互作用などが考えられる．

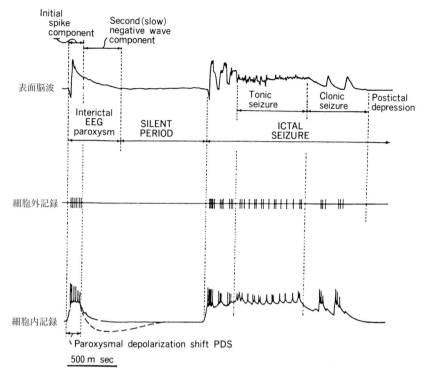

図 22-39　ペニシリン焦点における皮質脳波と細胞内および細胞外電位の同時記録（Ayala ら，1973）
表面脳波の棘波に対応して，細胞外記録ではスパイク群発が，細胞内記録では巨大な脱分極波とこれに重畳する活動電位の群発（PSD）がみられる．脳波で強直発作波形が出現する時期には（図右），細胞内記録で PSD に続く後過分極が消失して持続性脱分極状態になり，活動電位が群発し，間代期には後過分極が再現し始め，発作が終わる．

③ てんかん準備性とキンドリング

　てんかん発作が自発的に反復する機序については，背後にけいれん準備性が考えられている．けいれん準備性とは，けいれんが起こりやすい状態で，その本態は明らかではないが，実験的にはけいれん薬の投与，電気刺激とくにキンドリング（燃え上がり現象）があり，けいれん素因をもつ動物での遺伝性素因の研究も行われている．

　慢性てんかんモデル作成の方法としては，キンドリングが最もしばしば用いられる．これは，動物の辺縁系（扁桃核，海馬），大脳新皮質などに，後発射が出現する程度の短い高頻度の電気刺激（たとえば 100 Hz，2 秒間）を反復（たとえば 1 日 1 回）すると，後発射が進行性に増強され，振幅の増大，波形の複雑化，持続時間の延長が起こり，大脳皮質への伝播も生じて，二次性全般化発作へと発展し，自発性けいれんに発展することもある．また脳波上にも，発作間欠期に散発性棘波などの突発異常波が出現するようになる（図 22-40，41）（森本と佐藤[6]，1991；佐藤と Wada[16]，1975）．いったん増強されたてんかん性反応は，刺激中止後も不変で，てんかん準備性が獲得されたことになる．キンドリングは，辺縁系で最も形成されやすく，二次性全般化部分発作のモデルとされる．キンドリング発作の脳波上および臨床発作上の発展は，ネコでは 6 段階に分けられている（表 22-1）．

　刺激を反復しているときに起こるニューロンの変化のうち，シナプス前の変化としては，興奮性，抑制性の伝達物質の放出増大がある．また，神経細胞は再生はしないと考えられていたが，海馬歯状回の顆粒細胞からの苔状線維の発芽（sprouting）が起こり，シナプスの再構成が起こることが示唆されている．シナプス後の変化としては，キンドリング形成中に NMDA 受容体の活性化が起こって重要な役割

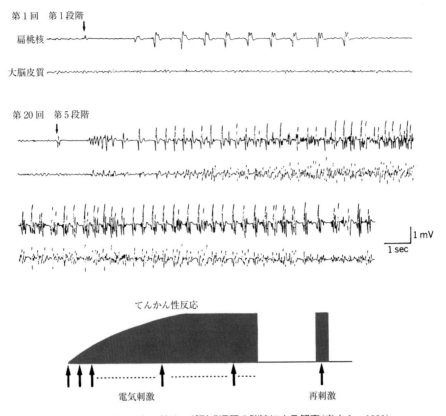

図 22-40 ネコのキンドリング形成過程の脳波による観察(森本ら，1991)
最上段には扁桃核の 100 Hz，2 秒間，200 μA で 1 日 1 回の刺激を与える実験の第 1 回目．刺激後短い発作発射が扁桃核に限局して出現(第 1 段階―表 22-1)．
中段：20 回目の刺激．発作発射は進行性に増強し，発作発射の振幅増大，波形複雑化，持続時間延長，大脳皮質への伝播がみられる(第 5 段階)．
最下段：キンドリング形成過程の模式図．いったん増強したてんかん性反応は，反復刺激を中止しても持続し，再刺激時には刺激中止時と同程度に出現する．

表 22-1 海馬，扁桃核性「燃えあがり効果」の比較
(佐藤，1975)

		海馬刺激	扁桃核刺激
行動的発展段階	第 1 段階	注意反応	刺激側顔面搐搦
	第 2 段階	無動	両側顔面搐搦
	第 3 段階	自律神経徴候	点頭，咀嚼様運動
	第 4 段階	咀嚼様運動，顔面搐搦，点頭	反対側前肢けいれん
	第 5 段階	反対側前肢けいれん	全身間代性けいれん
	第 6 段階	全身間代性けいれん	転倒を伴う全身けいれん
総刺激回数		51.8	25.5
全身けいれん誘発閾値		100～300 μA	100～300 μA

を果たし，海馬では形態学的にシナプス数の増加がみられる．キンドリング完成後のシナプス後の長期的な変化としては，NMDA 受容体，AMPA/KA 受容体などの増加，NMDA 受容体や代謝型グルタミン酸受容体の長期的反応性亢進などがみられる．

　キンドリング法は刺激部位の器械的損傷が少ないこと，刺激の量を定量化できること，てんかん原性の形成・発展の経過を詳しく観察できるなど実験てんかんの標本としてきわめて優れており，Goddard ら[2] (1967)により注目されて以来，広く用いられている (Wada & Sato[19]，1974；佐藤 と Wada[16]，1975；佐藤[14,15]，1975)．

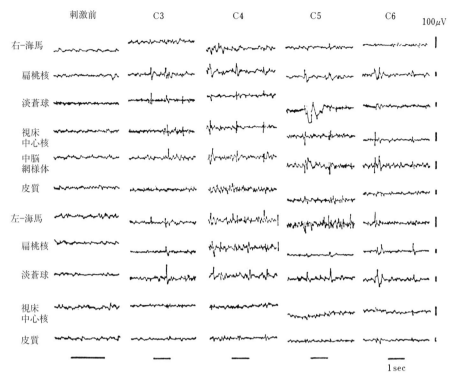

図 22-41 ネコの海馬キンドリングの経過と，発作間欠期の突発異常波（佐藤，1975）
C3, C4, C5, C6 はキンドリングの第 3, 4, 5, 6 段階．キンドリングの進行とともに，発作間欠期にも海馬，扁桃核，淡蒼球などに散発性棘波が出現している．

1　自己持続性強直間代型発作発射（self-sustained tonic-clonic type seizure discharge）

　局在性突発波がさらに発展すると，しだいにその頻度と振幅を増し，いわゆる強直間代型の波形に移行するが，皮質に高頻度電気刺激を与えると容易にこの種の突発波を誘発することができる[12]．

　強直間代性のけいれんのさいには（図 22-42）[13]，筋の強直性収縮期に対応して，脳波には，まず最初低振幅，30 Hz 前後でしだいに振幅を増加し頻度を減少して約 18 Hz になる正弦波様の強直型発作発射がみられる（強直期）．ついで，15 Hz, 6 Hz のより高振幅の律動性棘波あるいは正弦波様律動波がみられる時期があり，筋には，強直性収縮のうえに相動的 phasic な収縮がわずかに重畳してみられる．

次の段階では，脳波には高振幅の間代型突発波，すなわち徐波または平坦な間欠期をはさんで 1～3 Hz の頻度で繰り返す多発性棘波がみられ，棘波の時期に対応して，筋の相動的な収縮のみがみられる（間代期）．

　間代性突発波は，ふつう脳の各領域で同時に終了するが，まれには刺激部位その他の特定部位だけに長く残ることもある．なぜ発作発射が終了するかという問題は，ニューロンの疲労からだけでは説明しにくく，積極的な抑制過程によるとする説，代謝産物の蓄積によると考えるもの，相対不応期によるとする説などがあるが，その本態は不明である．このような動物の全般性けいれん発作のさいにみられる一連の発作発射は，ヒトの全般性強直間代発作のときにみられるものに近似している（250 頁）．

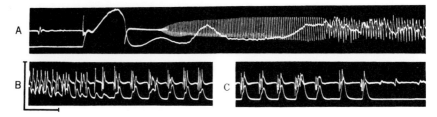

図22-42　強直間代性運動反応(手指屈筋，下のtrace)と，それに対応する皮質記録(4-arm領)の表面脳波(上のtrace)(Rosenbluth & Cannon, 1942)
Aで，記録がとんでいる時点で皮質に電気刺激を与えている．Bは25秒，Cは45秒後の記録．較正は2mV，1秒．説明は本文参照．

2　発作時における抑制の問題

　脳の抑制機構が，発作時にいかなる活動を行っているかは，発作という現象を理解するうえできわめて重要であるが，この問題はいまなお解決されていない．
　たとえば，皮質の抑制過程を示す一例として，皮質表面に単一電気刺激を与えながら皮質単一ニューロン発射を観察すると，刺激直後の反応スパイク発射の有無にかかわらず，刺激にひき続いて持続100〜200 msecに及ぶ抑制がみられる．これは，大脳皮質でよく発達したcollateral inhibitionの存在によるものとおもわれる．Jung & Tönnies[5] (1950)は，直接皮質反応(direct cortical response：DCR)に続いてみられる長い緩電位をBremswelle(ブレーキの役をする波)と名づけ，頻回刺激を連続的に与えて発作発射を誘発すると，自己持続性の発作発射が生じる直前に，DCRに続くこの緩電位成分が消失することを観察し，このBremswelleが発作発現の抑制に重要な役割を果たすものと考え，またこれをアルファ波の発生と関連づけて考えている．
　律動的な棘・徐波の波形について，徐波成分が抑制の表現であるとの考えはかなり広く認められている(239頁)が，実験的分析はあまり行われていない．Pollenら[10] (1964)によると，ネコの視床の髄板内核を3 Hzで刺激すると，大脳皮質において，漸増反応に続いて長い表面陰性波が出現し，漸増反応の間に興奮するニューロンは，長い陰性波の時期には抑制される．皮質細胞内導出で，漸増反応陰性波の起始から0〜6 msec以内に始まり，25〜40 msec

続くEPSPを示す細胞と，10〜30 msecで始まり，120〜180 msec続くIPSPを示す細胞とがあったが，脳波が棘・徐波を示すときには，後者のほうが優勢であったという．

3　突発波の変容因子 ── 突発波と脳活動水準

　突発波は，背景をなす脳の機能状態によって，出現頻度や波形にさまざまの変容を受ける．とくに臨床的に突発波の賦活に睡眠賦活法が用いられていることからわかるように，突発波は脳の活動水準の変化に応じて変動を示すことが多い．
　たとえば，弱いストリキニーネ(0.05〜0.2%ストリキニーネ局所塗布)によるストリキニーネ波は，中脳網様体の高頻度刺激によって抑圧され，ストリキニーネ波に一致してみられる皮質ニューロンの群化発射も同時に抑圧される．ヒトにおいても，閉眼安静時に出現する局在性あるいは広汎性の突発波が，開眼によって脳波が非同期化するとともに消失することがある．反対に複雑部分発作患者にバルビツール酸系薬物を与えると，麻酔前に側頭葉にみられた局在性棘波が振幅を増大するとともに，その出現部位が著しく拡大することがしばしば経験される．
　このような臨床的および実験的事実から，突発波とその基礎にある同期性ニューロン活動は，上行性賦活系の活動およびそれに伴う背景脳波の非同期化によって抑圧されることがわかる[8]．
　このような突発波の覚醒刺激に対する態度は，誘発電位と対比してみると，特殊系のそれよりも非特

殊系の誘発電位が覚醒刺激によって受ける変容に似ている．しかし，これとは逆に，覚醒系の高頻度刺激が，皮質局所ストリキニーネ波を増強したり，全般性けいれん発作を生じる場合もあり，Gellhornは，弱い覚醒刺激では抑圧が，強い刺激では促通が起こるのをみている．したがって，突発波と脳活動水準との関係は，双方の条件の相対的な関係によって左右されるものと考えられる．

睡眠各段階における突発波の変動についても同じことがあてはまる(227頁)．すなわち，突発波の多くはNREM睡眠期に出現頻度を増し，REM睡眠期には減少するが，これとは反対の変動様式を示す突発波もあり，動物実験(Okumaら[7]，1964；林[4]，1966)でも同様の事実が確かめられており，突発波そのものの特性も十分考慮せねばならない．

4 突発波と脳の個体発生

Bishopは，幼若ウサギの新皮質において，ストリキニーネけいれん波が出生直後からいかにして変化していくかを観察した．ストリキニーネ波は，出生直後の動物でもみられ成熟動物と同様の陽・陰・陽の三相性波形を示すが，その持続は成熟動物に比べて著しく長い．その後，発達の経過に従って棘波の持続は急速に減少する．

Grossman[3] (1955)は，脳波の個体発生と，発作波形の変化とを同時に観察した．それによるとペンテトラゾール感作時に末梢刺激によって誘発される発作発射は，幼若動物では律動的な棘・徐波型をとり，成熟動物にみられるような，連続性棘徐波あるいは強直性波形は現れにくい．

このような事実は，小児に棘・徐波型突発波が出現しやすいという臨床的事実とも関係する興味ある所見である．

文献

2 体積導体中で記録される電位,
3 脳波の発現機序(592-608頁)

1) Adrian ED, Matthews BHC : The interpretation of potential waves in the cortex. J Physiol 81 : 440-471, 1934
2) Andersen P, Lømo T : Mechanisms of control of pyramidal cell activity. *In* Rusinov VS : Electrophysiology of the Central Nervous System. pp 25-38, Plenum Press, New York, 1970
3) Bremer F : Cerveau isolé et physiologie du sommeil. CR Soc Biol 118 : 1235-1242, 1935
4) Caspers H, Schulze H : Die Veränderungen der corticalen Gleichspannung während der natürlichen Schlaf-Wach-Perioden beim freibeweglichen Tier. Pflugers Archiv 270 : 103-120, 1959
5) Chang H-T : Cortical response to stimulation of medullary pyramid in rabbit. J Neurophysiol 18 : 332-351, 1955
6) Curtis HJ : Intercortical connections of corpus callosum as indicated by evoked potentials. J Neurophysiol 3 : 407-413, 1940
7) Eccles JC : Interpretation of action potentials evoked in the cerebral cortex. Electroencephalogr Clin Neurophysiol 3 : 449-464, 1951
8) Eccles JC : The Physiology of Nerve Cells. Johns Hopkins Univ Press, 1957
9) Eccles JC : The behavior of nerve cells. *In* Ciba Foundation Symposium on the Neurological Basis of Behavior. Churchill, London, 1958
10) Eccles JC : The Physiology of Synapses. Springer-Verlag, Berlin, 1964(東京大学生理学第2講座，訳：シナプスの生理学．医学書院，1965)
11) Fujita Y : Activity of dendrites of single Purkinje cells and its relationship to so-called inactivation response in rabbit cerebellum. J Neurophysiol 31 : 131-141, 1968
12) Fujita Y, Sakata H : Electrophysiological properties of CA1 and CA2 apical dendrites of rabbit hippocampus. J Neurophysiol 25 : 209-222, 1962
13) Grundfest H : Discussion to Li, C.-L., Activity of interneurons in the motor cortex. *In* Henry Ford Symposium on Reticular Formation of the Brain. pp 473-487, Little Brown, Boston, 1957
14) 伊藤正男：ニューロンの働き．脳の生理学(時実利彦，編)，pp 92-114，朝倉書店，1966
15) 加藤元博：脳波律動の発現機構(I)．臨床脳波 40 : 399-405, 1998
16) 加藤元博：脳波律動の発現機構(II)．臨床脳波 40 : 467-473, 1998
17) Lloyd DPC : Howell's Textbook of Physiology. W.B. Saunders, Philadelphia, 1949
18) Lopez da Silva FH, Vos JE, Mooibroek J, et al : Relative contribution of intracortical and thalamocortical processes in the generation of alpha rhythms, revealed by partial coherence analysis. Electroencephalogr Clin Neurophysiol 50 : 449-456, 1980
19) Lorente de Nó R : A Study of Nerve Physiology. Rockefeller Institute Medical Research, New York, 1947
20) Mingrino S, Coxe WS, Katz R, et al : The direct cortical response ; Associated events in pyramid

and muscle during development and after discharge. Prog Brain Res 1 : 241-257, 1963
21) Motokizawa F, Fujimori B : Fast activities and DC potential changes of the cerebral cortex during EEG arousal response. Electroencephalogr Clin Neurophysiol 17 : 630-637, 1964
22) Mountcastle VB, Davis PW, Berman AL : Response properties of neurones of cat's somatic sensory cortex to peripheral stimuli. J Neurophysiol 20 : 374-407, 1957
23) 中村　豊：視皮質誘発活動に対する覚醒刺激の影響．精神神経学雑誌 62 : 1058-1078, 1960
24) Purpura DP : Comparative physiology of dendrites. In Quarton GC, Melnechuk T, Schmitt FO : The Neurosciences. pp 372-393, Rockefeller Univ Press, 1967
25) Purpura DP, Grundfest H : Nature of dendritic potentials and synaptic mechanisms in cerebral cortex of cat. J Neurophysiol 19 : 573-592, 1956
26) Purpura DP, Shofer RJ, Musgrave FS : Cortical intracellular potential during augmenting and recruiting responses, II. Patterns of synaptic activities in pyramidal and non-pyramidal tract neurons. J Neurophysiol 27 : 133-151, 1964
27) Purpura DP, Shofer RJ, Scarff T : Properties of synaptic activities and spike potentials of neurons in immature cortex. J Neurophysiol 28 : 925-942, 1965
28) Steriade M : Cellular substrates of brain rhythms. In Niedermeyer E, Lopez da Silva FH : Electroencephalography : Basic Principles, Clinical Applications, and Related Fields. 3rd ed, pp 27-62, Williams & Wilkins, Baltimore, 1993
29) Steriade M : Corticothalamic networks, oscillations, and plasticity. In Jasper HH, Descarries L, Castellucci VF, et al : Advances in Neurology Vol. 77 : Consciousness ; At the Frontiers of Neuroscience. pp 105-134, Lippincott-Raven Publishers, Philadelphia, 1998

4　脳波と脳の活動水準―覚醒系, 視床広汎投射系, 睡眠,
5　脳波と辺縁系(608-614 頁)

1) Bremer F : The neurophysiological problem of sleep. In Delafresnaye JF : Brain Mechanisms and Consciousness ; A Symposium. pp 137-162, Blackwell, Oxford, 1954
2) Bremer F : Neurophysiological mechanism in cerebral arousal. In A Ciba Foundation Symposium on The Nature of Sleep. pp 30-56, Churchill, London, 1961
3) Clare MH, Bishop GH : Potential wave mechanisms in cat cortex. Electroencephalogr Clin Neurophysiol 8 : 583-602, 1956
4) Cordeau JP, Mancia M : Evidence for the existence of an electroencephalographic synchronization mechanism originating in the lower brain stem. Electroencephalogr Clin Neurophysiol 11 : 551-564, 1959
5) Dell P, Bonvallet M, Hugelin A : Mechanisms of reticular deactivation. In A Ciba Foundation Symposium on the Nature of Sleep, pp 86-101, Churchill, London, 1961
6) Dement W, Kleitman N : Cyclic variation of EEG during sleep and their relation to eye movements, body motility and dreaming. Electroencephalogr Clin Neurophysiol 9 : 673-690, 1957
7) Dement W : The occurrence of low voltage, fast electroencephalogram patterns during behavioral sleep in the cat. Electroencephalogr Clin Neurophysiol 10 : 291-296, 1958
8) Domino EF, Ueki S : An analysis of the electrical burst phenomenon in some rhinencephalic structures of the dog and monkey. Electroencephalogr Clin Neurophysiol 12 : 635-648, 1960
9) French JD, Hernández-Peón R, Livingston RB : Projection from cortex to cephalic brain stem (reticular formation) in monkey. J Neurophysiol 18 : 74-95, 1955
10) Guerrero-Figueroa R, Barros A, Verster FB, et al : Experimental "petit mal" in kittens. Arch Neurol 9 : 297-306, 1963
11) Hunter J, Jasper HH : Effects of thalamic stimulation in unanaesthetized animals. Electroencephalogr Clin Neurophysiol 1 : 305-324, 1949
12) Jasper HH : Recent advances in our understanding of ascending activities of the reticular system. In Henry Ford Symposium on Reticular Formation of the Brain. Little, Brown, Boston, 1957
13) Jasper H : Handbook of Physiology. Vol. 2, p 1308, American Physiological Society, Washington DC, 1959
14) Jouvet M : Telencephalic and rhombencephalic sleep in the cat. In A Ciba Foundation Symposium on The Nature of Sleep, pp 188-205, Churchill, London, 1961
15) Jouvet M, Jouvet O : A study of the neurophysiological mechanisms of dreaming. Electroencephalogr Clin Neurophysiol Suppl 24 : 113-157, 1963
16) Jouvet M, Michel F, Courjon J : Sur un stade d'activité électrique cérébrale rapide au cours du sommeil physiologique. CR Soc Biol 153 : 1024-1028, 1959
17) 川村　浩, 中村嘉男, 時実利彦：大脳辺縁系にたいする視床下部の賦活作用. 脳と神経 13 : 857-861,

18) Lesse H, Heath RG, Mickle WA, et al : Rhinencephalic activity during thought. J Nerv Ment Dis 122 : 433-440, 1955
19) Lindsley DB, Bowden JW, Magoun HW : Effect upon the EEG of acute injury to the brain stem activating system. Electroencephalogr Clin Neurophysiol 1 : 475-486, 1949
20) Lindsley DB, Schreiner LH, Knowles WB, et al : Behavioral and EEG changes following chronic brain stem lesions in the cat. Electroencephalogr Clin Neurophysiol 2 : 483-498, 1950
21) 前田敏博：逆説睡眠の解剖学．神経研究の進歩 25：1066-1081, 1981
22) Magnes J, Moruzzi G, Pompeiano O : Electroencephalogram-synchronizing structures in the lower brain stem. In A Ciba Foundation Symposium on the Nature of Sleep. pp 57-78, Churchill, London, 1961
23) Morison RS, Dempsey EW : A study of thalamocortical relations. Am J Physiol 135 : 281-292, 1942
24) Moruzzi G, Magoun HW : Brain stem reticular formation and activation of the EEG. Electroencephalogr Clin Neurophysiol 1 : 455-473, 1949
25) Nakamura Y, Ohye C : Delta wave production in neocortical EEG by acute lesions within thalamus and hypothalamus of the cat. Electroencephalogr Clin Neurophysiol 17 : 677-684, 1964
26) Nakamura Y, Ohye C, Mano N : Cortical polarization and experimentally produced delta waves in the cat. Electroencephalogr Clin Neurophysiol 24 : 42-52, 1968
27) 酒井一弥：逆説睡眠の生理学．神経研究の進歩 25：1050-1065, 1981
28) Scheibel ME, Scheibel AB : Structural substrates for integrative patterns in the brain stem reticular core. In Henry Ford Symposium on Reticular Formation of the Brain. pp 31-55, Little, Brown, Boston, 1957

6　発作発射(615-621頁)

1) Ayala GF, Dichter M, Gumnit RJ, et al : Genesis of epileptic interictal spikes. New knowledge of cortical feedback systems suggests a neurophysiological explanation of brief paroxysms. Brain Res 52 : 1-17, 1973
2) Goddard GV : Development of epileptic seizures through brain stimulation at low intensity. Nature 214 : 1020-1021, 1967
3) Grossmann C : Electro ontogenesis of cerebral activity. Arch Neurol Psychiatry 74 : 186-202, 1955
4) 林　秋男：てんかん発作と睡眠の関連に関する実験的研究．精神神経学雑誌 68：351-379, 1966
5) Jung R, Tönnies JF : Hirnelektrische Untersuchungen über Entstehung und Erhaltung von Krampfentladungen ; Die Vorgänge am Reizort und die Bremsfähigkeit des Gehirns. Arch Psychiatr 185 : 701-735, 1950
6) 森本　清，佐藤光源：神経生理学の立場から．てんかん学の進歩，第2集．(秋元波留夫，山内俊雄，編) pp 299-320, 岩崎学術出版，1991
7) Okuma T, Hayashi A, Fujimori M : An electroencephalographic study on the changes of experimental seizure discharges induced by local application of convulsants in the neocortex end limbic structures during nocturnal sleep in the cat (The study on sleep Ⅱ). Folia Psychiatr Neurol Jpn 18 : 44-62, 1964
8) Okuma T, Llinas R, Ervin F : Effect of reticular formation lesion on the seizure threshold in cats. Electroencephalogr Clin Neurophysiol 13 : 304-305, 1961
9) Penfield W, Jasper HH : Epilepsy and the Functional Anatomy of the Human Brain. Little, Brown, Boston, 1954
10) Pollen DA, Reid KH, Perot P : Microelectrode studies of experimental 3/sec wave and spike in the cat. Electroencephalogr Clin Neurophysiol 17 : 57-67, 1964
11) Prince DA, Wilder BJ : Control mechanisms in cortical epileptogenic foci ; "Surround" inhibition. Arch Neurol 16 : 194-202, 1967
12) Purpura DP, Grundfest H : Physiological and pharmacological consequences of different synaptic organizations in cerebral and cerebellar cortex of cat. J Neurophysiol 20 : 494-518, 1957
13) Rosenbluth A, Cannon WB : Cortical responses to electrical stimulation. Am J Physiol 135 : 690-741, 1942
14) 佐藤光源："燃えあがり効果"(Kindling Effect)を用いたてんかんの実験的研究，Ⅰ．海馬発作の発展過程に関する行動ならびに脳波学的研究．精神神経学雑誌 77：495-508, 1975
15) 佐藤光源："燃えあがり効果"(Kindling Effect)を用いたてんかんの実験的研究，Ⅱ．「転移現象」(Transference Phenomenon)による海馬発作の二次てんかん原性の検討．精神神経学雑誌 77：509-522, 1975
16) 佐藤光源，Wada JA：新しい実験てんかんモデルとしての"Kindling" preparation；展望．神経研究の進歩 27：257-273, 1975
17) Sawa M, Nakamura K, Naito H : Intracellular phenomena and spread of epileptic seizure discharges. Electroencephalogr Clin Neurophysiol 24 : 146-154, 1968

18) 竹中正大：ストリキニンによる大脳皮質単一ネフロンのけいれん性発射活動について．精神神経学雑誌 61：2075-2092, 1959
19) Wada JA, Sato M：Generalized convulsive seizure induced by daily electrical stimulation of the amygdala in cats；Correlative electrographic and behavioral features. Neurology 24：565-574, 1974

第 23 章

生理学的変化と脳波

第 1 節　酸塩基平衡と脳波

　脳には，血液の pH の変化から脳を守る特有の調節機序が存在するから，たとえ血液の pH が変動しても脳の pH がそれに並行して変化するとは限らない．

　脳は，独自の調節機序をもち，もし動脈血の CO_2 量が減少すると，脳の小動脈は収縮して血流を減少させ，脳の CO_2 を保存するように働き，反対に動脈血中の CO_2 量が増加すると，脳の小動脈は拡張して血流を増加させ，脳からの CO_2 除去を促進するように働くという．

　ヒトの血中 CO_2 量の変動と脳波の関係については，多くの研究がある[8,14]．一般的な結論としては，過呼吸による CO_2 量の減少は pH の上昇と脳波の徐波化を起こし，10％前後の CO_2 を含む気体の吸入によって血中 CO_2 量が増加し pH が下がると，脳波の振幅減少と速波化がみられるという（Gibbs ら[5]，1940）．

　過呼吸による脳波の徐波化の成因（54 頁）について，Brazier[2]（1948）は，過呼吸による高振幅徐波の出現は，CO_2 濃度の低下によるものであって，血管収縮による二次的無酸素症によるものではないと考えている．しかし酸素を用いて過呼吸を行うと，ふつうの空気で過呼吸をするよりも脳波の変化が軽度であること，過呼吸による徐波は少量の亜硝酸アミル（amyl nitrite）吸入によって血管を拡張させる

と消失するという反論[9]もある．

　酸素に炭酸ガスを 10％混合した気体を用いて過呼吸を行うと，過呼吸によって生じる徐波の振幅を減少する．低酸素ガス（6.5％の酸素を含む窒素ガス）を吸入して生じる脳波の徐波化は 4.5％の炭酸ガス吸入によって防ぐことができる．これは低酸素ガス吸入による脳波の変化が，無酸素症のためではなく低炭酸ガス症によることを示している．

　CO_2 を 0％，1.5％含む気体を吸入したときには，3.5％，5.5％の CO_2 を含む気体を吸入したときよりはアルファ波の周波数が速く，反応時間は短縮し，さらに CO_2 が 7.9％になるとアルファ波周波数は遅く，反応時間も長くなる[6]．慢性肺疾患による肺性脳症のさいには，CO_2 蓄積による呼吸性アシドーシスのため CO_2 中毒あるいは CO_2 narcosis の状態が生じ，傾眠から昏睡にいたる意識障害が起こるが（438 頁），血中 CO_2 分圧が高いもの，pH が低いものに脳波異常が多い[16]．

　また吸気中の CO_2 濃度は，麻酔の深度にも大きな影響を及ぼす．吸気中の炭酸ガス濃度の増加は，シクロプロパン（cyclopropane）麻酔の進行を早め，徐波の出現を促進する（Rubin & Freeman[19]，1940）．また，エーテル麻酔の第Ⅲ期には，血中炭酸ガス濃度を上昇させると，エーテルの血中濃度が

不変でも麻酔を深くすることができる(Clowes ら[3], 1953).

第2節　無酸素症あるいは低酸素症

血液中の酸素は，正常な脳活動の維持に欠くことのできないものであるから，脳に供給される酸素量が種々の原因によって減少すると，脳の機能障害が起こり，臨床的意識障害と同時に脳波にも著明な変化が起こる．

無酸素症(anoxia)は大別して，①無酸素性無酸素症(anoxic anoxia)，②貧血性無酸素症(anemic anoxia)，③うっ血性無酸素症(stagnant anoxia)，④組織毒性無酸素症(histotoxic anoxia)の4種類に分けられる(Heppenstall ら[7], 1950)．しかし，無酸素症の成因は異なっても，脳波の変化には大差はなく，一般に徐波化の方向への変化が起こる．

1　無酸素性無酸素症

低酸素症(hypoxia)のさいの脳波変化は，最初Berger[1](1934)により観察されたが，一般に，低酸素症のさいの脳波変化の程度や時間的経過は，吸入ガス中の酸素濃度に応じてかなりの差異がある．脳波の変化は，①脳波にあまり変化のない時期，②振幅も周期もやや減少する時期，③振幅が増大し波形の規則性も増す時期，④振幅も周期も著明に増大し，シータ波やデルタ波が前景に出る時期の4段階に分けることができる[2,11,20](図23-1)．

意識の消失と徐波の出現とはかならずしも時間的に一致せず，徐波の出現が数秒ないし十数秒先行することが多いが，意識を回復するときには，ほとんど同時にデルタ波が消失してアルファ波が出現する．Brazier[2](1948)は低酸素空気(酸素8.5%)を吸入した場合の脳波の変化を周波数自動分析装置によって分析観察し，頭頂後頭部のアルファ波の優勢な周波数は，最初 12 Hz から 11, 10, 9 というふうに徐々に下降して 7～6 Hz にまで達することを示した．低酸素症による徐波出現は，高齢者のほうが起こりにくい[18].

手術時に大脳皮質および皮質下部から脳波を記録しながら純窒素ガス吸入を行うと，低酸素状態の進行に伴って，大脳皮質と視床付近の脳波はほぼ並行した変動を示し，その脳波変化の経過は頭皮上導出脳波のそれと大差はない(大熊[15], 1956)．意識消失の前後には 3～4 Hz の徐波が皮質，視床ともほぼ

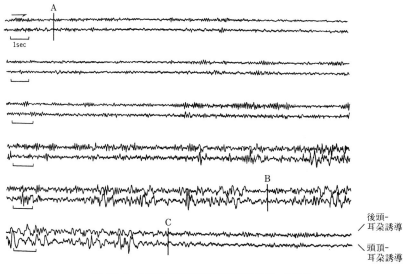

図23-1　無酸素性無酸素症の脳波(笠松, 1952)
N_2 ガス吸入時の脳波，A で N_2 ガス吸入開始，B で意識消失，C で意識回復．

同時に出現する．

高地（標高 3,600 m 以上）生活者は，平地に移ったさいに軽度のアルファ波の徐化と振幅増大を示すという[17]．

2 その他の無酸素症

阻血あるいは心拍停止による血行停止のさいの無酸素症は，低酸素ガス吸入による無酸素症よりも，脳波に及ぼす影響が高度で，かつ迅速である．これは血行停止によって，酸素の欠乏だけではなく，代謝物質の交換が障害されるなど，脳の受ける影響がはるかに大きいからである．

完全な阻血による脳電気活動の変化については多くの動物実験があり，阻血後1分前後で大脳皮質，視床，中脳被蓋などの電気活動はほぼ同時に消失し，小脳虫部や延髄はやや抵抗が強いことがわかっている（Gänshirt[4]，1954；平井ら[8]，1956）．

人間でも，急激な血圧下降による失神発作（vaso-depressor syncope）のさいには，完全ではないが脳に急激な血行障害が起こり，血行停止の場合と類似の脳波変化が起こる．すなわち，まずアルファ波が消失して速波が現れ，ついでデルタ波が出現するという経過をとるが，脳波が平坦化することはまれで，回復も早い（図 13-12，13：357，358 頁）．

第3節　低体温と脳波

低体温（hypothermia）と脳波との間に一定の並行関係があることは，冬眠動物，温血動物などについての多くの実験でよく知られている[4,11]．すなわち，イヌについての実験では（平井ら[8]，1956），正常体温より体温が低下するにつれて，脳波はその振幅および周波数を減じるが，脳波の変化が著明になるのは直腸温約 30℃ 内外であり，それ以下になると脳波は急激に振幅，周波数を減じ，20℃ 前後にいたると脳波はまったく消失する（図 23-2）．いったん消失した脳波は，動物をただちに加温することによって，体温上昇とともにふたたび振幅，周波数を増し，冷却前の脳波に戻る（図 23-2C）．脳波上に顕著な回復がみられるのは，直腸温が 30℃ 以上になってからである．そして，同じ体温でも，体温が低下していくときよりも，体温が回復していくときのほうが脳波の振幅，周波数ともに小さい．

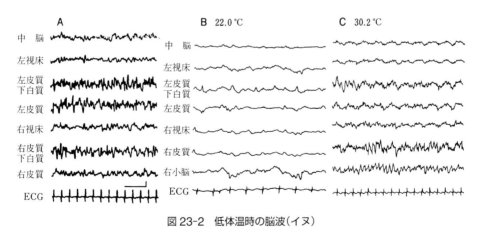

図 23-2　低体温時の脳波（イヌ）

A．冷却開始前
B．冷却開始後1時間40分．体温 22℃ に低下したときの脳波．各部位の脳波は，ほとんど同時に，振幅を極度に減少し，不規則な動揺を示すのみである．
C．加温を行って約3時間後，体温が 30℃ を超えてからの脳波像．B と比較すると，各部位とも著明に振幅，周波数が増大しているのがわかる．

いわゆる体外循環を用いて血液を冷却し，脳だけの選択的冷却をはかったときの脳波の変化は，全身冷却のさいと大差はないが，体温上昇時の脳波の回復は著しく早い．

低体温時に脳の血行停止を行ったさいの脳波変化を正常体温時の結果と比較すると（平井ら），まず血行停止後脳波が消失するまでの時間は，正常体温下では，1分30秒以内であるが，低体温時（29～23℃）にはやや延長して1分30秒から2分になる．脳波の回復可能な血行停止期間は，正常体温下では約5分が最長であるが，低体温下では10～15分に延長する．血行停止時の脳内各部位における脳波の消長には部位による差異があるという報告もあるが，平井ら[8]（1956）によればほとんど相違がなく，とくに低体温時には，大脳皮質，視床，小脳などで脳波はほとんど同時に消失する．低体温下では，正常体温下より長時間の血行停止を行っても脳波の回復が可能なのは，脳の酸素需要量が低下しているためであろう．

第4節　発熱時の脳波

発熱時の脳波[10,13,14]は，その基礎疾患によって左右される．脳に直接関係のない疾患による発熱のさいには，脳波には著しい変化が生じないのがふつうであるが，ときに軽度の振幅の増大あるいは減少，周期の延長あるいは短縮などがみられる．

中枢神経の梅毒に対して，発熱療法（マラリア，チフスワクチン）を行う場合には，脳波は徐波化と振幅の増大を示し，波形はかなり不規則になることが多い．これは脳における機能障害が発熱によってある程度賦活されたものと考えることができよう．

動物実験で発熱時の新皮質，旧・古皮質（海馬など）の脳波を観察すると，旧・古皮質では活動水準が上昇するが新皮質では活動水準が低下して入眠波形になるため，発熱時には新皮質起原の発作が出現しやすくなるという（柏瀬[12]，1962）．

第5節　水分平衡と脳波

水分を大量に摂取し，下垂体後葉の抗利尿ホルモン（バソプレッシン）を同時に投与すると，身体に水分の貯留が起こり，てんかん患者の発作を誘発することがある（65頁）．Wikler[22]（1947）によれば，水分貯留によって脳波は徐波傾向を示し，6 Hz前後の波が出現するにいたる．このような脳波の徐波化は，健常者ではほとんど起こらず，てんかん患者では約3/4に出現するという（Blier）．このような水分貯留による脳波の徐波化は，脳組織の浮腫によるものである．

精神科領域では，統合失調症などで，水分過量摂取に伴う水中毒（water intoxication）が問題になっており，これは抗利尿ホルモン分泌異常症候群（syndrome of inappropriate secretion of antidiuretic hormone：SIADH）が背景にあって起こる．症状として口渇，多飲，多尿，嘔吐，重篤な場合にはけいれん，意識障害，昏睡などが生じる．脳波は意識障害の程度にほぼ並行して，全般性のデルタ波，シータ波などが出現する（Zwang & Cohn[23]，1981；上平[21]，1987）．

文献

1) Berger H：Über das Elektrenkephalogramm des Menschen. Arch Psychiatr Nervenkr 102：538-557, 1934
2) Brazier MAB：Physiological mechanisms underlying the electrical activity of the brain. J Neurol Neurosurg Psychiatry 11：118-133, 1948
3) Clowes CHA Jr, Kretchmer HE, McBurney RW, et al：The electro encephalogram in the evaluation of the effects of anesthetic agents and carbon dioxide accumulation during surgery. Ann Surg 138：558-569, 1953

4) Gänshirt H, et al : Über den Einfluss der Temperatursenkung auf die Erholungsfähigkeit des Warmblütergehirns. Arch Exp Pathol Pharmakol 222 : 431-449, 1954
5) Gibbs FA, Williams D, Gibbs EL : Modification of the cortical frequency spectrum by changes in CO_2, blood sugar and O_2. J Neurophysiol 3 : 49-58, 1940
6) Harter MR : Effects of carbon dioxide on the alpha frequency and reaction time in humans. Electroencephalogr Clin Neurophysiol 23 : 561-563, 1967
7) Heppenstall ME : Biochemistry. In Hill D, Parr G : Electroencephalography. Macmillan, New York, 1950
8) 平井富雄, 遠藤俊一, 斎藤聡芳朗：低体温麻酔時の脳波—とくに血行停止との関係について. 脳と神経 8：515-539, 1956
9) Holmberg G : The electroencephalogram during hypoxia and hyperventilation. Electroencephalogr Clin Neurophysiol 5 : 371-376, 1953
10) Ichinose N, Morioka T : Electroencephalogram during the period of high fever caused by typhoid vaccine injection (second report). Folia Psychiatr Neurol Jpn 4 : 108-114, 1950
11) 笠松 章：N_2ガス吸入による意識喪失の研究. 精神神経学雑誌 54：575-604, 1952
12) 柏瀬芳世：発熱状態の発作発射(Seizure Discharge)におよぼす影響についての電気生理学的研究—熱性痙攣の臨床に関して. 脳と神経 14：698-715, 1962
13) Lin T, Healey MM, Finn MF, et al : EEG changes during fever produced by inductothermy (fever cabinet) in patients with neurosyphilis. Electroencephalogr Clin Neurophysiol 5 : 217-224, 1953
14) 森田庸人：発熱時に於ける人体脳波. 脳と神経 3：40-45, 1951
15) 大熊輝雄：人間の大脳皮質および皮質下部の脳波について, 第2報. 種々の麻酔時, 低酸素状態時の所見にもとづく意識障害の研究. 精神神経学雑誌 58：247-277, 1956
16) Otomo E, Mikami R : Clinical studies on the relationship of the electroencephalogram to pH and pCO_2 in arterial blood. Neurology 15 : 1063-1070, 1965
17) Querol M : The electroencephalogram in a group of native highlanders at 4540 meters altitude and at sea level. Electroencephalogr Clin Neurophysiol 18 : 401-408, 1965
18) Rossen R, Simonson E, Baker J : Electroencephalograms during hypoxia in healthy men ; Response characteristic for normal aging. Arch Neurol 5 : 648-654, 1961
19) Rubin MA, Freeman H : Brain potential changes in man during cyclopropane anesthesia. J Neurophysiol 3 : 33-42, 1940
20) 島薗安雄：意識障害の脳波的研究. 精神神経学雑誌 53：169-204, 1951
21) 上平忠一：水中毒を呈した精神分裂病の一例. 臨床脳波 29：209-210, 1987
22) Wikler A : Effect of pitressin hydration on electroencephalogram ; Paroxysmal slow activity in non-epileptic patients with previous drug addiction. Arch Neurol Psychiatry 57 : 78-83, 1947
23) Zwang HL, Cohn D : Electroencephalographic changes in acute water intoxication. Clin Electroencephalogr 12 : 35-40, 1981

第 24 章

薬物と脳波

　臨床上実際に使用され，しかも脳波に与える変化が問題になる薬物には，①けいれん薬，あるいは中枢神経刺激薬としてペンテトラゾール，カフェインなど，②中枢神経抑制薬として，麻酔薬（エーテル，バルビツール酸系薬物など），鎮痛薬（モルヒネなど），アルコール，抗けいれん薬など，③自律神経親和性薬物（アドレナリン，アンフェタミン，アセチルコリン，アトロピンなど），④いわゆる向精神薬，⑤幻覚薬（メスカリン，LSD 25），その他がある．

　向精神薬は，中枢神経抑制薬か刺激薬のどちらかに分類することができるが，臨床の便宜上まとめて別個に扱う．けいれん薬についてはペンテトラゾール賦活の項（62頁）でふれたので，ここでは重複を避ける．

第1節　麻酔と脳波

　麻酔薬は，一般に強い中枢神経抑制薬であるから，麻酔のさいには脳波に顕著な変化が起こる．多くの場合，脳波像は臨床的な麻酔過程の進行に伴って段階的な変化を示すから，脳波によって麻酔深度を連続的に観察することができるし，このような段階的な脳波変化を利用して，麻酔深度を自動的に調節する試みもなされている．

　一般に，麻酔時の脳波変化は，麻酔が浅いと速波化し，麻酔が深くなるにつれて振幅が大きくなり周波数が徐化する．Faulconer & Bickford[8]（1960）は，麻酔時の脳波に共通する変化として，およそ（Ⅰ）速波期，平坦期（fast, flat），（Ⅱ）律動期（rhythmic），（Ⅲ）複合期（complex），（Ⅳ）burst-suppression（early），（Ⅴ）burst-suppression（late），（Ⅵ）抑制期（suppression）などの段階を分類しているが，各麻酔薬によってかなり特徴がある．たとえばエーテルやサイクロプロパンは律動性徐波を示すのが特徴で，バルビツール酸系薬物では導入期に速波が顕著に出現し，ハロタン，エンフルランも律動性速波を出現させる．

1　エーテル

　エーテル（diethyl ether）そのものは現在では麻酔に使用されることは少ないが，古典的な麻酔薬で，脳波についても多くの研究がなされており，その所見は麻酔時脳波の基本ともいえるので，ここで概略を述べておく．エーテル麻酔のさいの脳波変化は次のように7段階に分けることができる（Courtin[5], 1960）（図24-1）．

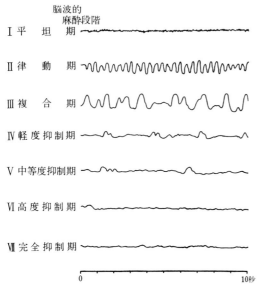

図 24-1　エーテル麻酔のさいの脳波の段階的変化
　　　　　(Courtin)
説明は本文参照.

第1段階(平坦期, flat)：アルファ波は麻酔による意識障害の進行とともに消失し, 低振幅(30 μV 前後)で 20〜30 Hz の速波がときおり出現するほかは, 平坦な波形を示す.

第2段階(律動期, rhythmic)：ついで急激に高振幅(200〜300 μV)の徐波(2〜8 Hz)が, 律動的に出現しはじめる. 外科的麻酔期の浅い時期である.

第3段階(複合期, complex)：律動性が急に消失して, 速波が重畳した徐波の複合波が出現する. このあたりから外科的麻酔期に入る.

第4段階(軽度の抑制期, slight suppression)：かなり深い麻酔期に特有の徐波の群発と抑制期(平坦な波形)が交互に出現して burst-suppression を形成するが, 抑制期は3秒を超えない. 徐波は 2〜4 Hz で振幅は 150 μV 前後である.

第5段階(中等度の抑制期, moderate suppression)：burst-suppression のうちの抑制期が 3〜10 秒続き, その間に出現する波は多くの場合1個だけで, 振幅も前より小さい.

第6段階(高度の抑制期, severe suppression)：脳波は10秒に1回くらいしか出現せず, 振幅も低く 70 μV 前後である. 麻酔が最も深く, 強い外科的刺激にも反応しない.

第7段階(完全な抑制期, complete suppression)：ほとんど平坦な波形.

エーテルの血中濃度と, 上記のような脳波の段階的変化とは, ほぼ並行して変動する[8,9]. エーテル麻酔の初期(上述の第1段階)に, 患者は痛みは訴えないが, 意識混濁は軽く, 呼名などに応答できる無痛状態(state of analgesia)が存在するが, この時期には脳波には 20〜24 Hz, 30〜40 μV の速波が優勢である.

2　トリクロロエチレン

トリクロロエチレン(Trichloroethylene)は短時間の麻酔に使用される吸入麻酔薬であるが, 脳波に及ぼす影響も比較的軽度である. すなわち, 吸入開始とともに, アルファ波の振幅と出現率はしだいに低下し, 一過性の速波の振幅が増大するが, これもふたたび減少する. 笑気ガスを同時に使用すると(Courtin[4], 1955), この時期にひき続いて, 3〜5 Hz, 100〜200 μV の徐波が律動的に出現し, 意識も消失する. なお, その毒性のため, 現在は使われていない.

3　ハロタン

ハロタン(halothane)〔フローセン(Fluothane)〕[1,17]はエタンの水素をハロゲンで置換した化合物で, 現在最も一般的に使用されている麻酔薬の1つである. ハロタン麻酔時の脳波は, およそ次の5段階に分けられる(藤岡ら, 1986). 吸入開始後, 脳波はしだいに速波化し, 20〜30 Hz, 30〜50 μV の速波が優勢になる時期には項筋筋発射は減弱し, 呼名に応じなくなる(図 24-2, レベル1). 吸入を続けると 12〜18 Hz, 100 μV 前後の律動的な高振幅速波の時期になり, 痛覚刺激に対する反応が消失する(レベル2). さらに吸入を続けると 10 Hz 前後で 50〜100 μV の高振幅波が出現し, 外科的麻酔深度になる(レベル3). その後 3〜5 Hz の高振幅徐波の時期(レベル4), burst-suppression の時期(レベル5)がくるが, この時期には循環抑制, 血圧低下が認められる(藤岡ら[12〜14], 1986). このような麻酔時の脳波変化は, バルビツール酸系薬物のそれに似ている. ハロタンはエーテルとは異なり脳波の同期化を起こすのが特徴で, 動物で脳幹網様体発射の群化を

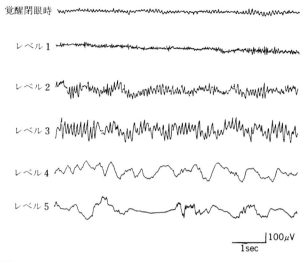

図 24-2 ハロタン（単独）の麻酔深度による脳波の分類（37 歳女性における記録．記録部位は C_3）（藤岡ら，1986）

起こすこと，誘発活動よりも自発活動に対する抑制が強いなどの特徴がある(Shimoji & Bickford[26]，1971)．笑気と併用したときの脳波変化[1,16]も上記のものと大差はない．

Gain らは，ハロタン麻酔時の脳波像を次の 7 段階に分けている．第 1 段階として最初に 15～20 Hz，10～25 μV の低振幅速波が出現しはじめ，ついでこれに重畳して低振幅の徐波(3～6 Hz，20 μV)が現れ(第 2 段階)，速波が消失して 4 Hz 前後，50～100 μV の徐波のみとなり(第 3 段階)，徐波は周波数を減じ(2～3 Hz)，振幅を増し(100～300 μV)(第 4 段階)，ついで 1 Hz 前後の徐波の間に低振幅の 6～8 Hz の波が出現し(第 5 段階)，burst-suppression の傾向を示しはじめ(第 6 段階)，ついに脳波は平坦に近い波形となる(第 7 段階)．

そのほか，類似の吸入麻酔薬であるメトキシフルラン(methoxyflurane)[15,24,27]，エンフルラン(enflurane)[2,21]による麻酔時にも，類似の脳波変化が報告されている．エンフルランでは，外科的麻酔深度では，ハロタンのレベル 4（図 24-2）に近い不規則な徐波に一部速波成分が重畳した波形になるが，さらに麻酔が深くなるとこれに高振幅棘波が混じるようになり，棘波を含む burst-suppression パタンが出現する(藤岡ら[12～14]，1986)．

4 酸化窒素，笑気

笑気(nitrous oxide)は吸入麻酔薬として最も頻繁に使用されているが，最小肺胞内濃度(MAC)が 100% 以上で，笑気だけで十分な麻酔深度を得ようとすると低酸素血症におちいる．したがって笑気は他の麻酔薬の補助麻酔薬として使用され，笑気の併用により他の麻酔薬の吸入濃度や投与量を軽減したり，麻酔深度を深め麻酔を促進したりすることができる(藤岡ら[12～14]，1986)．

笑気を他の麻酔薬と併用せずに吸入した場合，たとえば笑気ガス 30% と酸素との混合ガスを正常者に吸入させた場合には，脳波にはごく軽度の変化がみられるにすぎない[13]．このさい，精神機能の低下や無痛の程度と，脳波所見の間には，一定の相関はみられない．

さらに高濃度の笑気ガスを使用して麻酔を行うと，麻酔の導入期には，基礎律動の振幅が減少し，30 μV 前後の低振幅速波パタンになり，意識の消失と前後してアルファ波は消失し，最初 4～7 Hz[8] ついで 2～4 Hz の徐波が出現しはじめる．この時期には痛み刺激に対する反応性は低下するが，呼名すると覚醒して応答し，手を握ることも可能である．またシータ波が出現している時期に笑いが起こるこ

とがある.

5 ケタミン

ケタミン(Ketamine)はフェンサイクリジン(Phencyclidine)誘導体の静脈麻酔薬で,表在性の疼痛には鎮痛作用が強いが,筋緊張は低下せず,夢様体験を生じるという特徴がある[23].麻酔時には脳波に広汎性に律動性シータ波が出現するのが特徴で,最初は5〜7 Hzで,麻酔が深くなると3〜5 Hzになる.紡錘波やburst-suppressionパタンは出現しない.

6 神経遮断鎮痛

神経遮断鎮痛(neuroleptanalgesia)は,神経遮断薬(neuroleptics)と麻薬性鎮痛薬とを併用して鎮痛効果を得,意識を保ちながら手術を行う麻酔法で,神経遮断薬としてはブチロフェノン系薬物であるドロペリドール(droperidol),鎮痛薬としてはモルヒネの約50倍の鎮痛作用があるといわれるフェンタニル(fentanyl)が用いられる.笑気と併用して手術中に意識をなくする方法をニューロレプト麻酔(神経遮断麻酔)という.脳波所見は,ドロペリドール0.1 mg/kgを静注しても脳波にはほとんど変化はない.フェンタニルの中等量(10 μg/kg)を静注すると,最初は後頭部に9〜13 Hzの波が周期的に出現,ついで広汎性の7〜8 Hz波がみられ,ついで前頭部から頭頂部に4〜6 Hz,100〜150 μVの高振幅シータ波が出現するが,この時期にも呼名には応答する.ドロペリドール投与5分後にフェンタニル中等量を投与すると,まもなく6〜7 Hzのシータ波と3 Hz前後のデルタ波が混じたパタンになる(藤岡ら,1986).フェンタニルを大量(50 μg/kg)静注すると,脳波には急速にシータ波が現れ,この時期には呼名に応じるが,不規則なデルタ波が優勢になる時期には呼名に応じなくなり,ふつうの麻酔状態に近くなる.

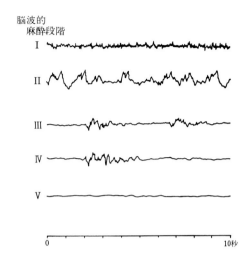

図24-3 ヒトのチオペンタール麻酔時の脳波の段階的変化(Kierseyら,1951)
説明は本文参照.

7 バルビツール酸系薬物

バルビツール酸系薬物(barbiturates)が脳波に及ぼす影響については,次の項に述べるので,ここではこの種の薬物が麻酔の目的で使用されるときの脳波変化の概略を述べる.

バルビツール酸系薬物の一種であるチオペンタールによる麻酔時脳波変化は,つぎの5段階に分けることができる(図24-3)(Kierseyら[18,19],1951,1954).

第1段階(速波期):高振幅(75〜80 μV)の速波(13〜30 Hz)が低振幅の速波と混合して出現する.
第2段階(複合期):高振幅(150 μV),2 Hz前後の徐波が不規則に出現し,これに重畳して10 Hz前後の尖った波も出現する.この時期以後は外科手術が可能である.
第3段階:burst-suppressionの傾向が始まるが,抑制期は3秒以内である.群発を構成する波としては,最初10 Hz前後の波が約1秒間現れ,ついで徐波が2〜3個続く.
第4段階:burst-suppressionのうち抑制期が3〜10秒続く.全体として振幅はやや減少する.
第5段階:群発が消失し,全体として脳波は平坦に近くなる.

バルビツール酸系薬物静脈麻酔時の速波は，最初は20～30 Hz[6,10,22]で，前頭部，中心部に出現し，しだいに後頭部にも及ぶ．速波はしだいに周波数を減少し，15 Hz，ついで5～12 Hzとなり，この時期に意識障害が起こる[3]．この波は紡錘形を示すので，barbiturate spindleとも呼ばれる．

自殺の目的などでバルビツール酸系薬物を大量に服用したときには，burst-suppression[7]あるいは平坦な波形にまでいたることが多いが，血行障害，呼吸障害などによる低酸素症を伴わないときには，後遺症状を残さずに回復する場合が多い[11]．

脳波は，麻酔の深度にかなり並行した変化を示すので，Bickfordらは，脳波の変動を利用して麻酔を自動的に調節する方法servoanesthesiaを工夫したが，実用にはいたっていない．

近年，脳虚血，低酸素症，脳浮腫に対するバルビツール酸系薬物の脳保護作用（cerebral protection）が注目され，くも膜下出血，脳腫瘍，重症頭部外傷，てんかん発作重積などのさいに数日間にわたってバルビツール酸系薬物による麻酔が行われることがある（Marshallら[20]，1979；澤田ら[25]，1980；山本ら[28]，1981；吉子ら[29]，1996）．使用する薬物は，麻酔深度を調節しやすくするため短時間作用型のセコバルビタールなどで，脳波によるモニタリングを行い，脳波上にburst-suppressionが出現する図24-3の段階Ⅲ，Ⅳ程度の深さを維持するのがよいとされている．

第2節　バルビツール酸系薬物と脳波

1　バルビツール酸系薬物の急性投与

バルビツール酸系麻酔薬[1,5,7]あるいは睡眠薬が脳波に及ぼす変化については，多くの報告がある．比較的急速に静脈内に注入していく場合には，脳波には主に前頭部，中心部に高振幅の速波[2]が出現しはじめ（barbiturate fast activity），被検者が意識を消失する頃には，アルファ波が消失して全領域にシータ波あるいはデルタ波などの徐波が出現し，これに周波数が遅くなった13～20 Hz前後の速波が重畳する（図24-4）．

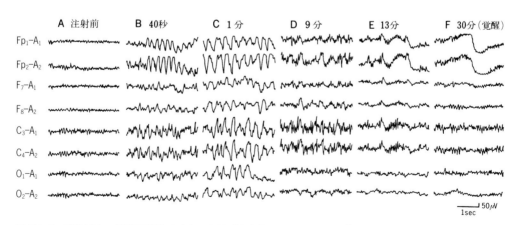

図24-4　バルビツール酸系薬物メチルヘキサビタル（methylhexabital）0.5 gを1分間に静注したさいの脳波変化

まず，中心部，頭頂部を中心に速波が出現，ついで高振幅デルタ波が全領域に現れ，被検者は意識を消失．時間の経過とともに，高振幅徐波は消退して高振幅速波が優勢となり（9分），さらに時間を経過すると，速波も減少して，自然睡眠の紡錘波期に近い波形になる（13分）．覚醒後にも中心部に速波が残る（F）．

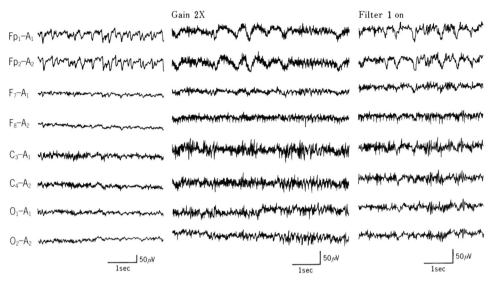

図 24-5　バルビツール酸系薬物による速波

54歳，女性，心気症．睡眠薬としてバルビツール酸系薬物服用中のため，中心部，後頭部に 25 Hz 前後の速波（いわゆる barbiturate fast activity）が出現している．前頭部の動揺は眼瞼振戦によるアーチファクト．図の左はふつうの利得（gain）による記録，中央は速波を強調するため増幅器の利得を 2 倍にした記録，右はこれに 25 Hz 以上を減衰させる濾波器をかけた記録で，速波の振幅がやや減少して記録されている．メプロバメート（meprobamate），クロルジアゼポキシド（chlordiazepoxide）などで同様な速波が出現する．

注射終了後放置すると，速波の周波数がふたたび増加するとともに振幅がしだいに減少し，速波がだんだんと不明瞭になって，自然睡眠の第2段階（紡錘波期）に似た脳波像に移行する．外科手術などの目的で，さらに大量を注射すると，burst-suppression 波形を示すにいたることは，前項（634頁）に述べた．

バルビツール酸系薬物による麻酔から自然に覚めたとき，あるいは刺激によって覚醒させたときには，いったん消失していた速波がふたたび前頭部，中心部その他ほとんど全領域に出現し，アルファ波に重畳する．これは一応覚醒はしていても，薬剤の影響がいまだに残存していることを示す[7〜9]．

この速波は，バルビツール酸系薬物を鎮静薬あるいは睡眠薬として使用するときにも出現するから（図 24-5），脳波検査の前にはなるべくこの種の薬物の服用を中止しておくほうがよい．この速波は，意識混濁がかなり強い時期にも出現するから，深い意識混濁の状態でかつぎこまれてきた患者の脳波に著明な高振幅の速波が広汎性に出現しているときには，自殺企図その他の事故によるバルビツール酸系薬物の急性中毒症を考慮する必要がある．

バルビツール酸系薬物を使用したさいの速波は著者の直接導出脳波所見[4,6]からみると，皮質脳波記録において中心溝付近に出現する速波（Jasper ら）が，バルビツール酸系薬物の作用によって振幅を著しく増大し，頭皮上記録にも出現するにいたったものとおもわれる（図 19-7，476 頁）．

2　慢性バルビツール酸系薬物依存

バルビツール酸系薬物による依存（慢性中毒）例[10,11]はまれではない．薬物服用中は，上述の特有な速波が，中心部，前頭部をはじめほとんど全領域に出現し，服用量が多量であると速波のほかにシータ波などの徐波も出現する．この種の薬剤を長期間連用した後に急に服用を中止すると，離脱症状（withdrawal symptoms）として諸種の自律神経症状のほかに，薬剤の服用量が多いものでは約 80%にけいれん発作を惹起する（Wikler ら[11]，1955）．

第 2 節　バルビツール酸系薬物と脳波

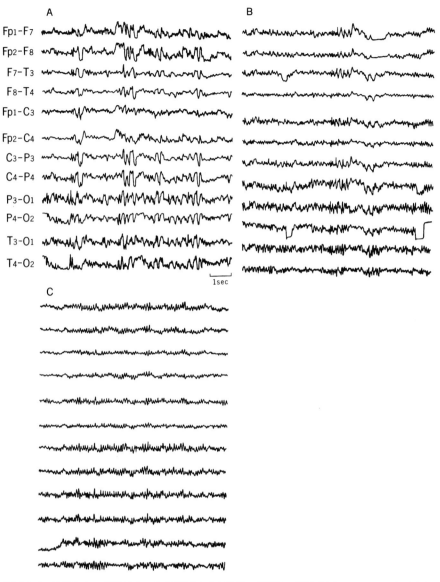

図 24-6　慢性シクロバルビタール(アドルム)中毒者の離脱時の脳波(鈴木ら，1958 より改変)
A．離脱第 4 日：棘・徐波複合，棘波，徐波が頻発し，高度の異常
B．離脱第 14 日：棘波，徐波がまだかなり出現し，中等度の異常
C．離脱第 87 日：徐波がわずかに認められ，境界領域の脳波所見

このような場合には，脳波にも著しい変化が起こり，突発性の徐波，棘波，棘・徐波複合などが出現することが多い(図 24-6)．離脱後は，速波は数日で消失し，8～9 Hz で高振幅のアルファ波が一時出現し，7～10 日後には正常なアルファ波に回復する．基礎律動にみられる徐波は，離脱の初期には 4～6 Hz であるが，しだいに 6～7 Hz となり，約 8 日後にはほぼ正常に戻るという[3]．しかし突発波がさらに長く残存することもある(図 24-6)．

第3節 モルヒネ，アルコールと脳波

1 モルヒネの急性作用

　モルヒネ(morphine)を健常者に投与して，睡気が起こるときには，脳波は入眠時と同様な変化を示す．Gibbs & Maltby[5]によれば，モルヒネ硫酸塩 16 mg を静注すると，脳波はやや平坦となってその間に高振幅の 10 Hz の波が挿間的に出現し，周波数分析を行うと，最初 20 Hz 前後の波が増加し，ついでアルファ波の周波数が 1 Hz 遅い方に移動するという[5]．このように，モルヒネは一般に中枢神経抑制的に働くが，ある種の動物(ネコなど)では刺激性に働くことがある．

2 モルヒネ依存

　Andrews(1941)[1]によれば，モルヒネ依存者の一部は薬物連用中に 4～6 Hz のシータ波を示すものがあるが，一般にはシータ波は異常というほどには出現しない．アルファ波の周波数は薬物使用時には非使用時に比較して明らかに遅くなる．依存者は，健常対照群に比べてアルファ指数が高く 80～100% に達し，離脱症状が強い時期にもやはり高いアルファ指数を示すという．麻薬常用者の離脱時脳波については，ヘロイン常用者の場合，低振幅の不規則なシータ波，ベータ波からなる賦活波型類似の脳波像がみられることがあるという[6]．

3 アルコールと脳波

　アルコール(ethyl alcohol)は，中枢神経の広い領域に対して抑制作用をもち，とくに大脳皮質(新皮質系)に働くと考えられている．臨床的には，急性アルコール中毒と，アルコール依存とが問題になる．

4 急性アルコール中毒

　アルコールの飲用による急性アルコール中毒時の脳波について一般に認められている所見は[7,8,10]，①脳波の振幅の増加と周波数の徐波化がみられること，②脳波の変化と臨床的意識障害とはほぼ並行すること，③アルコール血中濃度の上昇と脳波の変化はほぼ並行するが，血中濃度下降のさいには脳波の回復が遅れること[8]などである．

　図 24-7 および図 24-8 は，アルコール飲用時の脳波像と，0.5 Hz ごとに作成したアルファ波のヒストグラムで，血中アルコール濃度および臨床的酩酊の程度と並行して観察したものである(五十嵐[8])．これによってみても，飲酒開始後 15～17 分頃(血中濃度 35 mg/dl)には，ほろ酔いの上機嫌で，脳波にはアルファ波の振幅と連続度が飲酒前よりかえって増加しているが，周波数はヒストグラムにみるようにやや遅くなっている．これは，この時期にはすでに脳機能の軽度の低下が始まっていることを示す．

　その後飲酒量の増加とともに，血中アルコール濃度は上昇し，血中濃度が 100 mg/dl を超えると高度の酩酊から泥酔状態となる．それとともにアルファ波の周波数はしだいに遅くなり，140～170 mg/dl 付近から，急激に脳波が不規則になり，シータ波やデルタ波が出現し，基礎律動が不明瞭になる(図 24-7C)．血中濃度が最高に達した後にも，脳波の変化はなお進行し，脳波の回復は血中濃度の下降よりもかなり遅れる．酩酊時の精神状態は，血中濃度よりもむしろ脳波像の変化にいっそう近い並行関係を示すようにおもわれる(五十嵐[8])．

　大量飲酒の後には，かなりの時間を経過しても宿酔が残るが，脳波もその頃にはいまだ完全な回復を示さず，アルファ波の連続度の低下，振幅の低下や軽度の徐波化などがみられる．病的酩酊者では，飲酒時の脳波の変化が，健常者よりもずっと早期にかつ急激に著明になる傾向があり，意識障害が著しい例では高振幅の徐波が出現する場合がある(加

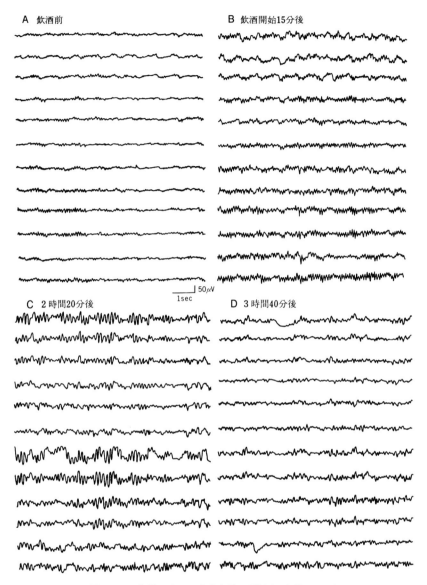

図 24-7 急性アルコール中毒時の脳波(五十嵐, 1961)
B：ビール 250 ml, 血中濃度 35 mg/dl, C：血中濃度 182 mg/dl, D：血中濃度 165 mg/dl. 飲酒(ビール 250 ml)後, 血中アルコール濃度の上昇とともに, 脳波の徐波化が起こることを示す.

藤[12]). 安静時に異常脳波を示すものは, アルコール飲用によって健常者よりも容易に異常波の増強をみることがあり, てんかん発作が飲酒によって誘発されることがあるのは, このような場合であろう.

5　アルコール依存

　アルコール依存者の脳波所見には, 一般に異常が少なく, 正常範囲の脳波を示すものが多く, 異常はあっても軽度で, シータ波が散発する程度である.

ときに，ごく軽度の脳機能障害の存在を予想させる所見として，アルファ波の出現率が高いことがあるが，これはかならずしも恒常的な所見ではない．

アルコールてんかんといわれるけいれん発作を伴う症例でも，安静時に棘波などの突発波を証明することは少ない．アルコール依存者にときおりみられる振戦せん妄（delirium tremens）のさいの脳波は，その他の原因によるせん妄状態の脳波像と同様に，アルファ波は消失するが著しい徐波化はなく，低振幅速波とシータ波程度の徐波が混在した不規則な波形を示す（図24-9）．このさい，アルファ波の消失やシータ波の出現は脳の機能低下を表し，速波の出現は，それに重畳するなんらかの興奮過程を表すと考えれば，意識障害と精神運動興奮とを併有するせん妄状態という臨床像と脳波像の対応が説明できよう．

振戦せん妄の症例で眼球運動，筋電図を同時に描記しながら，夜間睡眠時記録を行うと，せん妄状態に一致して脳波は睡眠第1段階に相当する低振幅パタンを示し，急速眼球運動（REM）が出現して，REM段階（140頁）に似た像を示すが，筋緊張が存続する点がREM段階と異なる時期がみられる．この時期はStage-1-REM with tonic EMGとも呼ばれ，REM段階のtriasである第1段階脳波，急速眼球運動と筋緊張低下が分離（dissociation）を起こしたものと考えることもできる（図24-10）（立花ら[13]，1973）．振戦せん妄にかぎらず，その他の原因によるせん妄状態のとき

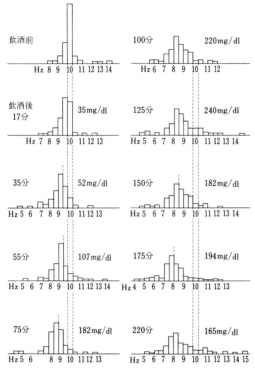

図24-8　アルコール飲用時の脳波のアルファ波ヒストグラム（0.5 Hzごと）（五十嵐，1961）

図24-7と同じ例で，飲酒開始後の経過時間と，そのときの血中アルコール濃度を示す．点線は10 Hzの波を示し，飲酒後の時間経過とともにアルファ波の周波数が遅い方に偏っていくことがわかる．

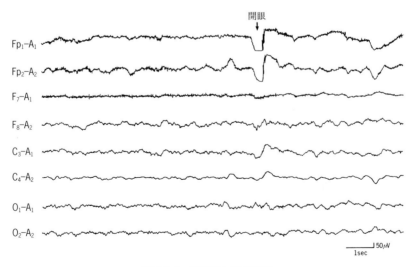

図24-9　振戦せん妄の脳波

35歳，男性．情景的幻視が活発にある．脳波には，アルファ波はほとんどみられず，低振幅のシータ波に速波を混じた不規則な波形であり，脳波像は開眼時にも閉眼時とあまり変わらない．

第4節 自律神経親和性薬物と脳波

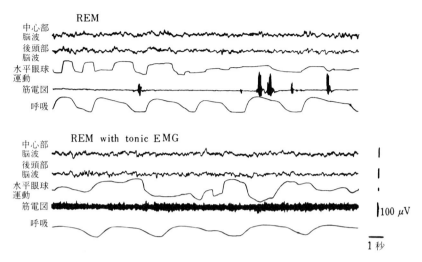

図 24-10 振戦せん妄患者の睡眠脳波(立花ら，1973)
同一患者の同一夜の記録における REM 段階，Stage-1-REM with tonic EMG を示す．REM 段階と Stage-1-REM with tonic EMG は，脳波と眼球運動には差異はみられないが，後者では頤筋筋電図が安定して出現し，呼吸運動がゆるやかである．

にも，REM 段階に似た低振幅脳波，急速および緩徐眼球運動が出現し，筋緊張低下だけが欠けている状態がみられることが多い．

1 胎児性アルコール症候群

母親がアルコール症で妊娠中アルコールに曝露されていた胎児は胎児性アルコール症候群 fetal alcohol syndrome（FAS）と呼ばれ，種々の奇形を有する．出生後乳児期に脳波異常がみられ，これはアルコール離脱によるものではなく永続的な脳障害によるものである（Chernick ら[3]，1983）．

FAS で出生し青年期に達した FAS 児の脳波を，年齢を合致させたダウン（Down）症児，健常児のそれと比較した研究によると（Kaneko ら[11]，1996），FAS 症，ダウン症ともアルファ帯域（7.5～12 Hz）のパワ減少とアルファ波周波数低下を示していた．それぞれの特徴的脳波所見として，ダウン症では全体として広汎性徐波化（デルタ波，シータ波増加）とベータ帯域パワ増加を示したが，FAS 児では徐波はみられず，ダウン症児ではアルファ帯域パワの減少が後方部にのみみられたが，FAS 児では左半球全体で減少が目立った．

アルファ波周波数が低いことは両群での脳の未成熟性を示唆するが，その他の点で両群の脳障害の様式は異なっている．

第4節 自律神経親和性薬物と脳波

1 交感神経親和性薬物（sympathomimetic drugs）

アドレナリン（adrenaline）は，少量では，自覚的に軽い緊張感を生じる程度で，脳波にはあまり影響を与えない．しかし周波数分析を行ってみると，アルファ波帯の周波数の頂が，1.5 Hz 高い方に移動し，18 Hz の速波の頂が 20 Hz に変わるとの報告もある[4,5]．アドレナリン投与によって，速波そのものもやや増加する．

2 副交感神経親和性薬物

副交感神経親和性の薬物（parasympathomimetic drugs）としては，アセチルコリン（acetylcholine），

メコリル(mecholyl)，アトロピン(atropine)などがあげられる．

1 アセチルコリン

比較的大量のアセチルコリンをヒトに投与すると心拍停止，意識消失と高振幅デルタ波出現がみられる(Harrisら)が，注射量が少なく，心拍停止が短いときには脳波にはほとんど変化が起こらないから，脳波変化は血行停止による二次的なものである．そのほか，アセチルコリンはてんかんの脳波の突発波出現頻度を増加させ，健常者よりも少量でけいれん発作，欠神発作などを起こすという．

2 メコリル

メコリル(methacholine chloride)10 mgを筋注したとき，ふつうは脳波には著しい変化はみられないが，血圧下降が著しい場合には4～7 Hzのシータ波が散発あるいは群発して出現することがある．

3 アトロピン

アトロピンの薬用量(1 mg前後)がヒトの脳波に及ぼす影響は，最初に脳波の振幅が減少し，ついで10 Hzの高振幅のアルファ波が出現するか，あるいは速波が増加するという程度である．Itil[9]によると，一般に抗コリン作用をもつ薬物は，アルファ波を減少させ，シータ波，速波を増加させるという[9]．アトロピンを大量投与すると，せん妄状態が起こるが，脳波所見は一般のせん妄状態時と大差はない．

アトロピンはてんかん欠神発作のspike-and-slow-wave burstの発現を減少させ，アセチルコリンやカルバコール(carbachol)によって起こる突発波出現頻度の増加を抑制するという[14]．

なお抗精神病薬療法のさいに抗パーキンソン薬として使用される抗コリン薬ビペリデン(biperiden)を静注すると，脳波の睡眠第1段階様パタン，急速眼球運動が出現するが，筋電図活動が保たれた状態が出現し，この時期に夢様の体験が出現することが観察されている(渥美ら[2]，1977)．

4 スコポラミン

スコポラミン(scopolamine)は，末梢作用としてはアトロピンと類似の副交感神経抑制作用を示すが，中枢神経系に対してはアトロピンよりも抑制力が強い．薬用量(1 mg前後)のスコポラミンが脳波に及ぼす影響は，ふつう自然睡眠の入眠期のそれに似ており，アルファ波の減少と低振幅速波およびシータ波の出現がみられる[9]．

第5節 向精神薬と脳波

向精神薬(psychotropic drugs)は，大別すると抗精神病薬(antipsychotic drugs；神経遮断薬 neuroplegica, neuroleptica)，情動調整薬(thymoleptica)，気分安定薬(mood stabilizers)，精神刺激薬(psychotonica)，抗不安薬(antianxiety drugs)などに分けることができるが，ここではそのうち代表的なものを選んで，それが脳波に及ぼす影響を述べる[14]．

1 抗精神病薬，神経遮断薬

フェノチアジン(Phenothiazine)誘導体の代表的薬物であるクロルプロマジン(chlorpromazine[2,12])の特徴は，バルビツール(barbiturate)などと異なり意識障害をほとんど起こさずに鎮静作用，情動調整作用，自律神経遮断作用などを示す点にある．その作用点としては，新皮質や中脳網様体にも働くが，それよりも視床下部や辺縁系など，情動や自律神経機能に関係の深い部位を強く抑制すると考えられている．

クロルプロマジン(CPZ)をヒトの静脈内に注射したときには，アルファ波がしだいに消失して低振幅のシータ波が出現し，自然睡眠の第1段階に相当する脳波像に移行し，放置すると紡錘波が出現する第2段階に移行する(Shagass[28]，1955；Szatmari；八

木[33]，1957)．

CPZを筋肉内注射したときの脳波変化は，静脈内注射の場合と，次に述べる経口投与の場合との中間である．

CPZを持続的に経口投与した場合の脳波変化は，一般に軽微である．すなわち，CPZ 1日量25～100 mgを連日投与すると，多少とも眠気(drowsy state)を起こすが，脳波には目立った変化は出現しないことが多く，ときにアルファ波の周波数がやや遅くなる程度である．しかし，300～600 mgあるいはそれ以上を長期間使用すると，アルファ波の出現率，規則性，振幅などが増加し，周波数はやや減少し，約半数では5～7 Hzのシータ波[16]や16～18 Hzの速波が出現する[15,16]．場合によっては，高振幅徐波群発が出現することがある．

ところでCPZ連続経口投与時の脳波変化は，投与前の脳波像によって異なるといわれる．たとえば，慢性統合失調症患者に1日量400 mgまでの量を投与した場合に，投与前にアルファ波出現率50%以下のアルファ波に乏しい症例では，アルファ波は規則性になり，連続性を増し，周波数はやや減少したが，アルファ波出現率50%以上の症例では脳波変化がほとんどみられなかったという．他方，CPZ 800～1,000 mgを2カ月投与した場合に，発病初期でアルファ波に乏しく連続性のよくない脳波像を示す例や突発波を示す症例では，基礎律動周波数の徐化，徐波や突発波の出現などの脳波変化がみられたが，比較的慢性期の統合失調症で低振幅で活動性の乏しい脳波を示す症例では，ほとんど脳波変化がみられなかったとの報告もある．

一般にフェノチアジン誘導体は，大量に投与すると，脳波に徐波化を起こし，症例によっては高振幅徐波，棘波，棘・徐波複合などの突発異常波を出現させることが知られている[10]．たとえば慢性統合失調症患者に1日量1,000～2,300 mgを投与したところ，アルファ波の出現率，振幅の増加のほか，やや高振幅のシータ波が出現し，シータ波が突発異常波に移行して，臨床的にけいれん発作を起こしたものもみられたという(伊藤ら[15]，1961)．

抗精神病薬は，極端に大量に投与しなくても，突発異常波を出現させる場合がある．たとえばクロザピン(clozapine)は棘・徐波複合など突発異常波を出現させやすいといわれる[18,19]．中川ら[22](1975)は，抗精神病薬治療時の脳波変化を，①単律動性シータ波群発，②デルタ波出現，③棘・徐波複合出現，④陽性棘波出現などにまとめている．

CPZなどのフェノチアジン誘導体は，てんかんの異常脳波を増強する作用[6,20,21,27,28]がある．たとえば，行動障害の高度なてんかん患者10例に従来投与していた抗てんかん薬を変更せずCPZ 200～300 mgを追加したところ，行動異常は改善されたが臨床発作が6例にみられ，側頭部に異常脳波を示した8例のうち3例で脳波の増悪がみられたという(Meszaros & O'Reilly)．

ペルフェナジン(perphenazine)は，臨床的効果がクロルプロマジンと多少異なり，鎮静作用と同時に多少の精神賦活作用をもっているが，脳波に及ぼす影響も，多少の徐波化傾向と同時に，速波が増加する点に特徴がある．副作用として，著明な不安，焦燥感，心迫状態などを示すチオプロペラジン(thioproperazine)投与の場合にも，アルファ波の減少とシータ波の増加，速波の軽度の増加とその周波数の軽度の徐化がみられ，その脳波変化はペルフェナジンに類似している[11,13]．

ブチロフェノン(butyrophenone)誘導体は，フェノチアジンに比べると脳波の徐波化の程度が軽いが，およそ同じ方向へ変化が認められる．同じく統合失調症の治療に用いられたレセルピン(reserpine)も，脳波には軽度の速波増加と徐波化[2,12]を示す．

定量脳波的にみると，抗精神病薬は，賦活作用が強い薬物〔ハロペリドール(haloperidol)など〕は徐波増加，アルファ波増加，鎮静作用が強いもの(クロルプロマジンなど)では徐波増加，アルファ波減少，速波減少が特徴であるとされている．ハロペリドールなどの場合，アルファ波の増加は周波数が遅いα_1(8～9.9 Hz)の増加で，速いα_2(10～12.9 Hz)は減少する．α_1はシータ波と関係があり，覚醒状態としては低い活動水準をあらわす．ベンズアミド(benzamide)系のスルピリド(sulpiride)などは力価は弱いがneuroleptic型のプロフィルを示すが個体差が大きい．クロザピン，リスペリドンなどはドパミン系だけでなくセロトニン系にも働くセロトニン-ドパミン拮抗薬(SDA)であり，非定型抗精神病薬と呼ばれ，陰性症状にも効くと期待されているが，脳波では徐波の増加を示すがアルファ波増加がみられない点でハロペリドールとは異なり，速波減少が目立たない点で，クロルプロマジンとは異なっている．

2 情動調整剤

イミプラミン（imipramine）を健常者に急性に投与すると，臨床的にも眠気を生じることが多く，脳波にもまずアルファ波の減少ないし消失，速波の増加が起こり，ついで眠気や倦怠感が起こる頃には5～7 Hz の不規則な徐波が出現[3,5,29]する．このような変化は，入眠時の脳波変化に類似しており，これは動物にイミプラミンを投与したときに，脳波の徐波化と中脳網様体刺激に対する覚醒閾値上昇が起こる事実とも一致する．なお，先に述べたように，内因うつ病者は健常者に比べて，イミプラミンに対する耐性が強く，入眠波形を示しにくい（大熊と内田[23], 1969）．

しかし，イミプラミン1日量100～250 mg を慢性に経口投与した場合には，脳波の変化ははるかに少なく，全体に振幅の減少，脳波の振幅変調の単純化，速波の増加，シータ波出現などがみられる程度である．

イミプラミン投与の所見に似たアルファ波の減少，低振幅速波パタンとシータ波の増加は，他の三環系抗うつ薬（TCA）およびアトロピン（atropine），ジエタジン（diethazine），ベナクチジン（benactyzine）のように抗コリン作用をもつ薬物の投与のさいにもみられる[5,29]．

定量脳波的にみると，一般に TCA はアルファ波を減少させ徐波と速波を増加させるが，アミトリプチリン（amitriptyline）のように鎮静作用の強いものは徐波増加が目立ち，イミプラミンのように賦活作用の強いものでは徐波よりも速波の増加が目立つ．第二世代の抗うつ薬と呼ばれる四環系のミアンセリン（mianserine）は，アミトリプチリンに似た脳波変化プロフィルを示すところから，抗うつ作用が発見された薬である．

世界的に広く使用されている選択的セロトニン再取り込み阻害薬 SSRI〔フルオキセチン（fluoxetine），フルボキサミン（fluvoxamine），セルトラリン（sertraline）など〕は，速波増加，アルファ波減少，徐波増加という抗うつ薬のプロフィルを示すが，速波増加が徐波増加より著明で，賦活効果が強いという臨床作用特性に一致している（木下ら[17], 1997）．

3 精神刺激薬

中枢神経系に賦活効果を及ぼす薬剤で，覚醒作用あるいは抑うつ気分の解消をもたらす目的で使用される精神刺激薬（psychostimulants）には，アンフェタミン（amphetamine），メタンフェタミン（methamphetamine）などの覚醒アミン（覚醒剤）のほか，メチルフェニデート（methylphenidate），ピプラドロール（pipradrol）などがある．また精神賦活作用をもつ抗うつ薬として MAO 阻害薬がある．これらの薬物の作用機序には catecholaminergic, cholinergic などの相違があるが，脳波には中枢刺激作用の結果として，一般に賦活波型と呼ばれるアルファ波出現率の減少とアルファ波周波数増加，アルファ波振幅低下，低振幅速波の増加などの非特異的変化が認められる．覚醒剤依存で，覚醒剤を常用しているときには，脳波にはアルファ波減少，基礎律動不規則化などがみられ，睡眠脳波では REM 段階減少がみられ，離脱時には REM 段階の反跳的増加がみられる[8]．離脱後精神的に後遺症がみられる時期には広汎アルファ波型がみられることが多い[30,31]．徐波が出現するとの報告もある（福迫ら[7], 1987）．

4 抗不安薬

現在繁用されている抗不安薬（antianxiety drugs）ベンゾジアゼピン（benzodiazepine：BDZ）誘導体のうち，ジアゼパム（diazepam）は，速波の増加を起こし，アルファ波をやや減少させるが，脳波の徐波化を起こすことは少ない．ニトラゼパム（nitrazepam）その他の BDZ 誘導体が脳波に及ぼす影響は，速波の出現様式などに多少の差はあるが，ジアゼパムのそれと大差はない．

BDZ 誘導体の抗不安薬ないし睡眠薬が脳波に及ぼす影響を周波数分析によって定量的に観察すると，薬物の種類によって多少の相違があるが，徐波成分の増加，アルファ帯域成分の減少，速波の増加が認められる（図 24-13）．

定量脳波分析における速波の分類法にはいろいろあるが，一般にはベータ波を13～29.5 Hz とし，こ

れを β_1(13〜19.5 Hz), β_2(20〜29.5 Hz)に分けるのがふつうである. BDZ 系抗不安薬で増加するのは主として β_2 である. チエノジアゼピン(thienodiazepine)系化合物であるエチゾラム(ethizolam)では, 速波は 20 Hz 以下の β_1 の増加がみられやすく, 高用量ではアルファ波減少と徐波増加が目立ち抗うつ薬のプロフィルに近くなるという(斉藤と橋本[25], 1997).

セロトニン受容体アゴニストで BDZ とは作用機序が異なり, 眠気を起こさない抗不安薬として登場したアザピロン系化合物(タンドスピロンなど)は, 徐波を増加させアルファ波, ベータ波を減少させ, neuroleptic に近い脳波変化パタンを示し(斉藤ら[24], 1993), 抗不安作用はあまり強くない.

5 抗てんかん薬

抗てんかん薬(antiepileptic drugs : AED)のうち, バルビツール酸系薬物(BARB)の慢性使用が脳波に及ぼす影響については先に述べた(636 頁). フェニトイン(phenytoin : DPH)が脳波に及ぼす影響は, BARB に似て, 20〜30 Hz の速波が中心部, 前頭部を主として全般性に出現し基礎律動に重畳する.

抗てんかん薬が脳波に及ぼす影響についてはいくつかの総説があるが(Gram ら[9], 1982 ; Duncun[4], 1987), フェニトイン(PHT), カルバマゼピン(carbamazepine : CBZ)などは, 一般にシータ波, デルタ波などの徐波を増加し, 優勢周波数の徐化を起こす点で共通しており, これは視察脳波だけではなく定量脳波によっても示されている.

CBZ は BARB, DPH などよりも顕著な徐波化を起こすことが知られてきた. 未治療患者に 1 日量 400 mg の CBZ を服用させ, 脳波変化を定量的, 継時的に観察した研究によると(Besser ら[1], 1992), シータ帯域, デルタ帯域のパワ絶対値の増大, アルファ帯域の相対パワ減少およびアルファ帯域の中心周波数の低下が服薬 3 日後から現れ, 以後服薬期間中続いた. 脳波変化の程度にはかなり個人差があり, CBZ および CBZ-10, 11 epoxide の血中濃度とは相関せず, 各個人の CBZ に対する感度を示すものと考えられた.

PHT も CBZ ほどではないが徐波の増加を示し, これは臨床的に何ら副作用を示さない症例にもみられるが, 眠気, 複視などの副作用を示す例では顕著である(Wilkus ら[32], 1978). また治療開始前後の脳波を比較すると抗てんかん薬による脳波の徐波化にはかなり個人差があり, これは各個人の抗てんかん薬に対する反応性の客観的指標として役立つ(Salinsky ら[26], 1994).

第 6 節　幻覚薬(hallucinogenic drugs)と脳波

1 メスカリン

幻視を起こす十分な量のメスカリン(mescaline)を投与すると, アルファ波の量が著明に減少し, アルファ波の出現率の低い時期に一致して幻視や夢幻状態が起こる傾向がある(Chweitzer ら[2], 1936). そして, しだいに周波数が速いアルファ波がわずかに出現するにすぎなくなる. Davis は, メスカリンを健常者に投与すると, 低振幅で不規則な 26〜50 Hz の波からなるいわゆる choppy rhythm を示すという.

2 LSD

LSD(d-lysergic acid diethylamide)が脳波に及ぼす変化[4,6]は, かならずしも一定ではないが, アルファ波の出現頻度の減少や周波数の増加がみられることが多く, 時間を経過すると 6〜7 Hz の徐波が散発性に出現することがある[4]. 脳波の周波数分析によっても, アルファ波の減少, シータ波と速波の増加がみられ, このような変化は, 抗コリン薬投与時や, 統合失調症患者の脳波に近い所見であるという(Itil[3], 1969). LSD 中毒時の脳波像の背景には, 神経毒としての薬物の正常脳機能を抑制する方向の

変化が存在するとともに，幻覚などの内的体験による脳波の変形も含まれていると考えられる．被検者をvisualizer(活発な視覚映像をもつ能力を有する人)とnon-visualizerとに分けると，LSDは前者においては光刺激に対する脳波反応を賦活し，後者では減弱させるという報告[1]もある．

なおLSD，メスカリンなどの使用によって幻覚が出現している時期には，脳波の低振幅化と同時に高振幅の緩徐眼球運動が出現する(図24-11)(田中[5]，1966)．その機序は不明であるが，夢が急速眼球運動(REM)出現時に現れることと考え合わせると興味深い．

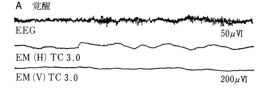
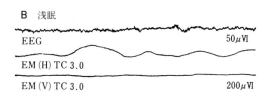
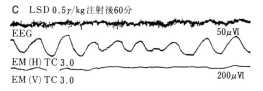

図24-11 健常者における覚醒時，入眠時，LSD 0.5 γ/kg 筋注後の後頭部脳波および眼球運動 (田中，1966)

EM(H)：水平方向眼球運動，EM(V)：垂直方向眼球運動，TC：時定数．
LSDにより高振幅の特徴的な遅い眼球運動が出現している．

第7節 薬物の脳波に及ぼす影響の分析 ——定量薬物脳波学

薬物が脳波に及ぼす影響には，脳波の基礎律動の徐波化・速波化などの定量的な側面と，突発波出現などの定性的な側面がある．その定量的な側面の観察には脳波の定量分析はきわめて有力な方法である[3,6〜12,14〜16]．

薬物と脳波の関係についての研究には，薬効によって分類された向精神薬の種類ごとに脳波変化を観察する方向のものと，脳波変化から薬物を分類しようとする方向のものがある．

Fink[1〜3](1969, 1984)は最初主に視察的方法により，後に脳波分析法も用いて，向精神薬による脳波の変化をⅠ〜Ⅳの4型に分類し，さらに9亜型に細分し，その後の薬物脳波の研究に1つの方向付けを行った(表24-1)．

Ⅰ型の変化は徐波帯域(デルタ波，シータ波)の増加で，これを示すのはほとんど抗精神病薬(強力精神安定薬)である．Ⅱ型の変化はベータ波(速波帯域の増加)で，主に覚醒水準に影響を与える(上げるもの，下げるもの)薬物である．Ⅲ型の変化は徐波(デルタ波，シータ波)，ベータ波の増加とアルファ波の減少で，抗うつ薬，抗コリン薬，抗ヒスタミン薬などがこれを生じる．Ⅳ型の変化はアルファ波帯域だけの変化(増加，減少)で，酩酊・多幸を起こす薬物やMAO阻害薬などで生じるという．

これに対して，Itil[6〜9](1972, 1974, 1978)は主に零交差法による脳波周波数分析に振幅分析を加えた

方法を用い，向精神薬による脳波変化を6型に分類している（表24-2）．Itil は最初精神病者に薬物を静注したときの脳波変化を注射後 5〜15 分，25〜35 分，45〜60 分の区間に分けて観察していたが，最近では健常者を対象にした経口投与時の所見を中心に，脳波変化を①強力精神安定薬型(major tranquilizer type)〔うち 1a：強力神経遮断薬（ピペラジ

表 24-1 脳波判定による向精神薬の分類

分類	各周波数帯域への影響	例
Ia	徐波化 δ 波，θ 波↑，α 波↑↓， β 波↓，変動性↓	クロルプロマジン ハロペリドール チオリダジン
Ib	α 波の増加を伴う徐波化： α 波増加以外は Ia と同じ	フルフェナジン パーフェナジン
Ic	徐波化とけいれんの増加傾向 α 波減少以外は Ia と同じ	レセルピン プロマジン
IIa	速波優位，振幅の増加を伴う： δ 波 0，θ 波↑，α 波 0， β 波↑	バルビツール酸系 ベンゾジアゼピン
IIb	速波優位，振幅の減少を伴う： θ 波↓，α 波↓以外は IIa と相似	いろいろな刺激薬 （幻覚惹起薬）
IIIa	速波と徐波優位： δ 波↑，θ 波↑，α 波↓， β 波↑	いろいろな 抗コリン薬
IIIb	発作波の出現以外は IIIa と相似	アミトリプチリン イミプラミン レボメプロマジン
IVa	α 波増加と徐波化： θ 波↑	アルコール モルヒネ
IVb	微小な α 波の減少，あるいは顕著な変化なし	チメレティクス （MAO 抑制薬）

↑＝増加，↓＝減少，0＝変化なし
(Fink, 1969；山寺，1988）

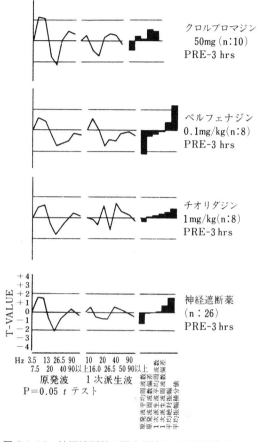

図 24-12 神経遮断薬の零交差法による脳波分析(Itil, 1974)

原発波では徐波が増加し，アルファ波およびシータ波が減少している．一次派生波ではベータ波に関しては大きな変化がみられない．

表 24-2 向精神薬による脳波変化と薬物の分類(Itil に一部追加)

	脳波変化	向精神薬
1．強力精神安定薬型 　1a．強力神経遮断薬（ピペラジン）型 　1b．神経遮断薬（クロルプロマジン）型	 徐波↑，α 波↑ 徐波↑，α 波↓，速波↓	 フルフェナジン，ハロペリドール クロルプロマジン，チオリダジン
2．感情調整薬型	徐波↑，α 波↓，速波↑	アミトリプチリン，イミプラミン， クロザピン，レボメプロマジン
3．穏和精神安定薬(抗不安薬)型	α 波↓，速波↑	バルビツレイト，ベンゾジアゼピン
4．精神刺激薬（幻覚薬）型	徐波↓，α 波↓，速波↑	アンフェタミン，カフェイン，LSD
5．抗コリン薬（プロメタジン）型	徐波↑，α 波↓，速波↑ 振幅減少	アトロピン，プロメタジン
6．抗認知症薬（向知性薬）型	徐波↓，α 波（高域 α 波）↑	ニセルゴリン，アニラセタム

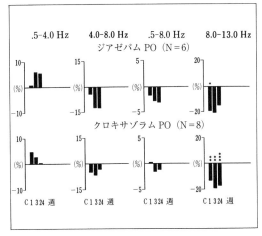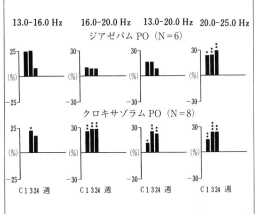

図 24-13　周波数分析によるベンゾジアゼピンの脳波に及ぼす影響の観察(Matejcék, 1979)
各棒グラフは，当該の周波数帯域成分の服薬前値に対する増減(%)を表し，左から順次対照値，服薬開始1週，3週，24週の値を示す．各時期を通じ，ジアゼパム，クロキサゾラム(cloxazolam)投与時とも，アルファ波成分の有意の減少，速波成分の増加がみられるが，デルタ波成分増加，シータ波成分減少は統計学的に有意ではない（＊＊＊：p≦0.001, ＊＊：p≦0.01, ＊：p≦0.05）.

ン）型 major neuroleptic (piperazine) type, 1b：神経遮断薬（クロルプロマジン）型]，②感情調整薬型(thymoleptic type), ③穏和精神安定薬(抗不安薬)型〔minor tranquilizer(anxiolytic) type]，④精神刺激薬(幻覚薬)型〔psychostimulant(hallucinogen) type]，⑤抗コリン薬(プロメタジン)型〔anticholinergic(promethazine) type] に分けており，その脳波変化の特徴は表24-2に示した.

Itil らは，ある薬物の分析脳波に及ぼす変化が上記のどれに属するかによって，その薬物の臨床効果を予測できるとしている．その例として，動物実験による通常の薬理学的スクリーニングでは抗うつ薬の特徴が見出されなかったミアンセリンが，Itilの分類の感情調整薬型の脳波変化を示し，臨床的にも抗うつ作用を有することが確認されてたことをあげている[9].

しかし，ここで注意を要することは，薬物が脳波に及ぼす影響は薬物の使用量や投与方法（経口，筋注，静注など）によってかなり異なることである．

薬物による脳波変化の零交差法による分析の1例を図24-12に示す(Itil[7], 1974)．これは神経遮断薬の場合で，原発波では徐波が増加，アルファ波，ベータ波が減少し，一次派生波ではベータ波には顕著な変化がみられず，これらの統計学的有意差検討結果も図最下段のT値図に示されている．図24-13は高速フーリエ解析（FFT）による脳波のパワ値を用いて，ベンゾジアゼピンの影響を観察した1例で，ジアゼパム，MT 14-411 の経口投与によりアルファ波成分の有意の減少と速波成分の有意の増加が認められている(Matejcék[10], 1979).

これらの薬物による脳波変化は，脳の各部位の脳波ごとに1チャネル分ずつ上述のような図に示すのがふつうであるが，各周波数ごとにトポグラフィ的に示すと，その周波数帯域成分の分布がよくわかり，また薬物とプラセボ投与時の各成分の増減の有意差検定結果をトポグラフィ的に表示することもできる．図24-14は筆者らが行ったジアゼパム投与実験時の脳波変化のトポグラフィ的表示の例である．

また薬物が脳波に及ぼす変化は，単回投与と反復（慢性）投与の場合にもかなり異なる．たとえば患者に抗精神病薬（強力精神安定薬）を慢性投与した場合には，徐波出現が1週間頃が最大であるが，6～8週後には徐波は減少し，アルファ波が増加する．抗不安薬慢性投与の場合には，最初の1週間は徐波が増加するが，その後は徐波は目立たず速波が増加するという．

薬物の脳波に及ぼす影響は，被検者が健常者か精神神経疾患者であるかによっても異なる場合が多い．

たとえば図24-15は，抗精神病薬クロザピンの単

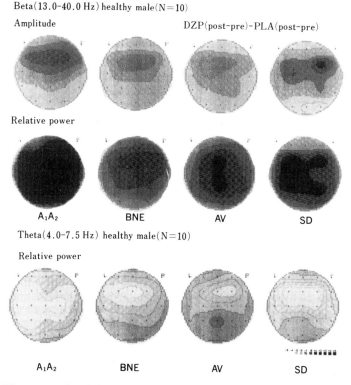

図 24-14 ジアゼパム 10 mg 経口投与時とプラセボ投与時のベータ帯域およびシータ帯域成分の比較の significance probability mapping(SPM)

ベータ帯域については振幅絶対値と相対パワ値(%)を示し，シータ帯域については相対パワ値だけを示した．ベータ帯域の黒い部分は有意の増加，シータ帯域の白い部分は有意の減少を示す($p<0.05$)．異なる基準電極を使用した導出の結果を示す．
A_1A_2：両側耳朶基準，BNE：平衡型頭部外基準，AV：平均基準，SD：発生源導出(source derivation)

回投与によってデルタ帯域(1〜3 Hz)，シータ帯域(3〜7 Hz)の成分が増加し，アルファ帯域(7〜13 Hz)の成分が減少することを示すが，健常な被検者では 10 mg の投与で起こると同程度の変化を起こすには，統合失調症患者では約 10 倍の薬量を必要とし，それだけ病者では薬物の作用に対する耐性が高いことが推定される(Matejcék[10], 1979)．これと同様の現象としては，クロルプロマジン 25 mg を内服させて，その後一定時間内における覚醒脳波出現率(%W-EEG)を計測すると，統合失調症患者では健常対照者よりも %W-EEG がはるかに高く，睡眠パタンが出現しにくいことも観察されている(Okuma ら[13], 1976)．

なお薬物が脳波に及ぼす影響の指標としては，脳波の各周波数帯域の波数や振幅などの絶対量だけでなく，脳波の変動率や，継時的変化の様式なども参考になる．たとえば 20 秒単位の脳波区画 30 個について，分析(振幅積分値)を行い，各区画の分析値の平均値と標準偏差から変動係数(coefficient of variability：CV；標準偏差/平均値)を算出すると，神経遮断薬は健常者では CV を低下させるが，統合失調症患者では増加させるという(Goldstein ら[4,5], 1974, 1965)．なお鎮静作用をもつ薬物の脳波への影響を観察するときには，睡眠要素の混入を除外するために，被検者にプッシュオフ型スイッチをたえず押させるなどして，覚醒度を統制した脳波(vigilance

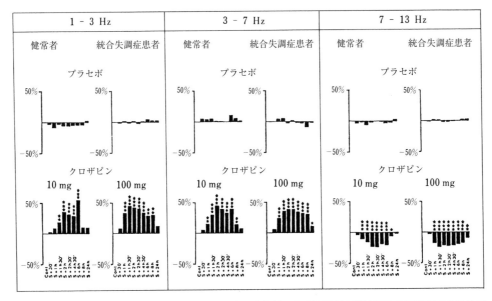

図24-15 抗精神病薬クロザピン投与時の統合失調症患者および健常者の脳波変化の電算機による分析
(Matejcék, 1979)

最上列に周波数帯域1～3Hz(デルタ波)，3～7Hz(シータ波)，7～13Hz(アルファ波)を示す．各枠内では上列はプラセボ投与時，下列はクロザピン投与時，左側は健常者，右側は統合失調症患者．各グラフは，縦軸は当該周波数成分の対照値からの増減，横軸は投与後の時間経過(投与前，投与後30分，1時間，1時間30分，2時間，2時間30分，4時間30分，6時間，8時間，24時間)．星印は統計学的有意差(分散分析，＊＊＊：p≦0.001，＊＊：p≦0.01，＊：p≦0.05)．
クロザピン内服により，デルタ波成分，シータ波成分が増加し，アルファ波成分が減少すること，および統合失調症患者はクロザピンに対して抵抗が強く，クロザピン100mg服用によっても健常者が10mg服用したときと同等の脳波変化しかみられないことを示す．

controlled EEG)を記録する工夫が必要である(Matoušekら[11,12]，1973，1979；山寺[17]，1988)．

第8節　抗認知症薬と脳波

人口の高齢化とともに老年期の認知症性疾患〔アルツハイマー型老年認知症(SDAT)，血管性認知症(VD)など〕が増加し，その治療薬が数多く開発されている．認知症患者に対する治療薬が存在するかどうかについては論議が多い．たとえば，意識水準を変化させることなく学習能力・記憶能力を高める薬物は総括して向知性薬(nootropic drugs)と呼ばれ(Giurgea[1,2]，1973，1976)，GABAの環状誘導体であるピラセタム(piracetam)がその代表的薬物とされたが，ピラセタムの臨床効果は確認されていない．

認知症患者の精神状態を改善するために使用される薬物は抗認知症薬(antidementia drugs)と呼ばれているが，これには脳代謝賦活薬，脳循環改善薬などに分類されている．

Itilら[4,5](1983，1982)は脳波分析による研究に基づいて抗認知症薬はアルファ波の増加と徐波および速波の減少を起こすとし，これを向知性(nootropic)型と呼び，アルファ波の増加のうちでは中・高域アルファ波の増加と低域アルファ波の減少が特徴であるとしている〔Itilら[4,5](1983，1982)；斉藤ら[14]，1988〕(表24-2)．これは，ある意味で類似の賦活作用を有する精神刺激薬，情動調整薬がアルファ波減少，速波増加を示すのと異なっている．また，このような抗認知症薬による脳波変化は，一般に老年期認知症性疾患患者にみられる徐波増加，アルファ波減少とは逆の方向のものである点は興味

表 24-3A　認知症治療薬による脳波変化

	徐波	アルファ波	速波
中野ら(1989)			
リスリド	↓	α_2↑	
イデベノン	↓	α_1↓	↑
テニロキサジン	↑	α_2↓	↑
ビフェメラン	↑	α_2↑	↑
平沢ら(1984)			
アマンタジン	↓	α_2↑	→

表 24-3B　向精神薬の脳波変化による分類(Itil ら)

感情調整薬	↑	↓	↓
精神刺激薬	↓	↓	↑
向知性薬	↓	$\alpha_{2,3}$↑	↓

(中野ら, 1989 を一部改変)

深い．

　各種のいわゆる抗認知症薬が脳波に及ぼす変化についてはいくつかの研究がある．宮坂ら[10](1982)，中野ら[13](1989)，平沼ら[3](1984)はアルツハイマー型老年認知症(SDA)，脳血管障害性認知症(CVD)の患者に各種の抗認知症薬を8～12週間投与し，脳波変化を波形認識法による脳波自動分析法(506頁)で解析し，表24-3のような結果を得ている．リスリド(Lisuride)[10](オイナール)とビフェメラン(bifemelane)[13](セレポート)，アマンタジン(amantadine)[3](シンメトレル)はnootropic型に近く，イデベノン(idebenone)[11]は精神刺激薬型に，テニロキサジン(teniloxazine)[12]は感情調整薬型に近いことを見出し，Itilらとの結果の差は，Itilらの結果が健常者に単回投与したものであることによると推定している．なお，同じく定量的脳波分析に基づきピラセタム(木下ら[7], 1987)，メクロフェノキサート(meclofenoxate)(ルシドリール)(木下ら[6], 1985)がnootropic型の脳波変化を示すとの報告もある．

　アニラセタム(aniracetam)はラセタム(racetam)系薬物の1つで，中枢性アセチルコリン系神経調節作用をもち，神経伝達機能改善作用を有し，脳梗塞後の精神神経症状改善作用があるとされている．アニラセタムを多発性脳梗塞など慢性脳循環不全症に投与すると，視察脳波所見では，前頭部優位の間欠性徐波群発の出現頻度，振幅，持続時間が減少し，定量脳波分析では背景脳波の徐波減少とα_1帯域(8～9.9 Hz)のパワの増加がみられ，nootropic型の変化を示した(牧野ら[8,9], 1996, 1997)．また知能検査得点と中心・頭頂部のアルファ波相対パワ値のあいだに負の相関性がみられた．

　今後さらに多くのいわゆる抗認知症薬が開発されることが予想されるが，上記のような脳波変化の特徴がスクリーニングに役立つ可能性がある．また各薬物が神経伝達物質に及ぼす影響と脳波変化との関係も今後検討される必要があろう．

第9節　その他の医薬品と脳波

1　インターフェロン

　近年インターフェロン(Interferon : IFN)が慢性C型肝炎をはじめ，がんや血液疾患などに使用されるようになり，IFNの副作用としての中枢神経系症状として，うつ状態，躁状態などの感情障害，せん妄状態，意識障害，幻覚妄想状態，不安焦燥状態などがみられるようになり，これらは種々の程度のIFN脳症によるものとされている．

　IFN投与中の脳波については多くの報告があるが(今岡ら[2], 1987；高橋ら[12], 1990；池田ら[1], 1992；鎌田ら[3], 1994；高木[11], 1995；Smedleyら[9], 1983；Rohatinerら[7], 1983；Sutterら[10], 1984)，中枢神経症状がある場合には，多くは全般性の徐波化(アルファ波周波数の徐化，全般性の徐波化—シータ波，デルタ波の出現)，開眼によるアルファ波ブロッキングの不明瞭化，さらには前頭部優位のデルタ波群発などの非特異的な異常がみられ，IFN特有の脳波所見はない．増村ら[4](1997)はIFN治療時に定量脳波分析を行い，IFN使用1週後のパワ値の平均マップでデルタ，θ_1(4～5.9 Hz)，θ_2(6～7.9 Hz)，α_1(8～9.9 Hz)のパワ増加とβ_2

(18～24.9 Hz)の減少を認めた．脳波異常はふつうIFN の減量によって改善し，中止後数日ないし2週間程度でほぼ消失するが，臨床症状や脳波異常が中止後も持続する場合もある(Meyers ら[5]，1991；篠原ら[8]，1996)．臨床症状が目立たなくても脳波異常がみられる場合もある．IFN による中枢神経障害の機序としては，IFN の直接の神経毒性 neurotoxicity，誘導されたサイトカインによる神経障害，IFN の神経ホルモン様作用，モノアミン代謝への影響などが考えられているが，詳細は明らかではない．

2 亜硝酸アミル

亜硝酸アミル(Amyl nitrite)は，末梢血管に直接作用して末梢小動脈を拡張させるが，健常人の安静時脳波にはほとんど影響を与えない．しかし亜硝酸アミルの吸入は過呼吸によって誘発されるデルタ波を一時的に抑制するという．

3 その他の薬物

抗ヒスタミン薬ジフェンヒドラミン(diphenhydramine——レスタミン® など)は催眠作用をもち，てんかん性突発波の睡眠賦活に用いられる(60 頁)．抗結核薬(サイクロセリン)も脳波に徐波化(アルファ波の徐化，徐波の混入，突発性徐波)，低電位化(速波混入)などの異常を生じることがある[6,13]．

第10節 その他の中毒と脳波

1 一酸化炭素中毒

一酸化炭素(CO)中毒急性期の脳波は，重症度によって異なるが，広汎性持続性デルタ波，デルタ波とシータ波の混合，シータ波と slow α の混合，低電圧シータ波とアルファ波の混合，平坦脳波，単律動前頭部デルタ波などがみられる[1,8,10,16,17,19]．平坦脳波を示すものは失外套症候群またはそれに近い状態にある．中毒後の経過をみると，最初の3カ月以内に徐波が急速に減少し，3カ月～1年の間に低振幅が改善され，1年以降はすべての所見がゆるやかに改善される[16]．

2 有機水銀中毒(水俣病)

有機水銀中毒(水俣病)の比較的初期の脳波所見は，単律動徐波型(前頭部優位に単律動シータ波出現)，不規則徐波型(散発性シータ波)，低振幅波型，広汎アルファ波型などに分類される[14,20]．慢性期にもほぼ同様で，徐波混入，低振幅，広汎アルファ波型，突発異常波，前頭部優位徐波，左右差などがみられる[2]．先天性水俣病でも全例に脳波異常がみられる[2]．知能障害が強いものに脳波異常とくに徐波出現が著しい傾向がある[2,18]．

3 二硫化炭素中毒

二硫化炭素(CS₂)中毒では脳波異常は臨床症状が重篤なのに比べると比較的軽微で，徐波混入，前頭部優位徐波(シータ波)，単律動デルタ波，広汎アルファ波型などが認められる[3]．

4 農薬中毒

有機農薬のうち，有機リン化合物のパラチオン(parathion)中毒は，主にコリンエステラーゼ活性阻害などによるもので，脳波に高振幅徐波群発が出現するとの報告がある[6,15]．

5 有機溶剤中毒

有機溶剤にはトルエン(toluene),トリクロロエチレン(trichloroethylene),シクロヘキサノール(cyclohexanol),ジクロロエタン(ethylene dichloride)などがあり,職業中毒とシンナー依存による中毒とがある.職業中毒では20[7]〜50[11]%に基礎律動異常,突発性異常などの脳波異常が報告されており,過呼吸により顕著なbuild upが出現するようになるとの報告もある(増井ら[12],1982).

定量脳波による研究によると,有機溶剤に曝露された作業者では,対照群よりも後方部のベータ帯域のパワ絶対値が増加し,左半球でのデルタ活動が増加していた(Orbæk[13],1985).また曝露の期間が短いものではほとんど異常がみられず,長期曝露者ではベータ帯域の相対パワ値の増加がみられた(Jonkmanら[9],1992).

シンナー依存者の場合は,シンナー吸入中には低振幅速波,律動性シータ波などが出現し,長期乱用者では約50%に徐波混入,低振幅化などの脳波異常が認められている[4].

薬物による誘発電位の変化については,21章脳脊髄誘発電位,事象関連電位(531頁)参照.

6 水中毒

水中毒(water intoxication)の脳波は,基礎律動の徐化と低電位化であり,ときにこの脳波異常は,血清Na濃度および臨床症状の改善後も長期に残存することが報告されている.この異常は,血清Na濃度低下による神経細胞の興奮性の変化によるものではなく,可逆的ではあっても,遷延する微小な脳機能異常を反映していると考えられている.脳波は,その回復過程を経時的に追跡するためには有用である[5].

文献

1 麻酔と脳波(631-635頁)

1) Backman LE, Loefstroem B, Widen L : Electroencephalography in halothane anesthesia. Acta Anaesthesiol Scand 8 : 115-130, 1964
2) Bart AJ, Homi J, Linde HW : Changes in power spectra of electroencephalograms during anesthesia with fluroxene, methoxyflurane and Ethrane. Anesth Analg 50 : 53-63, 1971
3) Brazier MAB, Finesinger JE : Action of barbiturate on the cerebral cortex ; Electroencephalographic studies. Arch Neurol Psychiatry 53 : 51-58, 1945
4) Courtin KF : Electroencephalographic and clinical observations with trichloroethylene and nitrous oxide anesthesia. Dallas Med J 41 : 613-618, 1955
5) Courtin RF : Electroencephalography during surgical anesthesia with nitrous oxide, oxygen and ether. Faulconer A Jr, Bickford RG : Electroencephalography in Anesthesiology. CC Thomas, Springfield, Ill, 1960
6) Domino EF, Chodoff P, Corssen G : Pharmacologic effects of CI-581 ; A new dissociative anesthetic in man. Clin Pharmacol Ther 6 : 279-291, 1965
7) Ellington AL : Electroencephalographic pattern of burst suppression in a case of barbiturate coma. Electroencephalogr Clin Neurophysiol 25 : 491-493, 1968
8) Faulconer A Jr, Bickford RG : Electroencephalography in Anesthesiology. CC Thomas, Springfield, Ill, 1960
9) Faulconer A Jr : Correlation of concentrations of ether in arterial blood with electroencephalographic patterns occurring during ether-oxygen and during nitrous oxide, oxygen and ether anesthesia of human surgical patients. Anesthesiology 13 : 361-369, 1952
10) Forbes A, Merlis JK, Henriksen GF, et al : Measurement of the depth of barbiturate narcosis. Electroencephalogr Clin Neurophysiol 8 : 541-558, 1956
11) 藤岡 斉, 丸山洋一, 下地恒毅 : バルビツレートの脳波. 臨床脳波 28 : 45-52, 1986
12) 藤岡 斉, 丸山洋一, 下地恒毅 : ハロセンと脳波. 臨床脳波 28 : 274-279, 1986
13) 藤岡 斉, 下地恒毅, 丸山洋一, 他 : エンフルレン(エトレン)の脳波. 臨床脳波 28 : 347-352, 1986
14) 藤岡 斉, 下地恒毅, 佐藤由紀夫, 他 : 笑気とイソフルレンの脳波. 臨床脳波 28 : 420-427, 1986
15) 藤原恒弘 : Methoxyflurane麻酔時の血中濃度に関する臨床的研究,第2編,Methoxyflurane麻酔の血中濃度と脳波及び臨床麻酔深度について. 麻酔 16 : 34-44, 1967
16) Gain EA, Paletz SG : An attempt to correlate the clinical signs of fluothane anesthesia with the electroencephalographic levels. Can Anaesth Soc J 4 : 289-294, 1957
17) Galla SJ, Olmedo AK, Kretchmer HE, et al : Correla-

tion of EEG patterns with arterial concentrations and clinical signs during halothane anesthesia. Anesthesiology 23:147-148, 1962
18) Kiersey DK, Bickford RG, Faulconer A Jr: Electroencephalographic patterns produced by thiopental sodium during surgical operations; Description and classification. Br J Anesth 23:141-152, 1951
19) Kiersey DK, Faulconer A Jr, Bickford RG: Automatic electroencephalographic control of thiopental anesthesia. Anesthesiology 15:356-364, 1954
20) Marshall LF, Smith RW, Shapiro HW: The outcome with aggressive treatment in severe head injuries, Part II, acute and chronic barbiturate administration in the management of head injury. J Neurosurg 50:26-30, 1979
21) Neigh JL, Garman JK, Harp JR: The electroencephalographic pattern during anesthesia with Ethrane. Anesthesiology 35:482-487, 1971
22) Pampiglione G: Induced fast activity in the EEG as an aid in the localization of cerebral lesions. Electroencephalogr Clin Neurophysiol 4:79-82, 1952
23) Persson A, Peterson E, Wåhlin Å: EEG-changes during general anesthesia with enflurane (Efrane) in comparison with ether. Acta Anaesth Scand 22:339-348, 1978
24) Sadove MS, Becka D, Gibbs FA: Electroencephalography for Anesthesiologists and Surgeons. JB Lippincott, Philadelphia, 1967
25) 澤田祐介, 定光大海, 大橋教良, 他：重症頭部外傷に対する barbiturate 療法(第1報)―脳波による適応と効果判定―. 脳と神経 32:625-633, 1980
26) Shimoji, K, Bickford RG: Differential effects of anesthetics on mesencephalic reticular neurones; I. Spontaneous firing patterns. Anesthesiology 35:68-75, 1971, II. Responses to repetitive somatosensory electrical stimulation. Anesthesiology 35:76-80, 1971
27) Wolfson B, Siker ES, Ciccarelli HE et al: The electroencephalogram as a monitor of arterial blood levels of methoxyflurane. Anesthesiology 28:1003-1009, 1967
28) 山本豊城, 田中清明, 佐藤慎一, 他：バルビタール脳保護療法における脳波の寄与―脳神経外科疾患を対象に. 臨床脳波 23:175-179, 1981
29) 吉子健一, 北野俊雄, 根来民子：バルビツレート療法後の脳波について. 臨床脳波 38:506-511, 1996

2 バルビツール酸系薬物と脳波(635-637頁)

1) Brazier MAB: The effect of drugs on the electroencephalogram of man. Clin Pharmacol Ther 5:102-116, 1964
2) Brazier MAB, Finesinger JE: Action of barbiturate on the cerebral cortex; Electroencephalographic studies. Arch Neurol Psychiatry 53:51-58, 1945
3) Isbell H, Altschul S, Kornetsky CH et al: Chronic barbiturate intoxication; An experimental study. Arch Neurol Psychiatry 64:1-28, 1950
4) Okuma T, Shimazono Y, Fukuda T, et al: Cortical and subcortical recordings in non-anesthetized and anesthetized period in man. Electroencephalogr Clin Neurophysiol 6:269-286, 1954
5) Possati S, Faulconer A Jr, Bickford RG, et al: Electroencephalographic patterns during anesthesia with cyclopropane; Correlation with concentration of cyclopropane in arterial blood. Anesth Analg 32:130-135, 1953
6) Rossi GJ, Zirondoli A: On the mechanism of the cortical desynchronization elicited by volatile anesthetics. Electroencephalogr Clin Neurophysiol 7:383-390, 1957
7) 島薗安雄：麻酔時の脳内過程に関する一考察. 精神神経学雑誌 57:374-383, 1955
8) 島薗安雄, 大熊輝雄, 福田富夫, 他：バルビツール酸系麻酔剤による麻酔の脳波的研究. 脳と神経 5:204-210, 1953
9) Shimazono Y, Okuma T, Fukuda T, et al: An electroencephalographic study of barbiturate anesthesia. Electroencephalogr Clin Neurophysiol 5:525-532, 1953
10) 鈴木喬, 蜂矢英彦, 松本秀夫：慢性アドルム中毒の臨床的研究. 精神神経学雑誌 60:1406-1418, 1958
11) Wikler A, Fraser HF, Isbell H, et al: Electroencephalograms during cycles of addiction to barbiturates in man. Electroencephalogr Clin Neurophysiol 7:1-13, 1955

3 モルヒネ, アルコールと脳波,
4 自律神経親和性薬物と脳波(638-642頁)

1) Andrews HL: Brain potentials and morphine addiction. Psychosom Med 3:399-409, 1941
2) 渥美義賢, 小島卓也, 松浦雅人, 他：意識変容状態のポリグラフ的研究―biperiden 静注による眼球運動, 脳波の変化. 精神薬療基金研究年報 9:171-178, 1977
3) Chernick V, Childiaeva R, Ioffe S: Effects of maternal alcohol intake and smoking on neonatal electroencephalogram and anthropometric measurements. Am J Obstet Gynecol 146:41-47, 1983
4) Fink M: Effect of anticholinergic agent, diethazine, on EEG and behavior. Arch Neurol Psychiatry 80:380-387, 1958

5) Gibbs FA, Maltby GL : Effect on the electrical activity of the cortex of certain depressant and stimulant drugs—barbiturates, morphine, benzedrine and adrenalin. J Pharmacol Exp Ther 78 : 1-10, 1943

6) 平井富雄：麻薬（とくに阿片）嗜癖．脳波学（平井富雄，江部 充，竹内一夫，編），p 271，文光堂，1974

7) Holmberg G, Maartens S : Electroencephalographic changes in man correlated with blood alcohol concentration and some other conditions following standardized ingestion of alcohol. QJ Stud Alcohol 16 : 411-424, 1955

8) 五十嵐 新：飲酒時の血中酒精濃度上昇と脳波像の変化について．精神医学 3 : 671-680, 1961

9) Itil TM : Quantitative EEG changes induced by anticholinergic drugs and their behavioral correlates in man. In Wortis J : Recent Advances in Biological Psychiatry. Vol. 8, pp 151-173, Plenum Press, New York, 1966

10) 懸田克躬，島薗安雄，鈴木 喬：意識障害と脳波．脳研究 5 : 66-83, 1949

11) Kaneko WM, Phillip EL, Riley EP, et al : EEG findings in fetal alcohol syndrome and Down syndrome children. Electroencephalogr Clin Neurophysiol 98 : 14-19, 1996

12) 加藤伸勝：酩酊犯罪者の精神鑑定における飲酒試験と血中アルコール測定の意義．精神神経学雑誌 61 : 24-46, 1959

13) 立花光頼，田中克往，菱川泰夫：急性および慢性アルコール中毒の睡眠脳波．臨床脳波 15 : 287-296, 1973

14) Williams D, Russell WR : Action of eserine and prostigmine on epileptic cerebral discharges. Lancet 1 : 476-479, 1941

5 向精神薬と脳波（642-645頁）

1) Besser R, Hornung K, Theisohn M, et al : EEG changes in patients during the introduction of carbamazepine. Electroencephalogr Clin Neurophysiol 83 : 19-23, 1992

2) Bradley PB, Jeavons PM : The effect to chlorpromazine and reserpine on sedation and convulsive thresholds in schizophrenic patients. Electroencephalogr Clin Neurophysiol 9 : 661-672, 1957

3) Delay J, Verdeaux G, Verdeaux J, et al : Contrôle EEG du traitement par le G 22355 (Tofranil). Rev Neurol 102 : 345-355, 1960

4) Duncan JS : Antiepileptic drugs and the electroencephalogram. Epilepsia 28 : 259-266, 1987

5) Fink M : Electroencephalographic and behavioral effects of Tofranil. Can Psychiatr Assoc J 4 (special Suppl) : 166, 1959

6) Friedlander WJ : Chlorpromazine as an EEG activating agent. Electroencephalogr Clin Neurophysiol 11 : 799-804, 1959

7) 福迫 博，鹿井博文，松本 啓：Methylphenidate 依存離脱後の脳波．臨床脳波 29 : 353-354, 1987

8) Le Glassicke J, Ashcroft GW, Eccleston D, et al : The clinical state, sleep and amine metabolism of a tranylcypromine ("Parnate") addict. Br J Psychiatry 111 : 357-364, 1965

9) Gram L, Bentsen KD, Parnas J, et al : Controlled trials in epilepsy : a review. Epilepsia 23 : 491-519, 1982

10) 平井富雄，垣田康秀，島田明範，他：向精神薬服用時の脳波変化．臨床脳波 17 : 199-207, 1975

11) Hollister LE, Bennett JL, Kaim SC, et al : Drug-induced EEG abnormalities as predictors of clinical response to thiopropazate and haloperidol. Am J Psychiatry 119 : 887-888, 1963

12) Holmberg G, Jönsson B, Mellgren A, et al : EEG changes in chlorpromazine and reserpine treatment. Acta Psychiatr Neurol Scand 106 (suppl) : 235-240, 1956

13) 井上令一，山口昭一，鎌田裕子，他：Thioproperazine の臨床経験．精神医学 3 : 629-639, 1961

14) Itil TM : Elektroencephalographische Studien bei endogenen Psychosen und deren Behandlung mit psychotropen Medikamenten unter besonderer Berücksichtigung des Pentothal-Elektroencephalogramms. Ahmet Sait Matbaasi Istanbul, 1964

15) 伊藤 篤，平田正和，栗田三郎，他：慢性分裂病に対する大量薬物療法．精神医学 3 : 861-866, 1961

16) Jörgensen RS, Wulff MH : The effect of orally administered chlorpromazine on the electroencephalogram of man. Electroencephalogr Clin Neurophysiol 10 : 325-329, 1958

17) 木下利彦，斎藤正己，磯谷俊明：塩酸セルトラリン（CP-51, 974-1）の定量脳波学的検討．神経精神薬理 19 : 449-459, 1997

18) Koukkou M, Angst J, Zimmer D : Paroxysmal EEG activity and psychopathology during the treatment with clozapine. Pharmacopsychiatry 12 : 173-183, 1979

19) Kugler J, Lorenzi E, Spatz R, et al : Drug-induced paroxysmal EEG-activities. Pharmacopsychiatry 12 : 165-172, 1979

20) Logothetis J : Spontaneous epileptic seizures and electroencephalographic changes in the course of phenothiazine therapy. Neurology 17 : 869-877, 1967

21) Matejcék M : Pharmaco-electroencephalography ; The value of quantified EEG in psychopharmacol-

ogy. Pharmacopsychiatry 12 : 126-136, 1979
22) 中川美佐子, 榎戸秀昭, 越野好文, 他 : 向精神薬服用中の精神分裂病患者の継時的脳波変化. 脳波と筋電図 3 : 120, 1975
23) 大熊輝雄, 内田又功 : 躁うつ病のポリグラフィ的研究 (第3報), Imipramine による脳波および自律機能の変動について. 精神神経学雑誌 71 : 253, 1969
24) 斎藤朱実, 木下利彦, 岡島詳泰, 他 : 健常被験者におけるイプサピロンの定量脳波学的検討. 神経精神薬理 15 : 359-373, 1993
25) 斉藤正己, 橋本孫一 : 抗不安薬・抗うつ薬・抗精神病薬の脳波. 臨床脳波 39 : 648-652, 1997
26) Salinsky MC, Oken BS, Morehead L : Intraindividual analysis of antiepileptic drug effects on EEG background rhythms. Electroencephalogr Clin Neurophysiol 90 : 186-193, 1994
27) Schlichter W, Bristow ME, Schultz S, et al : Seizures occurring during intensive chlorpromazine therapy. Can Med Assoc J 74 : 364-366, 1956
28) Shagass C : Effect of intravenous chlopromazine on the electroencephalogram. Electroencephalogr Clin Neurophysiol 7 : 306-308, 1955
29) 島薗安雄, 山口成良, 猪原駿一, 他 : Iminodibenzyl 誘導体 (Tofranil) による抑うつ状態の治療経験ならびに正常人脳波におよぼす影響について. 精神医学 2 : 465-471, 1960
30) 立津政順, 原田正純, 山県道雄, 他 : Diffuse alpha 波の臨床症状について, その1, ヒロポン中毒後遺症患者 (受刑者) の脳波. 臨床脳波 8 : 105-111, 1966
31) 立津政順, 原田正純, 中村清史, 他 : 中毒による神経精神障害の脳波について—水俣病, 一酸化炭素中毒, サイクロセリン中毒, ヒロポン中毒の脳波の比較. 熊本医学会雑誌 42 : 371-378, 1968
32) Wilkus RJ, Dodrill CB, Troupin AS : Carbamazepine and the electroencephalogram in epileptics : a double blind study in comparison to phenytoin. Epilepsia 19 : 283-291, 1978
33) 八木澄三 : 脳波に及ぼす自律神経遮断剤の影響—テンカン異常脳波の発生機序に関する一考察. 精神神経学雑誌 59 : 112-133, 1957

6 幻覚薬と脳波 (645-646 頁)

1) Brown BB : Subjective and EEG responses to LSD in visualizer and non-visualizer subjects. Electroencephalogr Clin Neurophysiol 25 : 372-379, 1968
2) Chweitzer A, Geblewicz E, Liberson W : Étude de l'électroencéphalogramme humain dans un cas d'intoxication mescalinique. Année Psychol 37 : 94, 1936
3) Itil TM : Quantitative EEG and behavior changes after LSD and Ditran. In Karczmar A, Koella W : Neurophysiological and Behavioral Aspects of Psychotropic Drugs, pp 62-71, CC Thomas, Springfield, Ill., 1969
4) 石橋俊実, 白橋宏一郎 : D-Lysergic Acid Diethylamide (LSD 25) による実験的精神障害. 精神神経学雑誌 60 : 1402-1405, 1958
5) 田中恒孝 : 閉眼時眼球運動と精神症状との対応に関する精神薬理学的研究—LSD$_{25}$, クロールプロマジン, アモバルビタール投与時について. 精神神経学雑誌 68 : 1-26, 1966
6) 山口俊治 : 幻覚剤 LSD による実験的精神病の研究, 主として意識状態との関連について. 精神神経学雑誌 61 : 1407-1421, 1959

7 薬物の脳波に及ぼす影響の分析 — 定量薬物脳波学 (646-650 頁)

1) Fink M : EEG and human psychopharmacology. Ann Rev Pharmacol 9 : 241-258, 1969
2) Fink M : EEG classification of psychoactive compounds in man ; Review and theory of behavioral associations. In Efron DH : Psychopharmacology ; A Review of Progress, 1957-1967, pp 497-507, US Government Printing Office, Washington DC, 1969
3) Fink M : Pharmacoelectroencephalography ; A note on its history. Neuropsychology 12 : 173-178, 1984
4) Goldstein L : Psychotropic drug-induced EEG changes as revealed by the amplitude integration method. In Itil TM : Psychotropic Drugs and the Human EEG. pp 131-148, S Karger, Basel, 1974
5) Goldstein L, Sugerman AA, Stolberg H, et al : Electro-cerebral activity in schizophrenics and non-psychotic subjects ; Quantitative EEG amplitude analysis. Electroencephalogr Clin Neurophysiol 19 : 350-361, 1965
6) Itil TM : Quantitative pharmaco electroencephalography in the discovery of a new group of psychotropic drugs. Dis Nerv Syst 33 : 557-559, 1972
7) Itil TM : Quantitative pharmaco-electroencephalography (Use of computerized cerebral biopotentials in psychotropic drug research). In Itil TM : Psychotropic Drugs and the Human EEG. pp 43-75, S Karger, Basel, 1974
8) Itil TM : Quantitative pharmaco-electroencephalography in the discovery of psychotropic properties of drugs. In Deniker P, Radouco-Thomas C, Villeneuve A : Neuropsychopharmacology. Vol. 2, Pergamon Press, Oxford, 1978
9) Itil TM, Polvan N, Hsu W : Clinical and EEG effects of GB-94 ; A "tetracyclic" antidepressant (EEG model in discovery of a new psychotropic drug). Curr Ther Res 14 : 395-413, 1972

10) Matejček M : Pharmaco-electroencephalography ; The value of quantified EEG in psychopharmacology. Pharmacopsychiatry 12 : 126-136, 1979
11) Matoušek M : Review of various methods of EEG analysis. *In* Remond A : Handbook of Electroencephalography and Clinical Neurophysiology. Vol. 5, pp 5-60, Elsevier, Amsterdam, 1973
12) Matoušek, M, Petersen I : Automatic management of the vigilance level and its possible application in psychopharmacology. Pharmacopsychiatry 12 : 148-154, 1979
13) Okuma T, Koga I, Uchida Y : Sensitivity to chlorpromazine effects on brain function of schizophrenics and normals ; A preliminary report. Psychopharmacology 51 : 101-105, 1976
14) 斉藤正己：向精神薬と脳波．神経精神薬理 3 : 323-348, 1981
15) 斉藤正己：向精神薬による脳波変化—その精神医学への寄与．精神医学 23 : 538-579, 1981
16) 斉藤正己，南　克昌，喜多成介，他：臨床脳波の定量的解析，その対法と試用．脳波と筋電図 4 : 27-40, 1976
17) 山寺博史：薬物脳波学入門．医学書院，1988

8　抗認知症薬と脳波(650-651 頁)

1) Giurgea C : The "Nootropic" approach to the pharmacology of the integrative activity of the brain. Conditional Reflex 8 : 108-115, 1973
2) Giurgea C : Piracetam ; Nootropic pharmacology of neurointegrative activity. Curr Dev Psychopharmacol 3 : 223-273, 1976
3) 平沢秀人，大久保義郎，渥美義賢，他：痴呆患者の臨床症状および脳波に及ぼす塩酸アマンタジンの影響．臨床精神医学 13 : 81-88, 1984
4) Itil TM : Nootropics ; Status and prospects. Biol Psychiatry 18 : 521-523, 1983
5) Itil TM, Menon GN, Bozak M, et al : The effects of oxiracetam (ISF 2522) in patients with organic brain syndrome (A double-blind controlled study with piracetam). Drug Dev Res 2 : 447-461, 1982
6) 木下利彦，水津信之，山本幸良，他：Meclofenoxate の nootropic としての定量脳波学的検討．神経精神薬理 7 : 741-748, 1985
7) 木下利彦，岡島詳泰，水津信之，他：Piracetam の定量脳波学的研究．臨床脳波 29 : 248-251, 1987
8) 牧野吉眞，穴沢龍次，吉田　拓，他：Aniracetam の慢性脳血管障害患者の脳波に及ぼす影響．(1)定性的分析．(2)定量的分析．脳波と筋電図 24 : 114-115, 1996
9) 牧野吉眞，穴沢龍治，吉田　拓，他：Aniracetam の慢性脳血管障害例の脳波に及ぼす影響．臨床脳波 39 : 105-110, 1997
10) 宮坂松衛，中野隆史，松浦雅人，他：脳血管障害および老年痴呆患者における Lisuride Hydrogen Maleate の脳波に及ぼす影響—脳波のコンピュータ解析結果の統計的検討．臨床精神医学 11 : 653-663, 1982
11) 中野隆史，宮坂松衛，森　克己，他：脳血管障害および老年痴呆患者におけるイデベノン(CV-2619)の脳波に及ぼす影響．臨床精神医学 14 : 1551-1559, 1985
12) 中野隆史，宮坂松衛，森　克己，他：脳血管障害および老年痴呆患者における Teniloxazine(Y-8894)の脳波に及ぼす影響．臨床精神医学 17 : 1551-1558, 1988
13) 中野隆史，宮坂松衛，大森健一，他：抗痴呆薬による脳波変化の定量解析．臨床脳波 31 : 97-102, 1989
14) 斉藤正己，木下利彦，岡島詳泰，他：抗痴呆薬の定量脳波学的検討．脳波と筋電図 16 : 123-124, 1988

9　その他の医薬品と脳波(651-652 頁)

1) 池田　憲，木下真男，岩崎泰雄，他：αインターフェロン療法により脳波異常を呈した腎細胞癌の1例—文献的考察を含めて．臨床脳波 34 : 215, 1992
2) 今岡弘之，高橋光雄，佐藤史郎，他：インターフェロン脳症における脳波．臨床脳波 29 : 60-62, 1987
3) 鎌田光宏，樋口　久，山田暢男，他：インターフェロン投与でうつ状態と脳波異常を呈した慢性C型肝炎の1症例．精神医学 36 : 313, 1994
4) 増村年章，松崎吉紀，島崎正次，他：インターフェロン療法における脳波変化．臨床脳波 39 : 522-527, 1997
5) Meyers CA, Scheibel RS, Forman AD : Persistent neurotoxicity of systemically administered interferon alpha. Neurology 41 : 672-676, 1991
6) Norstrand IF, Katz HL : EEG changes in tuberculous patients treated with cycloserine. Electroencephalogr Clin Neurophysiol 14 : 268-269, 1962
7) Rohatiner AZS, Prior PF, Burton AC, et al : Central nervous system toxicity of interferon. Br J Cancer 47 : 419-422, 1983
8) 篠原正夫，阿部憲史，瀬下　透，他：突発性異常波の遷延したインターフェロン脳症の1例．臨床脳波 38 : 501-505, 1996
9) Smedley H, Katrak M, Sikora K, et al : Neurologic effects of recombinant interferon. Br J Med 286 : 262-264, 1983
10) Suter CC, Westmoreland BF, Sharbrough FW, et al : Electroencephalographic abnormalities in interferon encephalopathy : A preliminary report. Mayo Clin Proc 59 : 847-850, 1984
11) 高木洲一郎：インターフェロン療法中の精神症状．

精神医学 37：344-358, 1995
12) 高橋　正，一宮洋介，飯塚禮二：インターフェロン脳症の1症例．精神医学 32：93-95, 1990
13) 立津政順，原田正純，中村清史，他：中毒による神経精神障害の脳波について―水俣病，一酸化炭素中毒，サイクロセリン中毒，ヒロポン中毒の脳波の比較．熊本医学会雑誌 42：371-378, 1968

10　その他の中毒と脳波(652-653頁)

1) Bonkonjic N, Buchthal F : Postanoxic unconsciousness as related to clinical and EEG recovery in stagnant anoxia and carbon monoxide poisoning. *In* Gastaut H, Meyer JS : Cerebral Anoxia and the Electroencephalogram. pp 18-127, CC Thomas, Springfield, Ill., 1961
2) 原田正純：水俣病(メチル水銀中毒)の脳波．臨床脳波 13：141-149, 1971
3) 原田正純，中村清史，立津政順，他：慢性二硫化炭素中毒の脳波．臨床脳波 16：427-431, 1974
4) 原田正純，寺岡　葵，南　竜一，他：ボンド(接着剤)乱用少年の脳波学的研究．臨床脳波 14：653-662, 1972
5) 東間正人，越野好文：薬物による急性中毒と水中毒の脳波．臨床脳波 47：649-653, 2005
6) 平木　潔，岩崎一郎，難波昌弘，他：農薬中毒の脳波について．臨床脳波 11：87-96, 1969
7) 平野　拓：急性有機溶剤中毒の脳波．臨床脳波 14：725-728, 1972
8) 稲永和豊，久原一男，桑原道直，他：急性一酸化炭素中毒症の脳波，一年間の縦断的観察．精神神経学雑誌 68：79-92, 1966
9) Jonkman EJ, De Weerd AW, Poortvliet DCJ, et al : Electroencephalographic studies in workers exposed to solvents or pesticides. Electroencephalogr Clin Neurophysiol 82：438-444, 1992
10) Lenox MA, Peterson PB : Electroencephalographic finding in acute carbon monoxide poisoning. Electroencephalogr Clin Neurophysiol 10：63-68, 1958
11) 馬淵千之，高城　普，臼井孝明：慢性有機溶剤中毒症の脳波．臨床脳波 14：343-350, 1972
12) 増井寛治，斉藤　治，亀山知道，他：慢性トリクロルエチレン中毒患者の脳波とCT．臨床脳波 24：23-30, 1982
13) Orbæk P, Risberg J, Rosén I, et al : Effects of long-term exposure to solvents in the paint industry. A cross-sectional epidemiologic study with clinical and laboratory methods. Scand J Work Environ Health 11 (Suppl. 2)：28P, 1985
14) 白川健一，椿　忠雄，植木幸明，他：有機水銀中毒症の脳波について．臨床脳波 9：405-411 1967
15) 種田真砂雄，小口　徹，石川　哲：有機りん中毒の脳波．臨床脳波 16：476-482, 1974
16) 立津政順，清田一民，東家　暁，他：炭塵爆発により集団発生した一酸化炭素中毒患者の脳波学的研究．精神神経学雑誌 69：71-97, 1967
17) 立津政順，東家　暁，藤田英介，他：一酸化炭素中毒の脳波による予後判定．脳と神経 19：201-217, 1967
18) 立津政順，原田正純，中村清史，他：中毒による神経精神障害の脳波について―水俣病，一酸化炭素中毒，サイクロセリン中毒，ヒロポン中毒の脳波の比較．熊本医学会雑誌 42：371-378, 1968
19) 梅崎博敏，黒岩義五郎，勝木司馬之助：急性一酸化炭素中毒症の低電位脳波について．臨床脳波 7：53-60, 1965
20) 安武敏明，徳臣晴比古，岡嶋　透：水俣病の脳波．臨床脳波 2：212-218, 1960

参考図書

欧文書籍

Stern JM, Engel Jr J (eds): Atlas of EEG Patterns. Philadelphia, Lippincott Williams & Wilkins, 2005.

Crespel A, Gelisse P: Atlas of Electroencephalography, Volume 1, Awake and Sleep EEG. Paris, John Libbey, 2005.

Crespel A, Gelisse P, Bureau M, Genton P: Atlas of Electroencephalography, Volume 2, Epilepsies. Paris, John Libbey, 2006.

Hirsch LJ, Brenner RP: Atlas of EEG in Clinical Care. Chichester, Wiley-Blackwell, 2010.

Libenson MH: Practical Approach to Electroencephalography. Philadelphia, Saunders, 2010.

Schomer DL, Lopes da Silva FH (eds): Niedermeyer's Electroencephalography, Sixth Edition. Philadelphia, Lippincott William & Wilkins, 2011.

Blume WT, Holloway GM, Kaibara M, Young GB: Blume's Atlas of Pediatric and Adult Electroencephalography. Philadelphia, Lippincott Williams & Wilkins, 2011.

Krauss GL, Fisher RS, Kaplan PW (eds): The Johns Hopkins Atlas of Digital EEG, Second Edition. Baltimore, The Johns Hopkins University Press, 2011.

Aminoff MJ: Aminoff's Electrodiagnosis in Clinical Neurology, Sixth Edition. Philadelphia, Elsevier, 2012.

Ebersole JS, Aatif M. Husain AM, Nordli Jr DR (eds): Current Practice of Clinical Electroencephalography, Fourth Edition. Liverwoods, Wolters Kluwer, 2014.

Hrachovy RA, Mizrahi EK: Atlas of Neonatal Electroencephalography, Fourth Edition. New York, Demos Medical, 2015.

Daube JR, Rubin DI (eds): Clinical Neurophysiology, Fourth Edition. New York, Oxford University Press, 2016.

臨床：成人，一般，他

高橋剛夫，黒岩義之(編)：視覚と脳波の臨床．新興医学出版社，1995．

堀浩，下河内稔，西浦信博，高橋光雄，井上健：脳波・筋電図用語辞典　新訂第2版．永井書店，1999．

鶴紀子(編著)：臨床脳波と脳波解析．新興医学出版社，2000．

Krizer F, Herrmann WM(著), 山寺博史, 木下利彦, 千葉茂(監訳)：薬物脳波学の進歩．星和書店，2001．

齋藤正範：脳波レポートの読み方．星和書店，2001．

大石実：脳波の判読 DVD-Video 付．中外医学社，2002．

市川忠彦：誤りやすい異常脳波　第3版．医学書院，2005．

福澤等：ポケット脳波．日本医事新報社，2005．

市川忠彦：新版　脳波の旅への誘い　第2版．医学書院，2006．

大熊輝雄，松岡洋夫，上埜高志：脳波判読 step by step 入門編　第4版．医学書院 2006．

大熊輝雄，松岡洋夫，上埜高志：脳波判読 step by step 症例編　第4版．医学書院 2006．

佐藤光源，松岡洋夫(編)：最新臨床脳波学　普及版．朝倉書店，2006．

高橋幸利(編)：アトラス　てんかんの発作間欠期・発作時脳波を読む．診断と治療社，2007．

松浦雅人(編)：臨床神経生理検査の実際．新興医学出版社，2007．

柳澤信夫，柴崎浩：臨床神経生理学．医学書院，2008．

一條貞雄，高橋系一：脳波判読に関する101章　第2版．医学書院，2009．

東間正人：脳波所見をどう読むか．新興医学出版社，2010．

Rechtshaffen A, Kales A(著), 清野茂(訳)：睡眠脳波アトラス　復刻版．医歯薬出版，2010．

末永和榮，松浦雅人：デジタル臨床脳波学．医歯薬出版，2011．

三國雅彦，福田正人，功刀浩(編著)：精神疾患診断のための脳形態・機能検査法．新興医学出版社，2012．

所司睦文：臨床脳波検査スキルアップ．金原出版，2012．

音成龍司，辻貞俊：よくわかる脳波判読　第3版．金原出版，2014．

日本臨床神経生理学会(編)：デジタル脳波の記録・判読の手引き．診断と治療社，2015．

徳野博信(編)，宮内哲，星詳子，菅野巖，栗城眞也(著)：脳のイメージング．共立出版，2016．

飛松省三：ここに目をつける！　脳波判読ナビ．南山

参考図書

堂，2016.
松本美志也(編)：麻酔科医・集中治療医のための脳波解析と電気生理学的モニタリング．克誠堂，2016.

臨床：小児

渡辺一功：新生児脳波入門．新興医学出版社，2002.
佐々木征行：小児脳波マスターガイド．診断と治療社，2006.
奥村彰久，新島新一(編)：誰でも読める新生児脳波．診断と治療社，2008.
大塚頌子，小林勝弘：小児脳波．診断と治療社，2008.
奥村彰久：新生児発作と脳波モニタリング．診断と治療社，2009.
奥村彰久，根来民子，夏目淳，渡辺一功：発作時脳波からみた小児てんかん．診断と治療社，2011.
佐々木征行：小児脳波検査テクニカルガイド．診断と治療社，2011.
前垣義弘：実践　小児脳波入門　改訂第2版．永井書店，2012.

基礎

橋本修治：電気回路による臨床電気神経生理学入門．永井書店，1997.
Andreassi JL(著)，今井章(監訳)：心理生理学．北大路書房，2012.
橋本修治：臨床電気神経生理学の基本．診断と治療社，2013.

付1

参考資料一覧

- ●改訂臨床脳波検査基準(2002)
- ●ペーパーレス脳波計の性能と使用基準(2000)
- ●日本臨床神経生理学会用語集2015
- ●脳波認定医の規程／認定医・認定技術師：筆記試験範囲の大綱(2012年改訂版)

上記の4点の資料は日本臨床神経生理学会ホームページ(http://jscn.umin.ac.jp/)に掲載．

- ●脳波検査の健康保険点数(2年ごとに診療報酬改定)
    診療報酬点数 医科 第2章 特掲診療科 第3部 検査／第3節 生体検査料(脳波検査等)
    脳波検査等 通則 D235 脳波検査〜D238 脳波検査判読料

上記の資料は厚生労働省ホームページ(http://www.mhlw.go.jp/)に掲載．

付2

用語集
〔国際臨床神経生理学会連合(IFCN)1999年〕

　国際臨床神経生理学会連合 IFCN(International Federation of Clinical Neurophysiology/旧・国際脳波・臨床生理学会連合)では，脳波の用語統一について委員会を設けて検討を重ね，1965年に，統一用語試案を発表している(Electroencephalogr. Clin. Neurophysiol., 20: 306, 1966).

　1973年に最初の試案を拡大し新しくした改訂・増補版ともいうべき「臨床脳波学者に最もふつうに使用されている用語集 A glossary of terms most commonly used by clinical electroencephalographers」(Electroencephalogr. Clin. Neurophysiol., 37: 538-548, 1974)が作成された.

　さらに，1999年に最近の電子工学の発達やデジタル脳波計の普及などを背景に，従来の用語集に，増補・改訂が加えられ，以下の用語集(A glossary of terms most commonly used by clinical electroencephalographers and proposal for the report form for the EEG findings〔Electroencephalogr. Clin. Neurophysiol., Suppl 52: 21-41, 1999〕)が編集されたので，その日本語訳を作成した(文責は著者ら).

A

Absence　欠神：脳波パタンを記述するためにこの用語を使用することは禁止．[推奨される用語] 3 Hz spike-and-slow-waves; atypical repetitive spike-and-slow-waves.

Activation procedure　賦活：①正常あるいは異常脳波活動，とくに突発活動を誘発あるいは増大させるために計画された操作．[実例] 過呼吸，光刺激；睡眠；けいれん薬の注射．②低振幅記録からなる脳波パタンの誘発で，生理的刺激あるいは脳電気刺激その他の刺激によって脳波律動をブロックしたとき明瞭になる(この意味での使用は禁止).

Active electrode　活性電極：使用禁止．[コメント] 頭部のすべての基準電極を含めて，すべての電極は活性である.

Activity, EEG　活動，脳波の：脳波の波あるいは波の連続.

After-discharge　後発射：①皮質電極あるいは脳内電極を介して与えた脳の限局した領域に対する単発あるいは反復電気刺激に続いて現れる脳波の発作パタン．②誘発電位あるいは棘波などの一過性現象(transient)に続く律動性活動の群発.

Aliasing　エイリアシング：脳波信号がそこに存在する最高周波数の半分以下の周波数でデジタル化されたときに生じる脳波信号のひずみ(歪形)

Alpha band　アルファ帯：8～13 Hzの周波数帯．[ギリシャ文字] α.

Alpha rhythm　アルファ律動：覚醒時に頭の後方部に現れる8～13 Hzの律動で，一般に後頭部で最高振幅を示す．振幅は種々であるが，成人では大部分は50 μV以下である．閉眼時で身体的弛緩および精神的に活動していない(安静の)状態のもとで最もよく出現する．注意，とくに視覚性注意，および精神的努力によってブロックあるいは減衰させられる．[コメント] アルファ律動という用語の使用はこれらすべての基準を満足する律動に限定すべきである．局在部位や反応性などに関してアルファ律動とは異なるアルファ周波数帯の活動は，特殊な名称

付2 用語集〔国際臨床神経生理学会連合(IFCN)1999年〕

(たとえばミュー律動)をつけるか,あるいは「アルファ周波数の律動」と呼ぶべきである. (frequency 参照)

Alpha variant rhythms アルファ異型律動: 頭の後方部に最も顕著に記録され,アルファ律動と周波数は異なるが反応性が似ているある特徴的な脳波律動について用いられる用語.〔コメント〕アルファ律動がみられないときに,アルファ周波数の高次同調あるいは低次同調波として現れることが多い.

Alpha wave アルファ波: 1/8〜1/13秒の持続をもつ波.

Alphoid rhythm: 使用禁止.〔推奨される用語〕alpha rhythm

Amplitude 振幅: 脳波の波の電圧.ふつうはマイクロボルト(μV)で表現される.頂点間(peak-to-peak)で計測する.〔コメント〕脳波の波の振幅は,信号の電圧をペン記録器あるいはディスプレイの感度で割った値に左右される.脳波は電極対間の電位差を記録する.それゆえ脳波は導出法によって左右され,脳活動の実際の量との関係は単純ではない.頭の表面から記録される脳波は,介在する構造物とくに頭蓋骨によって減衰し変形させられる.

Analog-to-digital conversion (AD conversion) アナログからデジタルへの変換(AD変換): 連続的なアナログ脳波をデジタル表現(不連続の振幅測定の非連続的シリーズ)に変換すること.AD変換は信号が数値に変換される毎秒の回数すなわちサンプリング比率,振幅分解能,そのシステムのダイナミックレンジの範囲内で区別される数値の数(ふつうは二進法の数によって表現される)によって特徴づけられる.

Aperiodic 非周期性: ①不規則な周波数で一つの連続をなして出現する脳波の波あるいは複合.②不規則な間隔で間欠性に出現する脳波の波あるいは複合.

Apotentiality, record of cerebral 無電位(大脳無電位の記録): 使用禁止.〔推奨される用語〕脳の電気活動記録の無活動(性).(inactivity, record of electrocerebral 参照)

Application, electrode 装着,電極の: 電極と被検者の頭皮あるいは脳との間の連結を確立する操作.

Arrhythmic activity 非律動活動: 周期が一定しない波の連続. (rhythm 参照)

Arousal 覚醒: 脳波に表現される覚醒度の低い水準から高い水準への変化.

Array, electrode 電極列: 頭皮あるいは脳の表面あるいは脳実質内での電極の規則的配列.

Artifact アーチファクト: ①脳波記録tracingsのなかに記録される脳外起源の電位変化.②脳をとり囲む媒体の変化,装置によるひずみ,装置の機能不良,操作上の誤りのような脳外要因によって起こった脳波の変形.

Asymmetry 非対称: ①頭の反対側の相同領野における脳波活動の振幅,波形,周波数などの不同.②脳波の波が基線の一側に偏って出現すること.

Asynchrony 非同期: 頭の同側あるいは反対側の領域の間における脳波活動の非同時性出現.

Attenuation 減衰: ①脳波活動の振幅減少.生理的刺激あるいは脳の電気刺激のような他の刺激に対する反応として一過性に起こり,病的状態でも起こる. (blocking 参照) ②脳波チャネルの感度低下,たとえば感度の操作あるいは濾波器(フィルタ)調節のさいにおこる記録ペンの振れの減少.ふつうはある特定された周波数における感度の相対的減少として表される. (sensitivity; high frequency filter; low frequency filter 参照)

Atypical spike-and-slow-wave complex 非定型棘・徐波複合: 両側同期性に出現するが,3 Hz spike-and-slow-waveの基準の一つあるいはそれ以上に合致しない棘・徐波複合の一つの連続によって構成される突発(paroxysm).

Augmentation 増強: 電気活動の振幅の増加.

Average potential reference 平均電位基準(電極): すべてのあるいは多数の脳波用電極の電位の平均を基準(電極)として用いるもの.〔同意語〕Goldman-Offner reference (使用禁止).

B

Background activity 背景活動: ある正常あるいは異常脳波パタンが現れる場合にその背景をなし,これら特定のパタンがそれから区別されるような脳波活動.〔コメント〕アルファ律動のような個々の律動の同意語ではない.

Background slow activity 背景徐波: 背景律動の周波数が正常値以下のもの.

Band 帯域: 脳波周波数スペクトルの一部分. (delta, theta, alpha, beta bands 参照)

Bandwidth, EEG channel 帯域幅,脳波チャネル(素子)の: その上限と下限の間で脳波素子の反応が特定された限界内で記録される周波数の範囲.増幅器,ペン記録器,使用される周波数フィルタなどの周波数応答によって決定される.〔コメント〕現在のところ種々の製造業者が脳波チャネルの帯域幅を記述する様式は標準化されていない.たとえば,ある器械の場合には,帯域幅1〜70Hzというのは,1Hzおよび70Hzの周波数が30%(3dB)あるいはその他の特定された百分率だけ減衰し,1Hzと70Hzの中間にある周波数の減衰はそれ以下であることを示す.

Basal electrode 頭蓋底電極: 頭蓋骨の基底の近くに位置する電極. (foramen ovale electrode, nasopharyngeal electrode, sphenoidal electrode 参照)

Baseline 基線: ①厳密には,脳波増幅器の二つの入力端子に等しい電圧を加えたときに,あるいは装置を

較正の位置にして較正電圧を加えないときに得られる線．②広義には，脳波活動のおよその平均値に相当する想像上の線で，ある期間の脳波の振れについて視覚的に判定される．

Benign epileptiform discharges of childhood　小児の良性てんかん形発射：領域性あるいは多領域性鋭波で，正常な場合は鋭波の陰性頂点よりも低振幅の陰性徐波が続いて現れ，定型的な場合は前頭中央部に陽性吸い込み口(sink)をもつ双極性分布を示す．これらの鋭波はしばしば多領域性分布を示し，その定型的形態によって容易に認識できる．それらが中心・側頭領域に出現するときには，"ローランド棘波"とも呼ばれる．定型的な場合には睡眠中に増加し，連続(シリーズ)をなして現れる傾向がある．

Benign epileptiform transient of sleep(BETS)　睡眠時良性てんかん形トランジエント：非常に持続が短い小さい鋭い棘波(SSS)で，しばしば小さいシータ波が続いて現れ，うとうと状態および軽睡眠期に側頭部に出現する．このパタンはほとんど臨床的意義がない(small sharp spikes 参照)．

Beta band　ベータ帯域：14 Hz から 40 Hz の間の周波数帯域．［ギリシャ文字］β．

Beta rhythm　ベータ律動：一般的には，14 Hz と 40 Hz の間の脳波律動．最も特徴的には，覚醒期に前頭・中心部に記録される 14 Hz から 40 Hz までの律動．前頭・中心部のベータ律動の振幅は一定しないが，大部分は 30 μV 以下である．反対側の運動あるいは触覚刺激によるブロッキングあるいは減衰は皮質電図においてとくに顕著である．他のベータ律動は他の部位で最も顕著であるかあるいは広汎性である．

Bilateral　両側性の：頭の両側を包含する．

Bin width　ビン幅：デジタル脳波は 2 つの連続的なサンプリング点の間の時間で，ふつうはマイクロ秒で表示される．(digital EEG 参照)

Biological calibration　生物学的校正(較正)：(common EEG input test 参照)

Biparietal hump　両側頭頂部瘤波：使用禁止．［推奨される用語］vertex sharp transient．

Biphasic wave　両相波：使用禁止．［推奨される用語］diphasic wave．

Bipolar derivation　双極導出：①1 対の探査電極から記録すること．②電極連結を記録チャネルに組織する方法．(bipolar montage 参照)

Bipolar montage　双極モンタージュ：多数の双極導出で，すべての導出に共通の電極をもたないもの．大部分の場合，双極導出は連結されている．すなわち，同じ列に沿った電極による隣りあった導出は一つの電極を共有し，それは一つの増幅器の入力端子 2 と次の増幅器の入力端子 1 に連結される．(referential montage 参照)

Bisynchronous　両側同期性：bilaterally synchronous の略語．(使用禁止)．

Black lead：使用禁止．［推奨される用語］入力端子 1．

Blocking　ブロック：①生理的あるいは脳の電気刺激のような他の刺激に対する応答として起こる明白な一時的の脳波律動の消失．(attenuation 参照)②脳波増幅器の一時的な無反応状態で，大きな過大負荷によって起こる．最初は 2〜3 秒続く最大の，頂上が平坦なトレースの脱線(振り切れ)によって表現される．(overload; clipping 参照)

Brain wave　脳波：使用禁止．［推奨される用語］EEG wave．

Brushes, delta　デルタブラシ：delta brush 参照

Buffer amplifier　緩衝増幅器：電圧利得 1 で，高い入力インピーダンスと低い出力インピーダンスをもち，すぐ後に続いている回路の負荷効果から入力信号を隔離するために使用される増幅器．脳波計のうちには，導線のアーチファクトや干渉を減らすために電極箱のなかに装備した緩衝増幅器に各出力を連結するようになっているものもある．

Build-up　ビルドアップ：日常語．脳波の振幅の連続的増大，あるいは振幅がしだいに増加していく波の出現(過呼吸の場合にはしばしば周波数減少を伴う)を記述するためにしばしば用いられる．ときに過呼吸あるいは発作発射に関して用いられる(使用禁止)．

Burst　群発：突然に出現および消失し，背景活動から周波数，波形および／あるいは振幅によって区別される一群の波．［コメント］①この用語は異常性を意味しない．② paroxysm(突発〔波〕)の同意語ではない．(paroxysm 参照)

Burst suppression　群発・抑制交代；バースト・サプレッション：シータ波および／あるいはデルタ波，ときにはそれより速い波が混在する波の群発およびその間に介在する低振幅期(20 μV 以下)によって特徴づけられるパタン．［コメント］この脳波パタンは重篤な脳機能障害をあらわし，またある種の麻酔薬が一定の麻酔レベルにあるときの定型的パタンである．

C

C/sec：cycles per second の省略語．［等価な用語］Hz (このほうがよい)．

Calibration　校正，較正：①当該の増幅器の入力端子に与えられた電圧差に対する脳波チャネルの応答を検査し記録する操作．［コメント］この操作には脳波の波の振幅に相当する大きさの直流(通常)あるいは交流電圧が使用される．②刻時マーカーによって紙送り速度の正確度を検査する操作．脳波計のうちには記録の間中，刻時マークを印すようになっているものもある．(common EEG input test 参照)

Cap, head　キャップ，頭の：パッド電極(pad electrode)を定位置に保持するために頭にはめるキャッ

付2 用語集〔国際臨床神経生理学会連合(IFCN)1999年〕

プ(帽子).

Channel チャネル;素子:1対の電極の間の電位差を探知,増幅,表示するための完全なシステム.[コメント]アナログ脳波計はふつういくつかの脳波チャネルで構成されている.デジタル脳波計は,視覚ディスプレイにいくつかの電圧・時間プロットを記録することによって,アナログのチャネルディスプレイに似た表示をしている.

Circumferential bipolar montage 頭周双極モンタージュ:頭の外周を円形に囲む連結双極導出によって構成されるモンタージュ.ふつうは両側の縦方向側頭電極鎖を連結する.

Clipping クリッピング(切り取り):描記されたとき頂点が平坦化してみえるような脳波の波の歪形.過大負荷によって起こる.

Closely spaced electrodes 狭い間隔で配置された電極:10-20法の標準電極の間の半分の距離の位置に配置した附加的頭皮上電極(Ten-ten system, standard electrode, special electrode 参照).

Comb rhythm 櫛状律動:使用禁止.[推奨される用語] mu rhythm.

Common average reference 共通平均基準(電極):(average potential reference 参照)

Common EEG input test 共通脳波入力検査:脳波計のすべてのチャネルの二つの入力端子に同じ1対の脳波電極を連結する操作.[同義語] biological calibration.[コメント]較正操作の補助として使用される.(calibration 参照)

Common mode rejection 共通モード阻止;同相信号除去:差動入力信号に比べて同相入力信号の増幅を著明に減少させるという差動型脳波増幅器の特性.同相電圧除去比,すなわち,差動入力信号と同相入力信号の増幅度の比率として表される.[実例]:

$$\frac{差動信号の増幅度}{同相信号の増幅度} = \frac{20,000}{1} = 20,000:1$$

Common mode signal 共通モード信号;同相信号:差動型脳波増幅器の二つの入力端子のそれぞれに与えられた二つの信号のもつ共通の成分.[コメント]脳波の記録にさいしては,静電容量をもった外部的妨害がしばしば同相信号として出現する.

Common reference electrode 共通基準電極:いくつかのあるいはすべての脳波増幅器の入力端子2に連結された1個の基準電極.

Common reference montage 共通基準電極モンタージュ:いくつかの基準電極導出が単一の基準電極を共有するモンタージュ.(referential derivation;reference electrode 参照)

Complex 複合:特徴的な波形をもつか,かなり恒常的な波形で反復するかし,背景活動から区別される2個あるいはそれ以上の波の連続.

Contingent negative variation 陰性随伴変動:premonitory 刺激と被検者が随意応答をするよう要請されている第2の刺激との間の期間に誘発される事象関連徐活動.それは陰性方向に進行していく変化で頭蓋頂部で最大振幅を示す.[略語] CNV.

Continuous slow activity 連続性徐活動:連続性に出現し,外部刺激に応答せず,その患者の年齢としては生理的に正常とみなされる量を明らかに超過している徐波活動.一般に不規則(多形性)でデルタ/シータ波の周波数範囲にある(intermittent slow activity 参照).

Coronal bipolar montage 冠状双極モンタージュ:冠状の(横方向の)列に沿う電極の対からの導出で構成されるモンタージュ.[同意語] transverse bipolar montage.

Cortical electrode 皮質電極:大脳皮質の表面に直接にあてるか皮質内に挿入する電極.

Cortical electroencephalogram 皮質脳波:(electrocorticogram 参照)

Cortical electroencephalography 皮質脳波検査法:(electrocorticography 参照)

Corticogram 皮質図:(使用禁止).[推奨される用語] electrocorticogram.

Corticography 皮質図記録法:[推奨される用語] electrocorticography.

Cycle サイクル:規則的に反復する脳波の波,あるいは複合の連続のなかの個々の成分がたどる電位変化の1回の完結した経過.

Cycles per second:周波数の単位.[略語] c/s.[同意語] Hertz(Hz).

D

Deep sleep 深睡眠:ノンレム睡眠の第3段階と第4段階(Rechtschaffen and Kales, 1968)

Delta brushes デルタブラシ:早産の幼児で0.3〜1.5 Hzの徐波(25〜250 μV)に重畳した律動性紡錘波様活動(10〜25 μV).

Delta band デルタ帯域:4 Hzより低い周波数帯域.[ギリシャ文字] δ.[コメント]実用的目的では,通常の脳波ではDC電位差がモニターされていないので,低周波数の限度は0.5 Hzである.

Delta brush デルタブラシ:速波(速い活動)が重畳したデルタ波.[コメント]新生児脳波では正常所見.

Delta rhythm デルタ律動:4 Hzより遅い律動.

Delta wave デルタ波:1/4秒より長い接続をもつ波.

Depression:脳波パタンを記述するときには使用禁止.

Depth electrode 深部電極:脳実質のなかに埋め込んだ電極で,ふつうは多接点電極.

Depth electroencephalogram 深部脳波:脳実質そのもののなかに埋め込んだ電極による脳の電気活動の記録.(stereotactic〔stereotaxic〕depth electroencephalogram 参照)

Depth electroencephalography 深部脳波検査法:深部

脳波を記録する手技．(stereotactic〔stereotaxic〕electroencephalography 参照)

Derivation 導出；誘導：①一つの脳波チャネルの1対の電極から記録を行う操作．②この操作によって得られた脳波記録．

Desynchronization 脱同期：脳波変化を記述するときには使用禁止．［推奨される用語］blocking；attenuation．例外：脳波信号のパワスペクトル分析にもとづいた一つの周波数帯域の減衰を記載する時には容認される．

Desynchronized 脱同期した：脳波変化を記述するときには使用禁止．(low voltage EEG 参照)

Diffuse 広汎(性)：頭の一側あるいは両側の広い領域にわたって起こること．

Differential amplifier 差動増幅器：二つの入力端子の間の電圧差に出力が比例するような増幅器．［コメント］脳波計は入力段階に差動増幅器を使用する．

Differential signal 差動信号：差動増幅器の二つの入力端子のそれぞれに与えられた二つの不等の信号の間の差異．

Digital EEG デジタル脳波：①アナログ脳波信号を，その信号の大きさを等時間間隔で連続的に測定した数値の連続で表現したもの．②脳波のデジタル表現を使った脳波記録の実施．

Diphasic wave 二相波：基線のそれぞれ反対側に出現する二つの成分から構成される複合波．

Dipole 双極子：陰性および陽性電荷の分離によって発生する理論的点状脳波電源．［コメント］陰性および陽性最高点の両方が記録できる脳波の電位場を発生させる皮質電源を記載するために使用される．たとえばいわゆるローランド棘波の"水平双極子horizontal dipole".

Dipolar 双極子性：陰性および陽性最高点の両方を示す脳波電圧場．

Direct-coupled amplifier 直結増幅器：連続する各段階が周波数依存性ではない装置によって結合されている増幅器．

Direct current amplifier 直流増幅器：D.C.(直流，周波数零)電位および緩電位を増幅できる増幅器．

Disk electrode 円板電極：頭皮にコロジオン，電極糊，ワックスなどの接着物によって装着される金属円板．

Discharge 発射：てんかん形パタンや発作パタンを示すためにふつう用いられる説明用語．(epileptiform pattern；seizure pattern 参照)

Disorganization 無秩序(化)；脱組織(化)：個々の記録における生理的な脳波律動の周波数，波形，分布および/あるいは出現量が，①同じ被検者の以前の記録に比べ，あるいは頭の反対側の相同領域の律動に比べて，大幅に変化していること，②年齢，覚醒度も類似している正常被検者の所見に比べて大幅に変化していること．

Distortion 歪み；歪形：装置に由来する波形の変化(artifact 参照)．

Duration 持続：①一つの個別の波あるいは複合の始まりから終わりまでの間隔．［コメント］一連の規則的に反復する波あるいは複合の個々の成分のサイクルの持続は，その波あるいは複合の周期(period)と呼ばれる．②一連の波，複合あるいはそれ以外の区別できるパタンが脳波記録のなかで続く時間．

Dysrhythmia 律動異常：使用禁止．

E

Earth connection 接地：使用禁止．［同意語］ground connection(推奨される用語)．

E.Co.G.：electrocorticogram あるいは electrocorticography の略語．

EEG：electroencephalogram, electroencephalography および electroencephalographic の略語．

Electrocorticogram 皮質脳波(皮質電図)：大脳皮質の表面に直接におくか皮質内に挿入した電極によって得られた脳波活動の記録．皮質脳波は手術中にも手術時以外にも記録できる．［略語］E.Co.G.

Electrocorticography 皮質脳波検査法：大脳皮質の表面に直接におくか皮質内に挿入した電極によって脳の電気活動を記録する手技．［略語］E.Co.G.［コメント］皮質脳波記録は手術中にも手術時以外にも施行できる．

Electrode, EEG 電極，脳波の：頭皮あるいは脳の一部に置くか挿入した伝導性の装置．

Electrode impedance 電極インピーダンス：交流(AC)に対する有効な抵抗の総計で，オーム性の抵抗とレアクタンスによって生じる．対をなす電極の間で測定するか，あるいはある種の脳波計では，各個の電極とその他のすべての電極を並列につないだものとの間で測定する．オーム(ふつうはキロオーム，kΩ)で表す．［コメント］①脳波の周波数の範囲内では，容量の要素が小さいので，電極インピーダンスはふつう数字上では電極抵抗に等しい．②脳波増幅器の入力インピーダンスと同意語ではない(electrode resistance；input impedance 参照)．

Electrode resistance 電極抵抗：脳波電極と頭皮あるいは脳との間の界面を通る直流電流に対する効果的な抵抗の総計．対をなす電極の間で測定するか，あるいはある種の脳波計では各個の電極とその他のすべての電極を並列につないだものとの間で測定する．オーム(ふつうはキロオーム，kΩ)で表す．［コメント］直流電流によって電極抵抗を測定すると種々の程度の電極の分極を生じる．(electrode impedance 参照)

Electroencephalogram 脳波：他に特定されていなければ，頭の表面においた電極によって記録された脳の電気活動の記録．［略語］EEG．

付2 用語集〔国際臨床神経生理学会連合(IFCN)1999年〕

Electroencephalograph　脳波計：脳波を記録するために使用される装置.
Electroencephalographic　脳波の：使用した方法にかかわらず，生体電気的記録に関連した.（現在の文脈では脳波，皮質電図，定位脳波など）
Electroencephalography　脳波学；脳波検査法：①脳の電気活動に関する科学．②脳波を記録し判読するための作業．[略語] EEG.
Electrogram：使用禁止.
Electrography：使用禁止.
Encoches frontal：前頭部ノッチ：新生児の前頭部鋭波.
Epidural electrode　硬膜上電極：大脳の硬膜の上においた電極.
Epileptic pattern　てんかん形波型；てんかん形パタン：使用禁止．[推奨される用語] epileptiform pattern.
Epileptiform pattern　てんかん形パタン：[同意語] てんかん形発射，てんかん形活動．背景活動から区別され，特徴的な尖った波形をもち，定形的な場合には─しかしもっぱらあるいは恒常的にではなく─てんかん者の発作間欠期脳波に出現するトランジエントを記載する用語.
Epoch　区間；エポック：脳波記録におけるある時間の区画．区間の持続時間は任意に決められる．[実例] パワースペクトルは10秒区間で算出された.
Equipotential　等電位：ある時点において同じ電位にある頭の領域あるいは電極に使用する用語．[同意語] isopotential line.
Event-related(slow)potential　事象関連(緩)電位：主に認知活動によって誘発される誘発電位に用いる．[略語] ERP.(evoked potential参照)
Evoked potential　誘発電位：生理的あるいは非生理的刺激や出来事によって，それに時間的に結びついて惹起された波あるいは複合で，その刺激や出来事が発現する時間が確実に測定できるもの．たとえば感覚受容器あるいは神経にあるいは脳の限局した領野に直接与えられた電気刺激，あるいは運動(ミオクローヌス)によって惹起されたもの．[コメント] 頭の表面からこれらの，あるいはその他の事象関連電位を探知するには，コンピュータによる加算法がとくに適している.
Evoked response　誘発応答；誘発反応：同語反復．使用禁止．[推奨される用語] evoked potential.
Extracerebral potential　脳外電位：脳に起原をもたない電位の総称で，脳波におけるアーチファクトをさす．被検者および記録系の外部の電気的妨害；被検者；電極および電極の被検者および脳波計への連結；脳波計そのものなどから発生しうる．(artifact参照)

F

Fast activity　速波活動：アルファ活動よりも高い周波数をもつ活動，すなわちベータ活動とガンマ活動.
Fast alpha variant rhythm　速アルファ異型律動：頭の後方領域に顕著に認められる14～20 Hzの特徴的な律動．アルファ律動と交代性にあるいは混合して出現することがある．注意，とくに視覚性注意，および精神的努力によってブロックされ，あるいは減衰する.
Fast wave　速波：アルファ波よりも短い持続，すなわち1/13秒より短い持続をもつ波.
Flat EEG　平坦脳波：使用禁止．(low voltage EEG；inactivity, record of electrocerebral参照)
Focal　焦点性の：脳の小さな領域に限局された，すなわち1つか2つの脳内電極で記録された(regional, multifocal参照)
Focus　焦点：正常なものでも異常なものでも，ある特定の脳波活動を示す頭皮，大脳皮質，あるいは脳深部のある限局された領域.
Foramen ovale electrode　卵円孔電極：傍海馬回の近くに位置するように卵円孔を通して挿入された多接点の電極束．[コメント] 内側側頭葉，起源が疑われるてんかんの術前評価に使用される.
Form　波形：波の形．[同意語] wave form；morphology.
Fourteen and 6 Hz positive burst　14 & 6 Hz陽性群発(波)：13～17 Hzおよび/あるいは5～7 Hzであるが最もふつうには14 & 6 Hzのアーチ型の波の群発で，一般には睡眠中に頭の一側あるいは両側の側頭後部およびその隣接領野にみられる．それを構成する波の鋭い頂きは他の領域に対して陽性である．振幅はさまざまであるが，ふつうは75μV以下である．[コメント] ①反対側耳朶あるいは他の遠隔の基準電極を用いた基準電極記録によって最も明瞭に記録される．②このパタンの臨床的意義は確立されていない.
Fourteen and six Hz positive spikes　14 & 6 Hz陽性棘波：[同意語] 14 and 6 Hz positive burst.
Frequency　周波数；頻度：1秒間に現れる反復する波あるいは複合の完結したサイクルの数．cycles per second(c/s)あるいはヘルツ(Hz)で測定される．[コメント] ヘルツという用語はアルファ活動のような正弦波様の波に使用するのに適しているが，棘・徐波のような複合波に使用するのは適切ではない.
Frequency response　周波数応答：(bandwidth；low frequency responce；high frequency response参照)
Frequency response curve　周波数応答曲線：低周波あるいは高周波フィルタをある特定の配置にしたときの，脳波チャネルの出力の記録の振れ，あるいは増幅器の出力と入力の周波数との間の関係を描写するグラフ.
Frequency spectrum　周波数スペクトル：脳波を構成

する周波数の範囲．デルタ，シータ，アルファ，ベータ，ガンマと呼ぶ5周波数帯域に分けられる．(delta；theta；alpha；beta；gamma bands 参照)

Frontal intermittent rhythmic delta activity　前頭部間欠律動性デルタ活動：頭の一側あるいは両側の前頭領野に 1.5～2.5 Hz で大部分は群発として現れる，かなり規則的なほぼ正弦波様あるいは鋸歯状の波．［略語］FIRDA．［コメント］特定されていない脳症のさいに最もしばしばみられる．

G

G1：grid 1 の省略語(使用禁止)．
G2：grid 2 の省略語(使用禁止)．
Gain　利得：脳波チャネルの出力信号電圧の入力信号電圧に対する比率．［実例］

$$利得 = \frac{出力電圧}{入力電圧} = \frac{10 \text{ volts}}{10 \text{ microvolts}} = 1,000,000$$

しばしば対数単位であるデシベル(dB)で表される．［実例］電圧利得 10 = 20 dB．電圧利得 1,000 = 60 dB，電圧利得 1,000,000 = 120 dB．(sensitivity 参照)

Gamma band　ガンマ帯域：40 Hz 以上の周波数帯域．［ギリシャ文字］γ．(beta band 参照) ［コメント］実際的には，大部分の脳波計は 70 Hz 以上の周波数を減衰させるような記録器を使用している．慣行として比較的遅い紙送り速度あるいは時間スケールが使用されるので，脳波判読者が 40 Hz 以上の周波数の波を肉眼的に解読する能力がさらに制限されている．コンピュータディスプレイの画像的解像度もまた高い周波数の肉眼的評価を制限している．しかし脳波は 50 Hz 以上の周波数成分(beta rhythm 参照)(同意語ではない)をもつ棘波や鋭波などの過渡現象を含んでいるので，このことは脳波チャネルの高周波数応答を過度に制限することを正当化するものではない．

Gamma rhythm　ガンマ律動：40 Hz 以上の脳波律動．［コメント］頭蓋内電極で最もふつうに記録される．

Generalization　全般化：頭の限局された領野から全領域への脳波活動の伝播．

Generalized　全般(性)：頭の全領域に出現する．ふつうは前頭部が最大で，まれには後頭部最大になる．

Goldman-Offner refrerence　Goldman-Offner 基準(電極)：使用禁止．［推奨される用語］average potential reference．

Grand mal　大発作：使用禁止．
Grid 1：使用禁止．［推奨される用語］input terminal 1．
Grid 2：使用禁止．［推奨される用語］input terminal 2．
Ground connection　接地：被検者と脳波計の間，および脳波計と大地の間の電導性経路．［同意語］earth connection．

H

Harness, Head　締め具，頭の：パッド電極を定位置に保持するために頭の形に合わせてつくった紐の組み合わせ．

Hertz　ヘルツ：周波数の単位．［略語］Hz．［同意語］cycles per second．

High frequency filter　高周波フィルタ：比較的高い周波数に対して脳波チャネルの感度を減少させる回路．高周波フィルタの各位置について，この減衰はこのフィルタで影響を受けない周波数すなわちそのチャネルの中央周波数帯域の周波数に比較した場合の，特定の周波数での出力のトレースの振れの減少率として表される．［同意語］low pass filter ［コメント］現在のところ，高周波フィルタ表示とその意味は製造業者が異なる装置ごとに設定され，いまだに標準化されていない．たとえば，ある装置では，70 Hz と表示されている高周波フィルタ調整器の位置は，10 Hz における感度と比較して 70 Hz では感度が 30％(3 dB)あるいはその他表示されたパーセントだけ減少していることを示す．

High frequency response　高周波応答：比較的高周波の成分に対する脳波チャネルの感度．増幅器，ペン記録器の高周波応答および使用した高周波フィルタによって決定される．そのチャネルの中央周波数帯域に属する周波数に比較した場合の，ある特定高周波の出力トレースの振れの減少百分率によって表す．

High pass filter　高域通過フィルタ：［同意語］low frequency filter．

Hyperexcitability, neuronal　過興奮性，ニューロンの：脳波パタンを記述するときには使用禁止．

Hypersynchrony　過同期：脳波パタンを記述するときには使用禁止．

Hyperventilation　過呼吸：数分間施行される深い規則的な呼吸．賦活法として用いられる．［同意語］overbreathing．(activation procedure 参照)

Hypsarrhythmia　ヒプサリズミア：広汎性で高電位 (300 μV 以上)の不規則性徐波と点在する多焦点性棘波や鋭波によって構成されるパタンで，両半球にわたって出現する．

Hz：Hertz の略語．［同意語］cycles per second．

I

Impedance meter　インピーダンス計：インピーダンスを測定するために使用する装置．(electrode impedance 参照)

Inactive electrode　不活性電極：使用禁止．(reference electrode［同意語ではない］参照)

Inactivity, record of electrocerebral　無活動(性)，脳の

電気活動記録の：自発性のものにせよ生理学的刺激，薬理学的物質によって誘発されたものにせよ，頭のすべての領域に脳起源の電気活動が欠如していること．［コメント］脳電気的無活動の決定には厳密な技術的注意が必要である．脳電気的無活動の記録は，低電位脳波および低振幅デルタ活動を示す記録と明白に区別せねばならない（low voltage EEG 参照）．［同意語］silence, record of electrocerebral（使用禁止）．

Independent(temporally)　独立の（時間的に）：［同意語］asynchronous.

Index　指数：一つの脳波標本のなかで，ある脳波活動が出現している時間百分率．［実例］alpha index（アルファ指数）．

Indifferent electrode　不関電極：使用禁止．［推奨される用語］reference electrode（同意語ではない）．

In-phase discrimination　同相弁別：使用禁止．［推奨される用語］common mode rejection（同意語ではない）．

In-phase signals　同相信号：位相差のない波．（common mode signal（同意語ではない）参照）

Input　入力：脳波増幅器に供給される信号．（in-put terminal 1；input terminal 2 参照）

Input circuit　入力回路：脳波用電極と介在する組織，電極導出線，電極箱，入力ケーブル，電極セレクタで構成されるシステム．

Input impedance　入力インピーダンス：脳波増幅器の二つの入力の間に存在するインピーダンス．オーム（ふつうはメガオーム，MΩ）で測定し，それに付け加えて入力短絡容量（ピコファラド，pF で測定）が特定されているときと，そうでない場合とがある．［コメント］electrode impedance と同意語ではない．

Input terminal 1　入力端子 1：差動型脳波増幅器の入力端子で，他の入力端子に比較して陰性の電位がトレースの上向きの振れを生じるもの．［同意語］grid 1（G1），black lead（使用禁止）．（polarity convention 参照）［コメント］脳波増幅器の入力端子 1 への電極の連結図では実線で表される．

Input terminal 2　入力端子 2：差動型脳波増幅器の入力端子で，他の入力端子に比較して陰性の電位がトレースの下向きの振れを生じるもの．［同意語］grid 2（G2），white lead（使用禁止）．（polarity convention 参照）［コメント］脳波増幅器の入力端子 2 への電極の連結図では点線あるいは破線で表される．

Input voltage　入力電圧：差動型脳波増幅器の二つの入力端子の間の電位差．

Inter-electrode distance　電極間距離：対をなす電極の間の間隔．［コメント］標準的 10-20 法によって配置した電極あるいはそれよりもさらに狭い間隔で配置した（10-10 法）電極の隣接電極間距離は，しばしば短い（short）あるいは小さい（small）電極間距離と呼ばれる．標準電極配置での隣接電極間距離の 2 倍あるいは 3 倍の距離は，しばしば長い（long）あるいは大きい（large）電極間距離と呼ばれる．

Interhemispheric derivation　半球間導出：頭の反対側に位置する 1 対の電極の間の記録．

Intermittent slow activity　間欠性徐波：間欠性に出現し，うとうと状態によって起こるものではない徐波．間欠性徐波は不規則であることも規則的であることもある（continuous slow activity 参照）．

Intracerebral electrode　脳内電極：［同意語］depth electrode.

Intracerebral electroencephalogram　脳内脳波：（depth electroencephalogram 参照）

Irregular　不規則（性）：非恒常的な周期および/あるいは不揃いの波形を示す脳波の波に対して用いる．

Isoelectric　等電位(性)：①1 対の等電位の電極から得られた記録．(equipotential 参照）②脳電気的無活動の記録を記述するときには使用禁止．（inactivity, recored of electrocerebral 参照）

Isolated　孤立(性)：一つずつ単独に出現すること．

K

K complex　K 複合：かなりさまざまの外観をもつ群発であるが，最もふつうには，しばしば睡眠紡錘波を伴う高電圧陰性徐波から構成される．振幅は一般に前頭・頭蓋頂（vertex）の近くで最大である．K 複合はノンレム睡眠中に一見自発性に，あるいは突然の感覚刺激に対する応答として出現し，特定の感覚の様式には特異的ではない．（vertex sharp transient 参照）

Kappa rhythm　カッパ律動：使用禁止．精神活動に従事している被検者の頭皮の側頭領域に出現するアルファあるいはシータ周波数の群発波から構成される律動．［コメント］①各側の眼窩縁の外側においた電極の間で最もよく記録される．②この律動が脳起源であることは証明されていないとみなされている．眼球の明瞭な側方への振動によって起こる眼球性アーチファクトである可能性が最も高い．

L

Lambda wave　ラムダ波：覚醒して視覚的に探索している被検者の後頭領域に出現する二相性鋭波（sharp transient）．主に他の領野に比べて陽性である．衝動性眼球運動と一定の時間的関係がある．振幅はさまざまであるが，ふつうは 50 μV 以下である．［ギリシャ文字］λ．

Lambdoid wave　ラムダ様波：使用禁止．［推奨される用語］positive occipital sharp transient of sleep.

Laplacian montage　ラプラシアン・モンタージュ：デ

ジタル脳波記録に使用され，二次空間導関数を含む数学的変換から成る．電位の Laplacian はすべての隣接電極の平均を各部位あるいは電極に対する基準として使用することによって近似させることができる．デジタル脳波で焦点性異常の局在づけに使用されるモンタージュ．（average potential reference 参照）

Larval spike-and-slow-waves　幼若棘・徐波：使用禁止．［推奨される用語］6 Hz spike-and-slow-waves.

Lateralized　片側(性)：頭の主に右あるいは左側を占める．（unilateral 参照）

Lead　導出(線)：厳密な意味では，電極を脳波計に連結する電線．広義には，electrode の同意語．

Light sleep　軽睡眠：ノンレム睡眠の第 1, 第 2 段階 (Rechtschaffen and Kales, 1968).

Linkage　連結：1 対の電極を差動型脳波増幅器のそれぞれ二つの入力端子に連結すること．（derivation 参照）

Longitudinal bipolar montage　縦双極モンタージュ：縦方向の，ふつうは前・後方の列に沿った電極の対からの導出によって構成されるモンタージュ．

Low frequency filter　低周波フィルタ：比較的低周波数に対する脳波チャネルの感度を減少させる回路．[同意語] High pass filter. 低周波フィルタ調節器の各位置について，この減衰はこのフィルタで影響を受けない周波数すなわちそのチャネルの中間周波数帯域の周波数に比較した場合の，特定の周波数での出力のトレースの振れの減少率として表される．[コメント] 現在のところ，低周波フィルタ表示とその意味は製造業者が異なる装置ごとに設定され標準化されていない．たとえば，ある装置では，1 Hz と表示されている低周波フィルタ調節器の位置は，10 Hz における感度と比較して，1 Hz では感度が 30%（3 dB）あるいはその他表示されたパーセントだけ減少していることを示す．低周波フィルタ調節器の同じ位置はまた時定数によっても表示される．

Low frequency response　低周波応答：比較的低周波の成分に対する脳波チャネルの感度，増幅器の低周波応答および使用した低周波フィルタ（時定数）によって決定される．そのチャネルの中央周波数帯域に属する他の周波数と比較した場合の，ある特定の低周波における出力トレースの振れの減少百分率によって表す．(low frequency filter, time constant 参照)

Low pass filter　低域通過フィルタ：[同意語] high frequency filter.

Low voltage EEG　低電圧脳波：頭のすべての領域に振幅 20 μV 以下の活動が出現することにより特徴づけられる覚醒時脳波記録．適当な装置感度を用いると，この活動は主にベータ波，シータ波，およびそれよりも比率は低いがデルタ波によって構成されており，後方領野にアルファ波があることもないこともある．[コメント] ①低電圧脳波はある種の生理学的刺激，睡眠，薬理学的物質，病的過程などの影響で変化しやすい．②脳電気的無活動の記録，低電圧速波活動などとは明白に区別されるべきである．

Low voltage fast activity　低電圧速波活動：低電圧速波活動は発作時発射の起始時に，とくに発作の直接導出脳波記録において記録される，速く，しばしば漸増的な活動．

Low voltage fast EEG　低電圧速波脳波：使用禁止．［推奨される用語］low voltage EEG.

M

Machine, EEG　器械，脳波用：使用禁止．［推奨される用語］electroencephalograph.

Map, isopotential　等電位分布図(地図)：[同意語] 等電位線図．ある電位の等電位線を図として示したもの．その電位の最大振幅は 100% として，電位の下降は任意の段階（目盛り），たとえば最大振幅の 10% ずつの目盛りで示される．

Monomorphic　単一形態(性)：脳波パタンを記述するときには使用禁止．

Monophasic wave　単相波：基線の一側に現れた波．

Monopolar　単極(性)：使用禁止．［推奨される用語］referential.

Monorhythmic　単律動(性)：脳波パタンを記述するときには使用禁止．

Monorhythmic sinusoidal delta activity　単律動正弦波様デルタ活動：使用禁止．(delta rhythm; frontal(occipital)intermittent rhythmic delta activity 参照)

Montage　モンタージュ：多数の導出を一つの脳波記録の中に同時に表示するための特殊な組み合わせ．

Morphology　形態(学)；波形：①脳波の波の形の研究．②脳波の波の形．

Multifocal　多焦点性：2 つあるいはそれ以上の空間的に離れた焦点．(focal, regional, multiregional 参照)

Mu rhythm　ミュー律動：覚醒時に頭の中心部あるいは中心・頭頂部に出現するアーチ型の波から構成される 7〜11 Hz の律動．振幅はさまざまであるが，大部分は 50 μV 以下である．反対側の運動，運動したつもりになること，運動する準備，あるいは触刺激によって最も明瞭にブロックされるかあるいは減衰する．［ギリシャ文字］μ．[同意語] arceau, wicket, comb rhythms（使用禁止）．

Multiple spike-and-slow-wave complex　多棘・徐波複合：二つあるいはそれ以上の棘波の連続に一つあるいはそれ以上の徐波が伴っているもの．[同意語] polyspike-and-slow-wave complex（優先して使用）．

Multiple spike complex　多棘複合：二つあるいはそれ以上の棘波の連続．[同意語] polyspike complex（優先して使用）．

Multiregional 多領域性：三つあるいはそれ以上の領域性焦点．（regional 参照）

N

Nasopharyngeal electrode 鼻咽頭電極：鼻孔を通して挿入し，その先端が蝶形骨の体部近く位置するように鼻咽頭壁においた棒状電極．

Needle electrode 針電極：頭皮の皮下層に刺入する小さい針．

Neutral electrode 中立電極：使用禁止．[推奨される用語] reference electrode（同意語ではない）．

Noise, EEG channel 雑音，脳波チャネルの：高感度を使用したときに，入力信号がないにもかかわらず記録される脳波チャネルの小さな動揺性の出力．入力を基準にしてマイクロボルト（μV）で測定される．

Non-cephalic reference 頭部外基準：頭部にはない基準電極．

Non-REM sleep ノンレム睡眠：レム睡眠以外のすべての睡眠段階を要約する用語．

Notch filter ノッチ・フィルタ：きわめて狭い周波数帯域を選択的に減衰させ，そのために脳波チャネルの周波応答曲線に一つの鋭い刻み目をつくるフィルタ．たとえば集中治療室のような極度に不良な技術的条件のもとでの記録のさいに，60（50）Hz の妨害を減衰させるために，60（50）Hz ノッチ・フィルタが使用される．

Nyquist theorem ナイキストの定理（サンプリング定理）：脳波信号を正確にデジタル表現するためには，サンプリング比率はその信号の最高周波数の少なくとも2倍である必要がある，すなわち50Hzの周波数には少なくとも100Hzのサンプリング比率を必要とする．[コメント] 2倍のNyquist周波数によるサンプリングは周波数内容の正確な表現を保証する唯一の方法である．波形を容認できる程度に再生するためには，存在する最も速い要素について，1つの波に対して5つのサンプルが必要である．

O

Occipital intermittent rhythmic delta activity 後頭部間欠律動性デルタ活動：頭の一側あるいは両側の後頭領域に多くの場合2〜3Hzの群発として出現するかなり規則的な，あるいはほぼ正弦波様波形を示す波．[略語] OIRDA．[コメント] しばしば開眼によってブロックされるか減衰する．

Ohmmeter オーム計：抵抗を測定するために使用する装置．（electrode resistance 参照）

Organization 組織（化）：ある人の生理的な脳波律動が，同じ年齢層に属し，神経疾患，精神疾患，その他脳の機能異常を伴うような疾患の本人歴あるいは家族歴をもたない大部分の被検者が示す一定の理想的な諸特徴に一致する程度．[コメント] ①生理的な脳波律動の組織化は出生時から成人期になるにつれて進行する．②アルファ律動のような脳波律動の組織化が不十分であることは，かならずしも異常性を意味するものではない．

Out-of-phase signals 逆位相信号：反対の位相をもつ二つの波．（differential signal 参照）[同意語ではない]

Output voltage 出力電圧：脳波チャネルの描記器あるいはトレースの間の電圧．

Overbreathing 過呼吸：[同意語] hyperventilation.

Overload 過大負荷：その脳波チャネルが設計されている，あるいは操作のため調整されている予定電圧差よりも大きな電圧差を脳波増幅器の入力端子に加えた結果生じる状態．その大きさの程度によって，脳波の波のクリッピング（振り切れる，切り取られる）および/あるいは増幅器のブロックを起こす．（clipping; blocking 参照）

P

Pad electrode パッド電極：綿あるいはフェルトとガーゼの当て物（パッド）によって包んだ金属電極で，頭キャップあるいは締め具によって定位置に保持される．

Paper speed 紙送り速度：脳波記録紙の動く速度．1秒ごとのセンチメートル（cm/s）あるいはミリメートル（mm/s）で表される．

Paroxysm 突発（波）：突然に始まり急速に最大に達し突然終わり，背景活動から区別される現象．[コメント] ふつうはてんかん形パタンおよび発作パタンを表すために使用される．（epileptiform pattern, seizure pattern 参照）

Paroxysmal fast 突発性速波：波列（train）として出現するベータ範囲の速い周波数の波．

Pattern パタン：特徴的な脳波活動．

Peak 頂点，波頂：一つの波の最大振幅の点．

Pen galvanometer ペンガルバノメータ（電流計）：[同意語] pen writer.

Pen motor ペン・モーター：[同意語] pen writer.

Pen writer ペン描記器：ペンから出るインキを用いる描記器．[同意語] pen galvanometer, pen motor.

Period 周期：規則的に反復する一連の脳波の波あるいは複合の個々の成分の完結したサイクルの持続（長さ）．[コメント] 脳波律動の個々の波の周期は，その律動の周波数の逆数である．

Periodic 周期性（的）：次の場合に用いる．①ほぼ規則的な頻度（rate）で一つの連続をなして出現する脳波の波あるいは複合．②間欠性にほぼ規則的な間隔，ふつう1秒ないし数秒の間隔で出現する脳波の波あるいは複合．

Periodic lateralized epileptiform discharges 周期性片側

性てんかん形発射(PLEDs)：PLEDs は周期性あるいは半周期性の様式で反復する鋭波あるいは棘波のような一過性現象(トランジエント)である．領域性あるいは片側性の分布を示す．両側の半球にそれぞれ独立して(無関係に)出現することもある．てんかん形発射はしばしば多相性で複合性の波形を示す．主な構成要素は陰性である．

Petit mal　小発作：脳波パタンを記述するときには使用禁止．［推奨される用語］(当てはまる場合にどれかを使用)：3 per second spike-and-slow-wave complex；atypical spike-and-slow-wave complex, sharp-and-slow-wave complex．

Petit mal variant　小発作異型：脳波パタンを記述するときには使用禁止．［推奨される用語］(当てはまる場合にどれかを使用)：atypical spike-and-slow-wave complex；sharp-and-slow-wave complex．

Phantom spike-and-wave　ファントム棘・徐波：使用禁止．［推奨される用語］6/s spike-and-slow-wave．

Phantom spike-and-slow-wave　ファントム棘・徐波：使用禁止．［推奨される用語］6/s spike-and-slow-wave．

Phase　位相：①一つの導出で表示された一つの波のうえの一つの点と，もう一つの導出で同時に記録された同じ波のうえの同一の点との間の時間関係あるいは極性関係．②一つの波のうえの一点と，同じ波のサイクルの起始点との間の時間関係あるいは角関係．ふつうは degrees(度)あるいは radians(ラジアン)で表される．

Phase reversal　位相逆転：2つあるいはそれ以上のチャネルに同時にみられる反対方向のトレースの振れ．単一の電源を仮定すると，位相逆転は，同じ(あるいは少なくとも類似した)信号が1つの差動増幅器の入力端子2と，他の増幅器の入力端子1に同時に入れられたときに起こる．［コメント］①この現象は頭皮上脳波で観察されることは稀であるが，頭蓋内記録ではごくふつうにみられる．②2つの連結双極導出でみられるときには，この導出に共通している電極あるいはその近くで電位場が最大あるいは最小であることを示す．基準導出では，位相逆転は基準電極がその信号にたいして最大でも最小でもないことを示す．③基準導出で電位場のマッピングを使用して評価するときには，位相逆転は，電源が零電位線の下でモデリング(modeling)によって計算される深部に局在することを示す．(bipolar montage, referential montage, differential amplifier, dipole 参照)．

Photic driving　光駆動：約5〜30 Hz の頻度の反復光刺激によって頭の後方領域に誘発される律動性活動から構成される生理的応答．［コメント］①刺激と時間的に一定の関係があり，刺激の頻度と同じあるいは調和的関係にある周波数の活動について限定して使用すべきである．②光駆動は，単一の閃光あるいはきわめて低頻度で反復される閃光によって誘発される視覚誘発反応とは区別されるべきである．

Photic stimulation　光刺激：被検者の眼に間欠性閃光を与えること．脳波賦活法として用いられる．

Photic stimulator　光刺激装置：間欠性閃光を供給する装置．［同意語］stroboscope(使用禁止)．

Photo-convulsive response　光けいれん応答；光けいれん反応：［同意語］photoparoxysmal response(優先して使用)．

Photo-myoclonic response　光ミオクローヌス応答；光ミオクローヌス反応：［同意語］photomyogenic response(優先して使用)．

Photo-myogenic response　光筋原応答；光筋原反応：間欠性光刺激に対する応答(反応)で，頭の前方領域に短い反復性筋アーチファクト(スパイク)が出現することによって特徴づけられるもの．これらはしばしば刺激を続けると，しだいに振幅を増大し，刺激が中断されると速やかに中止する．［コメント］この応答はしばしば眼のまばたき，眼球の垂直方向の振動，およびときに主に顔面と頭の筋に起こる個々の搦を伴う．［同意語］photo-myoclonic response よりも優先して使用．

Photo-paroxysmal response　光突発応答；光突発反応：間欠性光刺激に対する異常な応答(反応)で，記録に棘・徐波複合および多棘・徐波複合が出現することによって特徴づけられる．応答は閃光に時間的に結びついた後頭部棘波から，刺激が終わった後にも数秒続く全般性てんかん形発射までの段階がある．［コメント］全般性の棘・徐波応答だけがてんかんと強い関係をもち，とくにそれが自己接続性で刺激終了後も続くときに関係が深い．［同意語］photoconvulsive response よりも優先使用．

Polarity convention　極性協定：差動型脳波増幅器を構成する場合に入力端子1が入力端子2に対して陰性のトレースの振れが上向きになるようにするという国際的合意．［コメント］この協定はいくつかの他の生物学的および非生物学的領域で普及している協定とは反対である．

Polarity, EEG wave　極性，脳波の波の：ある一定の瞬間に特定の電位変化に影響されているひとつの電極と，その電位変化により認めうるほどに影響を受けないか，影響の受けかたが少ないもう一つの電極との間に存在する電位差の記号．(polarity convention 参照)．［コメント］脳波の外見的"極性"は2つの電極間の電位差によって決まる．

Polygraphic recording　多現象記録；ポリグラフ記録：脳波，呼吸，心電図，筋電位，眼球運動，血圧酸素飽和度，下肢運動などのような多数の生理現象を同時に監視記録すること．

Polymorphic activity　多形性活動：脳波パタンを記述するときには使用禁止．

Polyphasic wave　多相波：基線の交互の側にふれる二

つあるいはそれ以上の成分によって構成される波．(diphasic wave；triphasic wave 参照)

Polyrhythmic activity 多律動性活動：脳波パタンを記述するときには使用禁止．

Polysomnography ポリソムノグラフィ(多現象睡眠記録)：睡眠のポリグラフィ的記録(polygraphic recording 参照)

Polyspike-and-slow-wave complex 多棘・徐波複合：[同意語] multiple spike-and-slow-wave complex (使用禁止)．

Polyspike complex 多棘複合：[同意語] multiple spike complex (使用禁止)．

Positive occipital sharp transient of sleep (POSTS) 睡眠時後頭陽性鋭トランジエント；睡眠時後頭一過性陽性鋭波：睡眠中に一見自発性に出現し，他の領域に比べて陽性の，後頭領域で最大の振幅を示す鋭波．単発性のことも反復性のこともある．振幅はさまざまであるが，ふつう 50 μV 以下である．

Positive occipital spike-like wave of sleep 睡眠時後頭陽性棘様波：使用禁止．[推奨される用語] positive occipital sharp transient of sleep (POSTS)．

Potential 電位：①厳密には，電圧，②広義には，波の同意語．

Potential field 電位場：ある瞬間に計測された頭皮上あるいは大脳皮質の表面あるいは脳深部の脳波の波の振幅分布．等電位線によって図に示される．(map, isopotential 参照)

Projected patterns 投射性パタン：記録電極から遠隔の部位の障害の結果生じたと考えられる異常脳波活動．特殊なパタンを記述したほうがいい．

Provocation procedure 誘発法：使用禁止．[推奨される用語] activation procedure．

Pseudoperiodic 偽周期(性)：使用禁止．[推奨される用語] quasiperiodic．

Psychomotor variant 精神運動発作異型：脳波パタンを記述するときには使用禁止．[推奨される用語] rhythmic temporal theta burst of drowsiness．

Q

Quantity 量：波の数と振幅の両者に関連した脳波活動の量．

Quasi periodic 準周期(性)：規則的に近い間隔で出現する脳波の波あるいは複合に対して使用する．

R

RC coupled amplifier R-C 結合増幅器：resistance-capacitance coupled amplifier の略語．

Reactivity 反応性：感覚刺激あるいは他の生理学的作用に続いて起こった変化に対する個々の律動あるいは脳波全体の感受性．

Record 記録：脳波記録方法(手順)の最終産物．

Recording 記録すること：①脳波記録を得るための操作．[同意語] tracing．②脳波記録操作の最終産物，最もふつうには用紙あるいはデジタル記憶装置によって記録される．[同意語] record；tracing．

Reference electrode 基準電極：①一般的には，ある一つの電極を基準にして，もう一つの電極の電位変動を測定する場合の基準になるほうの電極．②特殊な意味では，適切な基準電極は，慣例上脳波増幅器の入力端子 2 に連結され，同じ増幅器の入力端子 1 に連結される探査電極によって記録される脳波活動と同じものを記録する可能性が最小になるような部位に配置されている．[コメント] ①基準電極の位置がどこであっても，それが認めうる程度の脳波電位によって影響される可能性は常に考慮せねばならない．②すべての，あるいはいくつかの脳波増幅器の入力端子 2 に連結される一つの基準電極は，common reference electrode と呼ばれる．

Referential derivation 基準(電極)導出：ふつうは脳波増幅器の入力端子 1 に連結される探査電極と入力端子 2 に連結される基準電極との 1 対の電極からの記録．(reference electrode；referential montage；common reference montage 参照)

Referential montage 基準(電極)モンタージュ：基準電極導出から構成されるモンタージュ．[コメント] 基準電極が多数の導出に共通している基準モンタージュは common reference montage と呼ばれる．(referential derivation 参照)

Reformatting リフォーマット(リモンタージュ)：デジタル脳波の異なるモンタージュへの変換．リフォーマットには，生の脳波信号が共通基準電極で記録される必要がある．この電極のみがモンタージュのリフォーマットに用いられ，増幅器入力1に接続される．

Regional 領域性：頭皮の一つの領域に限局されているか，頭蓋内記録の 3 個あるいはそれ以上の電極で記録される脳波活動．(focal, multiregional 参照)

Regular 規則(性)：ほぼ恒常的な周期と比較的均一な外観をもつ波あるいは複合について用いる．

REM レム：急速眼球運動 Rapid eye movement

REM atonia レムアトニー：レム睡眠中の緊張性筋活動の減少．

REM sleep レム睡眠：低振幅で種々の周波数が混合した脳波活動，主に水平方向の急速眼球運動(レム)の間欠性群発，体軸の緊張性筋活動の減少によって特徴づけられる睡眠段階．しばしば夢を伴う．相動性筋活動，鋸歯状波，呼吸の変化も起こることがある．[同意語] paradoxical sleep，脱同期睡眠，夢みる眠り(使用禁止)．(non-REM sleep 参照)

Resistance-capacitance coupled amplifier 抵抗容量連結増幅器：増幅器で，連続する段階が容量と抵抗からなる回路によって連結されているもの．[略語]

R-C coupled amplifier.

Resolution 分析能：AD 変換器の分析能 (digital EEG 参照) は二進数字あるいは"bits"によって特定されている．たとえば，±1,023 μV の (全体の span は 2,046 μV) dynamic range は，12 bit 分析で変換すると，デジタル化された信号は 0.5 μV ごとの数値を与える．

Rhythm 律動：ほぼ恒常的な周期の波から構成される脳波活動．

Rhythm en arceau アーチ波，アルソー波：使用禁止．[推奨する用語] ミュー (μ) 波．

Rhythm of alpha frequency アルファ周波数の律動：① 一般には，アルファ帯域にある律動．② 特殊な意味では，アルファ帯域の活動であるが，分布および/あるいは反応性に関して「アルファ律動」と異なり，しかも特殊な名称 (ミュー律動のような) をもたないような活動を表示するために使用されるべきである．(alpha rhythm 参照)

Rhythmic temporal theta burst of drowsiness うとうと状態時律動性側頭シータ群発 (波)：うとうと状態の間に頭皮上の側頭領域に出現し，しばしば速波が重畳して刻み目が付いている 4～7 Hz の波の特徴的な群発．[同意語] psychomotor variant (使用禁止)．[コメント] これは臨床的意義がない，うとうと状態の脳波パタンである．

Run 連続：日常語．使用禁止．[推奨される用語] montage.

S

Saw-toothed bursts 鋸歯状バースト：早産の幼児にみられる側頭部鋭トランジエントで，4～8 Hz でしばしば高電圧 (100～200 μV) の鋭い律動波 3～8 個の群発として起こる．

Saw-tooth waves 鋸歯状波：レム睡眠の間に連続として現れる頭蓋頂部陰性 2～5 Hz の波．

Scalp electrode 頭皮電極：頭皮に当てるか，接着するか，あるいは頭皮内に刺入する電極．

Scalp electroencephalogram 頭皮脳波：頭皮上においた電極による脳の電気活動の記録．この用語は，頭皮脳波と深部脳波のようなその他の脳波とを区別するためにだけ使用すべきである．他のすべての場合には，頭皮脳波はただ脳波 (EEG) と呼ぶべきである．

Scalp electroencephalography 頭皮脳波検査法：頭皮脳波を記録する手技．この用語は，これと深部脳波検査法のような他の記録手技とを区別するためにだけ使用すべきである．他のすべての場合には，頭皮脳波検査法はただ脳波検査法 (EEG) と呼ぶべきである．

Secondary bilateral synchrony 二次性両側同期：[同意語] 二次性全般化．最初は焦点性 (領域性) であったてんかん形発射が拡延して全般性になること．[コメント] 二次性両側同期はしばしば前頭部中央線上の発生源から起こる．

SEEG：stereotactic (stereotaxic) electroencepalogram (electroencephalography) の略語．

Seizure pattern, EEG 発作パタン (波型)，脳波の：比較的突然の起始と終わりおよび特徴的な発達のパタンをもち，少なくとも数秒は続く反復性脳波発射から構成される現象．これらの脳波パタンはてんかん発作のあいだにみられる．しばしば現れる発作間欠期のてんかん形発射はふつうは臨床発作を伴わないので脳波的発作パタンとは区別されるべきである．構成成分である波あるいは複合の波形，周波数，分布はさまざまである．それらはふつうは律動性で，しばしば同じ挿間 (エピソード) の間に振幅の漸増と周波数の漸減を示す．起始が焦点性の場合には，それはひき続いて他の領域に広がる傾向がある．[コメント] 臨床的てんかん症状を伴わない脳波の発作パタンが脳波技術者 (記録者) によって見出されたときは"subclinical"と記載しておくべきである．

Sensitivity 感度：脳波チャネルの入力電圧と出力のトレースの振れとの比率．感度は 1 ミリメータについてのマイクロボルト (μV/mm) で測定される．[実例]

$$感度 = \frac{入力電圧}{出力トレースの振れ} = \frac{50\,\mu V}{10\,mm} = 5\,\mu V/mm$$

Sharp wave 鋭波：一過性現象の一つで，背景活動から明瞭に区別され，通常の紙送り速度では頂点が尖っており，70～200 msec すなわち約 1/4～1/5 秒の持続をもつもの．主な成分はふつう他の領域に比べて陰性である．振幅はさまざまである．[コメント] ① この用語はてんかん形発射に限って使用されるべきであり，(a) 頭蓋頂鋭波，ラムダ波，および睡眠時後頭部陽性鋭波のような明白な生理学的事象，(b) 背景活動からはっきり区別できない鋭波および波形が鋭くみえる個々の脳波律動の波に対しては用いない．② 鋭波は棘波，すなわち類似の特徴をもつが持続がより短い過渡現象から区別されるべきものである．しかしこの区別はきわめて便宜的なもので，主に記述の目的に役立つものであることに留意しておくほうがよい．実際的には，3 cm/sec で記録したインク書き脳波記録においては，鋭波は 2 mm 以上の幅，棘波は 2 mm あるいはそれ以下の幅を占める．

Sharp-and-slow-wave complex 鋭・徐波複合：一つの鋭波と一つの徐波の連続．[コメント] ハイフンでつながれているので，この用語は複数形で用いられやすい．sharp-and-slow-wave complexes あるいは sharp-and-slow-waves.

Sigma rhythm シグマ律動：使用禁止．[推奨される用語] sleep spindle.

Silence, Record of electrocerebral 静止，脳電気的記録

の：使用禁止．［推奨される用語］record of electrocerebral inactivity.
Simultaneous 同時(性)：同時に出現すること．［同意語］synchronous.
Sine wave 正弦波：正弦曲線の波形をもつ波．
Single-ended amplifier 単一終端増幅器：非平衡型増幅器．接地に対して非対称な信号について作動する増幅器．
Sinusoidal 正弦波様：正弦波に似た脳波の波について使用．
Six Hz spike-and-slow-waves 6 Hz 棘・徐波：4〜7 Hz，しかし大部分は6 Hzで，一般に短い群発をなして，両側同期性に，左右対称性あるいは非対称性に，頭の後方部あるいは前方部に限局するかそこで高い振幅をもって出現する棘・徐波複合．振幅はさまざまであるが，一般により遅い周波数で反復する棘・徐波複合の振幅よりも小さい．［コメント］このパタンはほとんど臨床的意義がなく，てんかん形発作とは区別すべきである．
Sleep onset REM (SOREM) 入眠起始時レム：入眠後15分以内にレム(急速眼球運動)が起こること．
Sleep spindle 睡眠紡錘波：睡眠中に，ふつうは広汎性に，しかし中心領野により高振幅に出現する11〜15 Hz，大部分は12〜14 Hzの群発波．振幅はさまざまであるが，成人では大部分は50μV以下である．［同意語］sigma rhythm(使用禁止).
Sleep stages 睡眠段階：明瞭な睡眠の相で，脳波および少なくとも眼球運動とある種の随意筋の活動を含む生理現象のポリグラフ的記録によって最もよく表示される．［コメント］種々の分類がある(Dement and Kleitman, 1957; Rechtschaffen and Kales, 1968).
Slow alpha variant rhythm 徐アルファ異型律動：頭の後方領域に最も顕著に記録される3.5〜6 Hz，大部分は4〜5 Hzの特徴的な律動．しばしばアルファ律動と周波数が調和的関係にあり，一般にアルファ波と交代性に出現するか混合して出現する．振幅はさまざまであるが，50μVに近いことがしばしばある．注意，とくに視覚性注意と精神的努力によってブロックされるか減衰させられる．［コメント］小児と思春期に特徴的で，ときに若い成人にも出現する後頭部徐波と，徐アルファ異型律動とは区別すべきである．
Slow activity 徐波活動：アルファよりも低い周波数の活動，すなわちシータ活動およびデルタ活動．
Slow spike 徐棘波：使用禁止．［推奨される用語］sharp wave.
Slow spike-and-wave complex 緩徐性棘・徐波複合：使用禁止．［推奨される用語］sharp-and-slow-wave complex.
Slow wave 徐波：アルファ波より長い持続，すなわち1/8秒以上の持続をもつ波．

Small sharp spikes 小鋭棘波：［略語］SSS. benign epileptiform transients of sleep (BETS) の同意語 (BETSが推奨される).
Special electrode 特殊電極：標準的頭皮電極以外の電極．(配置が接近している電極；Ten-ten system 参照)
Sphenoidal electrode 蝶形骨電極：頬骨弓の下で顔面の軟組織を通して刺入し，その先端を頭蓋底の近くの卵円孔の領域に位置させる針電極あるいは電線電極．
Spike 棘波；スパイク：背景活動から明瞭に区別され，通常の紙送り速度あるいは時間スケールで尖った頂点を示し，20 msec以上70 msec未満すなわち約1/50秒から1/15秒の持続をもつ過渡現象．主要な成分はふつう他の領野に比べて陰性である．振幅はさまざまである．［コメント］①この用語はてんかん形放電に限って使用されるべきである．脳波の棘波は同様な特徴をもつが，持続がより長い鋭波と区別すべきである．しかし，この区別は主として便宜的なもので，もっぱら記述上の目的のためのものであることに留意すべきである．実際には，3 cm/secで描記したインク書き脳波記録では，棘波は2 mmあるいはそれ以下の幅であるが，鋭波は2 mm以上の幅をもつ．②脳波の棘波は，微小電極法によって単一細胞から記録される持続の短い単位スパイクとは区別されるべきである．(sharp wave 参照)
Spike-and-dome complex 棘・徐波複合：使用禁止．［推奨される用語］spike-and-slow-wave complex.
Spike-and-slow-wave complex 棘・徐波複合：一つの棘波に一つの徐波が続くパタン．［コメント］ハイフンでつながれているので spike-and-slow-wave complexes というふうに複数形で用いられることも多い．
Spike-and-slow-wave rhythm 棘・徐波律動：使用禁止．［推奨される用語］(当てはまる場合にどれかを) 3 per second spike-and-slow-wave complex, atypical spike-and-slow-wave complex, spike-and-slow-wave complex.
Spindle 紡錘波：振幅がしだいに増大し，ついで徐々に減少していくことによって特徴づけられる律動波の群．(sleep spindle 参照)
Spread 拡延：頭皮および/あるいは脳の一つの領域からもう一つの領域への脳波の波の伝播．(generalization 参照)
Standard electrode 標準電極：通常の頭皮電極．(disk electrode; needle electrode; pad electrode; special electrode 参照)
Standard electrode placement 標準電極配置：10-20電極法によって決定された頭皮電極の位置．(ten-twenty system 参照)
**Status epilepticus, EEG てんかん重積状態，脳波上

の：脳波にほとんど連続性あるいは反復性の発作活動が出現すること．

Stephenson-Gibbs reference：使用禁止．[推奨される用語] sterno-spinal reference electrode.

Stereotactic(stereotaxic)electroencephalogram　定位脳波：[略語] SEEG. 定位的に植え込んだ電極を使用する脳内脳波記録．電極の座標を計算し電極の位置を定位脳図上に投影することができる．SDEEG という略語は stereotactic depth electroencephalogram にも使用してよい．

Stereotactic(stereotaxic)electroencephalography　定位脳波検査法：定位脳波を記録する手技．[略語] SEEG.

Sterno-spinal reference　胸骨脊椎基準電極：右胸骨鎖骨関節および第 7 頚椎棘突起の上にそれぞれおいた二つの電極を連結し，心電図アーチファクトを減らすために，それらの間の電圧を電位計を用いて平衡させることによってつくられた頭部外基準電極．

Stick-on electrode　はりつけ電極：日常語．使用禁止．[推奨される用語] disk electrode.

Subclinical rhythmical electroencephalographic discharges of adults(SREDA)　成人のサブクリニカルな律動性発射：成人群でみられる律動性パタンで，しばしばシータ範囲が優勢な種々の周波数の混合で形成される．発作発射に似ているかもしれないが，臨床的徴候や症状をまったく伴わない．このパタンの意義は不確かであるが，てんかん性発作パタンとは区別すべきである．

Subdural electrode　硬膜下電極：大脳の硬膜被覆の下に挿入した電極．

Suppression　抑圧：$10\,\mu V$ 以下（基準電極導出）の活動を示す脳波記録は background suppression と呼ばれる．(burst suppression 参照)

Symmetry　対称：①頭の反対側の相同領野において脳波活動の振幅，周波数，波形がほぼ等しいこと．②零電位軸の各側において，極性が等しくない電位がほぼ同等に分布すること．(phase reversal 参照)③基線の付近に脳波の波がほぼ同等に分布すること．

Synchrony　同期：頭の同側あるいは反対側の領域において脳波の波が同時性に出現すること．[コメント] simultaneous という用語は，ふつうの紙送り速度でのインク書き装置による記録あるいは標準的コンピュータディスプレイにおいて測定できるほどの遅れがないことを意味するにすぎない．

T

Ten-ten system　10-10 法：標準化された頭皮電極配置法．このシステムによると，10-20 法の標準電極間にその間隔の半分の距離に追加の頭皮電極が配置される．(ten-twenty system, closely spaced electrodes 参照)[コメント] 補助的頭皮電極を追加使用することは，たとえばてんかんのモニタリングのときに，てんかん形発射の局在づけを向上させる目的に適応とされる．

Ten-twenty system　10-20（電極）法：国際臨床神経生理学会連合が推奨する標準化された頭皮電極配置のシステム．電極配置は，頭を外部的な目標（標識）から計測し，この計測の 10% あるいは 20% をとることによって決定される．[コメント] anterior temporal electrode のような他の頭皮電極を追加して使用することは種々の状況（たとえば，てんかんのモニタリング）で有用である．

Theta band　シータ帯域：$4\,Hz$ から $8\,Hz$ 未満までの周波数帯域．[ギリシャ文字] θ.

Theta rhythm　シータ律動：$4\,Hz$ から $8\,Hz$ 未満までの周波数をもつ律動．

Theta wave　シータ波：1/4 秒から 1/8 秒以上までの持続をもつ波．

Three Hz spike-and-slow-wave complex　3 Hz 棘・徐波複合．(three per second spike-and-slow-wave complex 参照)

Three per second spike-and-slow-wave complex　3/s 棘・徐波複合：棘・徐波複合の規則的連続からなる特徴的な突発（波）で，① 3～3.5 Hz（突発の最初の 2～3 秒の時点で計測）で反復する．②起始と終止の時点で両側性，全般性でふつうは前頭領野で最大の振幅を示す．③突発の期間を通して頭の両側ではほぼ同期性で対称性である．振幅はさまざまであるが，$1,000\,\mu V\,(1\,mV)$ の値にまで達することがある．(atypical spike-and-slow-wave complex 参照)

Time constant, EEG channel　時定数, 脳波チャネルの：脳波チャネルの時定数調整器を形成する抵抗（メガオーム，$M\Omega$）と容量（マイクロファラド，μF）の値との積．この積は，増幅器の入力端子に直流電圧差が加えられたときにトレースが最初の振れの高さから 37% の高さにまで下降するのに必要な時間を表す．秒(sec)で表される．[略語] TC．[コメント] 単純な R-C 結合回路では，TC は，$TC = 1/2\pi f$（f は 30%［3 dB］の減衰が起こる周波数）という方程式によって決められる特定の低周波数における感度の低下率に関係している．たとえば，0.3 秒の時定数においては，0.5 Hz において 30%（3 dB）の減衰が起こる．このように，脳波チャネルの低周波フィルタの位置を表示するには，時定数か，ある特定の周波数での減衰率かのどちらでも使用することができる．(low frequency filter 参照)

Topography　トポグラフィ；分布：頭皮や大脳皮質表面における脳波の特性（電圧場，スペクトルなど）活動の空間的分布．

Tracé alternant　交代性脳波：受胎 34 週齢あるいはそれより年長の早産児にみられるノンレム睡眠（静睡眠）期の非連続的脳波パタンで，満期産児では，出生後 3～4 週まで存続する．このパタンは約 4～5 秒

ごとに現れる徐波(1～3 Hz, 50～100 μV)が優勢な群発と，それに介在する低電圧(50 μV 以下)の4～7 Hz の活動の時期によって特徴づけられる．

Tracé continu 連続性脳波：早産児における脳波発達の間に現れ，それまで顕著に間欠性であった記録に置きかわる連続性脳波活動．

Tracé discontinue 非連続性脳波：受胎後 34 週齢以前の早産児にみられるパタンで，混合周波数の高電圧群発とそれを隔てるごく低電圧の背景脳波の時期によって特徴づけられる．

Tracing 記録；描記：[同意語] record；recording．

Transient, EEG トランジェント，脳波の；一過性現象，脳波の：背景活動から区別される孤立した波あるいは複合．

Transverse bipolar montage 横双極モンタージュ：[同意語] coronal bipolar montage．

Triangular bipoar montage 三角双極モンタージュ：三角形に配列された 3 個の電極の群のなかの対をなす電極からの導出で構成されるモンタージュ．誤った側性判定が起こりうるので，このモンタージュの使用は好ましくない．

Triphasic wave 三相波：基線の上下を交代する三つの成分から構成される波．

U

Unilateral 一側(性)：頭の一側に限局した．[コメント] ①一側性脳波活動は領域性のことも，一方の半球に局在(側方化)することもある．②それらは頭の右側あるいは左側に側方化しているといわれる．

Unipolar 単極(性)：使用禁止．[推奨される用語] referential．

Unipolar derivation 単極導出：使用禁止．(referential derivation 参照)

Unipolar depth electrode：使用禁止．

Unipolar montage 単極モンタージュ：使用禁止．[推奨される用語] referential montage．

V

Vertex sharp transient 頭蓋頂鋭トランジエント；頭蓋頂一過性鋭波：頭蓋頂部で最大振幅を示し，他の領野に比べて陰性の鋭い波形での電位で，睡眠中に一見自発性に出現するか，あるいは睡眠中あるいは覚醒期に感覚刺激に対する応答として出現するもの．単発性のことも反復性のこともある．振幅はさまざまであるが，250 μV を越えることはまれである．[略語] V wave．(K complex 参照)

Vertex sharp wave 頭蓋頂鋭波：生理的な vertex sharp transient を記述するときには使用禁止．

Voltage 電圧：トレースの振幅とディスプレイあるいはペン出力の感度を掛ける(乗ずる)ことによって算出される．(amplitude 参照)

Volume conduction 容積伝導：容積伝導の過程によって，発電源で発生した電気活動は伝導性媒体をとおって拡延し，遠隔部位の記録電極によって記録される．容積伝導は受動的なもので，光の速度で，すべての記録電極において同時に記録される．

V wave V 波：vertex sharp transient の略語．

W

Wave 波：脳波記録における対をなす電極の間の電位差の変化．脳のなかで発生する(脳波の波)あるいは脳の外で生じる(脳外電位)．

Wave form(waveform) 波形：一つの脳波の波の形．

White lead 白導出(線)：使用禁止．[推奨される用語] input termrnal 2．

Wicket rhythm ウィケット律動：使用禁止．[推奨される用語] mu rhythm．

Wicket spikes 門型(アーチ型)棘波：うとうと状態のときに側頭部に現れる棘波様で単相性の陰性波で，単一であるいは波列(トレイン)をなして現れ，アーチあるいはミュー(μ)様の外見を呈する．おもに年長者にみられ，良性の変型(異型)で臨床的意義はほとんどない．

Writer 描画器；器記：脳波チャネルの出力を直接に描き出すためのシステム．大部分の描画器はペンによって供給されるインクを用いて描く．ある特定の装置では，インクは噴射流として撒布される．他の記録器では，ペン描画器はインクのかわりにカーボン紙を使用する．デジタル脳波ではレーザープリンタも使用される．

Z

Zero potential reference electrode 零電位基準電極：使用禁止．[推奨される用語] reference electrode(同意語ではない)．

索引

人名索引

伊藤　8
石山　28
一条　71
大田原　117
笠原　8
清水　36
清水健太郎　9
本川　8
山極　8
山本　104
Adrian　4,5
Aserinsky E　7
Beaussart　219
Beck　3
Berger　4,93,207
Binnie　20
Brazier　8
Bremswelle　620
Caton　3
Chatrian　8
Cybulski　3

Danilewsky　3
Davis　5,104
Davis H　7
Doose　58
Einthoven　3
Fleischl von Marxow　3
Galvani　3
Gastaut　6,55,109
Gibbs　5,18,28,44,207
Gloor　181
Goldman　28
Golla　104
Gotch & Horsley　3
Grass　18
Hasama　8
Hjorth　28
Jackson H　6
Jasper　5,19,26
Jung　26
Kaketa　8
Kanner　20

Kleitman N　7
Kornmüller　5
Larionow　3
Lennox　5
Loomis　7
Moruzzi G　6
Niedermeyer　110
Nuwer　8
Penfield　19
Pravicz-Neminski　3
Ripple　508
Schwab　4,5
Silverman　41,173
Stephenson　28
Storm van Leeuwen　8
Taylor　114
Tribus　3
Walter　5,37,55,57,94
Waltz　58
Westmoreland & Klass　177

和文索引

あ

アーチファクト　16,66
　──,筋活動の　22
　──,心電図　71
　──,発汗による　22
アーノルド-キアリ奇形　294
アイカルディ症候群　295
アセチルコリン　606,642
アダムス-ストークス症候群　356
アテトーゼ　490
アトロピン　642,644
アドレナリン　641

アナログ脳波計　13
アニラセタム　651
アマンタジン　651
アミトリプチリン　577,644
アミノ酸代謝異常　411
アミン仮説　613
アルコール　576,638
アルコール依存　639
アルコールてんかん　640
アルソー波　109
アルツハイマー型認知症(早発型)　399
アルツハイマー型老年認知症　393
アルツハイマー病　395
アルファ・ラテラリティ比　101

アルファ-シータ昏睡　350
アルファ活動　93
アルファ昏睡　349
アルファ指数　103,505
アルファ波　4,92,93,100,601
アルファ波減衰　456
アルファ波出現率　103
アルファ波準優位型　104
アルファ波タコグラフ　504
アルファ波波長解析装置　504
アルファ波百分率　103,505
アルファ波賦活　384
アルファ波ブロック　105
アルファ波優位型　104
アルファ波劣勢型　104

索引

あ

アルファ律動　93, 99
アルミナクリーム　610
アンジェルマン症候群　304
アンフェタミン　577, 644
亜急性硬化性全脳脳炎　184, 367
亜急性硬化性白質脳炎　404
亜硝酸アミル　652
悪性貧血　440
悪夢　326
圧縮配列　500
鞍外腫瘍　555
鞍内腫瘍　555

い

イデベノン　651
イミプラミン　577, 644
イルダ　335
インスリン衝撃療法　423
インターフェロン　651
インパルス　594
位相逆転法　37, 331
位相差　91
位相の逆転　37
居眠り病　319
胃下垂症　439
胃潰瘍　439
移行睡眠　142
移動焦点　183
意識障害　465
意識消失発作　357
遺尿　326
一次性(原発性)両側同期　179
一次性頭痛　311
一次反応　600
一次変性認知症　393
一過性現象　92, 95
一過性焦点　183
一過性全健忘　346
一酸化炭素中毒　404, 652
一双極子法　511
咽頭電極　19
陰・陽・陰の三相性波形　552
陰極線オシログラフ　15
陰性棘波　26

う

ウイルス性髄膜炎　370
ウイルソン病　436
ウェイブレット解析　277
ウェイブレット変換　507
ウエスト症候群　248, 256
ウルトラディアン変動　106
うっ血性無酸素症　626
うつ病　458
うとうと状態時律動性側頭シータ群発　176
右側頭中部　41
運動関連電位　557, 569
運動時間　135

え

エーテル　631
エスクレ®座剤　60
エチゾラム　645
エンフルラン　633
鋭・徐波複合　95, 160
鋭波　92, 94, 160, 165
円板電極　16
遠位電場電位　534
遠隔性異常波　334
遠隔測定装置　77
遠隔電場電位　534, 536

お

オイナール　651
オーバーシュート　595
オドボール課題　558
オレキシン　320
音刺激賦活法　65
音圧レベル　544
音楽てんかん　270

か

カタプレキシー　319
カタレプシー　464
カッパ波　110
カルバマゼピン　645
ガーゴイリスム　412
ガラス毛細管電極　591
ガルバノメータ　13
ガンマ帯域(ガンマバンド)　508
ガンマ波　94
下位離断脳　609
下顎電極　20
加算平均法　533
加重　596
家族性片麻痺性片頭痛　314
過呼吸　51
過誤腫　224
過程統合失調症　451
過同期性シータ波　298
海馬　614
海馬律動波　614
開閉眼試験　50
開放性頭部外傷　375, 382
解放現象　62
解離性障害　448, 541
外因性電位　531
外因知的障害　299
外傷てんかん　385
外側側頭葉発作　225
外背側被蓋核　601
外背側被蓋核ニューロン　606
外部雑音　23
拡延性抑圧　312
覚醒維持検査　319
重ね合わせ法　531
活性電極　25
活動　90
滑沢脳　295
肝性昏睡　433, 436
肝性脳症　433
肝レンズ核変性症　436
間欠性徐波　133
間欠律動性デルタ活動　158
間欠律動デルタ波　335
間代けいれん発作　220, 246, 248, 253
間代性突発波　619
感覚過敏てんかん　270
感覚性前兆　312
感覚中継核　6
感覚誘発てんかん　270
感覚誘発電位　600
感覚レベル　544
緩徐性(遅)棘・徐波複合　259
緩徐性多棘・徐波複合　259
緩電位変動　510
緩変動電位　510
眼球運動電位,アーチファクト　67
眼筋麻痺性片頭痛　312
眼振,アーチファクト　67

き

キンドリング　617
気管支喘息　439
気分障害　458
起立性発作　357
記録時間,モンタージュ　74

和文索引

基準電極　25,26
　　──の活性化　26
基準電極導出法　26,28
基線　90
基礎律動　90
基底部電極　19
基本同調駆動反応　56
基本波　90
期待波　568
機能性頭痛　311
偽周期性一側突発性発射　185
偽律動性　260
逆行性加算平均プログラム　569
逆説相　613
逆説的アルファ波ブロック　321
逆説的側性化　552
逆問題解　511
弓状波　109
急性アルコール中毒　638
急性壊死性脳炎　366
急性硬膜下血腫　384
急性硬膜外血腫　383
急性小児片麻痺症候群　296
急性脊髄前角炎　366
急性脳炎　363
急性脳内血腫　384
急速眼球運動　7,136,140
嗅脳　613
鋸歯状波　227
共通基準電極　26
狂犬病予防接種　409
狭帯域濾波器　502
胸骨・脊椎基準(電極)　28
強制正常化　268
強直間代発作　248,274
強直性発作期　616
強直発作　248
強迫性障害　450
強迫性摂食　449
境界線脳波　196
境界地帯　477
頰骨電極　20
頰電極　20
橋・中脳接合部　350
橋尾側被蓋出血　546
橋吻側部出血　547
鏡像焦点　160,183,217
局在　92
局在関連てんかん　234
局在性アルファ波賦活　332
局在性棘波　226
局在性散発性棘波　615
局在性散発性シータ波　179
局在性持続性発作発射　214

局在性デルタ波　231
局在性脳波異常　345
局在性反対側発作発射　214
局在性表在皮質焦点　214
局在性連続性非律動性デルタ波
　　　179
局在づけ　35
棘・徐波複合　95,160,162
棘波　6,92,94,160
　　──,皮質電図における　478
棘波検出器　509
棘波焦点　6
近赤外線スペクトロスコピー
　　　7,524
近接電場電位　536
筋萎縮性側索硬化症　406
筋活動電位,アーチファクト　67
筋緊張性ジストロフィー　407
緊張型頭痛　311
銀板電極　16

く

クッシング症候群　430
クッシング病　431
クライネ-レヴィン症候群　323
クラインフェルター症候群　302
クロザピン　643,648
クロルプロマジン　642
グリオーゼ　489
グリオーマ　546
くも膜下出血　351
矩形波　227
空間的加重　596
群発頭痛　311

け

ケタミン　634
ゲルストマン-シュトロイスラー-
　　シャインカー症候群　405
けいれん準備性　265
けいれん性全般発作　235
脛骨神経感覚伝導速度　572
経頭蓋磁気刺激法　522
軽度認知機能障害　397
頸動脈洞症候群　357
頸動脈洞性失神　357
欠神　5
欠神発作　6,51,235
欠神発作重積　245,273
欠落刺激電位　564

血管性頭痛　311
血圧下降性失神　357
血液透析　437
結核性髄膜炎　370
結節硬化症　303
月経　432
健忘　225
幻覚薬　645
弦電流計　3
原発焦点　183
原発波　507
減衰　105
減衰振動　500

こ

コシェフニコフ症候群　224
コヒーレンス　398
コヒーレンス関数　298,501
こむら返り　324
呼吸性アシドーシス　625
孤立性棘波　160
鼓膜電極　19
口部自動症　231
孔脳症　295
甲状腺機能亢進症　425
甲状腺機能低下　427
甲状腺摘出後テタニー　428
広汎アルファ波型　100,355,380
広汎性間欠性律動性デルタ波　179
広汎性棘・徐波　273
広汎性遅棘・徐波複合　513
広汎性てんかん　218
広汎性てんかん原領域　214
広汎性投射系　6
広汎性脳波異常　338
広汎律動性シータ波　147
交感神経親和性薬物　641
交代性脳波　117,144,288
光原てんかん　55,270
向神経ウイルス　363
向精神薬　642
向知性薬　650
行動の自動症　231
抗精神病薬　642
抗てんかん薬　645
抗認知症薬　650
抗ヒスタミン薬　652
抗不安薬　644
抗利尿ホルモン　628
抗利尿ホルモン分泌異常症候群
　　　628
後過分極　605

後過分極波　616
後期陽性複合体　558
後耳介筋反応　547
後天性免疫不全症候群　367
後頭蓋窩腫瘍　546
後頭部型，P型てんかん　556
後頭極　40
後頭中央部　40
後頭部　41
後頭部三角波　127
後頭部徐波　127, 448
後頭部焦点　221
後発射　481
後陽性期　594
高域周波数特性，脳波計の　75
高解像度脳波　48
高血圧症　354
高血圧性脳症　354
高次同調駆動反応　56
高周波振動　508, 579
高振幅徐波　144, 359, 288
高振幅デルタ波　289, 345
高振幅紡錘波形成　292
高速フーリエ解析　7, 499
高速フーリエ変換　107
高密度脳波　508
硬膜下血腫　375, 384
硬膜下電極記録　277
硬膜外導出　575
硬膜外麻酔　574
硬膜導出法　474
興奮性シナプス後電位　596
国際抗てんかん連盟　207
国際頭痛分類　311
国際電極配置法　40
国際臨床神経生理学会連合　8
混合アルファ波型　104
混合パタン　144

さ

左側頭中部　41
左右差　101
左右前頭極　41
坐禅　463
再徐波化　353
再生不良性貧血　439
細胞外記録　591
細胞体　594
細胞内記録　591
催眠状態　464
催眠性睡眠　464
錯覚性・幻覚性視覚発作　223

雑音　23
―の識別法　24
皿電極　16
三角双極モンタージュ　38
三叉神経性脳血管腫症　303
三相性スパイク　594
三相波　433, 434
散発性陰性棘波　478
散発性棘波　227
散発性シータ波　298
酸塩基平衡　625
残遺てんかん　208, 365

し

シータ昏睡　350
シータ波　94
シータ律動　113
シーハン症候群　431
シクロヘキサノール　653
シグナルアース　34
シグマ律動　137
システムリファレンス　48
シナプス　594
シナプス後電位　510
シナプス終末　594
シナプス小頭部　595
シナプス電位　599
シナプス電位説　599
シモンズ病　431
シルダー病　411
シルビウス溝　41
シロシビン　577
シンメトレル　651
ジアゼパム　577, 644, 648
ジアテルミー　24
ジエタジン　644
ジクロロエタン　653
ジフェンヒドラミン　60, 652
子癇　433
自然睡眠記録　59
思春期欠神てんかん　236
脂質代謝異常　411
脂肪生殖器症候群　430
視覚性前兆　312
視覚てんかん　270
視覚誘発電位　549
視覚誘発脳磁図　520
視床・皮質核　601
視床および視床下部てんかん　224
視床切離術　490
視床電図　492
視床網様核　601

視床網様核ニューロン　603
歯状核赤核淡蒼球ルイ体萎縮症　248
自己持続性強直間代型発作発射　619
自己相関曲線　500
自己相関図　500
自己相関分析　500
自己誘発てんかん　270
自動症　213, 225
自動判定　188
自動分析，てんかん性突発波の　509
自発性テタニー　429
自閉症　305
自律性てんかん発作　224
耳介前点　41
耳珠　41
耳朶電極　26, 229
事象関連脱同期　106, 579
事象関連電位　7, 531, 557
事象関連同期　106, 579
時間的加重　596
時定数　14, 74
時定数無限大　14
磁気共鳴スペクトロスコピー　524
軸索　594
軸索・細胞体間シナプス　594
軸索・樹状突起間シナプス　594
軸索有髄部　595
失神発作　357, 627
失外套症候群　381, 412, 540
失立発作　236, 255
悉無律　596
実形状頭部3層モデル　511
遮蔽室　21
若年ミオクロニーてんかん　248
樹状突起　594, 599
樹状突起近位部　595
樹状突起電位　510
周期　90
周期・振幅分析　509
周期性一側てんかん形発射　184, 348, 366
周期性群化　256
周期性四肢運動障害　324
周期性嗜眠症　323
周期性同期発射　184, 404
周期性突発性高振幅徐波群発　367
周期性突発波　184
周期性脳波変化　404
周期性複合波　184, 367
周期性麻痺　439
周期的振幅変動　393

和文索引

周波数　90
周波数スペクトル　500
周波数スペクトル圧縮連続記録
　　　　　　　　　500
周波数不安定脳波　354
周波数分析　89
周波数変調　78
周波数変動型 spike-and-slow-wave
　　　　　　　　　237
修正型電気けいれん療法　514
集合活動　591, 598
十字法　37
重症貧血　359
術中頭蓋内脳波記録　485
純粋小発作　236
循環虚脱　357
処理陰性電位　562
徐アルファ異型律動　104
徐波　5, 92, 94, 604
徐波睡眠　139, 273
除脳　412
除皮質　412
小鋭棘波　174
小頭症　295
小児欠神てんかん　236
小児統合失調症　458
小児脳波検査　42
小脳橋角腫瘍　546
小脳腫瘍　546
小発作　237
小発作3型　236
小発作異型　166, 259
小発作重積状態　245
小発作波型　237
小発作発射　163
笑気　633
症候性頭痛　311
症候性てんかん　207
焦点　182
焦点運動発作　348
焦点性異常波　6, 183, 382
焦点性速波　385
焦点性デルタ波　380
焦点性てんかん発射　315
焦点性てんかん発作　208
焦点性突発波　387
焦点発作　6
衝撃小発作　248
上位離断脳　608
上行性脳幹賦活系　609
上行性賦活系　62
常染色体異常　302
情動脱力発作　319
心身症　449

神経血管カップリング　523
神経膠腫　329
神経遮断鎮痛　634
神経遮断薬　642
神経症性障害　447
神経振動　579
神経心理学的脳波賦活　65
神経性食欲不振症　449
神経節細胞腫　329
神経線維腫症　303
神経内分泌性頭蓋骨過増殖症　427
神経梅毒　371
真空管増幅器　5
真性てんかん　207
振戦せん妄　640
振戦麻痺　403
振幅　91
振幅低下　35
振幅変調　78
針電極　18, 591
進行性筋ジストロフィー　407
進行性全身性硬化症　439
進行性ミオクローヌスてんかん
　　　　　　　　　540
進行麻痺　371
深部電図　482
――, てんかん欠神発作の　485
――, てんかんの　484
――, 統合失調症の　490
深部脳波　482
新生児用モンタージュ　47
新皮質ニューロン　599
新皮質脳波　614
人工透析　437

す

スコポラミン　642
スタージ-ウェーバー病　412
ストリキニーネ波　615, 620
ストロボスコープ　55
スパイク検出　509
スパイク電位　596, 598
スパイクの自動検出法　509
スルピリド　643
図形過敏てんかん　55, 270
図形刺激法　55
頭蓋骨過増殖症　427
頭蓋頂　40
頭蓋頂鋭波　35, 136
頭蓋頂電位　561
頭蓋底針電極　19
頭蓋底導出法　228

頭蓋内圧亢進　330
頭蓋内血腫　383
頭蓋内腫瘍　329
頭痛　311
水頭症　294
水頭無脳症　294
睡眠過剰　317
睡眠関連下肢けいれん　324
睡眠関連呼吸障害　317
睡眠減少　317
睡眠時随伴症　317
睡眠時無呼吸症候群　317
睡眠時遊行症　325
睡眠障害　317
睡眠障害国際分類　317
睡眠潜時反復測定検査法　318
睡眠脳波検査　6
睡眠賦活法　59
睡眠発作　319
睡眠ポリグラフィ検査　318
睡眠紡錘波　137, 235, 601
睡眠麻痺　319
錘波　137
随伴陰性電位　557
随伴陰性変動　568
髄膜炎　369
髄膜腫　329

せ

セルトラリン　644
セレポート　651
セロイジン法, 電極　17
セロイドリポフスチノーシス　411
セロトニン再取り込み阻害薬　577
ゼロ電位線　592
正弦波　90, 498
正常脳圧水頭症　351
正中後頭電極　552
正中神経　534
正中線棘波　175
正中内側面皮質損傷　175
成人潜在性律動性脳波発射　177
性周期異常　432
性染色体異常　302
青斑核　613
静止膜電位　602
静電遮蔽　23
静電誘導による雑音　23
精神運動発作　6, 61, 225
精神刺激薬　644
精神神経症　447
精神病性挿間症　268

索引

脊髄小脳変性症　406
脊髄伝導速度　572
脊髄誘発電位　572,574
脊髄癆　371
接種後脳炎　363
接地型シグナルアース　34
先端巨大症　430
先天性心疾患　359
先天代謝異常　411
染色体異常　302
閃輝暗点　312
閃光刺激　460,533,550
閃光刺激法　55
潜在周期過程　500
全身性エリテマトーデス　439
全般性間欠性不規則性徐波　179
全般性低振幅徐波　352
全般性皮質網様てんかん　181
全般性連続性徐波　179
全般性連続性非律動性デルタ波
　　　　　179
全般型，G型てんかん　556
全般強直間代発作
　　　213,236,249,274
全般けいれん発作　274
全般発作　235
全野パワ　397
前子癇状態　433
前側頭下誘導　20
前兆　312
前頭間欠律動デルタ波　351
前頭極正中部　40
前頭正中部　40
前頭側頭型認知症　401
前頭部間欠律動デルタ波　335
前頭部焦点　223
前頭葉内側-前楔部-角回回路　524
前頭葉白質切截術　490,492
前陽性期　594
禅　463
漸増漸減　105
漸増律動　248

そ

ソースデリベーション法　28
ソジウム活動電位　602
素因知的障害　298
素波　89,594
組織毒性無酸素症　626
粗大電極　591
双極子　593
双極子性　512

双極子追跡法　511
双極性障害　459
双極導出法　30
早期発作現象　489
相関分析法　500
相互相関図　501
相互相関分析　501
相対的パワ値　107
相同部位　101
挿間性精神病　268
躁うつ病　458
増幅器，脳波計の　75
促通性ニューロン　596
速波　92,94,106
――の波形　92
速波性同期波　248
速律動　248,260
側頭前部　41
側頭前部棘波　226
側頭中部　41
側頭中部焦点　219
側頭部間欠性律動性デルタ活動
　　　　　227
側頭部小徐波・鋭波活動　131
側頭部律動的シータ波群発　131
側頭葉てんかん　225,268,487
側頭葉発作　6,487
損傷電位　483
損傷発射　614

た

ターナー症候群　302
タコグラフ　504
タンドスピロン　645
ダウン症候群　301
ダンピング　72
ダンピング過剰　72
ダンピング不足　72
多棘・徐波　57,246
多棘・徐波複合　235
多形デルタ波　157,331
多導出針電極　482
多発棘波　160
多発筋炎　407
多発硬化症　547
多発梗塞性認知症　393
多発焦点　182
多発性脳梗塞　355
脱髄疾患　409,547
脱髄性脳炎　409
脱同期　106,253,605
脱分極　575,595

脱分極エンベロープ　605
脱力発作　255
大食症　449
体性感覚誘発電位　533
体性感覚誘発脳磁図　520
体積導体　511,514,536,592
胎児性アルコール症候群　641
怠慢現象　36
大アルファ波　332
大脳半球切除術　492
大発作型発射　253
第3律動　110
単位活動　591
単一ニューロン　591
単極導出法　26
単純部分発作　213
単脳室前脳症　295
単律動シータ波　338
単律動徐波　334
探査電極　25
淡蒼球電図　490
短潜時 SEP　534
短潜時体性感覚誘発電位　534
断眠　62

ち

チエノジアゼピン　645
チオプロペラジン　643
チオペンタール　60,634
チクロパン®　60
チロキシン中毒　425
知的障害　298
致死性家族性不眠症　405
中(間)潜時成分　547
中隔部　490
中間速波　94
中心・側頭棘波　218
中心・側頭優勢徐波　352
中心溝　41
中心後回　475
中心正中部　40
中心前回　475
中心脳　6,181
中心脳性発作　181,236
中心部鋭波　136
中潜時体性感覚誘発電位　538
注意欠如/多動性障害　306
長経路反射　556
長潜時体性感覚誘発電位　538
重畳原理　593
重畳法　531
頂点間潜時　545

超短波治療器　24
超伝導量子干渉素子磁束計　515
蝶形骨針電極　20, 229
蝶形骨電極記録　277
調和解析法　498
聴覚検査　548
聴覚刺激　533
聴覚脳幹誘発電位　544
聴覚誘発電位　543
聴覚誘発脳磁図　521
聴覚レベル　544
聴神経腫瘍　546
直接皮質反応　491, 598, 620
直線三点法　38
直流電位　510

つ

椎骨脳底動脈循環不全症　348

て

テイ-ザックス病　411
テタニー　428
テニロキサジン　651
テレビゲームてんかん　270
テレビてんかん　270
テレメータ　77
デジタル脳波計　7, 13
デルタ昏睡　351
デルタ波　94, 604
デルタ波焦点　331
てんかん　556
　────の国際分類　211
てんかん形発射　59
てんかん欠神発作　51, 485
てんかん原焦点　6, 26, 208, 489
　────, 皮質電図　477
てんかん原損傷部位　160
てんかん小発作　5, 207
てんかん性失語症　549
てんかん性頭痛　312
てんかん性掃間症　270
てんかん性突発波　509
てんかん性ニューロン　616
てんかん性不機嫌状態　269
てんかん素因　264
てんかん双生児　265
てんかん代理症　225
てんかん発作　213, 617
てんかん発作重積状態　244
低閾値スパイク　602, 604

低輝度視覚刺激　55
低血糖　423
低酸素症　626
低酸素性脳症　289
低酸素賦活法　65
低次同調駆動反応　56
低振幅速波　260
低振幅脳波　289
低振幅不規則パタン　143
低体温　627
低電圧(速波)脳波　104, 381
低電圧速波波型　104
呈示間隔　558
定位的脳手術器　482
定位波　568
定型欠神発作　236
定常時間　498
定常状態　498
定常電位　510
定常反応　533
定量薬物脳波学　646
梯形波　227
典型的前兆　312
点電源　593
転倒発作　255
伝達性徐波　61
伝導性脊髄誘発電位　575
電位減衰　106
電位変動　101
電気けいれん療法　462, 514
電気の脳活動停止　416
電気の脳無活動　416
電極　16
電極キャップ　16
電極箱　13, 15
電光・点頭・礼拝けいれん　255
電流双極子　514
電流場　592
電流密度　592

と

トキソプラズマ症　366
トポグラフィ　107, 540
トポグラム　511
トランジスタ増幅器　5
トリクロホスマトリウム　60
トリクロリールシロップ®　60
トリクロロエチレン　632, 653
トルエン　653
ドロペリドール　634
透析　437
透明中隔欠損　295

透明中隔嚢胞　295
等価双極子　512
等価的電流双極子　511
等電位記録　416
等電位分布図　511
統合失調症　451, 557, 567
痘瘡脳炎　363
頭蓋骨過増殖症　427
頭蓋頂　40
頭蓋頂鋭波　35, 136
頭蓋頂電位　561
頭蓋底針電極　19
頭蓋底導出法　228
頭蓋内圧亢進　330
頭蓋内血腫　383
頭蓋内腫瘍　329
頭頂正中部　40
頭頂部焦点　218
頭皮上脳波用電極　16
頭部外基準(電極)法　28
頭部外傷　375, 547
頭部外傷後遺症　388
糖尿病　425
導出線　16
特殊系核　6
特殊電極　16, 19
特発性過眠症　322
独立成分分析　508
独立双極導出法　36
独立多発焦点　183
読書てんかん　270
突発性異常波　51, 155
突発性脳波　6
突発性脳律動異常　6
突発性律動異常　252
突発性律動波　166, 481
突発波　241, 620

な

ナルコレプシー　319
ナロキソン　567
泣き入りひきつけ　359
内因精神病　451
内因性電位　531
内臓運動性てんかん　224
内臓感覚性てんかん　224
内側頭下誘導　20
内部雑音　23

に

ニトラゼパム 644
ニューロパチー 540
ニューロン 596
ニューロン活動 483
二次元自己回帰 182
二次元脳電図 508
二次性頭痛 311
二次性両側同期 179,214,231
二双極子法 511
二硫化炭素中毒 652
日本脳炎 366
日本臨床神経生理学会 9
日本臨床神経生理学会認定医制度 10
入眠幻覚 319
乳児良性ミオクロニーてんかん 248
尿毒症性脳症 437
尿崩症 430
妊娠 433
妊娠高血圧症候群 433
認知症 567

ね

ねぼけ 326
寝言 326
熱性けいれん 274
年齢依存性てんかん性脳症 257
粘液水腫 427

の

ノンレム睡眠 613
脳炎 363
脳下垂体腫瘍 338
脳幹出血 349,546
脳幹部梗塞 348
脳幹網様体 601
脳幹網様体ニューロン 603
脳脚橋被蓋核ニューロン 606
脳橋被蓋核 601
脳血管性認知症 393
脳血栓症 345
脳梗塞 345
脳挫傷 377
脳死 414,540,547
脳磁図 511,514
　―, てんかんの 517
脳実質外腫瘍 338

脳実質内腫瘍 338
脳腫瘍 329
　―, 小児期の 297
脳出血 345
脳振盪 376
脳振盪後症候群 377
脳性テタニー 428
脳性麻痺 290,291
　―, てんかん 292
脳底動脈片頭痛 314
脳電位の二次元表示法 80
脳電図 4
脳動脈硬化症 355
脳膿瘍 342,383
脳波 4
　―の賦活法 50
脳波記録法の原理 13
脳波記録用電極 16
脳波曲線 497
脳波計 14
脳波検査技術者 10
脳波検査室 21
脳波コヒーレンス 456
脳波自動周波数分析法 507
脳波自動分析装置 502
脳波周波数分析 503
脳波トポグラフィ 7,80,508
脳波リズム 601
脳貧血 357
脳梁欠損症 295
脳梁反応 600

は

ハイブリッド脳波計 13
ハロタン 632
ハロペリドール 643
ハンチントン舞踏病 406
バセドウ病 425
バルビツール 642
バルビツール酸系薬物 634
　―の速波 484
パーキンソン症候群 403
パーキンソン病 404,567
パーソナリティ障害 445,450
バゾプレッシン 628
パタン反転刺激 549,550
パタン反転全視野単眼刺激 555
パラチオン中毒 652
パワ百分率 107
波形認識法 507
波数ヒストグラム 506
波動 602

背景活動 90
背景脳波 90,155
肺性脳症 438
梅毒 371
白ろう病 359
発生源導出法 28
発熱時の脳波 628
反回抑制 597
反射てんかん 270
反応性 92
反応統合失調症 451
反復睡眠潜時検査法 319
反復性過眠症 323
半球後方優勢徐波 352
半球前方優勢徐波 352
半球優位性 103
汎下垂体機能不全症 431
絆創膏法, 電極 17

ひ

ヒストグラム法 505
ヒト免疫不全性ウイルス 367
ヒプサリズミア 248,256
ヒポクレチン 320
ビールショウスキー病 411
ビフェメラン 651
ピクノレプシー 236
ピック病 401
ピプラドロール 644
ピラセタム 651
皮質下脳波 482
皮質錘体細胞 606
皮質電位画像 277
皮質電図 474
皮質ニューロンの過同期性発火 160
皮質波 594
皮膚筋炎 407
非けいれん性全般発作 235
非向神経性ウイルス 363
非定型欠神発作 235
非定型内因精神病 461
非突発性異常 155
非発作性もうろう状態 268
非連続脳波 117,143,291
微小電極 591
鼻咽頭電極 228
鼻腔持続陽圧呼吸治療 318
鼻根 40
光-ベメグライド賦活法 64
光-ペンテトラゾール賦活法 64
光過敏性発作 271

光過敏性ミオクローヌス　556
光過敏てんかん　8,55,270,556
光感受性発作　271
光筋原応答(反応)　58
光駆動反応　56,533,552
光けいれん反応　57
光刺激賦活法　6,55,533
光トポグラフィ　524
光突発応答(反応)　55,57
光ミオクロニー反応　58
左前頭部　41
左頭頂部　41
標準的頂点潜時　533
標準電極配置法　40
標準モンタージュ　45
──，小児の　46
貧血　439
貧血性無酸素症　626
頻度　90

ふ

ファイ律動　128
フィルダ　335
フーリエ解析　498
フェニールケトン尿症　304,411
フェニール焦性ブドウ酸性知的障害
　　　　　　　　　　304,411
フェニトイン　645
フェノチアジン　642
フェノバルビタール　577
フェンサイクリジン　577
フェンタニル　634
フルオキセチン　644
フルボキサミン　644
フローセン　632
ブチロフェノン　643
ブリーチ律動　110
プリオン病　404
プリングル病　303
プレパルス抑制　564
不活性電極　25
不関電極　25
不規則性棘・徐波複合　164
不定睡眠　142
不眠症　317
浮遊型シグナルアース　34
賦活系　608
賦活睡眠　613
部分発作　213
部分発作重積　245
風疹脳炎　363
副甲状腺疾患　428

副甲状腺摘出後テタニー　428
副交感神経親和性薬物　641
副腎脳白質変性症　411
複合(波)　90,95
複雑部分発作　6,61,213,224,487
──の脳波　230
藤森法　505
分極　595
分節性脊髄誘発電位　574
分布　92

へ

ヘキソバルビタール　60
ヘルツ　91
ヘルペス脳炎　184,366
ベータ波　4,94,605
ベナクチジン　644
ベメグライド　64
ベンゾジアゼピン　644
ペーパレス脳波計　13,77
ペラグラ　439
ペルフェナジン　643
ペンテトラゾール　62
ペントバルビタール　60
平均基準電極　227
平均電位　28
平均電位基準電極　28,46
平衡型頭部外基準電極　28,46,227
平坦脳波　416
閉鎖性頭部外傷　375
片頭痛　311
片頭痛誘発性てんかん　315
片麻痺性片頭痛　312
変化性　92
変調高周波　24
変動係数　457
扁桃核　614
扁桃核・海馬発作　225
扁桃核手術　487,490
扁桃核脳波　614
扁桃核発作　231

ほ

ボクサー　389
ボディ・アース　34
ポリオ脳炎　363
ポリソムノグラフィ　134,318
ポリソムノグラフィ的睡眠図　141
放線反応　600
紡錘波　35,137,603

紡錘波期　60
紡錘波群発　137
傍矢状焦点　217
発作間欠期脳波　235
発作後自動症　225,253
発作後徐波焦点　234
発作後もうろう状態　268
発作性うつ病　460
発作性昏迷　245
発作性自動症　225
発作性脱分極偏位　616
発作性もうろう状態　268
発作発射　160,214
本態性てんかん　207

ま

マイクロフォニック雑音　24
マイクロボルト　13
マイコプラズマ髄膜脳炎　366
マイネルト核　605
麻疹脳炎　363
麻酔薬　631
埋没焦点　184,214
慢性硬膜下血腫　384
慢性持続性精神障害　269
慢性植物状態　412
慢性頭痛　311
慢性低酸素血症　359
慢性貧血　439
慢性副腎皮質機能亢進症　430
慢性副腎皮質機能不全　429

み

ミアンセリン　644
ミオクローヌスてんかん　248,556
ミオクロニー・失立発作てんかん
　　　　　　　　　　　　248
ミオクロニーけいれん　246
ミオクロニー欠神てんかん　248
ミオクロニー性小脳性共同運動障害
　　　　　　　　　　　　248
ミオクロニー発作　236,246
ミスマッチ陰性電位　564
ミトコンドリア脳筋症　408
ミュー律動　107
未熟児用モンタージュ　47
右前頭部　41
水中毒　628,653
水賦活法　65
水俣病　652

索引

む

ムンプス脳炎　363
むずむず脚症候群　324
むち打ち症　383
無顆粒皮質　106
無酸素症　626
無酸素性無酸素症　626
無症候性脳梗塞　133
無動無言症　413
無熱性けいれん発作　274
夢中遊行　325

め

メクロフェノキサート　651
メコリル　642
メスカリン　645
メタンフェタミン　577, 644
メチルフェニデート　577, 644
メトキシフルラン　633
メトラゾール®　62
命令後陰性変動　569

も

モーズレイ人格検査　114, 446
モヤモヤ病　352
モルヒネ　638
モルフォロジィフィルタ　509
モンタージュ　44
モンタージュリフォーマッティング
　　48
もうろう状態　268
網膜電図　554
網様核　601
網様系　608

や

夜間発作　61
夜驚　326
夜尿症　326
薬物脳波学　445

ゆ

有意差確率地図　81
有機水銀中毒　652
有機溶剤中毒　653
誘導線　13
誘発応答　531
誘発磁界　520
誘発磁気反応　520
誘発睡眠，薬物による　60
誘発電位　531
誘発電位加算法　9
誘発電位平均加算装置　532
誘発脳磁図　520
誘発反応　531
優勢周波数　99

よ

ヨーガ　463
幼児型異染性白質ジストロフィー
　　412
用手的脳波分析法　506
容積導体　592
抑制性シナプス後電位　596
抑制性ニューロン　596

ら

ラセタム　651
ラボナ®　60
ラボナール®　60
ラムゼイ・ハント症候群　248, 406
ラムダ波　111
ランゲルハンス島　423
ランドー–クレフナー症候群　549
卵円孔電極　277

り

リード線　13, 16
リステリア髄膜脳炎　366
リスリド　651
リチウム　577

リバウンド群発　602
リモンタージュ　48
立体脳波　487
律動　90
律動異常性片頭痛　315
律動性鋭波　434
律動性後発射　532
律動性発作性変換　489
瘤波　35, 136
両側独立性周期性一側てんかん形発
　　射　185
緑内障　439

る

類てんかん精神病　461

れ

レスタミン®　60, 652
レビー小体型認知症　400
レム睡眠　613
レンショウ細胞　597
レンノックス–ガストー症候群
　　248, 259, 274, 513
零交差法　507
連結双極導出法　31, 37

ろ

ローランド溝後部野　534
ローランドてんかん　315
ローランド発射　219
ローレンス–ムーン–ビードル症候群
　　430
濾波器　75
老年性認知症疾患　393
漏洩電流雑音　23

わ

笑い発作　224

欧文索引

数字・記号

3 Hz spike and wave 5
3 Hz spike-and-slow-waves
　　　　　　　　51, 163, 236
3 Hz spike-and-slow-waves at
　varying frequency　164
3 Hz spike-and-slow-wave
　complex　236
3 Hz 棘・徐波複合　163, 235
3 次元トポグラム　50
6 Hz spike-and-slow-wave
　complex　168
8 チャネル用モンタージュ　47
10% electrode positions　42
10% 電極配置法　42
10% 命名法　20
10-20 電極配置法　20
12 チャネル用モンタージュ　47
14 & 6 Hz 陽性棘波　168
14 and 6 Hz positive spikes
　　　　　　　　　168, 224
16 チャネル用モンタージュ　46
18 トリソミー症候群　302
22 チャネル用モンタージュ　47
%time alpha　104, 505

ギリシャ文字

α 波　4
α activity　93
α rhythm　93
α-Aktivierung　384
α-coma　466
β 波　4
δ-coma　466
κ 波　110
λ 波　111
μ 波　107
μ rhythm　109
μV　13

A

A-1 mitten　455
A-slow　352
absence　5
absence seizures　235
absence status　245, 273
acapnia　54
acromegaly　430
activated sleep　613
activating system　608
active electrode　25
active reference electrode　26
activity　90
acute encephalitis　363
Adams-Stokes 症候群　356
Addison 病　429
adiposogenital syndrome　430
adrenaline　641
adrenoleucodystrophy　411
after hyperpolarization (AHP)
　　　　　　　　　605, 616
after-discharge　481
age-dependent epileptic
　encephalopathy　257
agenesis of the corpus callosum
　　　　　　　　　　　295
agranular cortex　106
Aicardi 症候群　295
AIDS　367
Aird 法　40, 332
akinetic mutism　413
ala magna needle electrode　19
all channel control (ACC)　14
all or none law　596
alpha blockade　105
alpha coma　349
alpha index　505
alpha rhythm　99
alpha wave　93
alpha-theta coma　350
alternative sets　48
amnesia　225
amphetamine　644
amplitude　91
amplitude modulation (AM)　78
amygdalo-hippocampal (mesiobasal
　limbic or rhinencephalic) seizures
　　　　　　　　　　　225
amygdalotomy　490
amyl nitrite　652
amyotrophic lateral sclerosis (ALS)
　　　　　　　　　　　406
anemic anoxia　626

Angelman 症候群　304
anorexia nervosa　449
anoxia　626
anoxic anoxia　626
anterior infratemporal lead　20
antidementia drugs　650
antiepileptic drugs (AED)　645
apallic syndrome　412
arterial hypertension　354
artifacts　23, 66
ascending activating system　62
ascending brainstem activating
　system　609
Aschner 試験　359
astatic seizure　255
AT9/AT10　20
atonic seizure　255
attention-deficit/hyperactivity
　disorder (AD/HD)　306
attenuation　105
auditory brain stem evoked
　potential (ABEP)　544
auditory brain stem response
　(ABR)　544
auditory evoked field (AEF)　521
auditory evoked potential (AEP)
　　　　　　　　　　　543
autocorrelation analysis　500
autocorrelogram　500
automatisms　213
autoregression (AR)　182
average potential reference (AV)
　　　　　　　　　　　 28
average (AV)　46
averaging technique　533
axo-dendritic synapse　594
axo-somatic synapse　594
axon　594

B

B-mitten　455
background activity　90, 155
balanced non-cephalic (BN)
　reference　28, 46
balanced non-cephalic reference
　electrode　227
barbiturate　642
barbiturate fast activity　484, 635

barbiturate spindle 635
barbiturates 634
basal electrodes 19
basal leads 228
basal needle electrodes 19
base line 90
basic rhythm 90
basilar migraine 314
behavioral automatism 231
benign childhood epilepsy with centrotemporal spikes(BCECT) 219, 388, 513
benign epilepsy of children with centrotemporal paroxysmal foci (BECCT) 219
benign focal epileptiform discharges in childhood migraine(BFEDC) 315
benzodiazepine(BDZ) 644
Bereitschaft-potential(BP) 570
Berger rhythm 5
Bielschowsky 病 411
big build up 53
bilateral independent periodic lateralized epileptiform discharges(BIPLEDs) 185
bioccipital positive waves 138
biparietal hump 136
bipolar derivation with linked amplifiers 31
bipolar recording(BP) 30, 36
bipolar recording with linked amplifiers 37
Blitz-Nick-und Salaamkrämpfe 255
blocking 105
BNS けいれん 255
BOLD(blood oxygenation level-dependent)効果 524
borderline EEG 196
Bourneville-Pringle disease 303
bradyphrenia 404
brain-computer interface(BCI) 18, 514
brain-machine interface(BMI) 514
breach rhythm 110
breath holding spells 359
Brown-Séquard 症候群 541
build up 52
bulimia nervosa 449
buried foci 184, 214
burst-suppression 184, 187, 288
bursts of rhythmical temporal theta (BORTT) 131

C

C トリソミー・モザイク症候群 302
callosal response 600
carbamazepine(CBZ) 645
carotid sinus syncope 357
carotid sinus syndrome 357
cataplexy 319
central midline point(Cz) 40
central or parietal foci 218
central sharp wave 136
centrencephalic seizures 181
centrencephalon 181
centro-temporal spike 218
cerebral arteriosclerosis 355
cerebral death 414
cerebral palsy 291
cerebral thrombosis 345
cerebral vascular dementia(VD) 393
childhood absence epilepsy 236
chlorpromazine 642
choppy rhythm 452
chronic hypoxemia 359
chronic vegetative state 412
classical 3 Hz spike-and-slow-waves 164
clinical neurophysiologist 201
clonic seizures 246
cluster headache 311
coherence 501
common reference electrode 26
commotio cerebri 376
complex 90, 95
complex partial seizures(CPS) 213, 224
compressed frequency spectral array(CSA) 500
compulsive eating 449
conductive ESCP 575
contingent negative variation(CNV) 557, 568
continuous 92
contre coup 375
contusio cerebri 377
coronal line 40
correlation analysis 500
cortical electrogram 474
cortical potential imaging 277
CO_2 中毒症候群 438
CO_2 intoxication 438
CO_2 narcosis 438, 625
Creutzfeldt-Jakob 病 184, 404, 406
critical frequency of cortical photic driving(cortical CFPD) 552
cross correlation analysis 501
cross-correlogram 501
CT-slow 352
cyclic EEG changes 404

D

d-lysergic acid diethylamide(LSD) 645
damping 72
DC potential 510
DC stage 14
decerebration 412
decision-making epilepsy 271
decortication 412
decremental wave 610
default mode network 524
delirium tremens 640
delta focus 331
delta wave 94
dementia with Lewybodies(DLB) 400
dendrite 594
dense array EEG 508
dentato-rubropallido-luysian atrophy(DRPLA) 248
depolarization 595
depth electrogram 482
derby-hat 形の陥没骨折 376
dermatomyositis(DM) 407
desynchronization 106, 605
detection coils 515
Devic 病 409
diabetes insipidus 430
diagnosis method of neuronal dysfunction(DIMENSION) 508
dialysis disequilibrium syndrome (DDS) 438
diazepam 644
diethyl ether 631
diffuse alpha activity 355
diffuse alpha pattern 100, 159, 380
diffuse intermittent rhythmic delta activity 179
diffuse low voltage dysrhythmia 291
diffuse rhythmic theta activity 147
diffuse slow spike and wave (DSSW) 513

diffuse slow wave dysrhythmia 291
dipolarity(D) 512
dipole 514, 593
dipole tracing method 511
direct cortical response(DCR) 491, 598, 620
disc electrode 16
discrete superficial cortical foci 214
disequilibrium 症候群 438
drop attacks 255
droperidol 634
D_1 トリソミー 302
dummy patient 24
duration 90, 595
dynamic topography 法 81
dysrhythmia 252
dysrhythmic migraine 315
dyssynergia cerebellaris myoclonica 248
dyssynergia cerebellaris progressiva 406
dystrophia musculorum progressiva 407
dystrophia myotonica 407

E

E 波 568
early epilepsy 385
early ictal events 489
early infantile epileptic encephalopathy with suppression burst 259
early Nd(Nde) 563
eclampsia 433
EEG topography 80
EEG-fMRI 277
electric convulsive therapy(ECT) 514
electrical status epilepticus during sleep(ESES) 273
electrocerebral inactivity(ECI) 416
electrocerebral silence(ECS) 416
electrocerebrogram 4
electrocorticogram(ECoG) 474
electrode 16
electrode box 15
electrodecremental events(EDE) 489
electrodecremental pattern 253
electroencephalogram 4

electroencephalograph 14
electroencephalographer 201
electronic screen game induced seizures(ESGS) 271
electrosubcorticogram 482
electrothalamogram 482
Elektrenkephalogramm 4
elementary wave 594
endogenous potential 531
enuresis 326
epilepsia partialis continua 224
epilepsy with continuous spike-waves during slow wave sleep(ECSS) 273
epileptic dysphoric episode 269
epileptic sign 450
epileptic spasms 255
epileptiform discharge 59
epileptogenic focus 6, 26, 208
epileptogenic lesion 160
Epworth 法 319
equivalent current dipole(ECD) 511
ethyl alcohol 638
event-related desynchronization (ERD) 106, 579
event-related potential(ERP) 7, 531, 557
event-related synchronization (ERS) 106, 579
evoked potential(EP) 531, 536
evoked potential audiometry 548
evoked response 531
evoked spinal cord potential(ESCP) 574
excitatory postsynaptic potential (EPSP) 596
exogenous potential 531
expectancy wave 568
exploring electrode 25
extraaxial tumor 338
extracellular recording 591
extreme spindles 293

F

fainting 357
familial hemiplegic migraine(FHM) 314
far field potential 534, 536
faradic cage 21
fast Fourier transformation(FFT) 499

fast rhythm 248, 260
fast ripple(FR) 508
fast wave 94
fast wave dysrhythmia 291
fatal familial insomnia(FFI) 405
febrile convulsion 274
fetal alcohol syndrome(FAS) 641
first derivatives 507
fissura cerebri 41
flat EEG 416
flat-topped waves 227
fluoroscopic guidance 20
fluothane 632
Fmθ(frontal midline theta activity) 94, 113
fMRI 277, 524
focal 182
focal epilepsy 208
focal seizures 213
foramen ovale electrode 277
forced normalization 268, 466
forcierte Normalisierung 268
Fourier transformation(FT) 498
frequency 90
frequency modulation(FM) 78
frontal foci 223
frontal intermittent rhythmic delta activity(frontal IRDA)〔FIRDA〕 158, 179, 335, 351
frontal midline point(Fz) 40
frontal pole midline point(Fpz) 40
frontotemporal dementia(FTD) 401
fundamental driving 56

G

GABA 作動性ニューロン 603
galvanometer 3
ganglioneuroma 329
gargoylism 412
gelastic seizure 224
general paresis 371
generalized continuous nonrhythmic delta activity 179
generalized continuous slow activity 179
generalized intermittent irregular slow waves 179
generalized seizure 235
generalized corticoreticular epilepsy 181
genuine epilepsy 207

Gerstmann-Sträusser-Scheinker syndrome(GSS 症候群) 405
giant SEP 540
Gibbs 法則 35
Gibbs らの脳波分類 156
glass capillary electrode 591
glaucoma 439
glioma 329
global field power(GFP) 397
Go/NoGo 電位 571
grand mal type discharge 253
gross electrode 591
GTC 236
gyrus postcentralis 475
gyrus precentralis 475

H

habitual seizure 63
habituation 464
hallucinogenic drugs 645
halothane 632
hamartoma 224
harmonic analysis 498
harmonic driving 56
hearing level(HL) 544
hemiconvulsion hemiplegia epilepsy syndrome 296
hemiconvulsion hemiplegia syndrome 296
hemifacial spasms 220
hepatic encephalopathy 433
hepatolenticular degeneration 436
HHE 症候群 296
HH 症候群 296
high amplitude spindling 293, 294
high frequency oscillation(HFO) 508, 579
high voltage rolandic alpha rhythm 109
high voltage slow(HVS) 144
histotoxic anoxia 626
HIV 367
holoprosencephaly 295
homologous areas 101
homologous regions 36
hump 136
Huntington's chorea 406
hydration 65
hydroanencephaly 294
hydrocephalus 294
hyperarousal 仮説 457
hyperostosis of the skull 427

hyperpolarization-activated current(Ih) 604
hypersomnia 317
hypersynchronous firing 160
hypersynchronous theta 298
hypertension 354
hypertensive encephalopathy 354
hyperthyroidism 425
hyperventilation(HV) 51
hypnagogic hallucinations 319
hypnagogic hypersynchronous phase 145
hypnogenic area 610
hypnogram 141
hypnopomic hypersynchrony 148
hypnotic state 464
hypocretin 320
hypoglycemia 423
hyposomnia 317
hypothermia 627
hypoxia 65, 626
hypsarrhythmia 248, 256, 293
hysteroepilepsy 449

I

ictal confusion 268
ictal depression 460
ictal stupor 245
idiopathic epilepsy 207
idiopathic hypersomnia 322
inactive electrode 25
incremental wave 610
independent component analysis(ICA) 508
independent multiple foci 183
indeterminate sleep 142
indifferent electrode 25
inhibitory postsynaptic potential(IPSP) 596
inion(I) 40
injury discharge 614
insomnia 317
inter-stimulus interval(ISI) 558
interferon(IFN) 651
intermediate fast wave 94
intermediate slope(IS) 571
intermittent rhythmic delta activity(IRDA) 158, 179, 335
intermittent slowing 133
International Classification of Sleep Disorders(ICSD-2) 317

International Federation of Clinical Neurophysiology(IFCN) 8
International League Against Epilepsy(ILAE) 207
interpeak latency(IPL) 545
intraaxial tumor 338
intracellular recording 591
inverse problem resolution 511
ipsilateral independent periodic lateralized epileptiform discharges(IpsiIPs) 186
irregular generalized intermittent slow activity 179
irregular spike-and-slow-wave complex 164, 252
irritable beta 385
IS スパイク 595
ischemic anoxia 54
isoelectric record 416
isolated spike 160

J

Jackson の分類, てんかん 208
Jackson 発作 214
Janz らの分類, てんかん 208
juvenile absence epilepsy 236

K

K 複合 35, 137
K complex 137, 160
kappa waves 110
ketamine 634
Kleine-Levin 症候群 323
Kreislaufkollapse 357

L

L-DOPA 403
lambda wave 111
Landau-Kleffner 症候群 549
large epileptogenic areas 214
laser-evoked potentials(LEPs) 543
late epilepsy 385
late infantile metachromatic leucodystrophy 412
late Nd(Ndl) 563
late positive complex(LPC) 558
lateral temporal seizures 225

laterality 103
laterodorsal tegmental nucleus (LDT) 601
Lawrence-Moon-Biedl 症候群 430
lazy activity 36, 160, 292, 334, 381
lazy phenomenon 36, 160, 334
lazy wave 36, 334
left anterior temporal(F_7) 41
left central(C_3) 41
left frontal pole(Fp_1) 41
left frontal(F_3) 41
left mid-temporal(T_3) 41
left occipital(O_1) 41
left parietal(P_3) 41
left posterior temporal(T_5) 41
Lennox 分類, てんかん 208
Lennox-Gastaut 症候群 166, 259, 274, 513
linked bipolar recording 37
lissencephaly syndrome 295
local contralateral discharge 214
local seizures 213
localization 35
localized continuous nonrhythmic delta activity 179
localized sporadic theta activity 179
location 92
locked-in 症候群 349
locus coeruleus(LC) 613
lokale α-Aktivierung 332
long-loop reflex 556
longitudinal bipolar(LB) 46
LORETA(low resolution brain electromagnetic tomography) 解析 277
low resolution brain electromagnetic tomography (LORETA) 81, 508, 572
low threshold spike(LTS) 602
low voltage(fast) record 381
low voltage fast activity 260
low voltage fast record 104
low voltage irregular(LVI) 143
low voltage record 104
low-luminance visual stimulation (LLVS) 55
LSD 577

M

Mスパイク 595
M型 104

magnetic resonance spectroscopy (MRS) 524
magnetoencephalogram(MEG) 511, 514
Magoun HW 6
mandibular electrode 20
Manifest Anxiety Scale(MAS) 114, 446
mass activity 591, 598
Matthews 5
Maudsley Personality Inventory (MPI) 114, 446
medial hemispheric lesion 175
medial infratemporal lead 20
medium nerve(MN) 534
meningioma 329
mental retardation 298
mesial anterior temporal spikes 226
metadromal positivity 594
methamphetamine 644
methods of activation 50
methylphenidate 644
microcephaly 295
microelectrode 591
mid-frontal 41
mid-parietal 41
mid-temporal foci 219
middle latency AEP(ML-AEP) 547
middle latency response 547
midline spikes 175
migraine 311
migralepsy 315
mild cognitive impairment(MCI) 397
minus type 104
mirror focus 183
mismatch negativity(MMN) 564
missing stimulus potential(MSP) 564
mitochondrial encephalopathy with lactic acidosis and stroke like episodes(MELAS) 408
mitochondrial encephalopathy (ME) 408
mitten patterns 455
moderately deep sleep 139
modified-Electric Convulsive Therapy(m-ECT) 514
monopolar recording 26
monorhythmic 101
montage 44
morphine 638

morphology 92
motor arrest reaction 610
motor potential(MP) 26, 569
movement time(MT) 135
movement-related cortical potential(MRCP) 557, 569
MRI 522
multi-lead needle electrode 482
multiinfarct dementia 393
multiple foci 182
multiple sclerosis(MS) 409
multiple sleep latency test(MSLT) 318, 319
multiple spike complex(polyspike) 160
multiple spike-and-slow-wave complex 57, 165
musicogenic epilepsy 270
myelinated part 595
myoclonic jerks 246
myoclonic seizure 246
myoclonus epilepsy 248
myxedema 427

N

N2a 564
N2b 564
N2-P2 電位 543
$N\overline{11}$ 536
$N\overline{13}$ 536
$N\overline{14}$ 536
N20 533
$\overline{N20}$ 536
N100 558, 562
N200 558
N400 565
narcolepsy 319
nasal continuous positive airway pressure(CPAP) 318
nasion(N) 40
near field potential 536
near infrared spectroscopy(NIRS) 524
needle electrode 591
negative difference(Nd) 563
neural oscillation 579
neurofibromatosis 303
neuroleptanalgesia 634
neurovascular coupling 523
nightmares 326
nitrous oxide 633
nocturnal attack 61

nomenclature 20
non-paroxysmal abnormality 155
nootropic drugs 650
normal pressure hydrocephalus (NPH) 351
NREM(non-REM)睡眠 141,273,613

O

O 波 568
obsessive-compulsive disorder 450
occipital foci 221
occipital intermittent rhythmic delta activity(occipital IRDA) [OIRDA] 158,179
occipital midline point(Oz) 40
oddball paradigm 558
oligophrenia phenylpyruvica 304,411
one dipole 分析 511
ophthalmoplegic migraine 312
opisthochronic averaging 569
oral automatism 231
orexin 320
orthostatische Anfälle 357
oscillation 602
oscillatory field potentials 508
over-damped 72
Oz 41

P

P 型 104
P-slow 352
P3a 559
P3b 559
P200 558
P300 533,557,558
paradoxical alpha blocking 321
paradoxical lateralization 552
paralysis agitans 403
parasagittal foci 214
parasomnia 317
parasympathomimetic drugs 641
parietal midline point(Pz) 40
Parkinson 症候群 490
parkinsonism 403
paroxysmal 92
paroxysmal abnormality 155

paroxysmal cerebral dysrhythmia 6
paroxysmal depolarization shift (PDS) 616
paroxysmal dysrhythmia 252
paroxysmal rhythmic activity 166
paroxysmal rhythms 481
partial seizures 213
partial seizures evolving to generalized tonic-clonic seizures (GTC) 213
pattern reversal stimulation 549
pattern-sensitive epilepsy 55,270
pavor nocturnus 326
pedunculopontine tegmental nucleus(PPT) 601
Penfield, Jasper らの分類, てんかん 208
pentetrazol 62
period 90
period-amplitude analysis 509
periodic EEG complex 184,367
periodic lateralized epileptiform discharge(PLED) 184,348,366
periodic limb movement disorder (PLMD) 324
periodic paralysis 439
periodic paroxysmal activities 184
periodic paroxysmal high voltage slow wave burst 367
periodic sharp wave complexes (PSWC) 404
periodic somnolence 323
periodic synchronous discharge (PSD) 184,404
periodicity 256
peritumoral edema 330
pernicious anemia 440
persistent drowsiness 321
persistent nonrhythmic delta activity(PNDA) 179
persistent type 104
PET 523
petit mal 5,237
petit mal discharge 163
petit mal pattern 237
petit mal status 245
petit mal triad 236
petit mal variant 166,259
phantom petit mal 172
pharmaco-EEG 445
pharyngeal electrodes 19
phase paradoxale du sommeil 613
phase reversal 37

phase reversal technique 37,331
phenothiazine 642
phenylalanine 304
phenylketonuria(PKU) 304,411
phenytoin(DPH) 645
phi 波 128
photic driving response(PDR) 56,552
photic stimulation 55
photo-convulsive response 57
photo-myoclonic response 58
photo-myogenic response 58
photo-oculoclonic(myoclonic) response 491
photo-paroxysmal response(PPR) 55,57
photo-sensitive epilepsy 55,270
photogenic epilepsy 55
pickup coils 515
Piotrowski's sign 450
pipradrol 644
polarization 595
poliomyelitis anterior acuta 366
polymorphic delta activity 157,331
polymyositis(PM) 407
polysomnography(PSG) 134,318
polyspike-and-slow-wave complex 165
polyspike and wave 246
pontomesencephalic junction 350
porencephaly 295
positive spike-like waves 138
post-imperative negative variation (PINV) 569
postarousal hypersynchrony 148,326
postauricular muscle reflex(PMR) 548
postauricular myogenic response (PMR) 547
posterior arrhythmic slow waves 335
posterior or occipital slow waves 127
posterior slow waves 448
posterior triangular waves 127
postictal automatism 225,253
postictal confusion 268
postictal slow foci(PISF) 234
postrolandic area(PR) 534
pre-eclampsia 433
preauricular point 41
precentral alphoid activity 109

precentral alpha rhythm 109
prefrontal lobotomy 490
prepulse inhibition (PPI) 564
primary afferent depolarization
　　575
primary bilateral synchrony 179
primary degenerative dementia
　　393
primary focus 183
primary headache 311
primary response 600
primary wave 507
processing negativity 562
prodromal positivity 594
progressive paralyse 371
propulsiv-Petit Mal 255
pseudoperiodic lateralized
　paroxysmal discharges (PLPDs)
　　185
pseudorhythmic 260
psychosomatic diseases (PSD) 449
psychostimulants 644
psychotic episode 268
psychotropic drugs 642
pulmonary encephalopathy 438
pure petit mal 236
pyknolepsy 236

R

R (referential) 46
R型 104
radial dipole 518
radiation response 600
Ramsay Hunt 症候群 248, 406
random 92
rapid synchronization 248
re-build up 53, 353
reactive type 104
reactivity 92
reading epilepsy 270
rebound bursts 602
recruiting response 607
recruiting rhythm 248
recurrent hypersomnia 323
recurrent inhibition 597
reference electrode 25
referential derivation 26
reflex epilepsy 270
release phenomenon 62
REM sleep behavior disorder
　(RBD) 324
REM 睡眠 7, 136, 613

REM 睡眠行動障害 7, 324
REM 段階 140
REM 段階覚醒夢収集法 141
Renshaw 細胞 597
residual epilepsy 208, 365
resonator 502
resting membrane potential 602
restless legs syndrome (RLS) 324
reticular nucleus (RE) 601
reticular system 608
rhinencephalon 613
rhythm 90
rhythmic after-discharge 532
rhythmic ictal transformation 489
rhythmic mid-temporal discharge
　　176
rhythmic sharp waves 434
rhythmic temporal theta burst of
　drowsiness 176
right anterior temporal (F_8) 41
right central (C_4) 41
right frontal pole (Fp_2) 41
right frontal (F_4) 41
right mid-temporal (T_4) 41
right occipital (O_2) 41
right parietal (P_4) 41
right posterior temporal (T_6) 41
rolandic discharge (RD) 219
rolandic spike 315
rythme en arceau 109

S

saw-toothed waves 227
scalp-skull-brain head
　model/dipole tracing
　(SSB/DT 法) 511
Schilder disease 411
SD スパイク 595
second-order gradiometer 515
secondary bilateral synchrony
　　179, 214
secondary bitemporal synchrony
　　231
secondary headache 311
segmental ESCP 575
seizure discharge 160, 214
seizure headache 313
seizures induced by electronic
　screen game 271
selective serotonin reuptake
　inhibitors (SSRIs) 577

self-sustained tonic-clonic type
　seizure discharge 619
selfinduced epilepsy 270
senile dementia of Alzheimer type
　(SDAT) 393
sensation level (SL) 544
sensory conduction velocity (SCV)
　　572
sensory evoked potential 600
septal region 490
serrated slow waves 227
sfast prepotentials (FPPs) 605
sharp wave 92, 94, 160, 165
sharp-and-slow-wave complex
　　95, 160
Sheehan 症候群 431
shield room 21
shifting foci 183
short latency SEP 534
sigma rhythm 137
significance probability mapping
　(SPM) 81, 459
silent cerebral infarction 133
Simmonds 病 431
simple partial seizures (SPS) 213
sine wave 90, 498
sink 594
sleep activation 59
sleep apnea syndrome (SAS) 317
sleep attack 319
sleep deprivation 62
sleep paralysis 319
sleep related breathing disorders
　　317
sleep spindle 137, 601
sleep talking, somniloquy 326
sleep walking 325
sleep-onset (hypnagogic) REM
　period (SOREMP) 321
slow alpha variant rhythm 104
slow alpha activity 99, 101, 159
slow alpha variant rhythm 127
slow eye movements 136
slow multiple spike-and-wave
　complex 259
slow posterior waves found
　predominantly in youth 127
slow potential change 510
slow spike-and-wave complex
　(SSWC) 259
slow wave (SW) 94, 565, 604
slow wave sleep (SWS) 139
slowly changing potential 510
small sharp spikes (SSS) 174, 459

smearing effect 473
soma 594
somatodendritic 595
somatosensory evoked field(SEF) 520
somatosensory evoked potential (SEP) 533
—— (E) 542
—— (M) 542
somnambulism 325
sonic stimulation 65
sound pressure level(SPL) 544
source 594
source derivation 法(SDV 法) 28
spacial summation 596
spatial deblurring technique 50
SPECT 523
sphenoidal needle electrodes 20
spike 92,94,160
spike and wave 6
spike detector 509
spike-and-slow-wave complex 160,162
spike-and-slow-waves at varying frequency 237
spike-andslow-wave complex 95
spike-wave stupor 245,273,466
spindle 137
spindle 出現機序 6
spindle burst 35,137
spindle coma 350,466
spindle phase 60
sporadic or random spikes 227
sporadic rapid spikes 214
spreading depression 312
square waves 227
SQUID(superconducting quantum interference device)磁束計 515
stage of hill waves 139
stage-1-REM with tonic EMG 465
stagnant anoxia 626
stationary potential 510
status epilepticus 244
steady potential, slow potential change 510
steady-state 型誘発電位 551,552
steady-state response(SSR) 533
stereo-electroencephalography 487
stereoencephalotome 482
sterno-spinal reference 28
Sturge-Weber 病 412
Sturge-Weber-Dimitri 病 303

subacute sclerosing panencephalitis (SSPE) 184,367
subarachnoid hemorrhage 351
subclinical electrical status epilepticus induced by sleep (SESE) 273
subclinical rhythmic electroencephalographic discharge of adult(SREDA) 177
subclinical seizure 241
subcortical electrogram 482
subdural hematoma 375
subharmonic driving 56
sulcus centralis 41
summation 596
superimposition method 531
suppression-burst 187
sylvian seizures 221
sympathomimetic drugs 641
symptomatic epilepsy 207
synapse 594
synaptic endings 594
synaptic potential theory 599
syncope 357
syndrome of inappropriate secretion of antidiuretic hormone (SIADH) 628
system reference(SR) 48

T

T1/T2 20
tabes dorsalis 371
tangential dipole 518
Tay-Sachs 病 411
Taylor の不安尺度 446
telemeter 77
temporal intermittent rhythmic delta activity(TIRDA) 227
temporal lobe epilepsy 225
temporal minor slow and sharp activity(TMSSA) 131
temporal summation 596
ten-twenty electrode system 40
tension-type headache 311
thalamic and hypothalamic epilepsy 224
thalamic electrogram 482
thalamo-cortical relay nuclei (Th-Cx) 601
thalamotomy 490
theta coma 350
theta wave 94

third rhythm 110
time constant 14
tonic REM 395
tonic seizures 248
tonic-clonic seizures 248
topology 92
toxoplasmosis 366
tracé alternant(TA) 117,144
tracé discontinu 117,143,291
tragus 41
transcranial magnetic stimulation (TMS) 522
transient 92,95
transient 型誘発電位 551
transient focus 183
transient global amnesia(TGA) 346
transverse bipolar(TB) 46
triangular bipolar montage 38
triangulation 38
trichloroethylene 632
trigeminal cerebral angiomatosis 303
triphasic wave 434
triphasic waves 433
tuberous sclerosis 303
two dipole 分析 511
tympanic electrodes 19

U

under-damped 72
unipolar recording 26
unit activity 591
uremic encephalopathy 437

V

V-potential(vertex potential) 548
variability 92
vasodepressor syncope 357,627
vertebrobasilar insufficiency 348
vertex(V) 40
vertex potential(VP) 539,561
vertex sharp transient 136
vertex sharp wave 136
visual epilepsy 270
visual evoked field(VEF) 520
visual evoked potential(VEP) 549
visually evoked subcortical potentials(VESP) 554
voltage depression 35

volume conductor 511,514,592
von Recklinghausen 病 303
voxel based morphometry(VBM) 7

wakefulness maintenance test (WMT) 319

water intoxication 628,653
wave 89
wave and spike phantom 172
wave form 92
wavelet transform 507
waxing and waning 101,105,393
West syndrome 255
whiplash injury 383
wicket rhythm 109
Williams' paradox 382

Wilson 病 436

zero potential line 592
zygomatic electrode 20